JOANNE K. ITANO

JEANNINE M. BRANT / FRANCISCO A. CONDE / MARLON G. SARIA

CORE CURRICULUM FOR ONCOLOGY NURSING
Fifth Edition

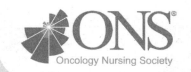

肿瘤护理学核心教程
（第 5 版）

主　编　〔美〕乔安妮·K.艾塔诺

主　审　徐　波　刘湘国　强万敏

主　译　谌永毅　刘翔宇

副主译　许湘华　成琴琴

U0339585

天津出版传媒集团

天津科技翻译出版有限公司

著作权合同登记号：图字：02-2016-61

图书在版编目 (CIP) 数据

肿瘤护理学核心教程 / (美) 乔安妮·K.艾塔诺
(Joanne K. Itano) 主编；谌永毅，刘翔宇主译 . — 天
津：天津科技翻译出版有限公司 , 2018.6
书名原文：Core Curriculum for Oncology Nursing
ISBN 978-7-5433-3770-1

Ⅰ . ①肿… Ⅱ . ①乔… ②谌… ③刘… Ⅲ . ①肿瘤学
—护理学—教材 Ⅳ . ① R473.73

中国版本图书馆 CIP 数据核字 (2017) 第 271315 号

ELSEVIER

Elsevier (Singapore) Pte Ltd.
3 Killieny Road　# 08-01 Winsland House I,　Singapore 239519
Tel: (65) 6349-0200　Fax：(65) 6733-1817

Core Curriculum for Oncology Nursing, 5/E
Copyright ©2016 by Elsevier Inc. All rights reserved.
ISBN-13: 9781455776269

授权单位：Elsevier (Singapore) Pte Ltd.
出　　版：天津科技翻译出版有限公司
出 版 人：刘 庆
地　　址：天津市南开区白堤路 244 号
邮政编码：300192
电　　话：022-87894896
传　　真：022-87895650
网　　址：www.tsttpc.com
印　　刷：高教社（天津）印务有限公司
发　　行：全国新华书店
版本记录：880×1230　16 开本　34 印张　800 千字
　　　　　2018 年 6 月第 1 版　2018 年 6 月第 1 次印刷
　　　　　定价：168.00 元

（如发现印装问题，可与出版社调换）

译者名单

主　译　　谌永毅（湖南省肿瘤医院）

　　　　　　刘翔宇（湖南省肿瘤医院）

副主译　　许湘华（湖南省肿瘤医院）

　　　　　　成琴琴（湖南省肿瘤医院）

主　审　　徐　波（北京中科院肿瘤医院）

　　　　　　刘湘国（湖南省肿瘤医院）

　　　　　　强万敏（天津市肿瘤医院）

译　者　　（按姓氏汉语拼音排序）

　　　　　　谷　梅（湖南省肿瘤医院）

　　　　　　关琼瑶（云南省肿瘤医院）

　　　　　　胡成文（安徽省肿瘤医院）

　　　　　　黄　聪（湖南省肿瘤医院）

　　　　　　李旭英（湖南省肿瘤医院）

　　　　　　李志连（湖南省肿瘤医院）

　　　　　　林　琴（湖南省肿瘤医院）

　　　　　　刘东英（河南省肿瘤医院）

　　　　　　刘莎莎（湖南省肿瘤医院）

　　　　　　骆惠玉（福建医科大学附属肿瘤医院）

　　　　　　毛　婷（湖南省肿瘤医院）

　　　　　　毛一民（湖南省肿瘤医院）

　　　　　　孟爱凤（南京医科大学附属肿瘤医院）

　　　　　　欧美军（湖南省肿瘤医院）

　　　　　　谭　慧（湖南省肿瘤医院）

　　　　　　王翠玲（陕西省肿瘤医院）

　　　　　　王佳丽（湖南省肿瘤医院）

　　　　　　韦　迪（湖南省肿瘤医院）

　　　　　　闻　曲（华中科技大学同济医学院附属协和医院肿瘤医院）

　　　　　　吴婉英（浙江省肿瘤医院）

　　　　　　闫　荣（山东省肿瘤医院）

　　　　　　张翠萍（新疆医科大学附属肿瘤医院）

　　　　　　赵小云（湖南省交通医院）

编者名单

Kristine Deano Abueg, RN, MSN, OCN®, CBCN
Oncology Clinical Trials Research Nurse
Kaiser Permanente, Oncology Clinical Trials
Kaiser Permanente–Roseville
Roseville, California

Roberta Bourgon, ND
Naturopathic Physician
Integrative Medicine and Hematology/Oncology
Billings Clinic
Billings, Montana

Jeannine M. Brant, PhD, APRN, AOCN®, FAAN
Oncology Clinical Nurse Specialist/Nurse Scientist
Billings Clinic
Billings, Montana;
Assistant Affiliate Professor
Montana State University
Bozeman, Montana

Christa Braun-Inglis, MS, APRN-Rx, FNP-BC, AOCNP®
Nurse Practitioner
Oncology
Kaiser Permanente
Honolulu, Hawaii

Kathleen A. Calzone, PhD, RN, APNG, FAAN
Senior Nurse Specialist, Research
National Cancer Institute
Center for Cancer Research, Genetics Branch
National Institutes of Health
Bethesda, Maryland

Dawn Camp-Sorrell, MSN, FNP, AOCN®
Oncology Nurse Practitioner
Nursing, Children's of Alabama
Birmingham, Alabama

Ellen Carr, RN, MSN, AOCN®
Nurse Case Manager
Head and Neck Oncology
Moores UCSD Cancer Center
La Jolla, California

Darlena D. Chadwick, MSN, MBA, RN
Chief Operating Officer
Hawaii Cancer Consortium
University of Hawaii Cancer Center;
Vice President of Patient Care
Oncology/Neuroscience/Endoscopy/Professional Services/
    Pathology
The Queen's Medical Center
Honolulu, Hawaii

Lani Kai Clinton, MD, PhD
Resident Physician
Pathology
John A. Burns School of Medicine
Honolulu, Hawaii

Francisco A. Conde, PhD, AOCNS®, FAAN
Advanced Practice Registered Nurse
Queens Medical Center–Oncology
Honolulu, Hawaii

Diane G. Cope, PhD, ARNP, BC, AOCNP®
Oncology Nurse Practitioner
Florida Cancer Specialists and Research Institute
Fort Myers, Florida

Stacie Corcoran, RN, MS, AOCNS®
Nurse Leader
Survivorship Program
Memorial Sloan-Kettering Cancer Center
New York, New York

Gail Wych Davidson, RN, MS, OCN®
Regional Liver Cancer Therapy Disease Management
    Coordinator
Surgical Oncology
The Arthur G. James Cancer Hospital and Richard J. Solove
    Research Institute
Columbus, Ohio

Lisa Dyk, RN, BSN, OCN®
Inpatient Cancer Care
Billings Clinic
Billings, Montana

Denice Economou, RN, MN, AOCN®
Assistant Clinical Professor
School of Nursing–UCLA
Los Angeles, California;
Senior Research Assistant/Project Director
Nursing Research and Education–City of Hope
Duarte, California

Julie Eggert, PhD, GNP-BC, AOCN®
Professional and Healthcare Genetics Doctoral Program
    Coordinator
School of Nursing, Health, Education and Human Development
Clemson University
Clemson, South Carolina;
Advanced Practice Nurse
Cancer Risk Screening Program
Upstate Oncology Associates
Bon Secours St. Francis Hospital
Greenville, South Carolina

Marie Flannery, RN, PhD, AOCN®
Assistant Professor
School of Nursing and Wilmot Cancer Center
University of Rochester
Rochester, New York

Nanette C. Fong, RN, MSN, ONP
Neuro-Oncology Nurse Practitioner
Neuro-Oncology–UCLA
Los Angeles, California

Elizabeth A. Freitas, RN, MS, OCN®, ACHPN
Adjunct Clinical Faculty
School of Nursing and Dental Hygiene
University of Hawaii at Manoa;
Clinical Nurse Specialist
Pain and Palliative Care
The Queen's Medical Center
Honolulu, Hawaii

Jacqueline J. Glover, PhD
Professor
Department of Pediatrics and the Center for Bioethics and
    Humanities
University of Colorado Anschutz Medical Campus
Aurora, Colorado

Carrie Graham, RN, MSN, ARNP
Nurse Practitioner/Teaching Associate
Department of Neurology/Division of Neuro-Oncology
University of Washington
Seattle, Washington

Stacey Danielle Green, MSN, GNP-BC, AOCNP®
Lecturer, Assistant Clinical Professor
Advanced Practice–Acute Care
Adult/Gerontology
UCLA School of Nursing;
Nurse Practitioner
Neuro-Oncology–UCLA
Los Angeles, California

Debra E. Heidrich, MSN, RN, ACHPN, AOCN®
Palliative Care Nursing Consultant
West Chester, Ohio

Dawn Hew, BSN, RN, OCN®
Registered Nurse
The Queen's Medical Center
Honolulu, Hawaii

Lori Johnson, RN, MSN, OCN®
Clinical Nurse Educator
Nursing Education, Development, and Research
UC San Diego Health System
San Diego, California

Brenda Keith, RN, MN, AOCNS®
Senior Oncology Clinical Coordinator II
BioOncology
Genentech
South San Francisco, California

HaNa Kim, PhD
Clinical Health Psychology Fellow
Behavioral Health
Tripler Army Medical Center
Honolulu, Hawaii

Angela D. Klimaszewski, MSN, RN
Technical Content Editor
Publications
Oncology Nursing Society
Pittsburgh, Pennsylvania

Sandra Kurtin, RN, MS, AOCN®, ANP
Clinical Assistant Professor of Medicine and Nursing
Hematology/Oncology
The University of Arizona Cancer Center
Tuscon, Arizona

Sally L. Maliski, PhD, RN, FAAN
Associate Dean for Academic and Student Affairs
Associate Professor
School of Nursing and David Geffen School of Medicine
Department of Urology–UCLA
Los Angeles, California

Kristen W Maloney, MSN, RN, AOCNS®
Clinical Nurse Specialist
Oncology Nursing
The Hospital of the University of Pennsylvania
Philadelphia, Pennsylvania

Leslie V Matthews, RN, MS, ANP, AOCNP®
Nurse Practitioner
Medical Oncology
Memorial Sloan–Kettering Cancer Center
New York, New York

Candis Morrison, PhD, CRNP
Nurse Practitioner
Division of Hematology
Johns Hopkins Bayview Medical Center
Baltimore, Maryland

Kathleen Murphy-Ende, RN, PhD, PsyD, AOCNP®
Medical Psychologist and Nurse Practitioner
Palliative-Supportive Care
Meriter Hospital
Madison, Wisconsin

Leslie Nelson, RN, MSN, AOCNS®
Nurse Manager
Phoenix Office/Ironwood
Cancer and Research Centers
Phoenix, Arizona

Paula Nelson-Marten, PhD, RN, AOCN®
Associate Professor
College of Nursing
University of Colorado
Anschutz Medical Campus
Aurora, Colorado

Patricia W Nishimoto, BSN, MPH, DNS
Adult Oncology Clinical Nurse Specialist
Department of Medicine, Hematology/Oncology
Tripler Army Medical Center
Honolulu, Hawaii

Judy Petersen, RN, MN, AOCN®
Oncology Nurse Educator
National Cancer Institute's Cancer Information
    Service
Fred Hutchinson Cancer Research Center
Seattle, Washington

Jan Petree, RN, MS, FNP, AOCN®
Nurse Practitioner
Medical Breast Oncology, Survivorship Clinic
Women's Cancer Center
Stanford Hospital and Clinics
Stanford, California

Julie Ponto, PhD, RN, ACNS-BC, AOCNS®
Professor
Graduate Programs in Nursing
Winona State University–Rochester
Rochester, Minnesota

Krista M. Rubin, MS, FNP-BC
Nurse Practitioner
Center for Melanoma
Massachusetts General Hospital
Boston, Massachusetts

Michelle Lynne Russell, RN-C, BSN, OCN®
Clinical Nurse Case Manager
Department of Radiation Medicine and Applied
    Sciences
Rebecca and John Moores Comprehensive Cancer
    Center
University of California–San Diego
La Jolla, California

Kristi V Schmidt, RN, MN
Clinical Oncology Specialist
Cenentech
South San Francisco, California

Terry Wilke Shapiro, RN, MSN, CRNP
Nurse Practitioner
Stem Cell Transplant Program
Division of Pediatric Hematology Oncology
Penn State University/Penn State Children's Hospital
Hershey, Pennsylvania

Brenda K. Shelton, MS, RN, CCRN, AOCN®
Associate Faculty
Acute and Chronic Adult Health
Johns Hopkins University School of Nursing;
Clinical Nurse Specialist
Oncology, Johns Hopkins Hospital
Baltimore, Maryland;
Nurse Surveyor
Joint Commission International
Oakbrook, Illinois

Mady C. Stovall, RN, MSN, ANP-BC
Neuro-Oncology Nurse Practitioner
Department of Neurosurgery
Kaiser Permanente–Northern California
Redwood City, California

Cathleen Sugarman, RN, MSN, AOCNS®
Advanced Practice Nurse
Oncology Clinical Care Line
Scripps Memorial Hospital–La Jolla
La Jolla, California

Geline Joy Tamayo, MSN, ACNS-BC, OCN®
Advanced Practice Program Director
Moores Cancer Center
UC San Diego Health System
La Jolla, California

Susan Vogt Temple, RN, MSN, AOCN®
Oncology Nurse Educator
Boehringer-Ingelheim Oncology
Boehringer-Ingelheim Pharmaceuticals, Inc.
Danbury, Connecticut

Jennifer Alisangco Tschanz, RN, MSN, FNP, AOCNP®
Nurse Practitioner
Department of Hematology Oncology
Naval Medical Center San Diego
San Diego, California

Gabriele Brunhart Tsung, RN, MSN, ANP-BC
Nurse Practitioner
Neurology–UCLA
Los Angeles, California

Kenneth Utz, PharmD, BCOP
Adjunct Clinical Professor
Skaggs School of Pharmacy
University of Montana
Missoula, Montana;
Lead Clinical Pharmacist
Pharmacy at the Billings Clinic
Billings, Montana

Carol Viele, RN, MS, OCN®
Associate Clinical Professor
Department of Physiology Nursing
University of California–San Francisco
San Francisco, California

Wendy H. Vogel, MSN, FNP, AOCNP®
Oncology Nurse Practitioner
Wellmont Cancer Institute
Kingsport, Tennessee

Kathryn Renee Waitman, DNP, FNP-C, AOCNP®
Nurse Practitioner
Oncology
Billings Clinic
Billings, Montana

Deborah Kirk Walker, DNP, CRNP, AOCN®
Assistant Professor
School of Nursing–University of Alabama at Birmingham;
Nurse Practitioner
Hematology/Oncology
Comprehensive Cancer Center at the Kirklin Clinic
University of Alabama at Birmingham
Birmingham, Alabama

Amy Walton, RN, BSN, OCN®, CMSRN
Oncology Nurse
Inpatient Cancer Care
Billings Clinic
Billings, Montana

Tracy Webb Warren, RN, BSN, OCN®
Infusion Charge Nurse, Clinical Nurse–Outpatient
The Woodlands Regional Care Center
University of Texas MD Anderson Cancer Center
Houston, Texas

Rita Wickham, PhD, RN, AOCN®
Adjunct Faculty
Adult Health Nursing
Rush College of Nursing
Chicago, Illinois;
Consultant
RSW Consulting LLC
Rapid River, Michigan

审稿专家名单

Kimberly A. Rumsey, RN, MSN, OCN®
Professor
Lone Star College–Tomball
Tomball, Texas;
Houston Methodist Willowbrook Hospital
Houston, Texas

Dominique Srdanovic, RN, MA, OCN®
Genitourinary Nurse Navigator
Supervisor, Oncology Nurse Navigation
Stamford Hospital
Bennett Cancer Center
Stamford, Connecticut

Carole S. Viele, RN, MS, OCN®
Clinical Nurse Specialist
Associate Clinical Professor
Department of Physiological Nursing
UCSF School of Nursing
San Francisco, California

Michele A. B. Voss, RN, BSN, OCN®
Blood and Marrow Transplant Coordinator
Saint Louis University Hospital
St. Louis, Missouri

中文版序言

　　随着癌症的发病率升高以及现代肿瘤医疗技术的迅速发展和癌症患者治愈率提高，现代医疗技术（如手术、放疗、化疗等）带给患者的生理、心理一系列的健康问题，凡此种种都对肿瘤专科护士提出了更高的要求。与此同时，同医学分工细化相对应的专科化发展是护理未来发展的必然趋势，社会和学科发展需要肿瘤专科护士，同时，要求肿瘤专科护士能够提供高质量的专业能力和技术。国外肿瘤专科护士发展较为成熟，而我国肿瘤专科护士发展则刚刚起步，目前尚无规范、统一的有关肿瘤专科护士核心能力的培训教材。本书的翻译出版刚好能够弥补目前国内这方面的空缺。

　　《肿瘤护理学核心教程》（第5版）紧随医学发展，就癌症遗传学、分子生物学的新发现、新药物、癌症筛查变化和争议、癌症的幸存者数量增加、开业护士在癌症患者和家庭实施延续护理的重要作用，重新编写了部分内容，并且增添了两个新章节，还增加了研究协议、临床试验、应对机制和护理技能。这本书内容新颖、结构合理，可以作为有一定临床经验的肿瘤专科护士的阅读蓝本。其包括了肿瘤专科护士所需的核心能力，如何为患者提供高质量的服务，承担一定的教育、研究等职责，为肿瘤专科护士的角色、未来肿瘤专科护士的健康成长提供务必需要了解的相关专业知识和系统全面的培训内容。我国急需培养活跃在肿瘤专科护理领域，具有扎实的理论知识、娴熟的专业技能，良好的沟通和教育能力，并可通过护理科研促进专业发展的肿瘤专科护士，《肿瘤护理学核心教程》（第5版）就是为肿瘤专科护士所需的专业知识提供一个很好的知识梳理。

　　在中国，近年来肿瘤专科发展相对较快，专业领域划分逐步清晰，整体护理质量逐步提升。由湖南省肿瘤医院护理团队为主，联合多家医院专家翻译的《肿瘤护理学核心教程》（第5版）将为中国肿瘤护理发展史上增添厚重一笔，具有里程碑意义，预示着肿瘤专科护士的重要地位和价值，在他人研究以及经验的基础上开拓属于中国肿瘤护理的春天。感谢参与该书翻译和对翻译工作进行指导的所有医疗护理专家。

徐波

2018 年 3 月

中文版前言

在美国 MD 安德森癌症中心做访问学者时，译者有幸读过《肿瘤护理学核心教程》（第5版）原版。该书对肿瘤护理知识描述全面，思路清晰独特，以概要形式浓缩主要知识点，引起我极大的兴趣，深信该书如能翻译为中文，并在中国出版发行将为中国的肿瘤专科护士提供一本很好的教材蓝本，从而改变我们既往的学习模式，开启新的学习与思维模式，也将为中国肿瘤专科护士核心能力开启新的认证准则。

《肿瘤护理学核心教程》已修订再版5次，其主要用途为肿瘤专科护士提升专业能力。本书大多数章节开头以概述形式展开，说明该章节相关背景知识；其次是护理评估、护理诊断、预期目标、护理计划和护理措施，以及评价。第5版延续了这种非常好的大纲格式，强调QSEN能力能够减少在肿瘤护理实践中的错误，并关注护理安全和循证实践。

2015 年底，译者收到了这部原书，与此同时，天津科技翻译出版有限公司负责人决定采用这个选题并力荐我为主译，这样我才着手进行翻译。这本书原版将近600页，分9篇，共48章，内容丰富全面。第1篇为健康促进、癌症筛查、早期检测；第2篇为实践的科学基础；第3篇为治疗方式；第4篇为症状管理；第5篇为社会心理护理；第6篇为肿瘤急症；第7篇为幸存者管理；第8篇为姑息护理和临终关怀；第9篇为专业实践。

原著者学识渊博，才华横溢，书中广征博引，内容涉及医学、药学、心理、人文、护理等学科。基于此，很多术语都需要准确理解并表达出来，这对译者是个严峻的考验。该书的翻译主要由我院护理团队利用业余时间，耗费将近一年的时间完成。前后讨论数十次，往往一个句子甚至一个字，都要讨论很多遍才能确定下来，因而付出了大量时间和精力。正是在这样的反复讨论过程中，很多医学术语都被我们理解清楚了。我们坚信翻译不是简单的文字转换，更是学识、文化和语言的完美融合。该书校稿主要由我和刘翔宇、许湘华承担，前后校稿4次。但由于医学知识、翻译水平和文化所限，虽然做了艰苦的努力并请教过几位外语专家和医学专家，但所译仍恐有不妥或错误之处，敬请读者指正。

在该书出版之际，感谢湖南省肿瘤医院各位领导和同事的支持，感谢各位翻译人员一年来的辛苦付出，感谢蒲兴祥教授、倪千禧教授在医学知识上的严格审阅，感谢各位家人默默支持。最后感谢读者的理解和支持。

2018 年 3 月

前　　言

我和本书的编者 Jeannine Brant, Francisco Conde, Marlon Saria, 很高兴为大家呈现第 5 版《肿瘤护理学核心教程》。第 4 版在 10 年前出版，而第 5 版在第 4 版的基础上，又添加了反映近 10 年肿瘤护理实践中的许多变化的内容。

前 4 版的《肿瘤护理学核心教程》测试蓝本是本书的组织框架，部分章节反映了测试蓝本的特定部分。本书的主要用途之一是准备 OCN 考试。大多数章节开头是概述，说明该章节相关背景知识；其次是护理评估、护理诊断和预期目标、护理计划以及护理措施，包括评价。第 5 版延续了这个模式，强调 QSEN 能力提升会减少在肿瘤护理实践中出现错误，并关注护理安全和循证实践。书中对安全相关的内容用新的安全警告图标突出注明。

更新的章节内容，主要反映在癌症遗传学、分子生物学的新发现、新药物、癌症筛查变化和争议、癌症的幸存者数量增加、开业护士在癌症患者和家庭实施延续护理中的重要作用上。在目前使用的 2013—2017 年 OCN 测试蓝本的基础上重编了部分内容，增添了两个新章节，还增加了研究协议、临床试验、应对机制和护理技能。

医学研究所 (IOM)2013 年报告建议中指出，*Delivering High-Quality Cancer Care: Charting a New Course for a System in Crisis*，对人员充足、训练有素、合作性强的护理团队来说，是一必备参考。此书制订了一个目标，那就是所有照顾癌症患者的个人都应具备相应的核心能力。

肿瘤护理协会 (ONS) 在建立肿瘤护理专业认证中一直处于领导者地位，它认证肿瘤科护士的专业知识、技能和专业技术。为了实现医学研究所制订的目标，护理的重点应在增加肿瘤科护士认证的数量，以此促进医疗机构认识到专业认证的意义。我们相信，本教材有助于具有一定肿瘤护理经验的护士备考 OCN 专业认证考试。

我们衷心感谢肿瘤护理协会，让我们有机会改编和更新本书。感谢一直以来合作的同事——Barbara Sigler，ONS 商业出版社的前主编，其精心指导前 4 版核心教程的编写。特别感谢 Lee Henderson 和爱思唯尔的 Courtney Daniels。正是因为他们，才使得我们在合作中成为愉快和高效的团队。最后，我们衷心感谢所有的编者，你们的专业贡献是这本书最宝贵的资源。

Joanne Itano

编者提示

肿瘤护理领域的知识和实践日新月异。对肿瘤护理的理解随着研究的深入和经验的积累，研究方法、专业实践、医学治疗可能需要一些改变。

医生和研究者必须依靠自身知识和经验定期评估和使用本书中的信息、方法、化合物和实验。在使用这些信息和方法时，应该注意自身和他人安全，对同事也应有一种专业责任感。

对本书涉及的药物和医疗产品应进行鉴定。读者应核实产品特点和厂商对每种药品管理的最新消息，以确定推荐剂量或配方、给药方法和持续时间，以及禁忌证。医生有责任基于对患者的了解以及临床经验做出诊断，确定用药剂量、最适合的治疗方案，采取适宜的安全防范措施。

在法律的最大范围内，由于产品质量、疏忽或其他原因，或由于应用该资料中包含的任何方法、产品、说明或想法，而导致的任何人身伤害和（或）财产损失，不管是出版商还是作者、参与者或编辑，均不承担任何的法律责任。

目　　录

第1篇 健康促进、癌症筛查、早期检测

第1章 肿瘤流行病学、预防和健康促进

一、概述

（一）肿瘤的流行病学

1. 定义

(1) 研究人群中癌症的分布和决定因素。

(2) 协助进行以人群为基础的风险预测。

2. 全球癌症统计数据 (International Agency for Research on Cancer and Cancer Research, 2012)

(1) 癌症是全球疾病的首要原因。

(2) 全球癌症发病率

1)2008 年，全世界约有 1270 万人诊断为癌症。

2) 预计至 2030 年，癌症发病率将增加 75%，新增病例数将达到 2200 万，这主要与人口老龄化、吸烟、生育、饮食和激素等危险因素有关。

3) 最常见的 5 种癌症为：肺癌 (13%)、乳腺癌 (11%)、大肠癌 (10%)、胃癌 (8%) 和前列腺癌 (7%)。

①肺癌、乳腺癌、大肠癌、胃癌和前列腺癌几乎占所有癌症总数的 50%。

②肺癌是男性最常见的癌症。

③乳腺癌是女性最常见的癌症。

A. 欧洲地区乳腺癌的发病率是非洲地区的两倍多 (World Cancer Research Fund International, 2013)。

B.2008 年，欧洲地区乳腺癌的年龄标准化新发病率为 67/100 000，而非洲地区为 28/100 000。

④ 70% 以上前列腺癌病例发生于世界较发达地区。

2008 年，较发达地区前列腺新发病例数为 64 万，欠发达地区前列腺新发病例数为 25.5 万。

(3) 全球癌症死亡率

1) 根据 2008 年的数据统计，死于癌症的人数大约有 756 万。

2) 致死率最高的 5 大癌症为肺癌 (18%)、胃癌 (10%)、肝癌 (9%)、大肠癌 (6%) 和乳腺癌 (6%)。

3) 将近 64% 癌症死亡病例发生于世界欠发达地区 (International Agency for Research on Cancer and Cancer Research, 2011)。

3. 美 国 癌 症 统 计 数 据 [American Cancer Society (ACS), 2013a]

(1) 美国癌症发生率

1) 2013 年，美国癌症新发病例预计为 1 660 290 例 (ACS, 2013a)。

①以上估计数据不包括基底细胞和鳞状细胞皮肤癌以及原位癌 (膀胱原位癌除外) 的发病数。

2) 最常见的 5 种癌症为前列腺癌 (14.4%)、乳腺癌 (14.1%)、肺癌 (13.7%)、大肠癌 (8.6%) 和皮肤黑色素瘤 (4.6%)。

3) 女性最常见的 5 种癌症为乳腺癌 (29%)、肺癌 (14%)、大肠癌 (9%)、子宫癌 (6%) 和甲状腺癌 (6%)。

4) 男性最常见的 5 种癌症为前列腺癌 (28%)、肺癌 (14%)、大肠癌 (9%)、膀胱癌 (6%) 和皮肤黑色素瘤 (5%)。

5) 癌症发病率趋势 [National Cancer Institute (NCI), 2013a]

①癌症发病率从 1998 年的 488.44/100 000 持续下降至 2008 年的 473.95/100 000(图 1-1)。

A. 男性癌症患者发病率从 2000 年的 580.29/100 000 下降至 2008 年的 543.09/100 000。

B.1998-2005 年，女性癌症患者的发病率呈明显下降趋势，2005-2008 年发病率相对稳定。

②在所有种族中，癌症发病率从 1992-2008 年呈下降趋势 (图 1-2)。

③ 1975-2008 年发病率呈上升趋势的癌症类型。

每年发病率增长 ≥1% 的癌症为皮肤黑色素瘤、肾癌、甲状腺癌、胰腺癌、肝癌和肝内胆管癌。

④ 1975-2008 年发病率呈下降趋势的癌症类型。

除了发病率排名前 4 位的癌症 (前列腺癌、乳腺癌、肺癌和大肠癌)，其他类型的癌症发病率也在下降，包括卵巢癌、胃癌、子宫颈癌和喉癌。

(2) 美国癌症死亡率

1)2013 年因癌症死亡的人数大概为 580 350 例。

每 4 例死亡病例中就有 1 例是由癌症引起的。

2) 在美国，癌症是第二大死亡原因，仅次于心脏疾病。

3) 肺癌 (26%)、乳腺癌 (14%)、大肠癌 (9%)、胰腺癌 (7%) 和卵巢癌 (5%) 是引起女性死亡的最常见的 5 种癌症。

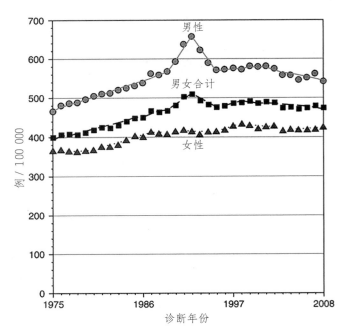

图1-1 1975－2008年癌症新发病例数，不同性别癌症发病率。来源：美国国家癌症研究所官网(http://www.cancer.gov)。

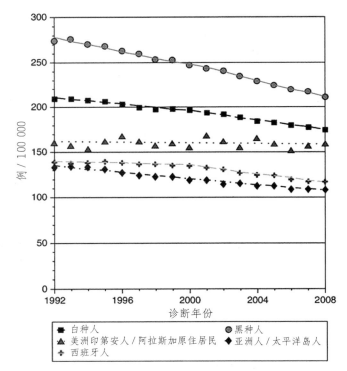

图1-2 1992－2008年不同种族/民族癌症新发病例数。来源：美国国家癌症研究所官网(http://www.cancer.gov)。

4) 肺癌 (28%)、前列腺癌 (14%)、大肠癌 (9%)、胰腺癌 (6%)、肝脏和肝内胆管癌 (5%) 是引起男性死亡的最常见的 5 种癌症。

5) 癌症死亡率趋势 (NCI, 2013b)

①癌症死亡率从 1991 年的 215.22/100 000 持续下降至 2008 年的 175.86/100 000(图 1-3)。

A. 男性癌症患者死亡率从 1991 年的 278.21/100 000 下降至 2008 年的 215.22/100 000。

B. 女性癌症患者死亡率从 1991 年的 175.67/100 000 显著下降至 2008 年的 148.75/100 000。

②在所有种族中，癌症死亡率从 1992 － 2008 年呈下降趋势 (图 1-4)。

③1975－2008 年死亡率呈上升趋势的癌症类型。

包括肝癌、肝内胆管癌和胰腺癌。

④1975－2008 年死亡率呈下降趋势的癌症类型。

除了死亡率排名前 4 位的癌症 (肺癌、前列腺癌、乳腺癌和大肠癌)，其他类型的癌症发病率也在下降，包括胃癌、卵巢癌、白血病和非霍奇金淋巴瘤。

(3) 美国癌症生存率

1)2002－2008 年期间，所有癌症的 5 年相对生存率为 68%，而 1975－1977 年生存率为 49%(ACS, 2013a)。

2)NCI 估计，截至 2012 年 1 月 1 日，美国癌症幸存者的数目为 1370 万。

①59% 的癌症幸存者为 65 岁或以上的老年人。

②在所有癌症幸存者中，54.3% 为女性，45.7% 为男性 (Altekruse et al., 2011)。

③64% 的癌症幸存者生存时间在 5 年或 5 年以上。

④在癌症幸存者中，最常见的癌症类型为乳腺癌 (22%)、前列腺癌 (20%)、结直肠癌 (9%) 和妇科肿瘤 (8%)。

(4) 癌症健康差异

1) 癌症健康差异的概念——美国不同人群在癌症发病率、患病率、死亡率、生存情况、癌症引起的负担或相关健康状况等方面存在逆差 (NCI, 2013c)。

人群特征包括年龄、是否残疾、教育程度、种族 / 民族、性别、收入、贫困程度、缺乏健康保险、地理位置和医疗资源不足。

2)2000－2004 年不同种族 / 民族癌症数据统计 (NCI, 2013c)

①就所有种族 / 民族而言，癌症年龄标准化发病率为 470.1/100 000。

非裔美国人的癌症发病率 (每 10 万人) 最高 (504.1)，其次是白种人 (477.5)、西班牙人 / 拉丁美洲人 (314.9)、亚洲人 / 太平洋岛人 (314.9) 和美洲印第安人 / 阿拉斯加原著居民 (297.6)。

②就所有种族 / 民族而言，癌症年龄标准化死亡率为 192.7/100 000。

非裔美国人的癌症死亡率 (每 10 万人) 最高 (238.8)，其次是白种人 (190.7)、美洲印第安人 / 阿拉斯加原著居民 (160.4)、西班牙人 / 拉丁美洲人 (129.1)、亚洲人 / 太平洋岛人 (115.5)。

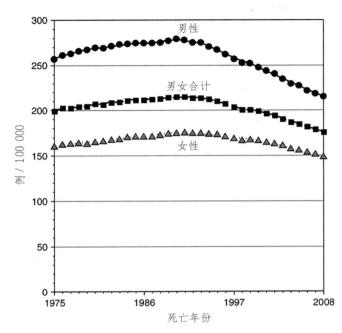

图1-3　1975—2008年不同性别癌症死亡率。来源:美国国家癌症研究所官网(http://www.cancer.gov)。

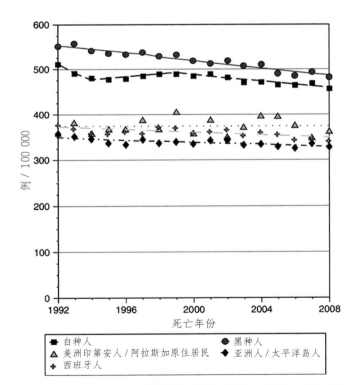

- ■ 白种人
- ● 黑种人
- △ 美洲印第安人/阿拉斯加原住居民
- ◆ 亚洲人/太平洋岛人
- ✛ 西班牙人

图1-4　1992—2008年不同种族/民族癌症死亡例数。来源:美国国家癌症研究所官网(http://www.cancer.gov)。

③就乳腺癌而言,白种人女性的发病率最高,而死亡率最高的是非裔美国女性。

④就子宫颈癌而言,西班牙/拉丁美洲女性的发病率最高,而死亡率最高的是非裔美国女性。

⑤就前列腺癌而言,非裔美国男性比美国其他种族人群的发病率和死亡率高。

A.非裔美国男性死于前列腺癌的概率是白种人男性的两倍之多。

B.前列腺癌发病率最低的是美洲印第安男性/阿拉斯加原著男性。

C.前列腺癌死亡率最低的是亚洲男性/太平洋岛男性。

⑥就肺癌和大肠癌而言,非裔美国人比美国其他种族人群的发病率和死亡率高。

⑦就肝癌和胃癌而言,亚洲人/太平洋岛人比美国其他种族人群的发病率和死亡率高。

⑧就肾癌而言,美洲印第安人/阿拉斯加原著居民的发病率和死亡率最高。

3) 其他人群的癌症发病率

①年龄。

A.癌症患病风险随着年龄的增长而增高(ACS, 2013a)。

B.将近77%的癌症患者的诊断年龄为55岁或55岁以上。

②性别。

A.女性一生中患癌风险为1/3。

B.男性一生中患癌风险为1/2。

③地理位置——不同地区的癌症发生率和死亡率存在显著差异。

A.举例:居住在阿帕拉契亚的白种女性患子宫颈癌的概率要明显高于美国其他白种女性(NCI, 2013c)。

B.迁移数据显示癌症类型会随迁移地区发生改变,表明生活方式、行为和环境因素是癌症发生和恶化的因素。

④社会经济地位(SES)。

A.社会经济地位低的人群患肺癌、子宫颈癌、胃癌和头颈癌的概率较高。

B.贫困人群吸烟率较高。

C.贫困人群和农村人群常常在癌症较晚期就诊。

D.社会经济地位高的人群患乳腺癌、前列腺癌和结肠癌的概率较高。

⑤经济、社会和文化因素可影响人们获取医疗信息和预防性服务的途径。

（二）癌症预防

1. 吸烟

(1) 是美国最主要的可预防病因和过早死亡原因(ACS, 2013b)

1) 吸烟每年可引起大约443 000人过早死亡。

2) 至少占所有癌症死亡人数的30%。

3) 增加了患肺部、口唇、鼻腔部、喉部、咽部、口腔、食管、胃、结直肠、肝脏、胰腺、肾脏、膀胱和子宫颈、卵巢等部位癌症的发病率和白血病的发病率。

(2) 吸入二手烟是肺癌和心血管疾病的危险因素 (U.S. Department of Health and Human Services, 2006)

1) 在美国大约 43% 的非吸烟者可检测到可替宁。

2) 大约 60% 的 3~11 岁的儿童吸入了二手烟。

(3) 吸烟和性别

1)2011 年, 21.6% 的成年男性和 16.5% 的成年女性是吸烟者 (ACS, 2013b)。

2)2005−2011 年期间, 吸烟率从 20.9% 降至 19.0%。

①男性吸烟率从 23.9% 降至 21.6%。

②女性吸烟率从 18.1% 降至 16.5%。

(4) 吸烟和健康差异

1) 高中学历以下的成年人吸烟率是大学学历成年人的 3 倍。

2) 在目前吸烟者中, 比例最高的是美国印第安人 / 阿拉斯加原著居民。

3) 无医疗保险者吸烟率是有医疗保险者的 2 倍。

4) 肯塔基州的居民吸烟率最高。

(5) 雪茄

1) 吸食雪茄增加了肺癌、口腔癌、喉癌、食管癌的患病风险, 也可能会增加胰腺癌的患病风险。

2) 雪茄烟民死于喉癌、口腔癌或食管癌的风险是非吸烟者的 4~10 倍。

3) 目前大约 10.4% 的男性和 3.1% 的女性是雪茄烟民。

4) 非裔美洲人 (9.2%)、高中学历以下的人群及家庭年收入高于 20 000 美元的人群雪茄抽吸率最高。

(6) 无烟烟草

1) 作为吸食香烟和雪茄的替代方式, 咀嚼烟草和鼻烟并不安全 (ACS, 2013b)。

2) 无烟烟草增加了口腔癌、胰腺癌和食管癌患病风险。

3) 电子烟:

①电子烟是一种电动设备, 可将装在暗盒中的尼古丁、香料和其他化学物质变为可吸入的烟雾。

②易使不吸烟者, 尤其是儿童, 变为吸烟者。

③目前, 美国食品和药品管理局 (FDA) 不推荐使用这种烟草替代品。

(7) 美国关于烟草使用的 2020 年健康人目标 (U.S. Department of Health and Human Services,2013)

1) 将目前吸烟者的比例降低至 12%。

2) 将目前吸食无烟烟草者的比例降至 0.3%。

3) 将目前吸食雪茄者的比例降至 0.2%。

2. 肥胖

(1) 定义 (World Health Organization, 2013a)

根据体重指数 (BMI) 对超重和肥胖进行分类 (表 1-1)。

①超重或肥胖前期:BMI 的范围为 $25~29.9kg/m^2$。

②肥胖:BMI ≥ $30.0kg/m^2$。

(2) 肥胖、缺乏体力活动和营养不良是癌症的主要危险因素 (ACS, 2013b)

1) 其危险性仅次于吸烟。

2) 美国 1/4~1/3 的癌症是由以上因素引发的。

3) 癌症所致死亡数中的 14%~20% 是由超重和肥胖引起的。

4) 增加了乳腺癌 (绝经后妇女)、食管癌、结直肠癌、胆囊癌、肝癌、胰腺癌、肾癌、子宫内膜癌、子宫颈癌、前列腺癌、多发性骨髓瘤、非霍奇金淋巴瘤和粒细胞性白血病的患病风险。

5) 肥胖和性别 (ACS, 2013b)

男性和女性的肥胖率相当。

A. 男性肥胖率为 35.5%。

B. 女性肥胖率为 35.8%。

6) 肥胖和种族 / 民族 (ACS, 2013b)

①与非西班牙白种人男性 (37%) 和西班牙男性非裔美国男性 (37%) 相比,非裔美洲男性的肥胖率 (40%) 最高。

②与非西班牙白种人女性 (32%) 和西班牙裔女性 (46%) 相比, 非裔美洲女性的肥胖率 (59%) 最高。

3. 饮食

(1) 高热量食物和饮料:可能会导致机体脂肪量和分布的改变、胰岛素抵抗以及具有促进癌症生长作用的生长因子增高 (ACS, 2013b)。

(2) 经过加工的肉类和红肉 (ACS, 2013b; Sinha, Cross, Graubard, Leitzmann, & Schatzkin, 2009)

1) 可增加结直肠癌、前列腺癌和胰腺癌的患病风险。

2) 加工后保存的肉含有硝酸盐和其他物质具有致癌性。

(3) 蔬菜和水果

1) 2011 年, 仅 15% 的成年人每日食用了 3 种或以上的蔬菜。

2) 可降低肺癌、食管癌、胃癌和大肠癌的患病风险。

3) 摄入大量全谷类食物可降低大肠癌的患病风险 (Aune et al., 2011)。

4. 饮酒

(1) 是口唇癌、咽癌、喉癌、食管癌、肝癌、结直肠癌、胰腺癌和乳腺癌的危险因素。

(2) 与烟草具有协同致癌作用。

5. 紫外线辐射

(1) 主要来自于阳光。

(2) 是黑色素瘤、皮肤基底细胞癌和鳞状细胞癌最重要的危险因素。

表1-1　根据体重指数（BMI）对超重和肥胖进行分类

	肥胖分级	BMI（kg/m²）
体重过低		<18.5
正常		18.5~24.9
超重		25.0~29.9
肥胖	I	30.0~34.9
	II	35.0~39.9
极度肥胖	III	≥40

Data from　National Institutes of Health, National Health, Lung, and Blood Institute. (1998). Clinical guidelines on the identification, evaluation and treatment of overweight and obesity in adults: the evidence report (NIH Publication. No. 98-4083). Bethesda: GPO.

1) 基底细胞癌——皮肤癌的最常见类型，很少致命，受长时间和间歇性阳光照射影响。

2) 鳞状细胞癌——鳞状细胞癌早期为皮肤微小鳞状病变，即日光性角化病或老年角化病，与太阳光累积暴露有关。鳞状细胞癌和基底细胞癌主要发生于头部、颈部、手臂和经常暴露于阳光的躯体部分。

3) 黑色素瘤

① 2011 年，黑色素瘤的新发病例数估计为 76 690 例，死亡病例数为 9480 例 (ACS, 2013a)。

②在过去的 30 年内，人们暴露于太阳紫外线和人工日光浴增多，因此，黑色素瘤的发病率持续增高 (Cust et al., 2011)。

6. 病毒暴露 (World Health Organization, 2013b)

(1) 乙型肝炎病毒感染与肝癌有关。

(2) 人类免疫缺陷病毒 (HIV) 感染会引起机体免疫抑制，增加卡波西肉瘤和 B 细胞淋巴瘤的患病风险。

(3)EB 病毒 (EBV)

1)EB 病毒在人群中普遍流行，全世界 90% 以上的成人血清反应呈阳性。

2) 可引起传染性单核细胞增多。

3) 可诱发伯基特淋巴瘤、鼻咽癌、未分化的腮腺癌、霍奇金病、B 细胞淋巴瘤，同胃癌的发病有关。

(4) 人乳头瘤状病毒 (HPV)

1) 子宫颈癌 (Castellsagué et al., 2014; Dahlström et al., 2011)

① HPV 有 100 多种亚型。

②将近 70% 的子宫颈癌是由人乳头瘤状病毒 16 型或 18 型引起的。

2) 口腔癌

①在大多数软腭、扁桃体、舌根部的鳞状细胞癌中，可检测到 HPV-16。

②在 60%~70% 伴有 HPV 相关性的口腔癌和口咽癌中，可检测到 HPV-16(Chaturvedi et al., 2011; Marur,

D'Souza, Westra, & Forastiere, 2010; Smith et al., 2007)。

(5) 人类嗜 T 细胞病毒 1(HTLV-1) 与 T 细胞白血病有关。

7. 职业暴露

(1) 职业性肿瘤暴露风险

1) 约占所有肿瘤的 4%。

2)20 世纪中期，人们开始对工作场所的暴露因素进行有效监管，大幅度地降低了职业暴露的风险。

3) 石棉：目前已知是首要职业性致癌物。

①二战期间，人们大量造船，广泛暴露于石棉之中。因此，20 世纪 80 年代中期至末期，石棉所致的肺癌和间皮瘤达到了高峰。

②石棉暴露常见于采矿区、造船厂、铁路、建筑、锅炉房、消防、炼油厂、造纸厂、纺织厂、炼钢厂等地 (Dodson & Hammar, 2011)。

③石棉纤维、环境中的烟雾、氡气或所有这些物质的暴露与吸烟具有协同致癌作用，会增加肺癌的风险。

4) 特定人群的患癌风险

①蓝领工人：吸烟率较高，增加了职业暴露的风险。

②非裔美洲人：工作分配上的区别对待，导致非裔美洲人更易分配至危险性高的工作中，如钢铁厂、橡胶厂和化工厂。

③钢铁厂工人：肺癌发病率较高。

④橡胶厂工人：前列腺癌发病率较高。

⑤化工厂工人：膀胱癌发病率较高。

⑥煤矿工人：暴露于铀矿和氡气较多，随之引起的胃癌和后代先天畸形发生率较高。

8. 激素类药物和抗肿瘤药物

(1) 激素替代治疗 (HRT)

1) 雌孕激素替代治疗增加了绝经后妇女患乳腺癌的风险 (Manson et al., 2013)。

2) 雌激素在预防大肠癌中具有保护作用 (Barzi, Lenz, Labonte, & Lenz, 2013)。

3) 长时间激素替代治疗会增加子宫内膜癌的风险 (Trabert et al., 2013)。

(2) 选择性雌激素受体调节剂

1) 包括他莫昔芬和雷洛昔芬。

2) 美国食品及药物管理局 (FDA) 批准服用此类药物降低乳腺癌的风险。

3) 已经证明，此类药物可降低高风险女性乳腺癌发病率，最高可达 50%(Fisher et al., 1998; Vogel et al., 2006)。

(3) 服用口服避孕药可诱发乳腺癌，但会降低卵巢癌和子宫癌的患病风险。

(4) 母亲在怀孕期间服用己烯雌酚会增加女儿阴道透明细胞癌 (CCA) 的发病率，尤其是年龄较大的少年和

20 岁前期, 25 岁以后其患 CCA 的概率会降低 80%(Troisi et al., 2007)。

(5) 合成类固醇药物可诱发肝癌。

(6) 某些受孕药物 [如促卵泡激素 (普格纳)] 可能会增加患卵巢癌的风险。

(7) 儿童服用生长激素可能会增加患白血病的风险。

(8) 免疫抑制剂 (器官接受者服用) 会增加非霍奇金淋巴瘤的患病风险。

(9) 暴露于抗肿瘤药物 (尤其是烷化剂) 和放射治疗会增加继发性癌症的患病风险。

（三）健康促进

1. 美国癌症协会的《癌症预防的营养和运动指南》(Kushi et al., 2012)

(1) 营养 : 健康饮食, 主要食用植物性来源食物。

1) 选择可达到和维持健康体重的食物和饮料。

①摄入小部分高热量食物。

②首选蔬菜、水果和低热量食物。

③限制含糖饮料的摄入。

④避免摄入过多食物。

2) 限制加工肉类和红肉的摄入量。

①尽可能减少红肉的摄入量。

②选择鱼肉、家禽肉和豆类替代红肉

③选择精瘦肉, 摄入少量红肉。

④通过烘焙、烤或水煮的方式对肉、鱼肉和家禽肉进行加工, 不要使用油煎或者用炭烧烤。

3) 每天至少饮用 2.5 杯蔬菜水果汁。

4) 选择全谷类产品代替精制谷类产品。

5) 限制乙醇摄入量, 每天男性饮酒量不得超过 2 杯, 女性饮酒量不得超过 1 杯 (ACS, 2013b)。

(2) 运动 (Kushi et al., 2012)

1) 可降低癌症风险的运动强度、持续时间和频率尚不知晓。

2) 美国癌症学会建议 :

①成人——每周至少 150 分钟的中等强度的运动或 75 分钟的高强度运动。

②儿童——每天至少 60 分钟中等强度至高强度的运动量或者每周至少 3 天进行高强度运动量。

③限制坐、躺、看电视等久坐不动的行为。

2. ACS 癌症幸存者的营养和运动指南 (Rock et al., 2012)

(1) 达到和维持健康的体重

1) 限制高热量食物和饮料的摄入。

2) 增加体力活动。

(2) 定期进行体育运动

1) 诊断后, 尽早恢复正常的日常活动。

2) 每周至少运动 150 分钟。

3) 每周至少 2 天进行阻力训练。

4) 摄入富含蔬菜、水果和全谷类的食物。

3. 疫苗接种

(1) 接种 HPV 疫苗可预防子宫颈癌和其他生殖器官癌症 (ACS, 2013b)

1) Gardasil 疫苗和 Cervarix 疫苗 : 这两种疫苗均获得了 FDA 的批准。

①针对女性的建议。

A. 11~12 岁期间 (可以从 9 岁开始) 常规接种 3 个剂量的 Gardasil 疫苗或 Cervarix 疫苗。

B. 对于未接种过疫苗或者之前接种量未达到 3 个剂量的女性, 可在 13~26 岁期间接种 Gardasil 疫苗或 Cervarix 疫苗。

②针对男性的建议

A. 11~12 岁期间 (可以从 9 岁开始) 常规接种 3 个剂量的 Gardasil 疫苗。

B. 对于未接种过疫苗或者之前接种量未达到 3 个剂量的男性, 可在 13~26 岁期间接种 Gardasil 疫苗。

C. 免疫系统功能下降或同性恋男性, 可在 26 岁时进行疫苗接种。

(2) 乙型肝炎疫苗 [Centers for Disease Control and Prevention (CDC), 2013]

1) 针对婴儿的建议。

①第 1 剂 : 出生时。

②第 2 剂 : 1~2 月龄。

③第 3 剂 : 6~18 月龄。

2) 针对儿童、青少年和成人的建议。

所有未接种的儿童、青少年和成人都有被乙型肝炎病毒感染的风险, 均应接种疫苗。

4. 预防皮肤癌的措施 (ACS, 2013b)

(1) 在上午 10 点至下午 4 点期间, 紫外线强度最大, 应避免直接暴露于太阳光下。

(2) 戴宽檐帽, 帽檐要足够遮盖脸部、耳部和颈部, 衣服也要遮盖手臂、腿部和躯干。

(3) 对于暴露的皮肤涂防晒系数 (SPF) ≥ 30 的防晒霜。

(4) 避免使用室内晒身箱和紫外线太阳灯。

5. 癌症筛查和早期检测 (见第 2 章)。

二、评估

（一）全面询问病史和体格检查

(1) 获取患者的人口统计学信息, 如年龄、种族 / 民族、性别、教育程度、职业状态、上班地址、医疗保险范围和居住地。

(2) 评估患者是否存在并发症 (如乙肝病毒感染), 以及以前和目前的用药情况 (如激素替代治疗)。

(3) 评估是否存在影响健康生活方式的危险因素, 如吸烟、饮酒、紫外线辐射的暴露、体重、营养状况和运动水平。

(4) 评估是否存在职业暴露, 如石棉、苯和其他化学物质。

(5) 评估癌症个人史和家族史。

(6) 评估患者之前是否接受过放射治疗和 (或) 化学治疗。

(7) 预防性行为形成的动力 (健康信念模式)

①意识癌症的易感性——有证据显示, 患癌高危人群往往意识不到自己的风险 (询问:"你觉得你可能会得癌症吗?")。

②意识到癌症的严重性 (询问:"你觉得罹患癌症有多严重?")。

③意识到预防性行为的益处 [询问:"你觉得不吸烟 (或者是正在讨论的某种习惯) 会降低你得癌症的风险吗?"]。

④意识到形成预防性行为的阻碍因素 [询问:"你认为, 你的饮食在降低脂肪摄入量 (或者是正在讨论的某种习惯) 的过程中, 可能会有哪些问题?"]。

三、护理诊断和预期目标

健康维护能力低下 (NANDA-I):与癌症预防知识和健康促进活动的缺乏有关

预期目标:

患者为自己的健康负责, 可通过以下方面进行判断。

1) 患者根据自己的家族史、年龄、暴露因素和生活方式, 能描述出自己患癌的危险因素。

2) 患者有意识开始采取降低癌症风险的行为 (如戒烟、改变饮食方式、减轻体重、运动和安全性行为)。

四、护理计划和护理措施

促进和改善健康维护的措施

1. 提供健康促进活动相关的健康教育

(1) 戒烟

1) 美国公共卫生署的戒烟"5A"模型 (Fiore & Jaén, 2008)

①询问 (Ask) 患者目前的吸烟情况。

②建议 (Advise) 戒烟。

③评估 (Assess) 患者戒烟的意愿或准备情况。

A 使用动机性访谈, 如询问患者:"你考虑过戒烟吗?"

④协助 (Assist) 患者戒烟。

A. 讨论使用药物 (非处方药和处方药) 辅助戒烟。

B. 协助患者制订戒烟计划。

C. 提供相关文化适宜性的戒烟材料、戒烟项目和公共戒烟热线。

⑤安排 (Arrange) 随访。

2) 对于不愿戒烟的吸烟者, 美国公共卫生署 (USPHS) 建议进行短暂的动机干预, 可增加吸烟者的戒烟意愿。

(2) 合理营养。

(3) 运动。

(4) 降低暴露于紫外线的措施

教育所有年龄段人群有关皮肤癌预防的知识。

(5) 病毒暴露的预防

1) 提供乙型肝炎病毒疫苗和 HPV 病毒疫苗接种。

2) 讨论安全行为。

3) 建议不要经静脉注射毒品, 或者指导和帮助其获得无菌针头和注射器。

(6) 避免职业致癌物暴露

使用防护性衣物和设备, 当暴露不能避免时, 严格遵守安全流程。

2. 需要时, 咨询专家 (如营养师、烟草成瘾治疗专家)。

3. 鼓励参与化学药物预防性实验。

五、评价

肿瘤专科护士需定期对患者和家属的干预效果进行系统性评价, 以判断是否达到预期效果。收集相关资料, 将实际结果与预期目标进行比较。必要时, 对护理诊断、结果和治疗计划进行再次评价并进行修改。

（许湘华　译　谌永毅　校）

参考文献

Altekruse, S. F., Kosary, C. L., Krapcho, M., Neyman, N., Aminou, R., Waldron, W., et al. (2011). *SEER cancer statistics review, 1975–2007*. Bethesda, MD: National Cancer Institute.

American Cancer Society. (2013a). *Cancer facts & figures, 2013*. Atlanta: Author.

American Cancer Society. (2013b). *Cancer prevention & early detection: Facts & figures, 2013*. Atlanta: Author.

Aune, D., Chan, D. S., Lau, R., Vieira, R., Greenwood, D. C., Kampman, E., et al. (2011). Dietary fibre, whole grains, and risk of colorectal cancer: Systematic review and dose-response meta-analysis of prospective studies. *British Medical Journal, 343*, 1–20. http://dx.doi.org/10.1136/bmj.d6617.

Barzi, A., Lenz, A. M., Labonte, M. J., & Lenz, H. J. (2013). Molecular pathways: Estrogen pathway in colorectal cancer. *Clinical Cancer Research, 19*(21), 5842–5848.

Castellsagué, X., Pawlita, M., Roura, E., Margall, N., Waterboer, T., Bosch, F. X., et al. (2014). Prospective seroepidemiologic study on the role of Human Papillomavirus and other infections in cervical carcinogenesis: Evidence from the EPIC cohort. *International Journal of Cancer, 135*(2), 440–452. http://dx.doi.org/10.1002/ijc.28665.

Centers for Disease Control. (2013). *Hepatitis B vaccine information statements*. http://www.cdc.gov/vaccines/hcp/vis/vis-statements/hep-b.html/. Accessed 20.11.13.

Chaturvedi, A. K., Engels, E. A., Pfeiffer, R. M., Hernandez, B. Y., Xiao, W., Kim, E., et al. (2011). Human papillomavirus and rising oropharyngeal cancer incidence in the United States. *Journal of Clinical Oncology, 29*(32), 4294–4301.

Cust, A. E., Armstrong, B. K., Goumas, C., Jenkins, M. A., Schmid, H., Hopper, J. L., et al. (2011). Sunbed use during adolescence and early adulthood is associated with increased risk of early-onset melanoma. *International Journal of Cancer, 128* (10), 2425–2435.

Dahlström, L. A., Andersson, K., Luostarinen, T., Thoresen, S., Ögmundsdottír, H., Tryggvadottír, L., et al. (2011). Prospective seroepidemiologic study of human papillomavirus and other risk factors in cervical cancer. *Cancer Epidemiology, Biomarkers & Prevention, 20*(12), 2541–2550.

Dodson, R. F., & Hammar, S. P. (Eds.). (2011). *Asbestos: Risk assessment, epidemiology, and health effects* (2nd ed.). Boca Raton, FL: CRC Press.

Fiore, M. C., & Jaén, C. R. (2008). A clinical blueprint to accelerate the elimination of tobacco use. *JAMA: The Journal of the American Medical Association, 299*(17), 2083–2085.

Fisher, B., Costantino, J. P., Wickerham, D. L., Redmond, C. K., Kavanah, M., Cronin, W. M., et al. (1998). Tamoxifen for prevention of breast cancer: Report of the National Surgical Adjuvant Breast and Bowel Project P-1 Study. *Journal of the National Cancer Institute, 90*(18), 1371–1388.

International Agency for Research on Cancer and Cancer Research (2011). *Cancer worldwide.* http://publications.cancerresearchuk.org/downloads/Product/CS_CS_WORLD.pdf/. Accessed 25.11.13.

International Agency for Research on Cancer and Cancer Research (2012). *World cancer factsheet.* http://publications.cancerresearchuk.org/downloads/product/CS_FS_WORLD_A4.pdf/. Accessed 25.11.13.

Kushi, L. H., Doyle, C., McCullough, M., Rock, C. L., Demark-Wahnefried, W., Bandera, E. V., et al. (2012). American Cancer Society guidelines on nutrition and physical activity for cancer prevention. *CA: A Cancer Journal for Clinicians, 62*(1), 30–67.

Manson, J. E., Chlebowski, R. T., Stefanick, M. L., Aragaki, A. K., Rossouw, J. E., Prentice, R. L., et al. (2013). Menopausal hormone therapy and health outcomes during the intervention and extended poststopping phases of the Women's Health Initiative randomized trials update and overview of health outcomes for WHI update and overview of health outcomes for WHI. *JAMA: The Journal of the American Medical Association, 310*(13), 1353–1368.

Marur, S., D'Souza, G., Westra, W. H., & Forastiere, A. A. (2010). HPV-associated head and neck cancer: A virus-related cancer epidemic. *The Lancet Oncology, 11*(8), 781–789.

National Cancer Institute. (2013a). *Cancer trends progress report—2011/2012 incidence update.* http://progressreport.cancer.gov/doc_detail.asp?pid=1&did=2009&chid=93&coid=920/. Accessed 20.11.13.

National Cancer Institute. (2013b). *Cancer trends progress report—2011/2012 mortality update.* http://progressreport.cancer.gov/doc_detail.asp?pid=1&did=2011&chid=106&coid=1029&mid=/. Accessed 20.11.13.

National Cancer Institute. (2013c). *Cancer health disparities.* http://www.cancer.gov/cancertopics/factsheet/disparities/cancer-health-disparities/. Accessed 20.11.13.

National Institutes of Health, National Health, Lung, and Blood Institute. (1998). *Clinical guidelines on the identification, evaluation and treatment of overweight and obesity in adults: The evidence report* (NIH Publication. No. 98-4083). Bethesda, MD: U.S. Government Printing Office.

Rock, C. L., Doyle, C., Demark-Wahnefried, W., Meyerhardt, J., Courneya, K. S., Schwartz, A. L., et al. (2012). Nutrition and physical activity guidelines for cancer survivors. *CA: A Cancer Journal for Clinicians, 62*(4), 242–274.

Sinha, R., Cross, A. J., Graubard, B. I., Leitzmann, M. F., & Schatzkin, A. (2009). Meat intake and mortality: A prospective study of over half a million people. *Archives of Internal Medicine, 169*(6), 562–571.

Smith, E. M., Ritchie, J. M., Pawlita, M., Rubenstein, L. M., Haugen, T. H., Turek, L. P., et al. (2007). Human papillomavirus seropositivity and risks of head and neck cancer. *International Journal of Cancer, 120*(4), 825–832.

Trabert, B., Wentzensen, N., Yang, H. P., Sherman, M. E., Hollenbeck, A. R., Park, Y., et al. (2013). Is estrogen plus progestin menopausal hormone therapy safe with respect to endometrial cancer risk? *International Journal of Cancer, 132*(2), 417–426.

Troisi, R., Hatch, E. E., Titus-Ernstoff, L., Hyer, M., Palmer, J. R., Robboy, S. J., et al. (2007). Cancer risk in women prenatally exposed to diethylstilbestrol. *International Journal of Cancer, 121*(2), 356–360.

U.S. Department of Health and Human Services. (2013). *Healthy people 2020.* Washington, D.C.: Office of Disease Prevention and Health Promotion. http://www.healthypeople.gov/2020/default.aspx/. Accessed 25.11.13.

U.S. Department of Health and Human Services. (2006). *The health consequences of involuntary exposure to tobacco smoke: A report of the surgeon general.* Washington, DC: U.S. Department of Health and Human Services, Centers for Disease Control and Prevention, National Center for Chronic Disease Prevention and Health Promotion, Office on Smoking and Health.

Vogel, V. G., Costantino, J. P., Wickerham, D. L., Cronin, W. M., Cecchini, R. S., Atkins, J. N., et al. (2006). Effects of tamoxifen vs. raloxifene on the risk of developing invasive breast cancer and other disease outcomes. *JAMA: The Journal of the American Medical Association, 295*(23), 2727–2741.

World Cancer Research Fund International. (2013). *Cancer facts and figures.* http://www.wcrf.org/cancer_statistics/cancer_facts/index.php/, Accessed 25.11.13.

World Health Organization. (2013a). *BMI classification.* http://apps.who.int/bmi/index.jsp?introPage=intro_3.html/. Accessed 25.11.13.

World Health Organization. (2013b). *Viral cancers.* http://www.who.int/vaccine_research/diseases/viral_cancers/en/index1.html/. Accessed 25.11.13.

第 2 章　癌症筛查和早期检测

一、概述

（一）癌症早期检测的理论基础

1. 最有效的癌症治疗方法为早期预防（一级预防）。

2. 癌症的早期检测（二级预防）和积极治疗（三级预防）可减少癌症患病率和致死率。

（二）定义

1. 二级预防——即在无症状个体中识别潜在疾病或现存疾病的措施。

（1）风险预测和筛查指南可增强筛查效果和降低筛查的风险及费用。

（2）美国癌症协会（ACS）、美国国家癌症综合网（NCCN）和美国预防医学工作组（USPSTF）等组织公布了癌症筛查指南。

（3）均衡评估筛查试验的风险与利益：早期诊断有利于降低发病率和死亡率，同时也可使筛查本身可能带来的危害最小化，即：筛查过程可给被筛查者带来痛苦和并发症，同时产生费用，假阳性结果可能会使被筛查者产生焦虑情绪和导致后续不必要的检查或治疗（Esserman & Flowers, 2011）。

2. 诊断——即为筛查结果阳性的无症状个体或有临床症状的个体解决临床问题的过程。

3. 发病率——在特定人群中，特定时间（一般为 1 年）内某种疾病的新发病例数。

4. 患病率——在特定人群中，特定时间点患有某种疾病的百分比。

（1）包括新发病例数和现有患者数。

（2）常以 10 万人中患者数的比例表示。

（三）有效筛查试验的特征

1. 有效性——筛查试验的准确性。

（1）筛查试验鉴别个体是否患有癌症的能力。

（2）通过灵敏性和特异性评价筛查试验的有效性（理想情况下，两者均为 100%），实际上，两者为负相关（Mandel & Smith, 2011）。

1）灵敏性——在筛查人群中，筛查试验能准确识别真正患病个体（真阳性）的能力；100% 灵敏性 = 无假阴性。

2）特异性——在筛查人群中，筛查试验能准确识别不患病个体的能力（如个体不患有癌症，筛查结果即为阴性）；100% 特异性 = 无假阳性。

2. 预测值

（1）人群中患病率以及筛查试验的灵敏性和特异性的影响。

（2）评估阳性筛查结果后，才可确定预测值。

1）阳性预测值——真正患病的人数占筛查试验阳性例数的百分比。

2）阴性预测值——真正未患病的人数占筛查试验阴性例数的百分比。

3. 筛查试验的难易性（即无创性）。

4. 被筛查人群的接受性；若能达到以下要求，则筛查试验的接受性更强。

（1）安全（较少潜在并发症）和相对无痛。

（2）方便（理想的情况是，患者在健康咨询时便能完成筛查试验）。

（3）经济（Mandel & Smith, 2011）。

5. 符合筛查条件的人均有途径获得筛查。

6. 随机对照试验（RCT）结果显示：筛查试验可降低癌症死亡率和（或）提高患者的生活质量，其利大于伴随的风险。

（1）目前，已有证据推荐对乳腺癌、前列腺癌、宫颈癌、肺癌和大肠癌进行早期筛查，但是否对所有类型的癌症进行早期筛查尚存争议。最为有力的证据显示，宫颈癌筛查可降低其死亡率。

（2）目前并不推荐对其他癌症进行筛查（通过询问病史和体格检查以外的措施），因为缺乏相关证据支持筛查试验的有效性，或有证据显示筛查试验的危害性大于获益。

（四）筛查偏倚：会影响筛查试验和项目的有效性

1. 在筛查建议被广泛采纳之前，需进行 RCT 试验消除偏倚。

2. 生存率不能单独作为衡量筛查试验有效性的标准。

3. 筛查偏倚的类型

(1) 领先时间偏倚

1) 筛查使癌症诊断时间提前（在体征或症状出现之前），因此产生了生存期延长的假象；实际上，死亡率下降并不是因为早期诊断和治疗。

2) 特别要注意短期随访结果（5年生存率）和总体生存数据之间的对比。

(2) 患病/时间偏倚

1) 进行筛查的人群一般为患有无侵袭性癌症的无症状个体（侵袭性癌症症状出现时间较早），因此，可改善生存率。

2) 有利的结果可能是因为肿瘤的生长特性，而不是因为筛查的原因。

(3) 选择偏倚

1) 主动进行癌症筛查或者被动进行癌症筛查的人群与未进行筛查的人群之间的差异所致 [前者可能更加健康，健康指南的依从性很高，和（或）具有更好获取医疗资源的途径]。

2) 有利的结果可能是因为肿瘤的生长特性，而不是筛查的益处 (Mandel & Smith, 2011)。

(4) 过度诊断

1) 对进展缓慢的癌症个体进行诊断，可导致过度诊断，对这些个体若不进行筛查，便不会诊断为癌症，或不需要治疗。

2) 对于生长速度非常缓慢的肿瘤患者，尤其是老年人，筛查可能不会提高生存率，反而会导致不必要的治疗、医疗费用，引起肿瘤患者的焦虑及疼痛 (Esserman & Flowers, 2011)。

（五）考虑风险和费用，值得进行筛查的癌症的特征

1. 筛查应该针对具有某一重要特征的癌症（如高发病率、高致残率、高死亡率）。

2. 病史为早期检测提供了机会。

3. 临床前期实施有效的治疗可改变疾病的自然进程（降低病因特异性死亡率），治疗效果也更佳。

4. 有途径获得安全、准确和有效的筛查试验。

5. 筛查计划（时间和频率）反映了癌症的自然病程，即筛查开始年龄及结束年龄反映了癌症危险人群的年龄特征。

6. 筛查试验的益处应大于其风险，并且经济有效（与整体医疗费用相比）。

7. 制订计划和质量保证标准对筛查项目进行管理和监测。

8. 潜在筛查对象应足够了解筛查可能的风险与益处。

（六）癌症的早期筛查方法

1. 影像学检查——例如：肺癌低剂量CT筛查 (LDCT) 和乳腺癌X线检查。

2. 细胞学检查——例如：子宫颈癌巴氏涂片筛查。

3. 化学检测法——例如：大肠癌大便隐血试验。

4. 生物标志物或肿瘤标志物检测——例如：前列腺癌前列腺特异性抗原筛查。

(1) 由肿瘤细胞或者机体应对癌症时产生的物质，大部分存在于血液、体液和组织中，可检测出异常的数目。

(2) 肿瘤标志物可用于评估患者治疗效果、早期监测肿瘤复发、判断肿瘤的起始部位及靶向治疗。

(3) 肿瘤标志物易于检测，是癌症治疗中有用的辅助物，也可作为一种重要的筛查方法。但是大部分的生物标志物或肿瘤标志物的灵敏性或特异性不高。

(4)PSA 是目前用于癌症筛查的唯一标志物，而且其效果（降低死亡率的效果）还存在争议。

5. 蛋白质组学

(1) 研究蛋白质结构、功能、表达模式的学科。

(2) 可发现用于癌症筛查的新生物标志物。

(3) 目前主要研究某些癌症的靶向治疗，如结肠癌对氟尿嘧啶的敏感性 (Espino, Belluci, Petricoin, & Liotta, 2011)。

（七）特定肿瘤的筛查指南

1. 乳腺癌

(1) 风险预测——基于平均年龄为60岁的美国女性。

1)Gail 模式。

Gail 模式用于预测女性患乳腺癌的个人风险，已被纳入筛查指南中。此模式将个人特征（年龄、初潮年龄、初产年龄、一级亲属中患有乳腺癌的人数、既往良性乳腺活组织检查的次数、是否有非典型增生和种族）纳为评估内容，评估5年患癌风险和终身患癌风险 (Gail et al., 1989)。其他风险预测工具也将遗传因素作为评估内容。

2)BRCA1 和 BRCA2 基因突变的检测

① 20%~25% 遗传性乳腺癌患者的病因（有5%~10%的女性乳腺癌患者和4%~40%的男性乳腺癌患者）(NCCN, 2013)。

②目前不推荐普通人群进行此基因突变的检测。

③可对 BRCA 突变概率较高的家庭成员进行此项检查 (ACS, 2013a; NCCN, 2013)。

A. 家族中有多位早期乳腺癌患者。

B. 其他明显的癌症家族史，如：卵巢癌和胰腺癌。

C. 德系犹太人后裔。

D. 同一个体发生多处原发性癌症。

E. 男性乳腺癌患者。

F. BRCA1 和 BRCA2 基因突变阳性家族中的个体。

G.ER(雌激素受体)、PR(黄体酮受体) 和 HER-2(人表皮生长因子受体)均为阴性的三阴性乳腺癌患者。

H. 发病年龄较早的患者。

　　a. 诊断年龄≤45 岁。

　　b. 诊断年龄≤50 岁，同时一个或一个以上近亲家属乳腺癌发病年龄≤50 岁。

　　c. 诊断年龄≤50 岁，同时一个以上的近亲家属患有乳腺癌、输卵管癌或原发性腹膜癌。

　　(2) 筛查对乳腺癌死亡率的影响

　　1)RCT 实验结果证实，乳腺癌筛查可降低死亡率，尤其是可降低 50~74 岁女性乳腺癌患者的死亡率 (Esserman & Flowers, 2011)。

　　2) 肿块较小时，筛查可提高生存概率。

　　①肿块 < 5mm 时，淋巴转移的可能性为 3%；而肿块 > 5mm 时，淋巴转移的可能性为 15%。

　　②肿块较小时，需进行有创性手术和侵入性治疗 (如化疗) 的可能性更小 (Esserman &Flowers, 2011)。

　　3) 同时进行辅助治疗，如内分泌治疗和曲妥珠单抗 (赫赛汀) 时，很难判断乳腺筛查对生存率的影响。此时，提高生存率的效果的 2/3 归因于辅助治疗，1/3 归因于筛查 (Kalanger, Zelen, Langmark, & Adami, 2010)。

　　(3) 筛查费用——在美国每年用于筛查和诊断性评估的费用为 70~100 亿美元 (Esserman &Flowers, 2011)。

　　(4) 筛查相关争议

　　1) 筛查方式具有很大的变异性，特别是开始筛查的年龄和筛查频率。

　　2) 筛查对许多亚群 (即年轻患者) 的危害尚不清楚，因为年轻人所患癌症很难被检测到，通常与年轻人更易患侵袭性强的肿瘤相关 (Esserman & Flowers, 2011)。

　　3) 过去推荐进行常规乳腺自查 (BSE)，但是目前已不再支持此种观点。乳腺自查虽然有利于发现早期肿瘤，但假阳性率比较高，往往需要进一步活检。

　　①综合两大项 RCT(约 400 000 女性) 的 meta 分析结果显示：15 年内乳腺癌相关死亡率无明显变化 (Kosters & Gotzsche, 2008)。

　　4) 目前，数字化乳腺摄片 (使用电子接收器和电脑显示图像) 被广泛使用，但目前 RCT 试验并未证明数字化乳腺摄片比传统的乳腺 X 线检查更加有效 [U.S.Preventive Services Task Force (USPSTF), 2009]。

　　(5) 筛查方法

　　1) 乳腺 X 线检查

　　①最主要的筛查方法。

　　②检查的灵敏性和特异性与操作人员的经验与能力有关。

　　③美国放射学会乳腺影像报告和数据系统提供统一的报告模式。

　　A. 乳腺 X 线检查结果的 7 个级别 (分级和随访建议) [American College of Radiology (ACR), 2003]。

　　a. 0 级：需要进行其他影像学检查或与之前乳腺 X 线检查进行对比。

　　b. 1 级：阴性。

　　c. 2 级：良性 (非癌性)。

　　d. 3 级：可能为良性——需进行短期随访。

　　e. 4 级：怀疑异常——考虑活检。

　　f. 5 级：高度怀疑恶性——强烈推荐活检。

　　g. 6 级：活检结果为恶性。

　　2) 临床乳房检查：由医务人员检查。

　　3) 乳腺自查 (即 BSE)。

　　(6) 乳腺 X 线检查可用于评估筛查结果异常的人群和 (或) 高危人群。

　　(7) 其他筛查方法包括超声检查和磁共振成像 (MRI)。

　　(8) 诊断方法

　　对筛查结果异常的个体进行组织活检 (细针抽吸活检、组织芯活检、切除活检)。

　　(9) 乳腺癌筛查建议 (表 2-1)。

　　2. 大肠癌 (CRC)

　　(1) 筛查方法

　　1) 愈创木酯法大便隐血实验 (gFOBT)——RCT 试验一致证明该方法是只用于大肠癌筛选的唯一有效方法。

　　①必须对影像学检查和 (或) 内镜检查的阳性结果进行评估。

　　②连续收集 3 次大便标本。

　　③不能通过肛门检查采集粪便 (应使用大便隐血试纸)。

　　④可检测到任何出血来源，包括膳食来源，所以对 CRC 或胰腺病变无特异性。

　　⑤需禁食某些药物和维生素添加剂。

　　2) 大便免疫化学检测 (FIT) 或免疫化学法大便隐血实验 (iFOBT)

　　①居家患者需连续取 3 次大便样本。

　　②使用人体球蛋白特异性抗体进行检测，因此在保持高灵敏性的同时，比 FOBT 特异性更高。

　　③不受饮食和 (或) 药物的影响。

　　④比传统的 FOBT 的灵敏性和特异性高 (Pox, 2011)。

　　3) 大便脱氧核糖核酸检测 (sDNA) 尚未广泛使用或未得到一致认可，有待 RCT 实验结果证明其有效性。

　　①评估大便中是否存在与癌变和癌前病变相关的 DNA 突变，不能检测大便中是否存在血液成分。

　　②不受饮食或药物的影响。

　　4) 钡灌肠

　　①能窥视整个结肠结构的相对无创方法。

　　②不能同时进行组织活检或者病变部位的切除，因此，出现阳性结果，需要进一步做乙状结肠镜检或结肠

表2-1 乳腺癌筛查建议

组织	人群	检查和时间安排
ACS, 2013a	20~39岁女性	每3年进行一次CBE，最多每月或更短时间进行一次BSE 若女性选择BSE，则应在她们20岁以前收集提供有关BSE益处与限制的指导
	40岁及以上的女性	临床医学应定期检查所用方法并强调要及时报告新发现 每年进行一次CBE 每年进行一次乳腺X线检查(只要女性健康状态良好)
	高危女性(>15%~20%终身患癌风险)应在30岁开始每年都接受乳腺X线检查	每年进行一次乳腺X线检查 可在乳腺X线检查时，加上MRI筛查
NCCN, 2013	普遍易感女性 25~39岁	每1~3年进行一次CBE 乳腺自查
	>40岁女性	每年进行一次CBE、乳腺X线检查，乳腺自查
	≥35岁的女性，模式5年侵袭性乳腺癌发病风险≥1.7%	每6~12个月进行一次CBE 每年进行一次乳腺X线检查 乳腺自查 考虑实施降低风险策略[如预防性手术(双侧输卵管-卵巢切除术)]和(或)预防性化疗(他莫昔芬、雷洛昔芬、依西美坦)
	小叶原位癌(LCIS)(任何年龄)	诊断后，开始进行CBE、乳腺X线检查和乳腺自查
	30岁以上终身危险>20%的女性(有家族史)	每6~12个月进行一次CBE，乳腺自查；每年进行一次乳腺X线检查
	10~30岁接受过胸部放疗的女性	对于<25岁的女性 • 放疗8~10年后，每6~12个月进行一次CBE 对于≥25岁的女性 • 每6~12个月进行一次CBE，每年进行一次乳腺X线检查，建议每年进行一次MRI，乳腺自查
	已知有遗传易感性(遗传性的乳腺癌和卵巢癌)的女性	25岁开始(或者从家谱中最早发病的年龄开始)，每6~12个月进行一次CBE，每年进行一次乳腺X线检查和MRI检查 考虑实施降低风险策略
	有已知遗传易感性的男性	乳腺自查，35岁开始每6~12个月进行一次CBE；40岁时进行第二次乳腺X线检查(若检查结果异常，或显示男性乳房发育症、乳腺实质或腺体密度增加，则以后每年进行一次乳腺X线检查)
USPSTF, 2009	50~75岁的女性	每两年进行一次乳腺X线检查
	不充分证据支持大于75岁的女性通过CBE、BSE或MRI或数字化乳腺摄影进行筛查；中等证据支持40~49岁的女性进行筛查；推荐行BSE或CBE的证据(除了用乳腺X线检查对40岁以上的女性进行筛选之外)存在不足	

Data from American Cancer Society. (2013a) Breast cancer: early detection. http://www.cancer.ort/breastcancer/moreinformation/breastcancerearlydetection/breast-cancer-early-detection-acs-recs. Accessed 12.06.13; National Comprehensive Cancer Network. (2013). NCCN clinical practice guidelines. Breast cancer screening. Version 1:2013. Breast cancer screening and diagnosis. www.nccn.org/professionals/physician_gls/pdf/breast-screening.pdf Accessed 12.06.13; U.S. Preventive Services Task Force. (2009). Screening for breast cancer.http://www.uspreventiveservicestaskforce.org/uspstf/uspsbrca.htm. Accessed 12.06.13.
ACS, 美国癌症协会；BSE, 乳腺自查；CBE, 临床乳腺检查；MRI, 磁共振成像；NCCN, 美国国家癌症综合网；RT, 放射治疗；USPSTF, 美国预防服务特遣队。

镜检。

③比CT的敏感性差。

④目前只作为不能进行结肠镜检患者的备选方法。

5) 乙状结肠镜

①使用60cm或更长的检查镜。

②可以对直肠和左结肠做全面检查。

③可以识别60%~83%的息肉和癌症，因此，可降低31%的CRC死亡率(Atkin et al., 2010)。

6) 结肠镜检查。

①可以从左结肠和右结肠至盲肠对结肠进行全面的检查。

②是首选筛查方法。结肠镜检查可检查出大部分息

肉, 并进行息肉切除, 从而阻止其进一步发展为 CRC。

③局限性

A. 此检查的灵敏性取决于内镜检查者的经验水平。

B. 检查设备复杂。

C. 检查前, 患者肠道准备的有效性会影响检查结果。

D. 肠道准备使检查者不舒适。

E. 侵入性很强的筛查方法 (Church & Mandel, 2011)。

7) CT 结肠成像, 即虚拟结肠镜 (VC)。

①检查结肠和直肠息肉及癌症的无创方法。

②患者需要做肠道准备。

③年老和虚弱患者的最佳选择。

④若检测到病变, 需再次进行肠道准备, 以便进行低位内镜检查, 做组织活检。

⑤推荐其作为一种单独的筛查方法的推荐证据不足, 目前正进行多中心 RCT 研究 (NCCN, 2012b)。

8) 胶囊内镜

①无创性检查方法, 通过让患者吞服含有小型照相机和光源的胶囊对患者进行肠道检查。

②可用于检测结肠镜检测不出的不明原因胃肠道 (GI) 出血。

③需要进行肠道准备。

④具有可窥视小肠结构的优点。

⑤不具有筛查作用。

(2) 基因检测

1) 不适用于筛查普通人群。

2) 推荐用于符合以下一条或多条条件的患者 [National Cancer Institute (NCI), 2013]

①有明确结直肠癌和 (或) 息肉家族史。

②有腺癌或结直肠癌患病史。

③结直肠癌患者同时患多处原发癌。

④其他癌症家族史, 伴有可引起遗传性结直肠癌 (如子宫内膜癌) 的已知症状。

⑤确诊结直肠癌的年龄早。

(3) 诊断

1) 对组织和息肉采样以便进行病理检查。

2) 认为 CRC 已成为息肉 (腺瘤), 经过再次突变后, 成为侵袭性腺癌, 因此, 切除息肉可预防结直肠癌, 并可使其治愈。

3) 观察性研究的结果显示, 息肉发展为侵袭性恶性肿瘤的平均时间为 10 年, 因此根据此生物证据, 可制订筛查时间 (Church & Mandel, 2011)。

(4) 筛查相关争议

1) 尽管结肠镜是首选筛查方法, 但目前无直接证据支持结肠镜筛查可降低死亡率。

2) 尽管无创性检查 (如 FOBT、VC、胶囊内镜检查) 结果为阳性, 但癌症确诊仍需进行结肠镜检查。

(5) 大肠癌筛查建议 (表 2-2)。

3. 子宫颈癌

(1) 子宫颈癌的筛查方法

1) 巴氏涂片

①子宫颈癌的主要筛查方法。

②宫颈细胞标本在玻片上进行固定和染色, 再进行病理检查。

③癌前细胞形态学改变表明, 子宫颈上皮内瘤变 (CIN)。

④伯塞斯达系统于 1998 年提出, 2001 年更新, 用于统一子宫颈细胞学检查的结果报告。

表 2-2　大肠癌筛查建议

组织	人群	检查和时间安排
ACS, 2013b	年龄≥50岁 一般风险	每年进行一次gFOBT或FIT 加上以下能检查出息肉的任何检查 • 每5年进行一次乙状结肠镜检 • 每5年进行一次双对比结肠钡造影 • 每5年进行一次CT结肠成像 • 每10年进行一次结肠镜检 (若以上检查出现阳性结果, 也需进行此项检查)
NCCN, 2012b	年龄≥50岁 一般风险	进行以下任何一项检查 • 每年进行一次FOBT、FTT或大便检查, 伴或不伴有每5年进行乙状结肠镜检 • 每5年只进行一次乙状结肠镜检 • 每5年进行一次CT结肠成像 • 每10年进行一次结肠镜检(首选)
USPSTF, 2008	年龄：50~75岁 一般风险	进行以下任何一项检查： 每年进行一次高敏感性FOBT 每3年进行一次高敏感性FOBT, 并进行以下一项检查 • 每5年进行一次乙状结肠镜检 • 每10年进行一次结肠镜检

ACS, 美国癌症协会;CT, 计算机断层扫描;FIT, 大便免疫化学检测;gFOBT, 愈创木酯法大便隐血实验;NCCN, 美国国家癌症综合网;USPSTF, 美国预防服务特遣队。

Data from　Data from American Cancer Society. (2013b). Cancer facts and figures 2013. Atlanta: American Cancer Society; NCCN. (2012b). NCCN clinical practice guidelines in oncology. Colorectal cancer screening. Version V.1.2012. http://www.nccn.org/professionals/physician_gls/pdf/colorectal_screening.pdf. Accessed 10/3/13; U.S. Preventive Services Task Force. (2008). Screening for colorectal cancer.http://www.uspreventiveservicestaskforce.org/uspstf08/colo-cancer/colors.htm. Accessed 10.03.13.

A. 包括描述性诊断和标本质量的评价 (Solomon et al., 2002)。

B. 美国 90% 以上实验室采用此种报告方法。

⑤单独进行巴氏涂片检查的敏感性很低。因为癌细胞不易采集，易导致标本采集错误，检查结果也可出现错误。重复进行此检查的累积敏感性高。

⑥巴氏涂片检查会降低子宫颈癌的发生率和死亡率 (Daly & Rader, 2011)。

⑦巴氏涂片检查应从 21 岁开始，每 3~5 年进行一次；不推荐每年进行此检查，因为子宫颈癌的发展一般需要 10~20 年的时间 (ACS, 2013b)。

2) 人乳头瘤状病毒检测 (HPV)。

① HPV DNA 分析采用液态巴氏涂片标本，目的是检查是否存在致癌病毒（即可作为子宫颈癌的初筛方法，也可为巴氏涂片异常结果的"验证性检查"）。

② HPV DNA 阳性只表明 HPV 病毒感染（可能为暂时性病毒感染），并不代表病毒具有致癌性。持续感染致癌性 HPV 的女性患子宫颈癌的风险明显高于无 HPV 感染的女性。

(2) 诊断

1) 阴道镜——评估巴氏涂片检查异常结果的主要方法。

①使用长焦距解剖显微镜放大观察阴道情况。

②检查前，涂抹 4% 醋酸，有利于对明显异常部位进行直接活检。

(3) 相关争议

关于宫颈癌筛查存在很多争议，如常规 HPV 检测的频率和方式以及发展中国家筛查缺乏普及性（因为费用和仪器以及医师的缺乏）。

(4) 子宫颈癌筛查建议（表 2-3）。

4. 前列腺癌 (PC)

(1) 筛查方法

1) 直肠指检 (DRE)。

2) 血清 PSA。

① PSA 是由前列腺上皮细胞产生的一种糖蛋白，是目前唯一用于癌症筛查的肿瘤标志物。

②敏感性和特异性不高。

A. PSA 的浓度会受到年龄、是否存在良性前列腺肥大 (BPH)、炎症、尿道 / 前列腺损伤、48 小时内射精、药物 [激素阻断治疗、5- 还原酶抑制剂（如非那雄胺和酮康唑）] 的影响。

B. 监测 PSA 浓度和绝对定量 PSA 十分重要。

③实验室检查结果范围为 20%~25%。

④ PSA 分析结果不可交换，因此同样的分析结果可用于纵向监测。

(2) 诊断

1) 当怀疑前列腺癌时，需进行超声引导下前列腺穿刺活检。

①需对前列腺多个区域进行组织活检。

②根据 Gleason 评分对前列腺癌进行组织学分型 (Gleason & Mellinger, 1974)。

(3) 相关争议

目前已不再一致推荐使用 PSA 检查作为前列腺癌筛查。

① 70% 以上前列腺癌诊断时未发生转移，此时治疗机会最大。

② PSA 筛查与 PC 死亡率下降无关，对于年老或肿瘤生长缓慢的 PC 患者而言，不需要进行治疗，PSA

表 2-3　子宫颈癌筛查建议

组织	人群	检查和时间安排
ACS, 2013b, NCCN, 2012a	年龄为 21~29 岁	• 每 3 年只进行一次细胞学检查(巴氏涂片检查) • 对于此年龄阶段人群，不推荐常规进行 HPV 检查，只有当巴氏涂片检查结果异常时，才进行 HPV 检查
	年龄为 30~65 岁	每 5 年进行一次巴氏涂片检查和 HPV 检查(首选)，或每 3 年只进行巴氏涂片检查(接受性更强)
	年龄 >65 岁	大于 65 岁的女性，若常规子宫颈癌筛查试验结果正常，则无需再进行筛查
	子宫切除的女性停止进行子宫颈癌筛查，若手术只切除子宫颈或癌前病变部位，则应继续进行筛查	
USPSTF, 2012b	年龄为 21~65 岁	对于 30~65 岁的女性，每 3 年进行一次巴氏涂片检查，若想延长筛查间歇期，可每 5 年进行一次巴氏涂片检查和 HPV 检查

ACS, 美国癌症协会；HPV, 人乳头瘤状病毒；NCCN, 美国国家癌症综合网；USPSTF, 美国预防服务特遣队。

Data from　American Cancer Society. (2013b). Cancer facts and figures 2013. Atlanta: American Cancer Society; NCCN. (2012a). NCCN clinical practice guidelines in oncology. Cervical cancer screening. Version 2.2012. http://www.nccn.org/professionals/physician_gls/pdf/cervical_screening.pdf. Accessed 10.03.13; U.S. Preventive Services Task Force (2012b). Screening for cervical cancer. http://www.uspreventiveservicestaskforce.org/uspstf/uspscerv.htm. Accessed 10.03.13.

筛查反而会促进使用积极的治疗方案，引起明显毒副作用。

③目前，除了组织活检，没有其他可靠方法能区分肿瘤有无侵袭性。

④目前不能确定，当 PSA 浓度达到什么级别时，需进行组织活检。PSA 越低，患前列腺癌的概率越低。

⑤欧洲前列腺癌筛查随机试验对 1055 名男性进行筛查，其中有 37 位患有 PC。通过治疗及 11 年以上的随访，结果发现，只有 1 人未死于 PC (Schroeder et al., 2012)。

(4) 前列腺癌筛查建议 (表 2-4)。

5. 肺癌

(1) 肺癌筛查方法

1) 胸部 X 线检查 (CXR)——目前尚无 RCT 影响肺癌死亡率的证据。

2) 痰细胞学检查 (进行或不进行 CXR)——目前尚无显示 RCT 痰细胞学检查的优点。

3)LDCT(低剂量螺旋 CT)

①敏感性最高。

②美国国家肺癌筛查研究对 53 454 名高危研究对象进行分析，相比于单纯进行 CXR，LDCT 可降低 20% 肺癌死亡率 (Aberle et al., 2011)。

③不推荐普通人群进行此种筛查，适合于有 30 年吸烟史且目前仍吸烟或戒烟时间不超过 15 年的 55~80 岁人群 (Humphrey et al., 2013; USPSTF, 2013)。

(2) 相关争议

1) 目前，用于临床的肺癌筛查方法并不符合筛查的几项标准。

2) 筛查可在 6 年内预防 3.9/1000 人死亡 (相当于 3 年内每年的对 256 人进行筛查，可预防 6 年内 1 人死于肺癌)。

3) 目前筛查费用 / 挽救生命数的比值未知。筛查结果中将近 95% 的结果为假阳性结果，导致被检查者需要进一步检查和持续筛查，但能预防的死亡人数 (73/100 000 人每年) 相当少。因此，这个比值可能会很高。

4)LDCT 的费用昂贵，目前未广泛使用。

5) 阻止吸烟和戒烟是降低肺癌死亡率最有效的方法。

(3) 肺癌筛查指南 (表 2-5)。

二、评估

(一) 病史

1. 人口学资料:年龄、性别、民族、出生日期和出生地、职业。

2. 主诉:就医原因的简要描述。

3. 现病史:如存在症状，对症状进行全面评估，包括发作时间、部位、持续时间、特征、是否存在加重或缓解因素、发作时间。

4. 目前用药情况 (处方药、维生素、中草药)。

5. 过敏原 (药物和环境)。

6. 既往史:既往健康状况、既往是否患有癌症、癌症治疗方法、是否接种 HPV 疫苗、是否有慢性疾病、是否有手术史和住院史。

7. 家族史:亲属的就医情况和癌症史。

表 2-4　前列腺癌筛查建议

组织	人群	检查和时间安排
ACS, 2013b	对具有10年以上预期寿命的男性进行指导，告知其前列腺癌筛查的可能风险、利益及不确定性	
	50岁(个人选择进行筛查)	PSA检查加或不加有DRE PSA < 2.5 ng/mL的个体:每2年重复检查一次 PSA≥2.5 ng/mL的个体:每年重复检查一次
	高风险男性，具有以下一项或多项者 • 非洲裔美国人 • 父亲或兄弟在65岁之前诊断为前列腺癌	45岁开始筛查 筛查项目包括PSA，加或不加有DRE 筛查频率根据PSA的水平而定
NCCN, 2012c	40岁:开始讨论DRE和PSA的风险效益	对于选择进行筛查的男性，进行PSA和DRE • 若PSA < 1.0 ng/mL，45岁时，再次筛查 • 若PSA仍 < 1.0 ng/ mL，50岁时，再次筛查，以后每年一次 • 若PSA≥1.0 ng/mL，或患者为非洲裔美国人，具有家族史，或正在服用5-α还原酶抑制剂，每年进行一次DRE和PSA检查
USPTF, 2012a	USPTF不推荐对前列腺癌进行筛查	

ACS, 美国癌症协会 ; DRE, 直肠指检 ; NCCN, 美国国家癌症综合网 ;PSA, 前列腺特异性抗原 ; USPSTF, 美国预防服务特遣队。
Data from　American Cancer Society. (2013b). Cancer facts and figures 2013. Atlanta: American Cancer Society; NCCN. (2012). NCCN guidelines. Version 2.2012. Prostate cancer early detection. USPSTF (2012a). Screening for prostate cancer. http://www.nccn.org/professionals/physician_gls/pdf/prostate_detection.pdf. Accessed 12.06.13.

8.社会史 [如吸烟 (吸烟量 / 年和戒烟日期)、饮酒 (量和饮用时间)、违禁药物使用 (药物 / 途径 / 时间)、性生活习惯、饮食习惯、睡眠状况和运动]。

9.工作经历 (是否存在职业暴露)。

10.评估癌症相关症状 (表 2-6)。

（二）体格检查

1.癌症相关体格检查,应包括皮肤、口腔、颈部、淋巴结、乳腺、子宫颈、盆腔、睾丸、直肠和前列腺的检查。

2.表 2-7 列举了一些重点的体格检查内容。

（三）健康咨询

1.教育和强化健康生活行为方式

(1) 戒烟。

(2) 维持健康的体重。

(3) 规律运动。

(4) 进食含有蔬菜和水果的均衡饮食。

(5) 限制乙醇的摄入。

(6) 保护皮肤免受太阳照射。

(7) 了解个人家族史和危险因素。

(8) 常规体检和癌症筛查。

2.指导 BSE 或睾丸自查。

3.以人群为基础的癌症筛查的共同决策尚存争议。

三、护理准备和预期目标

（一）有健康管理改善的趋势 (NANDA–I)

1.预期目标:患者能够识别癌症危险因素。

2.预期目标:患者讨论癌症筛查和早期检测的建议。

3.预期目标:患者参与推荐的癌症筛查和早期检测活动。

（二）社区卫生缺乏 (NANDA–I)

预期目标:社区居民参与癌症筛查项目。

四、护理计划和护理措施

（一）促进患者进行防癌筛查的措施

1.评估患者学习的动力和意愿。

2.了解影响患者健康和寻求健康行为的文化因素。

3.根据患者健康史和风险预测分析患者个人患癌危险因素。

4.评估患者参与筛查的阻碍因素,如交通、照顾孩子和费用,并采取措施克服障碍因素。

5.根据患者的学习方式 (书面、口头、影音展示或者三种方式结合),宣传筛查的益处与风险。

表 2-5　肺癌筛查指南

组织	人群	检查和时间安排
ACS, 2013b	55~74岁高危人群 • 每年吸烟≥30条的吸烟史,目前仍在吸烟或15年内吸过烟	告知LDCT的缺点、可能风险及危害,获取同意后,行LDCT 戒烟患者应是临床重点检查对象
NCCN, 2014	55~74高危人群 • 每年吸烟≥30条的吸烟史,目前仍吸烟 • 每年吸烟≥30条的吸烟史,戒烟时间＜15年 • 每年吸烟≥20条的吸烟史,存在额外危险因素,如:砷、铬、石棉、镍、镉、铍、二氧化硅、柴油烟雾、煤烟、烟雾的暴露 • 居住环境氡暴露 • 其他癌症史,如:淋巴瘤、头颈癌或其他与吸烟相关的癌症;一级亲属肺癌家族史;患有COPD、肺纤维化 中等风险 • ≥50岁,且每年吸烟≥20条的吸烟史或二手烟暴露史,但无其他危险因素 低风险 • 50岁以下和(或)每年吸烟＜20条的吸烟史	LDCT 根据检查结果决定筛查频率 不推荐常规肺癌筛查 不推荐常规肺癌筛查
USPSTF, 2013	55~79岁,每年吸烟≥30条的吸烟史,过去15年内仍吸烟	若发现肿块,手术切除者每年行LDCT,因为并发症可缩短预期寿命

ACS,美国癌症协会;LDCT,低剂量计算机断层扫描;NCCN,美国国家癌症综合网;USPSTF,美国预防服务特遣队。

Data from American Cancer Society. (2013b). Cancer facts and figures 2013. Atlanta: American Cancer Society; NCCN. (2014). NCCN clinical practice guidelines in oncology. Lung cancer screening. Version 1.2013. http://www.nccn.org/professionals/physician_gls/pdf/lung_screening.pdf. Accessed 12.06.13; U.S. Preventive Services Task Force (2013). Screening for lung cancer. http://www.uspreventiveservicestaskforce.org/uspstf13/lungcan/lungcanfinalrs.htm. Accessed 12.06.13.

表 2-6　癌症相关症状的评估	
系统	症状史：尤其注重近期改变
体质	疲乏，萎靡，近期体重增加或下降，以前和目前的运动量 目前体力状态(注意是否发生改变，若改变，何时)
皮肤	疣或痣改变；出血，不愈合性病变，感觉改变 皮肤癌史(记录类型，患癌时间，治疗)
头颈部	疼痛，柔软度；口腔病变；吞咽困难或咀嚼困难；声音嘶哑；眼睛、耳朵和鼻子的分泌物；鼻出血
呼吸系统	咳嗽，疼痛，呼吸困难，咯血，呼吸短促 最近一次影像学检查的时间和结果
心脏	呼吸困难，端坐呼吸，胸部疼痛，水肿，心悸，眩晕
胃肠道	食欲改变，疼痛，反流，恶心，呕吐，排便习惯的改变 之前 CRC 筛查的时间和结果
泌尿生殖系统	排尿形态的改变，夜尿，排尿困难，尿流力量与粗细的改变，疼痛 睾丸痛或肿块 之前 PSA 评估的时间和结果
妇科系统	阴道分泌物，非月经出血或月经期出血，肿胀，腹围增大 之前巴氏涂片检查的时间和结果
乳腺	外形，皮肤，血管类型，乳头方向的改变，乳头内陷 乳腺或腋窝肿块 之前乳腺 X 线检查的时间和结果 之前任何组织活检和结果
内分泌系统	潮红，出汗，体位性低血压，心动过速，心悸，多尿症，多饮
血液/免疫系统	瘀伤，贫血，瘀点，紫癜，出血性疾病，疲乏，发热，感染，盗汗，寒战，频繁感染，疫苗(尤其是 HPV)，淋巴结肿大，早饱
肌肉骨骼系统	骨骼和关节疼痛和僵硬，活动受限，背部疼痛，颈部疼痛(外伤史)
神经系统	头痛，眩晕，癫痫，晕厥，视觉障碍 感觉，运动，记忆或认知障碍 面神经无力，言语问题 人格改变

CRC, 大肠癌 ；HPV, 人乳头瘤状病毒 ；PSA, 前列腺特异性抗原。

（二）为筛查结果阳性患者提供健康教育和随访

1. 提供可获取癌症教育和信息的资源。

2. 与患者讨论阳性筛查结果的意义，解释评估结果。

3. 强调及时评估的重要性。

4. 促进转诊以利后续评估。

5. 保证癌症筛查阳性患者的依从性和随访。

6. 与 ACS 和其他机构进行合作，帮助患者解决交通问题、安排孩子照顾问题和（或）解决患者其他需求，以帮助患者获得健康照顾。

（三）促进以人群为主体筛查项目的措施

1. 以社区中高危人群（如老年人、少数民族、贫困居民）为目标。

2. 使用媒体资源和社区机构（如学校、教堂、会议大厅）宣传筛查和早期检测的好处。

3. 收集评估短期干预效果的数据

(1) 目标人群中具有筛查机会人群的人数。

(2) 目标人群中接受筛查人群的人数及比例。

(3) 目标人群中接受多种筛查方法人群的人数及比例。

(4) 筛查阳性结果中确诊或进行后期随访的临床早期癌症患者数。

(5) 癌症筛查人均费用。

(6) 筛查试验的敏感性、特异性、阳性预测值和阴性预测值。

(7) 假阳性个体随访费用。

4. 评估长期干预效果，进一步修改计划。

(1) 癌症筛查人群的年龄段。

(2) 筛查人群的病死率。

(3) 目标筛查人群的特定癌症死亡率。

(4) 筛查总费用。

(5) 早期检测对生活质量的影响（阳性结果和阴性结果）。

表 2-7　体格检查重点

系统	检查内容
皮肤	视诊(皮肤和黏膜表面,特别是暴露于阳光的部位,如:脸部、胸部、背部、手臂、腿部、头皮、蹼、腋窝;手掌和足底需要特别注意)。注意是否有皮疹、出血点、瘀伤,观察溃疡的颜色和表面,是否剥落和出血
头部、眼部	视诊(形状、对称性、结节、肿块、结膜和巩膜的颜色、瞳孔的对称性和反应、眼球运动)
耳部、鼻部和喉部	视诊(对称性、是否有分泌物、组织完整性——注意有无息肉、渗出液、脆弱性、是否出血)
口腔	视诊(口腔、舌部和舌下黏膜的颜色和完整性、是否有病变与斑块);触诊(注意肿块和柔软度)
颈部	检查和触诊(整个颈部淋巴结——注意大小、形状是否一致、移动性和柔软度);触诊甲状腺(是否增大、两侧是否一致、是否有结节)
胸部	视诊(对称性、是否使用辅助肌呼吸);叩诊浊音界;听诊(呼吸音——爆破音、干啰音、哮鸣音)
乳腺	患者进行临床乳房检查须取直立和仰卧位,视诊(对称性、酒窝状凹陷、皮肤改变、不规则静脉、乳头方向和乳头的分泌物);触诊(肿块、腋窝淋巴结)
腹部	视诊(对称性、疝、是否有手术瘢痕、异常血管);听诊(肠鸣音);叩诊(肝脏和脾脏的大小);触诊(肿块的柔软度、腹股沟淋巴结);测量(肿大器官、肿块、淋巴结)
女性生殖器官	视诊(肿块、病变、分泌物或出血情况);触诊(腹腔器官,包括子宫、卵巢和结肠的肿块、柔软度形状和性状)
盆腔	视诊(阴道和子宫颈黏膜完整性和颜色;是否存在病变、息肉、出血及其脆弱性、收缩性、结节、肿块);进行巴氏涂片检查
男性生殖器官	视诊(肿块,阴囊的形状,皮肤病变,结节);触诊(柔软度,肿块,两侧是否一致,外形,阴囊内容物——睾丸,附睾)
直肠,前列腺	视诊(外部病变,痔疮);进行直肠指检(DRE)(注意括约肌的紧张度、肿块、柔软度、收缩性、出血情况);评估和进行大便隐血实验(FOBT)或大便免疫化学试验(FIT)(若需要);对于男性患者,触诊前列腺(注意大小、对称性、一致性——硬度、柔软度和结节)

5. 常规审查指南和筛查试验,将筛查试验纳入筛查项目。

6. 聘请专业保健教育者对目标人群进行相关教育,帮助其了解疾病相关知识、筛查和早期检测的重要性、筛查方法及筛查具体过程,包括筛查可能伴随的风险、进一步评估和治疗的计划。若有必要,根据筛查者的筛查结果,对其进行相关教育。

五、评价

肿瘤科护士需定期对个人和人群的干预措施进行系统性评价,判断是否达到预期结果。收集相关数据,将实际结果与预期目标进行对比(筛查人群的癌症发生率、癌症诊断阶段),并将筛查人群的死亡率与未筛查人群死亡率和国家人群平均死亡率进行比较,必要时,对护理诊断、结果和治疗计划进行再次评价并进行修改。

（许湘华　译　谌永毅　校）

参考文献

Aberle, D. R., Adams, A. M., Berg, C. D., Black, W. G., Clapp, J. D., Fagerstrom, R. M., et al. (2011). Reduced lung-cancer mortality with low-dose computed tomographic screening. *New England Journal of Medicine, 365*, 395–409.

American Cancer Society. (2013a). *Breast cancer: Early detection.* http://www.cancer.org/cancer/breastcancer/moreinformation/breastcancerearlydetection/breast-cancer-early-detection-toc.

American Cancer Society. (2013b). *Cancer facts and figures 2013.* Atlanta, GA: American Cancer Society.

American College of Radiology (ACR). (2003). *Breast imaging reporting and data system atlas (BI-RADS Atlas).* Reston, VA: American College of Radiology.

Atkin, W. S., Edwards, R., Kralj-Hans, I., Wooldrage, K., Hart, A. R., Northover, J. M., et al. (2010). Once-only flexible sigmoidoscopy screening in prevention of colorectal cancer: A multicenter randomized controlled trial. *The Lancet, 375*(9726), 1624–1633.

Church, T. R., & Mandel, J. S. (2011). Screening for gastrointestinal cancers. In V. T. Devita, T. S. Lawrence, S. A. Rosenberg, R. A. DePinho, & R. A. Wineburg (Eds.), *Cancer: Principles and practice of oncology.* (9th ed., pp. 596–602). Philadelphia, PA: Wolters Kluwer Health/Lippincott Williams & Wilkins.

Daly, M. B., & Rader, J. S. (2011). Screening for gynecologic cancers. In V. T. Devita, T. S. Lawrence, S. A. Rosenberg, R. A. DePinho, & R. A. Wineburg (Eds.), *Cancer: Principles and practice of oncology.* (9th ed., pp. 603–609). Philadelphia: Wolters Kluwer Health/Lippincott Williams & Wilkins.

Espino, V., Belluci, C., Petricoin, E. F., & Liotta, L. A. (2011). Early detection using proteomics. In V. T. Devita, T. S. Lawrence, S. A. Rosenberg, R. A. DePinho, & R. A. Wineburg (Eds.), *Cancer: Principles and practice of oncology* (9th ed., pp. 585–596). Philadelphia:

Wolters Kluwer Health/Lippincott Williams & Wilkins.

Gail, M. H., Brinton, L. A., Byar, D. P., Corle, D. K., Green, S. B., Schairer, C., et al. (1989). Projecting individualized probabilities of developing breast cancer for white females who are being examined annually. *Journal of the National Cancer Institute, 81*(24), 1879–1886.

Gleason, D. F., & Mellinger, G. T. (1974). Prediction of prognosis for prostatic adenocarcinoma by combined histologic grading and clinical staging. *Journal of Urology, 111*(1), 58–64.

Humphrey, L. L., Deffebach, M., Pappas, M., Baumann, C., Artis, K., Mitchel, J. P., et al. (2013). Screening for lung cancer with low-dose computed tomography. A systematic review to update the U.S. Preventive Services Task Force recommendation. *Annals of Internal Medicine, 159*(6), 411–420.

Kalanger, M., Zelen, M., Langmark, F., & Adami, H. O. (2010). Effect of screening mammography on breast cancer mortality in Norway. *New England Journal of Medicine, 367*(13), 1203–1210.

Kosters, J. P., & Gotzsche, P. C. (2008). Regular self-breast examination or clinical examination for early detection of breast cancer. *Cochrane Database Systematic Review.* http://onlinelibrary.wiley.com/doi/10.1002/14651858.CD003373/abstract;jsessionid=D01FBED1514E1F3A9D78B541B0B05BE7.d02t04.

Mandel, J. S., & Smith, R. (2011). Principles of cancer screening. In V. T. Devita, T. S. Lawrence, S. A. Rosenberg, R. A. DePinho, & R. A. Wineburg (Eds.), *Cancer: Principles and practice of oncology* (9th ed., pp. 582–587). Philadelphia, PA: Wolters Kluwer Health/Lippincott Williams & Wilkins.

National Cancer Institute. (2013). *Genetics of colorectal cancer PDQ.* http://www.cancer.gov/cancertopics/colorectal/health professionals#Section_12.

National Comprehensive Cancer Network (NCCN). (2012a). *NCCN clinical practice guidelines in oncology. Cervical cancer screening. Version 2.2012.* http://www.nccn.org/professionals/physician_gls/pdf/cervical_screening.pdf.

National Comprehensive Cancer Network (NCCN). (2012b). *NCCN clinical practice guidelines in oncology. Colorectal cancer screening. Version V.1.2012.* <http://www.nccn.org/professionals/physician_gls/pdf/colorectal_screening.pdf/>.

National Comprehensive Cancer Network (NCCN). (2012c). *NCCN guidelines. Version 2.2012. Prostate cancer early detection.* http://www.nccn.org/professionals/physician_gls/pdf/prostate_detection.pdf.

National Comprehensive Cancer Network (NCCN). (2013). *NCCN clinical practice guidelines. Breast cancer screening. Version 1:2013. Breast cancer screening and diagnosis.* http://www.nccn.org/professionals/physician_gls/pdf/ breast-screening.pdf.

National Comprehensive Cancer Network (NCCN). (2014). *NCCN clinical practice guidelines in oncology. Lung cancer screening. Version 1.2013.* Retrieved from, http://www.nccn.org/professionals/physician_gls/pdf/lung_screening.pdf.

Pox, C. (2011). Colon cancer screening: which non-invasive filter tests? *Digestive Diseases, 29*(Suppl. 1), 56–59.

Schroeder, F. H., Hugosson, J., Roobol, M. J., Tammela, T. L., Ciatto, S., Nelen, V., et al. (2012). Prostate-cancer mortality at 11 years of follow up. *New England Journal of Medicine, 366*, 981–990.

Solomon, D., Davey, D., Kurman, R., Moriarty, A., O'Conner, D., Prey, M., et al. (2002). The 2001 Bethesda system. Terminologyfor reporting results of cervical cytology. *Journal of the American Medical Association, 287*(16), 2114–2119.

U.S. Preventive Services Task Force Cancer. (2008). *Screening for colorectal cancer.* http://www.uspreventiveservicestaskforce.org/uspstf08/colocancer/colors.htm.

U.S. Preventive Services Task Force. (2009). *Screening for breast cancer.* http://www.uspreventiveservicestaskforce.org/uspstf/uspsbrca.htm.

U.S. Preventive Services Task Force. (2012a). *Screening for prostate cancer.* http://uspreventiveservicestaskforce.org/prostatecancerscreening.htm.

U.S. Preventive Services Task Force. (2012b). *Screening for cervical cancer.* <http://www.uspreventiveservicestaskforce.org/uspstf/uspscerv.htm/>.

U.S. Preventive Services Task Force. (2013). *Screening for lung cancer.* http://www.uspreventiveservicestaskforce.org/uspstf13/lungcan/lungcanfinalrs.htm.

第2篇 实践的科学基础

第 **3** 章 致癌机制

一、理论

（一）什么是癌症

1. 癌症的定义 (Cancer, n.d.)

(1) 是指由生长失控的未分化细胞组成的新生物，易侵袭周围组织和转移至机体远处组织。

(2) 任何大小的恶性肿瘤均以存在恶性细胞为特征。不同肿瘤的病变特性、部位或临床病程均不同。

2. 癌变的病理机制：癌症由细胞基因多种变异、基因不稳定性和炎症等多因素所致。

(1) 调控细胞的突变

1) 原癌基因：原癌基因是编码参与正常细胞生长的蛋白质基因。当原癌基因发生突变时，癌症细胞可控制自己的生长速度。以汽车为比喻，这些突变的基因就如同卡住了的油门踏板。

Ras 是一种常见的易突变的原癌基因，Ras 基因点突变可使其从原癌基因变为致癌基因，常发生于胰腺癌和大肠癌。

2) 抑癌基因：正常细胞抑癌基因通过控制细胞的生长来控制细胞的增殖。当癌细胞中抑癌基因发生突变时，则不能再控制细胞的增殖。以汽车为比喻，这些基因的突变就如同刹车踏板失灵。

RB 基因在正常情况下控制细胞的分裂。此基因突变常发生于儿童视网膜母细胞瘤和肺癌、乳腺癌及骨癌 (Vinshup, 2017)。

3) 正常细胞进行复制时，需要脱氧核糖核酸 (DNA) 修复基因纠正致癌物引起的复制错误。在某些个体中，这些基因可能失效，导致更易发生基因突变，引起癌症的发生。DNA 修复基因有时也被称为"管理基因"。

BRCA1 和 BRCA2 为 DNA 修复基因。当某人遗传了突变的基因，他或她更易患乳腺癌、卵巢癌和前列腺癌 (McCance, 2017)。

4) 在癌症研究领域中，表观遗传变异的研究才刚开始起步。表观遗传学主要研究 DNA 序列在不发生改变的情况下，基因表达发生可遗传变化的机制；表观遗传的机制之一为 DNA 甲基化，DNA 增加或丢失甲基会影响基因转录，饮食、环境或其他因素都会引起 DNA 甲基的增加或丢失。若 DNA 不被转录，其本质上为沉默基因。某些癌症与基因调节区域高度甲基化有关，其他癌症则与甲基缺失引起基因过度表达有关。当抑癌基因不被转录时，低甲基化也可能导致癌症的发生 (Stricker & Kumar, 2010)。

5) 细胞分裂时，某条染色体片段置换另一染色体片段便会引起染色体易位，此种类型的基因突变可能会激活致癌基因。

① MYC 原癌基因在正常情况下位于 8 号染色体。在 Burkitt 淋巴瘤细胞内，DNA 中的 MYC 原癌基因被置换至 14 号染色体。

② 在慢性粒细胞白血病 (CML) 中，22 号染色体长臂区段易位至 9 号染色体短臂上，致使 BCR 基因和 ABL 基因发生融合。此种易位产生了费城染色体 (Ph 染色体)。Ph 染色体可转录合成酪氨酸激酶，促进骨髓细胞增殖。酪氨酸激酶抑制剂伊马替尼通过抑制此通路发挥治疗效果。

(2) 基因组不稳定性：癌症细胞在调节基因复制和染色体分离方面的机制存在缺陷，与正常细胞相比发生遗传学改变的概率增加。也就是说，癌症细胞的遗传物质的稳定性比正常细胞差。克隆演化理论认为，癌症细胞随着时间延长会发生积累性遗传物质的改变，导致细胞之间的不同。这种基因不稳定性是癌症细胞的特征，可加快肿瘤克隆进化的速度 (Bunz, 2010)。

遗传性非息肉病性大肠癌 (HNPCC) 以微卫星不稳定性 (MSI) 为特征。微卫星是一些串联重复的核苷酸。正常细胞有固定的核苷酸长度，因此，病理学方法可检测出这些串联重复核苷酸数目的改变 (Strickes & Kunur, 2010)。

(3) 炎症可激活肿瘤生物活性分子，加快癌变速度 (Hanahan & Weinberg, 2011)。

1) 例如，肿瘤坏死因子 (TNF)，这种细胞因子具有抑癌作用 (通过免疫监控发挥作用)，然而，也有致癌作用。

2) 某些慢性炎症与肿瘤形成有关 (表 3-1)。

(4) 肿瘤细胞与周围正常组织基质和周围环境的相

表 3-1　与肿瘤形成相关的慢性炎症疾病

病理状态	致病源	相关肿瘤
石棉肺、尘肺	石棉纤维、硅尘微粒	间皮瘤、肺癌
支气管炎（亚硝铵、过氧化物）	石棉、二氧化硅、吸烟	肺癌
慢性胰腺炎	遗传性（7号染色体胰蛋白酶原基因突变）、酗酒、吸烟	胰腺癌
膀胱炎	长期留置导尿管、导尿管相关尿路感染	膀胱癌
大疱性表皮松解症	遗传性、机械性	鳞状细胞癌（SCC）
牙龈炎、扁平苔藓		口腔SCC
色素沉着	遗传性	肝癌
炎症性肠病、克罗恩病、慢性溃疡性结肠炎		结肠癌、小肠癌
硬化性苔藓		外阴SCC
肝硬化	酗酒	肝细胞性肝癌
反流性食管炎、Barrett食管	胃酸、酗酒、吸烟	食管癌
严重热损伤		马氏溃疡（SCC）
涎腺炎		涎腺癌
干燥综合征、桥本甲状腺炎		黏膜相关的淋巴组织、淋巴瘤
晒伤皮肤、烧伤瘢痕	紫外线灯	基底细胞癌、SCC、黑色素瘤

Data from Devita, V.T., Lawrence, T.S., Rosenberg, S.A., DePinho, R.A., Weinberg, R.A. (Eds.). (2011). DeVita, Hellman, and Rosenberg's cancer: Principles and practice of oncology (9th ed.). Philadelphia: Lippincott Williams & Wilkins.

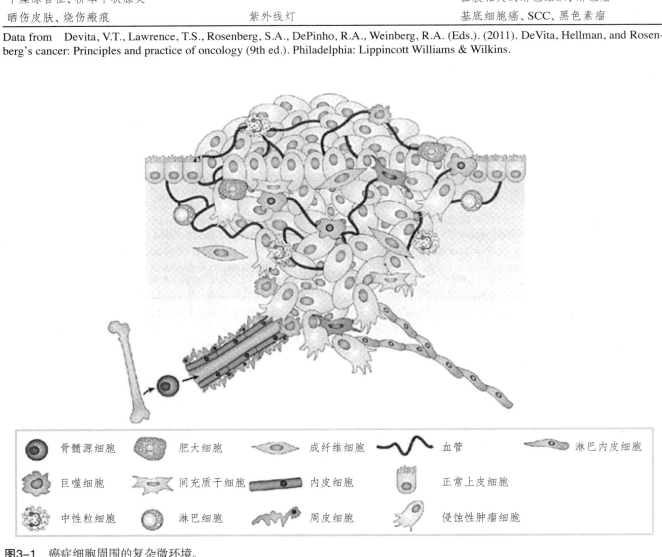

骨髓源细胞	肥大细胞	成纤维细胞	血管	淋巴内皮细胞
巨噬细胞	间充质干细胞	内皮细胞	正常上皮细胞	
中性粒细胞	淋巴细胞	周皮细胞	侵蚀性肿瘤细胞	

图3-1　癌症细胞周围的复杂微环境。
Data from Joyce, J. A., Pollard, J. W. (2009). Microenvironmental regulation of metastasis. Nature Review of Cancer, 9, 239–252.

互作用;可促进肿瘤的生长和分化 (图 3-1)。

　　1) 基质由结缔组织、血管、巨噬细胞和淋巴细胞等免疫炎症细胞和相关的成纤维细胞组成。

　　2) 肿瘤细胞与正常基质细胞之间的交流与信号传递可通过多种"互惠互利"的途径进行,引起肿瘤细胞和正常组织的改变,最终导致肿瘤生长和转移。例如,肿瘤会刺激免疫系统和基质反应,最终形成新的血管 (血管再生)。癌症细胞与基质细胞间多种复杂的相互作用方式是目前肿瘤研究的焦点 (Hallahan & Weinberg, 2011)。

　　3) 在某些结肠癌转移过程中转化生长因子 α (T-GF-α) 或表皮生长因子受体 (EGFR) 信号通路起到了重要的作用。与未转移的结肠癌细胞相比,发生转移的结肠癌细胞产生了 5 倍以上的 EGFR。在正常内皮细胞中,TGF-α 可启动血管再生程序。在结肠癌细胞和转移器官的内皮细胞中,此信号均通过 EGFR 介导,若同时加上内皮生长因子 (VEGF) 的作用,也会刺激淋巴管形成,肿瘤细胞便会转移至区域淋巴结。西妥昔单抗是一种阻碍 EGFR 配体结合的单克隆抗体,因此,用于 EGFR 阳性患者,可缩小肿块大小,减少淋巴转移 (Langley & Fidler, 2011)。

　　3. 致癌作用:与"肿瘤生成"是同义词,指在生物、化学和物理因素的作用下诱发和促进癌症发生的过程。

　　(1) 某些理论针对癌症发生的方式及原因做出了解释,随着我们对癌症生物学基础了解的加深,这些理论也在不断完善,其中一些观点不免出现了重复 (表 3-2)。

　　(2)Nowell 的克隆演化理论是目前主导理论,近 30 年的证据都支持此理论 (Nowell, 1976)。

　　1) 克隆细胞是指单一来源的细胞。

　　2) 克隆细胞可发生突变,使它们细胞系具有某种生存优势或劣势。

　　3) 随着突变的积累,细胞会获取癌症细胞特有的标志或具有无限增殖和扩散的能力。

　　4) 相同的肿瘤细胞可产生不同的克隆细胞,随着时间延长和治疗影响,克隆细胞会产生改变。

　　5) 克隆细胞的空间变化可解释疾病发展和治疗效果随着时间改变的原因。

　　6) 未来的启示

　　①对肿瘤各个阶段进行基因组测序有利于指导肿瘤治疗。

　　②目前研究正在探索可定位肿瘤细胞 DNA、识别肿瘤状态和判断治疗效果的技术 (Aparicio & Caldes, 2013)。

　　(3) 致癌作用的过程 (图 3-2)。

(二) 癌细胞的特征

　　1.电子显微镜显示癌症细胞发生病理改变时,会有相应的结构变化。

表 3-2　致癌作用关键观点及主要理论	
克隆扩增理论	所有肿瘤细胞都可追溯到原始细胞,原始细胞的突变可使这些细胞具有生存优势或劣势
多步骤理论	致癌过程是包含启动、促进和进化的多步骤过程
突变机制	癌症的发生是因为遗传信息的改变
表观遗传学	某些因素不改变DNA的结构,但是会改变DNA转录和翻译蛋白质方法,从而引发癌症
肿瘤形成假说	所有细胞都有控制细胞生长和增殖信号的基因,这些基因的突变会导致癌症生成
抑癌基因	若减慢和控制细胞生长的基因发生丢失或突变,则会使细胞发生癌变
Knudsen二次突变假说	癌症发生需要两个等位基因均发生突变,即发生两次丢失、表观遗传或随机突变
癌症干细胞假说	在肿瘤中,一些细胞可产生新的细胞,并指挥肿瘤的生长,它们不来自于干细胞或起源组织,但像干细胞一样具有自我更新的能力
免疫监视理论	免疫系统的细胞通过毁灭癌症细胞和癌前细胞监视着机体
癌症是新物种形成	癌症是异于宿主的更原始的单细胞有机体

　　(1) 多形性:细胞大小和形状各异。

　　(2) 色素过多:染色结果显示核染色质增多。

　　(3) 多态性:细胞核变大,形状各异。

　　(4) 染色体异常排列 (Virshup, 2012)

　　1) 易位:染色体之间遗传物质的交换。

　　2) 丢失:染色体片段的丢失。

　　3) 扩增:DNA 序列复制数目增加。

　　4) 异倍性:染色体数目异常。

　　2.生物化学研究显示,癌症细胞代谢及产物会发生以下改变。

　　(1) 细胞膜改变 (Stricker & Kumar, 2010)

　　1) 产生表面酶:有利于癌症细胞的侵袭和转移。

　　2) 糖蛋白丢失:有利于细胞间和组织间的黏附。

　　3) 产生异常的生长因子受体:可单独发出"信号",促使细胞生长,也可使细胞对生长因子具有高度敏感性。

　　4) 在无生长因子的情况下,异常受体可激活这些信号,并不断发送信号给细胞。

　　5) 丢失将细胞标记为"自己"的抗原,产生新的肿瘤相关抗原,将肿瘤细胞标记为"异己"。

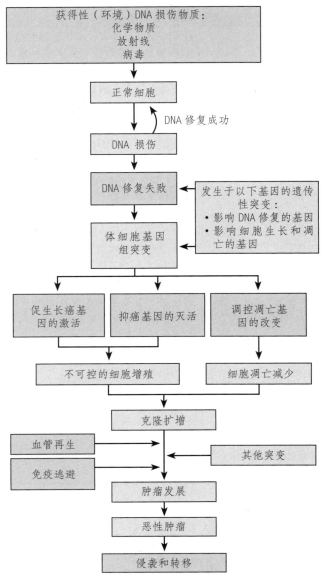

图3-2　癌症发生的分子学基础流程图。Data from　Kumar et al. (Eds.) (2009). Robbins and Cotran pathologic basis of disease (8th ed.) Philadelphia: Saunders.

①癌胚抗原：在胚胎发育期间，由某些正常细胞表达的抗原，随后被抑制。当肿瘤转变为恶性肿瘤细胞时，再次出现，如：

A. 癌胚抗原 (CEA)——可在大肠癌、乳腺癌、肺癌、肝癌、胰腺癌和妇科肿瘤中发现。

B. 甲胎蛋白 (AFP)——可在肝细胞癌、睾丸癌、肺癌、胰腺癌和卵巢癌中发现。

C. 胎盘抗原——由胎盘产生的正常抗原，例如：人绒毛膜促性腺激素 (HCG) 和人胎盘催乳激素 (HPL)，这两种物质也与生殖系统肿瘤有关。

②前列腺特异性抗原 (PSA)：由前列腺细胞产生的一种蛋白质，PSA 的存在表示可能患有前列腺癌。

③分化抗原：存在于正常分化组织中，与急性淋巴细胞白血病 (ALL)、慢性淋巴细胞白血病 (CLL) 和淋巴母细胞性淋巴瘤有关。

④谱系相关测定抗原：如 CA-125，与卵巢癌有关。

⑤病毒抗原：存在与病毒相关的特定癌症中。

6) 临床意义：某些肿瘤抗原可作为肿瘤标志物，肿瘤标志物是指由肿瘤细胞合成和释放的生物化学物质 (表 3-3)。

①可作为是否存在肿瘤的标志。

②也可存在于良性肿瘤中，许多肿瘤标志物缺乏特异性。

③大部分标志物不用于癌症筛查，只用于监测治疗效果。

(2) 糖酵解异常：无氧糖酵解速度增加，导致细胞对氧气的依赖性降低。

(3) 肿瘤产物异常的产生会导致副肿瘤综合征 (发生于肿瘤患者的体征或症状，这些体征和症状不是由肿瘤直接引起的局部反应)。

3. 细胞动态生长和分裂

(1) 细胞分裂指数增高 (在任何时间组织中分裂细胞所占的比例)

表 3-3　肿瘤标志物		
标志物名称	本质	肿瘤类型
甲胎蛋白（AFP）	70-kDa 蛋白质	肝脏和生殖细胞肿瘤
癌胚抗原（CEA）	200-kDa糖蛋白	胃肠癌、胰腺癌、肺癌、乳腺癌
β-人绒毛膜促性腺激素(ß-HCG)	糖肽激素	生殖细胞肿瘤
前列腺特异性抗原（PSA）	糖蛋白	前列腺癌
儿茶酚胺	肾上腺素和前体物质	嗜铬细胞瘤（肾上腺髓质）
高香草酸/香菜扁桃酸（HVA/VMA）	儿茶酚胺代谢产物	神经母细胞瘤
尿本周氏蛋白	免疫球蛋白(Ig)轻链	多发性骨髓瘤
促肾上腺皮质激素（ACTH）	肽激素	垂体腺瘤

kDa, 千道尔顿。

Data from　Huether, S.E. & McCance, K.L. (Eds.). (2011). Understanding pathophysiology (5th ed.) (pp. 222-252). St. Louis: Elsevier.

1) 细胞分裂指数较高代表肿瘤细胞增殖活跃。

2) 并不只有癌症细胞的分裂指数很高, 由于胃肠系统、骨髓和毛囊正常细胞的更新速度快, 因此, 也具有高的细胞分裂指数。

(2) 异常细胞分化

1) 分化:指肿瘤细胞在形态和功能方面与正常细胞的相似程度。

①分级:评估恶性肿瘤细胞分化程度。

②分级标准:不同肿瘤分级标准不一样, 主要根据肿瘤细胞与正常细胞的相似程度进行分级。

③肿瘤一般可分为Ⅰ、Ⅱ、Ⅲ和Ⅳ级。

A. Ⅰ级——即低级, 高度分化。

B. Ⅱ级——即中级, 中度分化。

C. Ⅲ级——即高级, 低度分化。

D. Ⅳ级——即高级, 未分化。

④良性肿瘤由高度分化细胞组成, 与原始组织中功能正常的成熟细胞相似。

⑤恶性肿瘤可由高分化至未分化的细胞和原始细胞组成。

⑥间变性或未分化:恶性肿瘤的标志, 不成熟转化细胞增殖的结果。

2) 功能改变

①肿瘤细胞分化程度越高, 代表肿瘤细胞保留了越多正常细胞的功能。

②肿瘤的间变性越高, 其具有特定功能的概率越小。

(3) 生长特征:肿瘤生长至可检测大小所需时间的影响因素 (Cooper & Cooper, 2001)。

1) 生长分数:肿瘤细胞中处于增殖状态的细胞的比例。

①正常组织:不同组织类型的细胞生长分数不同, 例如:肠上皮细胞中将近 16% 的细胞为增殖活跃细胞, 而中枢神经系统 (CNS) 中的细胞是不能增殖的。

②恶性肿瘤的类型:不同恶性肿瘤细胞生长分数不同, 如:在很多实体肿瘤中, 1%~8% 的肿瘤细胞为增殖活跃细胞。

2) 肿瘤倍增, 即倍增时间:指肿瘤细胞数目翻倍所需的时间。其受肿瘤类型所影响。因为, 在大部分肿瘤中, 大部分细胞不能增殖, 另外, 不同肿瘤血管数目也不一样。因此, 不同肿瘤细胞倍增时间不一样。

3) 激素水平:一些肿瘤起源于激素依赖性组织, 其生长需要激素的刺激。

①激素水平的下降会降低肿瘤生长速度。

②激素水平的升高会加快肿瘤生长速度。

4) 戈珀兹生长:是指"普通"肿瘤的生长曲线 (图 3-3)。

①最初肿瘤细胞以指数增长方式进行生长 (肿瘤随着时间不断倍增)。

②随后由于低氧、营养物质利用率降低、生长因子、毒素和细胞间信息传导异常等因素导致细胞生长减慢。

5) 肿瘤生长速度的差异

①临床上, 可检测到的最小肿块重量为 1g, 大小为 $1cm^3$, 相当于 10 亿细胞或需 30 倍肿瘤倍增时间发展而成的大小。

②肿瘤体积增大是因为肿瘤细胞的分裂速度大于细胞死亡速度。

4. 肿瘤生长类型

(1) 非癌性细胞和癌前细胞生长变化

1) 增生:组织中细胞数目的增加。

①可能是组织正常反应 (如在伤口愈合时组织增生)。

②可在癌症组织中发生, 但不具有特定的特征。

2) 化生:是指一种成熟细胞类型被另一种成熟细胞类型所代替的潜在可逆过程, 这种变化在组织中并不常见 (Virshup, 2012)。

3) 异型增生:成人正常上皮细胞的改变 (Virshup, 2012)。

①细胞一致性丢失, 表现为细胞大小、形状和组织 (结构) 发生变化。

(2) 癌性病变

1) 间变:常常用于形容恶性病变。

①细胞的细胞学特征和位置的无序。

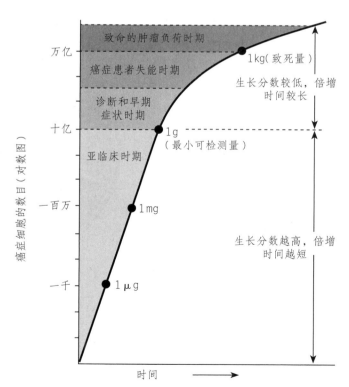

图3-3　戈珀兹生长。Data from　Lehne, R. (2012). Pharmacology for nursing care (8th ed.). Philadelphia: Saunders.

②间变程度可不同。

③细胞易于发生低分化, 大小和形态均不同。

④细胞核不成比例增大。

2) 肿瘤, 即新生物。

①指无功能组织异常增长和失控的生长。

②可为良性或恶性。

3) 癌症: 恶性肿瘤的常用词。

5. 癌症的特征: 是指正常细胞转变为癌症细胞的多步骤过程中获得的生物学特性, 下文将具体描述。肿瘤是由不同突变的细胞组成的组织, 当肿瘤包含大量经过克隆进化和突变后获得癌症特征的细胞时, 就变为恶性肿瘤 (图 3-4)。

(1) 癌症细胞保留了增殖信号

1) 正常细胞通过生长刺激信号控制细胞有丝分裂, 从而调控细胞的增殖。

2) 一些癌症细胞通过以下方法可解除这种信号

①癌症细胞本身可产生生长因子。

②癌症细胞可发送信号刺激正常细胞给自己提供生长因子。

③癌症细胞内可能发生了某种突变, 干扰了负反馈信号。

3) 举例: 在正常情况下, Ras 癌蛋白可发出信号使细胞停止增殖。若 Ras 发生突变, 则会使负反馈机制失效, 癌症细胞会一直增殖和生成, 此种突变在癌症中较为普遍。

(2) 癌症细胞不受生长抑制

1) 正常细胞可通过抑制癌基因调节细胞的生长, 导致细胞衰老 (老化) 和细胞凋亡 (程序性细胞死亡), 同时, 接触抑制 (接触其他细胞会停止细胞生长与分裂) 也会限制细胞生长。

2) 一些癌症细胞发生突变后, 导致细胞有丝分裂不受门控蛋白的控制, 从而使接触抑制功能丧失。

(3) 癌症细胞可逃避细胞死亡

1) 正常细胞会发生凋亡或程序性细胞死亡。在应激作用下, 细胞可通过自噬过程进行瓦解, 其细胞器和其他细胞成分, 可被其他细胞重复利用。

2) 目前癌症细胞逃避程序性细胞死亡的机制尚不清楚。某些学者认为, 癌症细胞在缺乏营养的情况下会采

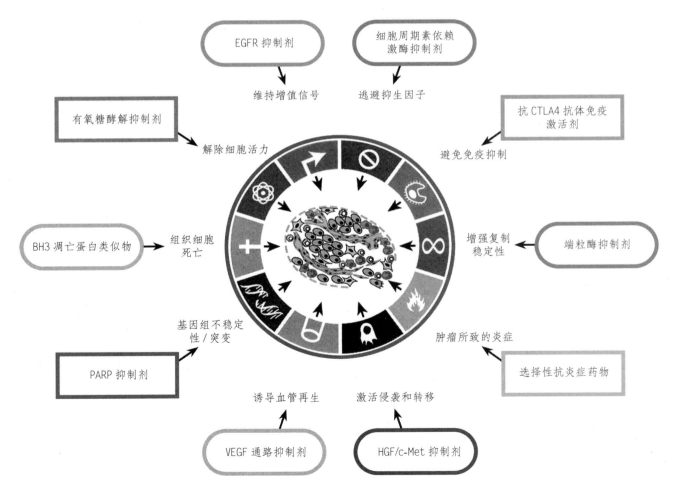

图3-4 针对癌症特性的靶向治疗药物。Data from Hanahan, D. & Weinberg, R. A. (2011). Hallmarks of cancer: The next generation. Cell, 144, 646–674.

取自我吞噬得以生存，坏死细胞会释放促进炎症信号，促进癌症细胞的生长。

(4) 癌症细胞可无限复制

1) 正常细胞会发生衰老 (一种不能进行增殖但可存活的状态) 和危机状态 (包括细胞死亡)，因此具有有限的生长次数和分裂周期。

2) 正常细胞具有有限数量的端粒酶，端粒酶可添加端粒复制片段，而端粒是处于染色体末端的保护性 DNA，随着细胞多次复制，端粒的长度会缩短。我们可将端粒的保护作用比喻为处于鞋带末端的涂层，可保护鞋带免受磨损。当端粒缩短至一个临界值，就意味细胞死亡 (Virshup, 2012)。

3) 癌症细胞含有大量端粒酶，可添加保护性端粒和预防端粒片段的缩短，这个过程允许癌症细胞可持续复制，从而细胞可避免危机或从危机中存活下来，达到永生化。

(5) 癌症细胞可诱导血管生成

1) 血管生成是在原有血管的基础上生成新生血管的过程，可提供营养和运输废弃产物。

2) 在正常组织中，血管再生发生于胚胎形成时期的组织和器官的发育过程中。成人阶段，此过程发生于伤口愈合和妇女月经的增生期，其他时期，血管再生处于休眠状态 (图 3-5)。

(6) 癌症细胞可分泌 VEGF 等物质，刺激血管再生，为肿瘤生长提供营养物质，以支持肿瘤的继续生长。癌症细胞的侵袭和转移过程：

正常细胞具有正常的调解程序，即上皮间充质转化 (EMT)，可引起上皮细胞去极化，使细胞失去与其他细胞的联系，获得侵袭能力，从而演变为间充质细胞。此过程发生于胚胎时期中胚层形成和神经管形成的阶段，在伤口愈合和器官纤维化的过程中，也起到了重要的作用。

(7) 癌症细胞能量代谢发生改变

1) 正常细胞在有氧的情况下将糖转化为丙酮酸，再转化为二氧化碳。当氧气缺乏时，则进行糖酵解。而胚胎细胞在有氧的条件下，也可进行糖酵解。

2) 即使在有氧的情况下，大部分癌症细胞通过糖酵解的方法获取能量。

3) 此改变的机制目前尚不清楚，也缺乏足够的证据来解释这种低效的三磷腺苷 (ATP) 产生方法是如何有益于癌症细胞的。

(8) 癌症细胞能逃避免疫系统的破坏

1) 证据显示，T 淋巴细胞、辅助 T 细胞和自然杀伤细胞的缺乏会增高癌症的风险。

2) 与免疫健全的患者相比，慢性免疫抑制的患者更易患病毒相关性癌症，但发生非病毒相关性癌症的风险无显著差异。

3) 因此，有效的癌症治疗需进行综合治疗。

（三）致癌因素

1. 物理致癌因素

(1) 放射线

1) 电离辐射会损伤细胞 DNA，导致癌症发生。

2) 电离辐射暴露主要来源于自然环境，最主要辐射源为氡气 (Krewski et al, 2005)。

3) 诊断性 X 线照射和计算机断层扫描 (CT) 是放射线暴露的医源性途径。

4) 环境暴露主要来源于核武器和核电站的泄露 (Ljungman, 2011)。

5) 甲状腺癌和急性、慢性髓性白血病是最常见的与放射线相关的癌症。

6) 乳腺癌、肺癌和涎腺癌也与放射线暴露相关。

7) 开始暴露于放射线的年龄会影响患癌的概率，年龄越小，概率越大。

8) 太阳光紫外线辐射和日晒可增加皮肤癌 (黑色素瘤、基底细胞癌和鳞状细胞癌) 的患病风险。

9) UVB 光谱可引起 DNA 内生成嘧啶二聚体，因此具有致癌性 (Stricker & Kumar, 2010)。

2. 化学致癌因素

(1) 第一次得出化学物质具有致癌性的结论来源于一次观察性结果，该结果显示，某些特定职业的人群患

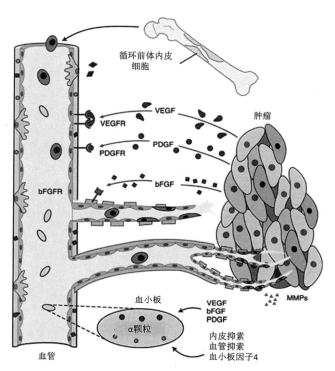

图3-5　肿瘤诱导的血管再生。Data from　Folkman, J. (2007). Angiogenesis: An organizing principle for drug discovery? Nature Review of Drug Discovery, 6(4), 273-286.

某种特定癌症的概率更高。表3-4列举了一些化学致癌因素与相应诱发的癌症。

(2) 一般情况下，人类可通过DNA修复机制免于化学致癌因素的伤害。

(3) 遗传易感性具有遗传性，但是环境与基因组的相互作用相当复杂，目前还未完全清楚。

(4) 基因和细胞生物相关领域的新兴技术可检测出生物标志物，根据检测出的生物标志物，我们可以识别特定化学致癌物相关的癌症患病风险增高的个体或人群。

3. 核糖核酸(RNA)和DNA病毒均与人类癌症有关，其中DNA病毒相关性癌症更常见。表3-5列举具有致癌性的人类病毒(Yuspa & Shields, 2011)。

（四）转移是癌症细胞从原发部位转移至机体远处组织与器官的过程

1. 转移是一个非常低效率的过程，最终只有0.01%循环癌症细胞能成功发展为继发性肿瘤。有关研究探讨了转移过程中的各个步骤，发现在转移器官中启动癌症细胞生长是癌症细胞转移中最具挑战性的步骤。进入转移器官后，一些癌症细胞脱离细胞周期，进入休眠状态，而其他细胞则触发对肿瘤扩增至关重要的血管再生开关。

癌症细胞的转移命运主要取决于转移细胞与器官微环境的一系列复杂的相互作用(Langley & Fidler, 2011)。

(1) "种子—土壤"学说：最初于1889年提出，假说认为，转移并非偶然发生，癌症细胞易转移至利于肿瘤生存和生长的器官和组织中。

(2) 初诊时，是否存在转移是预后的重要影响因素，存在转移表示癌症处于晚期。

2. 转移级联的主要因素 (图 3-6 和图 3-7)

(1) 癌症细胞对细胞外基质的侵袭

1) 癌症细胞能抑制分泌介导细胞间相互作用的钙黏着糖蛋白。

2) 癌症细胞会产生或刺激成纤维细胞和炎症细胞等基质细胞分泌具有降解ECM作用的蛋白酶。

3) 之后，癌症细胞会黏附于ECM蛋白，这有助于癌症细胞的移动和与ECM之间的相互作用，为癌症细胞的迁移创造了一个有利的环境。

4) 癌症转移过程是一个涉及蛋白酶、细胞因子和运动因子参与的复杂通路的过程。通过转移，癌症细胞可通过ECM，迁移至血管基底膜。

5) 当癌症细胞达到和转移至远处部位时，也可发生以上相反的迁移过程。

表3-4　已知和可能的化学致癌因素 *

靶向器官	致癌因素	肿瘤类型	工业
肺	吸烟、砷、烟草、石英、苯并芘、铍、二(氯)甲醚、1,3丁二烯、六价铬化合物、煤焦油、沥青、镍化合物、煤烟、芥子气、钴包碳化钨复合粉	大细胞鳞癌、小细胞鳞癌、腺癌	铝生产工业、煤气化工业、焦炭生产业、赤铁矿业、绘画、石油天然气研磨
胸膜	石棉、毛沸石	间皮瘤	绝缘体产业、采矿
口腔	吸烟、含乙醇饮料、镍化合物	鳞状细胞癌	鞋靴生产业、家具生产业、异丙醇生产业
食管	吸烟、含乙醇饮料	鳞状细胞癌	
胃	烟雾、盐分过高、腌制食品	腺癌	橡胶工业
结肠	杂环胺类化合物、石棉		模型制造业
肝	黄曲霉素、氯乙烯、吸烟、含乙醇饮料、二氧化钍	肝细胞癌、血管瘤肉瘤	
肾脏	吸烟、非那西丁	肾细胞癌	
膀胱	吸烟、4-氨基联苯、联苯胺、2-甲萘胺、非那西丁	移行细胞癌	红色苯胺染料生产、金胺生产
前列腺	镉	腺癌	
皮肤	砷、苯并芘、煤焦油、沥青、矿物油、煤烟、环孢霉素A、补骨脂素UV-A	鳞状细胞癌、基底细胞癌	煤气化焦炭生产业
骨髓	苯、吸烟、环氧乙烷、抗肿瘤药物、环孢霉素A	白血病、淋巴瘤	橡胶工业

* 这些致癌物质并不能够作为个人患癌的证据。此表的内容并不全面，若需获取更多信息，请阅读其他机构文件和出版物。

Data from　Devita, V. T., Lawrence, T. S., Rosenberg, S. A., DePinho, R. A., & Weinberg, R. A. (Eds.). (2011). DeVita, Hellman, and Rosenberg's cancer: Principles and practice of oncology (9th ed.). Philadelphia: Lippincott Williams & Wilkins.

(2) 转移过程中的癌细胞存活:由于缺乏细胞间的黏附,处于血液循环中的癌症细胞易受到机械损伤、免疫防御的攻击和发生细胞凋亡。为了生存,癌症细胞需要形成癌症细胞团簇,与血小板结合形成血小板-肿瘤集合物,这可能会与凝血因子相互作用,从而引起血栓。

(3) 癌症转移的途径

1) 直接侵袭相邻器官。

2) 种植转移:癌症细胞种植至体腔,如腹腔。

3) 淋巴转移。

①转移至第一级淋巴结。

②跳跃性转移:跳过第一级淋巴结,直接转移至远处淋巴结。

4) 血液转移。

①动脉转移。

A. 癌症细胞可通过肺毛细血管床和肺动静脉分流进行转移。当肺部肿瘤转移时,可产生肿瘤栓子。

B. 动脉壁较厚,比静脉更难穿透 (Stricker & Kumar, 2010)。

②静脉转移。

癌症细胞往往首先转移至第一级毛细血管网,肺部和肝脏是最常见的转移部位。

(4) 常见转移部位,包括骨、肺、肝脏和中枢神经系统 (表 3-6),癌症易转移的部位主要受到以下因素的影响:

1) 血流模式。

2) 细胞受体和基因:引导癌症细胞转移至特定部位。

3) 黏附分子:产生黏附分子的癌症细胞更易转移至远处器官。

4) 化学信号和生长因子:仅在特定组织中发现。

5) 抑制剂:由不利于转移性癌症生长的器官产生。

6) 总体而言,2) 至 5) 是癌症细胞和正常宿主细胞相互"协商"的结果,也就是说,癌症细胞通过释放细胞因子,诱导正常细胞产生可识别癌症细胞表面受体的物质。因此,癌症细胞就像具有"引导装置"一样,可引导它们选择目标器官,促进它们在远处组织的生长 (Stricker & Kumar, 2010)。

3. 临床意义

(1) 癌症转移会给患者造成疼痛和痛苦,是癌症死亡的主要原因 (Virshup, 2012)。

(2) 了解癌症的转移过程有助于制订以分子改变为目标的治疗方法。

表 3-5　具有致癌性的人类病毒

病毒科	分型	协同因素	相关人类肿瘤
腺病毒	2, 5, 12型		与人类癌症无关
虫媒病毒	丙肝病毒		肝细胞癌
嗜肝性DNA病毒	乙肝病毒	黄曲霉素、乙醇、烟	肝细胞癌
疱疹病毒	EB病毒	疟疾	Burkitt淋巴瘤
		免疫抑制	免疫性淋巴瘤
		亚硝胺	鼻咽癌
			霍奇金淋巴瘤
			平滑肌瘤
			胃癌
	卡波西肉瘤病毒(HSV8)	HIV感染	卡波西肉瘤
			肺渗出性淋巴瘤
			卡斯特雷曼症
乳头瘤状病毒	HPV-16, -18, -33, -39, 其他	吸烟、其他因素	生殖器癌和一些上呼吸道癌症
	HPV-5, -8, -17, 其他	EV、太阳光、免疫抑制	非黑色素瘤皮肤癌
多瘤病毒	Merkel细胞病毒SV40（猿猴病毒）	Im免疫抑制	Merkel细胞癌
	JC病毒		脑瘤、非霍奇金淋巴瘤、间皮瘤
	BK病毒		脑瘤
			前列腺癌
反转录病毒	HTLV-1	不确定	成人T细胞白血病和淋巴瘤

BK 病毒 , 一种人类多瘤病毒, 发现于一名肾脏移植患者的尿道中, 此患者的名字首写为 B.K, 因此命名为 BK 病毒；EB 病毒 , Epstein-Barr 病毒；EV, 疣状表皮发育不良；HBV, 乙型肝炎病毒；HCV, 丙型肝炎病毒；HIV, 人类免疫缺陷病毒；HPV, 人乳头瘤病毒；HTLV, 人 T 淋巴细胞病毒；JC 病毒 , John Cunningham 病毒；KSHV, Kaposi 肉瘤相关疱疹病毒；SV40, 猿猴病毒20。
Data from　Devita, V.T., Lawrence, T.S., Rosenberg, S.A., DePinho, R.A., Weinberg, R.A. (Eds.). (2011). DeVita, Hellman, and Rosenberg's cancer: Principles and practice of oncology (9th ed.) Philadelphia: Lippincott Williams & Wilkins.

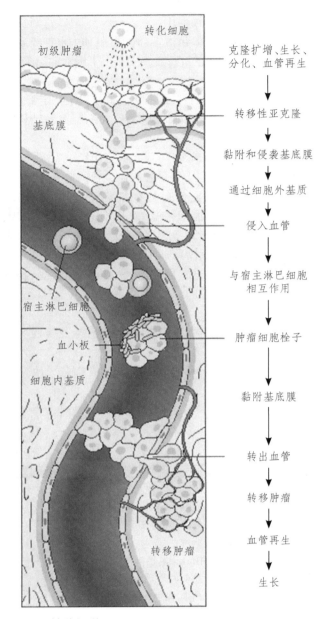

图3-6　转移级联。Data from Kumar et al., (Eds.) (2009). Robbins and Cotran pathologic basis of disease (8th ed.) Philadelphia: Saunders.

表3-6　某些癌症与常见的转移部位及淋巴结

癌症类型	常见转移部位
乳腺癌	骨、肺、肝脏和脑
结肠癌	肝脏，可能转移至肺
大肠癌	肝脏、肺和脑
肾癌	肝脏、骨、脑和肺
肺癌	肾上腺、肝脏、骨和脑
黑色素瘤（皮肤癌）	肺和脑

Data from National Cancer Institute at the National Institute for Health. (2013). Metastatic cancer. http://www.cancer.gov/cancertopics/factsheet/Sites-Types/metastatic> Accessed 29 October 2013.

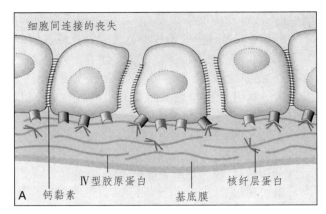

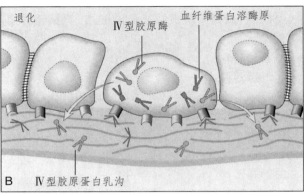

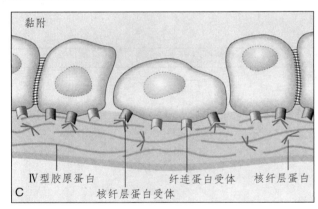

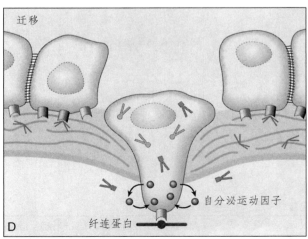

图3-7　上皮基底膜的侵袭。Data from Kumar et al. (Eds.) (2009). Robbins and Cotran pathologic basis of disease (8th ed.) Philadelphia: Saunders.

（五）诊断与分期

1. 诊断和分期是决定治疗方案的必备因素。

2. 了解癌症起源组织有助于选择合适的治疗方法

(1) 肿瘤命名

1) 良性肿瘤通常按起源组织细胞名称命名，之后，再加"瘤"(英文则是 oma 后缀)(表 3-7)。

2) 恶性肿瘤通常按起源组织层命名，即：间质起源的为肉瘤，上皮起源的为癌。

3) 有少数肿瘤不按上述原则命名。

3. 肿瘤分期也决定了治疗方案的选择、治疗效果的监测和肿瘤的预后。

4. 诊断和分期的要素

表 3-7　肿瘤命名

起源组织	良性肿瘤	恶性肿瘤
由一种实质细胞组成——间叶细胞起源的肿瘤		
结缔组织及其衍生物	纤维瘤	纤维肉瘤
	脂肪瘤	脂肪肉瘤
	软骨瘤	软骨肉瘤
	骨瘤	骨肉瘤
内皮细胞及其相关组织		
血管	血管瘤	血管肉瘤
淋巴管	淋巴管瘤	淋巴管肉瘤
滑膜		滑膜肉瘤
间皮		间皮瘤
大脑覆盖物	脑膜瘤	侵袭性脑膜瘤
血细胞和相关细胞		
造血细胞		白血病
淋巴组织		淋巴瘤
肌肉		
平滑肌	平滑肌瘤	平滑肌肉瘤
横纹肌	横纹肌瘤	横纹肌肉瘤
上皮起源的肿瘤		
复层扁平上皮	鳞状细胞乳头瘤	鳞状细胞癌
皮肤或附属器基底细胞		基底细胞癌
腺体或导管的上皮层	腺瘤	腺癌
	乳头状瘤	乳头状癌
	囊腺瘤	囊腺癌
呼吸道	支气管腺瘤	支气管癌
肾脏上皮	肾小管腺瘤	肾细胞癌
肝细胞	肝细胞腺瘤	肝细胞癌
尿道上皮细胞 (移形细胞)	移形细胞乳头状瘤	移形细胞癌
胎盘上皮	葡萄胎	绒毛膜癌
睾丸上皮 (生殖细胞)		精原细胞瘤
		胚胎瘤
黑色素细胞	痣	恶性黑色素瘤
一种类型以上的肿瘤细胞——混合瘤，通常起源于生殖细胞层		
唾液腺	多形性腺瘤 (唾液腺混合瘤)	唾液腺恶性混合瘤
肾原基		肾胚胎瘤
一种类型以上的肿瘤细胞，起源于多个生殖细胞层——畸形性		
生殖腺或胚胎剩余物的全能细胞	成熟畸胎瘤，皮样囊肿	未成熟畸胎瘤、畸胎癌

Data from　Kumar, V., Abbas, A. K., Fausto, N., Aster, J. C. (Eds.). (2009). Robbins and Cotran pathologic basis of disease (8th ed.) (pp. 259-330). Philadelphia: Saunders.

(1) 体格检查和患者病史

选择合适治疗方式之前评估患者的一般健康状况和体力状态。

(2) 实验室检查

1) 评估各系统功能的状态, 如肺部、心脏、肾脏、肝脏和胃肠道系统的功能。

2) 肿瘤标志物是由肿瘤细胞产生的肿瘤抗原, 可用于检测肿瘤和评估治疗效果。大部分肿瘤标志物不具有肿瘤特异性, 在肿瘤筛查中作用不大, 见表 3-3。

(3) 影像学检查

影像学检查, 包括 X 线检查、磁共振成像 (MRI)、超声检查和正电子放射断层造影术 (PET) 等方法。

(4) 组织分型和癌症分期

1) 病理组织切片检查用于确定癌症的组织分型和分期, 主要方法包括免疫组织化学 (IHC)、流式细胞术、分子病理诊断等。

① 切开活组织检查:针吸活检、细针穿刺活检、钻取活组织检查。

② 切除活组织检查:切除整个病变组织。

③ 细胞学检查:对体液中脱落细胞的检查。

2) 随着我们对癌症生物特性了解的加深, 生物标志物在癌症诊断和分期中的作用越来越重要 (Edge & Compton, 2010)。某些生物标志物可提供疾病预后信息和引导治疗方案的选择。

3) 肿瘤分子表达谱代表了肿瘤病理学检查技术的进步, 此技术可根据肿瘤遗传学提供可能的治疗方法, 但肿瘤的遗传异质性为此种技术的应用带来了一些难题。目前正在研究攻克此难题的技术和方法 (Bunz, 2010)。

(5) 癌症严重程度或分期

1) 癌症类型和转移途径决定了评估癌症分期的方法。

2) 检查肿瘤局部严重程度和转移情况的方法

① 无创性方法: 如 X 线检查、MRI、超声检查和 PET。

② 有创性检查:如探查术、支气管镜检、内镜检查等, 检查肿瘤情况或获取活检组织。

(6) 癌症分期系统可使不同个体的肿瘤具有可比性, 也用于评估适当和标准的治疗方法。

TNM 分期:实体肿瘤最常用的分期系统。T 代表原发肿瘤的大小和程度;N 代表是否存在区域淋巴结的转移;M 代表是否存在远处转移。

（成琴琴　译　谌永毅　校）

参考文献

Aparicio, S., & Caldas, C. (2013). Mechanisms of disease: The implications of clinical genome evolution for cancer medicine. *New England Journal of Medicine*, 368(9), 842–851.

Bunz, F. (2010). *Principles of cancer genetics.* Dordrecht, Netherlands: Springer Science + Business Media B.V.

Cancer. (n.d.). In *Mosby's dictionary of medicine, nursing & health professions.* http://www.nursingconsult.com/nursing/index. Accessed 29.10.13.

Carcinogenesis. (n.d.). In *Mosby's dictionary of medicine, nursing & health professions.* http://www.nursingconsult.com/nursing/index. Accessed 29.10.13.

Cooper, M. R., & Cooper, M. R. (2001). Systemic therapy. In R. E. Lenhard, R. T. Osteen, & T. Gansler (Eds.), *Clinical oncology* (pp. 175–215). Atlanta: American Cancer Society.

Edge, S. B., & Compton, C. C. (2010). The American Joint Committee on Cancer: the 7th edition of the AJCC cancer staging manual and the future of TNM. *Annals of Surgical Oncology*, 17, 1471–1474.

Hanahan, D., & Weinberg, R. A. (2011). Hallmarks of cancer: The next generation. *Cell*, 144, 646–674.

Kalluri, R., & Weinberg, R. A. (2009). The basics of epithelial-mesenchymal transition. *Journal of Clinical Investigation*, 119(6), 1420–1428.

Krewski, D., Lubin, J. H., Zielinski, J. M., Alavanja, M., Catalan, V. S., Field, R., et al. (2005). Residential radon and risk of lung cancer—a combined analysis of 7 North American case-control studies. *Epidemiology*, 16(2), 137–145.

Langely, R. R., & Fidler, I. J. (2011). The seed and soil hypothesis revisited—the role of tumor-stroma interactions in metastasis to different organs. *International Journal of Cancer*, 128(11), 2527–2535.

Latendresse, G., & McCance, K. L. (2012). Alterations of the reproductive systems, including sexual transmitted infection. In S. E. Huether & K. L. McCance (Eds.), *Understanding pathophysiology* (5th ed., pp. 799–866). St. Louis: Elsevier.

Ljungman, M. (2011). Physical factors. In V. T. Devita, T. S. Lawrence, S. A. Rosenberg, R. A. DePinho, & R. A. Weinberg (Eds.), *DeVita, Hellman, and Rosenberg's cancer: Principles and practice of oncology* (9th ed.). Philadelphia: Lippincott Williams & Wilkins.

Nowell, P. (1976). The clonal evolution of tumor population. *Science*, 194, 23–28.

Oncogenesis. (n.d.). In *Mosby's dictionary of medicine, nursing &*

Stricker, T. P., & Kumar, V. (2010). Neoplasia. In V. Kumar, A. K. Abbas, N. Fausto, & J. C. Aster (Eds.), *Robbins and Cotran's pathologic basis of disease* (8th ed., pp. 259–330). Philadelphia: Saunders Elsevier.

Virshup, D. M. (2012). Biology, clinical manifestations, and treatment of cancer. In S. E. Huether & K. L. McCance (Eds.),

Yuspa, S. H., & Shields, P. G. (2011). Chemical factors. In V. T. Devita, T. S. Lawrence, S. A. Rosenberg, R. A. DePinho, & R. A. Weinberg (Eds.), *DeVita, Hellman, and Rosenberg's cancer: Principles and practice of oncology.* (9th ed.). Philadelphia: Lippincott Williams & Wilkins.

第4章 肿瘤免疫学

概述

（一）免疫学的定义

1.有关识别细胞和组织改变、微生物入侵、感染发展和恶性肿瘤生长过程的具体成分的研究性学科 (Liu & Zeng, 2012)。

2.这些成分的损害或缺乏会使机体对过敏原、抗原、微生物感染或肿瘤细胞产生过度反应 (Paul, 2013)；与肿瘤相关的免疫学术语主要包括。

(1) 免疫监视：免疫系统可识别和控制肿瘤细胞 (Vesely & Schreiber, 2013)。

(2) 免疫逃避：不能被免疫系统识别，导致肿瘤细胞可逃避免疫系统的监视，进行增殖 (Devita, Lawrence, Rosenberg, DePinho, & Weinberg, 2011)。

（二）基本概念

1.造血作用：血细胞的调节、增殖和发育。

(1) 造血作用起源于单一的具有自我更新能力的多能干细胞。

(2) 此细胞可分裂为未分化的造血干细胞，造血干细胞可分化为两种不同的细胞系：淋巴母细胞系和骨髓母细胞系。

1) 淋巴母细胞系：B 细胞、辅助 T 细胞、杀伤性 T 细胞、自然杀伤 (NK) 细胞。

2) 骨髓母细胞系：树突细胞、巨噬细胞、中性粒细胞、嗜酸性细胞、肥大细胞、巨核细胞、红细胞。

2.机体通过识别和消灭致病菌预防感染。

3.内稳定：维持体内血液细胞的平衡。

（三）免疫器官和免疫组织

1.初级淋巴器官：淋巴细胞成熟的部位，包括特异性抗原受体的生成和表达，也包括以下器官 (Male, Brostoff, Roth, & Roitt, 2013)。

(1) 骨髓：B 细胞分化和成熟的部位。

(2) 胸腺：T 细胞分化和成熟的部位。

2.周围淋巴器官和淋巴组织

(1) 当外来抗原入侵时，发生免疫反应以及激活幼稚 B 细胞和 T 细胞的部位 (Sompayrac, 2012)。

1) 咽淋巴环（扁桃体和腺样体）：黏膜层淋巴组织。

2) 支气管相关淋巴组织：黏膜层淋巴组织。

3) 淋巴结：在淋巴、皮肤和黏膜表面启动抗原免疫反应。

4) 脾脏：与血源性抗原发生反应。

5) 骨髓：具有初级淋巴器官和周围淋巴器官的功能。

6) 淋巴组织：胃肠黏膜相关淋巴组织和泌尿生殖道相关的淋巴组织。

（四）免疫系统细胞成分

1.细胞

(1) 淋巴细胞来源于淋巴干细胞谱系，对所有免疫反应至关重要，包括以下两种类型：

1)B 细胞

①在骨髓中发育。

②识别特定抗原后，B 细胞将进行复制增殖，进一步分化为浆细胞，浆细胞可产生 5 种类型免疫球蛋白 (IgG, IgA, IgM, IgE, IgD)。

2)T 细胞

① T 细胞迁移至胸腺进行发育，在免疫监视中起着非常重要的作用。

②抗原在被 T 细胞识别之前，会经过抗原呈递细胞 (APC) 进行处理，以多肽形式表达在细胞表面。

③ T 细胞包括以下几种不同类型 (Abbas, Lichtman, & Pillai, 2012)

A. 辅助 T 细胞 (CD4 + cells)：1 型辅助 T 细胞 (Th1) 可分泌细胞因子，辅助单核吞噬细胞破坏细胞内病原体；2 型辅助 T 细胞 (Th2) 促进 B 细胞进行分裂、分化和产生抗体。

B. 细胞毒性 T 细胞 (CD8 + cells)：即 Tc，在 CD4+ 细胞的引导下破坏宿主细胞。

(2) 吞噬细胞：内化（吞噬）和破坏致病性微生物和微生物残片 (Sompayrac, 2012)。

1) 单核吞噬细胞：与血液单核细胞和组织巨噬细胞有关的固定型和移动型吞噬细胞。

2) 多形核粒细胞

①中性多形核粒细胞 (PMN)。

生命周期短,炎症反应时,可迁移至组织内吞噬和破坏外来物质 (Male et al., 2013)。

②嗜酸性多形核粒细胞

A. 黏附于细胞外寄生虫上,通过在寄生虫附近分泌细胞内颗粒达到杀死细胞的效果。

B. 可释放组胺和芳基硫酸酯酶,减轻炎症反应和粒细胞聚集 (Male et al., 2013)。

③嗜碱性多形核粒细胞。

A. 循环粒细胞,可迁移至抗原入侵的组织部位,产生速发型过敏反应。

B. 与肥大细胞的功能相似,见下文论述 (Abbas et al., 2012)。

(3) 树突细胞 (DC)

1) 海星状细胞,可从组织中转移至周围淋巴器官,并将抗原呈递给 T 细胞 (Sompayrac, 2012)。

2) 功能与 APC 相同,可作为引物启动 T 细胞 (CD4 +、CD8 +) 和幼稚 T 细胞依赖性免疫应答 (Abbas et al., 2012)。

3) 在实验性动物和人体模型中,可有效地诱发抗病毒和抗肿瘤免疫应答。

4) 未成熟 DC 位于外周组织,具有吞噬和巨胞饮作用,可表达多种受体。在 MHC I 和分子低水平的情况下,这些受体可增强其抗原摄取能力 (Devita et al., 2011)。

① MHC 分子位于人类细胞表面,也称为人类白细胞抗原 (HLA)(Abbas et al., 2012)。

② MHC I 类分子可与细胞表面的多肽结合,并将多肽展示于特定淋巴细胞,如 T 细胞 (HLA-A、HLA-B、HLA-C)。

③ MHC II 类分子具有抗原呈递功能 (HLA-DR、HLA-DP、HLA-DQ)。

5) 炎症刺激后,成熟 DC 将减弱自身的吞噬功能,增加其表面 MHC I 类和 II 类分子的表达。

6) 而后,成熟 DC 通过淋巴管迁移至邻近淋巴组织,将抗原蛋白呈递给 CD4+ 和 CD8+ T 细胞 (Sompayrac, 2012)。

(4) 裸细胞

1) 占淋巴细胞的少部分,是不具备 T 细胞或 B 细胞表面标志物的独立淋巴细胞系。

2) 在分化早期,裸细胞表面会呈现出 T 细胞标志物,随着进一步分化成熟,也会获得巨噬细胞和中性粒细胞表面的标志物 (Mosby, 2012)。

3) 裸细胞可分为以下两种类型

①自然杀伤细胞 (NK 细胞)

A. 含有穿孔素、丝氨酸蛋白酶和其他酶类物质,可以使细胞膜穿孔而导致细胞死亡。

B.NK 细胞活化后,可分泌白细胞介素 2(IL-2)、

IL-12 和干扰素 γ (INF- γ) 等细胞因子。

C. 其基本功能是识别和破坏病毒感染细胞和某些肿瘤细胞 (Liu & Zeng, 2012)。

②淋巴因子激活杀伤 (LAK) 细胞

A. 淋巴细胞体外培养时,经高剂量 IL-2 或异体抗原诱导形成的细胞。

B.LAK 细胞亚群可在多种靶细胞中产生细胞因子。

C. 持续存在的 IL-2 和 LAK 细胞必须与靶细胞直接接触才会产生细胞毒性 (Male et al., 2013)。

(5) 肥大细胞

1) 具有多种介质的粒细胞,可在组织内引起炎症反应。

2) 肥大细胞表面具有与 IgE 抗体的 Fc 区域结合的受体,可导致细胞降解 (Sompayrac, 2012)。

3) 肥大细胞存在于所有组织中,分布于血管邻近位置,易与嗜碱性粒细胞混淆。

4) 肥大细胞分为以下两种类型

①黏膜肥大细胞 (MMC)。

②结缔组织肥大细胞 (CTMC)。

(6) 血小板

1) 具有免疫功能,在血栓形成和抗原 - 抗体复合物形成的过程中可释放炎症介质 (Sompayrac, 2012)。

2. 免疫系统功能的中介物

(1) 补体系统:由血浆中近 20 种独特的血清蛋白和细胞蛋白组成 (Abbas et al., 2012)。

1) 补体级联反应 (McCanco, Nueches, Brashers, & Rore, 2010)。

①抗原 - 抗体复合物可激活补体级联反应经典通路 (获得性免疫)。

②特定细菌表面的碳水化合物 (甘露聚糖结合凝集素血浆蛋白) 可激活补体凝集素途径。

③革兰阴性菌和真菌多糖可激活补体旁路途径。

2) 功能。

①肥大细胞脱颗粒作用。

②白细胞趋化性。

③调理素作用:补体激活后的产物可与中性粒细胞和巨噬细胞相互作用,吞噬抗原 - 抗体复合物。

④细胞溶菌作用:毁灭目标病原体。

(2) 细胞因子

1) 可诱导淋巴细胞和免疫系统与神经内分泌系统中其他细胞生长和分化,并促进它们之间的交流 (Male et al., 2013)。

①干扰素 (IFN):在病毒感染早期即可产生,可抑制病毒,为抵抗病毒提供了第一防线。

②白细胞介素 (IL):主要由 T 细胞产生,少部分由单核吞噬细胞或组织细胞产生。

③血细胞生成因子:诱导骨髓造血干细胞和白细胞的分裂和分化。

④肿瘤坏死因子 (TNF-α 或 TNF-ß) 和转化生成因子 - β : 在介导炎症反应和细胞毒性反应中起重要作用。

⑤趋化因子:介导白细胞在机体血液和组织液中的移动,可将细胞趋化为具有特定免疫功能的细胞 (Abbas et al., 2012)。

3. 主要组织相容性复合体 (MHC)

染色体上 MHC 基因编码的多肽,在免疫监视中起到关键作用 (Sompayrac, 2012)。

(五) 免疫应答

1. 固有免疫是所有动物具有的天然免疫,不需要抗原暴露和"记忆"的启动。

(1) 天然屏障:出生后即具备预防环境危险物质破坏和抵抗病原菌感染的能力 (McCance et al., 2010)。

1) 物理屏障:皮肤和黏膜的上皮细胞。

2) 化学屏障:呼吸道纤毛运动、打喷嚏、咳嗽、呕吐和具有清洁和冲洗感染上皮细胞作用的尿液。

3) 生物化学屏障:黏液、汗液、唾液、泪液和耵聍等具有阻挡和杀死微生物功能的分泌物和胃肠道菌群。

(2) 炎症反应:可导致多个血浆蛋白系统快速激活、肥大细胞脱颗粒、血管改变和白细胞汇集 (McCance et al., 2010)。

血管反应。

①大量血液可稀释细菌和濒死细胞释放的毒素,血液中血浆蛋白可吞噬和破坏细菌。

②大量中性粒细胞和巨噬细胞涌入,吞噬和破坏细胞残体和病原体。

③嗜酸性粒细胞、酶和凝血因子可预防炎症扩散至正常组织。

④与后天性免疫系统相互作用,导致大量巨噬细胞和淋巴细胞涌入血管,引发特异性免疫 (McCance et al., 2010)。

⑤此反应可通过淋巴引流管和上皮的通道清除残留物,为组织愈合做准备。

2. 获得性免疫针对特定分子做出反应,反应较慢,具有"记忆",因此,存在时间比固有免疫长久 (McCance et al., 2010)。

(1) 由特异性抗原启动,抗原经巨噬细胞吞噬后,呈递给 B 细胞或 T 细胞和辅助 T 细胞 (Male et al., 2013)。

(2) 抗原需具有以下两个特征,才可被 B 细胞或 T 细胞识别为"异己"。

1) 高分子量 (HMW):是指分子量大于 8~10 千道尔顿 (kDa),黑色素瘤、乳腺癌和胰腺癌肿瘤细胞相关抗原均为高分子量抗原 (www.Millipore.com)。

2) 具有抗原决定簇:由反复出现的分子组成。

(3)B 细胞免疫 (体液免疫)

1)B 淋巴细胞在淋巴组织中处于静止状态,等待巨噬细胞将抗原呈递给它 (Male et al., 2013)。

2) 每个 B 细胞只能识别一种类型的抗原,即特异性。

①识别过程包括以下 3 个步骤:

A. 特异性 B 淋巴细胞快速生成。

B. 部分特异性 B 淋巴细胞分化为浆细胞,一种浆细胞只能产生一种特异性抗体,此种高度分化的细胞不具有吞噬功能。

C. 部分特异性 B 淋巴细胞分化为记忆细胞,此类细胞存在于机体内,在以后抗原入侵时,可再次识别特定抗原,通过产生浆细胞产生大量抗原特异性抗体。

3. 部分抗原聚集于病原体入侵部位,而部分抗原进入血液循环。

4. 抗原 (免疫球蛋白) 通过一系列免疫效应机制保护机体免受病原体或包含病原体细胞的侵袭。免疫效应机制包括中和反应、抗体依赖的细胞介导的细胞毒作用 (ADCC)、补体依赖性细胞毒性反应 (CDC) 和凋亡 (程序性细胞死亡) 等 (Sompayrac, 2012)。

(1) 中和反应发生于免疫球蛋白和抗原相互结合导致细胞停止生长的时候。

(2)ADCC 发生于抗体结合抗原并形成直接杀死细胞的通道的时候,免疫球蛋白、NK 细胞和巨噬细胞均参与此过程。

(3) 细胞凋亡的发生是因为抗原黏附于抗体后,发出复杂得多步骤信号,引起细胞 DNA 的降解。

(4)CDC 是指血清和细胞表面蛋白及其他分子通过上文所述的级联机制相互作用的过程。

1)CDC 通过"经典途径"激活,最终导致细胞溶解,刺激免疫系统中其他成分的产生,增强效应细胞反应 (Sompayrac, 2012)。

(5)T 细胞免疫 (细胞免疫)

1) 抗原通过巨噬细胞的抗原呈递作用呈递给 T 细胞 (Male et al., 2013)。

2) 之后产生抗原特异性 T 细胞 (活化 T 细胞)。

3) 活化 T 细胞从血液中转移至淋巴液,并来回进行移动。

4) 此过程中也产生了记忆 T 细胞,当同样的抗原再次入侵机体,记忆 T 细胞可激活 T 淋巴细胞。

5) 细胞毒性 T 细胞和 NK 细胞可直接攻击和破坏其他细胞 (Male et al., 2013)。

6)T 淋巴细胞可识别抗原,也可与抗原结合 (Sompayrac, 2012)。

T 淋巴细胞不可直接识别抗原决定簇。当分子被吞噬、消化后,其抗原与 NK T 细胞表面的 MHC 抗原结合后,才能被 T 细胞识别。

（六）肿瘤免疫学——肿瘤免疫学认为免疫系统可保护机体免受癌症的侵袭 (Male et al., 2013)

1.肿瘤保护抗原：可诱导机体针对肿瘤产生保护性免疫的蛋白质。

(1) 热休克蛋白组的组成部分。

(2) 可见于小鼠肉瘤、黑色素瘤、结肠癌和肺癌 (Male et al., 2013)。

2.肿瘤相关抗原 (TAAs)：正常细胞转变为恶性细胞后，其细胞表面分子会发生改变，例如：HER2/neu、CEA、CA-125、TAG-72、EGFR、PSA 和神经节甘酯 (Male et al., 2013)。

3.肿瘤细胞可逃避机体的免疫系统,可能有以下原因:

(1)T 细胞在免疫监视中起到了非常重要的作用，因此 T 细胞免疫缺陷个体易受 EB 病毒 (EBV) 等致癌病毒的侵袭，患恶性肿瘤的风险较高。

(2) 肿瘤细胞的 MHC I 类分子表达下调，因此细胞毒性 T 细胞不会对其造成伤害。

(3) 肿瘤细胞是由机体宿主细胞转变而来，与正常细胞的功能相似，但肿瘤细胞失去了抗原表达的功能，这些抗原具有以下功能：

1) 激发免疫反应。

2) 分泌细胞因子,抑制免疫反应。

(4) 肿瘤细胞不能引起细胞毒性 T 细胞的聚集，因为肿瘤细胞不能表达共刺激分子。共刺激分子在正常情况下可诱导细胞毒性 T 细胞和 MHC II 类分子。

(5) 恶性肿瘤细胞快速的细胞更新和生长速度可抑制免疫系统效应细胞功能，从而避免免疫系统对肿瘤细胞的破坏和消灭。

4. 免疫受体和信号转导：目前癌症免疫治疗和生物治疗机制中的基本概念 (Male et al., 2013)。

(1) 细胞表面受体主要位于细胞膜上，其功能包括：

1) 为细胞内外创造信号通路，其中包括为免疫应答创造信号通道。

2) 允许细胞与细胞、细胞与细胞基质之间的黏附。

① 根据细胞受体信号转导机制和通路的不同，细胞受体可分为以下几类：

A. 非受体酪氨酸激酶。

B. 受体酪氨酸激酶。

C. 核受体 D.G 蛋白耦联受体。

② 免疫受体是指位于细胞膜表面能识别配体的免疫球蛋白，如：

A.T 细胞和 B 细胞抗原受体。

B. 肥大细胞 IgE 受体。

C.Fc 受体：位于固有免疫细胞和 B 淋巴细胞上，具有激活或抑制细胞功能的作用。

(2) 配体与相应细胞受体结合之后，启动信号转导通路，改变细胞的反应，最终导致细胞获得新功能、开始分化、转变为特殊细胞类型、抑制细胞凋亡、引起免疫反应、生长、分化或死亡 (Abbas et al., 2012)。

（成琴琴　译　谌永毅　校）

参考文献

Abbas, A., Lichtman, A., & Pillai, S. (2012). *Cellular and molecular immunology* (7th ed.). Philadelphia: Elsevier Saunders.

Devita, V., Lawrence, T., Rosenberg, S., DePinho, R., & Weinberg, R. (2011). *Devita, Hellman and Rosenberg's cancer: Principles and practice of oncology* (9th ed.). Philadelphia: Lippincot Williams & Wilkins.

Liu, Y., & Zeng, G. (2012). Cancer and innate immune system interactions: Traditional potentials for cancer immunotherapy. *Journal of Immunotherapy, 35*(4), 299–308.

Male, D., Brostoff, J., Roth, D., & Roitt, I. (2013). *Immunology* (8th ed.). Philadelphia: Elsevier Saunders.

McCance, K. L., Huether, S. E., Brashers, V. L., & Rote, N. S. (2010). *Pathophysiology: The biologic basis for disease in adults and children* (6th ed.). Maryland Heights, MO: Mosby Elsevier.

Mosby. (2012). *Mosby's medical dictionary* (9th ed.). Maryland Heights, MO: Mosby Elsevier.

Paul, W. (2013). *Fundamental immunology* (6th ed.). Philadelphia: Lippincott Williams & Wilkins.

Sompayrac, L. (2012). *How the immune system works* (4th ed.). West Sussex, England: John Wiley & Sons.

Vesely, M., & Schreiber, R. (2013). Cancer immunoediting: Antigens, mechanisms and implications to cancer immunotherapy. *Annals of the New York Academy of Sciences, 1284*(1), 1–5.

第5章 遗传学易感因素

一、概述

（一）遗传物质的结构和功能

1.染色体是携带遗传信息的线性结构

(1) 人体中 46 条染色体由 23 对染色体组成,其中 23 条来自于父亲,另 23 条来自于母亲。

1) 染色体的短臂被命名为短臂或"p"臂。

2) 染色体的长臂被命名为"q"臂。因为英文字母中, q 在 p 的后面,因此被命名为"q"臂 (图 5-1)。

(2) 常染色体有 22 对染色体,编号 1~22,不决定个体性别。

(3) 性染色体是指 X 染色体和 Y 染色体,决定个体性别。

1) 女性有两条 X 染色体。

2) 男性有一条 X 染色体,一条 Y 染色体。

2.核酸由碱基、糖和磷酸组成,人体中共有两种类型的核酸。

(1) 脱氧核糖核酸 (DNA):是指由氢键链接的两条脱氧多核苷酸链反向平行盘绕所形成的双螺旋结构 (图 5-2)。

1) 在 DNA 中存在两种类型的碱基:嘌呤类和嘧啶类。

①嘌呤类的两种类型:腺嘌呤 (A) 和鸟嘌呤 (G)。

②嘧啶类的两种类型:胸腺嘧啶 (T) 和胞嘧啶 (C)。

2) DNA 碱基对遵循互补配对原则:A 与 T 配对,G 与 C 配对。

(2) 核糖核酸 (RNA):是以一条 DNA 链为模板,互补配对转录而成的单一核苷酸链。

1) RNA 中,碱基配对原则与 DNA 一致 [尿嘧啶 (U) 替代胸腺嘧啶 (T) 除外]。

2) 转录是指以 DNA 为模板合成 RNA 的过程。

3) 翻译是指以 RNA 为模板合成蛋白质的过程。

4) 蛋白质由氨基酸链组成,氨基酸的顺序决定了蛋白质的功能。

5) RNA 主要类型 (图 5-3)

①信使 RNA(mRNA):携带了决定蛋白质中氨基酸顺序的信息。

A. 密码子由 mRNA 中的三个核苷酸组成,用于编码 20 种不同氨基酸中特定的一种氨基酸。

B. 多个密码子可同时编码一个特定的氨基酸。

C. 密码子中第三个 mRNA 核苷酸的改变一般不会引起氨基酸的改变,而第一个核苷酸的改变常常会引起氨基酸的变化或合成氨基酸的错误,这往往也是基因多态性和基因突变的直接原因。

D. 三种终止密码子和相关的 RNA 核苷酸可终止氨基酸链的合成。

a. 转运 RNA(tRNA) 的功能是将氨基酸转运到蛋白合成的特定位置。

b. 核糖体 RNA(rRNA) 除了其他功能以外,还可为蛋白质提供结构支撑。

c. 沉默 RNA 在基因调节的过程中起到了非常重要的作用,沉默 RNA 包括微小 RNA(miRNA)、Piwi- 相互作用 RNA (piRNA) 和小干扰 RNA(siRNA)(Ghildiyal & Zamore, 2009)。

3. 从图 5-1 可看出,基因是携带遗传信息的 DNA 片段,位于染色体的特定位置。

(1) 基因由编码特定蛋白质的 DNA 序列组成 (见图 5-1)。

(2) 基因主要有外显子和内含子组成

1) 外显子是编码蛋白质的基因片段。

2) 内含子是非蛋白质编码片段或阻断基因线性表达的基因序列。

（二）致癌作用、突变和遗传的基本机制

1.癌症是由遗传、环境和个人多方面的因素相互作用而产生的恶性肿瘤。

2.基因突变和遗传不稳定性是癌症发生的主要因素,大部分癌症并不由遗传性基因突变引发。

(1) 大部分癌症的发生与个体一生中某个时间点单个细胞的基因突变有关。

(2) 一系列基因突变的积累便导致了恶性肿瘤。

3.后天发生的基因突变与外在(环境)因素和内在(生物)因素有关,例如:致癌物是引起基因突变的外在因素。

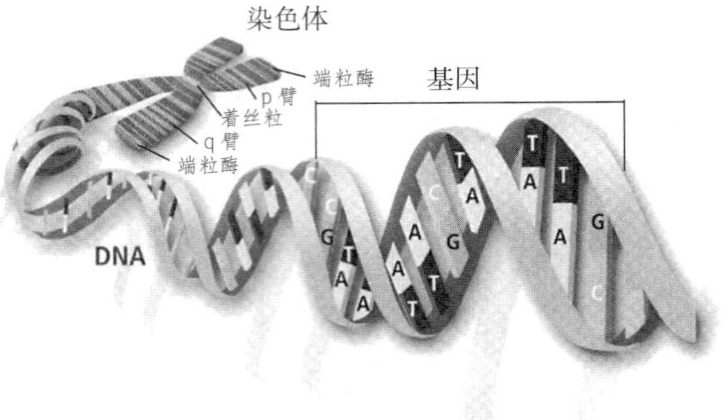

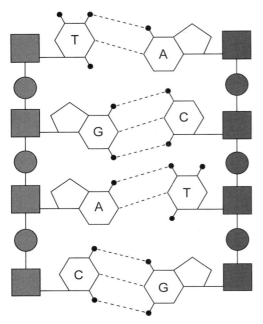

图5-1　染色体和基因结构图。来源:国家人类基因组研究中心,贝塞斯达,美国马里兰州。

图5-2　脱氧核糖核酸(DNA)结构图。Data from　Coed, J. & Dunstall, M. (2006). Anatomy and physiology for midwives (2nd ed.). New York: Churchill Livingstone.

4. 突变是指具有致病性的 DNA 序列改变。

(1) 基因突变通常是后天获得的体细胞突变,是指怀孕后体内细胞的获得性基因突变。

(2) 如果个体遗传了上一代生殖细胞的突变基因,那么就具有癌症遗传易感性。

(3) 突变的类型

1) 移码突变是指正常的基因序列中增添或丢失一个或多个碱基对,导致蛋白质的结构发生改变的突变。

2) 错义突变是指单个碱基对的改变导致蛋白质结构中某个氨基酸被另一种氨基酸替代,某些被替换的氨基酸可能对蛋白质的功能非常重要。

3) 无义突变是指将编码某种氨基酸的信号变为终止信号,从而终止蛋白质的合成。无义突变最终会导致蛋

白质长度缩短,也可能会产生无功能蛋白质。

4) RNA 缺失突变会导致基因转录 RNA 的缺失。

5) 剪接突变是指保留了本应从编码序列中被移除的 DNA 片段或添加了不应被增加的 DNA 片段,从而导致产生移码突变。

6) 基因的多态性是指基因中 DNA 序列的改变,通常与疾病不相关,在普遍人群中的发生频率不一,与个体有关。单核苷酸多态性 (SNP,发音为"snip") 是指在单一核苷酸中 DNA 的改变。

(4) 染色体异常

1) 易位是指某条染色体的片段断裂之后,黏附于其他染色体上,从而导致合成蛋白质的改变。

2) 异倍性是指染色体数目的异常。

3) 杂合性丢失是指染色体中某一片段的两个拷贝均丢失。

4) 微卫星不稳定性 (MSI) 片段是分散于整个基因组非编码区域 (内含子) 中的 DNA 重复片段,MSI 是大肠癌的标志,具有 MSI 的大肠癌也称为林奇综合征。此种疾病患者的生殖细胞中错配修复基因发生了异常。MSI 为散发性时,被称为基因甲基化。

5. 恶性肿瘤的发生是因为控制细胞生长和增殖的基因的不稳定性和突变。

(1) 调节基因的类型

1) 原癌基因是正常细胞生长和调节必备的正常基因,其突变会引起原癌基因的激活,最后导致不可控制的细胞分裂。

2) 抑癌基因的功能是调节细胞的生长,某些抑癌基因在细胞周期中起到了调节作用,而其他抑癌基因在 DNA 修复中起到了作用。抑癌基因突变可能会导致细胞生长不受控制。

3) DNA 修复基因

①错配修复基因 (MMR) 是一种 DNA 修复基因,可在 DNA 合成过程中保证 DNA 不发生改变。MMR 基因

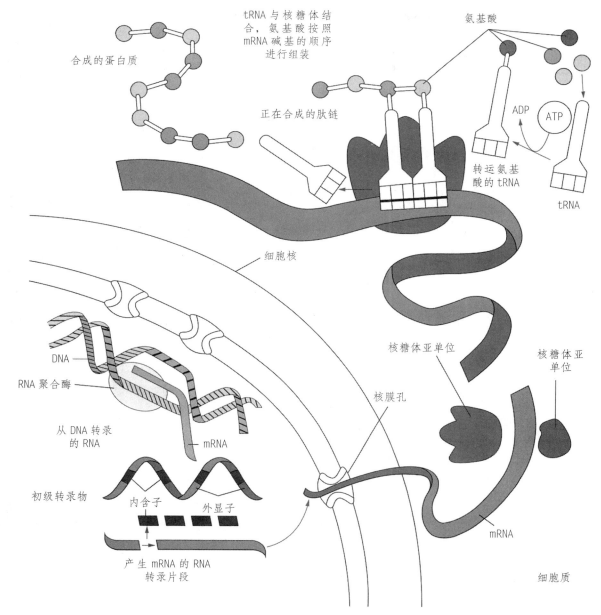

图5-3 核糖核酸(RNA)的三种类型。Adkinson, N., Yunginger, J., Busse, W., Bochner, B., Holgate, S., & Simons, E. Middleton's allergy principles and practice online (6th ed.). St. Louis, MO: Elsevier.

与林奇综合征中微卫星不稳定性有关。

②DNA 修复基因的突变可能遗传于父（母）亲，也可因为年纪增长或环境中的致癌物诱发而产生。

(2) 突变基因表型

1) 突变基因表型因未修复的错误核苷酸的插入和校正能力低下，增加了基因突变的概率。它们易发生克隆突变和随机突变，导致发生成千上万的突变，而正常细胞发生率较低 (Loeb, 2011)。

2) 被修复机制忽略的 DNA 损伤可能会导致 DNA 序列的错误信息，增加致癌基因的突变概率。若致癌基因发生"驱动突变"，则会给细胞提供生长优势。

3) "过客"突变是指不提供细胞生长优势的核苷酸改变。

(3) 细胞生长和增殖的控制

1) 细胞凋亡是指某个程序启动后导致细胞发生的正常程序性死亡，经常发生于 DNA 损伤之后。细胞不进行正常凋亡会导致受损细胞和恶性细胞的增殖失控。

2) 端粒酶通过端粒，即染色体的末端结构，在细胞老化中发挥了作用。

①一般情况下，随着细胞的老化，端粒酶会受到抑制，端粒会逐渐消失。

②在癌症患者的体内，端粒酶激活，从而保持端粒

的完整性,促进细胞永生性。

(4) 癌症相关理论

1)Knudson 二次突变假说是指某特定调节基因的两个拷贝均发生失活。所有个体的每个基因都具有两个拷贝,因此 Knudson 最初推测两个具有功能的基因都需要被灭活,这样癌症才会发生。基于分子水平的研究,目前已证实某基因的一次突变会导致某些疾病,如慢性髓性白血病。某基因的两次突变会导致视网膜母细胞瘤,基因的多次突变可导致大肠癌等癌症的产生。

2) 病毒 (反转录病毒) 可通过反转录酶以人类 DNA 为模板转录 RNA,一旦病毒 DNA 或 RNA(病毒致癌因素) 与人类基因组发生融合,可通过宿主 RNA 聚合酶进行翻译,产生无功能蛋白质,导致细胞增殖 (Rickinson & Kieff, 2001)。

3) 癌症发展的炎症理论认为,一系列炎症介质以及其与炎症细胞之间的关系是癌症发生、癌症细胞增殖、存在和迁移的主要原因,固有免疫系统、选择蛋白、细胞因子 [如核因子 κ B(NF κ B)] 和细胞因子受体可促进癌症细胞侵袭、迁移和转移 (Coussens & Werb, 2002; Kawanishi, Hiraku, Pinlaor, & Ma, 2006)。

6. 孟德尔遗传定律

(1) 常染色体显性遗传只需要一个显性致病基因,就会导致疾病的发生 (图 5-4)。

(2) 常染色体隐性遗传需要两条隐性致病基因,分别来自于父母亲,才会导致疾病的发生 (图 5-5)。

(3)X 连锁遗传与位于 X 染色体上的基因有关,男性携带了一条 X 染色体和一条 Y 染色体,因此 X 染色体上的基因属于半合基因 (染色体对中只有一条拷贝基因),其 X 染色体的突变可导致疾病的发生。

(三) 易感性基因检测和肿瘤基因谱的主要技术特征

1. 检测突变的技术

(1) 直接测序法

1) 检测被检基因的顺序和检测被分析区域基因顺序是否发生改变。

2) 可检测出被分析区域基因顺序是否发生改变,但不能检测出编码区域以外的突变、大量基因组重排或丢失。

(2) 等位基因特异寡核苷酸分析法 (ASO)

可检测单一短链 DNA 的一种突变。

(3) 全基因组关联研究 (GWAS)

研究整个基因组,检测微小核苷酸的改变,可检测以下内容:

①检测 SNP 和微小突变,探索它们与疾病之间的关系 (NCI Dictionary of Genetic Terms, n.d.)。

②比较患某种特定疾病 (癌症) 人群的基因组与无

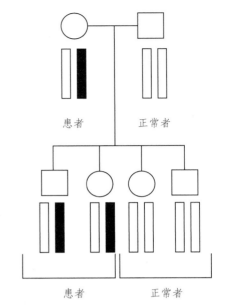

图5-4 常染色体显性遗传。

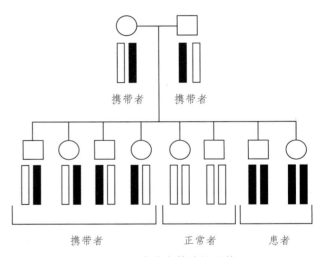

图5-5 常染色体隐性遗传。

此疾病人群的基因组的区别。

③使用基因组高通量测序技术可更加快速、经济地获取基因数据库,但此种方法可能会影响疾病诊断、药物基因组学和疾病监测的个性化分析 (Soon, Hariharan & Snyder, 2013)。

(4) 单链构象多态性分析 (SSCP)

1) DNA 序列改变可改变 DNA 片段大小和形态,这些改变可在凝胶上进行 SSCP 检测出来。

2) 突变基因形成的凝胶层不同于正常基因形成的凝胶层。

3) SSCP 可较易检测出 DNA 中 4 个或 4 个以上碱基对的插入或丢失,但是 SSCP 很难检测出不改变 DNA 片段长度的碱基对之间交换。使用此种技术,凝胶电泳会在测序之前分离出不同的链构象。

(5) 大量基因组重排 (LGR)

1) 可检测出基因的大量重排、丢失和复制（如同一本悬疑小说中数页或数段文字的丢失或重排）。

2) 可发生于家族性 BRCA1 基因突变

①家族中至少有两位小于 50 岁的成员患有乳腺癌。

②具有乳腺癌和卵巢癌的家族史。

③只患卵巢癌,家族中至少有两位成员患有卵巢癌。

④有一位家庭成员在 36 岁之前诊断为乳腺癌。

⑤仅在一位 50 岁之前患有乳腺癌的家庭成员中检测到 BRCA1 基因突变 (Engert et al., 2008)。

(6) 微阵列分析

1) 此技术将大量（成百上千）DNA、RNA、蛋白质或者组织碎片黏附于载玻片上的固定位置,并使用荧光进行标记。在对生物样品进行处理的过程中,样品中的遗传物质会与玻片上的遗传物质进行结合,然后对玻片进行扫描,观察每个荧光点的亮度,荧光点越亮代表荧光性质越强（图 5-6)。

2) 微阵列分析既可用于检测基因突变,也可用于检测基因表达。

(7) 下一代 DNA 测序（第二代测序）

1) 一种低成本、高效率的新技术,以全基因组、外显子和转录组为检测对象。

2) 检测体细胞癌症基因组中核苷酸的改变（替代、少量插入、丢失、复制数目的改变）。

(8) 全外显子组测序 (WES) 或外显子捕获测序

1) 低成本的外显子（基因编码蛋白质的区域）测序技术。

2) 检测孟德尔疾病和常见疾病患者蛋白质功能区域的变化。

(9) 转录组测序

分析某个体或特定人群细胞中编码 RNA 和非编码 RNA 的序列 (Meyerson, Gabriel, & Getz, 2010)。

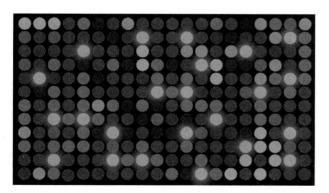

图5-6　微阵列分析。来源:国家人类基因组研究所,贝塞斯达,马里兰州。

(10) 基因表达系列分析 (SAGE)

可提供癌症患者 mRNA 的分析蓝图。

(11) 蛋白质截短试验

1) 指对编码 DNA 进行分析,在实验室内直接将其翻译为蛋白质的技术。

2) 可通过凝胶检测出缩短的蛋白质,其原理是较大分子蛋白和较小分子蛋白在凝胶上的移动速度不一样。

3) 若基因序列改变导致了蛋白质结构的变短,蛋白质截短试验可灵敏地检测出此种基因突变,但不能检测出其他类型的基因突变。

2. 检测 DNA 化学改变和 DNA 组装的技术

(1) 识别全基因组的甲基化（甲基化组）

1) DNA 富含 G-C 区域甲基的添加。

2) 甲基去除导致的低甲基化会引起基因的灭活。

(2) 基因甲基化根据组织类型的不同进行分类。

3. 成立基因检测实验室需考虑以下内容

(1) 基因检测实验室需满足以下标准

1) 需得到临床实验室改进法案的批准。

2) 不能以 DNA 检测技术的精通程度为评估标准。

3) 实验室主任需通过美国医学遗传学会认证。

(2) 对机构实验室的遗传学研究进行监督,保证符合 NIH 重组 DNA 分子研究指南的生物学研究的安全性 (http://oba.od.nih.gov/oba/rac/Guidelines/NIH_Guidelines.htm)。

（四）应用遗传标志物进行疾病诊断

1. 细胞遗传学主要研究染色体的结构、功能和异常 (Jorde, 2009)。常用于诊断实体肿瘤和血液系统恶性肿瘤

(1) 核型展示了细胞核中染色体数目和结构形态 (Lobo, 2008)（图 5-7)

1) 染色体结构的改变会导致等量的遗传物质的交换。例如:Ph 染色体易位, t(9;22), 产生了异常染色体,尽管染色体结构进行了重组,但是遗传物质的总量并未发生改变（图 5-8)。

①染色体重排:如慢性粒细胞白血病 (CML) 中 bcr-abl g 基因的融合。

②一些甲状腺癌的患病与 RET 基因的重排有关。

2) 染色体也可发生非交互改变,即不等量遗传物质的丢失或增加。

①染色体基因的丢失或灭活会引起基因改变的积累,从而引发癌症的发生。抑癌基因是可发生非交互改变的基因之一。

②增加基因复制的次数,从而引发癌症。肉瘤患者的 12q13-14 片段常常会发生扩增。

③ERBB2 (HER2/neu) 基因的额外拷贝会导致表皮生长因子蛋白的过度表达,这与浸润性乳腺癌有关。

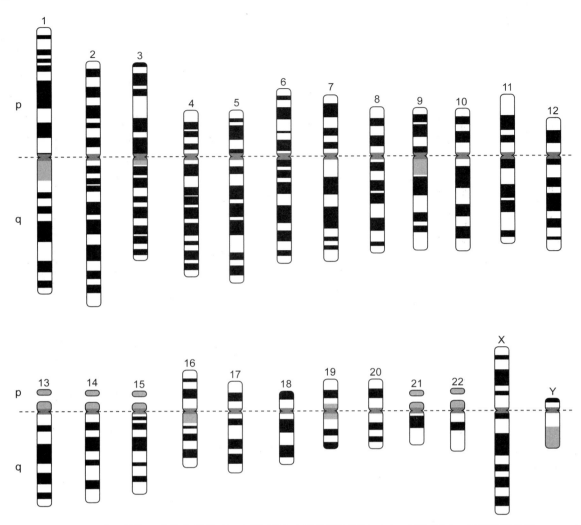

图5-7 含G带的正常染色体核型。来源：国家人类基因组研究中心，贝塞斯达，美国马里兰州。

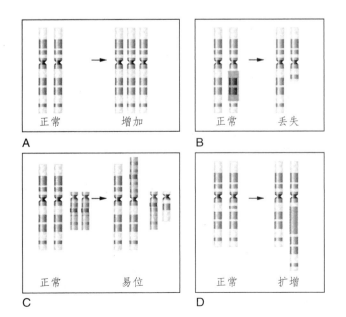

图5-8 染色体改变的类型。Data from Goldman, L. & Schafer, A. (2008). Cecil medicine (23rd ed.). Philadelphia: Saunders.

(2) 细胞遗传学报告常见术语，包括染色体的型号、性染色体的名称 (XX 或 XY 或这些染色体的畸变)、异常改变的缩写，如第一条染色体与第二条染色体用分号隔开 t(14; 16)，染色体臂和带之间用分号隔开 (q32; q23) (表 5-1)。

2.(肿瘤) 基因表达谱是利用多种技术 (如基因测序) 同时检测数十至数千个基因的表达情况 (蛋白质)，是一种个体化的癌症诊断、结果预测和寻求最佳治疗的方法。DNA 微阵列和基因表达序列分析 (SAGE) 等技术可以用于基因表达谱的测定。

(1) 结肠癌基因谱包括 OncotypeDX 和 ColoPrint。

(2) 乳腺癌基因谱包括 Mammaprint、Symphony 和 OncotypeDX。

(3) 骨髓瘤预后风险特征可检测 70 个风险相关基因的表达值 (水平)。

(五) 治疗方案

1. 药物基因学和药物遗传学 (Klotz, 2007)

表 5-1　常见细胞遗传学的术语

命名	含义
'	细胞遗传学报告中不同内容之间的分隔符
()	结构改变染色体周围的符号
+	染色体的增加
-	染色体的丢失
;	多个重排染色体之间的分隔符
Cd	细胞膜表面的细胞或分化抗原簇
Del	染色体物质的丢失
Dn	染色体异常；不遗传于父母
Dup	染色体物质的复制
Ins	插入
Inv	倒置
Mar	不可识别的染色体片段(标志物)
T	遗传物质的易位或移动
Tri	三倍染色体
Trp	三倍染色体片段
举例：	46, XY, t(14;16)(q32;q23) = 染色体数目正常，男性，4号染色体和16号染色体发生易位；4号染色体长臂32区间和16号染色体长臂23区间发生了重排

Data from　Basic nomenclature for cytogenetics<http://www.slh.wisc.edu/cytogenetics/abnormalities/nomenclature.dot> Accessed 11 September 2014.

(1) 药物遗传学分析药物代谢差异和药物治疗疗效的基因基础，可用于指导个体化治疗。

1) 细胞色素 P450 家族是酶的超家族之一，参与药物代谢的氧化反应。

①基本符号：CYP。

②阿拉伯数字代表家族。

③字母代表亚家族。

④字母后面的阿拉伯数字代表特定的基因。

⑤带有 * 的数字 1(*1) 表示野生型 (最常见)。

⑥其他带有 * 的数字 (*) 表示变异性 (如 *5)。

⑦酶 (蛋白质或基因产物) 的书写方式为 CYP2C19，基因则用斜体字表示 (CYP2C19)。

⑧不同人群中特定等位基因的频率存在差异，例如：白种人中不同个体的 CYP2D6*4 基因频率存在差异，亚洲人的 CYP2D6*10b 基因频率较高。

2) 药效动力学：研究药物对机体的生物化学反应和生理作用。

3) 药物代谢动力学：研究机体对药物的吸收、分布、代谢和排泄过程。

4) 遗传变异：可影响药物效果、毒性、药效动力学和药物代谢动力学。

① DYDP 基因合成的 DPD 蛋白参与了氟尿嘧啶

(5-FU) 的代谢过程，它可灭活 80% 活性 5-FU，因此 DYPD*2A 变异的个人发生 3~4 级毒性反应的概率更高，最常见的表现为中性粒细胞减少。

②在急性淋巴细胞白血病患者中，硫嘌呤甲基转移酶 (TPMT) 调节 6- 硫嘌呤 (6-MP) 的代谢过程，TPMT 活性较低的个体具有高浓度的 6-MP，易造成 6-MP 中毒。6-MP 的浓度主要取决于 TPMT*2 的变异类型，TPMT*3A 具有低活性或中等活性，PMT*1(野生型) 的活性最高，*1/*3 杂合子具有中等活性，*3/*3 活性最低。

③转运蛋白负责将药物分子转运通过细胞膜，若这些蛋白过度活跃，则会干扰药物的效果。P- 糖蛋白是由 ABCB1 转录合成的一种转运蛋白，它可降低药物肠道吸收和脑部吸收，同时会增加药物通过肠胆和肾脏排泄。因此，ABCB1 高度活跃会增加化疗药物的清除，从而导致不能达到满意的治疗效果。

5) 基因的表型反应会影响活性药物和药物前体的效果 (表 5-2)。

(2) 药物基因学测定 (表 5-3)

1) 某些癌症治疗需要进行基因检测，表 5-4 列出了一些癌症治疗药物 (Whirl-Carrillo et al., 2012)。

2) 个体化治疗需要根据个人情况和肿瘤的基因特征而定 (Roses, 2000)。

3) 药物使用试验以个体化基因改变和改变肿瘤蛋白产物为目标。

2. 蛋白质组学

(1) 分析蛋白质的结构、组成和功能的学科。

(2) 可协助疾病诊断，增强对癌症生物学基础的理解。

3. 体细胞基因治疗

(1) 将具有功能的基因导入体细胞，置换丢失或缺陷基因或创造某种新的细胞功能。

(2) 目前一直在进行临床试验以探索各种癌症的体细胞基因治疗方法。

4. 生殖细胞基因治疗

(1) 将具有功能的基因导入卵子或精子中，以预防某个突变基因的遗传。

(2) 生殖细胞基因治疗会产生伦理、法律及社会问题，因此暂时未投入实践。

(六) 常见遗传性肿瘤综合征和癌症易感基因

1. 表 5-5 列出了常见的遗传性肿瘤综合征及其临床表现、遗传方式和相关基因。

2. 遗传性肿瘤的特征 (Lindor, McMaster, Lindor & Greene, 2008)

(1) 家庭成员具有生殖细胞癌症易感基因突变。

(2) 癌症发病年龄较轻。

(3) 癌症的组织学检查较罕见。

表5-2　代谢表型及其对活性药物和前体药物的影响

基因预测表型	患者基因对	对活性药物的预期影响	对药物前体的预期影响
慢或弱代谢型	纯合子：等位基因均丢失或者产生无功能蛋白	降低将活性药物转化为非活性代谢产物的效能 增加体内活性药物的浓度和临床毒性	不能将前体药物转化为活性代谢产物 若前体药物无治疗效果，尽管药物剂量增加，但不能改善患者的治疗效果
中等代谢型	杂合子 等位基因中其中一条基因丢失或产生无功能蛋白；其他等位基因突变，导致蛋白功能减弱 或者 等位基因均发生突变，导致蛋白功能减弱 或者 等位基因中其中一条基因发生突变，导致蛋白功能减弱 其他等位基因具有保持完整蛋白功能的序列	降低将活性药物转化为非活性代谢产物的效能 增加体内活性药物的浓度和临床毒性 若正常药物剂量较低，慢慢增加药物剂量的效果比强代谢物发挥更快	降低将前体药物转化为活性代谢产物的效能 标准计量的药物，其治疗效果下降
强代谢型	纯合子，具有完整功能蛋白的序列	标准剂量的活性药物可代谢为非活性成分，在产生或不产生最小药物不良反应（ARD）的情况下，达到治疗效果	在产生或不产生最小药物不良反应（ARD）的情况下，药物前体可转化为活性代谢产物
超快代谢型	杂合子，其中一个基因座可翻译为全功能蛋白质，另一蛋白座包含两个或两个以上的基因拷贝，可产生全功能蛋白质 杂合子：其中等位基因可产生全功能蛋白质，其他等位基因发生变异，可额外产生全功能蛋白质	增强将前体药物转化为活性代谢产物的效能 标准计量时，具有效能降低的风险	增强将前体药物转化为活性代谢产物的效能 增加高于预期剂量活性代谢产物的毒性反应风险

(4) 血缘关系亲密的亲属中有两个或以上患有癌症。

(5) 双侧器官均患癌症（如乳腺或卵巢）。

(6) 同一个体患有多发原发癌。

(7) 家族癌症聚集是遗传性癌症综合征的一种特征。

3. 癌症易感性基因检测的指征

(1) 癌症易感性基因检测的标准不一，若怀疑具有遗传性癌症综合征或与癌症综合征相关基因发生突变时，需进行检测。

1) 易感性基因检测的一般标准包括以下内容

①明确的家族史和遗传性癌症综合征。

②一旦进行，检测结果可被解释。

③检测结果用于协助医疗决策或疾病诊断。

④获得患者的知情同意。

⑤检测前或检测后，需进行遗传咨询 (American Society of Clinical Oncology, 2003; Robson, Storm, Weitzel, Wollins, & Offit, 2010)。

A. 国家遗传顾问协会将遗传咨询定义为："帮助人们理解和适应可导致疾病的医疗因素、心理因素和家庭遗传因素的过程"(National Society of Genetic Counselors' Definition Task Force, 2006)。

B. 遗传咨询提供者可以是医师、护士或是经过遗传学专业培训的遗传学顾问。表 5-6 总结了可联系遗传学健康保健提供者的资源。

(2) 美国临床肿瘤学会 (ASCO) 推荐，在根据任何基因检测（包括基因多重检测、低等至中等致病基因的检测和 SNP 检测）结果制订医疗计划之前，应查看此基因检测结果是否具有临床适用性 (Robson et al., 2010)。

(3) 并不是每位患者都适合做遗传性癌症易感基因的检测

1) 患者都可进行基因检测，包括癌症风险筛查。ASCO 推荐，在根据结果制订医疗决策之前，要考虑检

表 5-3　一些基因变异及其对药物治疗的影响 *

基因[†]	分子效应	多态性（核苷酸翻译）	药物	对治疗的影响
细胞色素P450家族	降低酶活性	多种多态性	多种	药物动力学的个体差异
TPMT2,3A,3C	降低酶活性	多种多态性	6-MP, 巯鸟嘌呤	血液毒性
UCT1A 28	降低酶活性	5'启动子中TA重复	伊立替康	中性粒细胞减少
MDR1	表达低下		多种类型	耐药性
TYMS	增加酶活性	3个串联重复序列	5-FU, 甲氨蝶呤	耐药性
DPYD	降低酶活性	IVS14 + 1G	5-FU, 甲氨蝶呤	中性粒细胞减少
DHFR	增加酶活性	T91C	甲氨蝶呤	耐药性
MTHFR	降低酶活性	(C677T) (A1298Q)	5-FU, 甲氨蝶呤	毒性反应
c-KIT	激活固有信号	D860N567K	伊马替尼	GIST脱敏反应
K-RAS	抑制酪氨酸激酶结合药物的活性	G12xG13D	西妥昔单抗帕尼单抗	结直肠脱敏
B-RAF	抑制酪氨酸激酶结合药物的活性	V600E	维罗非尼 吉非替尼	黑色素瘤治疗效果好
EGFR	抑制酪氨酸激酶结合药物的活性	L858R	厄洛替尼	NSCLC治疗效果好
BCR/ABL融合基因	激活固有信号	T(9;2) BCR/ABL	伊马替尼 达沙替尼 尼洛替尼	CML治疗效果好
ABL	抑制酪氨酸激酶结合药物的活性	T315H M351T	伊马替尼	CML药物耐受
PML/RARa融合基因 PML/RARa融合基因	抑制髓系细胞	T(15;17) PML/RARa	全反式维A酸（ATRA）	AML-M3亚型治疗效果好
ADRB1 ADRB2	改变G蛋白	R389G	β受限阻滞剂	脱敏反应
MHC class B 1	HLA-B-5071单倍型	多种SNPs, 其中包括K751Q密码子	阿巴卡韦	过敏反应
VKORC1	增加/降低华法林的浓度	多种VKORC1单倍型, 其中包括G3672密码子	华法林	抗凝作用

5-FU, 氟尿嘧啶；6-MP, 6- 巯嘌呤；ADRB, 肾上腺 β 受体；AML, 急性髓性白血病；CML, 慢性粒细胞性白血病；DHFR, 二氢叶酸还原酶；EGFR, 表皮生长因子受体 GIST, 胃肠道间质瘤；MDR1, 多重耐药性 1；MTHFR, 5,10- 亚甲基四氢叶酸还原酶；NS-CLC, 非小细胞肺癌；PK, 药物代谢动力学；TPMT, 巯嘌呤甲基转移酶；TYMS, 胸苷酸合成酶；UGT1A1, 尿苷二磷酸葡醛酰转移酶 1A1；VKORC1, 维生素 K 环氧化物还原酶 1。

* 内容不全面。

[†] 此基因可用于基因分型和临床诊断。

Data from　Di Francia, R., Valente, D., Catapano, O., Rupolo, M., Tirelli, U., & Berretta, M. (2012). Knowledge and skills needs for health professions about pharmacogenomics testing field. European Review for Medical and Pharmacological Sciences, 16(6), 781–788.

测结果的临床适用性 (Robson et al., 2010)。

4. 癌症易感基因检测的结果分析

(1) 根据家族中是否存在被检测基因的突变, 阴性检测结果的预测价值各不相同。

1) 若家族中存在被检测基因的突变, 个体阴性的检测结果代表患癌风险与家族支脉中一般人群相同。

然而, 父母另一方的家族史仍然会影响患癌风险。

2) 若家族中不存在被检测基因的突变, 个体出现阴性结果的可能原因如下:

①因为检测技术灵敏度的限制, 可能检测不出癌症易感基因突变。

②被检测基因的功能可能受到另一基因突变的影响。

③家族癌症遗传史可能与其他基因有关, 而与被检测基因无关。

④癌症家族史可能与生殖细胞基因突变无关。

3) 基因突变不一定具有临床意义, 即基因突变与患癌风险不一定有关联。

(2) 根据遗传性基因突变的类型和基因功能受影响程度的不同, 阳性检测结果的预测价值各不相同。

1) 外显度是指群体中某一基因型个体表现出相应表型（如癌症）的百分率。

表 5-4 某些已获批准的肿瘤药物的药物遗传检测的必要性 *

药物遗传标志物	目标癌症	肿瘤药物
治疗前进行的试验		
BRAF (cobas 4800 BRAF V600 突变试验)	不可切除或转移性黑色素瘤	维罗非尼
EGFR 表达	转移性结肠癌、头颈癌（不需要进行试验）	西妥昔单抗
		帕尼单抗
雌激素受体（ER）和孕激素受体（PR）	乳腺癌	依西美坦
		氟维司群
		来曲唑
K-ras	结肠癌	西妥昔单抗
		帕尼单抗
		达沙替尼
HER2/neu 过度表达	乳腺癌	曲妥珠单抗
		拉帕替尼
存在 Ph 染色体（Ph +）	慢性髓性白血病（CML）	伊马替尼
		伊马替尼
PDGFRct	胃肠道间质瘤（GIST）	酪氨酸激酶抑制剂
FIP1U-PDGFRa	骨髓增生异常综合征	伊马替尼
用于治疗决策的试验		
EGFR	NSCLC	厄洛替尼
G6PD	肿瘤溶解综合征	尿酸氧化酶
Ph +	CML	尼罗替尼
变异性 TPMT	急性淋巴细胞白血病、急性非淋巴细胞白血病	巯嘌呤、硫鸟嘌呤
变异性 UGT1A1	大肠癌	伊立替康
		尼罗替尼
试验结果仅供参考		
CD-30	霍奇金淋巴瘤间变性大细胞型淋巴瘤	Brentuximab vedotin
c-Kit 表达	Kit+ 胃肠道间质瘤	伊马替尼
DYPD 缺乏	大肠癌或乳腺癌	卡培他滨、氟尿嘧啶
Ph 染色体缺乏 (Ph-)	CML	白消安
PML/RAR 基因表达	早幼粒细胞白血病	三氧化二砷

* 信息更新很快，需再次确认是否为最新内容。

Data from 美国食品和药品管理局 (2013, June 19). Table of valid genomic biomarkers in drug labels. http://www.fda.gov/Drugs/ScienceResearch/ResearchAreas/Pharmacogenetics/ucm083378. Accessed 11 September 2014.; PharmGKB. (2013). Genetic tests. http://www.pharmgkb.org/views/viewGeneticTests.action. Accessed. 11 September 2014.

2）表达率是指某一基因型个体表现出相应表型（如癌症）的程度。

①相同癌症易感基因可发生不同的突变，基因表达率也可不同。

②表达率受其他基因突变、环境因素和个人因素的影响。

（七）癌症易感基因突变个体的管理

1. 癌症风险管理可分为以下 5 种类型

（1）监视：早期识别癌症，提供最大治疗机会。

（2）降低风险手术（即预防性手术）：切除存在风险的组织，减少患癌风险。

（3）化学预防：预防性服用药物、维生素或其他物质，减低患癌风险。

（4）风险避免：避免增加患癌风险的暴露因素。

（5）健康行为：包括饮食和运动。

2. 癌症易感基因的突变因为基因类型和（或）特殊基因突变的不同而不同，因此癌症风险管理策略可适合于患癌高风险人群。不同策略具有不同的风险、利益和局限，支持相应干预措施的证据级别也各不相同。

美国国家癌症研究所医师数据查询（Physician Data Query, PDQ）癌症遗传学信息总结版块 (http://www.cancer.gov/cancertopics/pdq/genetics) 提供了有关常见遗传性肿瘤综合征的循证观点，也总结了与特定综合征相关的癌症风险管理策略及相关证据。

表 5-5　常见遗传性肿瘤综合征和癌症易感基因

综合征	临床表现	基因	遗传类型
毛细血管扩张共济失调综合征	脑性共济失调、眼部毛细血管扩张、放射线过敏、白血病、淋巴瘤、乳腺癌和其他实体肿瘤	ATM	常染色体隐性遗传
基底细胞痣综合征	基底细胞癌、成神经管母细胞瘤、卵巢纤维肉瘤、牙源性角化囊肿、掌跖点凹、异位性钙化	PTCH	常染色体显性遗传
乳腺癌/卵巢癌综合征	乳腺癌、卵巢癌、输卵管癌、前列腺癌、胰腺癌，可能还有胃癌及其他癌症	BRCA1	常染色体显性遗传
	乳腺癌、卵巢癌、输卵管癌、前列腺癌、胰腺癌、黑色素瘤，可能还有胃癌及其他癌症	BRCA 2	常染色体显性遗传
Cowden综合征	多发皮肤黏膜病变、白癜风、血管瘤、多器官良性增生疾病、小头畸形、乳腺癌、甲状腺癌(非髓性)、子宫内膜癌和肾癌，可能还有其他癌症	PTEN	常染色体显性遗传
家族性腺瘤性息肉病	结肠息肉病(腺瘤)、硬纤维瘤、骨瘤、甲状腺癌和肝母细胞瘤	APC	常染色体显性遗传
家族性幼年性息肉病	胃、小肠、结肠和直肠的错构瘤息肉 结肠癌、胃癌、十二指肠癌和胰腺癌	BRJPLA AMAD4	常染色体显性遗传
范可尼贫血	白血病、肝细胞瘤、头颈部鳞状细胞癌、食管癌、子宫颈癌、外阴癌、肛门癌、肝腺瘤、骨髓增生异常综合征、再生障碍性贫血	FANCA FANCB/FAAP95 FANCC FANCD1？BRCA2 FANCD2 FANCE FANCF FANCG/XRCC (FANCI/KIAA1784 FANCJ/BACH 1/BRIP1 FANCL/PHF9/FAA P43/ 　POG FANCM/FAAP250/Hef FANCCN/PALB2	常染色体隐性遗传
Gorlin综合征	基底细胞癌、脑瘤和卵巢癌	PTCH	常染色体显性遗传
	胃癌、乳腺小叶癌、结肠印戒细胞癌	CDH1	常染色体显性遗传
林奇综合征[之前被认为是遗传性非息肉性大肠癌(HNPCC)]	结肠癌、直肠癌、胃癌、小肠癌、胆道癌、脑瘤、子宫内膜癌、卵巢癌、尿道和膀胱移行细胞癌	MLH1 MSH2 MSH6 MSH3 PMS1 PMS2	常染色体显性遗传
李-佛美尼综合征	乳腺癌、肉瘤、脑瘤、白血病、肾上腺皮质瘤，还有其他可能性肿瘤	TP53	常染色体显性遗传
黑色素瘤	黑色素瘤、星形细胞瘤、胰腺癌、眼黑素瘤，可能还有乳腺癌	CDKN2A CDK4	常染色体隐性遗传
综合征	消化道和生殖系统肿瘤、皮肤癌、乳腺癌、良性乳腺肿瘤	MSH2 MLHI	常染色体显性遗传
1型多发性内分泌腺瘤病	胰腺和神经内分泌肿瘤、胃泌素瘤、胰岛瘤、甲状旁腺疾病、甲状旁腺良性肿瘤和肾上腺皮质肿瘤、恶性神经鞘瘤、卵巢肿瘤、胰岛细胞瘤、胃肠道间质瘤	MEN1	常染色体显性遗传
2型多发性内分泌腺瘤病	甲状腺髓状瘤、嗜铬细胞瘤、甲状腺乳头状癌、星形胶质细胞瘤	RET	常染色体隐性遗传

(待续)

表 5-5   (续)常见遗传性肿瘤综合征和癌症易感基因

综合征	临床表现	基因	遗传类型
Ⅰ型神经纤维瘤病	恶性周边神经鞘肿瘤、纤维神经瘤、良性嗜铬细胞瘤、脑膜瘤、小肠错构瘤息肉、胃肠道间质瘤、视神经胶质瘤、牛奶咖啡斑、腋窝和腹股沟雀斑、虹膜错构瘤、蝶骨翼发育不良、长骨先天性弯曲或变薄、其他恶性肿瘤	NF1	常染色体显性遗传
Ⅱ型神经纤维瘤病	纤维神经瘤、神经胶质瘤、前庭神经鞘瘤、其他颅神经和周围神经鞘瘤、脑膜瘤、室管膜瘤、星形细胞瘤	NF2	常染色体显性遗传
前列腺癌	前列腺癌和其他不确定癌症	BRCA1 BRCA2 HOXB13 RNASEL ELAC2/HPC2 MSR1 EMSY AMACR KLM6 NBS1 CHEK2 错配修复基因 (MLH1，MSH2MSH6，PMS2) 一些尚在研究的基因	不同遗传类型: 常染色体显性遗传 常染色体隐性遗传 X连锁遗传
视网膜母细胞瘤	视网膜母细胞瘤、软组织肉瘤、骨肉瘤、黑色素瘤、脑瘤、鼻腔肿瘤、肺癌、膀胱癌、视网膜瘤、脂肪瘤	RBI	常染色体显性遗传
综合征(VHL)，又称家族性视网膜及中枢神经系统血管瘤病	肾细胞癌，大脑、脊髓和视网膜血管网状细胞瘤，肾囊肿，嗜铬细胞瘤，内淋巴囊瘤，胰岛细胞瘤	VHL	常染色体显性遗传
肾母细胞瘤	肾母细胞瘤和肾源性剩余	MI	常染色体显性遗传
着色性干皮病	基底细胞皮肤癌和鳞状细胞皮肤癌、黑色素瘤、肉瘤、脑瘤、肺癌、乳腺癌 子宫癌、肾癌、睾丸癌、白血病、结膜乳头瘤、日光性角化病、眼睑上皮瘤、角化棘皮瘤	XPA ERCC3 XPC ERCC2 DDB2 ERCC4 ERCC5 POLH	常染色体隐性遗传

Data from   Lindor, N.M., McMaster, M.L., Lindor, C.J., Greene, M.H. (2008). Concise handbook of familial cancer susceptibility syndromes (2nd ed.). Journal of the National Cancer Institute Monographs, 38, 1–93。

表 5-6   遗传学健康保健提供者资源

资源	网址
美国人类遗传学会	http://www.ashg.org/
国际遗传护士学会	http://www.isong.org/
国家遗传顾问协会:寻找遗传顾问	http://www.nsgc.org/tabid/69/Default.aspx
美国国家癌症研究所:癌症遗传服务指南	http://www.cancer.gov/cancertopics/genetics/directory

（八）遗传信息相关伦理、法律和社会问题 (Offit & Thom, 2007)

1. 易感基因检测可能会导致患者产生心理问题，影响其健康行为和与家庭的沟通。

(1) 未遗传基因突变的个体往往会因其他近亲家属遗传了突变的基因而具有幸存者内疚感。

(2) 将突变基因遗传至子孙后代的个体往往会产生传递者内疚感。

(3) 当个体得知其患癌的风险大大增高时，可能会产生严重焦虑情绪。

(4) 无论个体是否遗传突变基因，都可能会抑郁和气愤。

(5) 基因信息代表了个体的本质，因此检测结果可产生个人身份问题。

(6) 当遗传检查结果与自我察觉患癌风险不同时，个体可能会为之前根据自己感觉所做出的重要决定感到后悔。

(7) 易感基因检测结果不能判断个体是否会患癌，也不能预测癌症发生时间，因此会使患者产生不确定感，而且，在大部分情况下，不存在风险降低策略。

(8) 易感基因检测会对所有家庭成员造成影响，因此会产生家庭内部问题，可能产生以下问题：

1) 检查的意愿性、检查结果是否对家庭成员的公开和癌症风险管理方法等问题。

2) 基因检测对配偶的影响，虽然对方不存在患癌风险，但双方的孩子会受到影响。

(9) 家庭和社会的羞辱。

(10) 进行多重检测或全基因组分析时 (如全外显子测序、全基因组测序)，可能会发现意外结果。

2. 易感基因检测的社会局限

(1) 经济问题

1) 易感基因检测非常昂贵，只有部分检测和咨询费用在医疗保险范围之内。

2) 在证明强化监测项目效益的情况下，保险公司才愿意将其纳入保险范围。

3) 在证实预防性手术存在有益性的情况下，保险公司才会将预防性手术的费用纳入保险范围。

(2) 除了分子实验室具有临床实验室改进法案 (CLIA) 的质量管理标准以外，目前无其他管理规则，因此无法保证实验室检查的质量。

(3) 提供癌症遗传咨询的专业人员比较少，因此，基因咨询的可获得性和质量值得我们重视。

3. 易感基因检测可产生以下法律问题

(1) 携带癌症易感基因的人群可能被认为有疾病或者投保及雇用风险过高，因此，可能会遭受歧视 (Offit & Thom, 2007)。

1) 医疗保险。

2) 人寿保险。

3) 伤残保险。

4) 长期护理保险。

5) 教育。

6) 就业。

(2) 根据不同州的情况，目前已拟定或颁布了州和联邦立法 (National Cancer Institute PDQ Genetics Editorial Board, 2013)。

1) 健康保险流通及责任法案 (HIPAA)：1996 年颁布的联邦法，申明遗传信息不能用于判断是否存在疾病或作为是否能申请保险的判断标准。

①此保护法只适用于团体和自筹资金计划。

②此法律不能杜绝加入、保险公司获取个人遗传信息或保险人要求基因检测作为保险的条件的现象。

2) 反基因歧视法 (GINA)：2008 年颁布的联邦法，针对基于基因信息的医疗保险和就业歧视的法律 (Baruch & Hudson, 2008; Hudson, Holohan, & Collins, 2008)。

①医疗保险保护措施包括禁止获取个人遗传信息、要求个人进行基因或基因组检测或根据遗传信息反对个人购买医疗保险。

②就业保护措施包括禁止雇主获取个人遗传信息、根据遗传信息拒绝雇佣或者在未经同意的情况下获取他人遗传信息。

③ GINA 不能取代州立法，因为州立法可提供更多保护性措施。

④ GINA 不适用于现役军人、退伍军人管理局或印第安人卫生服务署。

3)1995 年 3 月，美国就业机会均等委员会根据美国残疾人法案 (ADA) 对"残疾"的定义制订了指南，目前已将遗传信息歧视纳为残疾范围。该指南并不属于法律法规，只是对 ADA 的解读，不能在法庭上作为依据。

(3) 退休职工收入保障法 (ERISA)：于 1974 年颁布，主要管理雇主的公积金计划和其他利益，根据此法案，自我投保的雇主可免于州的医疗保险的法律法规。

4. 在进行基因检测之前，应获得患者的知情同意，应告知患者以下内容 (Riley et al., 2012; Weitzel, Blazer, Macdonald, Culver, & Offit, 2011)：

(1) 基因检测的目的。

(2) 基因检测的动机。

(3) 基因检测的风险。

(4) 基因检测的利益。

(5) 基因检测的局限。

(6) 基因检测遗传类型。

(7) 亲子鉴定误判的风险。

(8) 基因检测技术的准确性和灵敏性。

(9) 基因检测的结果。

(10) 基因检测结果的保密性。

(11) 受歧视的可能性。

(12) 基因检测的替代方法。

(13) 检测如何影响健康保健决策。

(14) 检测费用。

(15) 拒绝的权利。

(16) 检测对象为儿童（＜ 18 岁）时，针对儿童的临床适用性得到证实后，才能对儿童进行相应基因检测。

(17) 意外结果的处理方法。

5. 遗传检测会给健康保健提供者带来法律责任问题

(1) 隐私性和保密性

所有基因信息应保密保存，避免未授权访问。

(2) 基因检测之前，个体应向遗传健康保健专业人员进行遗传咨询，健康保健提供者应获得个体的知情同意。

(3) 健康保健提供者有义务告知患者因为遗传易感性他们患癌风险增高的事实，以及可进行易感性基因检测的地方 (Offit, Groeger, Turner, Wadsworth, & Weiser, 2004)。

6. 表 5-7 总结了一些有关基因和基因组信息的资源。

二、护理措施

（一）增加患者及家属有关癌症遗传学和基因检测的相关知识，具体措施如下

1. 描述器官、遗传物质的功能及基因在致癌过程中的作用。

2. 评估患者对癌症病因的认知，纠正其错误观念。

3. 描述癌症风险评估和易感基因检测的过程。

4. 探讨基因检测的风险与获益。

5. 探讨药物基因检测和基因组检测的风险与利益。

6. 描述肿瘤基因谱的基本原理。

（二）减少癌症风险管理可能和现存障碍因素的措施

1. 指导患者进行自我检查，并进行监督。

2. 告知癌症风险管理的益处。

3. 推动癌症风险管理项目费用的报销。

4. 个体存在恐惧或担忧时，鼓励与他人进行交流。

（三）增强应对和适应的措施

1. 将个体和（或）家庭转介给社区支持服务。

2. 将个体和（或）家庭转介给专业咨询服务。

3. 鼓励采用之前有效的应对方式。

表 5-7　基因组健康保健资源	
资源	网址
Essential Genetic and Genomic Competencies for Nurses with Graduate Degrees	http://nursingworld.org/MainMenuCategories/EthicsStandards/Genetics-1/Essential-Genetic-and-Genomic-Competencies-for-Nurses-With-Graduate-Degrees.pdf
Genetic and Genomic Nursing: Competencies, Curricula Guidelines and Outcome Indicators, 2nd edition	http://www.genome.gov/Pages/Careers/HealthProfessionalEducation/geneticscompetency.pdf
Genetics/Genomics Competency Center for Education (G2C2)	http://www.g-2-c-2.org
Genetic Home Reference	http://ghr.nlm.nih.gov/
Genetic Testing Registry	http://www.ncbi.nlm.nih.gov/gtr/
Global Genetics and Genomics Community (G3C)	http://www.g-3-c.org
National Cancer Institute Physician Data Query (PDQ) Cancer Information Summaries: Genetics	http://www.cancer.gov/cancertopics/pdq/genetics
Online Mendelian Inheritance in Man	http://www.omim.org/
Telling Stories: Understanding Real Life Genetics	http://www.tellingstories.nhs.uk/about_us.asp
Oncology Nursing Society. (2012). Oncology nursing: The application of cancer genetics and genomics throughout the oncology care continuum	http://www.ons.org/Publications/Positions/HealthCarePolicy
Pharmacogenomics Education Program (PharmGenEd)	https://pharmacogenomics.ucsd.edu/
U.S. Surgeon General's Family History Initiative	http://www.hhs.gov/familyhistory/ Nursing implications

（李旭英　译　谌永毅　校）

参考文献

American Society of Clinical Oncology. (2003). American Society of Clinical Oncology policy statement update: Genetic testing for cancer susceptibility. *Journal of Clinical Oncology, 21*(12), 2397–2406.

Baruch, S., & Hudson, K. (2008). Civilian and military genetics: Nondiscrimination policy in a post-GINA world. *American Journal of Human Genetics, 83*(4), 435–444.

Coussens, L. M., & Werb, Z. (2002). *Nature, 420*(6917), 860–867. http://dx.doi.org/10.1038/nature01322.

Di Francia, R., Valente, D., Catapano, O., Rupolo, M., Tirelli, U., & Berretta, M. (2012). Knowledge and skills needs for health professions about pharmacogenomics testing field. *European Review for Medical and Pharmacological Sciences, 16*(6), 781–788.

Engert, S., Wappenschmidt, B., Betz, B., Kast, K., Kutsche, M., Hellebrand, H., et al. (2008). MLPA screening in the BRCA1 gene from 1,507 German hereditary breast cancer cases: Novel deletions, frequent involvement of exon 17, anad occurrence in single early-onset cases. *Human Mutation, 7*(7), 948–958. http://dx.doi.org/10.1002/humu.20723.

Ghildiyal, M., & Zamore, P. (2009). Small silencing RNAs: An expanding universe. *Nature Reviews Genetics, 10*(2), 94–108. http://dx.doi.org/10.1038/nrg2504.

Hudson, K. L., Holohan, M. K., & Collins, F. S. (2008). Keeping pace with the times–The Genetic Information Nondiscrimination Act of 2008. *New England Journal of Medicine, 358*(25), 2661–2663.

Jorde, L. B. (2009). Clinical cytogenetics: The chromosomal basis of human disease. In L. B. Jorde, & J. C. Carey (Eds.), *Medical genetics* (pp. 100–127): Mosby, Inc., an affiliate of Elsevier Inc.

Kawanishi, S., Hiraku, Y., Pinlaor, S., & Ma, N. (2006). Oxidative and nitrative DNA damage in animals and patients with inflammatory diseases in relation to inflammation-related carcinogenesis. *The Journal of Biological Chemistry, 387*, 365–372. http://dx.doi.org/10.1515/BC.

Klotz, U. (2007). The role of pharmacogenetics in the metabolism of antiepileptic drugs: Pharmacokinetic and therapeutic implications. *Clinical Pharmacokinetics, 46*(4), 271.

Knudson, A. G. (2001). Two genetic hits (more or less). *Cancer, 1*(2), 157–162.

Lindor, N. M., McMaster, M. L., Lindor, C. J., & Greene, M. H. (2008). Concise handbook of familial cancer susceptibility syndromes - second edition. *Journal of the National Cancer Institute Monographs, 38*, 1–93.

Lobo, I. (2008). Chromosome abnormalities and cancer cytogenetics. *Nature Education, 1*(1). Retrieved from, http://www.nature.com/scitable/topicpage/chromosome-abnormalities-and-cancer-cytogenetics-879.

Loeb, L. A. (2011). Human cncers express mutator phenotypes: Origin, consequences and targeting. *Nature Reviews. Cancer, 11*, 450–457.

Meyerson, M., Gabriel, S., & Getz, G. (2010). Advances in understanding cancer genomes through second-generation sequencing. *Nature Reviews Genetics, 11*, 685–696. http://dx.doi.org/10.1038/nrg2841.

National Cancer Institute PDQ Genetics Editorial Board. (2013, 5/24/2013). *Risk assessment and counseling: Employment and insurance discrimination.* Retrieved 6/5/2013, 2011, from, http://www.cancer.gov/cancertopics/pdq/genetics/risk-assessment-and-counseling/HealthProfessional/page6#Section_386.

National Society of Genetic Counselors' Definition Task Force, Resta, R., Biesecker, B. B., Bennett, R. L., Blum, S., Hahn, S. E., Strecker, M. N., et al. (2006). A new definition of genetic counseling: National Society of Genetic Counselors' Task Force report. *Journal of Genetic Counseling, 15*(2), 77–83.

NCI Dictionary of Genetic Terms. (n.d.). *Genome wide association study (GWAS).* Retrieved from http://www.cancer.gov/geneticsdictionary?cdrid=636780.

Offit, K., Groeger, E., Turner, S., Wadsworth, E. A., & Weiser, M. A. (2004). The "Duty to Warn" a patient's family members about hereditary disease risks. *Journal of the American Medical Association, 292*, 1469–1473.

Offit, K., & Thom, P. (2007). Ethical and legal aspects of cancer genetic testing. *Seminars in Oncology, 34*, 435–443.

PharmGKB. (2013). *Genetic tests.* Retrieved from, http://www.pharmgkb.org/views/viewGeneticTests.action.

Rickinson, A. B., & Kieff, E. (2001). Epstein–Barr virus. In D. M. Knipe, & P. M. Howley (Eds.), *Fields virology: Vol. 2* (4th ed., pp. 2575–2623). Philadelphia: Lippincott Williams and Wilkins.

Riley, B. D., Culver, J. O., Skrzynia, C., Senter, L. A., Peters, J. A., Costalas, J. W., et al. (2012). Essential elements of genetic cancer risk assessment, counseling, and testing: Updated recommendations of the National Society of Genetic Counselors. *Journal of Genetic Counseling, 21*(2), 151–161. http://dx.doi.org/10.1007/s10897-011-9462-x.

Robson, M. E., Storm, C. D., Weitzel, J., Wollins, D. S., & Offit, K. (2010). American Society of Clinical Oncology policy statement update: Genetic and genomic testing for cancer susceptibility. *Journal of Clinical Oncology, 28*(5), 893–901.

Roses, A. D. (2000). Pharmacogenetics and the practice of medicine. *Nature, 405*(6788), 857–865. http://dx.doi.org/10.1038/35015728 DOI:10.1038%2F35015728.

Soon, W. W., Hariharan, M., & Snyder, M. P. (2013). High-throughput sequencing for biology and medicine. High-throughput sequencing for biology and medicine. *Molecular Systems Biology, 9*, 640. http://dx.doi.org/10.1038/msb.2012.61.

U.S. Food and Drug Administration. (2013, June 19). *Table of valid genomic biomarkers in drug labels. Retrieved from,* http://www.fda.gov/Drugs/ScienceResearch/ResearchAreas/Pharmacogenetics/ucm083378.

Weitzel, J. N., Blazer, K. R., Macdonald, D. J., Culver, J. O., & Offit, K. (2011). Genetics, genomics, and cancer risk assessment: State of the Art and Future Directions in the Era of Personalized Medicine. *CA: A Cancer Journal for Clinicians, 61*, 327–351.

Whirl-Carrillo, M., McDonagh, E. M., Hebert, J. M., Gong, L., Sangkuhl, K., Thorn, C. F., et al. (2012). Pharmacogenomics knowledge for personalized medicine. *Clinical Pharmacology & Therapeutics, 92*(4), 414–417.

第6章 临床实验和研究计划

第一节 研究计划书

一、概述

(一) 定义

研究计划书是指详细的临床研究书面计划书 [Clinical Trials.gov, 2012a, 2012b; National Cancer Institute (NCI)—Cancer Therapy Evaluation Program (CTEP), 2013a；II. Clinical research study (Clinical Trials.gov, 2012a; Knoop & Carney, in press; NCI—CTEP, 2013a; Ness & Cusack, in press); National Institute of Health (NIH), 2013; World Health Organization (WHO), 2013]。

(二) 临床研究 [Clinical Trials.gov, 2012a; Knoop & Carney,in press; NCI-CTEP, 2013a; Ness & Cusack, in press; NationalInstitute of Health (NIH), 2013; World Health Organization (WHO), 2013]

1. 以人为对象的科学研究

2. 临床研究的类型

(1) 干预性研究 [也称为实验研究或临床实验 (CT)]

1) 预防。

2) 筛查和早期检测。

3) 提高诊断正确率。

4) 生活质量和支持性护理。

5) 治疗。

(2) 观察性研究

流行病学研究。

3. 干预性研究

(1) 目的:评价生物医学和行为干预的安全性、功效及有效性。

(2) 干预:可为新的治疗方式 [药物制剂、生物制剂 (干细胞移植,基因疗法)]、设备或行为。

1) 一个、多个或没有 (对照)。

2) 根据研究计划进行。

(3) 临床实验分为 5 个阶段:0~ Ⅳ 阶段 (表 6-1) (ClinicalTrials.gov., n.d.)。

1) 临床实验可分为调查性临床实验、已知药物临床实验和联合治疗方法的临床实验。

2) 根据目标和实验对象数目等特征对临床实验进行描述。

4. 观察性研究

(1) 目的:评估不同人群的生物医学结果和健康状况。

(2) 参与者可根据不同特征进行分组,如男性,年龄大于 65 岁。

(3) 特点:无干预措施。

5. 审查批准和监督 [Code of Federal Regulations (CFR), 2012b; Filchner & Herman, 现版 ; NCI-CTEP, 2013a; Mitchell & Smith, 现版]

(1) 每个研究在开始招募参与者之前都要经过机构伦理审查委员会 (IRB) 或独立的伦理协会的审查。

(2) 机构伦理审查委员会 (IRB)

1) 定义:由机构正式授权的团体,职责为对以人为研究对象的临床研究进行伦理审查 [CFR, 2012b; Department of Health and Human Services (DHHS)–Office for Human Research Protections (OHRP), 2011]。

2) 目的:通过查看以人为研究对象的临床研究的计划书和知情同意书等资料,权衡研究对象的权利,以保护和维护研究对象的权利和利益 [CFR, 2012b; Department of Health and Human Services (HHS) OHRP, 2011, n.d.]。

3) 机构伦理审查委员会的审批标准 (CFR, 2009)

①研究对象的风险最小化。

②风险在预期收益和知识的合理范围之内。

③无研究对象偏倚。

④获得每位研究对象的知情与同意,或者委托法定代理人进行登记。

⑤计划书需提供监测数据,以保证研究对象的安全。

⑥研究对象的数据需保密。

⑦保护易受伤害的研究对象免受强迫和不正当的影响。

(3)IRB 的类型 (表 6-2)。

(4) 外部审查委员会:伦理审查委员会 (CIRB) 或商

表 6-1 临床试验不同阶段的概述

试验阶段	说明	目标	实验对象
0	• 小剂量研究试剂的探索性研究 • 严格限制药物剂量及持续时间(大约≤7天) • 目的不在于治疗(或诊断)疾病 • Ⅰ期试验前的试验 • 对新药物的探索性研究(IND)	• 为人体药代动力学和药效学提供数据 • 判断药物在人体中的药效机制 • 使用人类肿瘤组织和(或)移植组织改善生物标志物分析 • 改善药物的效能和提高后期成功发展的概率	• 10~12人
Ⅰ	• 单一标本的传统意义上的人类首次使用(FIN)剂量的相关发现研究 • 多种药物或多种干预(如药物+放疗)的剂量发现研究	• 评价安全性和可耐受性 • 定义最大可耐受剂量(MTD) • 单种药物 • 联合用药 • 多种干预措施的结合 • 确定剂量限制性毒性(DLT) • 定义优化生物活性剂量(BAD) • 评价PK或PD数据 • 观察初步反应(如抗肿瘤效应)	• 20~100人 • 健康志愿者 • 患病志愿者 • 一般有很多的肿瘤类型(如实体瘤) • 标准治疗和非标准治疗的无效果的患者 • 各器官功能良好,尤其是骨髓、肝、肾等器官 • 成人的安全性和毒理性研究后方可进行儿童研究
Ⅱ	• ⅡA阶段 概念性研究的证据可以为干预性研究提供原始资料,以便于实施更大范围的研究 • ⅡB阶段 目标人群的最佳剂量研究	• ⅡA阶段 • 有倾向的患者或目标人群的证明活动 • 建立对概念的证据 • ⅡB阶段 • 建立对患者或目标人群的最佳剂量,可以应用在第三阶段的研究 • 评价安全性	• 80~300人 • 更多的同性质的人口回应依据于 • 第一阶段的数据 • 临床前的模式 • 操作/措施的作用机制 • 研究对象需要有可以准确和再次测量的疾病 • 可以限制此前治疗的数量
Ⅲ	随机对照试验(RCT)	• 实验组与对照组药物性能之间的对比 • 评估药物的安全性	• 几百到几千人 • 同类人群
Ⅳ	售后调研	• 评价药物售后阶段的安全性 • 美国食品和药品管理局(FDA)可能会或不会要求药物进行此阶段的试验 • 和其他相似上市的药物进行对比 • 监督药物长期的和额外的安全性、有效性和对患者生命质量的影响 • 评估药物和食物之间的相互作用 • 特殊人群的效果评估(如孕妇、小孩)或确定成本效益	• 几百到几千人 • 有新上市药物或生物制剂的标签

Data from Ness, E. & Cusack, G. (In press). Types of clinical research: experimental. In Klimaszewski, A.D., Bacon, M., Eggert, J., Ness, E., Westendorp, J. & Willenberg K. (Eds.), Manual for clinical trials nursing. Pittsburgh: Oncology Nursing Society.

业审查委员会 (Moon & Khin-Maung-Gyi, 2009)。

1) 不隶属于研究机构或研究者,因此,可以提高审查的效率,加快研究的进程。

2) 当研究不符合学术或联邦医疗系统时,研究人员可以采取的进行研究的一种手段。

3) 美国癌症研究所伦理审查委员会 (NCICIRB):为美国癌症研究所癌症治疗评价计划资助的多中心Ⅲ期成人临床实验和Ⅱ期、Ⅲ期儿童随机实验提供伦理审查

(NCI CIRB Initiative, 2013)。

(5) 数据安全监察委员会 (DSMB) (NIH, 2013)

1) 为确保研究对象的安全性以及数据的有效性和完整性而设立。

2) 为一些国家卫生研究院资助的临床实验提供监管和督查,以保证研究对象的安全以及数据的有效性和完整性 (不适用于最小风险实验,如行为干预研究)。

3) 在研究者纳入研究对象之前,数据安全监察委员

表 6-2 制度审查委员会的类型 (IRBs)

内部 IRB		外部 IRB
地区 IRB	商业 IRB	中心 IRB
附属于组织研究的机构或组织	由组织或赞助商支付进行伦理审查	用于大型、多中心临床实验的伦理审查
如:大学或医院	不附属于某个特殊组织	代表所有参与审查的研究地点的利益
	经常被企业用来加快网上研究活动	可以是商业性质(参照商业 IRB 信息)
	可用于医疗机构	可以由公共研究组织,如国家癌症组织成立(http://www.ncicirb.org/)
	当研究已通过中心 IRB 的批准,可通过商业 IRB 快速开展对特定患者的研究	

Data from Filchner, K. (In press).Protocol review and approval process.In Klimaszewski, A.D., Bacon, M., Eggert, J., Ness, E., Westendorp, J. & Willenberg K. (Eds.), Manual for clinical trials nursing. Pittsburgh: Oncology Nursing Society.

会需向伦理委员会递交一份详细的数据和安全监测计划。

4)向伦理委员会报告中期结果和干预导致的副作用。

6.扩展使用 [U.S. Food & Drug Administration (FDA), 2013; Lindberg, in press]

(1) 通过 FDA 批准的临床实验性新药 (IND),可应用于以下患者:

1) 病重的患者,无法参与临床实验 (体能状态太差)。

2) 患有目前无有效治疗方法的疾病。

3) 在临床实验结束的时候出现治疗反应。

(2) 由 FDA 监管

1) 给患者带来的潜在风险大于潜在益处。

2) 药物不被滥用的评估应登记在临床试验中。

3) 患者可能会为额外的大多数试验药物的使用买单。

(3) 扩展使用协议的类型

1) 个体患者,包括紧急使用 (也称为同情使用)。

2) 类似疾病中间患者群体,但建立治疗方案没有足够的患者。

3) 大量参加 IND 新药临床实验治疗的患者提供药物有效的证据,患者不能申请其他的临床实验。

(二) 研究计划书

1.不同的研究计划书具有不同的模板 (这里只列出治疗评价计划资助的研究计划书的主要内容);所有模板可在网站 http://ctep.cancer.gov/investigatorResources/docs/InvestigatorHandbook.pdf 提供的手册 [A Handbook for Clinical InvestigatorsConducting Therapeutic Clinical Trials Supported by CTEP, DCTD,NCI (version 1.1)] 的 7.2 部分中找到 (ClinicalTrials.gov, 2013; NCI−CTEP, 2013b; Mitchell & Smith, in press)。

2.根据治疗评价计划研究者手册创建、提出、实施 (NCI−CTEP, 2013b)。

(1) 为干预性实验设计,但主要部分适用于所有临床研究,与商业赞助的研究或其他研究的计划书稍有差异。

(2) 多中心研究网站使用相同的协议模板保证了一致性和研究团队成员之间的良好沟通,还确保不同研究之间的伦理、执行程序和监管具有可比性。

3.计划 / 模式 (CFR, 2012a; NCI−CTEP, 2013b) (框 6-1)

总结了治疗方案、确定了具体的干预措施、每种干预措施的持续时间 (即天数、周期) 以及估计了干预对象的数目。

4.研究目标或目的

可分为主要目标和次要目标,可表示为研究的假设。

5.临床实验的背景和理论基础

(1) 包括导致目前假说的之前的临床实验。

(2) 评估疾病和患者转归之间的相关性,即治疗效果、无病生存、总生存期。

(3) 阐述实验的基本原理,即对未发表的数据及技术进行解释。

(4) 辅助研究的信息,即生活质量和支持性护理。

6.患者的纳入标准 (CFR, 2012a)

(1) 研究对象要满足条件

1) 需考虑的指标:癌症的阶段和类型,以及患者的年龄、性别。

2) 需考虑的条件:接受知情告知的能力,预期寿命、器官功能在可接受范围内。

(2) 纳入标准必须是客观的和可衡量的

1) 纳入标准:在患者符合纳入标准的前提下,才能纳入临床实验。

2) 排除标准:阐述因为某种风险而被排除在外的患者。

7.干预性药物和商业药物的信息

包括药物名称、供应商、药物稳定性、储存要求、给药途径、作用机制、配方和副作用等信息 (NCI−CTEP,

框 6-1　方案举例					
Ⅰ期单药试验					
剂量递增试验					
剂量水平	1 级	2 级	3 级	4 级	5 级
(CTEP IND 药物)的剂量*					
Ⅰ期联合药物试验					
剂量水平	1 级	2 级	3 级	4 级	5 级
药物X(单位)					
药物Y(单位)					
药物Z(单位)					

* 剂量表达为精确的剂量单位（如 mg/m^2、mcg/kg），而不是百分比。

Data from　NCI—CTEP. (2013b). Generic protocol template. http://ctep.cancer.gov/protocolDevelopment/docs/Generic_Protocol_Template_for_Cancer_Treatment_Trial.docx.

2013b)。

8. 治 疗 计 划（如 IND）(CFR, 2012a; NCI—CTEP, 2013b)

(1) 治疗方案和药物剂量必须准确、清晰、易于理解，并需在整个计划书中有所体现。

(2) 对于癌症治疗评价计划资助的研究，治疗方案和药物剂量的书写必须遵守"治疗方案书写和命名指南"(NCI—CTEP, 2013b)。

9. 纳入研究对象的程序 (ClinicalTrials.gov, 2013; Simon, 2011)

(1) 根据纳入标准和排除标准纳入研究对象，并详细记录研究对象在纳入研究时的信息、随机化分组的过程。

(2) 随机设计：使用电脑随机数字法将研究对象随机分入实验组 (Simon, 2011)。

(3) 非随机设计：根据研究者的意愿，将研究对象分入实验组。

(4) 研究对象的特征：年龄、性别、种族、教育水平等。

(5) 分层：同一组的研究对象根据某一特征，如预后，进行进一步分组。

10. 不良反应事件 (AEs) 评分和报告要求 (NCI, 2012b; NCI—CTEP, 2010; Ness & Lau Clark, in press.)

(1) 不良反应事件的定义

1) 任何在药物治疗过程中出现的不利或意料之外的体征（包括异常的实验室检查结果）、症状或疾病，可能与治疗有关或无关。

2) 代表一个特定事件，用于医疗记录和科学分析 (NCI—CTEP, 2010, p. 2)。

(2) 不良反应事件的责任

1) 癌症治疗评估计划 (CTEP)、癌症管理计划 (CIP) 和癌症预防计划 (DCP) 确保研究在联邦法规管理下进行 (CFR, 2012a)。

2) 研究者和临床调查人员有责任对不良反应事件进行识别、记录、分级和寻找药物或干预方面的原因，并报告不良反应事件。

3) 根据 CTEP 不良反应事件报告系统，已制订了适合于 CTEP 研究和 DCP 癌症预防实验的快速不良反应事件报告系统，详见 https://eapps-ctep.nci.nih.gov/ctepaers/pages/task?rand=1391472079519。

(3) 不良反应事件的评估 (NCI—CTEP, 2010; NCI—CTEP, 2013b)

1) 评分：不良反应事件的严重程度的评估。

①目前使用常见不良反应事件评价标准 (4.03 版) (CTCAE) 对临床实验的不良反应事件进行分级。

②常见不良反应事件评价标准：将不良反应事件分为 1 级（轻度毒性）到 5 级（死亡）(见表 6-3)。

2) 不良反应事件的预测

①可能发生的不良反应事件需在研究者手册和知情同意书中说明，或可在医学文献中查阅到。

②另外，也需要对其他意外的不良反应事件进行评估。

3) 不良反应事件的原因：评估临床实验的干预和不良事件的关系，观察不良事件是否和临床实验的干预有关。

(4) 不良事件的剂量调整：不良反应事件发生后，应根据 NCI CTCAE 术语对每次药物剂量的调整（维持剂量、剂量减少和治疗暂停）进行记录。

11. 疗效评估标准 (CFR, 2012a; Eisenhauer et al.,2009; Madsen, in press; NCI—CTEP, 2013b)

(1) 终点：研究对象的临床或生物学指标，对研究对象的风险最小。

1) 最常使用的指标为治疗反应率或者疾病发展的时间。

2) 其他指标，包括疾病无进展期、无病生存率和总生存率。

不良事件	1	2	3	4	5
表 6-3　不良事件——发热的通用术语标准

不良事件	1	2	3	4	5
发热	38.0℃~39.0℃ (100.4°~102.2°F)	>39.0℃~40.0℃ (102.3°~104.0°F)	>40.0℃(>104.0°F)持续 ≤24小时	>40.0℃(>104.0°F)持 续24小时	死亡

Data from　NCI-CTEP. (2010). Common terminology criteria for adverse events (CTCAE) (version 4.03).http://evs.nci.nih.gov/ftp1/CTCAE/CTCAE_4.03_2010-06-14_QuickReference_8.5x11[1].pdf.

(2) 例如：实体瘤疗效评估标准 (RECIST)。

1) 标准评估方法为测量实体瘤的大小。

2) 其他疾病评估和测量方法。

(3) 血液系统癌症的疗效评估方法通常在研究计划书中需说明。

12. 研究设计 (CFR, 2012a; NCI-CTEP, 2013b)

包括如何设计研究和分析数据等方面，具体包括以下方面：

1) 随机和分层方法。

2) 样本量的计算。

3) 估算发生概率和研究时间。

4) 用于临时数据分析和最终数据分析的指标；实验结束的标准。

5) 数据分析方法。

13. 知情同意 (IC) (NIH, 2013; Klimaszewski, in press)

(1) 定义：在具有充分认识和了解的基础上，个人参与人体实验和接受医疗过程的自愿协议。

通过口头、书面或其他沟通方式帮助个人决定是否参加临床实验的过程。

(2)Belmont 指出，在临床实验中，知情同意是保护研究对象的基本伦理原则 (National Commission for the Protection of Human Subjects of Biomedical and Behavioral Research, 1979)。

1) 自主性：保护研究对象的自主权。

2) 利益性：即保护研究对象免受伤害，将利益最大化，伤害最小化。

3) 公正性：即不同研究对象之间的利益和责任相当。

(3) 知情同意书的内容 (ICF)，见框 6-2。

NCI 知情同意书的模板 (2013, 5) 可在以下网站获取：http://ctep.cancer.gov/highlights/informed_consent_template_info.htm (NCI-CETP, 2013b)。

(4) 知情同意过程 (CFR,2010.Klimaszewski, in press)

1) 首先召开会议，给潜在的研究对象提供信息和知情同意书，解答疑问，并鼓励他们记笔记。

2) 然后，让潜在的研究对象阅读知情同意书，让他们与自己的家人和信任的人讨论是否参与研究，并写下有疑惑的地方。

3) 回答研究对象的问题，并通过互相提问的方式、书面问卷的形式或者要求潜在研究对象用自己的话语解

释知情同意书的方式来了解他们对知情同意书的理解程度，记录潜在研究对象参加研究的意愿。

4) 确认潜在研究对象在没有受迫或者任何影响的情况下，让他 / 她签署知情同意书。

5) 告知研究对象，他们可以随时退出。

6) 鼓励研究对象写下自己的疑问，研究者将在他们每次受访时为他们解答，直到他们理解为止。

7) 在给予研究对象相应的干预措施之前，需再次确定患者的知情同意。

8) 再次知情同意：为受试者提供关于临床实验的新信息，并在家属在场时记录研究对象对实验的理解，将新签署的知情同意书的复印件给研究对象及家属，重申他们可以随时退出实验，并不会影响他们的利益。

9) 通过 DVD、CD、电脑交流软件、纸质资料和讨论等多种方式向研究对象提供知情同意的内容。

(5) 弱势群体 (CFR,2010;Klimaszewski, in Press)

1) 儿童

①对于未满 18 周岁的儿童，必须经过本人及其家长的知情同意。另外，儿童不拒绝不能代表同意。

②对于年龄够大的儿童，必须在他们考虑相关风险

框 6-2　知情同意书的必备内容

- 需简单介绍研究、说明研究对象以及研究对象参与研究的时间
- 描述研究过程
- 描述可能会出现的风险或不适
- 描述研究给研究对象或其他人可能带来的好处
- 向研究对象公开另一种治疗方案
- 说明可鉴定研究对象身份的资料的保密性
- 说明如果在研究过程中出现超过最小风险的伤害或者需要研究对象额外的信息时，采取的处理方法(如补偿、给予治疗)
- 解答研究对象对研究的疑惑，说明研究对象具有的权利和可能会受到的伤害
- 说明研究对象参与研究是自愿的，他们有权利拒绝参与研究或随时退出研究，并不会给他们造成任何损失

Data from　Code of Federal Regulations. (2010). General requirements for informed consent. Title 45: Public Welfare, Part 46: Protection of Human Subjects, Subpart A, Section 116. http://www.hhs.gov/ohrp/humansubjects/guidance/45cfr46.html#46.116.

与利益后得到他们的知情同意。

　　2) 有精神障碍或痴呆的受试者:

　　需通过受试者法定监护人的知情同意。

　　3) 囚犯 (stiles, Epstein, P Poythress, & Edens, 2012)

　　①需保护他们不受到胁迫。

　　②保护拒绝参与研究的囚犯。

　　4) 孕妇、胎儿或新生儿:

　　需通过受试者、其家长或法定代理人的同意。

第二节　临床实验

一、理论

（一）定义

　　以人体为受试者的前瞻性研究,旨在解决关于生物医药或临床干预 (药物、治疗、仪器或已知药物、治疗和仪器的新用法) 的特定问题。

　　1. 用来判断新的生物药品或临床干预是否安全、有效。

　　2. 与干预性研究或实验性研究同义 (ClinicalTrials.gov, 2013; NIH, 2013; Ness & Cusack, in press; WHO, 2013)。

（二）监管

　　1. 健康与人类服务部 (DHHS):根据通用法则对所有研究进行总体监管。

　　2. 人类保护研究办公室 (OHRP):是健康与人类服务部的一个分管部门,对有关生物医学研究的伦理和管理问题提供指导和解答,以及对是否遵照通用法则进行监管。

　　3. FDA 管理临床实验涉及药物或产品的标签要求。

　　4. 美国癌症研究所 NCI(DHHS 的分部) 主办

　　(1)NCI 国际临床实验网络于 2014 年 3 月成立。

　　(2)NCI 社区肿瘤 (NCORP) 研究项目于 2014 年启动,包括下列项目:DCP 研究基地和社区临床肿瘤项目 (CCOP), 其中 CCOP 包括以少数民族为对象的 CCOP 和 NCI 社区癌症中心项目 (NCCP)。

　　(3) 癌症诊断和治疗分部 (DCTD):NCI 的拓展部门,可资助临床研究。

　　CTEP:资助抗肿瘤药物和生物制剂的干预性试验,以探讨分子靶向和药物作用机制。

（三）疗效比较研究 (CER)(Armstrong, 2012; Knoop & Carney, in press; Lyman & Levine, 2012)

　　1. 定义:在特定的患者中对临床干预的益处及危害进行评估、分析、比较,进而选取最安全、有效又经济的治疗的过程。

　　2. 目标:在公正、知情和循证的基础上,并在符合国家法规的条件下, 为所有患者提供真正安全、有效且经济的现代化肿瘤治疗方案 (Lyman & Levine, 2012, p. 4184)。

　　(1) 通过实验研究获取依据

　　1) 创新性实验使理论转变为实践。

　　2) 通过观察性研究获得不同亚组群体之间的差异。

　　(2) 通过 Meta 分析来对不同的研究结果进行整合。

（四）肿瘤护士在临床实验中的角色 (Daugherty et al., 2009; Klimaszewski, in press)

　　1. 保障患者安全

　　(1) 严格按照国家护理实践操作标准,提升临床实验受试者的伦理关怀。

　　(2) 保证参与到临床实验中的弱势群体成员能被发现, 并保障他们的权益。

　　(3) 与临床实验护士进行沟通。

　　(4) 促进知情同意的完成,确保患者充分知情,知情同意书是否在治疗前签署,患者怀有疑问、误解或者知情同意书遗失告知临床实验护士 (Klimaszewski, in press)。

　　(5) 确保患者被施用药物前再次口头表示同意。

　　(6) 依据标准流程和肿瘤护理操作规范用药安全,以及有效的方式给药。

　　(7) 评估监测患者不良事件,在病历记录中精确记录各种症状的出现和严重程度及处理过程。

　　(8) 不断寻求资源来提供肿瘤治疗及护理实践更新。

　　2. 倡导临床实验整合

　　(1) 出席参加临床实验启动会议。

　　(2) 对参加实验研究的患者的治疗过程及时、精确和完整的记录来确保实验结果的有效性。

　　(3) 依据标准程序收集血样和其他实验结果。

　　(4) 在临床实验中,施药前要与临床实验护士商议。

　　(5) 保证病患文件的科学机密性,保存研究数据和个人健康信息机密。

二、护理诊断和预期目标

（一）知识缺乏 (NANDA-I)

　　预期目标:患者及家属可描述自己在临床实验中的角色。

（二）决策冲突 (NANDA-I)

　　预期目标:患者及家属在临床实验参与决定中无冲突。

三、护理计划和护理措施

（一）提供参与临床实验的相关信息

　　1. 研究者 (PI)、临床实验护士 (CTN) 或研究团队成员应加强对患者及家属研究相关的信息支持。

　　2. 跟患者与家属讨论临床实验的风险和受益。

3.向患者及家属解释参与实验是完全自愿的，拒绝参与或中途退出并不会受到惩罚或损失参与试验应得的利益。

4.向患者及家属提供另一种治疗方法的相关信息。

（二）帮助患者及家属做决策

1.鼓励患者和家属、朋友及信任的顾问（律师或牧师）讨论。

2.指导患者和家属写下参与实验的利弊。

3.鼓励患者与其他人一起阅读和讨论由研究者 (PI) 或临床实验护士提供的知情同意书和教育资料。

4.鼓励患者及家属写下自己对实验存在的疑惑。

5.鼓励患者及家属向研究者或临床实验护士咨询问题。

6.给患者及家属充足的时间做出决策。

（李旭英　译　谌永毅　校）

参考文献

Armstrong, K. (2012). Methods in comparative effectiveness research. *Journal of Clinical Oncology*, 30(34), 4208–4214. http://dx.doi.org/10.1200/JCO.2012.42.2659.

Clinical Trials.gov. (2012a). *Glossary of common site terms (select letter) (revised 08/2012)*. http://www.clinicaltrials.gov/ct2/about-studies/glossary.

Clinical Trials.gov. (2012b). *Learn about clinical studies (revised 08/2012)*. http://www.clinicaltrials.gov/ct2/about-studies/learn.

ClinicalTrials.gov. (2013). *ClinicalTrials.gov protocol data element definitions (draft)*. http://prsinfo.clinicaltrials.gov/definitions.html.

ClinicalTrials.gov. (n.d.). *Glossary-definition: Phase*. http://clinicaltrials.gov/ct2/help/glossary/phase.

Code of Federal Regulations (2009). *Criteria for IRB approval of research. Title 45: Public welfare, Part 46: Protection of human subjects, subpart A, section 111*. http://www.hhs.gov/ohrp/humansubjects/guidance/45cfr46.html#46.111.

Code of Federal Regulations. (2010). *General requirements for informed consent. Title 45: Public welfare, Part 46: Protection of human subjects, subpart A, section 116*. http://www.hhs.gov/ohrp/humansubjects/guidance/45cfr46.html#46.116.

Code of Federal Regulations. (2012a). *IND content and format. Title 21, Volume 5, Part 312: Investigational New Drug (IND) application*. http://www.accessdata.fda.gov/scripts/cdrh/cfdocs/cfCFR/CFRSearch.cfm?fr=312.23.

Code of Federal Regulations. (2012b). *Institutional review boards. Title 21, Vol. 1, Part 56.102*. http://www.accessdata.fda.gov/scripts/cdrh/cfdocs/cfcfr/CFRSearch.cfm?CFRPart=56&showFR=1&subpartNode=21:1.0.1.1.21.1.

Daugherty, P., Schmieder, L., Good, M., Leos, D., Weiss, P., Belansky, H., et al. (2009). *Oncology clinical trials nurse competencies*. http://ons.org/media/ons/docs/publications/ctncompetencies.pdf.

Department of Health and Human Services (DHHS) Office of Human Research Protections (OHRP). (n.d.). *IRBs and assurances*. http://www.hhs.gov/ohrp/assurances/index.html.

DHHS OHRP. (2011). *Guidance on written IRB procedures*. http://www.hhs.gov/ohrp/policy/irbgd107.html.

Eisenhauer, E. A., Therasse, P., Bogaerts, J., Schwartz, L. H., Sargent, D., Ford, R., et al. (2009). New response evaluation criteria in solid tumours: Revised RECIST guideline (version 1.1). *European Journal of Cancer*, 45, 228–247. http://dx.doi.org/10.1016/j.ejca.2008.10.026.

Filchner, K., & Herman, P. (In press). Protocol review and approval process. In A. D. Klimaszewski, M. Bacon, J. Eggert, E. Ness, J. Westendorp, & K. Willenberg (Eds.), *Manual for clinical trials nursing* (3rd ed.). Pittsburgh: Oncology Nursing Society.

Good, M. (2013a). *Integrated program developed for clinical trials. Clinical Trial Nurses Special Interest Group Newsletter*. Pittsburgh: Oncology Nursing Society. January, p. 6.

Good, M. (2013b). *Programs combined into community oncology program. Clinical Trial Nurses Special Interest Group Newsletter* Pittsburgh: Oncology Nursing Society January, p. 7.

Klimaszewski, A. (In press). Informed consent. In A. D. Klimaszewski, M. Bacon, J. Eggert, E. Ness, J. Westendorp, & K. Willenberg (Eds.), *Manual for clinical trials nursing* (3rd ed.). Pittsburgh: Oncology Nursing Society.

Knoop, T., & Carney, P. (In press). Types of clinical research: Background. In A. D. Klimaszewski, M. Bacon, J. Eggert, E. Ness, J. Westendorp, & K. Willenberg (Eds.), Manual for clinical trials nursing. Pittsburgh, PA: Oncology Nursing Society.

Lindberg, D. A. (In press). Expanded access of investigational drugs. In A. D. Klimaszewski, M. Bacon, J. Eggert, E. Ness, J. Westendorp, & K. Willenberg (Eds.), *Manual for clinical trials nursing*. Pittsburgh: Oncology Nursing Society.

Lyman, G. H., & Levine, M. (2012). Comparative effectiveness research in oncology: An overview. *Journal of Clinical Oncology*, 30(34), 4181–4184. http://dx.doi.org/10.1200/JCO.2012.45.9792.

Madsen, L. (In press). Protocol development and response assessment. In A. D. Klimaszewski, M. Bacon, J. Eggert, E. Ness, J. Westendorp, & K. Willenberg (Eds.), *Manual for clinical trials nursing*. Pittsburgh: Oncology Nursing Society.

Mitchell, W. & Smith, Z. (In press). Elements of a protocol. In A. D. Klimaszewski, M. Bacon, J. Eggert, E. Ness, J. Westendorp, & K. Willenberg (Eds.), *Manual for clinical trials nursing*. Pittsburgh: Oncology Nursing Society.

Moon, M. R., & Khin-Maung-Gyi, F. (2009, April). *The history and role of Institutional Review Boards*. http://virtualmentor.ama-assn.org/2009/04/pfor1-0904.html.

National Commission for the Protection of Human Subjects of Biomedical and Behavioral Research. (1979). *The Belmont report: Ethical principles and guidelines for the protection of human subjects of research*. http://www.fda.gov/ohrms/dockets/ac/05/briefing/2005-4178b_09_02_Belmont%20Report.pdf.

National Institute of Health (NIH). (2013). *Grants and funding: Glossary and acronym list*. http://grants.nih.gov/grants/glossary.htm#C.

NCI. (2012a). *National clinical trials network program guidelines, version 1.1*. http://ctep.cancer.gov/investigatorResources/default.htm.

NCI. (2012b). *NCI guidelines for investigators: Adverse event reporting requirements for DCTD (CTEP and CIP) and DCP INDs and IDEs*. http://ctep.cancer.gov/protocolDevelopment/electronic_application/docs/aeguidelines.pdf.

NCI CIRB Initiative. (2013). *NCI CIRB: Top 5 FAQs*. https://www.ncicirb.org/IM%20Top%205%20FAQs.pdf.

NCI CTEP. (2013). *A handbook for clinical investigators conducting therapeutic clinical trials supported by CTEP, DCTD, NCI (version 1.1).* http://ctep.cancer.gov/investigatorResources/docs/InvestigatorHandbook.pdf.

NCI CTEP. (2013, May 15b). *Generic protocol template.* http://ctep.cancer.gov/protocolDevelopment/docs/Generic_Protocol_Template_for_Cancer_Treatment_Trial.docx.

NCI, Cancer Therapy Evaluation Program (CTEP). (2010). *Common terminology criteria for adverse events (CTCAE) (version 4.03).* http://evs.nci.nih.gov/ftp1/CTCAE/CTCAE_4.03_2010-06-14_QuickReference_8.5x11[1].pdf.

Ness, E., & Cusack, G. (In press). Types of clinical research: Experimental. In A. D. Klimaszewski, M. Bacon, J. Eggert, E. Ness, J. Westendorp, & K. Willenberg (Eds.), *Manual for clinical trials nursing.* Pittsburgh: Oncology Nursing Society.

Ness, E., & Lau Clark, A. M. (In press). Adverse events and unanticipated problems. In A. D. Klimaszewski, M. Bacon, J. Eggert, E. Ness, J. Westendorp, & K. Willenberg (Eds.), *Manual for clinical trials nursing.* Pittsburgh: Oncology Nursing Society.

Simon, R. (2011). Design and analysis of clinical trials. In V. T. DeVita, T. S. Lawrence, S. A. Rosenberg, R. A. DePinho, & R. A. Weinberg (Eds.), *Cancer: Principles and practice of oncology* (9th ed.), ISBN: 9781451105452.

Stiles, P. G., Epstein, M., Poythress, N., & Edens, J. F. (2012). Protecting people who decline to participate in research: An example from a prison setting. *IRB: Ethics & Human Research, 34* (2), 15–18.

U.S. Food & Drug Administration (FDA). (2013). *FDA expands access to investigational drugs.* http://www.fda.gov/ForConsumers/ConsumerUpdates/ucm176845.htm.

World Health Organization (WHO). (2013). *Clinical trials.* http://www.who.int/topics/clinical_trials/en/.

第**7**章　乳腺癌

（一）解剖和生理

1. 乳腺的解剖：男性和女性的乳房发育都是源于同样的胚胎组织。在青春期，女性的性激素，主要是雌激素，促进胚胎组织的发展。但这种情况不会发生于男性中，因为男性体内具有较高的睾丸素。因此，女性的乳房比男性更明显。

（1）成年女性的乳房组织覆盖在胸部（肺部）肌肉上；它位于第二胸骨与腋中线（腋窝）之间以及第六肋骨与锁骨下方之间（Dirbas & Scott-Conner, 2011）。

（2）乳房的构成包括结缔组织（胶原蛋白和弹性蛋白）、神经 [外周神经，第四、第五和第六肋间神经的前支和侧支，和 T4(胸段脊神经，支配乳头和乳晕复合体的皮肤)]、血管、淋巴管、脂肪、乳腺小叶、乳管、Cooper 悬韧带以及乳头和乳晕（Dirbas & Scott-Conner, 2011）。

（3）乳腺：功能性乳腺和解剖性乳腺。

1) 功能性乳腺：由腺体和脂肪组织构成。

①腺体组织：由 14~18 个腺叶组成，每个腺叶由乳腺小叶和直径为 2~4.55mm 的乳腺小管组成。腺叶的末端通向乳头，周围由结缔组织包绕，被称为终末导管小叶单位 (TDLU)，可产生脂肪母乳。

②脂肪组织：绝经后更加突出；在哺乳期，腺体与脂肪比为 2∶1；非哺乳期，腺体与脂肪比为 1∶1(Osborne & Boolbol, 2010)。

2) 乳腺的解剖学

①不同女性的乳腺大小和形状各不相同，在不同年龄阶段也会变化。

②男性的乳腺组织也可发育，即男性乳房发育症。

（4）淋巴组织：由淋巴结和淋巴管组成；75% 的淋巴液引流至腋窝淋巴结（胸部、肩胛下、肱骨）；25% 的淋巴液引流至胸骨旁淋巴结、对侧乳腺或腹部 (Osborne & Boolbol, 2010)。

（二）流行病学

1. 全球范围内，乳腺癌是女性最常见的癌症 (International Agency for Research on Cancer and Cancer Research UK, 2011)。

2. 在美国，2013 年大约有 234 580 的新病例确诊

(232 340 例女性和 2240 例男性)，大约有 40 030 人死于乳腺癌 (39 620 例女性和 410 例男性) [American Cancer Society (ACS), 2013a]。

3. 是美国女性癌症的第二大死亡原因。

4. 自 1989 年以来，乳腺癌的死亡率稳步下降，年轻女性的死亡率（ < 50 岁）下降了 3%，50 岁以上的女性死亡率下降了 2%(ACS, 2013a)。

5. 发病率趋势

(1)2002－2003 年，乳腺癌的发病率下降了 7%，其原因是减少了激素替代治疗的使用。

(2)2005－2009 年，乳腺癌的发病率趋于稳定。

(3)2013 年，大约有 64 640 位美国妇女被新诊断为原位乳腺癌。

1)2005－2009 年，乳腺癌的发病率上升了 2.8%(ACS, 2013a)。

2) 原位乳腺癌的两个主要类型：

①导管原位癌 (DCIS)

A. 非浸润性乳腺癌累及导管细胞。

B. 占原位癌的 85%。

②小叶原位癌 (LCIS)

A. 累及生成乳汁的小叶细胞。

B. 多形性 LCIS，具有侵袭性，更容易发展成浸润性小叶癌。

（三）危险因素

1. 性别：女性的发病率高于男性 100 倍。

2. 年龄：随年龄增长，发病率增加，特别是 55 岁以上的女性；约 75% 的乳腺癌发生在绝经后女性。

3. 种族和遗传

(1)1/8 白人女性会发生乳腺癌。

(2)1/10 非裔美国女性会发生乳腺癌。

更多年轻 (<45 岁) 的非裔美国女性被诊断为乳腺癌。

4. 月经初潮早。

5. 初次怀孕年龄晚：30 岁后初次生育。

6. 生育次数：生育次数越多危险性越低。

7. 母乳喂养：母乳喂养可降低患乳腺癌危险，特别是持续时间长的母乳喂养。

8.绝经年龄晚。

9.未产妇:从未怀孕。

10.应用激素替代治疗和(或)口服避孕药。

11.胸部放射治疗后(如霍奇金淋巴瘤和非霍奇金淋巴瘤的胸部放射治疗)。

12.家族史:直系亲属中(母亲、父亲、姐妹)患有乳腺癌的女性患病危险性会增加。

13.遗传因素:遗传性乳腺癌综合征或突变,占所有女性乳腺癌的5%~10%,占所有男性乳腺癌的4%~40%。

(1)BRCA1 基因突变

1)位于染色体 17q21,占所有家族性乳腺癌的20%。

2)具有此基因突变的个体,一生中有50%~85%的概率发展为乳腺癌,有15%~45%的概率发展为卵巢癌。

3)增加了男性患前列腺癌的危险。

4)BRCA1 基因突变常可发生在以下人群中

① 45 岁前被诊断为乳腺癌的患者。

② 50 岁之前被诊断为乳腺癌患者,且其直系亲属中有一个或一个以上患有乳腺癌。

③ 50 岁前被诊断患有两个原发性肿瘤的患者,且乳腺癌为第一原发性肿瘤。

④在 60 岁前被诊断为三阴乳腺癌的女性或第一直系男亲属患有乳腺癌。

⑤德系犹太人后裔。

⑥在任何年龄段被诊断为胰腺癌患者,且其直系亲属中有两个或两个以上患有乳腺癌、卵巢癌或胰腺癌。

(2)BRCA2 基因突变

1)位于染色体 13q12。

2)具有此基因突变的个体,一生中患乳腺癌风险高达 80%。

3)BRCA2 基因突变可增加患乳腺癌、胰腺癌、恶性黑色素瘤和卵巢癌的危险。

4)BRCA2 基因突变常可发生在以下人群中

①德系犹太人后裔。

②具有上皮性卵巢癌病史的个体。

③ 50 岁前诊断为乳腺癌,且有相关家族史。

④在任何年龄段诊断为乳腺癌,且直系亲属中有两个或两个以上的亲属在任何年龄患有上皮性卵巢癌。

⑤在任何年龄诊断为胰腺癌,且近亲亲属中有两个或两个以上的亲属患有乳腺癌、卵巢癌或胰腺癌。

(3)TP53(p53 蛋白):可导致李弗劳明综合征,该综合征增加了患乳腺癌、软组织肉瘤、骨肉瘤、脑肿瘤、白血病和肾上腺皮质癌的风险(NCCN, 2014)。

(4)ATM 基因(共济失调毛细血管扩张突变):可导致共济失调毛细血管扩张症,增加了乳腺癌的患病风险。

(5)PTEN 突变

1)可导致 Cowden 病,这是一种罕见的疾病,此疾病可增加了患良性或恶性乳腺肿瘤、乳房或胃肠道错构瘤、嘴唇和口腔的皮肤损害、甲状腺功能异常、滤泡状癌、甲状腺肿瘤、肾脏肿瘤和肠道肿瘤的风险。

2)具有此突变的个体,一生中发生乳腺癌的风险为25%~50%

(6)STK11/LKB:可导致黑斑息肉综合征,与乳腺癌、胃肠道癌、卵巢癌、睾丸癌、子宫癌和宫颈癌相关。

(7)CHEK2

1)细胞周期关卡激酶基因,是 DNA 细胞修复途径的一个重要组成部分。

2)位于 22 号染色体。

3)此基因突变可增加女性患乳腺癌的风险。

(8)Lynch 综合征

1)通常被称为遗传性非息肉病性结肠癌(HNPCC)。

2)可增加患乳腺癌、卵巢癌、胃癌、小肠癌、胰腺癌、前列腺癌、泌尿道癌症、肝癌、肾癌、胆管癌的风险。

(9)PALB2

1)该基因可被转录翻译为 BRCA2 的陪伴蛋白和定位蛋白 b,使乳腺癌的发病风险增加 2.3 倍。

2)在患有家族乳腺癌的个体中,我们已经找到了PALB2 基因的 10 种突变。

(10)BRIP1

1)与 BRCA1 相互作用的蛋白基因序列。

2)参与制作 BRCA1 基因细胞核中 DNA 损伤修复的蛋白,在家族性 BRCA1 和 BRCA2 突变中发现损伤的DNA。

14.高脂肪饮食,特别富含多不饱和脂肪的饮食。

15.单不饱和脂肪具有保护作用,如橄榄油。

16.肥胖。

17.饮酒:大量乙醇摄入可增加患病风险。

18.吸烟:年轻时开始抽烟并持续超过 20 年。

(四)乳腺癌的预防

1.他莫昔芬:第一代选择性雌激素受体调节剂(SERM)。

(1)国家外科辅助胸和肠项目结果显示,乳腺癌高危妇女发病率总体减少了 49% (Fisher et al., 1998; Sporn & Suh, 2000)。

(2)副作用,包括潮热、认知变化、三酰甘油水平升高、血栓栓塞和子宫内膜癌。

2.雷洛昔芬:第二代选择性雌激素受体调节剂(SERM)。

(1)此药得到了美国食品和药品管理局(FDA)的批准,用来降低绝经后女性患乳腺癌的风险和治疗绝经后女性的骨质疏松症(Sporn & Suh,2000)。

(2)副作用:潮热、腿抽筋、关节痛、头痛和类似感冒的症状。

(3)STAR (三阿替洛尔和雷洛昔芬的研究) 实验:是一次随机性、双盲、多中心的研究,旨在比较服用他莫昔芬和雷洛昔芬的 19 000 多例绝经后女性发生浸润性乳腺癌的概率,结果显示两组无显著差别;相对于雷洛昔芬组 (80 例),他莫昔芬组发生非侵入性乳腺癌的例数略少 (57 例)(Vogel et al .,2006)。

3.芳香化酶抑制剂 (依西美坦)

(1) 依西美坦:可减少具有乳腺癌中度风险的绝经后女性患浸润性乳腺癌的概率 (Goss et al .,2011)。

(2) 副作用:潮热、头痛、阴道出血、关节疼痛和骨质流失。

(五) 筛查和早期检测 (见第 2 章)

早期诊断:早期诊断乳腺癌可以增加存活的机会。

(六) 诊断方法

活检:根据肿块在乳房或腋下的位置确定,根据活检结果可做出诊断。

(1) 使患者有机会决定接受手术的类型。

(2) 需要取足够量的细胞用于雌激素受体 (ER)、孕激素受体 (PR) 和表皮生长因子受体 2 的测试。

(3) 活组织检查的类型

1) 针芯抽吸活组织检查。

2) 立体定向真空辅助乳腺活检。

3) 细针穿刺活检 (FNA)。

4) 切口活检。

5) 切除活组织检查。

(4) 磁共振成像 (MRI)、乳房 X 线检查或超声可以更好定位活检的部位 (Evers,2010)。

(七) 乳腺癌的病理分型 (Pegram et al .,2011)

1.导管癌:占乳腺癌病例的 70%~80%。

(1) 浸润型导管癌 (IDC) 为常见类型。

(2) 不同患者的临床预后各不相同,取决于细胞形态学特点:ER、PR、Ki67(细胞增殖的标志) 和表皮生长因子受体 2。

2.小叶癌:占乳腺癌病例的 10%~15%。

(1) 浸润型小叶癌 (ILC):可转移,预后与浸润型导管癌相似。

(2) 因为癌细胞是辐射性扩散方式,因此,乳房 X 线检查不易检测出病灶,也难触及,与浸润性导管癌 (IDC) 相比更容易累及两侧乳房。

(3) 可以转移至心包、腹部、卵巢、子宫、胃以及眼睛的表面。

3.预后较好的特殊亚型的乳腺癌:不超过乳腺癌病例的 10%

包括乳头状、管状、黏液、纯粹的髓样癌和化生的癌。

4.炎性乳腺癌:占乳腺癌病例的 1%。

(1) 具有侵袭性。

(2) 具有浸润性红斑,与乳腺炎相似。

(3) 皮肤水肿 (橘皮样),具有明显的边界。

5.佩吉特病:以单边乳头的湿疹性改变为特征,经常与导管原位癌 (DCIS) 一同出现。

6.乳腺叶状囊肉瘤:不到乳房肿瘤的 1%。

(1) 良性的占 90%,恶性的占 10%。

(2) 很少发生转移,但可发生局部转移。

7.罕见肿瘤:包括鳞状细胞癌、淋巴瘤和血管肉瘤。

8.良性乳腺肿瘤

(1) 导管内原位癌 (DCIS),也称为导管内癌。

1) 导管内得到细胞进行增殖。

2) 分级为 0 级。

3) 若不切除可能会发生转移,所以建议手术切除。

4) 不可触及,一般通过乳房 X 线检查发现,具有多形性钙化灶 (破碎的玻璃钙化传播模式)。对于高度怀疑恶性肿瘤的个体,需要进一步评估,推荐进行细针抽吸或粗针切片活检。

5) 结构形态:微乳头型、实体型、粉刺型、乳头型和筛孔型。

①粉刺坏死往往更具侵袭性,容易复发。

(2) 小叶原位癌 ((LCIS),即小叶肿瘤。

1) 通常多发 (不止一个肿瘤) 和多部位发生 (涉及多个象限的乳房)。

2) 乳房 x 线检查或体检通常难以发现,但可以在病理报告中偶然发现。

3) 分级为 0 级。

4) 建议手术切除。

(3) 非典型导管增生和非典型小叶增生

建议手术切除 (Pegram et al .,2011)。

(八) 乳腺癌的分类

1.乳腺肿瘤分类的分子基础

(1) 单基因阵列:ER、PR、HER-2/neu、Ki67 和增殖指数。

(2) 多基因表达:多基因转录谱使用微阵列基因芯片进行表达 (如 Oncotype DX 基因检测) 或实时聚合酶链反应 (反转录聚合酶链反应)(如 Mammaprint 高通量基因检测系统)。

(3) 最近的研究显示,炎性乳腺癌、HER2- 阳性乳腺癌、小叶乳腺癌和 BRCA- 突变乳腺癌的基因表达谱各不相同。

2.乳腺癌有 5 种不同的亚型,它们有不同的临床结局和生物学特性 (Pegram et al .,2011; Schnitt, 2010)。

(1)A 型肿瘤

1) 它的 ER 的表达水平最高:雌激素受体阳性、pr-

阳性和 her2 阴性。

2) 分级往往较低。

3) 内分泌治疗有良好的预后。

4) 对化疗不敏感 (Pegram et al .,2011)。

(2)B 型肿瘤

1) 肿瘤细胞的基因类型——PR- 阴性、ER- 阳性和 HER2 阳性。

2) 预后比 A 型肿瘤差。

3) 分级往往较高。

4) 化疗和靶向 HER2 治疗有效 (Pegram et al .,2011)。

(3) 正常样乳腺肿瘤

1) 基因表达谱类似于良性的非恶性的乳腺上皮细胞。

2) 预后类似于 B 型肿瘤 (Pegram et al .,2011)。

(4)HER2 扩增

1) 肿瘤 17q 号染色体上有放大的 HER2 基因, 并且可能有其他 HER2 相邻基因的超表达。

2)HER2 阳性肿瘤抑制了 ER 和 PR 的表达, 并可调控血管内皮生长因子 (VEGF)。

3) 这些肿瘤的临床预后较差, 但随着曲妥珠单抗 (赫赛汀) 治疗的出现, 临床预后得到了改善。

(5) 基底肿瘤

1) 个体的 ER、PR 和 HER2 是阴性的, 即"三阴"。

2) 分级往往比较高, 表达细胞角蛋白 (5/6,17)、波形蛋白、p63 CD10、平滑肌肌动蛋白和表皮生长因子受体 (EGFR)。

3)BRCA1 乳腺癌可能属于这种类型, 往往预后不良, 但是可能会受益于化疗 (Pegram et al .,2011)。

(九) 组织学分级

最常使用 Bloom-Richardson 或 Nottingham 分级系统。

(1)1 级 : 低级或分化良好。

(2)2 级 : 中级或中度分化。

(3)3 级 : 高级或低分化。

(十) 分期

1. 分期检查

(1) 胸部 CT(若出现肺部症状)、腹部骨盆增强 CT 或 MRI(若存在碱性磷酸酶升高、肝功能检查异常、腹部症状或临床阶段为 IIA 期或更晚期)。

(2) 骨扫描 (若存在骨痛或碱性磷酸酶升高)。

(3) 正电子发射断层扫描 (PET) 或 CT(可供选择): 不建议所有女性进行此检查。

(4) 双侧乳房磁共振 (临床分期为 I-III 期的患者可选): 不建议所有女性进行此检查。

(5) 血液检查:包括全血细胞计数 (CBC)、血小板 (plt)、肝脏和碱性磷酸酶 (NCCN,2014)。

2. 乳腺癌分期 (表 7-1)。

3. 转移方式

(1) 最常见的转移部位为区域淋巴结 (腋窝、内乳、锁骨上淋巴结) 或皮肤。

内乳淋巴结:大约 25% 的病变在内象限的乳腺癌患者和 15% 的病变在外象限的乳腺癌患者, 可发生内乳淋巴结转移。

(2) 对侧乳腺:此种转移方式最长见于浸润性小叶癌。

(3) 远处转移:可转移至骨骼、皮肤、肺、肝、腹部、眼睛、膀胱、大脑和脊髓等部位。

1) 通过血液扩散到肝、肺、骨、脑和腹部。

2) 通过淋巴扩散到乳房内的淋巴结、腋窝淋巴结、纵隔淋巴结及其他淋巴管。

(4) 罕见的远处转移:眼、膀胱、卵巢和腹膜。

常见于浸润性小叶癌 (NCI,2014)。

(十一) 预后和存活率

1.5 年生存率由疾病所处阶段决定 : 0 级 (100%)、I 级 (100%)、II 级 (93%)、III 级 (72%) 和 IV 级 (22%)(ACS, 2013)。

2. 影响预后和治疗的因素 (Hortobagyi, Esserman, & Buchholz, 2010)

(1) 淋巴结:淋巴结受累越多预后越差。

(2) 肿瘤大小:肿瘤越小, 预后越好。

(3) 组织分级:晚期肿瘤侵袭性更高。

(4) 激素受体状态:ER 和 (或)pr 阳性的肿瘤类型预后比较好。

(5) 肿瘤组织学类型:恶性肿瘤可发生转移。

(6) ki67(MIB1) 扩散速度:Ki67 细胞所占细胞数的比例。

(7) 癌基因 HER2 / neu 和表皮生长因子受体的过度表达。

(8) 乳腺癌基因谱:Oncotype DX 及 MammaPrint。

1) Oncotype DX:一种 21 种基因的分析, 用于预测早期化疗的益处和评估早期阶段无淋巴结转移且雌激素受体阳性 (ER +) 的浸润性乳腺癌患者的 10 年复发的危险性 (Dowsett et al .,2010; Genomic Health, 2014)。

①对乳腺癌标本中提取的核糖核酸 (RNA) 进行 rt-pcr 检测。

②通过基因表达的结果计算复发评分。

A. 低风险 : 复发评分为 0~17。

B. 中等风险 : 复发评分为 18~31。

C. 高风险 : 复发评分 ≥ 32。

2)MammaPrint:70 个基因阵列, 用于识别那些手术后复发高风险的早期乳腺癌患者 (激素受体阳性或激素受体阴性)(Drukker、Bueno-de-Mesquita & Retel,2013)。

① 70 个基因影响了发生转移的所有重要步骤, 包括细胞周期调控、血管生成、入侵、细胞迁移和信号转导

Table 7-1

Staging of Breast Cancer

Primary Tumor (T)

TX	Primary tumor cannot be assessed
T0	No evidence of primary tumor
Tis	Carcinoma in situ
T1	Tumor $\leq$ 20 mm in greatest dimension
T1mi	Tumor $\leq$ 1 mm in greatest dimension
T1a	Tumor > 1 mm but $\leq$ 5 mm in greatest dimension
T1b	Tumor > 5 mm but $\leq$ 10 mm in greatest dimension
T1c	Tumor > 10 mm but $\leq$ 20 mm in greatest dimension
T2	Tumor > 20 mm but $\leq$ 50 mm in greatest dimension
T3	Tumor > 50 mm in greatest dimension
T4	Tumor of any size with direct extension to the chest wall and/or to the skin (ulceration or skin nodules)
T4a	Extension to the chest wall, not including only pectoralis muscle adherence/invasion
T4b	Ulceration and/or ipsilateral satellite nodules and/or edema (including peau d'orange) of the skin, which do not meet the criteria for inflammatory carcinoma
T4c	Both T4a and T4b
T4d	Inflammatory carcinoma

Regional Lymph Nodes (N)

NX	Regional lymph nodes cannot be assessed
N0	No regional lymph node metastases
N1	Metastases to movable ipsilateral level I, II, axillary lymph node(s)
N2	Metastases in ipsilateral level I, II axillary lymph nodes that are clinically fixed or matted OR Metastases in clinically detected ipsilateral internal mammary nodes in the absence of clinically evident axillary lymph node metastases
N2a	Metastases in ipsilateral level I, II, axillary lymph nodes fixed to one another (matted) or to other structures
N2b	Metastases only in clinically detected ipsilateral internal mammary nodes and in the absence of clinically evident level I, II axillary lymph node metastases
N3	Metastases in ipsilateral infraclavicular (level III) axillary lymph node(s), with or without level I, II axillary lymph node involvement OR Metastases in clinically detected ipsilateral internal mammary lymph node(s) with clinically evident level I, II axillary lymph node metastases OR Metastases in ipsilateral supraclavicular lymph node(s) with or without axillary or internal mammary lymph node involvement
N3a	Metastases in ipsilateral infraclavicular lymph node(s)
N3b	Metastases in ipsilateral internal mammary lymph node(s) and axillary lymph node(s)
N3c	Metastases in ipsilateral supraclavicular lymph node(s)

Distant Metastasis (M)

M0	No evidence of distant metastases
cM0(i+)	No evidence of distant metastases, but deposits of molecularly or microscopically detected tumor cells in circulating blood, bone marrow, or other nonregional nodal tissue that are < 0.2 mm in a patient without symptoms or signs of metastases
M1	Distant detectable metastases as determined by classic clinical and radiographic means and/or histologically proven as >0.2 mm

Anatomic Stage

Stage 0	Tis	N0	M0
Stage IA	T1	N0	M0
Stage IB	T0	N1mi	M0
	T1	N1mi	M0
Stage IIA	T0	N1	M0
	T1	N1	M0
	T2	N0	M0
Stage IIB	T2	N1	M0
	T3	N0	M0

Continued

Table 7-1

Staging of Breast Cancer—cont'd

Anatomic Stage—cont'd

Stage IIIA	T0	N2	M0
	T1	N2	M0
	T2	N2	M0
	T3	N1	M0
	T3	N2	M0
Stage IIIB	T4	N0	M0
	T4	N1	M0
	T4	N2	M0
Stage IIIC	Any T	N3	M0
Stage IV	Any T	any N	M1

Used with permission of the American Joint Committee on Cancer (AJCC), Chicago, Illinois. The original source for this material is the AJCC Cancer Staging Manual, Seventh Edition (2010) published by Springer Science and Business Media LLC, www.springer.com.

注:应版权方要求,正文中此表内容须为英文原文,中文译文请见附录。

(Knauer et al .,2010)。

②根据此检测结果进行复发评分,并被分为低风险组和高风险组。

无中等风险组。

(十二)治疗

1.临床Ⅰ、ⅡA、ⅡB 期疾病或 T3N1M0 适合采取局部治疗 (NCCN,2014)。

(1)乳房肿瘤切除术与腋窝分期手术后,放疗和化疗、抗激素治疗和抗体治疗 ((NCCN, 2014; Murphy & Sacchini, 2013; Mahmood et al.,2012)。

(2)全乳腺切除、腋窝分期手术、伴或不伴有乳腺重建。

1)对于那些边缘清楚 (< 1mm)、边界明显和(或)具有淋巴结转移的患者首先考虑化疗,其次是放疗。

2)乳房重建可以在乳房切除术的同时进行,或乳房切除后一段时间完成 (Stralman,Mollerup、Kristoffersen & Elberg,2008)。

乳房重建包括以下几种方式 :

A. 单独移植。

B. 植入组织扩张器。

C. 单独植入背阔肌或联合植入物一起植入。

D.TRAM (横向腹直肌皮瓣)、DIEP 皮瓣 (深腹壁下穿孔)。

E. 椎弓根或臀瓣。

(3)前哨淋巴结活检:腋窝淋巴结分期的方法 (Mansel et al .,2006)。

前哨淋巴结:最可能被原发癌症首先侵犯的淋巴结。

(4)腋窝淋巴结清除术:前哨淋巴结阳性或活检证明腋窝淋巴结已被累及时,需进行腋窝淋巴结清除。

2.内分泌辅助治疗:ER - 和(或)PR- 阳性。

(1)诊断时间为绝经前的患者。

无论是否存在卵巢抑制或切除,需服用 5 年他莫昔芬。

潜在的副作用包括潮热、子宫癌、深静脉血栓形成、阴道分泌物增加、骨密度增加和抑郁 (Hackshaw et al., 2011)。

(2) 诊断时间为绝经后的患者

1) 需服用 5 年芳香化酶抑制剂 (Cuzick et al .,2010)。

潜在的副作用,包括潮热、关节疼痛、骨质密度、皮肤干燥、阴道干涩和性欲减退。

2) 禁忌或不能耐受芳香化酶抑制剂的患者,可以使用他莫昔芬 5 年。

3. HER2 阳性的患者

(1) 曲妥珠单抗 (赫赛汀):单克隆抗体。

1) 静脉注射。

2) 潜在的副作用,包括过敏反应、左室射血分数减少、肺毒性与间质性肺炎和肺纤维化。

(2) 拉帕替尼 (Tykerb):激酶抑制剂,联合化疗用于 her2 阳性转移性乳腺癌患者的治疗 (Blackwell etal., 2010;Frenel et al., 2009)。

1) 推荐每日口服 1250mg。

2) 必须至少饭前 1 小时前或饭后 1 小时服用。

3) 潜在的副作用,包括左射血分数下降、肝毒性、恶心、呕吐、腹泻、间质性肺疾病或肺炎、Q-T 间隔延长、手掌和足底皮疹、疲劳。

(3) 帕妥珠单抗 (Perjeta):单克隆抗体。

静脉注射,联合曲妥珠单抗和多烯紫杉醇治疗转移性乳腺癌 (Baselga et al .,2012)。

(4)TDM-1(Kadcycla ado-trastuzumab emtansine): 一种抗体,与单克隆抗体曲妥珠单抗药物共同使用,与细胞毒性药物结合 (DMI),之后进入血液循环,破坏微管蛋白形成 (LoRusso et al .,2011)。

潜在的副作用,包括疲劳、头痛、肌肉骨骼疼痛、血小板减少、恶心、便秘和肝酶水平升高 (Verma et al., 2012)。

4.局部晚期和转移性疾病的化疗

(1) 不包含曲妥珠单抗的化疗方案

1) 首选方案 (NCCN, 2014)。

① TAC(多烯紫杉醇、多柔比星和环磷酰胺)。

②大剂量的 AC(多柔比星和环磷酰胺) 联合 2 周一次的紫杉醇化疗。

③ AC(多柔比星和环磷酰胺) 联合每周一次紫杉醇化疗。

④ TC(多西他赛和环磷酰胺)。

(2) 包含曲妥珠单抗化疗方案

首选方案 (NCCN, 2014)。

① AC 方案之后, 再进行紫杉醇 + 曲妥珠单抗治疗 (紫杉醇 + 曲妥珠单抗治疗后, 再用多柔比星和环磷酰胺)。

② TCH(多烯紫杉醇、卡铂和曲妥珠单抗)。

③曲妥珠单抗、帕妥珠单抗和多西他赛:被证明可用于转移性乳腺癌的治疗和新辅助治疗 (Baselga et al ., 2012; Gianni et al ., 2012)。

(十三) 护理措施

1. 护士在疾病过程、治疗方案、副作用和自我保健中扮演着至关重要的教育角色。

(1) 采取干预措施增加患者关于疾病过程、治疗和副作用的知识。

1) 根据患者的理解水平解释疾病过程和治疗方案。

2) 鼓励讨论治疗带来的潜在的身体和情绪的变化, 探索个人价值观和信仰。

3) 鼓励患者参与治疗决策。

4) 提供关于淋巴水肿的健康教育, 指导患者如何测量手臂的周长。若周长增长, 及时告知医生。

指导患者如何预防手术侧手臂创伤和感染, 以避免淋巴水肿。

5) 告知患者手术后可能会出现的手臂异常感觉和胸部感觉 (可能会感到手臂的麻木和刺痛、胸壁可能会丧失感觉, 以及乳腺切除术后感觉乳房仍然存在)。

6) 评估患者是否存在与辅助内分泌治疗或化疗导致的卵巢衰竭有关的更年期症状 (潮热、阴道干涩)。

7) 监测和管理手术、化疗、生物治疗和化疗的副作用。

(2) 采取措施促进自我保健, 促进适应和康复。

1) 促进患者和其医疗服务提供者之间的交流, 告知医疗团队患者对乳腺癌及其治疗的担忧。

2) 评估患者的应对技能、支持系统以及患者对身体形象的感觉、性取向及角色关系。

3) 向患者提供信息支持, 以及康复和乳房假体的社区资源。

4) 教育患者要长期随访、监测和复查。

5) 教会患者进行乳房自查 (BSE) 和腋窝淋巴结的检查。

6) 生存教育 (见第 42 章:幸存者管理)。

(王佳丽　欧美军　译　谌永毅　校)

参考文献

American Cancer Society. (2013a). *Cancer facts & figures, 2013.* Atlanta: Author.

American Cancer Society. (2013b). *What are the risk factors for breast cancer?* http://www.cancer.org/cancer/breastcancer/detailedguide/breast-cancer-risk-factors.

Anderson, K. N., Schwab, R. B., & Martinez, M. E. (2014). Reproductive factors and breast cancer subtypes: A review of the literature. *Breast Cancer Research and Treatment, 144*(1), 1–10.

Baselga, J., Cortes, J., Kim, S.-B., Im, S., Hegg, R., Im, Y., et al. (2012). Pertuzumab plus trastuzumab plus docetaxel for metastatic breast cancer. *New England Journal of Medicine, 366*(2), 109–119.

Blackwell, K. L., Burstein, H. J., Storniolo, A. M., Rugo, H., Sledge, G., Koehler, M., et al. (2010). Randomized study of Lapatinib alone or in combination with trastuzumab in women with ErbB2-positive, trastuzumab-refractory metastatic breast cancer. *Journal of Clinical Oncology, 28*(7), 1124–1130.

Cuzick, J., Sestak, I., Baum, M., Buzdar, A., Howell, A., Dowsett, M., et al. (2010). Effect of anastrozole and tamoxifen as adjuvant treatment for early-stage breast cancer: 10-year analysis of the ATAC trial. *Lancet Oncology, 11*(12), 1135–1141.

Daly, M. B., Axilbund, J. E., Buys, S., Crawford, B., Farrell, C. D., Friedman, S., et al. (2010). Genetic/familial high-risk assessment: Breast and ovarian. *Journal of the National Comprehensive Cancer Network, 8*(5), 562–594.

Dirbas, F. M., & Scott-Conner, C. E. H. (Eds.). (2011). *Breast surgical techniques and interdisciplinary management.* New York: Springer.

Dowsett, M., Cuzick, J., Wale, C., Forbes, J., Mallon, E., Salter, J., et al. (2010). Prediction of risk of distant recurrence using the 21-gene recurrence score in node-negative and node-positive postmenopausal breast cancer patients treated with anastrozole or tamoxifen: A transATAC study. *Journal of Clinical Oncology, 28*, 11.

Drukker, C. A., Bueno-de-Mesquita, J. M., & Retel, V. P. (2013). A prospective evaluation of a breast cancer prognosis signature in the observational RASTER study. *International Journal of Cancer*, 1–8.

Edge, S. B., Byrd, R. R., Compton, C. C., Fritz, A. G., Greene, F. L., & Trotti, A. (Eds.). (2010). *AJCC: Cancer staging manual* (p. XV).

Evers, K. (2010). Image-guided biopsy of nonpalpable breast lesions. In J. R. Harris, M. E. Lippman, M. Morrow, & C. K. Osborne (Eds.), *Diseases of the breast* (4th ed.). Philadelphia: Lippincott Williams & Wilkins.

Fisher, B., Costantino, J. P., Wickerham, D. L., Redmond, C. K., Kavanah, M., Cronin, W. M., et al. (1998). Tamoxifen for prevention of breast cancer: Report of the National Surgical Adjuvant Breast and Bowel Project P-1 Study. *Journal of the National Cancer Institute, 90*(18), 1371–1388.

Frenel, J. S., Bourbouloux, E., Berton-Rigaud, D., Sadot-Lebouvier, S., Zanetti, A., & Campone, M. (2009). Lapatinib in metastatic breast cancer. *Women's Health, 5*(6), 603–612.

Genomic Health. (2014). *Oncotype DX.* http://www.

genomichealth.com/OncotypeDX.aspx#.UnLbpfmsigI.

Gianni, L., Pienkowski, T., Im, Y. H., Roman, L., Tseng, L. M., Liu, M. C., et al. (2012). Efficacy and safety of neoadjuvant pertuzumab and trastuzumab in women with locally advanced, inflammatory, or early HER2-positive breast cancer (NeoSphere): A randomised multicentre, open-label, phase 2 trial. *The Lancet Oncology*, 13(1), 25–32.

Goss, P. E., Ingle, J. N., Alés-Martínez, J. E., Cheung, A. M., Chlebowski, R. T., Wactawski-Wende, J., et al. (2011). Exemestane for breast-cancer prevention in postmenopausal women. *New England Journal of Medicine*, 364(25), 2381–2391.

Hackshaw, A., Roughton, M., Forsyth, S., et al. (2011). Long-term benefits of 5 years of tamoxifen: 10-year follow-up of a large randomized trial in women at least 50 years of age with early breast cancer. *Journal of Clinical Oncology*, 29(13), 1657–1663.

Hortobagyi, G. N., Esserman, L., & Buchholz, T. (2010). Neoplasms of the breast. In W. K. Hong, R. C. Bast Jr., W. N. Hait, D. W. Kufe, R. E. Pollock, & R. R. Weichselbaum, et al. (Eds.) *Cancer medicine* (pp. 1393–1458). Shelton, CT: People's Medical Publishing House-USA.

International Agency for Research on Cancer and Cancer Research UK (2011). *Cancer worldwide*. http://publications. cancerresearchuk.org/downloads/Product/CS_CS_WORLD. pdf.

Knauer, M., Mook, S., Rutgers, E. J., Bender, R. A., Hauptmann, M., Van de Vijver, M. J., et al. (2010). The predictive value of the 70-gene signature for adjuvant chemotherapy in early breast cancer. *Breast Cancer Research and Treatment*, 120(3), 655–661.

LoRusso, P. M., Weiss, D., Guardino, E., Girish, S., & Sliwkowski, M. X. (2011). Trastuzumab emtansine: A unique antibody-drug conjugate in development for human epidermal growth factor receptor 2–positive cancer. *Clinical Cancer Research*, 17(20), 6437–6447.

Mahmood, U., Morris, C., Neuner, G., Koshy, M., Kesmodel, S., Buras, R., et al. (2012). Similar survival with breast conservation therapy or mastectomy in the management of young women with early-stage breast cancer. *International Journal of Radiation Oncology, Biology, Physics*, 83(5), 1387–1393.

Mansel, R. E., Fallowfield, L., Kissin, M., Goyal, A., Newcombe, R.

G., Dixon, J. M., et al. (2006). Randomized multicenter trial of sentinel node biopsy versus standard axillary treatment in operable breast cancer: The ALMANAC Trial. *Journal of the National Cancer Institute*, 98(9), 599–609.

Murphy, J. O., & Sacchini, V. S. (2013). New innovative techniques in radiotherapy for breast cancer. *Minerva Chirurgica*, 68(2), 139–154.

National Cancer Institue. (2014). *Metastatic breast cancer*. http://www.cancer.gov/cancertopics/metastaticdisease.

National Comprehensive Cancer Network. (2014). *NCCN practice guidelines in oncology: Breast cancer, [v.1.2014]*. http://www.nccn.org/professionals/physician_gls/pdf/breast.pdf.

National Institutes of Health. (2014). *Genetics home reference*. http://www.ghr.nlm.gov/gene/PALB2.

Osborne, M. P., & Boolbol, S. K. (2010). Breast anatomy and development. In J. R. Harris, M. E. Lippman, M. Morrow, & C. K. Osborne (Eds.), *Diseases of the breast* (4th ed.). Philadelphia: Lippincott Williams & Wilkins.

Pegram, M. D., Takita, C., & Casciato, D. A. (2011). Breast diseases. Breast cancer. In D. A. Casciato, & M. C. Territo (Eds.), *Manual of clinical oncology* (7th ed.). Philadelphia: Lippincott Williams & Wilkins.

Schnitt, S. J. (2010). Classification and prognosis of invasive breast cancer: From morphology to molecular taxonomy. *Modern Pathology*, 23, S60–S64.

Sporn, M. B., & Suh, N. (2000). Chemoprevention of cancer. *Carcingogenesis*, 21, 525–530.

Strålman, K., Mollerup, C. L., Kristoffersen, U. S., & Elberg, J. J. (2008). Long-term outcome after mastectomy with immediate breast reconstruction. *Acta Oncologica*, 47(4), 704–708.

Verma, S., Miles, D., Gianni, L., Krop, I. E., Welslau, M., Baselga, J., et al. (2012). Trastuzumab emtansine for HER2-positive advanced breast cancer. *New England Journal of Medicine*, 367(19), 1783–1791.

Vogel, V. G., Costantino, J. P., Wickerham, D. L., Cronin, W. M., Cecchini, R. S., Atkins, J. N., et al. (2006). Effects of tamoxifen vs raloxifene on the risk of developing invasive breast cancer and other disease outcomes. *Journal of the American Medical Association*, 295(23), 2727–2741.

第8章　肺癌

一、概述

（一）病理生理学

1. 肺部的正常解剖和功能

(1) 位于胸腔。

(2) 具有气体交换、吸入氧气和呼出二氧化碳的作用。

(3) 具有过滤微粒的作用。

(4) 气管 - 支气管最初的通道，再细分成更小的细支气管和肺泡。

(5) 具有丰富的血管体系。

(6) 胸膜：覆盖了肺和胸的薄组织。

(7) 具有非常大的表面积和巨大的储备量。

(8) 分为几叶（右边三个，左边两个），进一步划分为小叶。

2. 与癌症有关的变化

(1) "Multihit" 理论认为，致癌物质的暴露导致了脱氧核糖核酸 (DNA) 损伤和突变。

(2) 控制细胞增殖、血管供应和正常的细胞凋亡的生物学的改变和反常。

(3) 15 号染色体上基因的改变。

(4) 长期接触有毒物质，尤其是吸烟，会损害细胞 [American Thoracic Society (ATS), 2013]。

(5) 导致癌症发生的具体途径是目前的一个研究热点。

（二）常见的转移部位 [National Cancer Institute [NCI], 2013a; National Cancer Comprehensive Network (NCCN), 2013;]

1. 因为肺的表面积大，早期症状和体征可能不会出现。

(1) 因其他原因行胸部 X 线摄影时，可能偶然发现癌症。

(2) 患者往往会同时出现呼吸道症状和全身症状。

2. 局部扩散可能导致梗阻、胸腔积液、淋巴结受累。症状包括呼吸困难、咯血、咳嗽、吞咽困难。

3. 常见的全身扩散部位是脑、肝、肾上腺和骨。症状因人而异，可能包括疼痛、体重减轻、乏力、厌食和神经系统症状。

4. 患者有可能患副瘤综合征和肿瘤急症，如高钙血症、抗利尿激素分泌紊乱 (SIADH)、脊髓压迫 (SCC)、腔静脉综合征 (SVC)、心脏压塞和不受控制的疼痛（见第 40 章和第 41 章）。

（三）诊断措施 (2013;NCI,2013 b)

1. 完整的病史和体格检查包括

(1) 寻找局部或全身扩散的证据。

(2) 评价肺功能状态和机体状态。

(3) 评估是否存在影响治疗方案的并发症。

2. 实验室评估，包括全血细胞计数和生化指标。

(1) 到目前为止，没有特定的肿瘤标志物来鉴定疾病的状况。

3. 通过肺功能测试确立基线水平和评估对治疗耐受性。

4. 进行胸部 X 线检查以及肝脏、肾上腺和胸部 CT 检查。

(1) 如果怀疑扩散，可能需要额外的检查，包括正电子发射断层扫描成像 (PET)(特别有利于节点评估和确定转移点) 和可疑部位的影像学检查（骨骼扫描、腹部成像）。

(2) 因为出现大脑的转移概率高，需行头磁共振成像 (MRI)。

5. 通过获得的组织样本来诊断

(1) 容易被累及的区域（胸膜液、淋巴结），以及疾病最晚期会侵犯的区域：

尽可能采取侵入性小的方法获取足够的组织 (Alberg, Brock, Ford, Samet, & Spivack, 2013)。

(2) 为充分判断肿瘤所处阶段，可进行分子诊断测试，以鉴别基因改变 [表皮生长因子受体 (EGRF) 和间变性淋巴瘤激酶基因 (ALK)]。

（四）预后（美国癌症协会 ACS,2013)

1. 肺癌是全世界癌症死亡的主要原因，主要是因为肺癌被诊断出时，一般为晚期，以及其生存期很短。

(1) 在世界范围内，肺癌仍是一种流行病，死于肺癌的人是其他癌症的 4 倍 (NCCN, 2013)。

(2) 在所有病例中, 肺癌 5 年总体生存率只有 16%。

(3) 在美国, 肺癌患者 1 年存活率得到了改善, 增加到了 44%。

(4) 生存率取决于疾病所处阶段

1) 5 年生存率: 未转移的肺癌的 5 年生存率为 52%。

2) 转移性肺癌的 5 年生存率为 25%。

3) 晚期肺癌的 5 年生存率为 3.7%。

4) 小细胞肺癌存活率很低 (ACS, 2013)。

(5) 积极的预后因素, 包括疾病的早期阶段、良好的手术位置、体重下降不超过 5% 和性别为女性 (NCCN, 2013)。

2. 流行病学 (ACS, 2013)

(1)2013 年, 肺癌是美国男性和女性中第二常见的癌症。

(2) 占每年癌症新病例的 14%, 2013 年预计有 228 190 新病例。

(3) 肺癌是美国人癌症死亡的主要原因, 占癌症死亡人数的 27%。预计 2013 年有 159 480 人死于该病。

(4) 在美国, 肺癌的发病率和死亡率慢慢下降, 可能与吸烟的减少有关。

(5) 非洲裔美国人因在诊断出肺癌时往往处于疾病的晚期, 所以预后很差。

（五）肺癌的分类

1. 目前使用的癌症分类系统, 一般包括明确肿瘤的起始位置或身体的解剖位置 (肺) 和起源的组织 (组织学类型) (NCI 2013 c)。

(1) 很难确认肺癌是不是原发性癌症, 因为肺部是一种常见的癌转移点, 癌症细胞可能首先出现在身体其他地方 (如大脑)。

(2) 免疫组织化学染色对肺癌的确诊起到了辅助作用 [如甲状腺转录因子的发展 (TTF-1), 多个肌酸激酶 (CK)], 这有助于区分原发性和转移性腺癌 (NCCN, 2013)。

2. 肺癌的两个主要类型: 非小细胞肺癌 (NSCLC)(占所有肺癌的 85%) 和小细胞肺癌 (SCLC)。

（六）分级

1. 肺癌根据临床体格检查、影像学检查和手术切除后的活检结果进行分级。

(1) 在最新的 TNM 指南中, TNM(T = 肿瘤大小、N = 淋巴结转移、M = 远处转移) 分期系统进行了修订 [American Joint Commission on Cancer (AJCC), 2013; Edge, Byrd, Compton, Fritz, & Trotti, 2010]。

1) 所作的修订是有据可依的。

2) 以大型跨国肺癌病例数据分析为基础。

3) 更准确区分分期和预后。

4) 主要更改 T 分期的标准和肿瘤大小的临界值。

5)M 的改变在于标准中增加了对侧肺结节和胸膜腔积液。

(2)N 类别没有变化, 但是一项新颁布的淋巴结图 (图 8 - 1) 增加了其清晰性和一致性; 临床分期系统如下:

1)NSCLC: Ⅰa, Ⅰb, Ⅱa, Ⅱb, Ⅲa, Ⅲb, 或隐匿Ⅳ期; 0 期也被标出。

可与 TNM 分期相对应 (见表 8 - 1)。

2) 小细胞未分化癌 SCLC: 处于局限期 (局限于一个肺和同一侧的淋巴结) 或广泛扩散期 (在肺部广泛播散, 已扩散至另一侧肺和远处器官)(ACS,2013)。

2/3 的病例处于广泛扩散期。

3)TNM 指南的新版本《TNM 临床分期》, 适用于非小细胞肺癌和小细胞肺癌分期 (AJCC, 2013)。

（七）组织学

1. 非小细胞肺癌被世界卫生组织分为鳞状细胞癌、腺癌、大细胞癌等不同亚型 (NCI 2013 c)。

(1) 神经内分泌、良性肿瘤和间皮瘤的种类已明确。

(2) 尽管世界卫生组织 (WHO) 对分类标准保持不变, 但是根据肺癌国际研究协会、美国胸科学会和欧洲呼吸协会等 3 个机构在国际联合声明中达成的共识, 对非小细胞肺癌病理提出了重大修改 (Travis et al .,2011)。在一定程度上, 针对特定的组织学的靶向制剂的发展促使了该变化的发生。

1) 区分了鳞状上皮和腺癌。

2) 对腺癌的进一步分类 (最常见的组织学)。

3) 分类系统, 既适用于小的活检或细胞学, 也适用于切除的标本。

4) 其他建议, 包括分子检测 EGFR 和筛选基因重组 (NCCN, 2013) 来确定合适的治疗方案。

①识别 EGRF 突变十分重要的, 因为, 这些突变与对酪氨酸激酶抑制剂 (TKI) 反应的敏感性有关。

②高达 50% 的腺癌患者发生了 EGRF 突变 , 在亚洲人、女性、不吸烟者当中更常见。

③ KRAS 突变与 TKI 电阻有关。

④非小细胞肺癌的 ALK 基因筛选重组和对治疗的反应性有关联。

⑤然而, 并不是所有人都有足够的组织样本用于多个测试。

5) 在表 8 - 2 中强调了协议中的修改。

（八）危险因素 (NCCN,2013)

1. 吸烟占肺癌致病因素的 85%~90%, 与肺癌所有的组织学类型密切相关。

(1) 吸烟是患肺癌最大的危险因素。

(2) 风险随吸烟年限和每天吸烟的数量增加而增加。为量化吸烟量, 一般使用一天吸烟的包数乘以吸烟的年数表示。

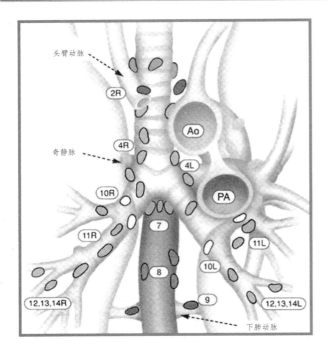

上纵隔淋巴结

● 1 纵隔最上方

● 2 气管上

● 3 血管前和气管后

○ 4 下气管旁
（包括奇静脉弓淋巴结）

N₂：单个，同侧
N₃：单个，对侧，锁骨上

主动脉旁淋巴结

● 5 主动脉下（主肺动脉窗）

● 6 副主动脉旁（升主动脉或膈动脉）

下纵隔淋巴结

● 7 隆突下

● 8 食管周围
（隆突下方）

● 9 肺韧带

N₁ 淋巴结

○ 10 肺门

● 11 叶间的

● 12 肺叶

● 13 节段

● 14 亚段

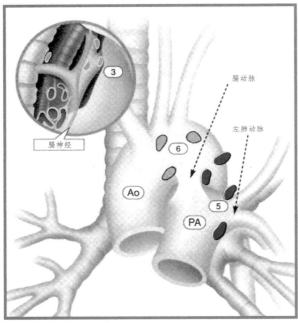

图8-1 肺癌淋巴结。Top courtesy the International Association for the Study of Lung Cancer and with permission of Aletta Frazier, MD.Copyright © 2009, 2010 Aletta Ann Frazier, MD.Bottom courtesy the International Association for the Study of Lung Cancer and with permission of Memorial Sloane-Kettering Cancer Center.Copyright © 2009, 2010 Aletta Ann Frazier, MD.

(3) 非吸烟者接触二手烟也是一个致病风险。

(4) 烟草烟雾也会促进其他致癌物的致癌效应。

2. 其他的风险：环境和职业因素，包括石棉暴露（尤其是对间皮瘤）、氡气和有毒化学物质的接触。

3. 遗传风险因素。

4. 原发性肺疾病（慢性阻塞性肺疾病（COPD）、肺纤维化、肺结核）与发病率增加相关。

5. 预防和筛查

(1) 推荐的预防措施如下

1) 若不吸烟，也建议不使用任何烟草制品，若需戒烟：

①戒烟使患肺癌的风险逐渐减少。

②需要戒烟5年或以上的时间才能显著减少风险。

③戒烟可能使症状立即得到改善。

2) 其他的预防措施：避免接触二手烟、石棉、氡和其他有毒化学物质。

Table 8-1

Lung Cancer· Anatomic Staging and TNM Staging

Anatomic Stage and Prognostic Groups

Occult Carcinoma	TX	N0	M0
Stage 0	Tis	N0	M0
Stage IA	T1a	N0	M0
	T1b	N0	M0
Stage IB	T2a	N0	M0
Stage IIA	T2b	N0	M0
	T1a	N1	M0
	T1b	N1	M0
	T2a	N1	M0
Stage IIB	T2b	N1	M0
	T3	N0	M0
Stage IIIA	T1a	N2	M0
	T1b	N2	M0
	T2a	N2	M0
	T2b	N2	M0
	T3	N1	M0
	T3	N2	M0
	T4	N0	M0
	T4	N1	M0
Stage IIIB	T1a	N3	M0
	T1b	N3	M0
	T2a	N3	M0
	T2b	N3	M0
	T3	N3	M0
	T4	N2	M0
	T4	N3	M0
Stage IV	Any T	Any N	M1a
	Any T	Any N	M1b

T, Tumor size; N, nodal status; M, metastasis.
Used with permission of the American Joint Committee on Cancer (AJCC), Chicago, Illinois. The original source for this material is the AJCC Cancer Staging Manual, Seventh Edition (2010) published by Springer Science and Business Media LLC, www.springer.com.

注：应版权方要求，正文中此表内容须为英文原文，中文译文请见附录。

表 8-2　IASLC 提出的肺癌组织学分类

浸润前病变

非典型腺瘤性增生

原位腺癌3cm原来的细支气管肺泡癌(BAC)

非黏液性

黏液性

黏液/非黏液混合性

微浸润性腺癌(MIA)（3cm贴壁状为主的肿瘤，浸润灶为5mm)

非黏液性

黏液性

黏液/非黏液混合性

浸润性腺癌

贴壁状为主(原来的非黏液性BAC生长方式，浸润灶＞5mm)

腺泡性为主

乳头状为主

微乳头状为主

实性为主伴黏液产物

浸润性腺癌变型

浸润性黏液腺癌(原来的黏液性BAC)

胶样型

胎儿型(低度和高度恶性)

肠型

Data from the International Association for the Study of Lung Cancer. Copyright © 2011.
ATS, American Thoracic Society; ERS, European Respiratory Society; IASLC, International Association for the Study of Lung Cancer; LCNEC, large cell neuroendocrine carcinoma; NSCLC, non–small cell lung carcinoma; WHO, World Health Organization.

（2）最近完成的筛查高危人群的实验结果产生了判断当前的或之前为重度吸烟者的新的筛查标准（吸烟史＞30年）。

1）最大的实验（NLST）发现，进行低剂量螺旋计算机断层扫描（CT）可以减少肺癌的死亡率。

2）当前筛选准则是身体健康，55~74岁的吸烟者或戒烟者（＞30包/年或戒烟＜15年）与进行低剂量胸部CT检查的个体（Wender et al.,2013）。

3）CT在肺癌筛查、诊断和治疗中是不可缺少的（NCCN, 2013）。

4）指南不推荐常规使用胸片和痰细胞学培养。

5）早期肺癌筛查和检测的增加使肺癌更容易治愈。然而，筛查也可能导致许多良性结节的出现，也可能导致不必要的治疗和心理压力（Bach et al.,2012）。

6）因为早期肺癌可能被治愈，所以有效的人群筛查可以降低死亡率。

7）正在进行的实验结果可能会促使筛选建议的进一步变化。具体地说，美国预防服务工作组发布准则草案，筛查年龄范围扩大到55~79岁（U.S. Preventive Services Task Force (USPSTF),2013)。

（九）治疗方法

1.非小细胞肺癌的治疗（占所有肺癌的85%）

（1）肺癌患者常常在确诊之前有很多的检查和延误诊断的治疗（Spiro, Gould, & Colice, 2007)。

（2）患者可能存在与肺癌混淆的病症，如肺气肿、慢性阻塞性肺病、支气管炎和肺炎等。

（3）疾病的治疗方案受疾病所处阶段、组织学亚型、患者状态（尤其是功能状态）、患者预后的影响（NCCN, 2013）。

（4）建议个性化的治疗

1）目前，大多数患者在疾病的晚期才被确诊。

2）治疗目标相差很大。

3) 治疗目标是，根据患者的情况，先治疗危及生命的急症，然后缓解主要的症状，最后再开始全面治疗。

2. 从多个国家组织中可以很容易得到电子版的循证治疗方案。

(1) 这些治疗方案会根据最新的研究成果和信息进行更新，因此会更新很快。我们在为患者制订治疗方案时，要查阅最新的治疗方案。

(2) 我们应该根据最新的治疗方案并结合患者肺癌的类型、阶段和个人的背景提出合适的治疗建议。

我们在以下网站可以找到可用的治疗指南：

①美国临床肿瘤学会 (ASCO 2013)(www.asco.org/guidelines/lung-cancer)。

②国家综合癌症网络（机构）(www.nccn.org/professionals/physician_gls/pdf/nscl.pdf)。

③国家癌症研究所 (NCI)(www.cancer.gov / cancertopics / pdq /treatment/ non-small-cell-lung / healthprofessional)。

④美国胸科医师学会 (ACCP)(www.chestnet.org/Publications/CHEST-Publications/Guidelines-Consensus-Statements)。

3. 肺癌的总体预后不良，所以肺癌患者经常被推荐参与临床实验。

NCI 临床实验数据库提供了任何时候进行的临床实验的信息 (www.cancer.gov / cancertopics /types/lung)。

4. 可疑肺癌患者可受益于一个肺癌多学科团队（胸医疗肿瘤学家、放射肿瘤学家、胸外科医生、肺科专家）的评估 (ACCP,2013;NCCN,2013)。

5. 手术

(1) 手术 (ACCP, 2013; 2013) 是早期非小细胞肺癌的主要治疗手段（阶段Ⅰ和Ⅱ）。

1) 手术是治疗的最佳选择。

2) Ⅲ期疾病手术的作用是有争议的，用于选出特定的病例。

3) 只有 25%~35% 的患者适合手术切除。

4) 手术在获取组织、确定诊断和缓解症状中扮演着重要的角色。

5) 已经证实有如下多种循证方法

①对可疑结节进行手术活检。

②获取组织来进行诊断的技术。

③切除的技术。

6) 具有最新技术和知识的胸部多学科团队的参与，可改善患者的结局。

7) 一个完整的评估和一个个性化的计划是必要的 (Alberg et al .,2013)。

优先采用侵入性最小的技术为组织病理学提供足够的检查组织。

新技术包括径向支气管内超声 (EBUS) 和经胸廓的针吸活检 (TTNA)。

8) 外科手术作为主要治疗方法，它的选择取决于疾病的严重程度和患者的心肺状态。

①一般来说，肺切除术是首选，肺叶切除术仍是标准方法。

②微创技术，如电视胸腔镜手术 (VATS)，可与楔形切除结合，降低死亡率。

③建议系统淋巴清扫术（而不是完整的淋巴结切除）。

④并不是所有的肺癌患者都适合外科手术，如果发现转移迹象，那些正在接受手术的患者可能会停止手术切除。

⑤手术也可以缓解转移性疾病（如切除一个孤立的大脑的转移）。

6. 放疗 (RT)(NCCN, 2013)

(1) 可能是辅助治疗和缓解症状的主要疗法。

(2) 可以用于Ⅰ期和Ⅱ期疾病的非手术患者。

(3) 术后放疗。

(4) 也可以对第三阶段和第四阶段疾病患者实施放疗。

(5) 可能对缓解症状和脑转移特别有效。

(6) 先进技术：模拟和调强放射治疗，可以减少毒性反应和提高生存率。

1) 常用剂量是 60~70Gy，每次 2Gy。

2) 标准治疗方案是三维适形 RT。

3) 立体定向放射治疗 (SRT) 是用于治疗早期疾病和改善局部症状。

4) 射频消融术 (RFA) 包括整个大脑 RT 和立体定向放射，用于治疗脑转移，可提高患者的生活质量。

7. 化疗 (NCCN,2013;NCI,2013)

(1) 化疗可以作为辅助治疗，与 RT 协同进行或单独进行。

(2) 已研制了快速发展的肿瘤组织学靶向治疗方法来治疗肺癌；提供了更多治疗选择和一线治疗方案建议。它是重要的寻找最新的信息和建议的指导方针。

(3) 在手术切除术后，化疗后的结果不可知，仍在临床实验研究中。

(4) 是Ⅲ期患者，同步化疗是标准的治疗方案。

(5) 对于晚期疾病患者来说，化疗是标准治疗。

(6) 化疗适用于基本情况较好的患者。

(7) 在多达 80% 的非小细胞肺癌的病例中，考虑使用化疗。

1) 当前主要的化疗是铂类，其结合 RT 用于新辅助和辅助治疗。

2) 这些方案毒副作用，包括：恶心、呕吐、神经毒性、潜在的肾损伤疲劳（见第 22 章）。

(8) 双剂量铂类化疗是晚期疾病的标准治疗方案。

1) 铂类在多个方案中与其他化疗药物 (如依托泊苷、吉西他滨、多西他赛紫杉醇) 联合使用。

2) 当组织学分期不明显时，培美曲塞是第二个选择。

3) 当患者不能耐受顺铂时 (因为肾功能下降、听力损失和神经病变)，可采用卡铂治疗。

4) 以铂为基础的化疗可以改善生存，缓解疾病发展和提高 1 年和 2 年生存率，优于最佳的支持性治疗 (良好的身体状态)。

(9) 靶向治疗包括以下注意事项

1) 在有特定基因突变的患者中有效。

2) 未来可以研究针对更多基因突变的靶向治疗药物。

3) EGRF 靶向治疗，包括口服 TKI，在特定的患者中使用该方法。

4) 贝伐单抗：除了化疗，建议晚期非小细胞肺癌患者选择，但会增加出血的风险。

5) 埃罗替尼：晚期患者或复发或转移性 NSCLC 的一线治疗选择 (NCCN,2013)。

6) 克唑替尼：晚期患者和 ALK- 阳性患者的一线治疗药物。

(10) 对于身体功能较好的晚期肺癌患者，首选两种化疗药物联合治疗。

(11) 治疗的最佳时间是目前研究的热点,目前的选择，包括密切监视、维护和转换治疗。

8. 姑息治疗 (NCCN, 2013)

建议早期姑息疗法联合标准治疗，因为研究证明它提高了生活质量，改善了情绪和生存 (Temel et al., 2010)。

9. 复发性肺癌

(1) 非小细胞肺癌复发的管理是一个热门的调查领域，但很少有指南提供二三线制剂使用的指南。

(2) 患者往往尝试不同药物的系统性治疗，两个周期治疗后，监测毒性反应和疾病缓解情况 ((NCCN, 2013; NCI, 2013)。

(3) 个性化的治疗需要特定化疗、RT 和手术综合治疗方案，可缓解症状和使疾病稳定。

(4) 考虑尽早进行姑息治疗和 (或) 临终关怀。

10. 小细胞肺癌 (NCCN, 2013; NCI, 2013d)

(1) 对化疗和放疗有效的大约占 15%。

(2) 总体预后差，5 年存活率为 5%~10%。

(3) 未治疗患者的中位生存时间为 2~4 个月。

(4) 患者局部疾病治疗的标准：联合使用化疗与放疗。

(5) 化疗 (顺铂和依托泊苷) 可增加生存期 (18~24 个月)，但只在少数情况下可以治愈疾病。

(6) 预防性脑部放疗用于对化疗和放疗完全有效的患者，可降低脑部转移的风险。

(7) 目前的证据不支持临床实验以外的维持化疗。

(8) 转移患者的标准方案：联合化疗 (顺铂、依托泊苷)。

如果有禁忌证的话，可使用卡铂；治疗持续时间一般为 4~6 个周期。

（十）护理措施

1. 护士与患者或家属的沟通，影响诊断和治疗的选择。

(1) 建立护理目标。

(2) 评估诊断和预后的应对能力。

(3) 对患者来说，最重要的是帮助家属允许患者维护角色活动和活力。

(4) 把短期目标的重点放在日常保健和生理需求上。

(5) 转诊到合适的和可用的社区资源中。

(6) 支持性护理技能的教育。

(7) 协助维护现实的希望，然后，准备应对预后不良所导致的生活方式的变化。

(8) 发现悲伤并及时处理。

(9) 如预后良好，协助患者恢复以前的角色和职责。

2. 针对特定治疗的护理措施

(1) 其中包括教育、副作用的预防和监测 (参见第 19 章、第 21 章和第 22 章)。

(2) 做过外科手术的个体，有可能需要手术伤口护理、疼痛和胸膜导管管理，以及需要加强深呼吸练习和增加体力活动水平。

(3) 个体接受放射治疗，可能会有局部皮肤反应、食管炎、疲劳和其他具体的症状。

(4) 接受放疗或靶向治疗的个体，会有具体的治疗方案的副作用。

1) 除了有中性粒细胞减少的风险，以顺铂为基础的化疗方案可能会导致恶心和呕吐和周边神经病变，需要监测肾脏功能。

2) 一些靶向治疗可能会引起皮疹、腹泻，或两者都有。

3. 减少疾病和 (或) 治疗相关的症状的护理措施

(1) 被诊断为肺癌的患者，有疼痛和其他多种症状的风险。

(2) 在包括多个癌症诊断的研究中，肺癌的症状报道最多，症状严重程度最重，症状困扰的水平最高 (Cooley, Short & Moriarty, 2003)。

(3) 对所有症状的姑息治疗和干预措施都是必要的。

(4) 请参考以下循证学指南

1) 肿瘤护理资源 (www.ons.org/Research/PEP/)(国家统计局 , 2013)。

2) NCCN 上的疼痛和症状管理指南 (2013)。

3) 见本书第 27~34 章。

　　4.肺癌患者的照顾需要多个部门的协调，因为，这些患者需要多个健康照顾者并可能会经历频繁的转换（医院、家、急诊之间的转换）。

　　5.肺癌患者发生伴癌综合征和癌症急症的风险高，见本书第 40 章和第 41 章。

（王佳丽　译　谌永毅　校）

参考文献

Alberg, A., Brock, M., Ford, J., Samet, J., & Spivack, S. (2013). Diagnosis and management of lung cancer, 3rd ed: American College of Chest Physicians evidenced-based practice guidelines. *Chest, 143*(5 Suppl.), e1S–e29S.

American Cancer Society [ACS]. (2013). *Cancer facts & figures 2013.* Atlanta: American Cancer Society.

American College of Chest Physicians [ACCP]. (2013). *Lung cancer.* www.chestnet.org/Publications/CHEST-Publications/Guidelines-Consensus-Statements.

American Joint Commission on Cancer [AJCC]. (2013). *Lung cancer staging.* www.cancerstaging.org.

American Society Clinical Oncology [ASCO]. (2013). *Lung cancer treatment guidelines.* www.asco.org/guidelines/lung-cancer.

American Thoracic Society [ATS]. (2013). *Lung cancer.* emedicine.medscape.com/article/279960-overview#aw2aab6b2b3.

Bach, P., Mirkin, J., Oliver, T., Azzoli, C., Berry, D., Brawley, O., et al. (2012). Benefits and harms of CT screening for lung cancer: A systematic review. *JAMA, 307,* 2418–2429. http://dx.doi.org/10.1001/jama.2012.5521.

Cooley, M. E., Short, T. H., & Moriarty, H. J. (2003). Symptom prevalence, distress, and change over time in adults receiving treatment for lung cancer. *Psychooncology, 12*(7), 694–708.

Edge, S., Byrd, D., Compton, C., Fritz, A., & Trotti, A. (Eds.). (2010). *AJCC cancer staging manual.* (7th ed.). New York: Springer.

National Cancer Institute [NCI]. (2013a). *Clinical trials for lung cancer.* www.cancer.gov/cancertopics/types/lung.

National Cancer Institute [NCI]. (2013b). *Non-small cell lung cancer treatment PDQ.* Retrieved from, www.cancer.gov/cancertopics/pdq/treatment/non-small-cell-lung/healthprofessional/page1/AllPages.

National Cancer Institute [NCI]. (2013c). *SEER training modules; Cancer classification.* Retrieved from, training.seer.cancer.gov/disease/categories/classification.html.

National Cancer Institute [NCI]. (2013d). *Small cell lung cancer treatment PDQ.* www.cancer.gov/cancertopics/pdq/treatment/small-cell-lung/healthprofessional/page4/AllPages.

National Comprehensive Cancer Network [NCCN]. (2013). *Non-small cell lung cancer. Version 2.2013, NCCCN clinical practice guidelines in oncology.* Retrieved from, www.nccn.org/professionals/physician_gls/f_guidelines.asp#site.

Oncology Nursing Society. (2013). *PEP resources.* www.ons.org/Research/PEP.

Spiro, S., Gould, M., & Colice, G. (2007). Initial evaluation of the patient with lung cancer: Symptoms, signs, laboratory tests and paraneoplastic syndromes: ACCP evidenced-based clinical practice guidelines. *Chest, 132*(3 Suppl.), 149S–160S. http://dx.doi.org/10.1378/chest.07-1358.

Temel, J., Greer, J., Muzikansky, A., Gallagher, E., Admane, M., Jackson, V., et al. (2010). Early palliative care for patients with metastatic non-small cell lung cancer. *New England Journal of Medicine, 363,* 733–742.

Travis, W., Brambilla, E., Noguchi, M., Nicholson, A., Geisinger, K., Yatabe, Y., et al. (2011). International Association for the Study of Lung Cancer/American Thoracic Society/European Respiratory Society International Multidisciplinary Classification of Lung Adenocarcinoma. *Journal of Thoracic Oncology, 6*(2), 244–285.

U.S. Preventive Service Task Force. (USPSTF). (2013). *Screening for lung cancer.* http://www.uspreventiveservicestaskforce.org/uspstf/uspslung.htm.

Wender, R., Fontham, E., Berrera, E. Jr., Colditz, G., Church, T., Ettinger, D., et al. (2013). American Cancer Society Lung cancer screening guidelines. *CA: A Cancer Journal for Clinicians, 63,* 106–117. http://dx.doi.org/10.3322/caac.21172.

第9章 胃肠道肿瘤

（一）介绍

1. 胃肠道 (GI) 的癌症，包括食管癌、胃癌、结肠癌、直肠癌、肛门癌、胰腺癌和肝癌。

2. 这些癌症的发生率、分期、治疗和预后取决于原发肿瘤的具体位置。

3. 本章的目的是回顾最常见的胃肠道癌，有食管癌、胃（腺癌）癌、结肠直肠（腺癌）癌、肛癌、肝细胞癌和胰腺癌。

（二）解剖学和生理学

1. 概述

(1) 胃肠道的主要功能是机械和化学分解、消化食物和吸收营养。

(2) 消化道从口腔起至肛门结束。

(3) 辅助消化的器官，包括肝脏、胆囊和胰腺。

2. 特定的器官

(1) 食管

1) 中空的肌肉管，大约为 25cm 长。

2) 通过蠕动吞下食物到胃里。

3) 通过两端的食管括约肌来控制食管的开启和关闭。

(2) 胃

1) 中空的肌肉器官，在吃东西时，储存食物。

2) 分泌消化液。

3) 食品与消化液混合蠕动进入十二指肠。

4) 主要解剖界限为食管括约肌和幽门括约肌。

5) 有三层平滑肌。

6) 受交感神经和自主神经系统的副交感神经支配。

(3) 小肠

1) 长约为 5m。

2) 分为三个部分：十二指肠、空肠和回肠。

3) 近端小肠通过胰腺、肠道酶和胆汁盐来持续进行消化食物。

4) 碳水化合物分解为单糖和乳糖；蛋白质降解为氨基酸；脂肪乳化降解为脂肪酸和单甘酯。

5) 矿物质和水溶性维生素通过主动和被动运输被吸收。

(4) 大肠

1) 大约长为 1.5m。

2) 包括盲肠、阑尾、结肠（升结肠、横结肠、降结肠和乙状结肠）、直肠和肛管。

3) 形成粪便和吸收水、电解质。

4) 排便时，通过粪便刺激使直肠膨胀 (Wood, 2013)。

(5) 肝脏

1) 人体最大的器官。

2) 具有消化、代谢、生成血液、血管和免疫功能。

3) 分为左、右两叶。

4) 肝细胞生成和分泌胆汁。

5) 肝毛细血管位于肝小叶之间。

6) 门静脉和肝动脉的血液流经每个小叶的中央静脉，然后汇入肝静脉和上腔静脉 (SVC)(Rhodes, 2013)。

(6) 胰腺

1) 胰腺位于胃后。

2) 内分泌腺细胞产生胰高血糖素和促进细胞吸收葡萄糖的胰岛素。

3) 外分泌胰腺分泌的酶消化蛋白质、碳水化合物和脂肪 (Rhodes, 2013)。

（三）流行病学和危险因素

1. 食管癌

(1)2013 年，在美国估计有 17 990 新增病例和 15 210 例死亡 [American Cancer Society (ACS),2013a]。

(2) 两个主要的组织学类型

1) 腺癌常见于北美和西欧国家。

2) 鳞状细胞常见于亚洲和非洲裔美国人。

(3)5 年总体生存率为 38%(ACS,2013)。

(4) 危险因素 (ACS 2013 f;Tsottles,2011)

1) 可改变的危险因素

①吸烟。

②乙醇。

③工作暴露，尤其是干洗工人 (Ruder, Ward, & Brown, 2001)。

④肥胖。

⑤水果和蔬菜摄入量低和高亚硝胺饮食习惯。

2) 不可改变的危险因素

①性别:男性比女性普遍高。

②胼胝症:一种常染色体显性遗传病,特点是掌部的皮肤角化 (Blaydon et al ., 2012)。

③食管失弛症:一种罕见疾病,食管肌肉环使它在吞咽过程中无法放松,导致蠕动进入胃的食物减少 (Leeuwenburgh et al ., 2010)。

④食管蹼。

⑤人乳头状瘤病毒 (HPV)。

⑥其他癌症患病史。

⑦食管裂孔疝。

⑧胃食管反流病 (GERD)。

⑨巴雷特食管 (Holmes & Vaughan, 2007)。

2. 胃癌

(1) 世界癌症相关性死亡的第二大常见原因。

(2) 即使是在西方国家也很难治愈。

(3)2013 年, 在美国估计有 21 600 新增病例和 10 990 例死亡 (ACS, 2013)。

(4) 亚洲人的发病率更高。

(5) 男性发病率比女性高。

(6) 制冷设备的发明:发病率下降的关键。

(7) 尽管发病率下降, 但绝对数增加了。

(8) 胃癌大约有 27% 的 5 年存活率 (ACS,2013;ACS, 2013 b)。

(9) 危险因素

1) 可改变的因素

①饮食。

②肥胖。

③吸烟。

④饮酒。

2) 不可改变的因素

①幽门螺杆菌。

② EB 病毒 (EBV)。

③前胃手术。

④胃息肉。

⑤胃溃疡。

⑥恶性贫血。

⑦ A 型血。

⑧家族史。

⑨遗传多态性 (ACS 2013 b)。

3. 结肠直肠癌

(1)2013 年, 在美国有估计 142 820 新增病例和 50 830 例死亡 (ACS, 2013)。

(2) 是美国癌症的第四大最常见的原因和第二大常见的癌症相关的死亡原因。

(3) 总发病率下降。

(4)72% 的病例为结肠癌和 28% 为直肠癌 (ACS, 2013; ACS, 2013 c)。

(5) 危险因素

1) 可改变的因素:

①吸烟。

②饮酒。

③高脂肪饮食或大量摄入红肉。

④肥胖。

⑤水果和蔬菜的摄入不足。

⑥缺乏身体活动。

2) 不可改变的因素:

①年龄超过 50 岁。

②个人或结肠癌家族史或炎症性肠病。

③遗传息肉病、遗传性腺瘤性息肉病 (FAP)、遗传性非息肉病性大肠癌 (HNPCC) 和林奇综合征。

④存在水肿型息肉 (ACS 2013 c)。

4. 肛门癌

(1)2013 年, 在美国估计有 7060 新增病例和 880 例死亡 (ACS,2013)。

(2) 占胃肠道恶性肿瘤的 2.2%。

(3) 发病率增加 (ACS,2013;ACS 2013 d)。

(4) 危险因素

1) 可改变的因素:

①吸烟。

②接受肛交。

③性传播疾病:HPV、人类免疫缺陷病毒 (HIV)。

2) 不可改变的因素:

①宫颈癌、外阴癌或阴道癌的患病史。

②免疫抑制。

③血液恶性肿瘤 (Minsky& Guillem,2010)。

5. 肝癌 (HCC)

(1)2013 年, 在美国估计有 30 640 新增病例和 21 670 例死亡 (ACS, 2013)。

(2) 丙型肝炎感染的发病率增加使肝癌的发病率增加 (ACS 2013 e)。

(3) 全世界癌症相关死亡的第三大原因。

(4) 危险因素 (Grenon,2011)

1) 可改变的因素

①乙醇。

②吸烟。

③接触化学致癌物:亚硝酸盐等碳氢化合物、农药、溶剂。

2) 不可改变的因素 (ACS, 2013 e)

①乙型肝炎。

②丙型肝炎。

③血色沉着病。

④ a1 抗胰蛋白酶缺乏症。

⑤肝硬化。

6. 胰腺癌

(1)2013 年, 在美国估计有 45 220 新增病例和 38 640 例死亡 (ACS,2013)。

(2) 男性的第十大最常见的癌症、女性的第九大最常见癌症。

(3) 大多数患者在确诊的第一年死亡。

(4) 总体 5 年生存率为 6%[ACS,2013;National Comprehensive Cancer Network (NCCN),2013g]。

(5) 危险因素 (Hodgkin,2011)

1) 可改变的因素

①吸烟。

②肥胖。

③饮食因素,如食用胆固醇、肉类、油炸食品和精制糖。

④职业暴露,如化学家、煤气工人、金属工业、制革工业和运输工人。

2) 不可改变的因素

①年龄。

②男性。

③非裔美国人。

④德系犹太人。

（六）病理生理学和组织学分类

1. 食管癌:暴露在相关有害化学物质的黏膜, 导致发育不良、原位癌和浸润性癌。

(1) 鳞状细胞癌

1) 在鳞状细胞上皮发现。

2) 在发展中国家更为普遍。

(2) 腺癌

1) 起源于腺组织。

2) 主要影响远端食管。

3) 似乎与胃食管反流和巴雷特食管病有关 (Swisher, Rice, Ajani, Komaki, & Ferguson,2010)。

2. 胃癌

(1) 腺癌

1) 95% 来自间质腺上皮。

2) 两种类型:肠道型和扩散型。

①肠道、膨胀、流行性胃癌。

A. 与慢性萎缩性胃炎有关 , 可以保留腺体结构 , 侵袭性小 , 边界清楚。

B. 预后更好。

C. 没有家族病史。

②扩散、渗透、流行性胃癌。

A. 由分化差的扩散细胞组成, 边界不清楚。

B. 与遗传因素、血型和家族史有关。

(2) 淋巴瘤、良性肿瘤和间质瘤占胃恶性肿瘤的 5%

(Yao, Crane, Sano, & Mansfield,2010)。

3. 结肠直肠癌

(1) 腺癌

占所有病例的 95%, 来源于腺上皮黏膜。

(2) 淋巴瘤和鳞状细胞癌

占癌症病例的 5%(Padussis, Beaseley, McMahon, Tyler, & Ludwig,2010)。

4. 肛门癌

(1) 鳞状细胞癌占肛门癌患者的 80%~85%。

(2) 肛管病变最为常见, 通常是低分化型 (Minsky & Guillem,2010)。

(3) 肛门边缘病变通常分化良好。

5. 肝细胞癌

(1) 来自于肝细胞。

(2) 结节性或渗透性的肿瘤 (Sung& Thung,2010)。

6. 胰腺癌

腺癌:

1) 占病例的 95%, 来自外分泌胰腺。

2) 神经内分泌肿瘤:很少见 (Wolff, Crane, Li, & Evans, 2010)。

（五）临床表现

1. 食管癌

(1) 吞咽困难或吞咽痛。

(2) 胸部疼痛。

(3) 声音沙哑。

(4) 吐血。

(5) 慢性咳嗽。

(6) 黑便。

(7) 体重减轻。

(8) 疲劳 (Holmes & Vaughan,2007)。

2. 胃癌

(1) 通常是非特异性的 , 导致诊断困难, 发现比较晚。

(2) 消化不良。

(3) 恶心和呕吐。

(4) 吞咽困难。

(5) 厌食症。

(6) 腹部疼痛。

(7) 早期的饱腹感。

(8) 黑便。

(9) 贫血导致的苍白。

(10) 体重减轻 (Yao et al .,2010)。

3. 结肠直肠癌

(1) 结肠直肠癌早期常无症状 , 患者主诉如下。

1) 出血:最常见症状 (Padussis et al .,2010)。

2) 腹部隐痛。

3) 肠胃气胀。

4) 排便的改变, 伴有或不伴有出血。

(2) 晚期大肠癌:20% 的患者存在远处转移 (表 9-1)。

1) 表现:取决于发病部位。

2) 体重减轻。

3) 疲劳。

4) 触诊。

5) 右上象限疼痛或肝大。

6) 腹胀。

7) 锁骨上腺病。

8) 脐周结节。

4. 肛门癌

(1)45% 的患者有肛门区域出血。

(2) 肛门疼痛或压力。

(3) 肛门瘙痒、分泌物, 或两者兼而有之。

(4) 排便习惯改变。

(5) 肿块或肛门肿胀。

(6) 体重减轻(Minsky& Guillem,2010; NCCN,2010 e)。

5. 肝癌

(1) 症状通常与慢性肝病有关。

(2) 腹水。

(3) 黄疸。

(4) 肝性脑病。

(5) 体重减轻。

(6) 腹部疼痛。

(7) 早饱 (Sung& Thung,2010)。

6. 胰腺癌

(1) 体重减轻。

(2) 腹部疼痛。

(3) 消化不良或腹胀。

(4) 黄疸 (可能是无痛的早期疾病)。

(5) 恶心和呕吐 (Wolff et al .,2010)。

（六）转移途径

1. 食管癌

(1) 淋巴管局部转移。

(2) 淋巴和血液远处转移

1) 肝和肺最常见。

2) 其他可能的部位:胸膜、胃、腹膜、肾、肾上腺、骨骼和大脑 (Swisher et al .,2010)。

2. 胃癌

(1) 直接扩展到邻近器官, 如肝、膈膜、胰腺、脾脏和结肠。

(2) 转移到淋巴和远处淋巴结。

(3) 血行扩散至肝脏。

(4) 直接浸润到腹膜 (Yao et al .,2010)。

3. 结肠直肠癌

(1) 通过肠道直接蔓延。

(2) 通过淋巴管转移。

(3) 血行扩散至肝脏和肺 (Padussis et al .,2010)。

4. 肛门癌

(1) 直接扩展到骨盆。

(2) 转移到腹膜内和腹膜外的淋巴结。

(3) 血行扩散至肺部和肝:很少见 (Minsky & Guillem,2010)。

5. 肝细胞癌

(1) 很少有侵袭性 , 因为肿瘤本身预后很差。

(2) 疾病晚期可能转移到肺、门静脉、门静脉周的节点、骨头或脑 (Sung & Thung,2010)。

6. 胰腺癌

(1) 通常通过淋巴结转移。

(2) 血行扩散至肝脏和肺 (Wolff et al .,2010)。

（七）筛查、诊断措施、分期和分级

1. 食管癌

(1) 筛查

1) 没有筛查标准。

2) 可以用临床实验进展评估筛查。

(2) 诊断措施

1) 内镜检查和活检。

2) 胸部和腹部的计算机断层扫描 (CT):口服给药和静脉注射 (IV) 的对比。

3) 正电子发射 X 线断层摄影术:CT (PET - CT)。

4) 超声内镜。

5) 支气管镜检查。

(3) 分期和分级

1) 美国癌症联合委员会 (AJCC) 分期和分级系统 (表 9 - 2)。

2) 腺癌和鳞状细胞癌特定分期。

表 9-1 晚期结直肠癌的临床症状和体征

右 (升结肠)	横结肠	左 (降结肠)	直肠
腹部疼痛	血便	便秘与腹泻交替	排便活动改变
乏力	排便模式改变	腹痛	腹胀感
体重丧失	便秘	梗阻性症状如恶心、呕吐	
排便改变			出血
慢性失血导致的贫血			盆腔疼痛

3) 生存率低与晚期癌症阶段有关。

2. 胃癌

(1) 筛查

1) 关于胃癌筛查的价值仍然是有争议的。

2) 在高危地区, 如日本, 个人通过简单的风险筛查和钡剂造影进行筛查。

(2) 诊断措施

1) 内镜活检:建议 6~8 次活检。

2) 静脉注射或口服对比剂行胸腹部 CT。

3) 如临床需要, 进行盆腔 CT。

4)PET-CT:对新辅助化疗的结果预测有意义。

5) 如果 M1 疾病并不明显, 建议内镜超声 (EUS)。

(3) 分期和分级

1)AJCC 分期和分级系统 (表 9 - 3)。

2) 建议至少检测 15 个淋巴结以充分给淋巴节状态进行分期 (NCCN,2013 b)。

3. 结肠直肠癌

(1) 筛查

1)50 岁的男性和女性。

注:应版权方要求, 正文中此表内容须为英文原文, 中文译文请见附录。

2) 证据表明, 筛查可以减少死亡率。

3) 中高危风险患者

①年龄 50 岁或以上。

②没有腺瘤或结肠直肠癌的患病史。

③无炎性肠道疾病史。

④无家族史。

ACS 和 NCCN 之间中高危风险患者筛选建议的比较 (ACS 2013 c;NCCN,2013 c)(表 9-4)。

(2) 诊断措施

1) 结肠镜检查。

2) 血液测试:全血细胞计数 (CBC)、化学、癌胚抗原 (CEA)。

3) 静脉注射和口服, 胸腹部和骨盆 CT 对比。

4)PET-CT 不是常规检查项目。

5) 所有的肿瘤样本都要检测 KRAS 突变来指导治疗 (Tan &Du,2012)。

大约有 40%KRAS 突变的人被诊断出患有结直肠癌。

(3) 分期和分级

AJCC 分期和分级系统 (表 9 - 5)。

4. 肛门癌

(1) 筛查

没有可推荐的筛查 (方法)。

(2) 诊断措施

1) 直肠指诊 (DRE)。

2)腹股沟淋巴结活检。

3) 肛镜检查。

4) 胸部、腹部和骨盆 CT。

5) 可以考虑艾滋病毒检测。

6) 可以考虑 PET-CT。

(3) 分期

AJCC 分级系统 (表 9-6)。

5. 肝细胞癌 (HCC)

(1) 筛查

1) 高风险患者, 以及由乙肝病毒导致的肝硬化或携带乙肝病毒而没有肝硬化者。

2) 建议高危肝癌患者定期 (每 3~6 个月) 做超声检查和甲胎蛋白 (AFP) 测定 (ACS, 2013 f); 然而, NCCN 建议每 6~12 个月进行一次超声筛查和 AFP 的测定 (NCCN, 2013 f)。

(2) 诊断措施

1) 四维螺旋 CT。

2) 四维和增强磁共振成像 (MRI) 动态对比。

3) 对比增强超声 (CEUS)。

4) 肿瘤尺寸大于 2cm, 对比增强超声和 MRI 的结果是阳性的, 即使没有进行组织活检, 也可以确诊 (Forner et al .,2008;NCCN,2013 f)。

Table 9-3

Staging of Gastric Cancer

Stage	Description
Primary Tumor (T)	
TX	Primary tumor cannot be assessed
T0	No evidence of primary tumor
Tis	Carcinoma in situ: intraepithelial tumor without invasion of the lamina propria
T1	Tumor invades lamina propria but not beyond submucosa
T2	Tumor invades the muscularis propria
T3	Tumor penetrates subserosal connective tissue without invasion of visceral peritoneum or adjacent structures
T4	Tumor invades the serosa or adjacent structures
T4a	Tumor invades serosa (visceral peritoneum)
T4b	Tumor invades adjacent structures
Regional Lymph Nodes (N)	
NX	Regional lymph nodes cannot be assessed
N0	No regional lymph node metastasis
N1	Metastasis in one or two regional lymph nodes
N2	Metastasis in three to six regional lymph nodes
N3	Metastasis in seven or more regional lymph nodes
N3a	Metastasis in 7 to 15 regional lymph nodes
N3b	Metastasis in 16 or more regional lymph nodes
Distant Metastasis (M)	
M0	No distant metastasis
M1	Distant metastasis

Anatomic Stage Grouping

Stage	T	N	M
Stage 0	Tis	N0	M0
Stage IA	T1	N0	M0
Stage IB	T2	N0	M0
Stage IIA	T3	N0	M0
	T2	N1	M0
Stage IIB	T4a	N0	M0
	T3	N2	M0
	T2	N2	M0
	T1	N3	M0
Stage IIIA	T4a	N1	M0
	T3	N2	M0
	T2	N3	M0
Stage IIIB	T4b	N1	M0
	T4a	N2	M0
	T3	N3	M0
Stage IIIC	T4b	N2 or N3	M0
	T4a	N3	M0
Stage IV	Any T	Any N	M1

Used with permission of the American Joint Committee on Cancer (AJCC), Chicago, Illinois. The original source for this material is the AJCC Cancer Staging Manual, Seventh Edition (2010) published by Springer Science and Business Media LLC, www.springer.com.

注：应版权方要求，正文中此表内容须为英文原文，中文译文请见附录。

表 9-4　ACS 和 NCCN 之间中高危风险患者筛选建议的比较

ACS	NCCN
结肠镜检查每10年一次	结肠镜检查每10年一次
可曲性乙状结肠镜检查每5年一次	可曲性乙状结肠镜检查每5年一次
气钡双重造影每5年一次	每年基于愈创木脂或免疫化学测试，可选或不选曲性乙状结肠镜检查
模拟结肠镜检查每5年一次	
每年粪便隐血试验	
每年粪便免疫化学测试	

5) 肿瘤大于 2cm 首选针芯吸取活组织检查。

6) 胸部 CT。

7) 血液测试，包括 CBC、凝血酶原时间 (PT) 或国际标准化比率 (INR)、肝炎病毒检测、肝功能和 AFP 检查。

(3) 分期和分级

1) AJCC 分期系统和分级（表 9-7）。

2) 肝功能分级和 MELD（终末期肝病模型）的分数也是肝功能的组成和评估方面。

3) 患者通常分为以下 4 类

①可进行肿块切除或肝脏移植的患者。

②不可进行手术切除的患者。

③因为性能状态或疾病不能进行手术的患者。

④发生转移的患者。

6. 胰腺癌

(1) 筛查：没有单一可靠的胰腺癌早期检测方法。

(2) 诊断措施

1) 根据胰腺横向成像和薄片 CT 表现。

2) MRI：胰腺 MRI 可以替代 CT。

3) EUS：引导下的细针 (FNA)，在诊断患者疾病上优于电脑断层 FNA；更好，更安全，减少种植性转移的风险 (NCCN, 2013g)。

(3) 分期和分级。

NCCN 分期和分级系统（表 9-8）。

（八）治疗方法

1. 食管癌的治疗

(1) 手术

1) 内镜黏膜切除适用于原位癌 (Tis) 和第一阶段患者。

2) 食管切除术：适用于第一至第三阶段癌症患者。

(2) 放射治疗

1) 与化疗相结合：通常在新辅助治疗中。

2) 患者拒绝手术或不适合手术时，可采用放疗联合化疗。

3)IV 期患者可以用来缓解梗阻、控制疼痛和恢复吞咽功能。

（3）化疗

1) 结合放射治疗来用做新辅助或确切的治疗方法。

2) 主要治疗 IV 期疾病 (NCCN, 2013)。

3) 食管癌的常用化疗方案列在表 9-9。

2. 胃癌的治疗

（1）手术

1) 内镜黏膜切除术可能适用于 Tis-T1b 肿瘤。

2)T1b-T3 肿瘤首选小部分胃切除或全胃切除术。

3) 对于 T4 期肿瘤，需要切除整个病变的部位。

4) 关于是否进行充足的淋巴结的采样还在争议中。

（2）放射治疗

1) 术后联合化疗，减少局部复发率。

2) 目前，术前使用还在临床实验阶段。

（3）化疗

1) 围术期化疗：术前和术后化疗（表 9-9）。

Table 9-5

Staging of Colorectal Cancer

Stage	Description
Primary Tumor (T)	
TX	Primary tumor cannot be assessed
T0	No evidence of primary tumor
Tis	Carcinoma in situ
T1	Tumor invades submucosa
T2	Tumor invades muscularis propria
T3	Tumor invades through the muscularis propria and into the pericolorectal tissues
T4a	Tumor penetrates to the surface of the visceral peritoneum
T4b	Tumor directly invades or is adherent to other structures
Regional Lymph Nodes (N)	
NX	Regional lymph nodes cannot be assessed
N0	No regional lymph node metastasis
N1	Metastasis in one to three lymph nodes
N2	Metastasis in four or more lymph nodes
N2a	Metastasis in four to six regional lymph nodes
N2b	Metastasis in seven or more regional lymph nodes
Distant Metastasis (M)	
M0	No distant metastasis
M1	Distant metastasis
M1a	Metastasis defined to one organ site
M1b	Metastases in more than one organ or site or in peritoneum

Anatomic Stage Groupings			
Stage 0	Tis	N0	M0
Stage I	T1	N0	M0
	T2	N0	M0
Stage IIA	T3	N0	M0
Stage IIB	T4a	N0	M0
Stage IIIA	T1-2	N1	M0
	T1	N2a	M0
Stage IIIB	T3-4a	N1	M0
	T2-3	N2a	M0
	T1-2	N2b	M0
Stage IIIC	T4a	N2a	M0
	T3-4a	N2b	M0
	T4b	any N	M0
Stage IVA	Any T	any N	M1a
Stage IVB	Any T	any N	M1b

Used with permission of the American Joint Committee on Cancer (AJCC), Chicago, Illinois. The original source for this material is the AJCC Cancer Staging Manual, Seventh Edition (2010) published by Springer Science and Business Media LLC, www.springer.com.

注：应版权方要求，正文中此表内容须为英文原文，中文译文请见附录。

Table 9-6

Staging for Anal Cancer

Stage	Description
Primary Tumor (T)	
TX	Tumor cannot be assessed
T0	No evidence of primary tumor
Tis	Carcinoma in situ
T1	Tumor ≤ cm in greatest dimension
T2	Tumor 2-5 cm in greatest dimension
T3	Tumor > 5 cm in greatest dimension
T4	Tumor invades any adjacent organs
Regional Lymph Nodes (N)	
NX	Regional lymph nodes cannot be assessed
N0	No regional lymph node metastasis
N1	Metastasis in the perirectal lymph nodes
N2	Metastasis in unilateral internal iliac and/or inguinal lymph nodes
N3	Metastasis in perirectal and inguinal lymph nodes and/or bilateral internal iliac and/or inguinal lymph nodes
Distant Metastasis (M)	
M0	No distant metastasis
M1	Distant metastasis

Anatomic Stage Groupings			
Stage 0	Tis	N0	M0
Stage I	T1	N0	M0
Stage II	T2 or T3	N0	M0
Stage IIIA	T1-3	N1	M0
	T4	N0	M0
Stage IIIB	T4	N1	M0
	Any T	N2-N3	M0
Stage IV	Any T	any N	M1

Used with permission of the American Joint Committee on Cancer (AJCC), Chicago, Illinois. The original source for this material is the AJCC Cancer Staging Manual, Seventh Edition (2010) published by Springer Science and Business Media LLC, www.springer.com.

注：应版权方要求，正文中此表内容须为英文原文，中文译文请见附录。

2) 转移性疾病:改善生存和生活质量是最好的支持性护理 (表 9-9)。

(4) 生物疗法

曲妥珠单抗 (赫赛汀):在治疗 HER2 + 肿瘤转移中,联合化疗一起使用 (NCCN,2013 b)。

3.结肠直肠癌的治疗

(1) 手术 (图 9-1,结肠切除术部位)

1) 右侧结肠癌:右部分结肠切除术。

2) 横结肠癌:扩大性部分结肠切除术。

3) 左侧结肠癌:左部分结肠切除术。

4) 乙状结肠癌:乙状结肠切除术。

5) 直肠癌

①早期肿瘤有时可能需要局部切除。

②最常见的骶前切除手术可以保存直肠括约肌。

6) 结肠造口术有时是必需的:可能是永久或临时 (Padussis et al .,2010)。

7) 最少需要评估 12 个淋巴结来进行淋巴结分期。

8) 对于 IV 期直肠癌需要切除肝脏和肺部转移的部位,以缓解和可能治疗的目的。

依据转移的位置和数量。

(2) 放射治疗

1) 与新辅助化疗或辅助设置合用来减少直肠癌的局部复发。

2) 也可以用来缓解症状。

(3) 化疗

1) 不适用于 I 期疾病;II 期疾病患者是否受益还不清楚。

2) 新辅助化疗

①不可切除的肿瘤。

②对并发晚期局部直肠癌同步放疗。

3) 结直肠癌的辅助治疗:

氟尿嘧啶 (5-FU) 单独或结合铂 (Eloxatin) 化疗。

4) 转移性的治疗方案。

①以 5-FU 为基础的单独或结合铂 (Eloxatin) 或伊立替康 (Camptosar) 的化疗。

②伊立替康 (Camptosar) 可以被单独使用。

③在转移性治疗方案中,常用化疗联合生物疗法。

(4) 生物治疗:用来治疗晚期或转移性疾病或作为临床实验的一部分 (NCCN, 2013c; NCCN, 2013d; Roman & Whiteside, 2013)。

1) 贝伐单抗 (Avastin) 与化疗联合使用。

2) 西妥昔单抗 (艾比特思):

①用于 KRAS 突变的患者。

②可以联合化疗或单独使用。

3) 帕尼单抗 (Vectibix)

①用于 KRAS 突变的患者。

②可以结合化疗, 当患者不能忍受时, 可单独使用。

4) 瑞格非尼只能单独使用。

5) 阿柏西普与伊立替康联合使用。

4.肛门癌的治疗

(1) 放疗

1) 与化疗合用来治疗为 I ~ III 期的患者。

2) 如果需要, 可用来作为 IV 阶段癌症的姑息治疗 (NCCN,2013 e)。

(2) 化疗

1) 早期阶段:联合化疗 (5-FU 和丝裂霉素) 和放射治疗有明确的疗效。

2) 转移性疾病:铂类和 5-FU 联合化疗。

5.肝癌的治疗

(1) 因为有潜在的肝脏疾病, 治疗效果是有限的。

(2) 手术

1) 肝局部切除术:早期肝癌患者, 可选择的治疗方案。

①最适合该治疗的患者:那些血管未受肿瘤侵犯的患者。

②评估剩余肝脏的功能 (FLR)。

2) 移植

①对早期肝癌患者来说, 是一个选择。

②切除有肿瘤病变或无肿瘤病变的肝叶, 并治疗潜在的肝硬化。

③避免小的与肝体积有关的手术并发症。

④移植前的治疗。

(3) 栓塞性介入治疗

1) 化疗栓塞术。

2) 平常、普通的栓塞。

3) 放射性栓塞术。

(4) 放疗

可考虑用来替代消融或化疗栓塞术。

(5) 全身化疗

治疗率较低;没有意义 (NCCN, 2013f)。

(6) 靶向治疗

索拉非尼通过了由美国食品和药品管理局 (FDA) 的批准, 可用来治疗不可进行手术的肝细胞癌患者。

6.胰腺癌的治疗

(1) 手术

1) 胰十二指肠切除术 (Whipple 术)。

2) 远端胰腺切除术:左侧胰腺切除。

3) 支架植入:超声内镜引导, 缓解梗阻症状。

(2) 放疗

1) 姑息疗法。

2) 可以与化疗同时使用

①可手术治疗患者的辅助治疗。

②可手术治疗患者的边缘治疗。

Table 9-7

Staging for Hepatocellular Carcinoma

Stage	Description		
Primary Tumor (T)			
TX	Primary tumor cannot be assessed		
T0	No evidence of primary tumor		
T1	Solitary tumor without vascular invasion		
T2	Solitary tumor with vascular invasion or multiple tumors, none more than 5 cm		
T3a	Multiple tumors > 5 cm		
T3b	Single tumor or multiple tumors of any size involving a major branch of the portal or hepatic vein		
T4	Tumor(s) with direct invasion of adjacent organs other than the gallbladder or with perforation of visceral peritoneum		
Regional Lymph Node (N)			
NX	Regional lymph nodes cannot be assessed		
N0	No regional lymph node metastasis		
N1	Regional lymph node metastasis		
Distant Metastasis (M)			
M0	No distant metastasis		
M1	Distant metastasis		
Anatomic Stage Groupings			
Stage I	T1	N0	M0
Stage II	T2	N0	M0
Stage IIIA	T3a	N0	M0
Stage IIIB	T3b	N0	M0
Stage IIIC	T4	N0	M0
Stage IVA	Any T	N1	M0
Stage IVB	Any T	Any N	M1

Used with permission of the American Joint Committee on Cancer (AJCC), Chicago, Illinois. The original source for this material is the AJCC Cancer Staging Manual, Seventh Edition (2010) published by Springer Science and Business Media LLC, www.springer.com.

注：应版权方要求，正文中此表内容须为英文原文，中文译文请见附录。

Table 9-8

Staging for Pancreatic Adenocarcinoma

Stage	Description		
Primary Tumor (T)			
TX	Tumor cannot be assessed		
T0	No evidence of primary tumor		
Tis	Carcinoma in situ		
T1	Tumor limited to the pancreas ≤ 2 cm in greatest dimension		
T2	Tumor limited to the pancreas > 2 cm in greatest dimension		
T3	Tumor extends beyond the pancreas but without involvement of the celiac axis or superior mesenteric artery		
T4	Tumor involves the celiac axis or superior mesenteric artery (unresectable primary tumor)		
Regional Lymph Node (N)			
NX	Regional lymph nodes cannot be assessed		
N0	No regional lymph node metastasis		
N1	Regional lymph node metastasis		
Distant Metastasis (M)			
M0	No distant metastasis		
M1	Distant metastasis		
Anatomic Stage Groupings			
Stage 0	Tis	N0	M0
Stage IA	T1	N0	M0
Stage IB	T2	N0	M0
Stage IIA	T3	N0	M0
Stage IIB	T1-3	N1	M0
Stage III	T4	Any N	M0
Stage IV	Any T	Any N	M1

Used with permission of the American Joint Committee on Cancer (AJCC), Chicago, Illinois. The original source for this material is the AJCC Cancer Staging Manual, Seventh Edition (2010) published by Springer Science and Business Media LLC, www.springer.com.

注：应版权方要求，正文中此表内容须为英文原文，中文译文请见附录。

③可手术治疗患者的局部辅助治疗。

④辅助治疗 (NCCN,2013g)。

（3）化疗

1）辅助治疗方案

①如果可用，是临床实验的首选。

②吉西他滨 (Gemzar)。

③ 5-FU 或甲酰四氢叶酸。

④卡培他滨。

2）转移性或不可切除的疾病

①亚叶酸钙 - 和化疗药物 5-FU、甲酰四氢叶酸、伊立替康以及铂联合使用。

②吉西他滨和紫杉醇（紫杉醇酯质体）。

③吉西他滨和埃罗替尼。

④吉西他滨和顺铂。

3）靶向治疗。

埃罗替尼可与吉西他滨一起使用。

（九）护理措施

1.护士在胃肠道恶性肿瘤患者的疾病过程、教育、诊断和治疗计划和潜在的副作用方面扮演着重要的角色。

增加患者对疾病、治疗和副作用等知识的干预措施。

1）鼓励患者用言语表达对疾病和治疗的感觉。

2）告知患者治疗的基本原理、类型和持续时间。

3）根据患者的学习特点，教育患者了解潜在的副作用，以及如何应对副作用（书面、口头、视听演示或多种方式结合）。

4）讨论非药物和药物干预来管理毒副作用。

2.护士应持续监测任何胃肠道功能、液体摄入和营养的改变。

(1) 维持胃肠道功能和足够的液体和营养摄入的干预措施包括以下 :

1) 评估规律的排便功能。

2) 评估可能会导致便秘或腹泻的因素 (如化疗药物)。

3) 适当处理腹泻或便秘。

4) 评估腹泻的并发症，如脱水和电解质失衡。

5) 评估便秘的并发症，如恶心和肠阻塞。

6) 提供非药物和药物干预, 保持正常的肠功能。

7) 评估和使用止痛药来缓解吞咽困难和 (或) 吞咽痛。

8) 评估经皮胃管 (PEG) 的放置和喂养的需要。

9) 需要时, 进行喂养管的管理。

10) 教患者如何管理喂养管和 PEG 管。

11) 指导患者保持足够的液体摄入量。

12) 评估体重变化。

13) 必要时, 进行静脉输液管理。

14) 教育患者适当的摄取热量保持体重。

15) 教育患者根据相关的疾病过程适当的选择饮食。

16) 推荐使用营养补充剂提供额外的热量支持。

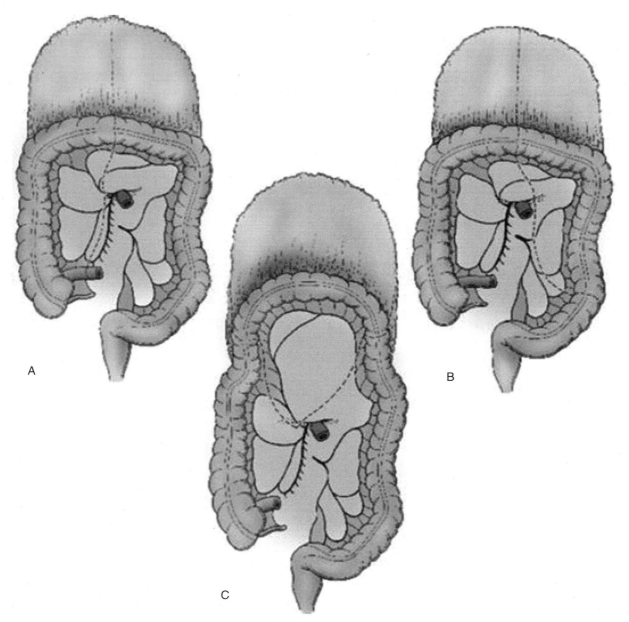

图9-1　结肠癌手术方式。A.右半结肠切除术；B.左半结肠切除术；C.横结肠切除术。
Data from　Rothrock j .(2011).Alexander′s care of the patient in surgery (14thed).Philadelphia: Mosby.

表 9-9 食管癌的常用化疗方案

术前化疗	紫杉醇和卡铂；顺铂和氟尿嘧啶 (5-FU)；奥沙利铂和 5-FU；顺铂和卡培他滨；奥沙利铂和卡培他滨
围术期化疗 (3次术前化疗和3次术后化疗)	表柔比星、顺铂和 5-FU (ECF)；表柔比星、奥沙利铂和 5-FU；表柔比星、顺铂和卡培他滨；表柔比星、奥沙利铂和卡培他滨 (EOX)；5-FU 和卡培他滨
终末放化疗	顺铂和5-FU；奥沙利铂和5-FU；顺铂和卡培他滨；奥沙利铂和卡培他滨；紫杉醇和卡铂
术后化疗	持续输注化疗药5-FU 或卡培他滨
转移性食管癌	多西他赛和顺铂、5-FU (DCF)；ECF、顺铂和5-FU 或卡培他滨；奥沙利铂和 5-FU 或卡培他滨；伊立替康和5-FU

Data from National Comprehensive Cancer Network. (2013). Practice guidelines in oncology: Esophageal and esophagogastric junction cancers [v.2.2013].http://www.nccn.org/professionals/physician_gls/pdf/esophageal.pdf; 和 National Comprehensive Cancer Network. (2013 b).Practice guidelines in oncology: gastric cancer [v.2.2013].http://www.nccn.org/professionals/physician_gls/pdf/gastric.pdf.

17) 需要时，安排营养师评估吞咽和消化功能。

(2) 更多细节见第 28 章，如何管理改变患者胃肠道功能。

(3) 更多细节见第 33 章，如何管理患者营养状况的改变。

（王佳丽　欧美军　译　谌永毅　校）

参考文献

American Cancer Society. (2013a). *Cancer facts & figures, 2013.* Atlanta: Author.

American Cancer Society. (2013b). *Stomach cancer detailed guide.* http://www.cancer.org/cancer/stomachcancer/detailedguide/index.

American Cancer Society. (2013c). *Colorectal cancer detailed guide.* http://www.cancer.org/cancer/colonandrectumcancer/detailedguide/.

American Cancer Society. (2013d). *Anal cancer detailed guide.* http://www.cancer.org/cancer/analcancer/detailedguide/.

American Cancer Society. (2013e). *Liver cancer detailed guide.* http://www.cancer.org/cancer/livercancer/detailedguide/.

American Cancer Society. (2013f). *Esophagus cancer detailed guide.* http://www.cancer.org/cancer/esophaguscancer/detailedguide/index.

Blaydon, D. C., Etheridge, S. L., Risk, J. M., Hennies, H. C., Gay, L. J., Carroll, R., et al. (2012). RHBDF2 mutations are associated with tylosis, a familial esophageal cancer syndrome. *The American Journal of Human Genetics, 90*(2), 340–346.

Forner, A., Vilana, R., Ayuso, C., Bianchi, L., Solé, M., Ayuso, J. R., et al. (2008). Diagnosis of hepatic nodules 20 mm or smaller in cirrhosis: Prospective validation of the noninvasive diagnostic criteria for hepatocellular carcinoma. *Hepatology, 47*(1), 97–104.

Grenon, N. N. B. (2011). Liver cancer. In C. H. Yarbro, D. Wujcik, & B. H. Gobel (Eds.), *Cancer nursing: Principles and practice* (7th ed.). Sudbury, MA: Jones and Bartlett.

Hodgkin, M. B. (2011). Pancreatic cancer. In C. H. Yarbro, D. Wujcik, & B. H. Gobel (Eds.), *Cancer nursing: Principles and practice* (7th ed.). Sudbury, MA: Jones and Bartlett.

Holmes, R. S., & Vaughan, T. L. (2007). Epidemiology and pathogenesis of esophageal cancer. *Seminars in Radiation Oncology, 17*(1), 2–9.

Leeuwenburgh, I., Scholten, P., Alderliesten, J., Tilanus, H. W., Looman, C. W. N., Steijerberg, E. W., et al. (2010). Long-term esophageal cancer risk in patients with primary achalasia: A prospective study. *The American Journal of Gastroenterology, 105*(10), 2144–2149.

Minsky, B. D., & Guillem, J. G. (2010). Neoplasms of the anus. In K. Hong, R. Bast, W. Hait, D. Kue, R. Pollock, & R. Weichselbaum, et al. (Eds.), *Cancer medicine* (8th ed., pp. 1194–1203). Shelton, CT: People's Medical Publishing House-USA.

National Comprehensive Cancer Network. (2013a). *NCCN practice guidelines in oncology: Esophageal and esophagogastric junction cancers [v.2.2013].* http://www.nccn.org/professionals/physician_gls/pdf/esophageal.pdf.

National Comprehensive Cancer Network. (2013b). *NCCN practice guidelines in oncology: Gastric cancer [v.2.2013].* http://www.nccn.org/professionals/physician_gls/pdf/gastric.pdf.

National Comprehensive Cancer Network. (2013c). *NCCN practice guidelines in oncology: Colon cancer [v.3.2013].* http://www.nccn.org/professionals/physician_gls/pdf/colon.pdf.

National Comprehensive Cancer Network. (2013d). *NCCN practice guidelines in oncology: Rectal cancer [v.4.2013].* http://www.nccn.org/professionals/physician_gls/pdf/rectal.pdf.

National Comprehensive Cancer Network. (2013e). *NCCN practice guidelines in oncology: Anal carcinoma [v.2.2013].* http://www.nccn.org/professionals/physician_gls/pdf/anal.pdf.

National Comprehensive Cancer Network. (2013f). *NCCN practice guidelines in oncology: Hepatobiliary cancers [v.1.2013].* http://www.nccn.org/professionals/physician_gls/pdf/hepatobiliary.pdf.

National Comprehensive Cancer Network. (2013g). *NCCN practice guidelines in oncology (NCCN guidelines): Pancreatic adenocarcinoma [v.1.2013].* http://www.nccn.org/professionals/physician_gls/pdf/pancreatic.pdf.

Padussis, J. C., Beaseley, G. M., McMahon, N. S., Tyler, D. S., & Ludwig, K. A. (2010). Neoplasms of the small intestine, vermiform appendix and peritoneum, and carcinoma of the colon and rectum. In K. Hong, R. Bast, W. Hait, D. Kue, R. Pollock, R. Weichselbaum, & E. Frei (Eds.), *Cancer medicine* (8th ed., pp. 1179–1188). Shelton, CT: People's Medical Publishing House-USA.

Rhodes, R. A. (2013). Gastrointestinal secretion, digestion and absorption. In R. Rhodes & D. Bell (Eds.), *Medical physiology: Principles for clinical medicine* (4th ed., pp. 511–517). Baltimore: Lippincott, Williams and Wilkins.

Roman, D., & Whiteside, R. (2013). Regorafenib: Adding to the armamentarium for refractory colorectal cancer and GIST. *Journal of the Advanced Practitioner in Oncology, 4*(2), 118–122.

Ruder, A. M., Ward, E. M., & Brown, D. P. (2001). Mortality in dry cleaning workers: An update. *American Journal of Industrial Medicine, 39*(2), 121–132.

Sung, M. W., & Thung, S. N. (2010). Primary neoplasms of the liver. In K. Hong, R. Bast, W. Hait, D. Kue, R. Pollock, & R. Weichselbaum, et al. (Eds.), *Cancer medicine* (8th ed., pp. 1124–1129). Shelton, CT: People's Medical Publishing House-USA.

Swisher, S. G., Rice, D. C., Ajani, J. A., Komaki, R. K., & Ferguson, M. K. (2010). Neoplasms of the esophagus. In K. Hong, R. Bast, W. Hait, D. Kue, R. Pollock, & R. Weichselbaum, et al. (Eds.), *Cancer medicine* (8th ed., pp. 1074–1085). Shelton, CT: People's Medical Publishing House-USA.

Tan, C., & Du, X. (2012). KRAS mutation testing in metastatic colorectal cancer. *World Journal of Gastroenterology, 18*(37), 5171–5180.

Tsottles, N. D. (2011). Esophageal cancer. In C. H. Yarbro, D. Wujcik, & B. H. Gobel (Eds.), *Cancer nursing: Principles and practice* (7th ed.). Sudbury, MA: Jones and Bartlett.

Wolff, R. A., Crane, C. H., Li, D., & Evans, D. B. (2010). Neoplasms of the exocrine pancreas. In K. Hong, R. Bast, W. Hait, D. Kue, R. Pollock, & R. Weichselbaum, et al. (Eds.), *Cancer medicine* (8th ed., pp. 1144–1148). Shelton, CT: People's Medical Publishing House-USA.

Wood, J. D. (2013). Neurogastroenterology and motility. In R. Rhodes & D. Bell (Eds.), *Medical physiology: Principles for clinical medicine* (4th ed., pp. 487–489). Baltimore: Lippincott, Williams and Wilkins.

Yao, J. C., Crane, C. H., Sano, T., & Mansfield, P. F. (2010). Carcinoma of the stomach. In K. Hong, R. Bast, W. Hait, D. Kue, R. Pollock, & R. Weichselbaum, et al. (Eds.), *Cancer medicine* (8th ed., pp. 1086–1108). Shelton, CT: People's Medical Publishing House-USA.

第10章 生殖系统肿瘤

一、宫颈癌

（一）生理和病理生理学 (Schiffman & Wentzensen, 2013)

1.宫颈解剖

(1) 由子宫下段构成,同阴道上端毗邻。

(2) 包括外宫颈和宫颈内膜。

(3) 由富含淋巴结的宫颈旁组织包绕。

2.宫颈癌相关的改变

(1) 细胞学改变,从癌前病变（轻微、中度到严重的上皮内瘤样变,再到原位癌）到浸润癌。

(2) 持续的致癌性 HPV 感染是宫颈癌发展的必要条件

1) 发现特定基因型的 HPV 可致癌

2) 其他相关因素,包括吸烟史、性传播疾病病史、避孕药的使用、过早阴道性交、性伴侣多、慢性免疫功能抑制。

(3) 多数宫颈癌发生于鳞柱上皮交界区

1) 外生型,菌样或菜花型病变。

2) 挖掘式生长,形成溃疡坏死病变。

3) 内生型:向宫颈管组织延伸浸润。

(4) 两个主要组织学类型

1) 鳞状细胞癌,最常见（80%）。

2) 腺癌（约 20%）。

3.流行病学趋势 [International Agency for Research on Cancer (IARC), 2013; Smith et al., 2014]

(1) 在世界范围内,宫颈癌是女性中第四大常见的癌症。

1) 超过 80% 的宫颈癌发生在贫穷或发展中国家（缺乏基础设施去接种、教育、筛查和治疗）。

2) 在全世界女性癌症相关死亡原因中居第四位。

(2) 由于成功的筛查项目（巴氏涂片检查）,美国宫颈癌发病率自 1945 年起显著下降,癌前病变诊出率伴随升高。

1) 美国大约一半的患有宫颈癌女性从未做过筛查。

2) 另外的 10% 的女性近 5 年未行筛查。

（二）转移途径

1.直接蔓延至宫旁组织、阴道、子宫下段、腹部和其他盆腔脏器。

2.淋巴转移。

3.血行转移,转移至肺部、肝和骨骼等。

（三）筛查和诊断

1.筛查程序 [American Congress of Obstetricians and Gynecologists (ACOG), 2009a; Moyer, 2012; Saslow et al., 2012, Schiffman et al., 2011; Smith et al., 2014]

(1) 宫颈液基细胞学检查结合双合诊。

(2) 高危 HPV DNA 检查,建议风险一般的个体使用。

1) 年纪小于 21 岁:不行常规筛查。

2) 21 岁开始筛查。

3) 21~29 岁:每隔 3 年行宫颈液基细胞学检查;除非细胞学结果阳性,否则不要求 HPV DNA 检查。

4) 30~65 岁:建议每隔 5 年行 HPV 检查和细胞学联合检查,亦可每隔 3 年行宫颈液基细胞学检查。

5) 超过 65 岁:10 年内连续三次或三次以上细胞学阴性或连续两次或两次以上 HPV 检查和细胞学阴性,且末次检查须在 5 年内,则不需筛查。

6) 曾行子宫全切的女性:如果已没有宫颈,且近 20 年没有 CIN2 级或更高级别,包括宫颈癌的女性,无需行宫颈筛查。

7) 个体化筛查,高危女性（如器官移植患者长期免疫系统抑制,有子宫己烯雌酚用药史,化疗或皮质类固醇导致的慢性免疫抑制,或者 HPV 阳性状态）。

①如果宫颈已切除:无需进一步筛查,除非曾有 CIN2 或更高级别病史。

②曾有 CIN2 级或更高病变病史的妇女,建议 30~65 岁女性行筛查 20 年（每隔 5 年行 HPV 和细胞学联合检查,或单纯每隔 3 年行细胞学检查）,即便超过 65 岁后,仍需继续筛查。

③免疫系统受抑制的女性（器官移植,化疗,或慢性皮质醇激素治疗,或 HPV 感染）:应该在诊治后的第一年行 HPV 及细胞学联合检查两次,之后,每年一次。

2.诊断 (ACOG, 2009a; Massad et al., 2013)

(1) 阴道镜（在用 3%~5% 醋酸后,在放大镜头下对宫颈进行检查,对所有可疑病变进行直接阴道镜下活检）。

(2) 宫颈活检:阴道镜发现异常时。

(3) 宫颈搔刮:宫颈异常上限不能窥见,或宫颈管内的转化区不能完全窥见时,推荐宫颈搔刮。

(4) 宫颈锥形切除术或 LEEP 刀:可用于获取更大的宫颈楔形组织或排除浸润癌。

(四) 分期方法及程序

1. 巴氏系统描述图片结果在 2001 年被修订,总体分类如下:

(1) 无上皮内瘤样变或癌。

(2) 上皮细胞异常 (包括不典型鳞状上皮细胞、鳞状上皮内病变、鳞状细胞癌、不典型腺样细胞)。

(3) 其他恶性肿瘤 (包括黑色素瘤、肉瘤、淋巴瘤)。

2. 宫颈上皮内瘤变的活检报告如下

(1)CIN1(轻度不典型增生, 低级别病变)。

(2)CIN2(中度不典型增生, 高级别病变)。

(3)CIN3(重度不典型增生和原位癌, 高级别病变)。

(4) 宫颈鳞状细胞癌。

3. 浸润癌,在麻醉状态下行检查评估疾病程度。膀胱镜、乙状结肠镜,直肠镜,或钡灌肠评估膀胱或直肠受侵情况。

4. 腹部或盆腔 CT、超声、MRI, 或 PET 均可用来评估局部病变或区域淋巴结转移情况。

5. 胸部放射线检查排除肺部转移。

6. 浸润癌临床分期。

7. 外科或病检结果指导治疗。

(五) 生存趋势

1. 尽管死亡率因发病率有所下降,然而浸润癌的生存率并未变化。

2. 预后和疾病所处阶段有关。

3. 尿毒症、感染和出血是宫颈癌最常见的死因。

(六) 治疗方法

1. 治疗策略 [ACOG, 2009a; National Comprehensive Cancer Network (NCCN), 2014a]

(1) 癌前病变:活检、烧灼冷冻疗法、激光治疗、锥切、LEEP 刀,或子宫全切,治疗方案根据以下情况选择:

1) 可见 CIN 的大小和位置。

2) 患者保留生育功能的要求。

3) 医生的技巧和偏好。

(2) 浸润癌:手术、放疗,或者两者联合。

1) 治疗的选择:取决于患者年龄、身体状况、耐受程度、肿瘤体积和患者保留生育能力或卵巢功能的意愿。

2) 初次手术治疗:早期疾病 (Abu-Rustum & Sonoda, 2010; NCCN, 2014a; Rydzewska, Tierney, Vale, & Symonds, 2010)。

①保留生育能力

A. IA1 期无脉管浸润:可行锥切, 切缘须阴性。

B. IA1 期有脉管浸润或 IA2 期:切缘阴性的宫颈锥切术, 或根治性宫颈切除和盆腔淋巴结切除。

C. 根治性宫颈切除, 盆腔淋巴结切除。

②不保留生育功能

A. IA1 期无脉管浸润:如果锥切术切缘阴性患者无手术意愿,可观察;若有手术意愿,则行广泛子宫切除;若锥切切缘阳性,则行广泛子宫切除或次广泛子宫切除。

B. IA1 期有脉管浸润 /IA2 期:改良根治性子宫切除并行盆腔淋巴结清扫;考虑行腹主动脉旁淋巴结活检取样。

C. IB1、IIA2 期:根治性子宫切除及盆腔淋巴结清扫,腹主动脉旁淋巴结活检。

③绝经后女性及超过 40 岁或无生育要求的可行双侧附件切除。

3) 初始放疗:早期及晚期宫颈癌 (Monk, Tewari, & Koh, 2007; NCCN, 2014a; Tewari & Monk, 2009)。

①高剂量外部照射与腔内近距离照射结合。

②在外部照射治疗前或治疗后行腔内放疗。

③在放疗期间,每周用以铂为基础的化疗,进行放射敏化。

4) 晚期或早期宫颈癌,如有淋巴结转移或手术切缘阳性,手术与放疗或化疗结合进行。

(3) 复发性宫颈癌 (Monk et al., 2007; Tewari & Monk, 2009)

1) 仅有中心复发:前部、后部或全盆腔廓清术。

①腿部水肿、髋部疼痛和输尿管梗阻三联症表示复发性疾病,无法手术。

②充分的术前检查来排除盆腔外转移。

③术中首先行盆壁活检,淋巴结评估,或冰冻切片来排除转移。

④全盆腔廓清术,包括全部盆腔脏器切除及尿路和肠道改道。

2) 无法手术或已扩散的宫颈癌:化疗或靶向治疗单用或联合用药可用于缓解疾病。已知有效的药物,包括顺铂、卡铂、紫杉醇、多西他赛、贝伐单抗、氟尿嘧啶、异环磷酰胺、环磷酰胺、吉西他滨、拓扑替康、伊立替康、丝裂霉素、培美曲塞和长春瑞滨,反应度较低。

(七) 护理措施

1. 与预防、筛查和早期检测有关的干预措施

(1) 相关个人或家族史的评估

1) 平均年龄为 45~55 岁。

2) HPV 的致癌基因型的存在,包括 HPV16、18、31、33、35、39、45、51、52、56、58 和 59, 长期服用避孕药。

3) 多个性伴侣,或者其性伴侣拥有多个性伴侣。

4) CIN 病史。

5) 抽烟 (风险提高 2~5 倍)。

6) 免疫抑制 (如艾滋病或器官移植后)。

2. 使患者的安全性最大化的干预措施

(1) 教育其改变生活方式可以降低患宫颈癌风险

1) HPV 疫苗:可预防特定类型 HPV 感染,进而预防与之相关的宫颈、外阴、阴道和直肠癌症;关于疫苗剂量及次数的临床数据正在积累。

2) 减少性伴侣的个数。

3) 提供使用阻隔式避孕的相关信息:阴道套或阴茎套,虽不能防止 HPV 感染,但可预防其他性传播疾病。

4) 戒烟。

5) 按照推荐的进行筛查癌前病变;注射疫苗仍应进行筛查。

3. 减轻疾病及治疗相关症状的严重程度的干预措施

(1) 告知患者不同治疗方式可能引起的症状。

(2) 术后早期症状

1) 排尿困难:根治性子宫切除造成膀胱神经紊乱,导致不能自主排小便,或不能完全排空膀胱。

①术后留置导尿管。

②夹闭导尿管 2~3 小时进行膀胱训练。

③鼓励患者多饮水,除非生理状态不适合。

④膀胱残余尿小于 50mL,可遵医嘱拔出导尿管。

⑤出院前,可教会患者或照顾者导尿管护理。

2) 便秘:根治性手术牵涉肠道,数日内肠蠕动可能不会恢复。

3) 阴道变短:大约阴道上的 1/3 被切掉,剩余的切缘缝合形成阴道残端。

4) 盆腔廓清术后,小便及大便改道。

(3) 与放疗相关主要症状。

4. 检测术后或治疗并发症的干预措施

(1) 手术

1) 评估肠道的改变:便秘、肠梗阻、肠瘘。

2) 评估膀胱的改变:反复尿路感染、膀胱瘘。

(2) 放疗

1) 评估肠道的改变:腹泻、肠梗阻、直肠溃疡、直肠阴道瘘。

2) 评估膀胱的改变:尿潴留、膀胱炎、膀胱阴道瘘。

3) 评估阴道的改变:萎缩、狭窄、干燥。

(3) 复发性宫颈癌

1) 阴道流血史的评估。

2) 出现新的疼痛的评估,尤其在髋部或腰部。

3) 下肢水肿的评估。

4) 伴随体重下降的食欲改变的评估。

5. 对患者与家属进行健康教育

(1) 鼓励患者及同其密切有关人员开放地交流疾病及治疗对其的影响。

(2) 告知患者及相关人员新的治疗中及治疗后的自我护理技巧。

(3) 发现患者及性伴侣关于治疗后重新开始性表达或性交的顾虑,引起性功能的改变或性交困难的情况如下:

1) 阴道弹性下降 (放疗)。

2) 阴道缩短 (手术或放疗)。

3) 阴道润滑缺乏 (放疗)。

4) 激素改变或性欲改变。

5) 自我观念改变或身体形象的改变。

(4) 指导患者如何使用阴道扩张器及如何使用阴道润滑剂,如果可以,通过改变性交姿势来提高阴道性交的舒适度。

二、子宫内膜癌

(一) 生理与病理生理学 (Kitchener & Trimble, 2009; NCCN, 2014c)

1. 子宫内膜的解剖

(1) 子宫三层的分类 (子宫内膜层,子宫肌层浆膜层)。

(2) 血运丰富。

2. 子宫内膜功能:为发育胎儿提供血流和营养供应,由于雌孕激素作用而周期性地变化。

3. 子宫内膜癌相关改变

(1) 大多数子宫内膜癌的潜在病因是与慢性内源性或外源性雌激素暴露有关。

(2) 不典型增生可能进化为浸润癌。

(3) 组织学:85%~90% 是腺癌,特殊类型包括透明细胞癌、浆液性乳头状腺癌和子宫肉瘤。

4. 流行病学 (Kitchener & Trimble, 2009; Siegel, Ma, Zou, & Jemal, 2014)

(1) 美国最常见的妇科恶性肿瘤。

(2) 美国女性第四大常见癌症。

(3) 近几个世纪发病率升高,与以下因素有关:

1) 雌激素替代治疗增多 (无黄体酮)。

2) 肥胖 (脂肪细胞将雄烯二酮转变为雌激素,因此增高血液雌激素水平)。

(4) Lyhch 综合征使子宫内膜癌风险增高 (60%) (NCCN, 2014c; Resnick, Hampel, Fishel, & Cohen, 2009)。

(二) 转移方式

1. 侵袭子宫内膜基底层,进而侵犯整个子宫内膜。

2. 局部扩散至毗邻组织,如宫颈、阴道,远至腹腔内和肺。

3. 股骨、髂骨、腹腔、腹主动脉旁和闭孔淋巴结转移。

4. 血行转移在 I 类疾病中不多见,常见于浆液性和肉瘤。

（三）筛查和诊断 (Creasman, 2009; Frederick & Straughn, 2009; Kitchener & Trimble, 2009; Smith et al., 2014)

1. 筛查

(1) 超声检查来筛查子宫内膜癌并非十分有效。

(2) 双合诊盆腔检查来触诊子宫大小及形状。

(3) 35 岁高危妇女 (Lynch 综合征或其他基因易感患者) 考虑内膜活检。

2. 诊断

(1) 内膜抽吸或活检。

(2) 宫颈勺搔刮排除宫颈癌。

(3) 分段诊刮：如果之前内膜活检阴性，或宫颈管狭窄无法进行活检，阴道就会持续性异常流血。

（四）分期 (Creasman, 2009; Frederick & Straughn, 2009; Kitchener & Trimble, 2009; NCCN, 2014c)

1. 步骤

(1) 可疑 Lynch 综合征 (有典型子宫内膜癌或结直肠癌家族史) 应行基因检测或咨询。

(2) 胸部 X 线。

2. 剖腹探查作为手术分期的依据，如全子宫切除及双侧附件切除，以及腹腔冲洗。一些患者也适用腹腔镜或机器人手术。

3. 根据解剖分期、病理级别、侵犯肌层深度和腹水细胞学结果来发布分期报告。

（五）生存趋势

1. 在妇科恶性肿瘤中治疗效果最佳。

2. 预后因素：分期、级别、浸润肌层深度、腹水细胞学、激素受体状态。

（六）治疗方法

1. 治疗策略 (Kitchener & Trimble, 2009; May, Bryant, Dickinson, Kehoe,& Morrison, 2010; NCCN, 2014c)

(1) 根据疾病分期、级别、肌层浸润深度、肿瘤标本以及特征给予治疗方案。

(2) 癌前病变：激素治疗或单纯子宫切除。

1) 保留生育功能：分化好的内膜样腺癌并且局限于子宫内膜 (很早期)，没有子宫外转移，且没有药物治疗禁忌或妊娠，可以考虑激素治疗，结合子宫内膜取样和密切监测。

2) 必须理解此选择并非子宫内膜癌的标准治疗手段。

2. 浸润癌：手术和 (或) 放疗。

(1) 手术

1) 手术病理分期 (包括子宫及双附件切除、腹水细胞学、盆腔及腹主动脉旁淋巴结清扫)：作为局限于子宫的子宫内膜癌的首选治疗。

2) 宫颈受侵：根治性子宫切除及双附件切除，盆腔

及腹主动脉旁淋巴结清扫和脱落细胞学检查。

(2) 放疗：高危手术患者的首选治疗方法。

(3) 辅助放疗

1) 术前治疗，患者有宫颈广泛病变或重度病变。

2) 术后治疗，具有复发高危因素的患者；重度病变、深部肌层浸润，或子宫下段或宫颈受侵。

3) 包括腔内近距离照射及体外照射。

(4) 晚期子宫内膜癌 (Dellinger & Monk, 2009; Moxley & McMeekin, 2010; NCCN, 2014c; Ray & Fleming, 2009)

1) 激素药物，包括孕激素、他莫昔芬和芳香酶抑制剂。

2) 单药和联合化疗：已知有效的药物包括环磷酰胺、异环磷酰胺、多柔比星、脂质体、多西他赛、紫杉醇、卡铂和顺铂。

(5) 复发性子宫内膜癌：手术或放疗治疗未治疗部位，化疗、贝伐单抗或激素治疗。

（七）护理措施

1. 预防、筛查和早期检测

相关个人或家族史的评估 (Kitchener & Trimble, 2009)。

1) 年龄：高发期，50~59 岁。

2) 绝经状态：80% 的患者绝经。

3) 社会经济状况：状况好的风险更高。

4) 雌激素水平升高：肥胖、糖尿病、高脂饮食、无生育、初潮较早、绝经较晚、他莫昔芬用药史、激素替代治疗。

5) 有子宫内膜增生的个人史、乳腺、卵巢或结直肠癌。

6) 家族史、遗传性非息肉性结直肠癌、多种内分泌相关肿瘤 (NCCN, 2014c; Resnick et al., 2009)。

7) 肥胖、糖尿病和高血压三联症使风险显著增高。

8) 外源性致癌物暴露。

2. 最大化患者安全的干预措施

教育患者生活方式的改变可降低患病风险：

1) 鼓励患者保持理想体重。

2) 鼓励患者向医生报告任何意外的出血。

3. 降低症状严重程度的干预措施，如对疾病进行手术或放疗等导致的尿路及肠功能改变、疼痛等。

(1) 静脉瘀血

1) 鼓励床上翻身、早期下床活动。

2) 床上练习等运动。

3) 应用抗栓子长袜。

4) 监测小腿和大腿的不适。

5) 避免在床上使用膝盖。

(2) 尿潴留

1) 监测尿的排出量。

2) 评估耻骨联合上方膀胱膨胀程度。

3) 评估下腹部的不适。

(3) 评估疾病复发的迹象

1) 阴道出血。

2) 大便习惯改变：便秘。

3) 盆腔痛。

三、卵巢癌

（一）生理与病理生理学 (Fleming, Ronnett, & Seidman, 2009; NCCN, 2014b)

1. 卵巢解剖

(1) 卵巢位于子宫两侧，输卵管后方。

(2) 卵巢淋巴汇入髂血管及腹主动脉旁淋巴结。

2. 卵巢主要功能：生成卵子及排卵，为女性发育、生长、机体运转提供激素（雌激素、孕激素、睾酮）。

3. 流行病学 (Fleming et al., 2009; Smith et al., 2014)：卵巢癌是美国妇科恶性肿瘤中的第一大杀手，也是美国女性第五大常见致死性癌症。

（二）转移方式

1. 局部累及邻近器官。

2. 卵泡脱落。

3. 腹腔播散转移，包括网膜。

4. 淋巴扩散。

5. 血行转移少见。

（三）筛查及诊断

1. 筛查程序 (Buys et al., 2011; Clarke-Pearson, 2009; NCCN, 2014b).

(1) 双合诊

1) 卵巢增大或不规则形状。

2) 绝经后女性可扪及卵巢。

(2) CA-125 检测用于高危女性，并行经阴道超声。

(3) 普通人群常规筛查卵巢癌并无数据支持，假阳性结果可能导致不必要的手术或严重的并发症。

2. 诊断

(1) 腹腔镜或剖腹探查进行组织活检。

(2) 腹腔穿刺进行细胞学检测。

（四）分期步骤及方法

1. 腹部及盆腔 CT。

2. 钡餐或结肠镜。

3. 肺部检查：胸部 X 线，如有胸水行胸水细胞学检测。

4. 手术分期探查评估盆腔及腹部内容物：子宫及双附件切除或单侧附件切除用于个别要求保留生育功能的患者；腹水细胞学；大网膜切除，淋巴结活检或切除；膀胱、肠道、肝脏和膈肌表面多处活检，阑尾切除；尽可能切除所有可见肿瘤 (Elattar, Bryant, Winter-Roach, Hatem, & Naik, 2011; Fleming et al., 2009)。

5. 多数卵巢癌一经诊断常为晚期。

6. CA-125 和其他蛋白标志物常作为早期检测的潜在标志物 (Clarke-Pearson, 2009; NCCN, 2014b)。

（五）生存趋势

1. 多数患者为晚期，此种疾病不可治愈；许多患者将接受多次化疗。

2. 分期、级别和残余肿瘤（理想的减灭术或亚理想的减瘤术）均为重要的预后因素。

3. 常常发生腹部癌，会导致肠梗阻、腹水、水电解质失衡。

（六）治疗方法

1. 治疗策略 (Elattar et al., 2011; Fleming et al., 2009; NCCN, 2014b)

(1) 主要治疗方法是手术。

1) 当妇科肿瘤医生实施手术时，可取得最好的结局。

2) 理想的减瘤术或细胞减灭术及全面的手术分期，移除所有肿瘤或超过 1cm 大小的肿瘤，尽可能减少残余肿瘤，提高生存期。

3) 早期卵巢癌或具有潜在低度恶性的交界性肿瘤，可能只需手术。

4) 年轻妇女希望保留生育功能，行单侧附件切除，但只适用于低风险情况（处于疾病早期患者或处于早期组织学的患者）。

(2) 辅助化疗 (Fleming et al., 2009)，新辅助化疗可用于不适于手术的患者。

1) 早期或分化差的癌或较晚期的癌。

2) 紫杉醇及铂类的联合化疗：一线方案；复发卵巢癌可用以下药物（单药或联合使用），包括顺铂、环磷酰胺、贝伐单抗、卡倍他滨、异环磷酰胺、伊立替康、培美曲塞、紫杉醇酯质体、多柔比星、紫杉醇、多西他赛、托普替康、依托泊苷、吉西他滨、奥沙利铂、长春瑞滨和激素药物，药物选择取决于疾病无进展间隔期或铂类敏感性和并发症。

3) 化疗：可以口服给药，静脉或腹腔给药（建议减瘤术理想的 III 期患者使用）；腹腔内给药有以下优点：

①肿瘤表面药物浓度更高。

②全身副作用小。

③可耐受更高剂量药物。

4) 激素治疗（醋酸甲地孕酮、他莫昔芬：可用于不能耐受更激进的治疗方案的患者）。

（七）护理措施

1. 预防、早期识别和筛查 (ACOG, 2009b; Fleming et al., 2009; NCCN, 2014b; Shulman, 2010)

(1) 评估相关的个人或家族史

1) 年龄：常发生于 45~60 岁经前女性；60~64 岁为高发期。

2) 生殖细胞肿瘤在儿童和青少年中较为常见。

3) 不育。

4) 无生产史。

5) 乳腺癌、子宫内膜癌或结肠癌病史。

6) 乳腺癌、子宫内膜癌或结肠癌家族史 (BRCA1 或 BRCA2 基因突变, Lynch 综合征), 遗传性卵巢癌占所有卵巢癌的 5%。

2. 疾病及治疗引起相关症状护理以及复发性疾病的干预措施

(1) 当患者接受复合化疗方案时, 很有必要对进行性加重的症状进行护理, 如止呕、预防神经病变、保持水电解质平衡。

(2) 要处理需要解决的问题, 因为诊断常常不及时, 治疗可能延长, 预后差。

(3)80% 的患者出现复发, 很多患者接受多次化疗。需要教育患者了解复发症状及征兆的监测和卵巢癌的长期治疗过程。

四、妊娠滋养细胞肿瘤

（一）生理和病理生理学

1. 妊娠滋养细胞肿瘤包括侵蚀性葡萄胎、绒癌、胎盘部位滋养细胞肿瘤等。

2. 调查研究染色体异常影响受精、分化、着床和肿瘤侵袭。

（二）转移方式

常见转移部位为肺、阴道、肝和脑。

（三）筛查和诊断步骤

评估:病史和体格检查, 包括盆腔检查。如果胎儿异常或流产, 行超声以评估可疑妊娠。另外, 还有 beta-HCG 检测。必要的转移部位检查, 有生化, CT 或头部、胸部和腹部 MRI。

（四）分期方法和过程

包括超声、诊刮及负压抽吸;胸部、腹部和脑部检查。

（五）生存趋势

90% 的患者可以治愈。

（六）治疗方法 (Berkowitz & Goldstein, 2013)

1. 治疗策略

(1) 取决于分类和生育要求, 负压吸引宫腔内容物排除葡萄胎和保留生育能力, 如没有生育要求, 可考虑子宫切除。

(2) 侵袭性疾病:吸出宫腔内容物。

(3) 化疗:对妊娠滋养细胞肿瘤十分有效。

1) 单药方案, 甲氨蝶呤或放线菌素 -D, 适用无转移或预后好的疾病。

2) 复合化疗方案, 适用预后差或耐药的转移性 GTN 的患者。

(4) 孤立的耐药病灶可手术切除。

(5) 耐药转移部位可考虑放疗。

（七）护理措施

1. 预防、早期识别和筛查。

2. 相关个人和家族史的评估

(1) 年龄:40 岁以上孕妇风险增高, 20 岁以下妇女风险也略高。

(2) 葡萄胎病史为危险因素。

3. 缓解疾病本身及治疗引起的症状的干预措施

(1) 患者需要理解坚持治疗的重要性, 应努力完成治疗计划。

(2) 高剂量化疗需要专业知识和足够警惕来处理毒性反应。

4. 使患者及陪护在护理过程中合作的干预措施

(1) 鼓励患者及相关人员相互交流疾病本身及治疗对其的影响。

(2) 告知患者及相关人员治疗过程中及之后的自我护理技巧。

(3) 指导患者治疗中及之后应用口服避孕药。

(4) 解答患者和性伴侣对将来生育的疑问。

(5) 告知 HCG 检测的重要性, 密切随访。

五、外阴癌

（一）生理和病理生理学

1. 外阴解剖, 包括外生殖器:阴阜、大小阴唇、阴蒂、阴道前庭、会阴体、皮下组织。

2. 外阴癌相关改变 (Carter & Downs, 2012)

(1) 由癌前病变到浸润癌会有连续的细胞学变化

1) 与 HPV 相关的改变。

2) 其他变化, 肉芽肿性病变。

(2) 组织学:85% 为鳞癌, 黑色素瘤、肉瘤、基底细胞癌少见。

3. 流行病学:发病率低, 约占所有女性癌症的 5%。

（二）转移方式

1. 直接侵犯邻近组织。

2. 淋巴转移 (腹股沟和盆腔淋巴结)。

3. 血行播散到远处, 包括肺。

（三）筛查和诊断

1. 筛查步骤:仔细的外阴检查及盆腔体格检查;醋酸染色和阴道镜可用于评估可疑病变, 晚期癌症行膀胱镜和直肠镜检查。

2. 诊断方法:活检。

（四）分期方法和步骤

可疑部位活检, 用 CT 评估淋巴结, 还可用膀胱镜和直肠镜。

（五）生存趋势

1. I 期和 II 期 5 年生存率达到 80%~90%

2.晚期生存率低，Ⅲ期生存率为 60%，Ⅳ期则只有 15%。

3.预后和腹股沟淋巴结转移、肿瘤大小、浸润深度有关。

（六）治疗方法

1.治疗策略

(1) Ⅰa 期：手术局部扩大切除。

(2) Ⅰb 期和 Ⅱ 期：外阴广泛切除。

(3) 晚期：化疗或放疗作为术前或术后辅助治疗。

（七）护理措施

1.预防、早期识别和筛查

(1) 相关个人及家族史的评估

1) 年龄：65~75 岁女性为好发年龄，40 岁以下外阴癌患者占 15%。

2) HPV 感染、外阴炎和其他泌尿生殖系肿瘤患病风险增高。

2.缓解疾病及治疗引起的症状的干预措施

(1) 向患者解释可能出现的与治疗相关的症状。

(2) 淋巴结切除术后，检查腿部水肿情况。

(3) 解答患者及其性伴侣关于治疗后恢复性生活的疑问。

六、阴道癌

（一）生理及病理生理学 (Carter & Downs, 2012)

1.阴道解剖——子宫及外阴之间形成的黏膜通道。

2.相关改变——从癌前病变到浸润癌。

3.病理——鳞癌占 85%，黑色素瘤、肉瘤和腺癌、透明细胞癌少见。

4.发病率——极少见，约占女性生殖泌尿系肿瘤的 1%~2%。

（二）转移方式

1.局部浸润和淋巴播散。

2.通常是宫颈癌的转移部位。

（三）筛查和诊断方法

1.筛查方法

(1) 仔细的盆腔检查。

(2) 细胞学检查，即便已行子宫切除。

2.诊断方法

(1) 病变活检。

(2) 麻醉下检查：膀胱镜、结肠镜。

(3) 胸部 X 线，腹部及盆腔 CT。

（四）分期

应用 FIGO 分期 [International Federation of Gynecology and Obstetrics (FIGO), 2009; Pecorelli, 2009]。

1.Ⅰ期——癌灶局限于阴道壁。

2.Ⅱ期——已累及阴道下组织，但未达盆壁。

3.Ⅲ期——已达盆壁。

4.Ⅳ期——肿瘤已扩散至真骨盆外或已侵犯膀胱或直肠。

(1) Ⅳa：肿瘤侵犯膀胱和直肠黏膜，超出真骨盆，或者两者皆有。

(2) Ⅳb：扩散至远处器官。

（五）治疗方法 (Carter & Downs, 2012)

1.癌前病变——阴道上皮内瘤变：局部治疗，包括局部上药、激光、近距离放疗和手术切除。

2.浸润癌——手术、放疗，或两者结合。

3.复发外阴癌——针对未治疗的部位进行手术或放疗。

（六）护理措施

1.预防、早期检测及筛查的干预措施

(1) 相关个人和家族史的评估

1) 年龄：常见于 60 岁以上的女性。

2) 怀孕期有己烯雌酚用药史；应警惕少见的透明细胞癌。

3) 之前有宫颈癌病史患病风险增高。

2.疾病和治疗并发症干预措施

(1) 化疗副作用：详见第 22 章。

(2) 阴道狭窄及短缩：可能持续至放疗后数月。

(3) 其他并发症：直肠溃疡、阴道坏死、小肠梗阻、膀胱炎、腿水肿、神经炎和憩室炎。

3.使患者及家属共同参与护理的干预措施。

针对患者及性伴侣对治疗后恢复性生活的顾虑进行解答。

七、睾丸癌

（一）生理和病理生理学

1.睾丸的解剖——在胎儿 7 个月时，卵形腺体通过腹股沟管到达下腹部的阴囊。

2.睾丸的主要功能——形成精子和激素（睾酮），保证男性的发育、生长功能。

3.睾丸与癌症相关的变化 (Nallu, Mannuel, & Hussain, 2013; Viatori, 2012)

(1) 来自生殖上皮。

(2) 通常发生在一侧睾丸。

(3) 患病原因未知，风险因素包括隐睾症、染色体异常（如 Klinefelter 综合征）、宫内生殖系统发育异常。

(4) 睾丸癌的临床表现与组织学亚型有关

1) 精原细胞瘤

①约 50% 的病例可发生该类型癌。

②扩散缓慢，主要通过淋巴管扩散。

③对放疗敏感。

2) 包含睾丸生殖细胞肿瘤 (NSGCTT)、胚胎性肿瘤

(20%)、畸胎瘤、绒毛膜癌、卵黄囊、间质细胞和性腺的间质瘤。

①比精原细胞瘤恶性程度更高;60%~70% 的患者在诊断时已有淋巴结扩散。

②胚胎性肿瘤:累及精索和肺转移。

③胚胎性肿瘤对放疗不敏感。

3) 混合细胞类型相当普遍。

4.流行病学趋势

(1) 非常罕见的癌症,在美国男性的发病率大约为 1%。

(2) 通常发生在 15~35 岁的男性。

(3) 白人男性发病率更高且不断增加,自 1990 年代以来,非洲裔美国人发病率增加。

(二)转移方式

1.直接扩展到邻近结构。

2.淋巴传播。

3.血行转移到肺、脑、骨、肝等。

(三)筛查和诊断方法

1.筛查方法

(1) 睾丸自查每月一次。

(2) 每年由卫生保健提供者双手触诊和检查睾丸。

2.诊断程序:超声诊断;腹股沟睾丸切除术行组织学诊断。

(四)分期方法

1.腹部和骨腔 CT; 如果腹部 CT 阳性或胸部胸片异常可行胸部 CT。

2.大脑磁共振成像,如果表现出症状,就要考虑行骨扫描。

3.精原细胞瘤要求行 PET, 畸胎瘤不需要。

4.临床分期需要临床评价和组织学检查。

5.病理分期依赖手术结果。

6.甲胎蛋白 (AFP)、乳酸脱氢酶 (LDH) 和 beta-HCG 测试。

(五)生存的趋势

1.睾丸癌生存率急剧增加。

2.睾丸癌几乎总是被认为是可以治愈的,患者的预后是良好的。

3.预后大部分取决于疾病的诊断。

4.复发通常发生在 2 年内, 然而, 也有患者在 5 年后复发,复发性疾病的治疗也很有效。

(六)医疗管理原则 (Nallu et al .,2013)

1.治疗策略(因组织学分型而不同)

(1) 手术

1) 经腹股沟睾丸切除术:主要治疗精原细胞瘤。

2) 腹膜后淋巴结切除 (RPLND)。

3) 手术切除疾病残留和孤立转移病变的肺、肝脏、腹膜后腔。

(2) 放射治疗

早期精原细胞瘤的主要或辅助治疗。

(3) 化疗

1) 生殖细胞肿瘤的主要化疗方案:包括依托泊苷和顺铂 (EP)、依托泊苷、顺铂和博来霉素 (cep) 和依托泊苷、异环磷酰胺、顺铂 (VIP)。

2)1 或 1 b 阶段精原细胞瘤患者推荐使用卡铂 AUC7 一到两个周期。

3) 化疗也适用于患者活动的复发性疾病或孤立转移 , 包括长春碱、异环磷酰胺或美司钠、紫杉醇、顺铂、依托泊苷和卡铂;姑息化疗, 包括吉西他滨或铂类和紫杉醇。

(七)护理措施

1.预防、早期发现和筛查的相关干预措施

(1) 评估患者的个人史和家族史

1) 年龄

①最常见的是 20~35 岁的男性。

②在男性 40~60 岁时, 发病率减少;60 岁后, 发病率增加。

2) 隐睾症 (未降到阴囊的睾丸) 使患病风险增加 20 到 40 倍;6 岁后, 完成睾丸回纳术, 则癌症防护效应丧失。

3) 多乳头 (多个乳头) 与风险增加有关。

(2) 教育青春期男性每月睾丸自查 (TSE)。

2.减轻与疾病和治疗相关的症状的严重程度的干预措施

(1) 化疗方案是很有效的, 需要护理强化对液体和电解质的支持和症状管理的维护, 监测肾功能 , 止吐, 预防便秘和神经病变。

(2) 门诊中行腹股沟睾丸切除术来达到诊断和治疗的目的。患者教育应该具体集中在疼痛管理、活动和切口伤口护理上。

(3) 其他因素包括肺、胃肠道、生活质量、生育问题 (Viatori,2012)。

(4) 性心理问题需要以下干预措施

1) 精子库可以作为治疗开始前的一个选项。

2) 鼓励患者和他的性伴侣之间公开讨论的身体形象的变化;大约 25% 的睾丸癌幸存者长期存在性功能障碍。

3.患者和家庭护理的干预措施。

明确患者和他的性伴侣是否担心治疗后性功能恢复情况。

八、阴茎癌

(一)生理和病理生理学

1.阴茎解剖学

(1) 由轴和龟头组成

(2) 轴——有三个圆柱状的层:双侧尿道海绵体、阴茎海绵体,以及位于中间的阴茎勃起组织。

2. 阴茎的主要功能是排尿和性交。

3. 50%~80% 的阴茎癌与致癌的 HPV 相关暴露有关;其他危险因素包括包茎、阴茎卫生不良、慢性炎症、吸烟、艾滋病毒,以及缺乏割礼。

(二)转移方式

1. 直接扩散到相邻组织。

2. 淋巴转移:腹股沟和髂节点。

(三)筛查和诊断方法

诊断方法包括通过切口、穿孔或切除进行阴茎病变组织活检。

(四)分期方法

1. 可采取 MRI 和超声评估入侵的深度。

2. 累及部位是预测生存最重要的预测变量。

(五)生存趋势

生存趋势不可测,因为在美国这种疾病是非常罕见的。

(六)治疗方法

1. 治疗策略

(1) 癌前病变:扩大或有限的局部切除,咪喹莫特或 5-FU 或激光疗法。

(2) 浸润性癌

1) 手术

①广泛切除或部分切除。

②龟头切除术,部分或全部切除。

③阴茎全切术:要求创建会阴尿管排尿。

④腹股沟淋巴结切除或高风险或阳性淋巴结时,评估前哨淋巴结。

2) 放射治疗

①包括间质和体外治疗。

②也可以用于姑息治疗。

3) 化疗。

①新辅助治疗:铂类化疗药。

②化疗药物:多西他赛、异环磷酰胺、顺铂;手术之后,使用这些药物治疗,可以改善生存和总生存期。

③其他用于宫颈鳞状细胞癌、头部和颈部 (顺铂和 5-FU) 的化疗药物可能是有用的。

(七)护理措施

1. 预防、早期发现和筛查的相关干预措施

(1) 评估患者的个人史和家族史

1) 年龄:60 岁或以上。

2) 阴茎卫生活动:卫生差增加致病的风险。

3) 没有包皮环切:风险增加。

2. 使患者安全最大化的干预措施

(1) 讨论青春期前包皮环切的保护作用。

(2) 指导高风险患者进行阴茎自查。

(3) 教会患者保持阴茎卫生的习惯

1) 清洗收缩的包皮。

2) 用温和的肥皂水洗阴茎。

3. 加强适应和康复的干预措施

(1) 鼓励公开讨论性问题

1) 为局部阴经切除患者提供保持性欲和勃起能力,达到性高潮和射精的信息。

2) 和阴茎全切的患者讨论假体的选择。

(2) 与患者和他的性伴侣讨论性生活的替代形式。

资源列表

有用资源举例	网站 / 标题
国家综合保健网络(NCCN)指南(疾病状态、支持性照顾和专业人员筛查指南)	http//www.nccnorg/piofessionals/dt*faultaspx
一些患者的信息	http://www.nccn.org/patients/resources/default.aspx
美国国家癌症研究所(专业版和患者版)	www. cancer.gov/cancertopics/types/alphalist
疾控中心(提供给专业人员和患者的信息)	www.cdc.gov/cancer/cervical
•宫颈癌	
美国癌症协会	www.cancer.org/cancer
女性Carter网络/妇女癌症基金会(罕见的妇女恶性肿瘤的一般信息)	http:// www. foundationforwomenscancer.org/types-of-gynecologic- cancers/
FORCE: Facing Our Risk of Cancer Empowered (a resource for hereditary' carters)	http//www. facingourrisk.org/
FORCE:我们面临的癌症风险(遗传的卡特效应)	

资源列表（续）

有用资源举例	网站 / 标题
生殖帮助资源	http//www.myoncofertility.org/
	www. fertility.org
	www.nccn.org/patients/resourses/life_with_cancer/fertility.aspx
性别	www.cancer.gov/cancertopics/pdq/supportivecare/sexuality /patient
• 男性	www.cancer.org/treatment/treatmentsandsideffects/physicalsideeffectsKatz,
• 女性	A. (2010). Man cancer sex. Pittsburgh:Hygeia Media.
	Katz, A. (2010). Women cancer sex. Pittsburgh: Flygeia Media.

（刘东英 译 谌永毅 校）

参考文献

Abu-Rustum, N. R., & Sonoda, Y. (2010). Fertility-sparing surgery in early-stage cervical cancer: Indications and applications. *Journal of the National Comprehensive Cancer Network (JNCCN)*, 8(12), 1435–1438. http://www.ncbi.nlm.nih.gov/pubmed/21147906.

ACOG. (2009a). ACOG Practice Bulletin no. 109: Cervical cytology screening. *Obstetrics and Gynecology*, 114, 1409–1420. http://www.ncbi.nlm.nih.gov/pubmed/20134296.

ACOG. (2009b). ACOG Practice Bulletin no. 103: Hereditary breast and ovarian cancer syndrome. *Obstetrics and Gynecology*, 113, 957–966. http://www.ncbi.nlm.nih.gov/pubmed/19305347.

Berkowitz, R. S., & Goldstein, D. P. (2013). Current advances in the management of gestational trophoblastic disease. *Gynecology Oncology*, 128(1), 3–5.

Buys, S., Partridge, E., Black, A., Johnson, C., Lamerato, L., Issacs, C., et al.; PLCO Project Team. (2011). Effect of screening on ovarian cancer mortality; the Prostate, Lung, Colorectal, and Ovarian Screening Randomized Controlled Trial. *Journal of the American Medical Association (JAMA)*, 305(22), 2295–2303.

Carter, J. S., & Downs, L. S., Jr. (2012). Vulvar and vaginal cancer. *Obstetrics and Gynecology Clinics of North America*, 39(2), 213–231.

Clarke-Pearson, D. L. (2009). Clinical practice. Screening for ovarian cancer. *New England Journal of Medicine*, 361(2), 170–177. http://www.ncbi.nlm.nih.gov/pubmed/19587342.

Creasman, W. (2009). Revised FIGO staging for carcinoma of the endometrium. *International Journal of Gynaecology and Obstetrics*, 105(2), 109. http://www.ncbi.nlm.nci.gov/pubmed/19345353.

Dellinger, T. H., & Monk, B. J. (2009). Systemic therapy for recurrent endometrial cancer: A review of North American Trials. *Expert Review of Anticancer Therapy*, 9(7), 905–916. http://www.ncbi.nlm.nih.gov/pubmed/19589030.

Elattar, A., Bryant, A., Winter-Roach, B. A., Hatem, M., & Naik, R. (2011). Optimal primary surgical treatment for advanced epithelial ovarian cancer. *Cochrane Database of Systematic Reviews*, CD007565. http://www.ncbi.nlm.nih.gov/pubmed/21833960

FIGO (International Federation of Gynecology and Obstetrics) Committee on Gynecologic Oncology. (2009). Current FIGO staging for cancer of the vagina, fallopian tube, ovary, and gestational trophoblastic neoplasia. *International Journal of Gynaecology and Obstetrics*, 105(1), 3–4.

Fleming, G. F., Ronnett, B., & Seidman, J. (2009). Epithelial ovarian cancer. In R. Barakat, M. Markman, & M. Randall (Eds.), *Principles and practice of gynecologic oncology* (5th ed., pp. 763–836). Philadelphia: Lippincott Williams & Wilkins.

Frederick, P. J., & Straughn, J. M., Jr. (2009). The role of comprehensive surgical staging in patients with endometrial cancer. *Cancer Control*, 16(1), 23–29. http://www.ncbi.nlm.nih.gov/pubmed/1907892.

International Agency for Research on Cancer (IARC). (2013). *Latest world cancer statistics.* (Press release no. 223.)

Kitchener, H. C., & Trimble, E. L. (2009). Endometrial cancer: State of the science meeting. *International Journal of Gynecological Cancer*, 19(1), 134–140. http://www.ncbi.nlm.nih.gov/pubmed/19258955.

Massad, S., Einstein, M., Huh, W., Katki, H., Kinney, W., Schiffman, M., et al. (2013). 2012 updated consensus guidelines for the management of abnormal cervical cancer screening tests and cancer precursors. *Journal of Lower Genital Tract Disease*, 17(5), S1–S27.

May, K., Bryant, A., Dickinson, H. O., Kehoe, S., & Morrison, J. (2010). Lymphadenectomy for the management of endometrial cancer. *Cochrane Database of Systematic Reviews*, CD007585. http://www.ncbi.nlm.nci.gov/pubmed/20091639.

Monk, B. J., Tewari, K. S., & Koh, W. J. (2007). Multimodality therapy for locally advanced cervical carcinoma: State of the art and future directions. *Journal of Clinical Oncology*, 25(20), 2952–2965. http://www.ncbi.nlm.nih.gov/pubmed/17617527.

Moxley, K. M., & McMeekin, D. S. (2010). Endometrial carcinoma: A review of chemotherapy, drug resistance, and the search for new agents. *The Oncologist*, 15(10), 1026–1033. http://www.ncbi.nlm.nih.gov/pubmed/20930101.

Moyer, V. A. (2012). Screening for cervical cancer: U.S. Preventive Services Task Force recommendation statement. *Annals of Internal Medicine*, 156(12), 880–891. http://www.ncbi.nlm.nih.gov/pubmed/22422943.

Nallu, A., Mannuel, A. D., & Hussain, A. (2013). Testicular germ cell tumors: Biology and clinical update. *Current Opinion in Oncology*, 25(3), 266–272.

National Comprehensive Cancer Network (NCCN). (2014a). *Clinical practice guidelines in oncology-cervical cancer. v.1.2014.* http//www.nccn.org/professionals/physician_gls/pDF/cervical.pdf.

National Comprehensive Cancer Network (NCCN). (2014b). *Clinical practice guidelines in oncology-ovarian cancer. v.1.2014.* http://www.nccn.org/professionals/physician_gls/pDF/ovarian.pdf.

National Comprehensive Cancer Network (NCCN). (2014c). *Clinical practice guidelines in oncology-uterine neoplasms. v.1.2014.* http://www.nccn.org/professionals/physician_gls/pDF/uterine.pdf.

Pecorelli, S. (2009). Revised FIGO staging for carcinoma of the vulva, cervix, and endometrium. *International Journal of Gynaecology and Obstetrics*, *105*(2), 103–104. http://www.ncbi.nlm.nih.gov/pubmed/19367689.

Ray, M., & Fleming, G. (2009). Management of advanced-stage and recurrent endometrial cancer. *Seminars in Oncology*, *36*(2), 15–154. http://www.ncbi.nlm.nih.gov/pubmed/19332249.

Resnick, K. E., Hampel, H., Fishel, R., & Cohen, D. E. (2009). Current and emerging trends in Lynch syndrome identification in women with endometrial cancer. *Gynecologic Oncology*, *114*(1), 128–134. http://www.ncbi.nlm.nih.gov/pubmed/19375789.

Rydzewska, L., Tierney, J., Vale, C. L., & Symonds, P. R. (2010). Neoadjuvant chemotherapy plus surgery versus surgery for cervical cancer. *Cochrane Database of Systematic Reviews*, CD007406. http://www.ncbi.nlm.nih.gov/pubmed/20091632.

Saslow, D., Solomon, D., Lawson, H. W., Killackey, M., Kulasingam, S. L., Cain, J., et al. (2012). American Cancer Society (ACS), American Society for Colposcopy and Cervical Pathology (ASCCP), and American Society for Clinical Pathology (ASCP) screening guidelines for the prevention and early detection of cervical cancer. *American Journal of Clinical Pathology*, *137*(4), 516–542. http://www.ncbi.nlm.nih.gov/pubmed/20841605.

Schiffman, M., & Wentzensen, N. (2013). Human papillomavirus infection and the multistage carcinogenesis of cervical cancer. *Cancer Epidemiology, Biomarkers & Prevention*, *22*(4), 553–560. http://www.ncbi.nlm.nih.gov/pubmed/23549399.

Schiffman, M., Wentzensen, N., Wacholder, S., Kinney, W., Gage, J. C., & Castle, P. E. (2011). Human papillomavirus testing in the prevention of cervical cancer. *Journal of the National Cancer Institute*, *103*(5), 368–383. http://www.ncbi.nlm.nih.gov/pubmed/21282563.

Shulman, L. P. (2010). Hereditary breast and ovarian cancer (HBOC): Clinical features and counseling for BRCA1 and BRCA2, Lynch syndrome, Cowden syndrome, and Li-Fraumeni syndrome. *Obstetrics and Gynecology Clinics of North America*, *37*(1), 109–133. http://www.ncbi.nlm.nih.gov/pubmed/20494261.

Siegel, R., Ma, J., Zou, Z., & Jemal, A. (2014). Cancer statistics, 2014. *CA: A Cancer Journal for Clinicians*, *64*(1), 9–29.

Smith, R., Manassaram-Baptiste, D., Brooks, D., Cokkinides, V., Doroshenk, M., Saslow, D., et al. (2014). Cancer screening in the United States, 2014: A review of current American Cancer Society guidelines and current issues in cancer screening. *CA: A Cancer Journal for Clinicians*, *64*, 30–51.

Tewari, K. S., & Monk, B. J. (2009). Recent achievements and future developments in advanced and recurrent cervical cancer: Trials of the Gynecologic Oncology Group. *Seminars in Oncology*, *36*(2), 170–180. http://www.ncbi.nlm.nih.gov/pubmed/19332251.

Viatori, M. (2012). Testicular cancer. *Seminars in Oncology Nursing*, *28*(3), 180–189.

第11章 泌尿系统肿瘤

一、肾癌

（一）生理和病理生理学

1. 主要功能

(1) 肾脏是成对器官，每一个大约 10cm 长，5.5cm 宽，位于由大量脂肪组织组成的腹膜后。

(2) 尿液在肾小叶中形成，肾乳头内导管将尿液排到肾盏，然后到肾盂，最后到连接输尿管的肾窦，经输尿管流向膀胱。

(3) 肾单位是肾脏的基本结构和功能单位 (Lote, 2012)。

2. 癌症相关变化——细胞过度增生导致邻近器官受压以及患肾功能逐渐丧失。

3. 肾癌的主要分类 (Prino & Jonasch, 2012)

(1) 透明细胞癌，也称普通型或非乳头状肾细胞癌

1) 发生率占肾癌的 70%~80%。

2) 好发于近端肾小管。

3) 散发性和家族聚集性。

(2) 乳头状肾细胞癌 (RCC)

1) 发生率占肾癌的 10%。

2) 好发于近端肾小管上皮细胞。

3) 散发性和家族聚集性。

(3) 嫌色肾细胞癌

1) 发生率占肾癌的 5%。

2) 好发于肾小管上皮细胞，起源于集合管。

3) 预后较好：比乳头状细胞癌及透明细胞癌预后好。

(4) 集合管癌，也叫 Bellini 导管癌

1) 在肾癌中发生率不到 1%。

2) 发生在髓质集合管。

3) 转移快，危害性大。

4) 集合管癌亚型：

肾髓样癌，几乎全部发生于镰状细胞性贫血的非裔美国人中 (Prino & Jonasch, 2012; Rini, Heng, Zhou, Novick, & Raghavan, 2010)。

(5) 无法归类的肾细胞癌

1) 仅用作不适用于其他种类的诊断分型癌症。

2) 肉瘤不再作为单独分类，而是晚期肿瘤的主要表现。

(6) 肾盂肿瘤 [美国癌症协会 (ACS), 2013]

1) 发病率极低，不到肾癌的 5%。

2) 泌尿道上皮细胞或移行细胞癌。

3) 可能发生在上尿路的任何一个地方。

4) 一般为多病灶的。

5) 在过去的几十年里，发病率下降 (Howlader et al ., 2013)。

(7) 肾细胞癌：具有向肾髓质部分生长趋势，通过肾静脉和腔静脉直接蔓延。

(8) 确诊患者转移率为 30%，复发率为 40%，即使是早期。

4. 流行病学趋势

(1) 肾癌在美国相对罕见，仅占所有癌症的 3% (Siegel, Naishadham, & Jemal, 2013)。

1) 发病率和死亡率自 1998 年以来一直在上升 (Howlader et al ., 2013)。

2) 发病率的上升可能与高分辨率成像的广泛应用和无症状肿瘤患者的偶然诊断有关 (Sun et al ., 2011)。

3) 现在三分之二的肾癌是通过骨盆和腹部扫描偶然发现的 (Prino & Jonasch, 2012)。

(2) 男性发病率更高，男女比例 1.5∶1 (Prino & Jonasch, 2012)。

(3) 危险因素 (Chow, Dong, & Devesa, 2010; Rini et al., 2010)

1) 吸烟、肥胖、高血压、雌激素滥用、利尿剂使用，放疗 (RT)、职业接触石油产品或重金属、石棉，血透导致的囊性肾病。

2) 饮食因素也有关：如高脂肪、高蛋白及低抗氧化剂饮食。

3) 遗传易感性，视网膜血管瘤 (VHL)、非霍奇金淋巴瘤、镰状细胞性贫血也与肾癌的发病有关。

(4) 透明细胞癌与 3 号染色体短臂缺损或失活密切相关

1) 80% 的患者染色体有突变 (Morrissey et al., 2001)。

2) 与视网膜血管瘤也有关。

(5) 乳头状肾细胞癌

1) 3 号染色体正常，但是 3q、8、12、17、20 号染色体存在异常。

2) 也有研究报道，7 号、17 号以及 Y 染色体存在缺失 (Figlin, 2003; Hagenkor、Gatalica Jonasch, Monzon, 2011)。

(6) 嫌色细胞肾癌与 1、2、6、10、13、21 号染色体缺失和 17 号染色体变异有关 (Conde,Vera-Badillo & Du-ran,2012;Hagenkord et al ., 2011)。

5.常见转移部位：肺、腹部和纵隔淋巴结、肝脏和骨骼 (图 11-1 及图 11-2)。

（二）筛查和诊断方法

1. 筛查——没有筛选试验可用于肾癌。

(1) 超声筛查不划算，因为疾病的患病率较低。

(2) 多个家属患病的患者应该考虑遗传咨询及相关的监测。

2. 诊断方法 (表 11-1)

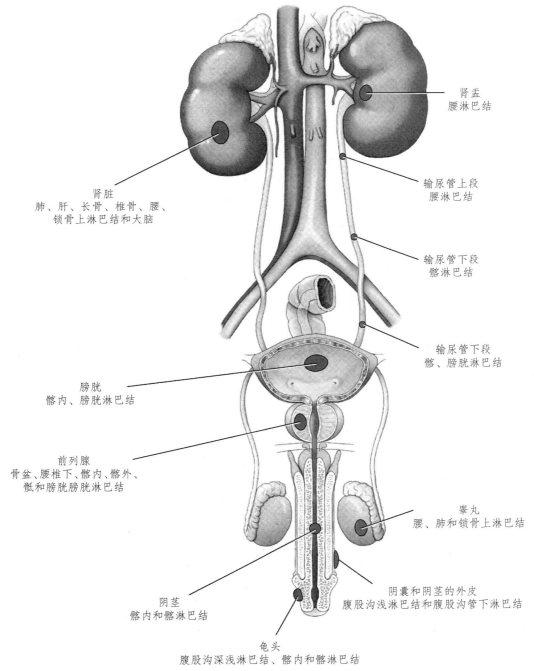

肾盂
腰淋巴结

输尿管上段
腰淋巴结

输尿管下段
髂淋巴结

输尿管下段
髂、膀胱淋巴结

睾丸
腰、肺和锁骨上淋巴结

阴囊和阴茎的外皮
腹股沟浅淋巴结和腹股沟管下淋巴结

肾脏
肺、肝、长骨、椎骨、腰、
锁骨上淋巴结和大脑

膀胱
髂内、膀胱淋巴结

前列腺
骨盆、腰椎下、髂内、髂外、
骶和膀胱膀胱淋巴结

阴茎
髂内和髂淋巴结

龟头
腹股沟深浅淋巴结、髂内和髂淋巴结

图11-1 男性肿瘤来源及转移。

(1) 肾、输尿管和膀胱 (KUB)X 线检查。

(2) 静脉肾盂造影 (IVP, 也称为排泄性尿路造影术): 通常用于出现血尿症状的患者。

(3) 肾超声检查。

(4) 盆腔或腹部 CT: 特异性诊断测试。

(5) 肾血管造影术: 很少用, 肾动脉栓塞的时候, 可用来判断大的血管栓塞物。

(6) 磁共振 (MRI): 对诊断腔静脉癌栓尤其重要。

(7) 逆行性尿路造影术。

(三) 分级和分期

1. 分级

(1) 根据 Fuhrman 分级系统, 分为 1(危害性最小)~4(危害性最大) 级。

(2) 级别越高, 5 年存活率越低 (Rini et al .,2010)。

2. 分期

(1) 目前没有肿瘤或分子标记来进行疾病诊断以及

判断病情缓解、进展或复发 (Prino& Jonasch,2012;Figlin,2003)。

(2) 分期: 根据肿瘤大小、淋巴结转移和远处转移情况进行分期。

(3) 美国癌症联合委员会分期系统用于分期 (表 11-2) (Edge, Byrd, Compton, Fritz, & Greene, 2010)。

(四) 预后

1. 预后跟患者年龄、组织学分级和类型、疾病阶段、体能状态、低血红蛋白水平、血清钙和乳酸脱氢酶 (LDH) 升高、转移部位、数量和时间、肾切除术史等有关 (Prino &Jonasch,2012; Rini et al .,2010)。

2. 白介素 -2(IL-2) 免疫疗法刺激产生的抗甲状腺抗体可能与生存率提高有关 (Prino & Jonasch,2012;Figlin,2003)。

3. 肾癌所处阶段决定 5 年的生存率:第一阶段 (81%), 第二阶段 (74%), 第三阶段 (53%), 第四阶段 (8%)(ACS,

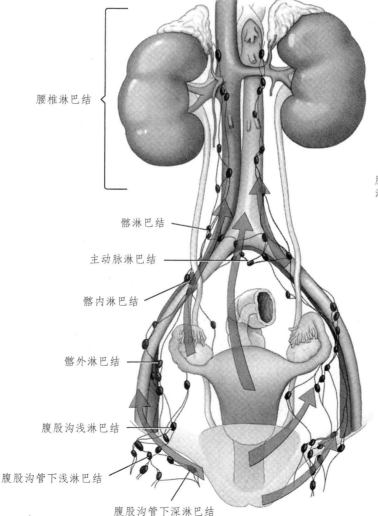

图11-2　女性泌尿系统肿瘤淋巴结及解剖关系。

表 11-1　泌尿系统疾病诊断测试和护理措施

检查	准备	护理干预措施
肾脏、输尿管、膀胱射线检查	肾脏、输尿管、膀胱射线检查	向患者解释需要平躺在检查表上 不安排在钡剂造影检查后(会掩盖肾脏)
排泄性尿路造影术	染料经肾脏排出,所以水化作用很重要,检查前禁食6~8小时 造影剂经静脉注射,可能会发生过敏反应;检查前需要用抗组胺药	检查前评估对碘造影剂或对比剂是否过敏,以提前预测 有严重肾脏或肝脏疾病或超敏反应(严重的过敏,哮喘)的患者禁用碘造影剂 在注射前和注射后30~60分钟(迟发反应)急救设备及人员到位(可能发生过敏反应和心血管反应) 观察不良反应:心绞痛、胸痛、心律失常、低血压、眩晕、视力模糊、头痛、发热、抽搐、呼吸困难、鼻炎、喉炎、恶心
逆行性尿路造影术	全身麻醉或可以使用麻醉镇痛;插入膀胱镜;碘造影剂是通过尿道导管注射 检查前晚服用泻药可以用来清洁肠道	观察麻醉或镇痛反应 监测出血,尿路感染的症状,排尿困难,或检查后排尿困难

2013)。

（五）治疗方法

1. 手术

(1) 根治性肾切除术:是自 1960 年以来的主要治疗方法 (Prino & Jonasch,2012)。

(2) 肾部分切除术:只要可行应首选此种手术方式,尤其适用于肾功能有限、双肾肿瘤以及只有一个肾脏的患者 (Rini et al.,2010)。

(3) 用开放性、腹腔镜手术或机器人外科技术手术来进行根治性或部分肾切除。

(4) 冷冻手术、射频消融术 (RFA)。

适用于临床 T1 阶段无手术适应证的患者 [美国国家综合癌症网络 (NCCN), 2013]。

(5) 积极监测 (肾细胞癌 1A 阶段)。适用于一部分患者及预期寿命短或合并多个并发症的患者。

(6) 单一、可切除转移灶患者,行肾切除术加转移灶切除。

(7) 有多处转移的患者系统性治疗之前首选减瘤性肾切除术 (NCCN,2013)。仅有肺部转移、预后因素好、体质较好的患者最有可能从中受益。

2. 放射治疗

(1) 肾细胞癌对放疗不敏感。

(2) 可用于缓解症状 (如骨转移、脑转移)。

3. 化疗不能提高生存率。

4. 免疫疗法

(1) 白介素 -2(IL-2)

1) 总体有效率为14%,其中 5% 属完全有效。

①大多数完全应答的患者可获得持久的完全缓解 (Rini etal.,2010;Prino & Jonasch,2012)。

②接受大剂量白介素 2(IL-2) 治疗的患者, 应该具备良好的身体状态和正常的器官功能。

(2) α 干扰素 (IFN- α)

1) 单一药物给药可获得 10%~15% 有效率。

2) 可联合白细胞介素 2(IL-2) 或贝伐单抗 (阿瓦斯汀) 进行治疗 (Escudier et al.,2008)。

5. 靶向治疗

(1) 美国食品和药物管理局批准的药物 (FDA):依维莫司 (RAD001)、阿西替尼 (阿昔替尼)、索拉非尼 (多吉美)、舒尼替 (索坦)、替西罗莫司 (西罗莫司脂化物)、贝伐单抗 (阿瓦斯汀)、帕唑帕尼 (福退癌)[国家癌症综合网络 (机构),2013a]。

(2) 常见的副作用:疲劳、皮疹、腹泻、手足综合征、血糖和胆固醇水平升高和伤口愈合延迟。

（六）护理措施

1. 使术后安全最大化的干预措施。

(1) 肺功能锻炼:教会患者咳嗽和深呼吸;使用诱发性肺活量测定法。

(2) 观察出血的征兆。

(3) 监测生命体征、血红蛋白、血细胞比容、肾功能和尿量。

(4) 提供药物和非药物止痛措施。

2. 随访和监测的健康教育

(1) 教患者识别和管理症状 (包括潜在的后遗症),并将症状告知医务人员。

(2) 根据需要, 安排心理健康专家、社区资源 (ACS) 和支持团体。

(3) 提供教育和癌症生存的护理方案,包括治疗总结和随访计划。

二、膀胱癌

（一）生理和病理生理学

1. 主要功能

（1）膀胱是一个临时储尿的中空肌肉器官，尿液最终通过尿道排出。

（2）在男性，相邻的结构主要包括前列腺、精囊、尿道、阴茎底部的神经、局部淋巴结（图11-1）。

（3）在女性，相邻的结构主要包括子宫、卵巢、输卵管、尿道、局部淋巴结（图11-2）。

2. 病理变化

（1）异常组织在在膀胱内一处或多处增殖。

（2）临床表现：血尿（尤其是膀胱壁肿瘤）、排尿困难、烧灼感、尿频和盆腔疼痛（Raghavan, Stein, Cote, & Jones, 2010）。

3. 膀胱癌的主要分型

（1）尿路上皮癌（原名移行细胞癌）

1）来自膀胱的上皮细胞层，依附于基底膜。

2）大约占膀胱肿瘤的95%(ACS,2013)。

3）进一步细分：原位癌（CIS）、非浸润性乳头状癌、浸润性乳头状癌、实体瘤。

① 70%~80% 认 为 其 是 浅 表 疾 病 (Lerner, Schoenberg, Coran, &Shernberg, 2006)，但世界卫生组织（WHO）建议不用这个词，原位癌也被称为非肌层浸润性膀胱癌（NMIBC）。

②乳头状肿瘤局限于膀胱的前两层组织中，但向膀

Table 11-2

AJCC (2010) Staging of Renal Cell Carcinoma

Primary Tumor (T)

TX	Primary tumor cannot be assessed
T0	No evidence of primary tumor
T1	Tumor ≤ 7 cm in greatest dimension, limited to kidney
T1a	Tumor ≤ 4 cm in greatest dimension, limited to kidney
T1b	Tumor > 4 cm but not > 7 cm in greatest dimension, limited to kidney
T2	Tumor > 7 cm in greatest dimension, limited to kidney
T2a	Tumor > 7 cm but ≤10 cm in greatest dimension, limited to kidney
T2b	Tumor > 10 cm, limited to kidney
T3	Tumor extends into major veins or perinephric tissues but not into the ipsilateral adrenal gland and beyond Gerota fascia
T3a	Tumor grossly extends into the renal vein or its segmental (muscle containing) branches, or tumor invades perirenal and/or renal sinus fat but not beyond Gerota fascia
T3b	Tumor grossly extends into the vena cava below the diaphragm
T3c	Tumor grossly extends into the vena cava above diaphragm or invades the wall of vena cava
T4	Tumor invades beyond Gerota fascia (including contiguous extension into the ipsilateral adrenal gland)

Regional Lymph Nodes (N)*

NX	Regional lymph nodes cannot be assessed
N0	No regional lymph node metastases
N1	Metastases in regional lymph node(s)

Distant Metastasis (M)

M0	No distant metastasis
M1	Distant metastasis

Stage Grouping

Stage I	T1	N0	M0
Stage II	T2	N0	M0
Stage III	T1	N1	M0
	T2	N1	M0
	T3	N0	M0
	T3	N1	M0
Stage IV	T4	Any N	M0
	Any T	Any N	M1

*Laterality does not affect the N classification.

Used with permission of the American Joint Committee on Cancer (AJCC), Chicago, Illinois. The original source for this material is the AJCC Cancer Staging Manual, Seventh Edition (2010) published by Springer Science and Business Media LLC, www.springer.com.

注：应版权方要求，正文中此表内容须为英文原文，中文译文请见附录。

胱腔内生长 (Lerner et al .,2006)。

这些肿瘤能改变 9 号染色体, 使血管内皮生长因子过度表达 , 导致血管增生 (Lerner et al .,2006)。

(2) 鳞状细胞癌 : 占膀胱癌 1%~2%。

(3) 腺癌 : 大约占膀胱癌 1%。

(4) 小细胞癌 : 大约占膀胱癌不到 1% (ACS, 2013)。

4. 流行病学趋势

(1) 美国和非洲发病率高, 尤其是血吸虫病流行的埃及 (Raghavan et al .,2010)。

(2)2013 年, 美国估计有 72 570 个新病例 (ACS, 2013)。

(3)2013 年, 美国死亡人数估计在 15 210 例 (ACS, 2013), 男女比例接近 4 : 1。

(4) 诊断中位年龄在 65 岁 ; 小于 40 岁者很少诊断出此病 (ACS,2013)。

(5) 非裔美国人所有阶段膀胱癌的 5 年存活率继续落后于白人 (ACS,2013)。

(6) 危险因素

1) 吸烟 :

①最主要的危险因素, 在男性膀胱肿瘤患者中占 50%~66%, 女性中占 25%(ACS,2013; Lerner et al .,2006)。

2) 油炸肉类和脂肪含量高的饮食能增加患病风险 (Lerner et al .,2006)。

3) 其他重要危险因素 : 职业性接触化学物质, 特别是苯和芳香胺, 过度暴露于用于制造染料、橡胶、纺织、油漆、皮革等的化学物质中 (Lerner et al .,2006)。

4) 富含维生素 A、E 和锌的饮食是高度保护性因素 (Lerner et al .,2006;ACS,2013)。

5) 常见的转移部位 : 淋巴结、骨、肺、肝脏、腹膜 (Shinagare et al .,2011)。

（二）筛查和诊断方法

1. 筛查——目前在美国没有一家权威预防部门有推荐筛查方法

(1) 膀胱癌没有特异的血清学肿瘤标志物 (Raghavan et al .,2010)。

(2) 膀胱癌尿化验

1) 美国食品和药物管理局 (FDA) 认可的核基质蛋白 22(NMP-22) 化验 : 一种应用于监测和监控膀胱癌患者的非侵入性检查 (Lerner et al .,2006)。

2) 其他一些美国食品和药物管理局 (FDA) 认可用于膀胱癌检测和监控的尿液检查 : 膀胱肿瘤相关抗原 (BTA)、免疫学测试和 UroVysion 检测 (Goodison, Rosser, & Urquidi, 2013)。

2. 诊断方法 (Lerner et al .,2006)

(1) 静脉肾盂造影 (IVP), 也称为排泄尿路造影 : 通过上尿路的可视化来确定肿瘤的来源是在膀胱内还是位于其他位置 (见表 11-1)。

(2) 膀胱镜检查行膀胱冲洗液检查和活检。

(3) 尿细胞学检查, 可达到最佳效果。取上午或午后的尿液作为标本。

(4) CT : 旨在明确局部肿瘤的范围, 鉴别是否有盆腔淋巴结转移。

(5) MRI : 区分肿瘤和正常膀胱壁, 并鉴别是否有盆腔淋巴结转移。

（三）分级和分期

1. 分级

肿瘤分级 (X,1,2,3,4 级): 是根据肿瘤细胞分化程度及危害性来进行分级。

1) 这种分级系统从低到高命名, 与当前世界卫生组织 / 国际泌尿病理学会 (WHO / ISUP) 推荐的评分系统相匹配 (Edge et al .,2010)。

2) 分级越高, 肿瘤有生长更快、更容易转移的趋势。

2. 分期

美国癌症联合委员会 (AJCC) 分期系统, 详见表 11-3(Edge et al .,2010)。

（四）预后

1. 预后指标——肿瘤分级、大小、位置、生物标志物如 p21 基因和 ki67 抗原、细胞黏附模型、对治疗的反应 (Lerner et al .,2006)。

2.5 年生存率由膀胱肿瘤分期决定——0 期 (98%)、I 期 (88%)、Ⅱ 期 (63%)、Ⅲ 期 (46%)、Ⅳ 期 (15%)(美国癌症学会 , 2013)。

（五）治疗方法

1. 非肌层浸润性膀胱癌的治疗

(1) 目的 : 防止疾病进展及具有侵犯性 , 避免膀胱功能损失 , 提高生存率 (Lerner et al .,2006)。

主要治疗方法 : 膀胱镜检查确认肿瘤存在 , 然后经尿道膀胱肿瘤电切术 (TURBT)、电灼肿瘤切除 (电流切除) 或激光疗法 (Lerner et al .,2006)。

①最常见的并发症 : 出血、感染。

②邻近组织穿孔也是治疗风险之一。

(2) 膀胱灌注疗法 : 包括膀胱内化疗和膀胱内免疫疗法。

1) 膀胱灌注疗法的适应证是以复发的概率及和疾病侵入肌肉层的程度为依据的, 如大小、数量和分级 (机构, 2013 c)。

2) 膀胱内化疗在预防肿瘤复发方面比单纯经尿道电切除术更有效 (Shen shen Wientjes,O'donnell &Au, 2008)。

3) 最常见的药物是丝裂霉素 (MMC)、卡介苗 (BCG)、塞替派 (三胺硫磷)、柔比星、多柔比星 (阿霉素)。

①以上药物可联合使用。

②塞替派很少用于临床实践，因为全身性副作用较大，如骨髓抑制 (Johnson, Pruthi, & Woods, 2013)。

2. 肌层浸润性膀胱癌的治疗

(1) 根治性膀胱切除术 + 尿流改道术

1) 膀胱切除和男性前列腺切除。

2) 女性子宫切除术。

3) 男性和女性均需进行双侧盆腔淋巴结清扫术，包括常见的最小范围，髂内、髂外、闭孔淋巴结。

4) 潜在并发症：感染、出血和性功能障碍。

5) 晚期膀胱癌患者，使用甲氨蝶呤、长春碱、多柔比星、顺铂进行术前化疗是单纯手术治疗者存活率的 2 倍 (Grossman et al., 2003)。

6) 美国国立综合癌症网络 (NCCN) 强烈推荐以铂类为基础的联合化疗 (NCCN, 2013 c)。

7) 尿路改道类型 (见第 29 章)。

①回肠膀胱术 (图 11-3)：众所周知的尿路改道术。

A. 部分回肠的终端是游离的，近端是盲端，远端从腹壁上穿过，与皮肤缝合，形成气孔。

B. 输尿管被植入到回肠，尿液流入回肠管道后，经肠蠕动，从气孔排出尿液。

②可控性回肠膀胱术 (图 11-4)，提供了一个腹腔内的储尿袋。

A. 一般情况下，气孔有一个乳头阀防止尿液回流，气孔一般位于在内膜线下。

B. 不需要外部收集装置，尿储藏在囊内，大约每 6 小时通过气孔插入的导管导出尿液 (Hautman et al ., 2007)。

③原位新膀胱手术：将肠道改建成一个新的膀胱。

④对于与健康相关的生活质量，回肠膀胱术与膀胱切除后建立新膀胱相比较，后者有更好的生活质量和更积极的生活方式 (Philip, Manikandan, Venugopal, Desouza, & Javle, 2009)。

⑤膀胱保全疗法

A. 尽管根治性膀胱切除术是目前主要的治疗方法，但一些患者不能容忍膀胱切除术或不愿接受手术。

B. 膀胱保全策略包括以下

a. 体外放射疗法 (X 射线疗法)。

b. 三联疗法：经尿道切除术、放疗和全身化疗 (Lerner et al .,2006)。

(2) 化疗

晚期的膀胱癌通常是单一用药或联合全身化疗。

①根据美国国立综合癌症网络 (NCCN) 指南 (2013 c)，用于转移性肿瘤的一线联合化疗药包括以下：

A. 大剂量的 MVAC 方案 (甲氨蝶呤、长春碱、多柔比星、顺铂)，联合生长因子的使用。

B. 吉西他滨和顺铂。

Table 11-3

AJCC (2010) Staging of Bladder Cancer

Primary Tumor (T)

TX	Primary tumor cannot be assessed
T0	No evidence of primary tumor
Ta	Noninvasive papillary tumor
Tis	Carcinoma in situ: "flat tumors"
T1	Tumor invades subepithelial connective tissue
T2	Tumor invades muscle
T2a	Tumor invades superficial muscularis propria (inner half)
T2B	Tumor invades deep muscularis propria (outer half)
T3	Tumor invades perivesicular tissue
T3a	Tumor invades perivesicular tissue microscopically
T3b	Tumor invades perivesicular tissue macroscopically (extravesicular mass)
T4	Tumor invades any of the following: prostate, uterus, vagina, pelvic wall, abdominal wall
T4a	Tumor invades prostate, uterus, vagina
T4b	Tumor invades pelvic wall, abdominal wall

Regional Nodes (N)*

NX	Regional lymph nodes cannot be assessed
N0	No regional lymph node metastasis
N1	Single regional lymph node metastasis in the true pelvis (hypogastric, obturator, external iliac, or presacral lymph node)
N2	Multiple regional lymph node metastases in the true pelvis (hypogastric, obturator, external iliac, or presacral lymph node)
N3	Lymph node metastasis to the common iliac lymph nodes

Distant Metastasis (M)

MX	Distant metastasis cannot be assessed
M0	No distant metastasis
M1	Distant metastasis

Stage Grouping

Stage 0a	Ta	N0	M0
Stage 0is	Tis	N0	M0
Stage I	T1	N0	M0
Stage II	T2a	N0	M0
	T2b	N0	M0
Stage III	T3a	N0	M0
	T3b	N0	M0
	T4a	N0	M0
Stage IV	T4b	N0	M0
	Any T	N1-N3	M0
	Any T	Any N	M1

*Regional nodes are those within the true pelvis; all other nodes are distant lymph nodes.

注：应版权方要求，正文中此表内容须为英文原文，中文译文请见附录。

②二线药物治疗，根据接受的一线药物，单一用药以紫杉烷或吉西他滨为首选。

③与放疗同步进行，放疗增敏性化疗方案包括以下：

A.单用顺铂或联合氟尿嘧啶。

B.裂霉素 C 联合氟尿嘧啶。

C.临床试验。

(3) 放射治疗

1) 对侵入性肿瘤治疗有效。

2) 多重直线加速器照射，每天一次或两次。

3) 模拟和治疗前需要排空膀胱。

4) 放疗通常在经尿道切除术之前。

5) 通常与化疗一起作为综合疗法。

6) 整个膀胱使用剂量范围为 40~55Gy，额外增加 9~11 Gy，共 49~66 Gy (NCCN,2013 c)。

（六）护理措施

1.使术后安全最大化的干预措施

(1) 肺功能锻炼：教患者咳嗽和深呼吸；使用诱发性肺活量测定法。

(2) 观察出血的迹象。

(3) 监测生命体征、血红蛋白、血细胞比容、肾功能和尿量。

(4) 提供药物和非药物止痛措施。

2.与放射相关的干预措施（见第 21 章）。

3.与靶向治疗和生物疗法相关的干预措施（见第 23 章）。

4.接受膀胱腔内化疗患者的护理措施

(1) 卡介苗：有免疫系统疾病的患者禁用，因为人类免疫缺陷病毒 (HIV) 或类固醇的使用、尿路感染、肺结核菌既往接触史，可能发展为全身性结核病。

(2) 噻替派：因分子量低导致全身吸收率高，甚至导致严重的骨髓抑制。

(3) 丝裂霉素 C：可引起排尿困难，尿频；有时出现过敏反应和骨髓抑制 (Lerner et al .,2006;shen et al .,2008)。

5.回肠膀胱术的相关干预措施（见表 11-4)。

三、前列腺癌

（一）生理和病理生理学

1.主要功能

(1) 位于耻骨联合后，紧挨着膀胱，在直肠前（见图 11-1)。

(2) 前列腺环绕从膀胱出来的尿道。

(3) 由三个部分组成：过渡区、中心地带、外周区。

(4) 作为第二性器官有分泌一部分精液的功能。

2.相关病理变化

(1) 大多数癌症发生于外周区 (Logothetis et al .,2010)。

(2) 恶性肿瘤细胞由局部向精囊、膀胱和腹膜生长蔓

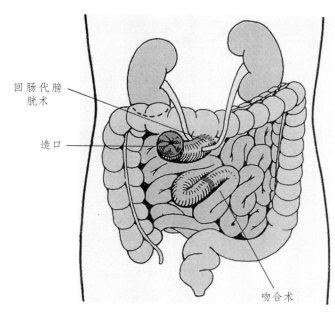

回肠代膀胱术

造口

吻合术

图11-3 回肠段尿流改道术。短的一段尽可能顺着肠蠕动的方向使用和放置在右下腹部。Data from　Christensen, B. L., & Kockrow, E. O. (2010). Adult health nursing care (6th ed.). St. Louis:Mosby.

延（见图 11-1)。

(3) 主要为淋巴和血行转移

1) 盆腔淋巴结入侵。

3.前列腺癌的主要分类

(1) 95% 为腺癌。

(2) 其余 5% 为肉瘤、黏液性或印戒细胞癌、腺样囊性癌和小细胞未分化癌 (Logothetis et al .,2010)。

4.流行病学趋势

(1) 美国前列腺癌发病率趋势：随着前列腺特异性抗原 (PSA) 测试的普及，1988−1992 年发病率相应上升，1992−1995 年大幅下降，1995−2013 年趋于稳定。

(2) 在 2013 年，大约有 238 590 个人被初诊为前列腺癌，29 720 人死于前列腺癌 (ACS,2013)。

(3) 占男性所有癌症的三分之一。

(4) 自 1974 年以来，白人和非裔美国人 5 年生存率都有稳定的改善，然而，处于任一阶段前列腺癌的非裔美国人 5 年生存率仍较低 (ACS,2013)。

(5) 危险因素

1) 年龄

①超过 75% 的前列腺癌患者年龄在 65 岁及以上。

②尸检显示,50 岁的男性中有 30% 疑患有前列腺腺癌，这一比率在 90 岁人群中上升到 57% (Mydlo & Godec, 2003)。

2) 种族

①西方国家比非西方国家（如亚洲和中东等发展中国家）死亡率更高 (Haas, Delongchamps, Brawley, Wang, & de la Roza, 2008)。

表 11-4　回肠膀胱术常见问题及处理

问题	干预措施
尿液气味	避免使用橡胶袋 装置浸泡在醋 : 水=1:4 的溶液中
气孔或袋下皮疹	干燥并撒粉于皮肤(胶粘剂下面的部位除外)使用皮肤屏障 胶粘剂下面的部位除外,干燥和撒粉于皮肤的使用皮肤屏障
气孔周围的皮肤浸渍	干燥皮肤,并应用水培皮肤屏障 减小袋开口的尺寸
气孔周围结晶	用醋压缩气孔和内袋
气孔溃烂	扩大袋开口 如果一周也没有部分愈合,咨询造口治疗师
抗生素治疗引起念珠菌感染	干燥皮肤,并应用制霉菌素粉末 鼓励口服补充液体
气孔周围的皮肤畸形瘘	减少袋的敞开尺寸 更换部位建立新气孔

②全球发病率和死亡率最高的是非裔美国人 (ACS 2013; Haas et al., 2008)。

3) 饮食因素

①高脂饮食可能促发前列腺癌。

②富含维生素 E、D 和硒的饮食可能会预防前列腺癌的发生。

③富含番茄红素的饮食会降低前列腺癌的发病率 (Vance, Su, Fontham, Koo, & Chun, 2013)。

4) 职业暴露：

务农以及焊接和生产电池造成的镉暴露, 使患病风险增加 (Mydlo & Godec, 2003)。

5) 遗传因素

①前列腺癌易感位点, 称为 HPC1, 位于 1 号染色体, 被认为与 33% 的遗传性前列腺癌有关, 与 3% 的前列腺癌有关 (Haiman et al., 2011; Mydlo & Godec, 2003)。

② BRCA1 和 BRCA2 的基因突变与乳腺癌和前列腺癌有关 (Mydlo & Godec, 2003)。

③有一个一级亲属患有前列腺癌会使发病率增加 2~3 倍; 一级和二级亲属同时患有前列腺癌, 则患病风险增加 6 倍 (Mydlo & Godec, 2003)。

5. 常见转移部位: 肺、肝脏、肾上腺、肾脏和骨骼。

（二）筛查和诊断方法

1. 筛查方法

(1) 国际上对于用 PSA 测试对前列腺癌做常规筛查仍存在很大争议。

1) 核心问题:PSA 测试可能检出临床上无关紧要的肿瘤;随后的治疗会导致严重的毒副作用 , 导致生活质量下降。

(2) 美国预防服务工作组 (USPSTF) 推荐美国泌尿协会 (AUA) 在 2013 年发表新的前列腺癌筛查指南 (Carter et al., 2013)。

1) 小于 40 岁男性不建议做 PSA 筛查。

2) 40~54 岁处于一般风险男性不建议常规筛查;在这个年龄阶段的早期存在高危因素的男性可能受益于 PSA 筛查。

3) 55~69 岁的男性应做 PSA 筛查;在这个年龄段中筛查意义最大。

4) 每次筛查间隔 2 年或以上。

5) 70 岁及以上或预期寿命少于 10~15 年的男性不推荐 PSA 筛查。

(3) 不同年龄、种族和前列腺大小 PSA 正常范围有变化:0~4 ng / mL 被认为是标准水平, 其他重要的标记包括 PSA 密度和 PSA 速率 (Carter et al., 2013)。

2. 诊断方法

(1) 直肠指诊 (DRE):评估肿瘤大小、占位、对称、纹理。简单、便宜 , 但只有后侧及左右侧部位肿块可被触及。

(2) 经直肠超声波 (TRUS):评估前列腺大小。

(3) 穿刺活检

1) 在直肠超声检查引导下进行。

2)首选经直肠路线,在前列腺两侧穿刺共获取 6 个标本。

(4) 盆腔 MRI 评估荚膜渗透、精囊受累和淋巴结转移。

(5) 骨扫描:评估是否有骨转移, 一般在 PSA 水平高于 10 ng/mL 或患者主诉有骨骼症状时, 才做骨扫描 (NCCN, 2013 b)。

(6) 实验室检查

PSA:水平显著升高可作为鉴别诊断的辅助措施或疾病进展的标志。

①男性在检查前 48 小时应避免射精。

②非那雄胺 (保法止)、雄激素受体阻滞剂、PC-SP-ES 可能也会影响 PSA 水平 (NCCN,2013 b)。

（三）分级和分期

1. 分级——根据格里森评分 (表 11-5) (NCCN, 2013 b)

(1) 第一分级:是以标本最大部分恶性腺体架构的评估为基础的;最常见的细胞分级。

(2) 第二分级:第二大恶性增长区域;第二个最常见的细胞分级。

(3) 第一分级和第二分级分数相加计分, 顺序显示最常见的细胞 (比如 3 + 4 = 7 对 4 + 3 = 7)。

(4) 分数在 2~10 之间; 分数越高表明肿瘤恶性程度越大, 预后越差。

2. 分期。美国癌症联合委员会 (AJCC) 分期系统 (见表 11-5)。

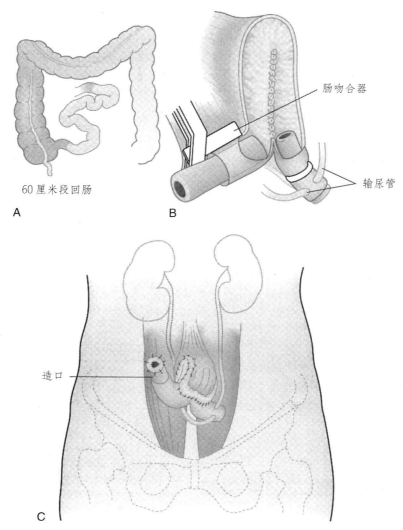

图11-4　Kock Pouch升结肠膀胱术。A，阴影区域显示选择部分小肠进行膀胱重建。B，输入段（非回流）的一端进行输尿管移植，输出段（有乳瓣）的一端使用吻合口缝合装置进行造口。C，通过输出端在腹壁上建立造口完成代膀胱术(In Tanagho, E.A., & McAninch, J.W. (Eds.) (1992).Smith's general urology (13th ed.). SanMateo, CA: Appleton & Lange)。

（四）预后

1. 5 年生存率依赖于前列腺癌分期：局部 (100%)、整个前列腺 (100%)、远处转移 (29%)。

2. 平均 5 年生存率：白人 89.9%、非裔美国人 65.5%。

（五）治疗方式

1. 癌症早期

(1) 治疗方案：积极监督、观察或期待疗法、根治性前列腺切除术外加淋巴结清扫、三维适形放疗 (3D-CRT)、近距离放射疗法。

1) 根治性前列腺切除术：切除整个前列腺，淋巴结取样。

①替代疗法：腹腔镜下前列腺切除术和机器人腹腔镜前列腺切除术 (Logothetis et al .,2010)。

2) 三维适形放疗：前列腺放射剂量大于 81 Gy(NC-CN, 2013 b)；放射增强治疗 (IMRT) 取代了大多数癌症中心的三维适形放疗。

3) 近距离放疗：在直肠超声的引导下，放射性粒子通过会阴植入前列腺 (NCCN,2013 b)。

应用同位素：碘 -125 或钯 -103。

4) 积极监测、期待疗法：认真随访监测，检测 PSA、穿刺活检和直肠指检，疾病如有进展需积极治疗 (Klotz, Zhang, Lam, Mamedov, & Loblaw, 2009; NCCN, 2013b)。

5) 冷冻手术：直接应用结冰温度，通过低温探头经皮插入前列腺 (NCCN,2013 b)。

(2) 并发症的治疗

1) 尿失禁：因为测量不精准，导致发病率的范围较广。据估计，根治性前列腺切除术后，尿失禁发生率为3%~87%，体外放射治疗为 3%~7%，近距离放射疗法为6%；其他并发症包括尿道狭窄、尿道塌陷、膀胱出口梗阻 (Mydlo & Godec, 2003)。

2) 勃起功能障碍:前列腺切除术做神经保留的技术可降低发病率;由于定义和测量的不准确,比较不同研究结果较困难;手术后发病率高,近距离放射疗法后阳痿发生率为 6%~61% (Simmons, 2011)。

3) 胃肠功能障碍:腹泻、直肠炎,与放疗和近距离放射疗法有关的直肠出血 (Logothetis et al ., 2010)。

(3) 晚期前列腺癌治疗

激素治疗:被公认为可用于转移性前列腺癌、有复发高风险的患者,也可用于辅助治疗。

①睾丸切除术:手术切除睾丸;起效快,适用于不愿意服药或有雌激素禁忌的患者。

A. 许多男性不能接受。

B. 手术阉割导致心理创伤。

②促黄体释放激素 [促黄体激素释放激素类似物,如亮丙瑞林 (利普安)、戈舍瑞林],降低睾丸激素的生成,与雌激素相比可能会产生更小的副作用,使用氟他胺来减少"耀斑",而"耀斑"则是病情突然恶化的症状 (Simmons, 2011)。

A. 耀斑可以危及生命,这是因为脊髓压迫、输尿管梗阻 (Simmons, 2011)。

B. 其他副作用包括潮热、性欲减退、勃起功能障碍和男性女乳症。

Table 11-5

AJCC (2010) Staging of Prostate Cancer

Primary Tumor (T)
Clinical

TX	Primary tumor cannot be assessed
T0	No evidence of primary tumor
T1	Clinically inapparent tumor neither palpable nor visible by imaging
T1a	Tumor incidental histologic finding in 5% or less of tissue resected
T1b	Tumor incidental finding in more than 5% of tissue resected
T1c	Tumor identified by needle biopsy (e.g., because of elevated PSA)
T2	Tumor confined within prostate*
T2a	Tumor involves half of one lobe or less
T2b	Tumor involves more than half of one lobe but not both lobes
T2c	Tumor involves both lobes
T3	Tumor extends though the prostate capsule[†]
T3a	Extracapsular extension (unilateral or bilateral)
T3b	Tumor invades seminal vesicle(s)
T4	Tumor is fixed or invades adjacent structures other than seminal vesicles: bladder neck, external sphincter, levator muscles, and/or pelvic wall

Continued

Table 11-5

AJCC (2010) Staging of Prostate Cancer—cont'd

Pathologic

pT2[‡]	Organ confined
pT2a	Unilateral, involving half of one lobe or less
pT2B	Unilateral, involving more than half of one lobe but not both lobes
pT2c	Bilateral disease
pT3	Extraprostatic extension
pT3a	Extraprostatic extension[¶]
pT3b	Seminal vesicle invasion
pT4	Invasion of bladder, rectum

Regional Lymph Nodes (N)

NX	Regional nodes not sampled
N0	No regional node metastasis
N1	Metastasis in regional node(s)

Distant Metastasis (M)

MX	Distant metastasis cannot be assessed (not evaluated by any modality)
M0	No distant metastasis
M1	Distant metastasis
M1a	Nonregional lymph node(s)
M1b	Bone(s)
M1c	Other site(s) with or without bone disease

Histologic Grade

GX	Grade cannot be assessed
G1	Well differentiated (slight anaplasia) (Gleason 2-4)
G2	Moderately differentiated (moderate anaplasia) (Gleason 5-6)
G3-4	Poorly differentiated/undifferentiated (marked anaplasia) (Gleason 7 10)

Stage Grouping

Stage I	T1a	N0	M0	G1
Stage II	T1a	N0	M0	G2, 3-4
	T1b	N0	M0	Any G
	T1c	N0	M0	Any G
	T1	N0	M0	Any G
	T2	N0	M0	Any G
Stage III	T3	N0	M0	Any G
Stage IV	T4	N0	M0	Any G
	Any T	N1	M0	Any G
	Any T	Any N	M1	Any G

PSA, Prostate-specific antigen.

*Tumor found in one or both lobes by needle biopsy but not palpable or reliably visible by imaging is classified as T1c.

[†]Invasion into the prostatic apex or into (but not beyond) the prostatic capsule is classified not as T3 but as T2.

[‡]No pathologic T1 classification.

[¶]Postsurgical margin to be indicated by an R1 descriptor (residual microscopic disease).

Used with permission of the American Joint Committee on Cancer (AJCC), Chicago, Illinois. The original source for this material is the AJCC Cancer Staging Manual, Seventh Edition (2010) published by Springer Science and Business Media LLC, www.springer.com.

注:应版权方要求,正文中此表内容须为英文原文,中文译文请见附录。

③抗雄激素 [氟他米特 (氟他胺)、醋酸甲地孕酮 (和甲地孕酮)]，干扰细胞内雄激素活性；可能用药后 1~2 个月才有效果。

④雌激素治疗，一般是己烯雌酚 (DES)。

A. 用于去势抵抗性前列腺癌。

B. 可减轻疼痛，缩小肿瘤体积，减少尿路相关症状 (西蒙斯，2011)。

C. 并发症：男性女乳症、钠潴留、体重增加、严重心血管和血栓性并发症。

D. 与 2~3 年内复发有关，复发的时候，进一步的激素治疗往往疗效不佳。

⑤酮康唑：抑制肾上腺激素生成。

A. 用于前列腺癌。

B. 和氢化可的松联用，降低肾上腺功能不全的风险 (NCCN, 2013b; Simmons, 2011)。

⑥阿比特龙：与泼尼松合用用于治疗前列腺癌 (NCCN, 2013 b)。

(4) 放射治疗：局部扩散和远处转移。

1) 如果激素治疗是无效的或禁忌，放疗则是 D 阶段前列腺癌的主要治疗方法；也可以作为综合治疗的一部分。

2) 用于缓解骨转移或脊髓压迫引起的疼痛。

3) 镭 –223 用于治疗有症状的骨转移。

(5) 化疗

1) 前列腺癌患者最佳的化疗开始时间暂不清楚 (Logothetis et al ., 2010)。

2) 首选多烯紫杉醇 (多西他赛) (NCCN, 2013 b)。

3) 其他方案：疫苗、米托蒽醌、环磷酰胺、雌莫司汀、长春碱、长春瑞滨、卡巴他赛仅次于多烯紫杉醇。

（六）护理措施

1. 在治疗期间和治疗后，进行干预，减少患者身体、情感、心理、社会和精神上的痛苦

(1) 鼓励患者用言语表达对疾病和治疗的感受。

(2) 必要时，将患者转诊给精神健康专家、社区资源、支持团体 (e.g., ACS, UsToo)。

(3) 教患者识别和管理症状，将症状告知医务人员。

(4) 提供药物和非药物的干预措施来管理疼痛及其他副作用。

2. 促进最佳性功能的干预措施

(1) 组织医生、护士、患者和其他重要的人，对治疗性功能带来的潜在影响进行讨论，并进行干预，使影响降到最低。

1) 治疗前后，得到许可去讨论治疗带来的功能和解剖变化，以及探讨性方面的问题。

2) 尊重患者在讨论性的问题时的沉默。

(2) 根据患者社会和文化层次使用相应的术语。

(3) 提供书面材料和解剖图纸，阐明和加强健康教育效果。

(4) 提供与治疗相关的具体建议和备选方案

1) 教患者及其伴侣治疗阳痿的方法：药物、理疗、手术。

2) 鼓励转诊者进行物理治疗或性咨询，或者视病情两者联用 (Simmons, 2011)。

（刘东英　译　谌永毅　校）

参考文献

American Cancer Society. (2013). *Cancer facts & figures, 2013*. Atlanta: Author.

Carter, H. B., Albertsen, P. C., Barry, M. J., Etzioni, R., Freedland, S. J., Greene, K. L., et al. (2013). Early detection of prostate cancer: AUA guideline. *The Journal of Urology*, 190(2), 419–426.

Chow, W. H., Dong, L. M., & Devesa, S. S. (2010). Epidemiology and risk factors for kidney cancer. *Nature Reviews. Urology*, 7(5), 245–257.

Edge, S. B., Byrd, D. R., Compton, C. C., Fritz, A. G., & Greene, F. L. (Eds.), (2010). *AJCC cancer staging manual* (7th ed.). New York: Springer.

Escudier, B., Pluzanska, A., Koralewski, P., Ravaud, A., Bracarda, S., Szczylik, C., et al. (2008). Bevacizumab plus interferon alfa-2a for treatment of metastatic renal cell carcinoma: A randomised, double-blind phase III trial. *The Lancet*, 370(9605), 2103–2111.

Figlin, R. A. (Ed.), (2003). *Kidney cancer treatment and research*. Norwell, MA: Kluwer Academic.

Goodison, S., Rosser, C. J., & Urquidi, V. (2013). Bladder cancer detection and monitoring: Assessment of urine- and blood-based marker tests. *Molecular Diagnosis & Therapy*, 17, 71–84.

Grossman, H. B., Natale, R. B., Tangen, C. M., Speights, V. O., Vogelzang, N. J., Trump, D. L., et al. (2003). Neoadjuvant chemotherapy plus cystectomy compared with cystectomy alone for locally advanced bladder cancer. *New England Journal of Medicine*, 349(9), 859–866.

Haas, G. P., Delongchamps, N., Brawley, O. W., Wang, C. Y., & de la Roza, G. (2008). The worldwide epidemiology of prostate cancer: Perspectives from autopsy studies. *The Canadian Journal of Urology*, 15(1), 3866–3871.

Hagenkord, J. M., Gatalica, Z., Jonasch, E., & Monzon, F. A. (2011). Clinical genomics of renal epithelial tumors. *Cancer Genetics*, 204(6), 285–297.

Haiman, C. A., Chen, G. K., Blot, W. J., Strom, S. S., Berndt, S. I., Kittles, R. A., et al. (2011). Characterizing genetic risk at known prostate cancer susceptibility loci in African Americans. *PLoS Genetics*, 7(5), e1001387. http://dx.doi.org/10.1371/journal.pgen.1001387.

Hautman, R. E., Abol-Emain, H., Halez, K., Haro, I., Mansson, W., Millis, R. D., et al. (2007). Urinary diverion. *Urology*, 69(1 Suppl.), 17–49.

Howlader, N., Noone, A. M., Krapcho, M., Garshell, J., Neyman, N., & Altekruse, et al. (Eds.). (2013). *SEER cancer statistics review, 1975–2010*. Bethesda, MD: National Cancer Institute.

Johnson, D. C., Pruthi, R. S., & Woods, M. E. (2013). Perioperative chemotherapy: When to use it, what to use, and why. *The*

Urologic Clinics of North America, 40(2), 183–195.

Klotz, L., Zhang, L., Lam, A., Mamedov, A., & Loblaw, A. (2009). Clinical results of long-term follow-up of a large, active surveillance cohort with localized prostate cancer. *Journal of Clinical Oncology, 28*(1), 126–131.

Lerner, S. P., Schoenberg, M. P., Coran, S., & Shernberg, M. D. (Eds.), (2006). *Textbook of bladder cancer.* Boca Raton, FL: Taylor & Francis.

Logothetis, C. J., Kim, J., Davis, J., Kuban, D., Mathew, P., & Aparicio, A. (2010). Neoplasms of the prostate. In W. K. Hong, R. C. Bast, Jr., W. N. Hait, D. W. Kufe, R. E. Pollock, R. R. Weichselbaum, & E. Frei, III., (Eds.), *Cancer medicine* (pp. 1228–1254). Shelton, CT: People's Medical Publishing House-USA.

Lote, C. J. (Ed.). (2012). *Principles of renal physiology.* (5th ed.). New York: Springer.

Morrissey, C., Martinez, A., Zatyka, M., Agathanggelou, A., Honorio, S., Astuti, D., et al. (2001). Epigenetic inactivation of the RASSF1A 3p21. 3 tumor suppressor gene in both clear cell and papillary renal cell carcinoma. *Cancer Research, 61* (19), 7277–7281.

Mydlo, J. H., & Godec, C. J. (Eds.). (2003). *Prostate cancer: Science and practice.* Oxford, UK: Elsevier.

National Comprehensive Cancer Network. (2013a). *NCCN guidelines version 1.2013: Kidney cancer.* http://www.nccn.org/professionals/physician_gls/pdf/kidney.pdf.

National Comprehensive Cancer Network. (2013b). *NCCN guidelines version 4.2013: Prostate cancer early detection.* http://www.nccn.org/physician_gls/prostate.pdf.

National Comprehensive Cancer Network. (2013c). *NCCN guidelines version 1.2013: Bladder cancer.* http://www.nccn.org/professionals/physician_gls/pdf/bladder.pdf.

Philip, J., Manikandan, R., Venugopal, S., Desouza, J., & Javle, P. (2009). Orthotopic neobladder verus ileal conduit urinary diversion after cystectomy—a quality-of-life based comparison. *Annals of the Royal College of Surgeons of England, 91*(7), 565–569. http://www.ncbi.nlm.nih.gov/pmc/articles/PMC2966160/.

Prino, L. N., & Jonasch, E. (2012). *Kidney cancer: Principles and practice.* New York: Springer Verlag.

Raghavan, D., Stein, J. P., Cote, R., & Jones, J. S. (2010). Bladder cancer. In W. K. Hong, R. C. Bast, Jr., W. N. Hait, D. W. Kufe, R. E. Pollock, R. R. Weichselbaum, & E. Frei, III, (Eds.), *Cancer medicine* (pp. 1219–1227). Shelton, CT: People's Medical Publishing House-USA.

Rini, B. I., Heng, D. Y. C., Zhou, M., Novick, A., & Raghavan, D. (2010). Renal cell carcinoma. In W. K. Hong, R. C. Bast, Jr., W. N. Hait, D. W. Kufe, R. E. Pollock, R. R. Weichselbaum, & E. Frei, III., (Eds.), *Cancer medicine* (pp. 1204–1211). Shelton, CT: People's Medical Publishing House-USA.

Shen, Z., Shen, T., Wientjes, M. G., O'Donnell, M. A., & Au, J. L. S. (2008). Intravesicular treatments of bladder cancer: Review. *Pharmacological Research, 25*(7), 1500–1510. http://dx.doi.org/10.1007/511095-007-9566-7.

Shinagare, A. B., Ramaiya, N. H., Jagannathan, J. P., Fennessy, F. M., Taplin, M. E., & Van den Abbeele, A. D. (2011). Metastatic pattern of bladder cancer: Correlation with the characteristics of the primary tumor. *American Journal of Roentgenology, 196*(1), 117–122.

Siegel, R., Naishadham, D., & Jemal, A. (2013). Cancer statistics, 2013. *CA: A Cancer Journal for Clinicians, 63*(1), 11–30.

Simmons, M. W. (2011). A practical guide to prostate cancer diagnosis and management. *Cleveland Clinic Journal, 78*(5), 321–331.

Sun, M., Thuret, R., Abdollah, F., Lughezzani, G., Schmitges, J., Tian, Z., et al. (2011). Age-adjusted incidence, mortality, and survival rates of stage-specific renal cell carcinoma in North America: A trend analysis. *European Urology, 59*(1), 135–141.

Vance, T. M., Su, J., Fontham, E. T., Koo, S. I., & Chun, O. K. (2013). Dietary antioxidants and prostate cancer: A review. *Nutrition and Cancer, 65*(6), 793–801.

Vera-Badillo, F. E., Conde, E., & Duran, I. (2012). Chromophobe renal cell carcinoma: A review of an uncommon entity. *International Journal of Urology, 19*(10), 894–900.

第12章 皮肤癌

一、概述

（一）皮肤癌的病理生理学

1. 皮肤解剖学 (Kolarsick, Kolarsick, & Goodwin, 2009)

(1) 表皮：最外层。

1) 复层上皮层由角化细胞和树突细胞组成。

2) 含有黑色素细胞、朗格汉斯细胞和默克尔细胞。

(2) 真皮：表皮下层

1) 构成皮肤的主要部分，具有柔软、弹力和抗拉强度的特性。

2) 主成分：胶原蛋白（蛋白质组成的结构）。

2. 主要器官功能 (Asrani & Wanner, 2011)

(1) 保护人体免受风、冷、热、紫外线辐射的伤害。

(2) 防御感染。

(3) 调节温度、感觉和排泄，防止水分丢失。

3. 皮肤癌的发病机制 (Gordon, 2013; Skin Cancer Foundation, 2013; Tran, 2011; Tsao & Gabree, 2013;)

(1) 未修复的脱氧核糖核酸 (DNA) 损伤皮肤细胞触发突变或遗传缺陷引起皮肤细胞的异常生长不受控制，导致恶性细胞的增殖，大量的增殖形成恶性肿瘤。

(2) 主要病因，紫外线辐射：阳光和人工日光浴。两种主要类型的紫外线辐射射线。

1) 长波紫外线 (UVA)：穿过皮肤深处，损伤是间接的，由自由基介导，破坏细胞膜。

2) 中波紫外线 (UVB)：引起红疹或晒斑，直接损伤DNA。

(3) 遗传学：皮肤癌的遗传易感性

1) 着色性干皮病 (XP)。

2) 眼皮肤白化病。

3) 基底细胞痣综合征（症候群）。

4) 家族性非典型痣黑色素瘤综合征（发育不良痣综合征）。

（二）流行病学

1. 发病率和患病率 (Skin Cancer Foundation, 2013)

(1) 皮肤癌通常分为黑色素瘤和非黑色素瘤皮肤癌 (NMSC) (Gordon, 2013)。

1) 基底细胞癌 (BCC)

①恶性肿瘤起源于表皮的基底细胞层。

②通常由累积的紫外线或偶然的强紫外线照射引起。

③最常见的皮肤癌类型；在美国每年大约有 280 万例患者。

④老年人更常见；确诊患者的平均年龄逐年稳定下降。

2) 鳞状细胞癌 (SCC) (Lazareth, 2013; Skin Cancer Foundation, 2013)

①恶性肿瘤起源于表皮鳞状细胞层。

②主要由一生累积的紫外线照射引起。

③第二常见的皮肤癌，在美国每年大约有 700 000 例。

④在过去的 30 年，小于 40 岁的女性中发病率增加了近 7 倍。

3) 黑色素瘤 (Lazareth, 2013; Siegel, Naishadham, & Jemal, 2013)

①起源于黑色素细胞的恶性增殖；色素细胞起源于神经嵴，然后迁移到皮肤、脑膜、黏膜、食管上端和眼睛；大多数黑色素瘤出现在皮肤，但也可能发生在任何黑色素细胞被发现的地方。

②主要由偶尔的强烈的紫外线照射引起（经常照射导致晒伤）。

③在美国男性常见癌症中排第五位，女性中排第四位。

④在 25~29 岁年轻人中是最为常见的一种癌症，15~29 岁的人群中是第二大常见的癌症，每年美国大约有 76 690 新发病例，9480 人死于该病。

2. 特点

(1) 基底细胞癌（表 12-1）。

(2) 鳞状细胞癌（表 12-1）。

(3) 黑色素瘤（表 12-2）。

3. 转移发生率和转移方式 (Tran,2011)

(1) 基底细胞癌

1) 很少转移；如果未经治疗，可能会出现溃疡和局部浸润。

2) 可能浸润周围神经, 导致深而广的肿瘤侵袭及神经功能的丧失。

(2) 鳞状细胞癌

1) 复发率: 多样化, 取决于肿瘤及患者的危险因素 (表 12-3)。

2) 局部复发: 有时可能会引起远处转移, 甚至死亡 (2%~6% 的患者)。

(3) 黑色素瘤 (Rubin, 2009)

1) 局部黑色素瘤最重要的预后因素。

①深度 (浸润深度以 mm 计量)。

②溃疡 (定义为完整表皮层的缺损) 的程度。

2) 通过局部淋巴结常转移到远处皮肤、皮下组织、肺、肝脏、大脑; 转移风险取决于确诊时疾病的分期。

(三) 治疗方法

1. 诊断方法

(1) 皮肤癌 (Tran, 2011)

1) 活检类型: 剔刮、穿孔、切开、切除; 对未染色的病灶进行剔刮取活检最常用。

表 12-1　基底细胞癌分类及特征

类别	特征
结节溃疡性	• 占基底细胞癌的50%~60% • 最常出现在头颈部 • 典型的表现是圆的, 粉色, 珍珠, 肉色的丘疹呈中央下陷状 • 病变常见毛细管扩张(小血管扩张) • 有新生和陈旧的、溃烂、出血
表浅性	• 占基底细胞癌的15% • 常发生在躯干 • 典型的表现红或粉红色鳞屑性斑片 • 病变进展慢
硬斑病样	• 侵犯性较大 • 延伸时, 可能出现黄白蜡样 • 质地坚硬
色素性	• 色素较深的人常见 • 不常见的结节性基底细胞癌变体

框 12-1　鳞状细胞癌 (SCC) 的特点

• 通常生长缓慢, 但有些可能会迅速扩大
• 通常表现为一个新的或增大的病变, 可能出血、渗出、疼痛
• 可能是硬的、圆的、浅表的, 或离散与角化过的(厚)
• 浸润性癌更倾向于结节性溃疡
• 麻木、刺痛、肌肉无力可能表明周围神经的入侵

表 12-3　在鳞状细胞癌中, 与肿瘤相关的危险因素和与患者相关的危险因素 (SCC)

与肿瘤相关的危险因素	与患者相关的危险因素
嘴唇、耳朵或在一个瘢痕内	慢性免疫抑制[如人类免疫缺陷病毒(HIV)]、血液恶性肿瘤
病变>2cm大小	器官移植
复发性肿瘤	
低分化	
入侵周围神经	
入侵皮下脂肪	

表 12-2　黑色素瘤亚型及特征

类型	发生率	部位	特征
浅表扩散型黑色素瘤	60%~70%	任何部位:尤其是女性的下肢及背部(男女都有)	• 最常见于浅肤色的人 • 从无症状的棕色斑点到黑色斑点 • 不对称的,不限制 • 边缘常呈弧状或锯齿状 • 25%与先前存在的痣有关,其余为新发
结节性黑色素瘤	15%~30%	任何部位:主要是头颈、四肢暴露的地方 男性比女性更多	• 没有明显的早期阶段 • 通常出现在较深部位 • 常呈黑棕色、黑色,有时呈粉色或红色
恶性雀斑样痣黑素瘤	5%	暴露于阳光下的部位:脸、颈部	• 不规则边界和色素不均匀的大面积色素斑点或斑块 • 大约5%发展为侵入性黑素瘤
肢端雀斑样黑色素瘤	白人不常见,最常见于非洲、亚洲和西班牙血统	手心、脚底、指甲、黏膜	• 手心或脚底大面积色素斑点或斑块 • 甲及甲床可出现纵形色素条纹或者色素蔓延超过甲床
促结缔组织增生的	1.7%	头和颈部	• 黑色素垂直增长阶段瘤罕见变异常误认为是瘢痕、纤维瘤、纤维瘤病或基底细胞癌,因为表现为无黑色素、苍白、肉质结节或斑块

Data from　Longo, D.L., Fauci, A.S., Kasper, D.L., Hauser, S.L., Jameson, J.L., & Loscalzo, J. (2011).Harrison's principles of internal medicine (18th ed.). New York: McGraw Hill.

(2) 黑色素瘤 (Jarrell& Schalock,2011;Tran,2011)

1) 活检方法的选择取决于病变的大小、位置和形状。

2) 完整表皮或真皮厚度检查需要取皮下脂肪。

2. 分期 (Tran,2011)

(1) 皮肤癌 (Lazareth,2013;Nolen,Beebe,King,Bryn, & Limaye, 2009)

1) 基本不分期,因为大多数不转移。

2) 在适当的时候,美国癌症联合委员会 (AJCC) 的肿瘤 - 淋巴结 - 远处转移 (TNM) 分期系统常用来制订治疗计划和监测进展。

(2) 黑色素瘤 (Rubin,2013)

1) 美国癌症联合委员会 TNM 分期系统最常用于制订治疗计划和监测疾病进展 (表 12-4)。

2) 前哨淋巴结活检 (SLNB):用来评估区域淋巴结是否受到累及的分期方法。

①用于大于 1mm 或小于 1mm 厚但有不良病理特性,如溃疡或有丝分裂的原发性黑色素瘤。

②取代了选择性淋巴清扫术。

③如果前哨淋巴结活检阳性,建议做完全淋巴结清扫术。

（四）治疗 (Tran,2011)

1. 皮肤癌——取决于多个因素,包括病变的位置和大小、组织学、初发或复发性肿瘤、周围神经浸润、病变的生物学侵袭行为、患者的免疫状态和一般情况以及患者的意愿 (Nolen et al .,2009;Tran,2011)。

(1) 手术治疗:大多数病变的治疗方式。

1) 电干燥术和刮除术 (ED&C):使用刮匙刮掉肿瘤细胞,直到正常,然后用电烙术杀死残留组织 (Lazareth, 2013)。

2) 手术切除:最常用于不影响美观的病灶。

3) 莫氏显微手术:清除多发、薄层组织,最大程度保留组织。

(2) 局部治疗

1) 冷冻疗法:液氮冰冻临床表现明显的组织,达到破坏组织的目的。

2) 氟尿嘧啶和咪喹莫特 (免疫反应调节剂)。

(3) 放射治疗:适用于病变大小在 1~10cm、无手术适应证的患者。

(4) 全身治疗

1) 不可切除的或转移性鳞状细胞癌及手术或放疗后

Table 12-4

AJCC Criteria for Melanoma Staging

Clinical Staging*				Pathologic Staging†			
Stage 0	Tis	N0	M0	0	Tis	N0	M0
Stage IA	T1a	N0	M0	IA	T1a	N0	M0
Stage IB	T1b	N0	M0	IB	T1b	N0	M0
	T2a	N0	M0		T2a	N0	M0
Stage IIA	T2b	N0	M0	IIA	T2b	N0	M0
	T3b	N0	M0		T3a	N0	M0
	T4a	N0	M0				
Stage IIB	T3b	N0	M0	IIB	T3a	N0	M0
	T4a	N0	M0		T4a	N0	M0
Stage IIC	T4b	N0	M0	IIC	T4b	N0	M0
Stage III	Any T	N1	M0	IIIA	T1-4a	N1a	M0
					T1-4a	N2a	M0
				IIIB	T1-4b	N1a	M0
					T1-4b	N2a	M0
					T1-4a	N2b	M0
					T1-4a	N2c	M0
				IIIC	T1-4b	N1b	M0
					T1-4b	N2b	M0
					T1-4B	N2c	M0
					Any T	N3	M0
Stage IV	Any T	Any N	M1	IV	Any T	Any N	M1

*Includes microstaging of the primary melanoma and clinical or radiologic evaluation for metastases. By convention, it should be used after complete excision of the primary melanoma with clinical assessment for regional and distant metastases.

†Includes microstaging of the primary melanoma and pathologic information about the regional lymph nodes after partial or complete lymphadenectomy. Pathologic stage 0 or stage IA patients are the exception; they do not require pathologic evaluation of their lymph nodes.

Used with permission of the American Joint Committee on Cancer (AJCC), Chicago, Illinois. The original source for this material is the AJCC Cancer Staging Manual, Seventh Edition (2010) published by Springer Science and Business Media LLC, www.springer.com.

注:应版权方要求,正文中此表内容须为英文原文,中文译文请见附录。

复发的患者。

① 卡培他滨（口服的氟尿嘧啶）单用，或联合干扰素用于转移性鳞状细胞癌；顺铂、博来霉素、环磷酰胺、长春碱、多柔比星也已被使用 (Nolen et al .,2009；Tran,2011)。

2) 不可切除或复发的基底细胞癌

① 维莫德吉，一种属 Hedgehog 通路抑制剂的新药，最近获得批准使用。

(5) 光动力疗法 (PDT)：光敏性药物与光或激光结合，诱导细胞凋亡，主要用来治疗单个区域中大量的光化性角化病病变 (Nolen et al .,2009)。

2. 黑色素瘤

(1) 手术治疗原发性黑色素瘤 (Wong et al .,2012)

1) 原发性黑色素瘤首选广泛局部切除术。

2) 根据肿瘤厚度决定合适的手术切缘（表 12-5)。

(2) 晚期黑色素瘤手术 (Rubin,2013)

1) 选择性淋巴结清扫术用于临床上有明显淋巴结转移的患者。

2) 隔离肢体灌注或注射，最常见是将左旋沙可来新和热疗应用于复发的或不可切除的正在转移的四肢病变（动脉内化疗的方法）。

3) 转移灶切除术：适合用于部分患者 (Leung, Hari, & Morton, 2012)。

① 单发转移瘤，包括：皮肤、肺、远处淋巴结或胃肠道。

② 疾病复发间隔有一段长期无病状态。

③ 转移病灶能完全被切除的。

(3) 姑息手术 (Leung et al .,2012)

1) 有远处转移症状（如胃肠道出血）或大面积脑转移。

2) 有转移，如果不进行治疗，可能会引起明显的症状如疼痛。

(4) 放射治疗 (Wazer,2013)

1) 一般不作为主要的治疗方法。

2) 在一些病例中可用作辅助治疗，加强局部控制。

3) 常用于缓解骨或脑转移患者的症状，尤其是脊髓

表 12-5   黑色素瘤手术切缘

肿瘤厚度	推荐手术边缘 *
原位癌	0.5cm
<1.0mm	1.0cm
1.01~2mm	1~2cm
2.01~4mm	2.0cm
>4mm	2.0cm

* 考虑个体解剖及功能的需要，手术切缘可能会调整。
Data from   National Comprehensive Cancer Network (NCCN). (2014).www.nccn.org.

转移者 (Leung et al .,2012)。

(5) 全身治疗

1) 免疫疗法 (Sosman,2013)。

① 辅助治疗：α 干扰素 (IFN- α)，唯一批准的用于治疗高危黑色素瘤的药物；使用和效果有限。

② 晚期治疗：IV 期黑色素瘤暂时没有标准疗法；最近的治疗进展改变了晚期肿瘤的治疗蓝图。

A. 易普利姆玛：抗细胞毒性 T 淋巴细胞抗原 -4 抗体。

B. 白介素 2：T 细胞生长因子，有效率为 10%~20%，其中 4%~6% 的患者达到持久的完全缓解。

③ 先进技术：根据最新的临床试验得到的数据显示，试验药物有成功的希望 (Rubin,2013)。

A. Anivolumab 和 lambrolizumab—抗 PD-1 抗体。

B. 抗 PDL-1 抗体。

C. 免疫治疗药物联合使用。

2) 靶向治疗 (Rubin,2013;Sosman,2013 b)：使用可抑制关键的促癌细胞生长酶和通路的药物；只有在肿瘤内特定的基因突变被识别时，才有效。

① BRAF 抑制剂：维罗非尼和达拉非尼；能使肿瘤迅速、显著衰退，但效果持续时间短暂；一般作为一线药物用于有症状的患者。

② MEK 抑制剂：曲美替尼，已获批准作为 BRAF 突变黑色素瘤患者的单一疗法。

③ CKIT 抑制剂：伊马替尼、达沙替尼、尼洛替尼；用于 CKIT 突变（一种出现在黏膜或肢端黑色素瘤中的罕见变异）的黑色素瘤（目前这些药物处在临床试验中，还没有批准使用）。

④ 联合用药，包括 BRAF 抑制剂 + MEK 抑制剂，用于 BRAF 突变的黑色素瘤（目前在临床试验中，还没有批准使用）。

3) 化疗：疗效有限，不能延长生存期，相对冷门的治疗方法。

① 达卡巴嗪（三嗪咪唑胺）：唯一一种被美国食品和药物管理局 (FDA) 批准的用于治疗黑色素瘤的化疗药。

② 替莫唑胺：类似三嗪咪唑胺的口服药，但 FDA 没有批准其用于治疗黑色素瘤。

（五）护理措施

1. 危险因素

(1) 皮肤癌

1) 所有皮肤癌均存在多个危险因素 (Gordon, 2013)（表 12-2)。

(1) 内源性因素：感光性、皮肤和眼睛的颜色、痣、皮肤癌的个人或家族史。

(2) 外源性因素：累积日照的类型和程度、晒伤史、防晒行为。

2) 紫外线暴露是主要的环境风险。

3) 遗传因素。

4) 与恶性肿瘤相关的免疫抑制剂。

2. 护理措施

(1) 皮肤癌的预防

1) 回顾个体患皮肤癌的危险因素。

2) 阐述具体的减少紫外线照射的促进健康的行为 (表 12-3)。

① 讨论防晒霜的作用并演示正确的使用方法。

A. 防晒霜的防晒系数 (SPF)：在无防晒霜时，皮肤晒伤前暴露于紫外线的时间与有防晒霜保护时皮肤晒伤前暴露于紫外线的时间的比值。

B. 必须正确应用以充分保护皮肤。

C. 建议使用能同时过滤长波和短波紫外线的广谱防晒霜。

(2) 早期检测

1) 了解最近一段时间病灶的变化。

2) 指导进行皮肤病变变化的系统评估, 教会高危患者每月进行皮肤检查, 强调其重要性及基本原理。

3) 讨论早期黑色素瘤的征兆 (表 12-6)。阐述评估痣的早期变化迹象或新发病变发展的重要性。

4) 利用教育资源 (表 12-7)。

(3) 治疗措施

1) 肿瘤专科护士必须全面了解皮肤癌的临床表现, 特别是晚期黑色素瘤。

2) 肿瘤专科护士必须掌握晚期黑色素瘤的病理过程、肿瘤免疫学和肿瘤遗传学的最新进展、新的免疫治疗药物及靶向制剂独特而巨大的毒性。

3) 肿瘤专科护士使用开放又乐观的方法告知患者干预的注意事项, 告知患者治疗后会发生什么。

4) 肿瘤专科护士需持续评估患者对疾病的病理过程、治疗效果和建议的理解。

5) 肿瘤专科护士必须同时管理疾病和治疗效果。

(4) 康复措施

1) 评估皮肤癌的治疗产生的影响。

2) 强调定期评估潜在复发的重要性。

3) 对于高危的个体或家庭, 强调改变与日照有关的生活方式的重要性, 以减少他人患皮肤癌的风险。

(5) 心理护理

1) 讨论与皮肤癌相关的潜在心理问题。

2) 评估患者对皮肤癌的相关应对策略。

3) 与患者探讨皮肤癌对娱乐活动和工作的影响, 以及诊断给生活方式带来的改变。

框 12-2　黑色素瘤的风险因素

- 黑色素瘤个人史
- 黑色素瘤的家族史
- 摩尔数(典型和非典型)
- 暴露于紫外线
- 白皙的皮肤,红色或金色的头发, 长雀斑
- 免疫抑制剂
- 年龄(随着年龄增加风险增大)
- 性别：男性多于女性
- 遗传学

框 12-3　皮肤癌预防措施

- 上午10点到下午4点之间减少日光照射
- 避免皮肤晒伤
- 避免晒黑和使用紫外线晒黑机
- 在阳光照射的时候穿有内置内置防晒系数(SPF)的衣服, 或者穿长袖衬衫、长裤, 戴宽檐帽
- 使用防晒霜和润唇膏：有物理(阻滞剂)或化学(吸收)的, 防晒系数为15＋,并每隔1.5~2小时重复使用
- 使用广谱抗紫外线眼镜
- 6个月以下婴儿避免阳光直射

Data from　皮肤癌基金会 (2013)。http://www.skincancer.org/skin-cancer-information; American Cancer Society. (2013). Skin cancer prevention and early detection. http://www.cancer.org/cancer/skincancer-melanoma/moreinformation/skincancerpreventionandearlydetection/index; American Academy of Dermatology. (2013). Skin cancer prevention. http://www.aad.org/spot-skin-cancer/understanding-skin-cancer/how-do-i-prevent-skin-cancer/skin-cancer-prevention-tips.

表 12-6　ABCDE 识别黑色素瘤

警告标志	描述
A:不对称	一侧与另一侧不一样
B:边缘	不规则、齿状或不平整
C:颜色	颜色多样(病变不止一个颜色)
D:直径	大于6mm
E:扩大	扩大或进展

表 12-7　皮肤癌信息资源

美国皮肤病学会 (AAD), 皮肤癌	http://www.aad.org/spot-skin-cancer
美国癌症协会(ACS)	http://www.cancer.org/cancer/cancercauses/sunanduvexposure/skin-cancer-facts
皮肤癌基金会	http://www.skincancer.org/National
癌症研究所	http://www.cancer.gov/cancertopics/types/skin
Aim for Melanoma	http://www.aimatmelanoma.org
SunAWARE	http://www.sunaware.org/

4) 对黑色素瘤患者可考虑进行心理检查。

（关琼瑶 译 谌永毅 校）

参考文献

American Academy of Dermatology. (2013). *Skin cancer prevention.* http://www.aad.org/spot-skin-cancer/understanding-skin-cancer/how-do-i-prevent-skin-cancer/skin-cancer-prevention-tips.

American Cancer Society. (2013). *Skin cancer prevention and early detection.* http://www.cancer.org/cancer/skincancermelanoma/moreinformation/skincancerprevention andearlydetection/index.

Asrani, F., & Wanner, M. (2011). Care and maintenance of normal skin. In P. C. Schalock, J. T. S. Hsu, & K. Arndt (Eds.), *Lippincott's primary care dermatology* (pp. 28–36). Philadelphia: Lippincott, Williams & Wilkins.

Gordon, R. (2013). Skin cancer: An overview of epidemiology and risk factors. In P. Rieger (Ed.), *Seminars in oncology nursing: Skin cancer, 29*(3), 160–169.

Jarrell, A., & Schalock, P. S. (2011). Procedures in dermatologic diagnosis and therapy. In P. C. Schalock, J. T. S. Hsu, & K. Arndt (Eds.), *Primary care dermatology* (pp. 20–27). Philadelphia: Lippincott, Williams & Wilkins.

Kolarsick, P. A., Kolarsick, M. A., & Goodwin, C. (2009). Anatomy and physiology of the skin. In P. Muehlbauer & C. McGowan (Eds.), *Site-specific cancer series: Skin cancer* (pp. 1–11). Pittsburgh: Oncology Nursing Society.

Lazareth, V. (2013). Management of non-melanoma skin cancer. Rieger, P. (Ed.), *Seminars in Oncology Nursing: Skin Cancer, 29*(3), 182–194.

Leung, A. M., Hari, D. M., & Morton, D. L. (2012). Surgery for distant melanoma metastasis. *Cancer Journal, 18*(2), 176–184.

National Comprehensive Cancer Network. (2013). http://www.nccn.org.

Nolen, M. E., Beebe, V. R., King, J. M., Bryn, N., & Limaye, K. M. (2009). Nonmelanoma skin cancer. In P. Muehlbauer & C. McGowan (Eds.), *Site-specific cancer series: Skin cancer* (pp. 13–49). Pittsburgh: Oncology Nursing Society.

Rubin, K. M. (2009). Melanoma staging: A review of the revised American Joint Committee on Cancer guidelines. *Journal of the Dermatology Nurses' Association, 2,* 254–259.

Rubin, K. M. (2013). Management of primary cutaneous and metastatic melanoma. *Seminars in Oncology Nursing: Skin Cancer, 29*(3), 195–205.

Siegel, R., Naishadham, D., & Jemal, A. (2013). Cancer statistics. *Cancer Journal for Clinicians, 63,* 11–30.

Skin Cancer Foundation. (2013). http://www.skincancer.org/skin-cancer-information.

Sosman, J. A. (2013a). Advanced melanoma: Anti-CTLA-4 antibodies and other immune checkpoint strategies. M. B. Atkins (Ed.), *UpToDate*, Waltham, MA.

Sosman, J. A. (2013b). Molecularly targeted therapy for metastatic melanoma. In M. B. Atkins (Ed.), *UpToDate.* Waltham, MA.

Tran, T. N. (2011). Premalignant and malignant skin lesions. In P. C. Schalock, J. T. S. Hsu, & K. Arndt (Eds.), *Primary care dermatology* (pp. 68–90). Philadelphia: Lippincott, Williams & Wilkins.

Tsao, H., & Gabree, M. J. (2013). Inherited susceptibility to melanoma. In M. B. Atkins (Ed.), *UpToDate.* Waltham, MA.

Wazer, D. (2013). *Role of radiation therapy in the management of melanoma.* In M. B. Atkins (Ed.), *UpToDate.* Waltham, MA.

Wong, S. L., Balch, C. M., Hurley, P., Agarwala, S. S., Akhurst, T. J., Cochran, A., et al. (2012). Sentinel lymph node biopsy for melanoma: American Society of Clinical Oncology and Society of Surgical Oncology joint clinical practice guideline. *Journal of Clinical Oncology, 30,* 2912–2918.

第 13 章　头颈部肿瘤

（一）概述

1. 包括口腔癌、口咽癌、鼻腔癌、鼻旁窦癌、鼻咽癌、喉癌、下咽癌、唾液腺癌、甲状腺癌和甲状旁腺癌。

2. 发生率低（占所有癌症的 3%~5%）[国家癌症研究所（NCI），2013 e,f]；患者需要适应和护理支持来应对功能障碍和身体形象的改变。

（1）癌症发病率、分期和治疗取决于肿瘤的特定位置。

（2）大多数头颈部肿瘤发生在口腔、喉、咽部（美国癌症协会，2013a；Carr，2011）。

（3）戒烟计划能帮助高危患者（头颈部肿瘤患者）戒烟（ACS，2013a；NCI，2013a）。

3. 流行病学

（1）通常发生于 50~70 岁年龄段（ACS, 2013a; Estrada, Van Waes, Moni, & Conley, 2010; NCI, 2013a）。

（2）男性患者比女性多，甲状腺癌除外，四分之三的甲状腺癌发生于女性（NCI 2013 f）。

（3）各类头颈部肿瘤的危险因素（框 13-1）

1）吸烟使患头颈部肿瘤的风险增加 25 倍，酗酒使患口腔癌或咽癌的风险增加 9 倍（ACS,2013;Carr,2013）。

2）无烟烟草（吸入型、咀嚼型）、烟枪和雪茄也会增加患头颈部肿瘤的风险（ACS,2013;Carr,2013）。

3）致癌性人乳头瘤病毒（HPV）感染，尤其是 16 型人乳头瘤病毒，是某些头颈部肿瘤的危险因素，尤其是口咽癌（包括扁桃体或舌根）（ACS,2013a）。

① 在美国，由 HPV 感染引起的口咽癌发病率正在增加，而其他原因所致口咽癌的发病率在下降（NCI,2013a）。

3. 头颈部肿瘤的组织学分类——90% 为鳞状细胞癌；10% 为腺癌（唾液腺）、黑色素瘤、肉瘤或淋巴瘤（Carr, 2011; Estrada et al., 2010）。

（1）头颈部肿瘤细胞的快速更新影响它们最初的发展和生长。肿瘤细胞相对较高的有丝分裂率为治疗策略提供了依据（如高剂量的癌症治疗）(Mendenhall, Werning, & Pfister, 2011)。

（2）口腔黏膜细胞更新快，适合多样、复杂的微生物群落生长。因此，当接受化疗或放疗时，口腔黏膜极易

发生与治疗相关的毒副作用 (NCI,2013)。

4. 治疗和护理的新进展——修复器械和外科皮瓣（肌皮瓣和游离皮瓣）的应用，减少了畸形并改善了美容效果。

（1）自 1970 年代初以来，更为保守的手术技术和重建修复已提高了生活质量：减少了功能障碍（呼吸、交流、吞咽）。

5. 转移方式

（1）头颈部肿瘤是一种局部侵袭性疾病，可局部扩散到颈部淋巴结（图 13-1）。

（2）大多数患者处于 III 或 IV 期（肿瘤很大，已浸润邻近组织或者原发性肿瘤已扩散到淋巴结）(Carr,2011)

框 13-1　各类头颈部肿瘤的危险因素

- 口腔——阳光照射(唇)，人类乳头状瘤病毒(HPV)感染

- 唾液腺——头部和颈部辐射，包括来自诊断性X射线或非癌变或癌症的放疗(RT)的辐射

- 鼻旁窦和鼻腔——某些工业暴露，如木材或镍粉尘吸入。吸烟与饮酒对这类癌症中发病的影响可能较小

- 鼻咽——亚洲人，尤其是中国血统；EB病毒感染；木屑职业暴露；食用某些防腐剂或腌制食物

- 口咽——口腔卫生不良、机械刺激，如不良修复体、使用酒精含量高的漱口水

- 下咽——Plummer-Vinson syndrome普鲁默-文森综合征(也称为Paterson-Kelly派德逊综合征)，由营养不良所致的一种罕见疾病。这种综合征的特点是严重贫血和因食管上部肿瘤组织网状生长导致的吞咽困难

- 喉——暴露于空气中的石棉颗粒，尤其是在工作场所

- 注意：那些既往诊断过头颈部肿瘤的患者有再发新肿瘤的风险，通常在头部和颈部、食管或肺。吸烟者患头颈部肿瘤的风险更大

Data from　国家癌症研究所的 (2013 b). Head and neck cancer: treatment. http://www.cancer.gov/cancertopics/treatment/head-and-neck; and National Institutes of Health, National Institute of Dental and Craniofacial Research. (2011). Detecting oral cancer: A guide for health care professionals. http://www.nidcr.nih.gov/OralHealth/Topics/OralCancer/DetectingOralCancer.htm.

（图 13-2）。

（3）初次诊断时，43% 有淋巴结转移，10% 有远处转移（Carr, 2011;NCI, 2011）。

（4）头颈部肿瘤往往是原位复发，也可以发展成第二种原发性头颈部肿瘤；取决于原发肿瘤的部位以及患者是否继续抽烟和饮酒（Carr, 2011）。

（5）最常见的远处转移部位是肺、肝脏和骨骼。

6. 预后和生存趋势

（1）头颈肿瘤包括不同类型，不同类型的头颈肿瘤的发病率和生存率不同。

（2）生存率

1）口腔癌和咽癌；1 年生存率为 84%；5 年生存率为 62%(ACS,2013 a)。

2）喉癌（所有阶段），若发现时没有转移，5 年生存率为 60%~90%；若有局部淋巴结转移，则为 60%~75%；如果有远处转移则为 32%~44%(ACS, 2013 b)。

3）甲状腺癌总体 5 年生存率为 98%(ACS,2013a)。

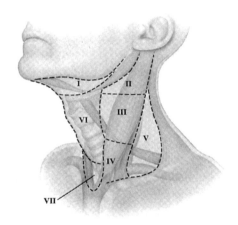

图13-1 头颈部区域淋巴结分布，以及头颈部的颈水平位。

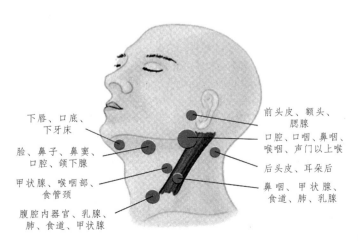

图13-2 头颈部肿瘤可能的转移部位。

（3）吸烟和饮酒会增加肿瘤复发的风险。

（4）喉癌发病率每年减少 2%~3%，可能是因为吸烟的人越来越少（ACS,2013）。

（二）头颈部解剖（图 13-3）

1. 口腔——从嘴唇延伸，上为硬腭，下为舌根的轮廓乳头；结构包括唇、颊黏膜、口底、上下齿槽、磨牙后三角区、硬腭、舌前三分之二的部位。

2. 口咽——从下方的轮廓乳头和上方的硬腭延伸到舌骨；结构包括舌根（舌后三分之一）、软腭、扁桃体、咽后壁。

3. 鼻腔和鼻旁窦——包括鼻前庭,成对的上颌骨,筛骨、额窦及单一的蝶窦。

4. 鼻咽——位于颅底下方，鼻腔后方，延续为咽后壁。

5. 喉——从会厌到环状软骨，由甲状软骨包围及保护，分为 3 个部分：

（1）上喉部：位于舌根下方，延伸到声带，但不包括真声带，包括会厌、杓状会厌襞、杓状软骨、假声带。

（2）声门：真声带所在部位。

（3）声门下区：在真声带下方，下达环状软骨。

6. 下咽部——从舌骨延伸到环状软骨的下缘；包括梨状窝、环状软骨后区、下咽后壁。

7. 甲状腺——颈底部，喉结下方，为机体分泌甲状腺激素（NCI 2013 e）。

8. 甲状旁腺——位于甲状腺后方，大多数人有 4 个腺体（一般为 2~8 个）；分泌甲状旁腺激素（NCI 2013 e）。

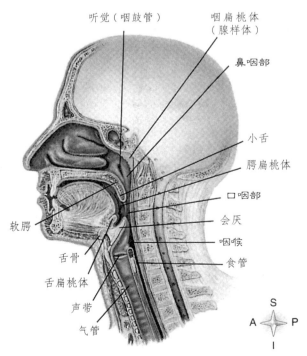

图13-3 头颈部解剖学。From Thibodeau, G., & Patton, K. (2003). Anatomy and physiology (6th ed.). St. Louis: Mosby.

9. 重要的吡邻结构 (Carr, 2011; Estrada et al., 2010; Mendenhall et al., 2011)

(1) 颈部淋巴结贯穿于头颈部解剖结构中; 部位包括颏下、下颚、颈上、颈下、颈后三角 (副神经)、耳前淋巴结 (见图 13-1)。

(2) 头颈部结构与下呼吸消化道相连: 气管、肺和食管。

(3) 鼻咽和鼻旁窦靠近大脑。

(三) 头颈部主要功能 (Carr, 2011; Mendenhall et al., 2011)

1. 呼吸——上呼吸道是空气运输到肺的通道, 呼吸过程如下:

(1) 横膈膜下降, 胸膜腔内压增加。

(2) 负压使空气进入口腔和鼻腔, 口腔和鼻腔对空气进行加温、加湿和过滤。

(3) 空气经过由咽喉气管组成的上呼吸道进入肺部。

(4) 嗅黏膜分布在两侧鼻孔的上部、鼻中隔和上鼻甲, 黏膜上的嗅觉细胞为嗅觉受体。

2. 当空气从肺部排出经过声带时, 产生声波, 形成语音。语音经过以下物理过程完善:

(1) 发声: 由喉完成。

(2) 声音清晰度: 由嘴唇、舌头和软腭完成。

(3) 共振: 语调和音质由共鸣器官产生 (咽腔、口腔、鼻腔、鼻旁窦)。

3. 吞咽——26 块肌肉和 6 对颅神经协调, 将食物从口腔运输到胃, 完成吞咽的 4 个阶段 (Carr, 2011; Mendenhall et al., 2011)。

(1) 口腔准备阶段: 口腔连同唾液的作用对食团进行咀嚼。

1) 味蕾在舌、软腭、舌腭弓、咽后壁上。

(2) 口腔阶段: 舌头前后运动, 推动食团到咽。

(3) 咽部阶段: 食团经过咽到食管, 声带关闭; 喉向上、向前移动, 防止吸入。

(4) 食管阶段: 食物穿过食管进入胃。

4. 激素调节

(1) 甲状腺: 甲状腺激素是骨形成的生长因子, 同时调节新陈代谢 (NCI 2013 f)。

(2) 甲状旁腺: 甲状旁腺激素调节体内钙的水平 (NCI 2013 d)。

(四) 头颈部肿瘤所致的功能变化 (Carr, 2011; Mendenhall et al., 2011)

1. 呼吸

(1) 上呼吸道的功能是对进入肺部的空气进行加温、加湿和过滤, 而头颈部肿瘤会影响上呼吸道的正常结构。

(2) 疾病和治疗影响头颈部时, 上呼吸道对空气的调节功能受到损害, 气管和肺部易干燥, 从而易发生感染。

(3) 上呼吸道的改变可导致嗅觉的敏感性发生变化 (如不能闻)。

2. 语音

(1) 喉切除 (全切或部分切) 导致发音的振动组成部分丧失, 因此不能产生声波 (全喉切除术) 或声波减弱 (部分喉切除)。

(2) 口腔、舌或上颚部位的手术会影响患者准确、清楚的表达能力。

(3) 鼻或鼻旁窦的肿瘤及治疗, 影响说话的音调和音质。

3. 吞咽

(1) 声门以上的喉切除术影响吞咽的咽部阶段, 破坏声门的保护, 不掌握吞咽技术会导致误吸的风险。

(2) 口腔和口咽接受广泛切除术时 (需要皮瓣重建), 吞咽阶段 (口腔准备阶段和口腔阶段) 的变化可导致以下并发症:

1) 流口水。

2) 咀嚼减少。

3) 误吸。

4) 食物和液体吞咽困难。

(3) 局部放疗 (RT) 引起唾液分泌减少 (口干症), 食物缺乏润滑, 味觉改变。

1) 放疗开始之前做全面的牙科保健是必要的。

2) 放疗使龋齿或放射性骨坏死的风险增加。

3) 放疗时, 坚持氟化物治疗非常重要。

4. 张口困难 (张口受限)——可能是放疗的副作用 (NCI, 2013b)。

(1) 这种情况可能会影响患者的正常的饮食能力, 此外, 也会影响以下正常功能:

1) 语言。

2) 吞咽。

3) 咀嚼。

4) 正常口腔卫生。

(2) 促进张口的下颌运动, 可以帮助减少张口困难的僵硬度。

1) 受过专门训练的语言病理学家可以提供治疗和指导。

(五) 治疗原则

1. 筛查和诊断措施

(1) 及早发现。没有明确的筛选检查, 建议做彻底的口腔检查 (ACS 2013 b)。

1) 20~40 岁者每 3 年检查一次。

2) 超过 40 岁者每年检查一次。

(2) 被诊断过头颈部肿瘤的患者患其他原发性肿瘤的风险增加, 因为黏膜表面长期暴露于致癌物中 (NCI, 2013)。

1) 初次检查包括对原发性肿瘤的排查。

2. 可疑头颈部肿瘤的评估包括以下方面 (Carr, 2011; Mendenhall et al., 2011)

(1) 对上呼吸消化道的疾病进行询问病史,并检查上呼吸消化道。

(2) 特定的危险因素:既往史 (框 13-1)。

(3) 疾病症状和体征 (框 13-2)。

(4) 体格检查

1) 视诊。

2) 咽镜和喉镜检查。

3) 双手触诊评估口腔和上颈部。

(5) 放射线检查 (表 13-1)

1) 计算机断层扫描 (CT):帮助确定原发肿瘤的程度,确定是否有颈部淋巴结转移。

2) 胸部 X 线:鉴别肺部疾病,是第二原发肿瘤还是远处转移。

3) 单抗 17-a(X 线摄影):全景视图来评估口腔和咽部病变是否浸润到下颌。

4) 磁共振成像 (MRI):在鼻咽癌的分期初诊上优于CT。

5) 钡餐食管造影:确定口咽病变的范围,是否侵犯下咽部。

6) 正电子发射断层扫描 (PET) 与 MRI(磁共振):帮助准确查明癌症部位和鉴别是否有远处转移。

(6) 实验室检查:全血细胞计数生化检查肝功能检查。

(7) 从以下方面进行组织学诊断

1) 在可疑的颈部淋巴结做细针穿刺活检。

2) 切除活检:用于诊断或治疗。

①适用于口腔、嘴唇或皮肤的小病灶。

②一般来说,禁止进行可疑颈部淋巴结的切开活检或切除活检 (避免肿瘤播散)。

A. 特例:当所有其他检查无法确定原发病灶或怀疑淋巴瘤时。

3) 切片检查:从肿块及毗邻的正常组织中取一个小标本。

4) 广视野内镜检查 (沿着上呼吸消化道黏膜放置内镜):在可疑区域检查并取活检,确定疾病的严重程度及鉴别原发肿瘤。

(8) 基于分子通路表达与靶向标记的病理学或组织学诊断

p16 和 p53 蛋白表达的识别和高危人乳头状瘤病毒 (HPV-HR) 类型与头颈部恶性肿瘤生存率相关。有证据表明,多分子途径能更好地预测结局并针对标记给予相应治疗 (Smith, Rubenstein, Hoffman, Haugen, & Lubomir, 2010)。

3. 分期——具体诊断根据由美国癌症联合委员会制订的 TNM (原发肿瘤 - 淋巴结转移 - 远处转移) 分类系

框 13-2 头颈部肿瘤的症状和体征

几种头颈部肿瘤的常见症状

- 不能治愈的肿块或疼痛
- 持续未缓解的咽喉痛
- 吞咽困难
- 声音改变或嘶哑

其他可能的症状

- 口腔
  - 在牙龈、舌或口颊出现白色或红色斑点
  - 下巴肿胀导致义齿咬合度下降或变得不舒服
  - 异常的口腔出血或疼痛
- 鼻腔和鼻窦
  - 鼻窦阻塞或不清晰
  - 对抗生素治疗无效的慢性鼻窦炎
  - 鼻出血
  - 频繁头痛
  - 眼睛肿胀或有其他不适
  - 上牙疼痛
  - 义齿问题
- 唾液腺
  - 下巴下方或颚骨周围肿胀
  - 面部肌肉麻木或瘫痪
  - 脸、下巴或颈部疼痛
- 口咽、喉咽
  - 耳朵疼痛
- 鼻咽
  - 呼吸或说话困难
  - 频繁头痛
  - 耳痛或耳鸣或听力障碍
- 咽喉
  - 吞咽痛
  - 耳痛
  - 颈部转移性鳞状上皮癌
  - 颈部和喉咙持久性疼痛

Data from National Cancer Institute. (2013b). Head and neck cancer: treatment. http://www.cancer.gov/cancertopics/treatment/head-and-neck; Accessed 03/14/13; and National Institutes of Health, National Institute of Dental and Craniofacial Research. (2011). Detecting oral cancer: A guide for health care professionals. http://www.nidcr.nih.gov/OralHealth/Topics/OralCancer/DetectingOralCancer.htm.
* 这些症状可能是由于癌症或其他轻微疾病所致,应找医生或牙医检查。

统 (Edge et al., 2010) (表 13-2, 图 13-4)。

4. 组织病理学分期 (Edge et al., 2010)

(1)GX:分化程度无法判断。

(2)G2:高分化。

表 13-1 头颈部肿瘤的诊断程序

检查	耗时	患者的不良感觉	潜在的副作用及并发症	自我保健措施	检查后可能出现的症状
全颌曲面断层片： 对整个牙弓进行成像，以评估下颌侵犯的情况	10分钟	无	无	无	无
食管造影： 观察口腔和咽部的结构，可判断延伸到下咽部的病灶	30分钟	每个患者的自身感受不一致，取决于患者吞咽困难的程度	无	无	体温升高 排痰性咳嗽
食管吞钡和上消化道放射摄影： 评估肿瘤对下咽和颈部食管的侵袭	15分钟	白垩的味道	便秘 钡的二次使用	评估肠功能 服用泻药，按要求进流质饮食	3天没有肠蠕动 腹胀
上消化道内镜检查： 沿着上消化道内被照亮的范围内，从整个黏膜局部获取活检标本(包括支气管镜、食管镜、喉镜检查) 以此鉴别是否有转移或继发肿瘤	1小时	与全身麻醉有关	气管食管瘘 呼吸受阻 喉咙痛 吸气障碍 活检致出血 气胸	深呼吸、翻身、走动	呼吸困难 出血过多 吞咽困难(护士应该检查咽反射) 体温升高、咳嗽、排痰

Data from Yarbro, C.H., Wujcik, D., Gobel, B.H. (Eds.) (2011). Cancer nursing: principles and practice (7th ed.). Sudbury, MA: Jones and Bartlet; and DeVita, V.T., Lawrence, T.S., & Rosenberg, S.A. (Eds.) (2011). Cancer: principles and practice of oncology (9th ed.). Philadelphia: Lippincott Williams & Wilkins.

(3)G3：低分化。

(4)G4：未分化。

5.治疗策略

(1) 手术和放疗：头颈部恶性肿瘤主要的治疗方法，辅助化疗用于复发和转移性肿瘤 (Estrada et al., 2010)。

1) 最好在入院时就对患者及家属实施跨学科管理方法 (如护士、医生、牙医、社会工作者、营养师、理疗师、职业治疗师)。

(2) 基于 TNM 分类的治疗

1) 对于 T1 或 T2 期的口腔、喉、鼻、鼻旁窦肿瘤，选择手术或放疗。

2) 对于 T3 和 T4 期的肿瘤选择综合治疗。

3) 对于 N1、N2、N3 期的肿瘤治疗，见表 13-2。

4) 对于颈部淋巴结阴性，口腔、口咽、下咽、喉的大肿块 (T2, N0)，采用淋巴切除术或放疗 (因为肿瘤细胞可以转移) (Mendenhall et al., 2011)。

(3) 手术

头颈部恶性肿瘤常见手术治疗方案 (表 13-3)。

(4) 放疗 (放疗相关护理诊断和护理措施见第 21 章)

1) 主要治疗原则是在保持结构和功能的基础上，控制原发肿瘤和邻近的淋巴结。外粒子束剂量范围 6000~7000 cGy (Carr, 2011; Foote & Ang, 2012; Mendenhall et al., 2011)。

2) III 和 IV 期肿瘤可以向中线扩散 (如口咽病变)，采用辅助治疗，外粒子束剂量大约为 5000 cGy(Foote & Ang, 2012; Mendenhall et al., 2011)。

3) 外粒子束放疗在手术后 4~6 周进行。

4) 术前放疗或永久放置碘 -125 粒子束，用于控制大的或不可切除的病变。

①优点-伤口并发症更少。

②术前需要进行牙齿评估，拔除病变牙齿，接受预防性氟化物治疗。

③伤口愈合后，开始行术后放疗 (术后 3~6 周)，治疗为 6~7 周。

5) 放疗是治疗鼻咽癌的首要措施。

①此区域接近大脑的重要结构，因此尽量不选择手术治疗。

②对既往行颅底肿块切除后放疗失败的患者，需要慎重选择。

6) 近距离放射疗法：治疗舌前、舌后、口底、鼻前庭的肿块 (植入铱 -192 或铯 -137)。

①肿瘤原发灶予以最大剂量放疗，周围组织予以小剂量放疗。

7) 对于转移性甲状腺癌，甲状腺切除术后行碘 -191 消融治疗 (NCI 2013 f)。

(5) 化疗 (化疗相关护理诊断和措施见第 22 章)。

1) 单独进行化疗不能治愈肿瘤。

①减少肿瘤体积或清除临床可见的鳞状细胞癌。

②治疗复发或转移性肿瘤。

2) 作为辅助和新辅助治疗，单药或联合化疗方案：

Table 13-2

Overview of Selected TNM Staging of Cancers of the Head and Neck*

Classification

T = Primary Tumor

General: for All Sites

TX	Primary tumor cannot be assessed
T0	No evidence of primary tumor
Tis	Carcinoma in situ

Oral Cavity, Oropharynx

T1	Greatest diameter of primary tumor ≤2 cm
T2	>2 cm or ≤4 cm
T3	>4 cm
T4a or T4b	Moderately to very advanced local disease, with invasion deep or to adjacent structures

Hypopharynx

T1	Tumor limited to one subsite of hypopharynx and ≤2 cm in greatest dimension
T2	Tumor invades more than one subsite of hypopharynx or an adjacent site, or measures >2 cm or ≤4 cm without fixation of the hemilarynx
T3	Tumor measures >4 cm or with fixation of hemilarynx or extension to esophagus
T4a or T4b	Moderately to very advanced local disease; involves adjacent structures (e.g., cartilage or soft tissues of neck)

Nasopharynx

T1	Tumor confined to nasopharynx or tumor extends to oropharynx and/or nasal cavity without parapharyngeal extension.
T2	Tumor with parapharyngeal extension
T3	Tumor involves bony structures of skull base and/or paranasal sinuses
T4a or T4b	Invasion into skull and/or cranial nerve(s)

Larynx
Glottic

T1	Limited to true vocal cords; normal vocal cord mobility; may include anterior or posterior commissure
T2	Supraglottic or subglottic extension; normal or impaired mobility
T3	Confined to larynx proper; vocal cord fixation
T4a or T4b	Moderately to very advanced local disease, cartilage destruction and/or extension out of larynx to adjacent structures

Supraglottic

T1	Limited to subsite of supraglottis; normal vocal cord mobility
T2	Extension to glottis or adjacent supraglottic subsite; normal vocal cord mobility
T3	Confined to larynx proper; cord fixation and/or extension into hypopharynx or pre-epiglottic space
T4a or T4b	Moderately to very advanced local disease, invasion of adjacent structures cartilage destruction, and/or extension out of larynx

Subglottic

T1	Limited to subglottic region
T2	Extension to vocal cord(s) with normal or impaired mobility
T3	Limited to larynx; vocal cord fixation
T4a or T4b	Moderately to very advanced local disease, invasion of adjacent structures, cartilage destruction and/or extension out of larynx

N = Nodal Metastasis

NX	Nodes cannot be assessed
N0	No regional lymph node metastasis
N1	Single, ipsilateral node: ≤3 cm
N2A	Single, ipsilateral node: >3 cm or ≤6 cm
N2B	Multiple, ipsilateral nodes: all ≤6 cm
N2C	Metastasis in bilateral or contralateral lymph nodes, none more than 6 cm in greatest dimension
N3	Metastasis in a lymph node > 6 cm in dimension

M = Distant Metastasis

M0	No distant metastasis
M1	Distant metastasis present

Continued

Table 13-2

Overview of Selected TNM Staging of Cancers of the Head and Neck—cont'd*

Stage Groupings

Stage 0	Tis, N0, M0
Stage I	T1, N0, M0
Stage II	T2, N0, M0
Stage III	T3, N0, M0; T1, T2, or T3 with N1, M0
Stage IVA	T4a or T4b, N0 or N1, M0 T1, T2 or T3, T4a, N2, M0
Stage IVB	T4b, Any N, M0 Any T, N3, Mo
Stage IVC	Any T, any N, M1

*Changes to system include subcategories for T4 lesions (T4a: resectable; T4b: unresectable).

Used with permission of the American Joint Committee on Cancer (AJCC), Chicago, Illinois. The original source for this material is the AJCC Cancer Staging Manual, Seventh Edition (2010) published by Springer Science and Business Media LLC, www.springer.com.

注:应版权方要求,正文中此表内容须为英文原文,中文译文请见附录。

铂类(顺铂)、博来霉素、氟尿嘧啶(5- 氟尿嘧啶)、紫杉醇、甲氨蝶呤,也可用于复发性或不可切除肿瘤的姑息治疗(Carr, 2011; Estrada et al., 2010; Mendenhall et al., 2011)。

3) 化疗具有放疗增敏作用,因此,可将化疗与放疗同时进行。

举例:RADPLAT (口腔癌治疗策略是同步进行顺铂化疗和放疗 (Mendenhall et al., 2011)。

(6) 靶向治疗

1) 人乳头状瘤病毒阳性的口咽癌患者与病毒阴性的患者治疗可能不同。最近的研究表明,人乳头状瘤病毒阳性的口咽癌患者预后,更好并且治疗强度可能更弱 (NCI, 2013a; Smith et al., 2010)。

2) 靶向治疗策略包括阻断生长因子:基于细胞信号,并干扰血管生成相关通路 (ACS 2013 b)。

3) 靶向治疗药物 :

①表皮生长因子受体抑制剂 (西妥昔单抗、帕尼单抗)。

②表皮生长因子受体酪氨酸激酶抑制剂 (吉非替尼、埃罗替尼)。

③ VEGFR 抑制剂 (贝伐单抗、凡德他尼)。

4) 靶向治疗可以与放疗同时进行。

(7) 姑息治疗

1) 手术、放疗、化疗或综合治疗用于不可切除的肿瘤、复发的肿瘤或具有手术高风险的肿瘤。

2) 缓解疼痛、出血或梗阻,包括短程放疗 (3000 cGy 放疗 2~3 周)(Erickson et al., 2011; Foote & Ang, 2012; Mendenhall et al., 2011)。

(六) 护理措施

1. 术 前 准 备 (Baehring & McCorkle, 2012; Carr, 2011)

(1) 对患者和家属进行术前教育,讨论疾病、治疗、副作用及预期的术后变化。

(2) 提供相关设备的说明 (气管造口管、伤口引流管、鼻胃管、扁桃体尖端吸引管)。

(3) 如有需要,提供咨询和支持。

(4) 评估患者的经济和康复资源。

(5) 术前评估患者的阅读能力,为术后的沟通方式做计划。

1) 纸和笔。

2) 写字板。

3) 图片板。

4) 非语言的暗示。

5) 电子交流板或设备。

2. 术后护理措施:保障患者安全 (Carr, 2011; NCI, 2013b)。

(1) 将术后气道发生改变的患者安排在离护士站较近的地方以利于监测。

(2) 对于气管切开的患者,确保气管切口套管安全固定在位。

1) 备一个气管切开口径相同大小的套管 (内外套管和堵管器)、剪刀、棉花、纱布、气管扩张器在床旁。

(3) 保持床旁呼叫器随时触手可及。

(4) 若患者气管切开,选择一种与患者合适沟通的方法。

(5) 近期有酗酒史的患者,观察是否有震颤性谵妄的症状和体征。

(6) 声门上喉切除术者 [包括口咽切除或颅神经 (IX, X, XII) 损伤的患者],注意观察误吸情况。

(7) 对有颈动脉破裂风险的患者,实施颈动脉风险

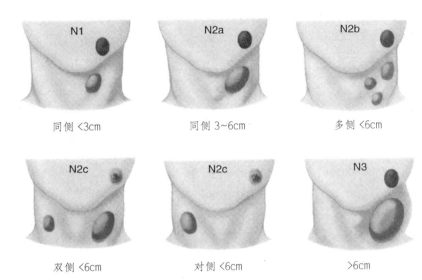

图13-4   头颈肿瘤不同分期的淋巴结转移。From Som, P. M., & Curtin, H. D. (2002). Head and neck imaging (4th ed.). St. Louis: Mosby.

预防措施。

3. 术后护理措施:减轻症状。

(1) 气道管理(气管切开术)(ACS, 2013c; Carr, 2011; Mendenhall et al., 2011)

1) 永久性气管切开术(全喉切除术)。

①气道:

A. 当患者需要进行机械通气时使用带气囊的气管切开管,术后 2~3 天可拔除。

②如果造瘘口狭窄,可使用喉切除管。

2) 湿度。

①通过气管造口环提供湿润的空气或氧气,防止黏膜干燥及分泌物结痂。

②将 4cm×4cm 湿纱布覆盖于气道口,有利于气道湿润。

③在造瘘口上盖造口巾,避免以下症状:分泌物厚重、黏稠,难以咳出。

3) 造瘘口护理。

①使用 50% 过氧化氢和 50% 生理盐水清洗管道。

②清理黏液及结痂物,每天两次或需要时清理。

③使用血管钳清理可见的黏液痂。

④造瘘口旁外涂上少量处方药膏,每天两次。

(2) 临时性气管造口术(ACS 2013 c,NCI 2013 e)

1) 如果患者需要机械通气或呼吸困难,需要置入带气囊的气管插管(通常是在手术室插入,维持 5 天)。

2) 医生通常会将最初的气管切开管更换为非气囊管(如果患者呼吸困难,气囊管保留)。

3) 水肿减退时,患者可不依赖气管切开管进行呼吸。

①管道更改为 4 号或 5 号管或气切管。

②堵管 24 小时。

③堵管期间,若患者能呼吸,分泌物可以经口排出,则可以拔管。

④造瘘口护理:清理造瘘口(颈部开口)周围分泌物。在清理造瘘口周围清洁边缘区域时,一定要小心,以免患者吸入碎屑或盐水。造口处的敷料(小纱垫、用胶布粘贴)每天更换或需要时更换。造瘘口一旦愈合,上方可覆盖盖巾(大小像大手帕一样的布巾),以防空气中的异物进入造瘘口。

⑤在伤口缝合前,教会患者在咳嗽或说话时,将手按压在造瘘口敷料上。

4) 对所有气管切开术患者,吸痰都是基于气道清理的需要。

①吸痰前后,为了防止低氧血症和心律失常,肺部需要高度氧合或通气。

②为了促进咳嗽和咳出分泌物,需要时,可用

表13-3　头颈肿瘤手术方式

手术方式	机体改变	并发症及护理
激光	几乎没有	出血很少
复合切除	口腔、口咽病变切除后颈部淋巴结清扫 下颌骨部分切除 切除大量组织，重建通常需要皮瓣置入	可能出现语音障碍(病变累及舌部时，声音清晰度下降)和吞咽障碍(咀嚼受损、流口水、误吸)，面部轮廓改变
声门上喉切除	切除假声带，包括会厌(保留真声带)	学习吞咽技术来预防误吸 保持相对正常的声音
全喉切除	切除舌骨到第二气管环的整个喉管	永久气管造口术 失音 嗅觉下降 无法做Valsalva动作
上颌骨切除	部分或全部全体腔的切除 可能包括筛窦，鼻侧壁，上颚，眼底	术前，颌面镶牙专家使牙齿封闭器来填补这个大手术缺损，促进吞咽 需要日常保健来保持牙齿封闭器的位置
眶内容剜除	眼眶二次手术发展成上颌窦肿瘤或复发性疾病	面部缺陷 单侧视力丧失 需要日常护理和清洗
颅颌面，颅底切除	外科手术难以达到的面中部和广泛的鼻旁窦、鼻咽病变	面部缺陷和颅神经(III,IV,V)损伤
根治性颈清扫	切除胸锁乳突肌的肌肉，颈静脉，颈脊髓副神经、淋巴结	肩下垂 脖子凹形
改良性颈清扫	根治术基础上保留胸锁乳突肌、颈静脉或脊髓副神经	如脊髓副神经切除导致肩下垂 脖子凹陷
淋巴结切除	切除颈部淋巴结	手术瘢痕

Data from 　美国癌症协会 (ACS) (2013 b)。Laryngeal and hypopharyngeal cancer. http://www.cancer.org/cancer/laryngealandhypopharyngealcancer/detailedguide/index; American Cancer Society (ACS). (2013c). Surgery for laryngectomy. http://www.cancer.org/cancer/laryngealandhypopharyngealcancer/detailedguide/laryngeal-and-hypopharyngeal-cancer-treating-surgery; and National Cancer Institute. (2013b). Head and neck cancer: Treatment. http://www.cancer.gov/cancertopics/treatment/head-and-neck.

2~5mL 生理盐水灌缓慢滴入气道内，刺激气管和支气管。

③为了促使患者咳出分泌物，防止肺不张，可在塑料气管切开管上通过内螺纹接头连接一个诱发性肺活量计和（或）进行胸部体格检查。

④监测并记录痰液颜色、量、气味、吸痰频率。

(3) 气管切开护理 (Carr, 2011; Eadie & Bowker, 2012; Mendenhall et al., 2011; NCI, 2013b)

1) 取下内套管，用 50% 过氧化氢溶液和 50% 生理盐水一起清洗黏液和痰痂。最初 4~8 小时一次，每天两次或需要时清洗。

2) 需要时，更换弄脏的气管套管绳，绳子松紧度以能放一指为宜。

(4) 伤口护理 (Carr, 2011)

1) 每 3~4 小时评估一次手术伤口，注意皮肤和肌瓣颜色（粉红和青紫）、温度和毛细血管再充盈情况（变白后，立即恢复）。

2) 应该被避免过度的压力干扰皮瓣灌注和存活（如固定气管套管的绳子太紧、缺氧、颈部过伸、患者压迫

皮瓣）。

3) 保持缝线的完整性，如果可以，内外都要评估；缝线破损可能是伤口感染的或瘘管形成的第一迹象。

4) 用 50% 过氧化氢溶液和 50% 生理盐水清洁外部缝线，然后涂药膏，每 4~8 小时一次。

5) 如果患者做了鼻手术、上颌骨切除术、眶内容物剜出或以上全部，遵医嘱轻柔地清洗口腔内积聚的结痂物。

①用 50% 的生理盐水和 50% 的碳酸氢钠混合液或单独使用生理盐水溶液清洗鼻腔。

6) 评估伤口引流液颜色、量、气味及引流是否通畅。

①如果没有早预防或治疗，引流管堵塞和漏气可能导致伤口感染。

(5) 口腔护理 (ACS, 2013b; Li & Trovato, 2012; NCI, 2013c; Song, Twumasi-Ankrah, & Salcido, 2012)

1) 预防：彻底、频繁的口腔护理。

①遵医嘱至少每 4 小时用使用生理盐水或 50% 过氧化氢与 50% 小苏打溶液的混合液进行口腔护理，使

用软毛牙刷和不粗糙的牙线。

②应该使用牙医推荐的含氟牙膏或进行氟化物治疗。

③使用重力或牙科喷雾清洗方法轻轻地清洗口腔。

4. 营养 (ACS, 2013b; Jack, Dawson, Reilly, & Shoaib, 2012)

(1) 术前评估患者的营养状况, 60% 的头颈部患者一开始就出现营养不良。

1) 应该供给富含蛋白质、容易吞咽的饮食 (如蛋白奶昔、汤、布丁), 少量多餐 (需要时), 充足、连续地补充水分, 满足日常热量需求。

(2) 识别患者是否发生营养不良非常重要, 根据需要可口服、肠内或肠外补充营养。

1) 治疗期间, 体重下降超过 10% 为营养不良。

2) 体重低于理想体重的 20% 为营养不良。

(3) 咨询医生有关营养支持的方法:肠内管饲或其他方法。

(4) 评估患者术后吞咽功能。

5. 活动

(1) 颈部淋巴结清扫:脊髓副神经和胸锁乳突肌的肌肉可能被切除, 建议理疗。

1) 可能导致肩膀下垂、斜方肌萎缩、脊柱向前弯曲、肩膀活动范围受限 (大约 90°)。

2) 治疗:伤口引流管拔出后, 患者逐渐进行肩部抗阻力运动、被动和主动运动, 最佳目标是肩膀达到 150° 的活动范围。

6. 身 体 形 象 改 变 (Eadie, Day, Sawin, Lamvik, & Doyle, 2013; Scarpa et al., 2011)。

(1) 提高对分泌物和气味的控制, 指导患者伤口、口腔、气管造口护理。

(2) 鼓励患者自我照顾活动 (如气管切开护理、管饲、吸痰) 和日常生活活动 (如修饰、梳头、剃须、化妆)。

(3) 鼓励再社会化:积极活动、社会互动、参与支持团体 (如声音的主人、管弦俱乐部等)。

(4) 入院及住院期间, 鼓励患者与社会工作者探讨咨询、经济、职业、生活调整等问题。

(5) 指导患者购买气管造口覆盖巾、围巾、化妆品或其他美容工具, 咨询美国癌症协会"看起来不错、感觉很好"项目 (如头发护理、围巾)。

(6) 理解患者及家属的悲伤, 鼓励他们表达担忧、恐惧、焦虑。

7. 增强适应和康复的干预措施

(1) 交流 (Luckett, Britton, Clover, & Rankin, 2011)

1) 口腔癌症影响发音功能, 治疗包括以下:

①通过练习增加舌头的力量、活动范围、协调性和准确性。

②采用口腔修复来修补缺失的组织, 允许舌头更大面积接触上颚, 产生更多可理解的语言。

2) 喉癌影响发声, 治疗包括以下:

①部分喉切除术后, 通过练习改善音质、音调和响度。

②全喉切除术后:

A. 使用人工喉传送声音到声道。

B. 食管发音:空气吞下憋在食管, 然后释放, 靠空气振动与食管壁碰撞发音。

C. 人工发声瓣:声音由空气从肺部出来经过手术时, 在气管食管瘘中置入的假体形成, 可产生更好的食管发音 (NCI, 2013e; Carr, 2011)。

(2) 吞咽 (Carr,2011)

1) 头颈部手术可能影响吞咽。

2) 对口、咽喉部进行全面的临床评估。

3) 通过钡餐和 x 线照片或食管造影评估口腔和咽部的吞咽功能。

4) 为患者制订吞咽功能锻炼计划, 包括以下方面 (Carr,2011):

①补偿阶段:改变体位以促进食物进入口腔和咽 (头抬高, 上身直立);改变食物的稠度 (稀疏或浓稠液体、半流质或普食)。

②间接吞咽疗法:通过下巴和舌头的锻炼, 使舌头内收促进喉关闭。

③直接吞咽疗法:声门上吞咽, 患者按照以下方法:

A. 口腔准备期咀嚼好食团。

B. 开始吞咽前, 屏住呼吸, 使声带关闭。

C. 屏气时, 吞咽。

D. 吞咽后, 呼气咳嗽, 将声带上剩余的食物或液体咳出。

E. 重复步骤 C 和 D(吞咽和咳嗽)。

④为避免误吸, 进食期间及用餐后的 30 分钟, 气管插管的气囊需部分或完全充气。

⑤对某些患者, 拔除气管切开管可使喉抬高来改善吞咽功能。

⑥在患者能经口摄入足够营养前, 需借助肠内管饲来补充营养需求。

（ 关琼瑶　译　谌永毅　校 ）

参考文献

American Cancer Society (ACS). (2013a). *Cancer facts & figures 2013.* http://www.cancer.org/research/cancerfactsfigures/cancerfactsfigures/cancer-facts-figures-2013.

American Cancer Society (ACS). (2013b). *Laryngeal and hypopharyngeal cancer.* http://www.cancer.org/cancer/laryngealandhypopharyngealcancer/detailedguide/index.

American Cancer Society (ACS). (2013c). *Surgery for laryngectomy.* http://www.cancer.org/cancer/laryngealandhypopharyngealcancer/detailedguide/laryngeal-and-hypopharyngeal-cancer-treating-surgery.

Baehring, E., & McCorkle, R. (2012). Postoperative complications in head and neck cancer. *Clinical Journal of Oncology Nursing*, *16*(6), E203–E209. http://dx.doi.org/10.1188/12.CJON.E203-E209.

Carr, E. (2011). Head and neck malignancies. In C. H. Yarbro, D. Wujcik, & B. H. Gobel (Eds.), *Cancer nursing: Principles and practice*. (7th ed., pp. 1334–1368). Sudbury, MA: Jones and Bartlett.

Eadie, T. L., & Bowker, B. C. (2012). Coping and quality of life after total laryngectomy. *Otolaryngology: Head and Neck Surgery, 146* (6), 959–965. http://dx.doi.org/10.1177/0194599812437315.

Eadie, T. L., Day, A. M., Sawin, D. E., Lamvik, K., & Doyle, P. C. (2013). Auditory-perceptual speech outcomes and quality of life after total laryngectomy. *Otolaryngology: Head and Neck Surgery, 148*(1), 82–88. http://dx.doi.org/10.1177/0194599812461755.

Edge, S. B., Byrd, D. R., Compton, C. C., Fritz, A. G., Greene, F. L., & Trotti, A. (2010). *AJCC cancer staging manual* (7th ed., pp. 21–99). New York: Springer.

Erickson, B. A., Demanes, D. J., Ibbott, G. S., Hayes, J. K., Hsu, I. C., Morris, D. E., et al. (2011). American Society for Radiation Oncology (ASTRO) and American College of Radiology (ACR) practice guideline for the performance of high-dose-rate brachytherapy. *International Journal of Radiation Oncology, Biology, Physics, 79*(3), 641–649. http://dx.doi.org/10.1016/j.ijrobp.2010.08.046.

Estrada, D. T., VanWaes, C., Moni, J., & Conley, B. A. (2010). Head and neck cancer. In J. Abraham, J. L. Gulley, & C. J. Allegra (Eds.), *Bethesda handbook of clinical oncology*. (3rd ed., pp. 3–32). Philadelphia: Lippincott Williams & Wilkins.

Foote, R. L., & Ang, K. K. (2012). Head and neck tumors. In L. L. Gunderson & J. E. Tepper (Eds.), *Clinical radiation oncology: Expert consult*. (3rd ed., pp. 543–782). Philadelphia: Elsevier Saunders.

Jack, D. R., Dawson, F. R., Reilly, J. E., & Shoaib, T. (2012). Guideline for prophylactic feeding tube insertion in patients undergoing resection of head and neck cancers. *Journal of Plastic, Reconstructive & Aesthetic Surgery, 65*(5), 610–615. http://dx.doi.org/10.1016/j.bjps.2011.11.018.

Li, E., & Trovato, J. A. (2012). New developments in management of oral mucositis in patients with head and neck cancer or receiving targeted anticancer therapies. *American Journal of Health System Pharmacy, 69*, 1031–1037.

Luckett, T., Britton, B., Clover, K., & Rankin, N. M. (2011). Evidence for interventions to improve psychological outcomes in people with head and neck cancer: A systematic review of the literature. *Support Care Cancer, 19*(7), 871–881. http://dx.doi.org/10.1007/s00520-011-1119-7.

Mendenhall, W. M., Werning, J. W., & Pfister, D. G. (2011). Treatment of head and neck cancers. In V. T. DeVita, T. S. Lawrence, & S. A. Rosenberg (Eds.), *Cancer: Principles and practice of oncology*. (9th ed., pp. 662–731). Philadelphia: Lippincott Williams & Wilkins.

National Cancer Institute. (2013a). *Head and neck cancer*. http://www.cancer.gov/cancertopics/factsheet/Sites-Types/head-and-neck.

National Cancer Institute. (2013b). *Head and neck cancer: Treatment*. http://www.cancer.gov/cancertopics/treatment/head-and-neck.

National Cancer Institute. (2013c). *Oral complications of chemotherapy and head/neck radiation*. http://www.cancer.gov/cancertopics/pdq/supportivecare/oralcomplications/HealthProfessional.

National Cancer Institute. (2013d). *Parathyroid cancer*. http://www.cancer.gov/cancertopics/types/parathyroid.

National Cancer Institute. (2013e). *Throat (laryngeal and pharyngeal) cancer*. http://www.cancer.gov/cancertopics/types/throat.

National Cancer Institute. (2013f). *Thyroid cancer*. http://www.cancer.gov/cancertopics/types/thyroid.

National Institutes of Health (NIH) National Institute of Dental and Craniofacial Research. (2011). *Detecting oral cancer: A guide for health care professionals*. http://www.nidcr.nih.gov/OralHealth/Topics/OralCancer/DetectingOralCancer.htm.

Scarpa, M., Valente, S., Alfieri, R., Cagol, M., Diamantis, G., Ancona, E., et al. (2011). Systematic review of health-related quality of life after esophagectomy for esophageal cancer. *World Journal of Gastroenterology, 17*(42), 4660–4674. http://dx.doi.org/10.3748/wjg.v17.i42.4660.

Smith, E., Rubenstein, L., Hoffman, H., Haugen, T., & Lubomir, P. (2010). Human papillomavirus, p16 and p53 expression associated with survival of head and neck cancer. *Infect Agent Cancer, 5*, 4. http://dx.doi.org/10.1186/1750-9378-5-4.

Song, J. J., Twumasi-Ankrah, P., & Salcido, R. (2012). Systematic review and meta-analysis on the use of honey to protect from the effects of radiation-induced oral mucositis. *Advances in Skin & Wound Care, 25*(1), 23–28. http://dx.doi.org/10.1097/01.ASW.0000410687.14363.a3.

第 14 章　神经系统肿瘤

一、概述

（一）脑

1. 解剖 (Crossman & Neary, 2010)

(1) 大脑的主要结构

1) 端脑：位于大脑的外侧，由两个半球组成，包括额叶、顶叶、颞叶和枕叶。

2) 小脑：位于头后侧的颅后窝。

3) 脑干：位于大脑底部、脊髓顶部，连接端脑和脊髓，包括中脑、脑桥、延髓和网状结构。

(2) 重要的毗邻结构

1) 脑膜：覆盖大脑和脊髓的三层脑膜，最外层是硬脑膜，厚、白色、无弹性。

2) 脑室：连接脑脊液 (CSF) 的腔室；包括两个侧脑室，分别为第三脑室和第四脑室。

脑脊液：由脉络丛产生的清亮水样液体，能够滋养和保护大脑。

3) 脑血管：

①两条椎动脉和两条颈内动脉，为大脑供应血液。

②脑底动脉环连接前部和后部动脉，当血流单向受阻时，可以形成旁路。

③通过硬脑膜窦产生静脉回流形成双层硬脑膜之间的血管通道。

4) 血：脑屏障。

①大脑毛细血管细胞之间的紧密连接，能选择性地允许物质通过脑细胞膜。

②维持大脑的代谢平衡，防止有害的毒素进入大脑。

③跨膜运动取决于颗粒的大小、脂溶性、化学解离和蛋白结合率。

1) 颅骨：保护性结构。

2) 脑神经：12 对，其中 10 对来自脑干，2 对来自端脑（图 14-1）。

(3) 研究热点细胞 (Cells of interest)

1) 胶质细胞（支持大脑的细胞，有三种类型）。

①星形胶质细胞：支持和滋养神经元的结缔组织。

②少突胶质细胞：一种包围隔离大脑和脊髓神经细胞轴突的脂肪组织，形成髓鞘。

③室管膜细胞：位于脑室，形成脑脊液流动通路。

2) 其他相关的细胞。

①脑膜：覆盖、保护大脑和脊髓。

②神经元：对认知功能很重要。

③淋巴细胞：免疫调节。

2. 大脑的功能 (Crossman & Neary, 2010; National Brain Tumor Society, 2013)(图 14-2)

(1) 额叶：主管个性、高级功能、计划、推理、判断、冲动控制、记忆、语言（右撇子的优势半球在左额叶）。

1) Broca 区：功能包括语言的理解、讲话和面部神经的控制。

(2) 运动带：连接额叶和顶叶，右半球运动带控制左侧身体运动功能；左半球运动带控制右侧身体运动功能。

(3) 顶叶：整合感官输入，包括视觉和触觉感知、协调感官输入、身体的感觉控制、体位、立体感觉、语言和非语言的记忆。

(4) 枕叶：解读视觉图像、阅读和写作、探测目标、鉴别颜色、识别文字、绘制目标、目标是否移动。

(5) 颞叶：听力，所见所听的记忆，识别文字，Wernicke 区对于理解和形成语言必不可少。

(6) 小脑：协调肌肉张力维持机体平衡。

(7) 丘脑：处理和传递感觉信息，调节运动功能。

(8) 下丘脑：调节睡眠周期、体温、平衡、食欲、血压、协调总体运动模式。

(9) 脑干：心率、血压、呼吸、吞咽、警觉水平、呕吐。

（二）脊髓

1. 解剖 (Hickey, 2011; Snell, 2010)(图 14-3)

(1) 脊髓：是延髓的继续，上延于枕骨大孔，下止于第 12 胸椎和第 3 腰椎之间，通常到达第 2 腰椎的上缘。

(2)31 对脊神经连接于前角（运动）和后角（感觉）。

(3) 重要的邻近结构

1) 脊柱：

①由 33 个椎骨组成，通过韧带连接。

②骨结构包裹、保护脊髓，分为 5 段：7 个颈椎、12 个胸椎、5 个腰椎、5 个骶椎（融合）、4 个尾椎（融合）。

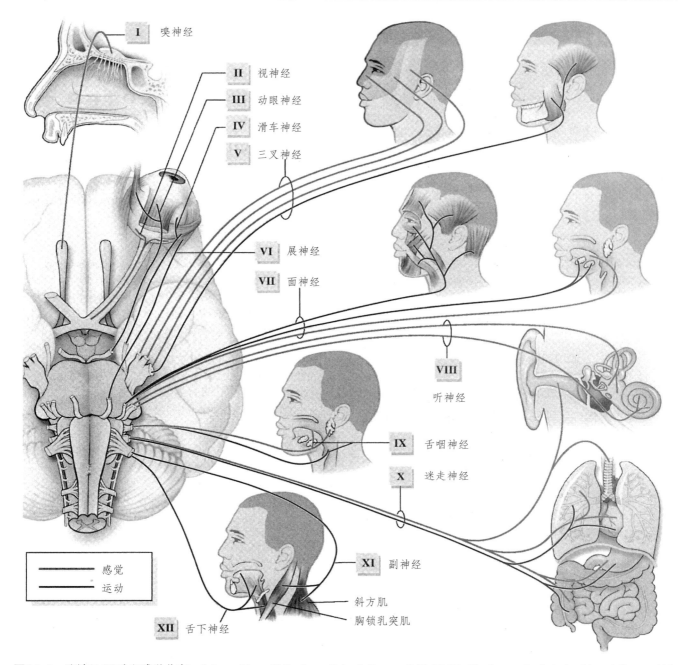

图14-1 脑神经(运动和感觉分布)。Schema From Thibodeau, G.A., & Patton, K.T. (2005). The human body in health and disease (4th ed.). St. Louis: Mosby.

2) 椎间盘：分离椎骨的软骨垫，使脊柱能够弯曲。

3) 脑膜：环绕脊髓和大脑的组织层。

4) 脑脊液：包含在脑膜内浸泡和缓冲脊髓的液体。

5) 椎血管：为脊椎和脊髓动脉供应血液 (supply blood from vertebral and spinal arteries)。

(4) 脊髓的细胞类型与大脑相同。

(5) 原发恶性肿瘤：往往源自髓内（脊髓内）支持细胞。

1) 星形胶质细胞。

2) 室管膜细胞。

2. 脊髓的功能

(1) 从颈部到脚趾的身体运动功能。

(2) 从头部到脚趾的身体感觉功能。

(3) 功能缺失取决于：

1) 肿瘤部位。

①颈椎：颈部、手臂、手。

②胸椎：胸部到脐部。

③腰椎：臀部到脚趾。

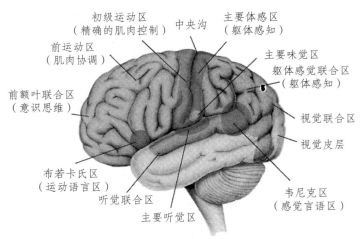

图14-2　大脑皮层的功能和相关通路。From Christenson, B., & Kockrow, E. (2010). Foundations and adult health nursing (6th ed.). St. Louis: Elsevier.

2) 肿瘤的大小。

3. 脊髓肿瘤的功能变化

(1) 肿瘤生长增大形成压迫。

(2) 脊神经和血管也可能受压。

（三）中枢神经系统 (CNS) 肿瘤的病理生理

1. 原发性中枢神经系统肿瘤

(1) 原发性脑瘤 (PBTs)

1) 起源于中枢神经系统内的细胞。

2) 脑瘤是最常见的童年期实体瘤。

①最常见的是神经胶质瘤和髓母细胞瘤，发病率为 0.032‰ (Ries et al., 2007)。

②白血病（血癌）、大脑和脊髓肿瘤占所有初诊的小儿恶性肿瘤的 50% 以上。

3) 发病率：

①所有原发的恶性和非恶性大脑或中枢神经系统肿瘤 (Central Brain Tumor Registry of the United States [CBTRUS], 2005-2009)。

A. 每 100 000 例有 20.6 例发病。

B. 恶性肿瘤中每 100 000 例有 7.3 例发病。

C. 非恶性肿瘤中每 100 000 例有 13.3 例发病。

D. 发病率女性 (22.3/100 000) 高于男性 (18.8/100 000)。

E. 美国 2013 年估计将有 69 720 例新发的原发恶性和非恶性大脑和中枢神经系统肿瘤患者。

②大脑和中枢神经系统原发恶性肿瘤 (CBTRUS, 2005-2009)。

A. 每 100 000 例有 6.5 例发病。

B. 男性 (7.7/100 000) 发病率高于女性 (5.4/100 000)。

C. 不包括淋巴瘤、白血病、垂体和松果体肿瘤及鼻腔的嗅觉细胞肿瘤 (Howlader et al., 2012)。

D. 美国估计 2013 年将有 24 620 例新发的原发恶性

大脑和中枢神经系统肿瘤患者（其中男性 13 630 例，女性 10 990 例）(CBTRUS, 2005-2009)。

③ 生存概率 [National Cancer Institute (NCI), SEER 2013]。

A. 男性：一生中被诊断为原发性恶性大脑或中枢神经系统肿瘤的概率为 0.69%，死亡率为 0.32%。

B. 女性：一生中被诊断为原发性恶性大脑或中枢神经系统肿瘤的概率为 0.55%，死亡率为 0.4%。

4) 原发性脑瘤最常见的组织学类型。

①神经胶质瘤：星形细胞瘤、少突胶质细胞瘤、混合性胶质瘤（图 14-4）。

②室管膜瘤。

③原始的神经外胚层细胞瘤 (PNET)

A. 髓母细胞瘤。

B. 室管膜母细胞瘤。

C. 松果体母细胞瘤。

④原发性中枢神经淋巴瘤。

⑤脑膜瘤。

⑥神经瘤。

5) 原发性脑瘤的流行病学（表 14-1）。

6) 原发性脑瘤的分级和分期。

① TNM 分期 (Tumor-Node-Metastasis) 方法不适用于此类肿瘤（没有淋巴结，颅外转移非常罕见）。

②由世界卫生组织 (WHO) 根据组织学外观进行分级制订标准（表 14-2）。

7) 病灶的大小（单个和多灶性）、位置和恶性程度是评价预后的最好指标。

(2) 脊柱

1) 良性原发性脊柱肿瘤：常发生在硬脑膜内脊髓外（延髓外的），如脑膜瘤、神经纤维瘤、神经鞘瘤。

(3) 原发性中枢神经系统肿瘤的转移方式。

1) 原发性脑瘤极少转移到中枢神经系统以外的部位。

2) 原发性脑瘤可能侵袭硬脑膜和邻近结构。

3) 原发性脑瘤可转移至脊髓。

4) 原发性脊髓肿瘤。

①硬膜内或髓内肿瘤：室管膜瘤和神经胶质瘤。

②硬膜外或髓外肿瘤：神经鞘膜瘤。

2. 转移性中枢神经系统肿瘤

(1) 通过血行转移、直接蔓延或侵袭、脑脊液扩散到中枢神经系统。

(2) 最常见的转移到脑部的肿瘤 (Fox, Cheung, Patel, Suki, & Rao, 2011)

1) 肺癌：

①最常见的脑转移瘤来源。

②小细胞癌和腺癌最常见。

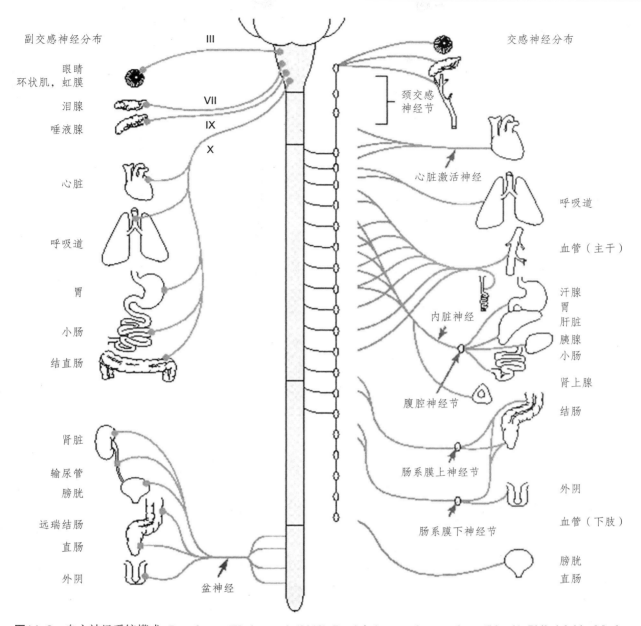

图14-3 自主神经系统模式。Data from Wecker et al. (2010). Brody's human pharmacology (5th ed.). Philadelphia: Mosby.

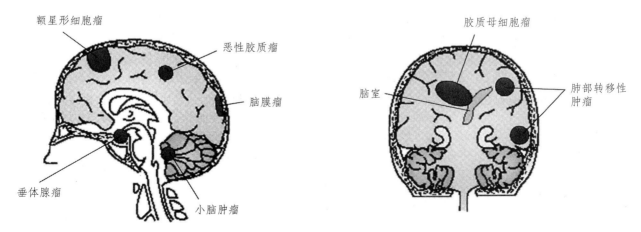

图14-4 神经胶质瘤的位置。From Gould, B. & Dyer, R. (2011). Pathophysiology for the health professions (4th ed.). St. Louis: Saunders.

表 14-1 中枢神经系统肿瘤危险因素

已知的内在危险因素	年龄——儿童和老年人 性别——男性：神经胶质瘤；女性：脑膜瘤 民族/种族——北欧白种人；脑膜瘤在非裔美国人中更为普遍
已知的环境危险因素	病毒感染史——EB病毒的感染增加了患中枢神经系统淋巴瘤的风险 免疫功能不全——人免疫缺陷病毒/获得性免疫缺陷综合征(艾滋病)，免疫抑制药物治疗，移植后来源于供者的中枢神经系统的淋巴增殖性疾病(PTLD) 创伤——头部外伤史与脑膜瘤有关 个人患癌病史
已知的外在危险因素	电离辐射(IR)—— > 2500 cGy的治疗照射剂量和脑瘤的发生存在因果关系，患神经鞘瘤和脑膜瘤的风险高于神经胶质瘤 白血病患儿——5岁前治疗风险最高，10岁之前进行单抗17-1A放射治疗与脑膜瘤的风险增加有关 治疗头癣的辐射史——在1950年非常普遍
基因/遗传危险因素(5%-10%原发性脑瘤与遗传病相关)	Ⅰ型神经纤维瘤病(NF1基因) Ⅱ型神经纤维瘤病(NF2基因) Turcot综合征(APC基因) 戈林综合征(PTCH基因) 结节性脑硬化(TSC1和TSC2基因) 李-佛美尼综合征(TP53基因) 希佩尔-林道综合征(VHL基因) 家族"聚集性"脑癌没有已知的遗传原因
目前正在进行研究的未经证实的危险因素	女性的月经初潮晚 肥胖 物理或化学暴露——农药、氯乙烯、石化产品、电磁场(大功率线路)、油墨和溶剂、亚硝基化合物膳食、长期使用黑色或棕色染发剂、手机

③90%以上的肺癌患者在确诊1年内会发生脑转移。

2) 乳腺癌：

①女性中最常见的脑转移瘤类型。

②常在疾病晚期发生转移（首次诊断后2~3年）。

3) 黑色素瘤：

①最常转移到中枢神经系统。

②通常比其他类型的脑转移瘤预后差。

4) 肾癌。

5) 大肠癌。

(3) 最常见的转移到脊髓的恶性肿瘤 (Sciubba et al., 2010)

1) 反映了肿瘤的流行类型和转移至骨组织的倾向。

2) 转移性肿瘤常发生在椎体或硬膜外隙。

①乳腺癌。

②肺癌。

③前列腺癌。

④多发性骨髓瘤 (Roodman, 2008)。

(4) 转移性中枢神经系统肿瘤分期

1) 发生中枢神经系统转移的肿瘤为 TNM 四期。

2) 转移病灶的大小、部位和数量常作为预后指标，用于指导分层治疗决策。

（四）诊断性影像学检查

1. 大脑和脊髓的计算机断层扫描 (CT) (Drevelegas & Papanikolaou, 2011; Herholz, Langen, Schiepers, & Mountz, 2012)

(1)CT 平扫：有助于评估急诊室内首发症状为神经症状的患者是卒中还是颅内病变。

1) 在探测出血和钙化灶方面有优越性。

2) 社区医院都拥有相应设备。

3) 比磁共振成像 (MRI) 更便宜。

(2) 静脉注射造影剂适用于外科手术、制订放疗计划和无法进行 MRI 检查的患者。

(3) 带有金属设备（如人工电子耳蜗或心脏起搏器，因为潜在的磁场会损坏设备）患者和危重患者首选 CT。

(4) 恶性肿瘤最好进行可视化对比增强扫描。

(5)CT 是评估脊髓骨转移瘤的首选方法。

2. 大脑和脊髓的磁共振成像 (MRI)。

(1) 普通 MRI：有助于评估不需增强的肿瘤、放射性脑白质病或急性血管意外的水肿。

(2) 钆增强型 MRI：可观察大脑和脊柱病变，可持续监测疾病发展。

(3) 具有脑瘤症状患者的首选检查方式。

表14-2 神经胶质瘤的生物标志物

生物标志物的描述	临床意义	参考来源
MGMT（甲基转移酶）		
O6-甲基鸟嘌呤-DNA-甲基转移酶 DNA修复蛋白 对抗烷基化化疗的保护性治疗	甲基化(破坏)的程度是胶质母细胞瘤 (GBM)预后指标(FPI) 可受益于烷化剂	Reifenberger et al., 2011;Heigi et al,2008
IDH1（异柠檬酸脱氢酶1）		
异柠檬酸脱氢酶1 在年轻人和GBM(继发性多形性胶质 母细胞瘤) 的多种癌症中发现有酶 突变(IDH 1 m)	多形性胶质母细胞瘤存在突变提高了 神经胶质瘤对放疗的敏感性使无进 展生存期(PFS)和总生存期(OS)延长	National Center for Biotechnology Information,2013 Ohgaki& leihues,2011 Li et al., 2013; Vancheri,2011
1P19q 分子		
1P和39q染色体臂双缺失 与少突神经胶质瘤有关	预测存在突变 化学敏感性 少突神经胶质瘤的预后指标 肿瘤生长缓慢	Chang& Newton,2010; Van den Bent, 2013
EGF（表皮生长因子受体）		
表皮生长因子受体 酪氨酸激酶配体 存在于细胞表面 由各种生长因子激活导致细胞增殖	50%的原发性多形性胶质母细胞瘤表 皮生长因子受体表达放大与不良预 后相关。ECFRvⅢ比野生型EGFR表 达(扩增)与预后差相关	National Center for Biotechnology Information, 2013; Dunn et al., 2012
PTEN（磷酸酶基因）		
同源性磷酸酶——张力蛋白 由PTEN基因编码的蛋白质 有抑制肿瘤的作用	同源性磷酸酶——张力蛋白丢失(变异) 与多形性胶质母细胞瘤扩散有关	National Center for Biotechnology Information, 2013; Chang & Newton, 2010

1) 优越的对比度和分辨率。

2) 能多维成像。

(4) 恶性肿瘤最好的高度可视化对比。

1) 影像学检查的时机。

①术前:鉴别脑水肿的类型以及肿块或疾病的部位。

②术后24小时内:评估残留肿瘤大小,以作为衡量治疗效果新的基准。

③随访检查:除临床试验以外, 标准要求每3~4 个月做一次影像学检查, 除非临床显示不需要 (Stupp, Tonn, Brada & Pentheroudakis, 2010)。

(5) 核磁共振检查是评估软组织肿瘤包括脊髓肿瘤的首选。

(6) 怀疑有脑脊液阻塞时, 可选择做 MRI 脑脊液流动研究, 评估大脑、脑干、脊髓周围脑脊液的流动情况。

3. 功能性 MRI——术前识别脑功能区。

4. 分光镜检查——区分正常与异常组织。

5. 核医学检查——提供生理与结构图片。

(1) 正电子发射断层扫描 (PET):对高度恶性肿瘤和放射性坏死高度敏感,但是特异性较低。

(2) 奥曲肽扫描:可用于评估恶性脑膜瘤或原始神经外胚瘤 (PNET)。

(3) 骨扫描:是髓母细胞瘤的分期指征。

6. X 线照片 (脊柱)。

7. 脊髓造影——发现脊髓压迫的根源。

8. 肌电图——发现外周肌肉神经支配障碍。

（五）诊断性腰椎穿刺

1. 细胞计数和分类。

2. 血糖水平。

3. 蛋白质浓度。

4. 革兰染色。

5. 细菌培养和药敏实验。

6. 肿瘤标志物。

7. 细胞病理学。

（六）诊断性血清血液检测

1. 血清检测——诊断不同而不同。

2. 肿瘤标志物——生殖细胞肿瘤或畸胎瘤的标志物包括 β - 人绒毛膜促性腺激素 (β -HCG)、甲胎蛋白 (AFP)、胎盘碱性磷酸酶同工酶 (PLAP)。

3. 神经胶质瘤的诊断没有血清学检测。

（七）中枢神经系统恶性肿瘤的治疗方式

1. 手术

(1) 脑瘤的手术治疗 (Bergsneider & Barkhoudarian,

2012)

1) 立体定向脑活检术:

①如果肿瘤靠近脑功能区, 难以接近, 或患者因并发症不能承受手术, 可选择此方法进行组织学诊断。

②因为是小组织样本, 可能存在抽样误差导致漏诊。

2) 大脑切除术——手术目标:提供组织学诊断和改善预后 (生存率和神经功能)。

①获得诊断性组织样本。

②缓解症状:减少肿块效应。

③再次复发的主要治疗方式。

A. 部分切除术:切除肿瘤的一部分, 因激进的手术方法可能导致神经功能的进一步缺损, 靠近大脑功能区的肿瘤优先选择此方法。

B. 全切:切除所有可见的肿瘤组织, 因肿瘤负荷变小, 理论上可改善治疗效果,

④再次复发或为了缓解症状需进行第二次或第三次开颅手术 (恶性程度低的肿瘤往往随着时间的推移恶性程度增加)。

⑤手术切除后 24 小时内行术后 CT 或 MRI, 以评估残留肿瘤体积及建立新的基线。

(2) 脊髓肿瘤的外科治疗

1) 活组织检查:

适用于很难接近的肿瘤, 且不会加重神经功能缺损的风险。

2) 脊髓手术切除:

①硬膜外肿瘤。

A. 对放疗不敏感的肿瘤。

B. 神经功能状态正在恶化。

C. 肿瘤病理类型未知。

D. 手术不会让患者有更严重的神经功能缺陷或发生其他致命的并发症。

②硬膜外或髓外肿瘤:首选手术治疗。

③硬膜内或髓内肿瘤:尽可能进行手术切除。

(3) 脑室通路处理

1) 脑室 - 腹腔分流术 (VP):脑积水的治疗。

①程序化的脑室 - 腹腔分流术:引流装置在 MRI 过程中可能会受到磁场的影响, 患者需在做完 MRI 后 4 小时内进行腹部平片检查。

②非程序化的脑室 - 腹腔分流术。

2) Ommaya 储液囊:可进行鞘内化疗给药。

3) 脑室引流术:缓解中枢神经系统的压力。

2. 放疗——使用光子或其他形式的能量来治疗大脑和脊髓肿瘤

(1) 脑

1) 使用光子束常规放疗 (X 射线对准目标肿瘤, 加上边界)。

①体外放射疗法 / 外照射 (EBRT)。

②三维适形放射治疗。

③适形调强放射治疗 (IMRT)。

2) 立体定向放射外科或立体定向放射治疗。

3) 保形质子束放疗:使用质子 (原子带正电的部分) 对准肿瘤组织;在质子束进入或离开大脑时, 辐射暴露最小。

4) 全脑放射治疗。

5) 全脑全脊髓的放射治疗。

(2) 脊髓肿瘤

1) 三维适形放疗。

2) 适形调强放疗 (IMRT)。

3) 放射外科治疗。

(3) 中枢神经系统放射治疗常见的不良反应

1) 急性反应 (放疗期间或结束后立即出现):

①原因。

A. 血脑屏障破坏引起的炎症反应。

B. 早期辐射诱导的脱髓鞘。

②毒性反应。

A. 全身反应:头痛、神经认知改变、癫痫和嗜睡

B. 局部反应:肿瘤部位特定的神经功能缺失

2) 亚急性反应 (放疗后数周内到 4~6 个月出现):

① 原因。

A. 辐射诱导的脱髓鞘反应。

B. 炎症反应。

C. 毛细血管通透性改变。

D. 放射性坏死。

②毒性反应:嗜睡和肿瘤相关症状的恶化。

③影像学特征 (MRI 评估):

A. 在亚急性期, 核磁共振结果显示成像增强、血管神经性水肿增加和肿块效应。

B. 肿瘤进展和假性进展之间很难区分 (20% 接受同步放化疗的高度恶性神经胶质瘤患者中, 50% 的影像学特征是假性进展)。

a. 目前已有标准判断高度恶性神经胶质瘤 (HGG) 和立体定向放射治疗后转移脑瘤的假性进展。

b. 亚急性反应处理不当可能导致过早中止有效的治疗。

3) 远期放疗反应 (发生在放疗后 6 个月至数年):

①放射性坏死。

②弥漫性白质变化。

③神经认知的影响。

④脑血管意外。

⑤视觉神经毒性。

⑥内分泌毒性。

⑦继发性肿瘤。

A. 最常见的继发性肿瘤：脑膜瘤、神经胶质瘤和神经鞘膜瘤。

B. 进行头颅照射的婴幼儿发生继发性肿瘤的风险最大。

3. 化疗 [National Comprehensive Cancer Network (NCCN), 2013]

(1) 一般原则 (Michaud & Chang, 2011)：自 1960 年代以来，只有四种专用于原发性脑瘤治疗的药物（替莫唑胺、洛莫司汀、卡莫司汀和贝伐单抗）通过了美国食品和药物管理局 (FDA) 的批准。

1) 用于控制肿瘤增长或减少肿瘤负荷，但效果往往有限，主要有以下几点原因：

①肿瘤细胞的耐药性。

②血脑屏障致药物转运不足（血脑屏障是一层脂质膜，所以越小的亲脂性的药物越能渗透）。

2) 与预后相关的阳性遗传标志物：包括 DNA1 p19q 共缺失（常见于原始少突神经胶质瘤）和蛋白质 O6- 烷基鸟嘌呤 DNA 烷基转移酶 (AGT) 缺失 [人类的 AGT 是由 O-6- 甲基鸟嘌呤 -DNA- 甲基转移酶 (MGMT) 基因编码]；因 MGMT 基因的表观遗传缺失，从而阻止 AGT 合成，若肿瘤是 MGMT 启动子甲基化阳性则对烷基化化疗更敏感；相反，因 AGT 的表达，MGMT 启动子甲基化阴性的神经胶质瘤预后则更差。

(2) 神经胶质瘤

1) 神经胶质瘤的一线治疗 (Stupp et al., 2005)。

①替莫唑胺（替莫唑胺胶囊）：第二代烷化剂，口服，可渗透血脑屏障。

A.1999 年 FDA 批准用于治疗难治性 III 期间变性星形细胞瘤,2005 年批准用于治疗初诊的胶质母细胞瘤。

B. 最小和非累积的骨髓抑制；患者诉治疗期间生活质量较好。

C. 替莫唑胺联合放疗：是治疗高度恶性神经胶质瘤的标准；在低程度恶性肿瘤中可作为单一疗法。

②卡莫司汀晶片：

A.1997 年 FDA 批准作为初诊的神经胶质瘤手术和放疗的辅助治疗。

B. 增加到上述的标准治疗中是否有助于延长生存期尚存质疑 (Bock et al., 2010; DeBonis et al., 2012; Michaud & Chang, 2011)。

C. 由于很难进行影像学评价，晶片的使用通常用于临床试验的排除标准，很少用于一线治疗；有潜在的骨髓毒性的患者，可考虑作为接受第二次或随后切除手术的挽救治疗。

2) 神经胶质瘤的二线治疗 (Beal, Abrey, & Gutin, 2011; NCCN, 2013)：

①没有建立标准方案，考虑临床试验。

②贝伐单抗可延长生存期 (Cai et al., 2013; Friedman et al., 2009; Wen & Brandes, 2009)。

A. 针对血管内皮生长因子的单克隆抗体。

B.2009 年 FDA 批准作为胶质母细胞瘤的二线治疗。

C. 可与化疗结合使用或作为单一疗法。

D. 减少糖皮质激素的使用。

E. 一般耐受性良好，风险可能包括高血压、蛋白尿以及卒中和颅内出血等脑血管意外。

③其他用于治疗复发的药物：亚硝基脲 [环己亚硝脲（洛莫司汀，布里斯托）]、铂类（顺铂、卡铂）、依托泊苷。

(3) 转移性中枢神经系统病变

对潜在的原发病灶进行全身化疗。

(4) 髓母细胞瘤

1) 辅助化疗在成人髓母细胞瘤治疗中的作用暂不明确。

2) 以铂类为基础的治疗方案。

3) 成人一线细胞毒性治疗方案通常根据儿科治疗方案制订。

(5) 中枢神经系统淋巴瘤

1) 治疗方案以高剂量甲氨蝶呤为基础。

2) 如果脑脊液或脊髓 MRI 阳性，可考虑中枢神经系统内化疗。

3) 如果眼科检查阳性，可考虑眼内化疗。

4. 生物治疗。

5. 血液和骨髓移植。用于治疗复发性髓母细胞瘤。

6. 临床实验

(1) 目前用于治疗所有恶性原发性脑瘤的标准治疗方法相同。

(2) 治疗复发性肿瘤选择方案有限。

1) 临床试验药物是一种治疗选择。

2) 根据不同的基因突变类型和异构分子特征，多形性成胶质细胞瘤可分为不同的类型。

3) 临床实验的治疗旨在为个性化治疗识别分子靶点。在未来的发展趋势中，不同类型肿瘤的治疗方式将不同。

(3) 成功运用于颅外恶性肿瘤的几种靶向治疗

1) 酪氨酸激酶抑制剂：阻止蛋白质参与肿瘤细胞的生长和复制。

2) 西罗莫司靶蛋白 (mTOR) 抑制剂：作用于其他参与细胞生长和复制的酶。

(4) 免疫疗法：患者内源性免疫反应被激活，达到杀死肿瘤细胞的效果。

1) 单克隆抗体：阻断细胞表面的受体或附着在受体上，将细胞毒性药物运送入肿瘤细胞。

2) 疫苗：来源于自身白细胞，使用不同的溶剂进行培养，使树突细胞具备识别肿瘤抗原的能力。

3) 抗毒素。

(5) 基因治疗

1) 载体直接将反转录病毒"自杀"基因转移进入肿瘤组织。

2) 修饰后的干细胞将基因导入血管内或直接导入肿瘤组织。

7. 脑水肿的药物治疗

(1) 糖皮质激素

1) 大剂量给药治疗急性脑水肿。

2) 大剂量给药治疗硬膜外脊柱病变导致的脊髓受压。

3) 一般每天用药剂量为 16mg 或以上；理想情况下，在最短的时间内使用最小的剂量可以减少类固醇相关性并发症，如肌肉病变、糖尿病、感染和其他并发疾病。

(2) 甘露醇：一般仅在急诊或 ICU 使用，利用甘露醇的渗透特性减轻脑水肿；是在贝伐单抗不可用的情况下治疗脑水肿的最后一种手段。

(3) 贝伐单抗：被用来治疗与放射性坏死相关的脑水肿 (Levin et al .,2011) 或进展期肿瘤；理想情况下减少血管内皮生长因子 (VEGF)，其诱导可导致血管源性脑水肿的紧密连接蛋白的功能障碍。

（八）护理措施

1. 筛查措施

(1) 一般不会对神经系统肿瘤进行筛查。

(2) 遗传性癌症综合征考虑基因检测。

2. 肿瘤急症的护理措施 (见第 41 章)

(1) 脑脊液漏。

(2) 脊髓受压。

(3) 颅内压增加。

(4) 癫痫

1) 癫痫发作的风险：大脑皮质肿瘤风险最高，颞叶肿瘤最易引起癫痫。

2) 可能的发作诱因。

①肿瘤或水肿导致异常的电刺激。

②代谢紊乱。

③化疗毒性。

④药物治疗。

⑤感染。

3) 癫痫的治疗。

①左乙拉西坦 (开浦兰)：神经肿瘤治疗的首选用药。该药不由 p450 酶系统代谢，因此血药浓度波动水平较小。

②其他常见抗癫痫药物 (AED)：包括苯妥英 (狄兰汀)、拉莫三嗪 (利必通)、丙戊酸 (丙戊酸钠)、卡马西平 (酰胺咪嗪)、奥卡西平 (曲莱) 和托吡酯 (妥泰)。

③临终阶段癫痫的治疗药物：包括苯巴比妥 (有镇静的效果，不建议用于活动、清醒患者)。

④每种抗癫痫药物都有利与弊，因此，抗癫痫治疗必须个体化。

⑤药物临床试验中，酶诱导作用的抗癫痫药常作为排除标准。

(5) 静脉血栓栓塞 (VTE) (Perry, 2010)

1) 深静脉血栓形成 (DVT) 或肺栓塞 (PE)。

2) 20%~30% 恶性神经胶质瘤患者具有明显的静脉血栓栓塞的症状。

3) 抗凝治疗用于大多数 DVT 或 PE 患者，包括那些接受抗血管增生药物治疗的患者。

3. 生活质量相关的干预措施

(1) 生活质量测量工具：无单一的金标准 (Taphoorn, Sizoo, & Bottomley, 2010)。

1) MD 安德森症状量表 - 脑瘤 (MDSI-BT)。

2) 欧洲癌症研究与癌症治疗生活质量调查问卷——脑肿瘤模块 (EORTC QLQ-BN20)。

3) 癌症治疗功能评估量表 —— 脑肿瘤分量表 (FACT-Br)。

(2) 常见的生活质量问题包括疲劳、认知障碍、情绪障碍、睡眠障碍 (Liu, Page, Solheim, Fox, & Chang, 2009)。

4. 幸存者的干预

(1) 原发性脑瘤的生存情况

1) 原发性脑瘤的治疗为姑息性的，患者的生存率取决于肿瘤本身因素 [组织学、手术切除程度 (取决于肿瘤的位置、大小和可及性)] 和患者因素 (年龄、功能状态) (Nicolato et al., 1995; Stupp et al., 2010)。生存期可能为几个月到几年；一般来说，高度恶性神经胶质瘤的远期预后很差。

(2) 原发性脊髓肿瘤的生存情况

1) 良性肿瘤可以完全切除，因此患者的预期寿命不受疾病的影响。

2) 脊髓原发性恶性肿瘤采取姑息治疗，预计生存时间与肿瘤位置、体积、多灶性、手术的可及性、对放疗及化疗的敏感性有关，生存期一般为几个月至 1~2 年。

(3) 脑部或脊髓转移癌的生存情况

1) 生存率与中枢神经系统病灶的大小、潜在的恶性肿瘤是否已经得到控制、肿瘤对治疗如手术、放疗、化疗的敏感性直接相关。生存期限可以短至几周，如软脑膜癌症，也可以长至数年，如一些早期积极治疗的乳腺癌转移性中枢神经系统肿瘤患者。

（张翠萍 译 谌永毅 校）

参考文献

Beal, K., Abrey, L., & Gutin, P. (2011). Antiangiogenic agents in the treatment of recurrent or newly diagnosed glioblastoma:

Analysis of single-agent and combined modality approaches. *Radiation Oncology, 6*(2), 2. http://www.ro-journal.com/content/6/1/2.

Bergsneider, M., & Barkhoudarian, G. (2012). Principles of neurosurgery. In R. B. Daroff, G. M. Fenichel, J. Jankovic, & J. C. Mazziotta (Eds.), *Bradley's neurology in clinical practice* (6th., pp. 820–827). Philadelphia, PA: Elsevier Saunders.

Bock, H., Puchner, M., Lohmann, F., Schutze, M., Koll, S., Ketter, R., et al. (2010). First-line treatment of malignant glioma with carmustine implants followed by concomitant radiochemotherapy: A multicenter experience. *Neurosurgery Review, 33*(4), 441–449.

Cai, L., Li, J., Lai, M., Shan, C., Lian, Z., Hong, W., et al. (2013). Bevacizumab rescue therapy extends the survival in patients with recurrent malignant glioma. *Clinical Journal of Cancer Research, 25*(2), 206–211.

Central Brain Tumor Registry of the United States (CBTRUS). (2005-2009). *Analyses of the NPCR and SEER data.* www.cbtrus.org/.

Chang, S., & Newton, H. (2010). Glioma survival and prognosis, E version. In *Principles and practice of neuro-oncology: A multidisciplinary approach* (pp. 57–111). New York: Demos Medical.

Crossman, A., & Neary, D. (2010). *Neuroanatomy. An illustrated colour text* (4th ed.). London: Churchill Livingstone Elsevier.

DeBonis, P., Anile, C., Pompucci, A., Fiorentino, A., Bladucci, M., Chiesa, S., et al. (2012). Safety and efficacy of Gliadel wafers for newly diagnosed and recurrent glioblastoma. *Acta Neurochirurgica, 154*(8), 1371–1378.

Drevelegas, A., & Papanikolaou, N. (2011). Imaging modalities in brain tumors. In A. Drevelegas (Ed.), *Imaging of brain tumors with histological correlations* (pp. 13–22). Berlin-Heidelberg: Springer.

Dunn, G., Rinne, M., Wykosky, J., Genovese, G., Quayle, S., Dunn, I., et al. (2012). Emerging insights into the molecular and cellular basis of glioblastoma. *Genes & Development, 26*(8), 756–784.

Fox, B., Cheung, V., Patel, A., Suki, D., & Rao, G. (2011). Epidemiology of metastatic brain tumors. *Neurosurgery Clinics of North America, 22*(1), 1–6.

Friedman, H., Prados, M., Wen, P., Mikkelsen, T., Schiff, D., Abrey, L., et al. (2009). Bevacizumab alone and in combination with irinotecan in recurrent glioblastoma. *Journal of Clinical Oncology, 27*(28), 4733–4740.

Hegi, M., Liu, L., Herman, J., Stupp, R., Wick, W., Weller, M., et al. (2008). Correlation of O6-methylguanine methyltransferase (MGMT) promoter methylation with clinical outcomes in glioblastoma and clinical strategies to modulate MGMT activity. *Journal of Clinical Oncology, 26*(25), 4189–4199.

Herholz, K., Langen, K., Schiepers, C., & Mountz, J. (2012). Brain tumors. *Seminars in Nuclear Medicine, 42*(6), 356–370.

Hickey, J. (2011). *Clinical practice of neurological and neurosurgical nursing* (6th ed.). Philadelphia: Lippincott Williams and Wilkins.

Howlader, N., Noone, A., Krapcho, M., Neyman, N., Aminou, R., & Altekruse, S., et al. (Eds.). (2012). *SEER cancer statistics review, 1975–2009 (Vintage 2009 Populations).* Bethesda, MD: National Cancer Institute. http://seer.cancer.gov/csr/1975_2009_pops09/.

Levin, V., Bidaut, L., Hou, P., Kumar, A., Wefel, J., Bekele, B., et al. (2011). Randomized double-blind placebo-controlled trial of bevacizumab therapy for radiation necrosis of the central nervous system. *International Journal of Oncology, Biology, and Physics, 79*(5), 1487–1495.

Li, S., Chou, A., Lou, J., Everson, R., Wu, K., Cloughesy, T., et al. (2013). Overexpression of isocitrate dehydrogenase mutant proteins renders glioma cells more sensitive to radiation. *Neuro-Oncology, 15*(1), 57–68.

Liu, R., Page, M., Solheim, K., Fox, S., & Chang, S. (2009). Quality of life in adults with brain tumors: Current knowledge and future directions. *Neuro-Oncology, 11*(3), 330–339.

Michaud, K., & Chang, S. (2011). Principles of chemotherapy. In H. R. Winn (Ed.), *Youmans neurological surgery,* (6th ed. pp. 1236–1242), Philadelphia: W.B. Saunders.

National Brain Tumor Society. (2013). *Frankly speaking about cancer: Brain tumors.* Washington, D.C: Cancer Support Community.

National Cancer Institute (NCI). (2013). *Surveillance epidemiology and end results (SEER) cancer statistics review, 1975–2010. Devcan version 6.7.0.* http://surveillance.cancer.gov/devcan/.

National Center for Biotechnology Information. (2013). IDH1 isocitrate dehydrogenase 1 (NADP+), soluble [*Homo sapiens* (human)]. http://www.ncbi.nlm.nih.gov/gene?cmd=retrieve&list_uids=3417.

National Comprehensive Cancer Network (NCCN). (2013). *Clinical practice guidelines in oncology-central nervous system cancers. version 2.* http//www.nccn.org/professionals/physician_gls/pDF/cns.pdf.

Nicolato, A., Gerosa, M., Fina, P., Iuzzolino, P., Giorgiutti, F., & Bricolo, A. (1995). Prognostic factors in low-grade supratentorial astrocytomas: A uni-multivariate statistical analysis in 76 surgically treated adult patients. *Surgical Neurology, 44*(3), 208–223.

Ohgaki, H., & Kleihues, P. (2011). Genetic profile of astrocytic and oligodendroglial gliomas. *Brain Tumor Pathology, 28*(3), 177–183.

Perry, J. (2010). Anticoagulation of malignant glioma patients in the era of novel antiangiogenic agents. *Current Opinion in Neurology, 23*(6), 592–596.

Reifenberger, G., Hentschel, B., Loeffler, M., Weller, M., Felsberg, J., Schackert, G., et al. (2011). Predictive impact of MGMT promoter methylation in glioblastoma of the elderly. *International Journal of Cancer, 131*(6), 1342–1350.

Ries, L., Melbert, D., Krapcho, M., Mariotto, A., Miller, B., & Feuer, E., et al. (2007). *SEER cancer statistics review, 1975–2004.* Bethesda, MD: National Cancer Institute.http://seer.cancer.gov/csr/1975_2004/.

Roodman, G. (2008). Skeletal imaging and management of bone disease. *Hematology American Society of Hematology Education Program, 2008*(1), 313–319.

Sciubba, D., Petteys, R., Dekutoski, M., Fisher, C., Fehlings, M., Ondra, S., et al. (2010). Diagnosis and management of metastatic spine disease. *Journal of Neurosurgery: Spine, 13*(1), 94–108.

Snell, R. (2010). *Clinical neuroanatomy* (7th ed.). Lippincott Williams & Wilkins.

Stupp, R., Mason, W., van den Bent, M., Weller, M., Fisher, B., Taphoorn, M., et al. (2005). Radiotherapy plus concomitant and adjuvant temozolomide for glioblastoma. *New England Journal of Medicine, 352*(10), 987–996.

Stupp, R., Tonn, J., Brada, M., & Pentheroudakis, G. (2010). High-grade malignant glioma: ESMO clinical practice guidelines for diagnosis, treatment, and follow-up. *Annals of Oncology, 21* (Suppl. 5), v190–v193.

Taphoorn, M., Sizoo, E., & Bottomley, A. (2010). Review on quality of life issues in patients with primary brain tumors. *The Oncologist, 15*(6), 618–626.

van den Bent, M. (2013). How to use molecular markers when caring for a patient with brain cancer: 1P/19Q as a predictive and prognostic marker in the neuro-oncology clinic. *American Society of Clinical Oncology Educational Book. 2013*: 114–116.

Vancheri, C. (2011). New data on nonmalignant brain tumors could spur research efforts. *Journal of the National Cancer Institute, 103*(9), 706–713.

Wen, P., & Brandes, A. (2009). Treatment of recurrent high-grade gliomas. *Current Opinion in Neurology, 22*(6), 657–664.

第 **15** 章 白血病

（一）白血病的病理生理学和分类 (Grigoropoulos, Petter, Van't Veer, Scott & Follows, 2013; Kurtin, 2010)

1. 白血病——血细胞和淋巴组织的恶性疾病，最常见的是白细胞疾病。

(1) 白细胞或恶性肿瘤细胞过度增殖，导致骨髓过度拥挤，无法生成正常的造血细胞。

(2) 白血病细胞能够浸润和聚集到其他器官（如脾、肝、中枢神经系统、淋巴结）。

(3) 白血病根据细胞类型（髓系或淋巴）分类，也可分为急性白血病和慢性白血病。

1) 急性白血病：特点是未成熟的原始血细胞过度增殖。

①发病快速。

②急性白血病两个主要分类。

A. 急性髓系白血病 (AML)：分类见框 15-1。

B. 急性淋巴细胞白血病 (ALL)：见框 15-2。

2) 慢性白血病，特点是功能性无能细胞过度增殖。

① 起病缓慢，一般是偶然发现疾病。

② 慢性白血病的两个主要分类：慢性粒细胞白血病 (CML) 和慢性淋巴细胞白血病 (CLL)。

（二）流行病学

1. 2013 年，在美国估计有 48 610 例新发病例和 23 720 例死亡病例（美国癌症协会，2013），2013 年不同类型白血病发病率和死亡率分别如下：

(1) 急性髓系白血病 (AML)——14 590 例新发病例和 10370 例死亡病例。

(2) 慢性粒细胞白血病 (CML)——5920 例新发病例和 610 例死亡病例。

(3) 急性淋巴细胞白血病 (ALL)——6070 例新发病例和 1430 例死亡病例。

(4) 慢性淋巴细胞白血病 (CLL)——15 680 例新发病例和 4580 例死亡病例。

2. 几乎 90% 的白血病患者为成人 (ACS, 2013)。

3. 成人最常见的白血病类型是慢性淋巴细胞白血病 (38%) 和急性髓系白血病 (30%)。

框 15-1　世界卫生组织 (WHO) 急性髓系白血病的分类

- 急性髓系白血病多个基因异常
  - AML with t(8;21)(q22;q22); RUNX1-RUNX1T1
  - AML with inv(16)(p13.1q22) or t(16;16)(p13.1;q22); CBFB-MYH11
  - APL with t(15;17)(q22;q12); PML-RARA
  - AML with t(9;11)(p22;q23); MLLT3-MLL
  - AML with t(6;9)(p23;q34); DEK-NUP214
  - AML with inv(3)(q21q26.2) or t(3;3)(q21;q26.2); RPN1-EVI1
  - AML (成巨核细胞) with t(1;22)(p13;q13); RBM15-MKL1
  - 临时存在：AML—NPM1 突变
  - 临时存在：AML—CEBPA 突变
- 急性髓系白血病脊髓发育不良相关变化
- 急性髓系白血病，未另行规定
  - 急性髓细胞白血病微分化型
  - 急性髓细胞白血病未成熟型
  - 急性髓细胞白血病成熟型
  - 急性粒细胞白血病
  - 急性粒单核细胞白血病
  - 急性红细胞白血病
    - 纯红白血病
    - 红白血病，红细胞/骨髓
  - 急性巨核细胞白血病
  - 急性嗜碱性粒细胞白血病
  - 骨髓纤维化
- 治疗相关性髓系肿瘤
- 髓系肉瘤
- 唐氏综合征有关性骨髓增殖
  - 瞬态异常骨髓形成
  - 骨髓白血病与唐氏综合征有关
- 胚芽浆细胞样树突细胞肿瘤

Data from Vardiman, J. W., Thiele, J., Arber, D. A., Brunning, R. D., Borowitz, M. J., Porwit, A., et al. (2009). The 2008 revision of the World Health Organization (WHO) classification of myeloid neoplasms and acute leukemia: Rationale and important changes. Blood, 114(5), 937–951.

框 15-2 世界卫生组织 (WHO) 急性淋巴细胞白血病的分类

- T 淋巴细胞白血病/淋巴瘤
- B 淋巴细胞白血病/淋巴瘤
  - B 淋巴细胞白血病/淋巴瘤, NOS
  - B 淋巴细胞白血病/淋巴瘤复发性基因异常
  - B 淋巴细胞白血病/淋巴瘤−t(9, 22)(q34;q11.2);BCR - ABL1
  - B 淋巴细胞白血病/淋巴瘤——t(v;11 q23);MLL 重排
  - B 淋巴细胞白血病/淋巴瘤——t(12;21)(p13;q22)TEL-AML1(ETV6-转录因子)
  - B 淋巴细胞白血病/淋巴瘤——超二倍性
  - B 淋巴细胞白血病/淋巴瘤——亚二倍体
  - B 淋巴细胞白血病/淋巴瘤和 t(5;14)白介素-免疫反应性生长素
  - B 淋巴细胞白血病/淋巴瘤和 t(1;19)(q23;p13.3);TCF3-B 淋巴细胞白血病前体蛋白转录因子1抗体

Data from Vardiman, J. W., Thiele, J., Arber, D. A., Brunning, R. D., Borowitz, M. J., Porwit, A., et al. (2009). The 2008 revision of the World Health Organization (WHO) classification of myeloid neoplasms and acute leukemia: Rationale and important changes. Blood, 114(5), 937–951.

4. 儿童和青少年中, 急性淋巴细胞白血病最常见, 占白血病病例的 75%。

5. 2005−2009 年, 白血病总体发病率每年增加 0.4%。

(三) 危险因素

1. 辐射暴露

(1) 以前接受过放射治疗 (RT)。

(2) 广岛和长崎原子弹爆炸事件中的辐射暴露 (Kato & Schull,1982)。

(3) 工作场所辐射暴露。

2. 化学物质暴露

(1) 以前接受过抗肿瘤药物, 如烷化剂和拓扑异构酶抑制剂的治疗 (Schiffer & Stone, 2010)。

(2) 之前使用过氯霉素和保泰松等药物

(3) 意外或工作暴露于化学物质, 如苯、甲醛和杀虫剂 [如橙剂、苯氧基除草剂、三嗪类除草剂、含砷农药、草脱净、六氯环己烷、二氯二苯二氯乙烷 (DDT)] (Polychronakis, Dounias, Makropoulos, Riza, & Linos, 2013)。

3. 病毒感染: 人类 1 型 T 细胞白血病病毒 (HTLV-1) 与成人 T 细胞白血病有关。

4. 家族遗传病——唐氏综合征、特纳综合征、布鲁姆综合征、克氏综合征、先天性再障、毛细血管扩张性共济失调 (Faderl, Pui, O'Brien, Kantarjian, 2010)。

5. 吸烟——增加了急性髓系白血病 (AML) 和慢性粒细胞白血病 (CML) 的患病风险 (Musselman,et al .,2013)。

(四) 症状和体征 (Simpson, 2009)

1. 慢性白血病患者可能无症状

2. 骨髓衰竭相关症状——中性粒细胞减少所致的反复感染, 血小板减少症患者容易擦伤、出血, 以及贫血症状 (如疲劳、无力、气促)。

3. 白血病细胞浸润器官和淋巴结的相关症状

(1) 淋巴结病。

(2) 骨髓压力增加所致的骨疼痛。

(3) 早饱、腹胀及继发于肝、脾肿大的腹部不适。

(4) 中枢神经系统受损引起癫痫发作。

(五) 诊断方法

1. 白血病

(1) 询问病史和体格检查。

(2) 全血细胞计数 (CBC)、弥散性血管内凝血 (DIC)、凝血功能测定 [凝血酶原时间 (PT)、部分凝血活酶时间 (PTT)、纤维蛋白原、D- 二聚体]。

(3) 若存在神经症状或体征, 进行计算机断层扫描 (CT) 或磁共振成像 (MRI) 和腰椎穿刺 (LP) 检查。

腰椎穿刺禁忌用于以下患者:脑膜疾病、中枢神经系统出血、未纠正的凝血障碍,如 DIC 和血小板减少症等。

(4) 接受蒽环霉素化疗或具有蒽环霉素用药史、有心脏病史和心功能不全的患者, 需进行心脏扫描或超声心动图。

(5) 鉴定人类白细胞抗原 (HLA) 分型, 有造血干细胞移植 (HSCT) 禁忌的患者例外。

(6) 尽早为风险性高且无兄弟姐妹的患者寻找供体。

(7) 选择中心静脉通路。

2. AML 的其他诊断方法 [National Comprehensive Cancer Network (NCCN), 2013a]

(1) 骨髓穿刺和细胞遗传学检查。

(2) 骨髓中髓样幼稚细胞超过 20%。

(3) 免疫表型和细胞化学术。

(4) 检测干细胞因子、FMS- 样酪氨酸激酶 3- 内部串联重复 (FLT3-ITD)、NPM、CEBPA 突变。

3. CML 的其他诊断方法 (NCCN,2013 c)

(1) 骨髓穿刺和细胞遗传学分析

1) 细胞遗传学分析——费城染色体 (Ph 染色体), 9 号染色体和 22 号染色体易位, 导致 BCR-ABL1 融合基因。

(2) 如不能获取骨髓, 可考虑荧光原位杂交 (FISH)。

(3) 定量反转录酶聚合酶链反应 (QPCR)(血液或骨髓)。

4. ALL 的其他诊断方法 (NCCN,2013 b)

(1) 骨髓穿刺和细胞遗传学分析

1) 骨髓中淋巴母细胞超过 20%。

2) 细胞遗传学分析:

①费城染色体。

A. 费城染色体存在于 25% 的成人 ALL 患者和 3% 儿童 ALL 患者中 (NCCN,2013 b)。

②其他常见的基因异常：超二倍性 (DNA 指数 > 1.16, 51~65 条染色体)、亚二倍性 (< 46 条染色体)、t(v;11q23)、MLL 重排、t(12;21)(p13;q22)、TEL-AML1、t(1;19)(q23;p13.3)、E2A-PBX1、t(5;14)(q31,q32) 和 IL3-IGH。

(2) 肿瘤溶解综合征 (TLS):乳酸脱氢酶 (LDH)、尿酸、钾、钙、磷。

白细胞计数增多、高尿酸血症、肾脏疾病的患者发生肿瘤溶解综合征的风险较高。

(3) 胸部 CT(适用于 T 细胞性 ALL)。

(4) 睾丸检查。

5. CLL 的其他诊断方法 (Hallek et al .,2008)

(1) 血液——外周血中 B 淋巴细胞超过 5×10^9/L(5000/ μ L), 持续至少 3 个月以上。

(2) 免疫表型——T 细胞抗原 CD5 和 B 细胞表面抗原 CD19、CD20 和 CD23。

(3) 细胞遗传学分析

13 号染色体 (13q14.1)、11 号染色体 (11q)、6 号染色体 (6q)、12 号染色体、17 号染色体 (17p) 缺失

（六）分期

1. 急性髓细胞性白血病 (AML) 没有分期系统。

2. 慢性粒细胞白血病 (CML) 没有分期系统。CML 分为三个阶段:慢性期、加速期、急变期 (表 15-1)。

3. 儿童和成人急性淋巴细胞白血病 (ALL) 无分期系统, 危险分层用于指导制订治疗计划。

(1) 儿童急性淋巴性白血病 (ALL) 危险分层 (NCCN,2013 b)

1) 低危

① B 细胞性急性淋巴细胞白血病 (ALL) 患者。

② 1~10 岁的儿童。

③确诊时白细胞计数小于 50 000 /μL 的患者。

2) 高危

① T 细胞性急性淋巴细胞白血病 (ALL) 患者 (不论年龄或白细胞计数)。

② 1 岁以下、10 岁以上及确诊时白细胞计数 ≥ 50000 /μL 的儿童。

3) 极高危

① Ph 染色体阳性和 (或) 存在 BCR -ABL 融合蛋白的 ALL 患者。

②亚二倍体 (< 44 条染色体) 者。

③诱导治疗不能缓解的患者。

(2) 成人急性淋巴细胞白血病 (ALL) 危险分层 (2013 b)

表 15-1　世界卫生组织 (WHO) 标准：慢性粒细胞性白血病的分期

阶段	临床特征
慢性阶段	原始细胞<外周白细胞和 (或) 骨髓有核细胞(白细胞)的10%
加速阶段	原始细胞占外周白细胞和 (或) 骨髓有核细胞的 10%~19%
	外周血嗜碱性粒细胞> 20%
	持续血小板减少症(< 100×10^9 / L)
	与治疗无关的或持久的血小板增多(>1000×10^9 / L)
	对治疗无效的脾脏增大和白细胞增多
	细胞遗传学克隆进化的证据
原始细胞危机	原始细胞>外周白细胞和 (或) 骨髓有核细胞20%
	类似原始细胞扩散
	大原始细胞的焦点或集群骨髓活检

Data from　National Comprehensive Cancer Network. (2013). NCCN practice guidelines in oncology: Chronic myelogenous leukemia [v.2.2014]. http://www.nccn.org/professionals/physician_gls/pdf/cml.pdf.

1) 低危

① Ph 染色体阴性的 ALL 患者。

②年龄超过 65 岁的患者。

③不伴有以下特征的患者:亚二倍体、t(v;11q23) 或 MLL 基因重排、t(9;22) 或 BCR-ABL, 或复杂核型 (超过 5 条染色体有异常)。

2) 高危

① Ph 染色体阳性的 ALL 患者。

②年龄超过 65 岁的患者。

③伴有以下特征的患者:亚二倍体、t(v;11q23) 或 MLL 基因重排、t(9;22)、BCR-ABL 或复杂核型 (超过 5 条染色体异常)。

4. 慢性淋巴细胞白血病 (CLL) 分期

两种常用的分期系统:

1) Rai 分期系统——美国常用分期系统 (表 15-2) (Rai,1987)。

2) Binet 分期系统——区别常用分期系统。

（七）预后

1. 5 年存活率 (Howlader et al .,2013)

(1) 急性髓系白血病 (AML)——25.7%。

1) 儿童和青少年 (0–19 岁)——63.9%(Howlader et al., 2013 b)。

(2) 慢性粒细胞白血病 (CML)cml——62.7%。

(3) 急性淋巴细胞白血病 (ALL)——67.3%。

1) 儿童和青少年 (年龄 0~19 年)——90%(Howlader et al .,2013 b)。

(4) 慢性淋巴细胞白血病 (CLL)——80.5%。

表 15-2　慢性淋巴细胞白血病分期系统

危险分层	临床特征
低度	淋巴细胞增多(淋巴细胞> 30%) 无淋巴结肿大、脾大、肝大 红细胞和血小板计数正常
中度	淋巴细胞增多 任一部位淋巴结肿大、脾肿大和(或)肝大 红细胞和血小板计数正常
高度	淋巴细胞增多 贫血(血红蛋白< 11 g / dL)或血小板减少(血小板计数< 100×10^9 / L) 有或没有淋巴结肿大、脾大、肝大

Data from　Rai, K. R. (1987). A critical analysis of staging in CLL. In R.P. Gale & K.R. Rai (Eds.). Chronic lymphocytic leukemia: Recent progress and future direction. New York: Alan R.

(八) 治疗原则

1.AML——治疗分为诱导化疗和缓解后 (巩固) 治疗

(1) 诱导化疗——给予初次化疗的患者高剂量化疗,以达到完全缓解或根除白血病的目的,使骨髓增殖出正常的细胞 (幼稚细胞少于 5%) 和正常的血细胞计数。

1)AML 诱导化疗方案包括:阿糖胞苷联合蒽环霉素 (柔红霉素或道诺霉素) (NCCN,2013)。

①"7 + 3"方案——最常用的诱导化疗方案,阿糖胞苷连续 7 天 24 小时持续静脉输注联合柔红霉素或道诺霉素使用 3 天。

(2)缓解后治疗或巩固治疗——减少白血病细胞数量,实现长期无病生存 (DFS)。

1) 低危——细胞遗传学或分子异常。

①使用诱导治疗期相同的化疗药物 1~2 周期,随后维持治疗或自体造血干细胞移植。

②临床试验。

2) 中危——治疗方案如下:

①使用匹配的兄弟姐妹或非血缘关系的供者造血干细胞移植。

② 1~2 个周期大剂量的以阿糖胞苷为基础的巩固治疗,随后行自体造血干细胞移植。

③ 3~4 个周期大剂量的阿糖胞苷化疗。

④临床试验。

3) 高危——治疗方案如下:

①使用兄弟姐妹或其他供体的匹配的造血干细胞移植。

②一或两个周期大剂量,以阿糖胞苷为基础的巩固治疗;随后如果没有同种异体移植,则进行自体造血干细胞移植。

(3) 随访 (NCCN, 2013a)

1) 前两年每 1~3 个月一次,第 3~5 年每 3~6 个月一次。

2) 如果外周血涂片异常或血细胞减少应做骨髓穿刺。

3) 首次复发, 即开始寻找兄弟姐妹或替代供体。

2.CML 治疗目标——血液学指标恢复正常, BCR / ABL 转录减少或停止。

(1) 主要治疗方案 (NCCN, 2013 c)。

1) 酪氨酸激酶抑制剂 (TKI)——伊马替尼 (格列卫)、尼洛替尼、达沙替尼。

2) 造血干细胞移植。

3) 临床试验。

(2) 白细胞和血小板增多的支持治疗

1) 症状性白细胞增多——羟基脲、血浆分离置换、伊马替尼、达沙替尼、尼洛替尼或临床试验。

2) 症状性血小板增多——羟基脲、抗血小板聚集药物、阿那格雷。

3.ALL 治疗分为诱导、巩固、维持和中枢神经系统的预防或治疗。

(1) 疾病相关和患者相关的预后因素, 包括年龄、白细胞计数、免疫表型或细胞遗传学亚型、对诱导治疗的反应。

(2) 诱导治疗用于 Ph 染色体阳性的 ALL

1) 年龄超过 40 岁的成人患者 (NCCN, 2013 b)。

①患者年龄小于 65 岁。

A. 临床试验。

B. 酪氨酸激酶抑制剂 (伊马替尼或达沙替尼)+ 高 -CVAD(环磷酰胺、长春新碱、多柔比星和地塞米松,与大剂量甲氨蝶呤、阿糖胞苷交替使用)。

C. 酪氨酸激酶抑制剂 (伊马替尼) 与多种化疗药物 (道诺霉素、长春新碱、泼尼松和环磷酰胺)。

②患者年龄超过 65 岁。

A. 临床试验。

B. 酪氨酸激酶抑制剂与皮质类固醇用于年龄超过 65 岁或出现严重并发症的患者。

C. 根据患者并发疾病的情况和身体状况调整酪氨酸激酶抑制剂与化疗药物的剂量。

2)15~39 岁的青少年和青年患者 (AYA)(NCCN, 2013 b)。

(1) 多种化疗药物——长春新碱泼尼松 (或地塞米松)、培门冬酶 ± 道诺霉素。

(2) 酪氨酸激酶抑制剂 (伊马替尼)+ 高 - CVAD 方案。

(3) 酪氨酸激酶抑制剂与多种化疗药。

(4) 临床试验。

3. Ph 染色体阳性 ALL 的巩固治疗

1) 年龄超过 40 岁的成人患者 (NCCN,2013 b)。

①首选同种异体造血干细胞移植。

②如果不能进行同种异体造血干细胞移植，则继续使用酪氨酸激酶抑制剂 + 多种化疗药。

③年龄超过 65 年或有严重并发症的患者继续使用酪氨酸激酶抑制剂联合皮质类固醇

2)15~39 岁的青少年和青年患者 (AYA)(NCCN, 2013 b)。

①有合适供体时进行同种异体造血干细胞移植。

②酪氨酸激酶抑制剂 + 多种化疗药继续治疗。

(4) Ph 染色体阳性 ALL 的维持治疗

1) 持续 2~3 年。

2) 常用的药物，包括甲氨蝶呤 (MTX)、6 - 巯基嘌呤、长春新碱、泼尼松、酪氨酸激酶抑制剂。

(5) Ph 染色体阴性 ALL 的诱导治疗

1) 成人患者年龄超过 40 岁 (NCCN,2013 b)。

①多药化疗——道诺霉素、长春新碱、泼尼松、培门冬氨和环磷酰胺

②高 -CVAD 方案 ± 利妥昔单抗 (瑞图宣) 方案。

③糖皮质激素用于 65 岁以上或有严重并发症的患者。

④ 临床试验。

2)15~39 岁的青少年和青年患者 (NCCN,2013 b)。

①多药化疗——柔红霉素、长春新碱、泼尼松、培门冬酶和环磷酰胺

②临床试验。

(6)Ph 染色体阴性 ALL 的巩固治疗

1) 超过 40 岁的成人患者 (2013 b)。

①联合化疗。

②如果有合适供体考虑同种异体造血干细胞移植。

③年龄大于 65 岁或有严重并发症的患者继续使用糖皮质激素。

2)15~39 岁的青少年和青年患者 (NCCN,2013 b)。

①继续多药化疗。

②如果有合适供体，考虑同种异体造血干细胞移植。

(7)Ph 染色体阴性 ALL 的维持治疗

每周甲氨蝶呤 + 每天 6 - 巯基嘌呤 + 每月长春新碱或泼尼松脉冲治疗, 持续 2~3 年。

(8)Ph 染色体阳性和阴性患者中枢神经系统的预防和治疗

常用鞘内化疗药物。

①甲氨蝶呤。

②甲氨蝶呤 + 阿糖胞苷和皮质类固醇 (三重鞘内化疗方案)。

(9) 诊断时, 患者有中枢神经系统转移——鞘内化疗或颅脑照射。

1) 鞘内化疗开始于诱导化疗期间 (Linker et al., 1987)。

2) 颅脑放射疗法——一般作为挽救治疗。

4.CLL(Hallek et al., 2008; Simpson, 2009)

(1) 监测无症状的低中危患者, 在患者出现症状和疾病进一步进展前, 严密观察患者。

(2) 常用药物

1) 嘌呤类似物——氟达拉滨、喷司他丁、克拉屈滨。

2) 烷化剂——苯达莫司汀、苯丁酸氮芥、环磷酰胺。

3) 单克隆抗体——利妥昔单抗 (瑞图宣)、阿仑单抗 (坎帕斯)。

4) 皮质类固醇——泼尼松、甲泼尼龙、地塞米松。

白细胞增多和免疫介导的血球减少——可用糖皮质激素控制

5) 磷酸肌醇 3- δ 同工型激酶抑制剂。

idelalisib——首先, 口服磷酸肌醇 3- δ 同工型激酶抑制剂。

阶段 3 临床试验结果显示, idelalisib + 利妥昔单抗药物组与安慰剂 + 利妥昔单抗药物组均可用于治疗复发慢性淋巴细胞白血病的患者, 但前者的效果能更显著地改善无进展生存期、整体反应率和长期存活率 (Furman et al .,2013)。

(3) 脾切除——类固醇无效时, 可用来缓解症状

(4) 放疗——用于有症状的淋巴结肿大和 (或) 脾肿大的患者

（九）护理措施

1. 与患者、家庭和多学科团队合作, 制订个性化、整体化的护理计划并实施。

2. 在诊断和治疗期间, 对患者进行身体、情感、心理、社会和精神困扰上的干预。

(1) 鼓励患者用言语表达对疾病和治疗的感受。

(2) 与患者和家人探索应对方法并验证有效机制。

(3) 需要时, 转诊精神健康专家、社区资源、支持团体 (白血病和淋巴瘤协会、美国癌症协会)。

(4) 教导患者识别和管理症状, 鼓励患者将症状告知医务人员。

(5) 对治疗副作用进行药物和非药物干预。

3. 并发症的预防

(1) 护士对潜在的疾病和治疗相关并发症进行持续评估非常重要, 如肿瘤溶解综合征、骨髓抑制 (中性粒细胞减少、贫血、血小板减少症)、电解质失衡、感染、小脑和神经毒性、心脏毒性、类固醇相关毒性、凝血障碍、高黏血症和移植物抗宿主病。

4. 生育咨询。

5. 血管通路的护理。

（张翠萍 译 谌永毅 校）

参考文献

American Cancer Society. (2013). *Cancer facts and figures—2013*. Atlanta: Author.

Faderl, S., Pui, C. -H., O'Brien, S., Kantarjian, H. M., et al. (2010). Acute lymphoblastic leukemia. In K. Hong, R. Bast, W. Hait, D. Kue, R. Pollock, & R. Weichselbaum (Eds.), *Cancer medicine* (8th ed., pp. 1591–1603). Shelton, CT: People's Medical Publishing House-USA.

Furman, R. R., Sharman, J. P., Coutre, S. E., Cheson, B. D., Pagel, J. M., Hillmen, P., et al. (2013). A phase 3, randomized, double-blind, placebo-controlled study evaluating the efficacy and safety of idelalisib and rituximab for previously treated patients with chronic lymphocytic leukemia (CLL). *Blood, 122*(21), LBA-6.

Grigoropoulos, N. F., Petter, R., Van't Veer, M. B., Scott, M. A., & Follows, G. A. (2013). Leukaemia update. Part 1: Diagnosis and management. *BMJ [British Medical Journal], 346*, f1932.

Hallek, M., Cheson, B. D., Catovsky, D., Caligaris-Cappio, F., Dighiero, G., Döhner, H., et al. (2008). Guidelines for the diagnosis and treatment of chronic lymphocytic leukemia: A report from the International Workshop on Chronic Lymphocytic Leukemia updating the National Cancer Institute–Working Group 1996 guidelines. *Blood, 111*(12), 5446–5456.

Howlader, N., Noone, A. M., Krapcho, M., Garshell, J., Neyman, N., Altekruse, S. F., et al. (2013a). *SEER cancer statistics review, 1975-2010*. http://seer.cancer.gov/csr/1975_2010/.

Howlader, N., Noone, A. M., Krapcho, M., Garshell, J., Neyman, N., & Altekruse, S. F., et al. (Eds.). (2013b). *Childhood cancer by site, incidence, survival and mortality, 1975-2010*. http://seer.cancer.gov/csr/1975_2010/results_merged/sect_28_childhood_cancer.pdf.

Kato, H., & Schull, W. J. (1982). Studies of the mortality of A-bomb survivors: 7. Mortality, 1950-1978: Part I. Cancer mortality. *Radiation Research, 90*(2), 395–432.

Kurtin, S. E. (2010). Leukemia and myelodysplastic syndromes. In C. H. Yarbro, D. Wujcik, & B. H. Gobel (Eds.), *Cancer nursing: Principles and practice* (pp. 1370–1399, 7th ed.). Sudbury, MA: Jones and Bartlett.

Linker, C. A., Levitt, L. J., O'Donnell, M., Ries, C. A., Link, M. P., Forman, S. J., et al. (1987). Improved results of treatment of adult acute lymphoblastic leukemia. *Blood, 69*(4), 1242–1248.

Musselman, J. R., Blair, C. K., Cerhan, J. R., Nguyen, P., Hirsch, B., & Ross, J. A. (2013). Risk of adult acute and chronic myeloid leukemia with cigarette smoking and cessation. *Cancer Epidemiology, 37*(4), 410–416.

National Comprehensive Cancer Network. (2013a). *NCCN practice guidelines in oncology: Acute myeloid leukemia, [v.2.2013]*. http://www.nccn.org/professionals/physician_gls/pdf/aml.pdf.

National Comprehensive Cancer Network. (2013b). *NCCN practice guidelines in oncology: Acute lymphoblastic leukemia, [v.1.2013]*. http://www.nccn.org/professionals/physician_gls/pdf/all.pdf.

National Comprehensive Cancer Network. (2013c). *NCCN practice guidelines in oncology: Chronic myelogenous leukemia, [v.2.2014]*. http://www.nccn.org/professionals/physician_gls/pdf/cml.pdf.

Polychronakis, I., Dounias, G., Makropoulos, V., Riza, E., & Linos, A. (2013). Work-related leukemia: A systematic review. *Journal of Occupational Medicine and Toxicology, 8*(1), 14.

Rai, K. R. (1987). A critical analysis of staging in CLL. In R. P. Gale & K. R. Rai (Eds.), *Chronic lymphocytic leukemia: Recent progress and future directions*. New York: Alan R. Liss.

Schiffer, C. A., & Stone, R. M. (2010). Acute myeloid leukemia in adults: Mast cell leukemia and other mast cell neoplasms. In K. Hong, R. Bast, W. Hait, D. Kue, R. Pollock, & R. Weichselbaum. et al. (Eds.). *Cancer medicine* (pp. 1559–1581, 8th ed.). Shelton, CT: People's Medical Publishing House-USA.

Simpson, J. K. (2009). The leukemias. In S. Newton, M. Hickey, & J. Marrs (Eds.), *Oncology nursing advisor* (pp. 100–107). St. Louis.

Vardiman, J. W., Thiele, J., Arber, D. A., Brunning, R. D., Borowitz, M. J., Porwit, A., et al. (2009). The 2008 revision of the World Health Organization (WHO) classification of myeloid neoplasms and acute leukemia: Rationale and important changes. *Blood, 114*(5), 937–951.

第 16 章　淋巴瘤和多发性骨髓瘤

（一）淋巴系统的生理学

1. 原始细胞或多能干细胞——位于骨髓当中，是骨髓和淋巴细胞系母细胞，具有不断自我更新的能力 (Friedberg, Mauch, Rimsza, & Fisher, 2011; Koury & Lichtman, 2010)。

2. 初级淋巴组织——骨髓和胸腺。

(1) 淋巴细胞起源于骨髓中淋巴干细胞。

(2) 部分淋巴细胞会转移至胸腺。

1) 这些细胞增殖和成熟变成 T 淋巴细胞 (T 细胞)。

2) 在成人中，T 细胞在外周造血器官继续增殖。

(3) 淋巴细胞在骨髓中发育成熟变成 B 淋巴细胞。成熟 B 细胞 (浆细胞) 产生免疫球蛋白 (抗体)。

3. 次级淋巴组织 : 抗原反应发生的部位。

(1) 淋巴结、脾脏、悬雍垂及扁桃体环 (口咽淋巴组织)。

(2) 位于肠道组织细胞群，即 Peyer 斑集合淋巴结。

(3) 位于肠道和呼吸道上皮的淋巴细胞，即黏膜相关淋巴组织 (MALT)。

(4) 分布于中枢神经系统 (CNS) 以外的间质和大部分组织中。

4. 淋巴系统中的细胞

(1) T 细胞和 B 细胞。

(2) 网状支持细胞，组成淋巴结的结构。

(3) 树突状 (朗格汉斯) 细胞，位于皮肤和淋巴结中。

（二）淋巴系统的恶性肿瘤

1. 霍奇金淋巴瘤 (HL) [也称为霍奇金病 (HD)]。

(1) 流行病学

1) 2013 年，估计有 9290 例新发病例和 1180 例死亡病例 [美国癌症协会 (ACS),2013]。

2) 发病率与年龄相关，呈双峰分布——最常见于 15~35 岁的青少年和成年人以及 55 岁以上的成年人。

(2) 危险因素

1) 霍奇金淋巴瘤的确切病因不明。

2) 霍奇金淋巴瘤的风险因素 (Engert, Eichenauer, Harris, Mauch, & Diehl, 2011; Mauch, Weiss, & Armitage, 2010)：

①年龄——15~35 岁以及 55 岁以上的人群风险较高。

② Epstein-Barr 病毒 (EB 病毒) 和人类免疫缺陷病毒 (HIV) 感染。

③淋巴瘤家族史。

④实体器官及骨髓移植前的原发性免疫缺陷。

⑤之前使用过细胞毒性化疗药物治疗其他疾病。

⑥早期暴露于感染可能会预防霍奇金淋巴瘤 (Engert et al .,2011)。

(3) 病理学

1) 霍奇金淋巴瘤的两个不同类型分别是经典型霍奇金淋巴瘤 (cHL) 和结节性淋巴细胞为主型的霍奇金淋巴瘤 (NLPHL)

2) 两种类型中的恶性肿瘤细胞均为霍奇金 /RS(HRS) 细胞，这些巨大的多核细胞只占了受累组织的小部分 (1%~2%)，它们被大量被激活的免疫细胞包围 (Engert et al .,2011;Mauch et al .,2010)。

3) 尽管目前临床上尚未统一 : 霍奇金淋巴瘤可能是一组相关的疾病。

(4) 临床表现 (Engert et al., 2011; Manson & Porter, 2011)

1) 淋巴结、脾脏或其他免疫组织肿大，伴或不伴随全身症状。

2) 经典型霍奇金淋巴瘤——50% 的患者表现为局限性疾病 (I 或 II 阶段)，主要累及颈部、锁骨上及纵隔淋巴结。

3) 结节性淋巴细胞为主型霍奇金淋巴瘤——80% 以上的患者表现为局限性疾病，主要累及颈部、腋窝和腹股沟淋巴结。

4) 首先易于转移至邻近淋巴结。

5) 全身症状较大 (B 症状)——大约 40% 的患者会出现全身症状，表现为发热、体重减轻、疲劳和盗汗。

6) 与经典型 HL 相比，NLPHL 症状出现时间更早，生存期更长，治疗成功率更高 (Nogova et al .,2008)。

(5) 诊断措施 [Engert et al., 2011; Manson & Porter, 2011; National Comprehensive Cancer Network (NCCN), 2013]

1) 需切除淋巴结进行活检。

2) 病理检查结果显示存在 RS 细胞。

3) 影像学检查（胸部、腹部和骨盆增强 CT）评估疾病程度。

4) 确定确切需行骨髓活检。

5) 免疫组织化学和细胞遗传学检测。

6)HIV 检测以及其他根据推荐治疗方案制订的检查方案（射血分数评估、肺功能检查）。

7) 生育咨询。

(6) 分类 [Engert et al., 2011; Manson & Porter, 2011; National Cancer Institute (NCI), 2013a]

1) 两种亚型——cHL 和 LPHL（ 框 16-1）。

① 95% HL 是 cHL，包括四种亚型：结节硬化型、混合细胞型和淋巴细胞减少型、淋巴细胞丰富型。

A.cHL 典型的免疫表型为 CD15 +、CD20 -、CD30 +、CD45 -。

② 与 cHL 相比，NLPHL 患者患病阶段较早期，生存期更长，治愈率更高。

A. B 细胞的临床病理特征与 cHL 不同。

框 16-1　成熟 B 细胞、T 细胞及 NK 细胞肿瘤 WHO 分类 (2008)*

成熟 B 细胞肿瘤
- 慢性淋巴细胞白血病，小淋巴细胞性淋巴瘤
- B细胞造血干细胞白血病
  - 脾边缘区淋巴瘤*
  - 毛状细胞白血病
- 淋巴浆细胞性淋巴瘤*
  - 原发性巨蛋白血症*
- 重链疾病
  - α 重链疾病
  - γ 重链疾病
  - μ 重链疾病
- 浆细胞骨髓瘤(多发性骨髓瘤)
- 孤立性浆细胞瘤
- 髓外浆细胞瘤
- 黏液性淋巴组织的外淋巴边缘区淋巴瘤(MALT类型)
- 淋巴结边缘区淋巴瘤(MZL)*
- 滤泡性淋巴瘤*
- 原发性皮肤滤泡中心淋巴瘤
- 套细胞淋巴瘤
- 弥漫型大B细胞淋巴瘤(DLBCL), 不另行说明(NOS)
  - 富于T细胞/组织细胞型大B细胞淋巴瘤
  - 慢性炎症相关DLBCL
  - 原发性皮肤DLBCL, 腿型
- 淋巴瘤样的肉芽肿病
- 原发性纵隔(胸腺)大B细胞淋巴瘤
- 血管内大B细胞型淋巴瘤
- ALK阳性的大B细胞淋巴瘤
- 浆母细胞型淋巴瘤
- 原发性渗出性淋巴瘤
- 起源于与人疱疹病毒8型(HHV8)有关的多中心巨大淋巴结增生病(Castleman病)的大B细胞淋巴瘤

- Burkitt淋巴瘤
- B细胞淋巴瘤, 未分类, 临床特征介于弥漫性大B细胞淋巴瘤和Burkitt淋巴瘤之间
- B细胞淋巴瘤, 未分类, 临床特征介于弥漫性大B细胞淋巴瘤和经典型霍奇金淋巴瘤之间

霍奇金淋巴瘤
- 经典型霍奇金淋巴瘤
- 结节性淋巴细胞为主型霍奇金淋巴瘤(NLPHL)
  - 结节硬化HL
  - 混合细胞型HL
  - 淋巴细胞减少型HL
  - 淋巴细胞丰富的经典HL

成熟 T 细胞和 NK 细胞肿瘤
- T细胞幼淋巴细胞白血病
- T细胞大颗粒淋巴细胞白血病
- 侵袭性NK细胞白血病
- 儿童系统EB病毒阳性, T细胞淋巴组织增生性疾病
- 种痘样水疱病样淋巴瘤
- 成人T细胞白血病, 淋巴瘤
- 结外NK细胞和T细胞淋巴瘤, 鼻肠型T细胞淋巴瘤
- 肝脾T细胞淋巴瘤
- 皮下脂膜炎样T细胞淋巴瘤
- 蕈样肉芽肿
- Sézary 综合征
  - 原发性皮肤CD30阳性T细胞淋巴增殖性疾病
  - 淋巴瘤样丘疹病
- 原发性皮肤间变性大细胞淋巴瘤*
- 原发性皮肤 γ - δ T细胞淋巴瘤
- 外周T细胞淋巴瘤NOS, 血管免疫母细胞性T细胞淋巴瘤
- 间变性大细胞淋巴瘤, ALK阳性

---

* 在 2008 年 WHO 分类系统中，某些组织学类型为暂时新加类型，不包括在以上内容中。

Data from　Swerdlow, S.H., Campo, E., Harris, N.L., Jaffe, E.S., Pileri, S.A., Stein, H., et al. (Eds.). (2008). World Health Organization classification of tumours of the haematopoietic and lymphoid tissues (4th ed.). Lyon, France: IARC Press; National Comprehensive Cancer Network. (2013). NCCN clinical practice guidelines in oncology [v.2.2013]; Jaffe, E.S. (2009). The 2008 WHO classification of lymphomas: Implications for clinical practice and translational research. Hematology, 1, 523–531.

B. 常见免疫表型为 CD15-、CD20+、CD30-、CD45+。

(7) 分期

1) 常用 Ann Arbor 分期系统，根据疾病的严重程度以及是否存在全身症状 (B 症状) 进行分期 (框 16-2)[美国癌症联合委员会 (AJCC)，2010A]。

2) 临床分期系统将患者分为四种不同的预后分组，可根据患者预后制定不同的治疗方案 (框 16-3)(NCCN，2013；NCI，2013A)。

(8) 预后

1) 联合化疗和（或）放疗 (RT) 能够治愈 80% 以上HL 新诊断病例

2) 在最近的 50 年中，美国 HL 的死亡率下降速度比其他恶性肿瘤更快 (Manson & Porter，2011)。

(9) 治疗原则 (Engert et al.，2011; NCCN，2013; NCI，2013a)

1) 临床分期和预后对治疗方法的选择的影响多于组织学对治疗选择的影响。

2) 不同预后群体具有不同的标准治疗方法。

3) 早期预后良好组——少量化疗 (通常是 2 或 3 周期) 以及区域放疗。

4) 早期预后不良组——中等量化疗 (通常为 4 个周期) 以及区域放疗。

5) 晚期阶段——广泛的化疗 (通常为八个周期)，伴或不伴有巩固性放疗 (通常为残留肿瘤)。治疗后，复发。

6) 使用同一或另一化疗方案化疗，并进行高剂量化疗，若患者符合移植标准，则进行自体骨髓或外周血干细胞或同种异基因骨髓移植。

框 16-3　霍奇金淋巴瘤的预后分期和临床特点

- 早期预后良好组：无任何危险因素的临床 I 期和 II 期
- 早期预后不良组：有一个或更多个以下危险因素的临床 I 期和 II 期：
  - 纵隔大肿块(胸部 X 线显示＞胸部宽度的33%；CT 显示≥10厘米)
  - 结节外浸润
  - 三个或更多的淋巴结区受累及
  - 红细胞沉降率升高(B阶段为30mm/h，A阶段为50mm/h)
  - B症状
- 晚期预后良好组：临床 III 期或 IV 期伴有0至3个不良的危险因素
- 晚期预后不良组：临床 III 或 IV 期伴有4个或更多个的以下危险因素
  - 男性
  - 年龄≥45岁
  - 白蛋白水平＜4克/dL
  - 血红蛋白水平＜10.5 g/ dL
  - IV期疾病
  - 血白细胞(WBC)计数≥15000 / mm³
  - 绝对淋巴细胞计数＜600/mm³或淋巴细胞计数＜WBC总数的8%

Data from　National Cancer Institute. www.cancer.gov; National Comprehensive Cancer Network. (2013). NCCN clinical practice guidelines in oncology (v.2.2013). http://www.nccn.org/professionals/physician_gls/f_guidelines.asp.

Box 16-2

Ann Arbor Staging System

Stage I

- Involvement of single lymph node region (I), or
- Localized involvement of a single extralymphatic organ or site (Ie)

Stage II

- Involvement of two or more lymph node regions, same side of diaphragm (II), or
- Localized involvement of a single associated extralymphatic organ or site and its regional lymph node(s), with or without involvement of other lymph node regions on the same side of the diaphragm (IIe)

Stage III

- Involvement of lymph nodes on both sides of diaphragm (III), which may also be accompanied by
- Localized involvement of an associated extralymphatic organ or site (IIIe), or
- Involvement of the spleen (IIIs), or
- Both (IIIe + IIIs)

Stage IV

- Disseminated involvement of extralymphatic organs, with or without associated lymph node involvement, or isolated extralymphatic organ involvement with distant nodal involvement

If the patient has fever, night sweats, or weight loss (>10% of body weight), the B designation is added to the stage. If the patient does not have these symptoms, this is designated with the letter "A."

Used with permission of the American Joint Committee on Cancer (AJCC), Chicago, Illinois. The original source for this material is the AJCC Cancer Staging Manual, Seventh Edition (2010) published by Springer Science and Business Media LLC, www.springer.com.

注：应版权方要求，正文中此框中的内容须为英文原文，中文译文请见附录。

7) 幸存者相关问题和远期影响的监测 (见第 42 章)。

2. 非霍奇金淋巴瘤 (NHL)

(1) 流行病学

1) 在 2013 年, 大约有 69 740 的新发病例和 29 020 例死于 NHL;从 2005~2009 年, 男女总体发病率稳定;然而, NHL 包括各种各样的亚型, 这些亚型的发病率可能会有所不同 (ACS, 2013)。

2) 在过去的 3 年, 发病率有所增加, 但自 2004 以来, 一直保持相对稳定 (howlader 等, 2013)。

3) 在 20 世纪 90 年代末期, 死亡率开始下降, 从 2005~2009 年, 每年下降 3% (ACS, 2013)。

4) 从 2006~2010 年, 确诊的平均年龄是 66 岁 (Howlader et al., 2013)。

(2) 风险因素

1) 大多数 NHL 的致病原因不明。

2) NHL 的危险因素 (Freedman, 2010; Friedberg et al., 2011)。

①免疫缺陷——遗传性、获得性、实体器官移植

②感染因子:

A. 感染 EB 病毒——与 Burkitt 淋巴瘤

B. 感染 HTLV-1——增加了发生 T 细胞淋巴瘤的危险性。

C. 幽门螺杆菌的感染与胃肠道恶性淋巴瘤有关联。

③环境和职业暴露——辐射、化学、农药和溶剂。

(3) 病理生理学

1) 淋巴增生性肿瘤的异质群体的组织学类型、临床特征、临床表现及治疗效果各不相同。

2) 85%~90% 起源于 B 淋巴细胞, 也可起源于 T 淋巴细胞和自然杀伤 (NK) 细胞 (Shankland, Armitage, & Hancock, 2012)。

(4) 临床表现 (Friedberg et al., 2011; Manson & Porter, 2011; Shankland et al., 2012)

1) 取决于累及部位和亚型的自然史。

2) 与 HL 相比, 无痛性淋巴结肿大范围更广泛, 更难以预料, 扩散到结外部位的情况更常见。

3) 其他可能的症状——瘙痒、疲劳、腹痛 (脾脏肿大或肝大;淋巴结肿大)、骨疼痛。

4) 累及骨髓, 肝, 或其他常见的结外部位;经常表现为传播性疾病。

(5) 诊断方法

1) 切除淋巴结进行组织活检。

2) 用影像学检查 (胸部、腹部和骨盆的 CT) 来评估疾病程度。

3) 疾病的精确分期需要进行骨髓活检。

4) 免疫组织化学与细胞遗传学评价。

5) 根据推荐的治疗方案 (即射血分数、肺功能检查),

进行艾滋病病毒的检测和附加测试。

(6) 分类 (AJCC, 2010a; Freedman, 2010; NCCN, 2013)

1) 2008 年修订的世界卫生组织 (WHO) 分类系统增添了新的疾病类型和亚型 (见表 16-3)。

2) 新的分类系统考虑了肿瘤细胞的来源 (B 细胞、T 细胞或 NK 细胞), 并根据肿瘤的免疫表型、遗传特征及临床特征进行了进一步分类:B 细胞肿瘤、T 细胞或 NK 细胞肿瘤、HL。

(7) 分期

1) Ann Arbor 分期系统:以疾病的程度和出现的系统症状为依据 (B 症状)(见表 16-2)(AJCC, 2010A)。

2) 大部分具有症状的患者为晚期阶段 (Ⅲ 期或 Ⅳ 期)。

3) 其他未包含在分期系统内的因素对于预后和治疗也非常重要:年龄、体力状态、肿瘤大小、乳酸脱氢酶 (LDH)'值和淋巴结外部位数目。

(8) 预后

1) 取决于淋巴瘤的等级或浸润性和对治疗的反应性。

2) 低度恶性淋巴瘤——在没有接受治疗的情况下, 具有不活跃期 (10~15 年), 从而延长了生存期;此疾病不能治愈, 易复发, 尤其是晚期患者;在某些情况下, 可转化为高度恶化 NHL。

3) 高度恶化淋巴瘤的预后——取决于肿瘤体积、对治疗的反应性和患者对治疗的耐受能力, 大多数未转移患者可通过放化疗或联合化疗治愈;50% 晚期患者可通过多柔比星联合化疗联合和利妥昔单抗治愈。

4) 国际预后指数 (IPI)[国际非霍奇金淋巴瘤预后因

表 16-1　慢性淋巴细胞白血病分期系统

国际预后指数风险因子	不利因子 (1 分)*	有利因子 (0 分)
年龄	>60	≤60
Ann Arbor肿瘤分期	Ⅲ 或 Ⅳ 期	Ⅰ 或 Ⅱ 期
结外受侵部位数	>1	≤1
行为状态	≥2	0 or 1
血清HDL水平	正常	不正常
IPI危险度		
低	0~1	
中等	2	
中高等	3	
高等	4~5	

ECOG, 东部肿瘤协作组;LDH, 乳酸脱氢酶。

* 不利危险因素的总和决定了总体危险水平。

Data from International Non-Hodgkin's Lymphoma Prognostic Factors Project(1993).A predictive model for aggressive non-Hodgkin's lymphoma. New England Journal of Medicine,329(14), 987–994.

素指标 (INHLPFP), 1993]。

①将患者判定为某个风险组，并预测其结局。

②评估 3 个风险因子，可预测完全缓解、无复发生存期和总生存期（表 16-1）。

5) 复发——可能会复发；需要活检及再分期

(9) 治疗原则 (Friedberg et al., 2011; Manson & Porter, 2011; NCI, 2013b; NCCN, 2013)

1) 根据淋巴瘤免疫分型选择治疗方式

2) 最常见的 NHL 的类型是惰性 NHL[滤泡性淋巴瘤 (FL) 20%] 和侵袭性 NHL[弥漫性大 B 细胞淋巴瘤 (DLBC) 30%]；NHL 的治疗方案最具有代表性。

3) 不活跃型 FL 的治标准治疗方案：

① I 期或 II 期。

A. 放射治疗（局部治疗）。

B. 单克隆抗体（单独使用利妥昔单抗或联合化疗（单药或联合治疗）。

C. 观察直到出现症状。

② III 期或 IV 期。

A. 如果没有症状：血细胞减少或终末器官功能障碍，建议观察。

B. 单克隆抗体（利妥昔单抗）单独或联合化疗（单药或联合治疗）。

C. 有症状的患者进行姑息性放射治疗。

4) 中度和高度 DLBCL 是全身性疾病，标准治疗方案为：

① I 期或邻近 II 期肿瘤的治疗。

A. (IF-XRT) 化疗伴或不伴随累及区域的放射治疗（区域放疗）。

B. R-CHOP(利妥昔单抗，环磷酰胺，多柔比星，长春新碱、泼尼松) 侵袭性非邻近 II 期、III 期或 IV 期肿瘤的治疗：R-CHOP 或其他联合化疗。

5) 复发性 NHL：

①其他化疗方案（单药或联合用药）。

②自体外周血造血干细胞 (PBSC)、异基因外周血干细胞，或侵袭性 NHL 的骨髓移植治疗。姑息性放射治疗。

6) 支持性护理。

感染、肿瘤溶解综合征、粒细胞生长因子的管理，使用骨髓生长因子、血液制品的输注 (NCCN, 2013B)。

3. 多发性骨髓瘤

(1) 流行病学

1) 在 2013 年，大约有 22 350 的多发性骨髓瘤新发病例和 10 710 死亡病例 (ACS, 2013)。

2) 美国第二最常见的血液系统恶性肿瘤；约占所有癌症的 1%(ACS, 2013)。

(2) 危险因素

1) 多发性骨髓瘤的危险因素 (De Roos, Baris, Weiss,

& Herrinton, 2006) 。

①接触电离辐射。

②接触低水平的辐射（如放射科医生，从事核工业或处理放射性材料的人）。

③接触金属类物质（特别是镍）、农药、苯、石油产品、芳香烃和硅。

④家族史。

⑤意义不明的单克隆丙种球蛋白病 (MGUS) 史。

⑥种族特点——非裔美国人的发病率较高。

⑦高龄——大多数患者是在 60 岁确诊为本病 (Munshi & Anderson, 2011; Tariman & Faiman, 2011) 。

(3) 病理生理学

1) 多发性骨髓瘤是浆细胞肿瘤中最常见的类型，这些疾病都与单克隆（或骨髓瘤）蛋白 (M 蛋白) 有关。

2) 虽然会发生孤立性浆细胞瘤，但从定义上来看，多发性骨髓瘤是一种全身性疾病。

3) 这种恶性的浆细胞是一种分化 B 细胞，可产生异常高水平的单克隆免疫球蛋白或 M 蛋白。

①无免疫功能。

②细胞因子诱导其生长 [如白细胞介素 -6 (IL-6)，血管内皮生长因子 VEGF]。

4) 骨髓瘤细胞也会产生破骨细胞活化因子。

①产生溶骨性病变，导致 X 线"穿孔"样表现和病理性骨折。

②增加骨吸收，这可能导致高钙血症。

(4) 临床表现 (Munshi & Anderson, 2011; Tariman & Faiman, 2011)

1) 通常表现出囊性病变、骨疼痛（背部和胸部）。

2) 多个溶骨性病变，血清 M 蛋白增高，和广泛的骨髓浆细胞 (> 30%) 的常见表现。

3) 多系统症状——贫血、尿毒症、反复感染、高钙血症、高黏血症、多发性神经病变、脊髓压迫。

(5) 诊断方法 (De Roos et al., 2006; Munshi & Anderson, 2011; NCCN, 2013)

1) 骨髓活检——骨髓活检显示超过 10% 的浆细胞的存在。

2) 血清蛋白电泳显示重链 M 蛋白水平升高，尿蛋白电泳显示轻链 M 蛋白水平增加。

3)M 蛋白。

4) 骨髓瘤相关器官功能障碍 (CRAB 标准)：

①血液中钙离子水平升高——钙浓度大于 10.5ng/L 或正常值的上限。

②肾功能不全——血肌酐浓度大于 2mg/L。

③贫血——血红蛋白低于 10g/L。

④骨的溶骨性病变。

5) 血清白蛋白和 β2- 微球蛋白水平；β2- 微球蛋白水

平反映了肿瘤的大小，是肿瘤负担的衡量标准。

① β_2- 微球蛋白作为多发性骨髓瘤的标志物，但不具有特异性。

6) 其他血液生物学指标可区分有症状和无症状的多发性骨髓瘤（如血中尿素氮 BUN 和肌酐升高表明肾功能下降）。

(6) 分 类（AJCC, 2010b; Munshi & Anderson, 2011; NCCN, 2013）

多发性骨髓瘤（浆细胞骨髓瘤、浆细胞瘤）包含在 REAL/ WHO 分类系统中（参见表 16-1）。

(7) 分期

1) 传统 Durie-Salmon 分期系统（I 至 III 期）——根据尿液和血液中 M 蛋白的含量、临床参数、血红蛋白、血清钙水平以及是否存在骨病变判断肿瘤大小（AJCC, 2010b; Durie & Salmon, 1975）。

2) 最新国际分期系统（ISS）——根据血液中 β2- 微球蛋白和白蛋白的水平进行分期（I 至 III 期），这些指标也是患者生存情况的预测因子（Greipp et al., 2005）。

3) 遗传因素和风险组——指导个体化治疗策略。

① 前瞻性和回顾性研究结果证明，根据荧光原位杂交检测的遗传异常结果，可对患者的预后进行分组（Avet-Loiseau et al., 2007）。

② 根据遗传基因易位对不同风险人群进行分组（Chesi & Bersagel, 2011）。

A. 标准风险——t(11;14) 和 t(6;14) 易位。

B. 中度风险——t(4;14) 易位。

C. 高度风险——del17p, t(14;16) 和 t(14;20) 易位。

4) 风险组分层，高风险的标准（NCI, 2013）。

(8) 预后

1) 目前多发性骨髓瘤无治愈方法。随着治疗方法的更新，患者的生存期越来越长，目前中位生存期为 45~60 个月以上（NCI, 2013c）。

(9) 治疗原则（Munshi & Anderson, 2011; NCCN, 2013; NCI, 2013c; Tariman & Faiman, 2011;）

1) 诊断难题——对不需治疗的无症状骨髓瘤患者与急需治疗的有症状骨髓瘤患者进行鉴别诊断。

2) 根据移植候选人与非移植候选人的治疗方案制订有症状骨髓瘤患者的治疗方案。

① 对于非移植者：

A. 美法仑和泼尼松（MP）——自 1960 年以来的标准治疗方案，MP 方案的治疗反应率为 60%，患者总体生存期可达 24~36 个月（Gregory, Richards, & Malpas, 1992）。

B. 美法仑、泼尼松和沙利度胺的联合使用（MPT）——与 MP 方案相比，有更好的治疗反应率和无进展生存期（Kapoor et al., 2011）。

a. MPT 非移植者的主要治疗方法（NCCN, 2013）。

b. 由于沙利度胺引起深静脉血栓（DVT）的风险较高，因此需要预防血栓。

C. 其他相关方案（NCCN, 2013）。

a. 硼替佐米和地塞米松。

b. 来那度胺和低剂量地塞米松。

c. 美法仑、泼尼松和硼替佐米。

② 对于移植候选者来说，在诱导治疗应该避免使用烷化剂（如美法仑），以防影响干细胞的采集。

使用新药物（免疫调节，蛋白酶体抑制剂药物）可以显著地使生存期延长，但没有治疗方案能够治愈该病。

A. 相关方案包括以下（NCCN, 2013）。

a. 硼替佐米和地塞米松。

b. 硼替佐米、多柔比星、地塞米松。

c. 硼替佐米、沙利度胺、地塞米松。

d. 来那度胺和地塞米松。

2) 当前关于诱导治疗方法无明确选择，存在以下治疗方案：类固醇药物（如地塞米松和泼尼松）、血管生成抑制剂和免疫调节剂（如沙利度胺、来那度胺）、蛋白酶体抑制剂（如硼替佐米）、烷化剂（如美法仑和环磷酰胺）和其他细胞毒性药物（如长春新碱、多柔比星、多柔比星脂质体）。

① 类固醇药物的给药剂量通常很高。

A. 考虑到多发性骨髓瘤患者的平均年龄，监测潜在毒性反应非常重要：高血糖、低血钾、钠水潴留、体重增加、库欣样改变、情绪改变、兴奋、精神病、失眠（Wilkes & Barton-Burke, 2013）。

B. 有必要调整华法林（香豆素）和胰岛素剂量。

4) 干细胞移植（SCT）——符合条件的新诊断患者的重要治疗方法

① SCT 的类型。

自体 SCT——符合条件的患者完成初步治疗后的标准治疗方法序贯 SCT——大剂量化疗和自体干细胞移植的第一阶段 6 个月后的后续治疗阶段。可能是复发性多发骨髓瘤或进展期多发骨髓瘤的挽救治疗方法。

C. 异体 SCT——临床试验的一部分或进展期多发骨髓瘤的挽救治疗方法。

5) 目前已研究不同的维持治疗方案用于缓解患者的症状。维持治疗可一定程度改善患者的症状，但其作用还不清楚。

6) 最终所有患者都会复发；对于复发的患者，根据之前诱导治疗的方案和毒性反应（如神经病变、血细胞减少、DVT）选择替代化疗。

7) 支持性护理。

① 双膦酸盐类药物——用于接受骨髓瘤治疗的所有患者。

② 放射治疗——用于有痛性溶骨性病变和脊髓压迫

的患者。

③疾病并发症的持续性治疗——高黏血症、高钙血症、肾功能障碍、贫血、感染、凝血障碍。

（三）护理措施

1. 当照顾恶性淋巴瘤患者时，需制订个性化和整体性照顾计划。

2. 与患者、家庭和多学科小组合作，共同制订和实施计划。

3. 在多样的诊断性检查和治疗期间，提供生理、情感、心理、社会和灵性有关的干预措施。

（1）鼓励患者表达关于疾病和治疗的感受。

（2）探索患者和家属的应对方式，并验证有效的机制。

（3）需要的时候，安排精神健康专家、社区资源和支持群体 (Leukemia and Lymphoma Society, American Cancer Society, International Myeloma Foundation)。

（4）指导患者识别和控制症状，以及向医疗保健人员陈述症状。

（5）给予药物和非药物干预，控制副作用。

4. 预防并发症的干预措施

潜在疾病和治疗相关并发症的持续评估：肿瘤溶解综合征、上腔静脉综合征、高钙血症、高黏血症、肾功能损害、骨骼相关事件、贫血、感染和凝血障碍。

（赵小云　译　谌永毅　校）

参考文献

American Cancer Society. (2013). *Cancer facts & figures, 2013.* http://www.cancer.org/research/cancerfactsstatistics/cancerfactsfigures2013/index.

American Joint Committee on Cancer. (2010a). Hodgkin and non-Hodgkin lymphomas. In S. B. Edge, D. R. Byrd, C. C. Compton, A. G. Fritz, F. L. Greene, & A. Trotti (Eds.), *AJCC cancer staging manual* (7th ed.). New York: Springer.

American Joint Committee on Cancer. (2010b). Multiple myeloma and plasma cell disorders. In S. B. Edge, D. R. Byrd, C. C. Compton CC, A. G. Fritz, F. L. Greene, & A. Trotti (Eds.), *AJCC cancer staging manual* (7th ed.). New York: Springer.

Avet-Loiseau, H., Attal, M., Moreau, P., Charbonnel, C., Garban, F., Hulin, C., et al. (2007). Genetic abnormalities and survival in multiple myeloma: The experience of the Intergroupe Francophone du Myélome. *Blood, 109*(8), 3489–3495.

Chesi, M., & Bergsagel, P. L. (2011). Many multiple myelomas: making more of the molecular mayhem. *Hematology, 2011* (1), 344–353.

De Roos, A., Baris, D., Weiss, N. S., & Herrinton, L. J. (2006). Multiple myeloma. In D. Schottenfeld & J. F. Fraumeni (Eds.), *Cancer epidemiology and prevention.* (3rd ed.). New York, NY: Oxford University Press.

Durie, B. G. M., & Salmon, S. E. (1975). A clinical staging system for multiple myeloma. *Cancer, 36*(9), 842–854.

Engert, A., Eichenauer, D. A., Harris, N. L., Mauch, P. M., & Diehl, V. (2011). Hodgkin lymphoma. In V. DeVita, Jr., T. Lawrence, & S. Rosenberg (Eds.), *Cancer: principles and practice of oncology.* (11th ed.). Philadelphia: Lippincott Williams & Wilkins.

Freedman, A. S. (2010). Non-Hodgkin lymphoma. In W. K. Hong, R. C. Bast, Jr., W. N. Hait, D. W. Kufe, R. E. Pollock, R. R. Weichselbaum, & E. Frei, III., (Eds.), *Cancer medicine* (pp. 1646–1658). Shelton, CT: People's Medical Publishing House-USA.

Friedberg, J. S., Mauch, P. M., Rimsza, L., & Fisher, R. I. (2011). Non-Hodgkin lymphomas. In V. DeVita, Jr., T. Lawrence, & S. Rosenberg (Eds.), *Cancer: principles and practice of oncology.* (11th ed.). Philadelphia: Lippincott Williams & Wilkins.

Gregory, W. M., Richards, M. A., & Malpas, J. S. (1992). Combination chemotherapy versus melphalan and prednisolone in the treatment of multiple myeloma: An overview of published trials. *Journal of Clinical Oncology, 10*, 334–342.

Greipp, P. R., San Miguel, J., Durie, B. G., Crowley, J. J., Barlogie, B., Blade, J., et al. (2005). International staging system for multiple myeloma. *Journal of Clinical Oncology, 23*(15), 3412–3420.

Howlader, N., Noone, A. M., Krapcho, M., Garshell, J., Neyman, N., Altekruse, S. F., & Cronin, K. A. (Eds.) (2013). *SEER cancer statistics review, 1975-2010.* Bethesda, MD: National Cancer Institute.

Jaffe, E. S. (2009). The 2008 WHO classification of lymphomas: Implications for clinical practice and translational research. *Hematology, 2009*(1), 523–531.

Kapoor, P., Rajkumar, S. V., Dispenzieri, A., Gertz, M. A., Lacy, M. Q., Dingli, D., et al. (2011). Melphalan and prednisone versus melphalan, prednisone and thalidomide for elderly and/or transplant ineligible patients with multiple myeloma: A meta-analysis. *Leukemia, 25*(4), 689–696.

Koury, M. J., & Lichtman, M. A. (2010). Structure of the marrow and the hematopoietic microenvironment. In K. Kaushansky, M. A. Lichtman, E. Beutler, T. J. Kipps, U. Seligsoh, & J. T. Prchal (Eds.), *Williams hematology* (8th ed.). New York: McGraw-Hill.

Manson, S., & Porter, C. (2011). Lymphomas. In C. H. Yarbro, D. Wujcik, & B. H. Gobel (Eds.), *Cancer nursing: principles and practice* (7th ed.). Sudbury, MA: Jones and Bartlett.

Mauch, P. M., Weiss, L., & Armitage, J. O. (2010). Hodgkin Lymphoma. In W. K. Hong, R. C. Bast, Jr., W. N. Hait, D. W. Kufe, R. E. Pollock, R. R. Weichselbaum, & E. Frei, III. (Eds.), *Cancer medicine* (pp. 1622–1644). Shelton, CT: People's Medical Publishing House-USA.

Munshi, N., & Anderson, K. (2011). Plasma cell neoplasms. In V. DeVita, Jr., T. Lawrence, & S. Rosenberg (Eds.), *Cancer: principles and practice of oncology* (11th ed.). Philadelphia: Lippincott Williams & Wilkins.

National Cancer Institute. (2013a). *PDQ adult Hodgkin lymphoma treatment.* http://cancer.gov/cancertopics/pdq/treatment/adulthodgkins/HealthProfessional.

National Cancer Institute. (2013b). *PDQ adult non-Hodgkin lymphoma treatment.* http://www.cancer.gov/cancertopics/pdq/treatment/adult-non-hodgkins/HealthProfessional.

National Cancer Institute (2013c). *PDQ adult Hodgkin lymphoma treatment.* http://www.cancer.gov/cancertopics/pdq/treatment/myeloma/healthprofessional/page1/AllPages#Section_53.

National Comprehensive Cancer Network. (2013). *NCCN clinical practice guidelines in oncology [v.2.2013].* http://www.nccn.org/professionals/physician_gls/f_guidelines.asp.

Nogová, L., Reineke, T., Brillant, C., Sieniawski, M., Rudiger, T., Josting, A., et al. (2008). Lymphocyte-predominant and classical Hodgkin's lymphoma: A comprehensive analysis from the German Hodgkin Study Group. *Journal of Clinical Oncology, 26*(3), 434–439.

Shankland, K. R., Armitage, J. O., & Hancock, B. W. (2012). Non-Hodgkin lymphoma. *Lancet, 380,* 848–857.

Swerdlow, S. H., Campo, E., Harris, N. L., Jaffe, E. S., Pileri, S. A., Stein, H., & Vadiman, J. W. (Eds.), (2008). *World Health Organization classification of tumours of the haematopoietic and lymphoid tissues* (4th. ed.). Lyon, France: IARC Press.

Tariman, J., & Faiman, B. (2011). Multiple myeloma. In C. H. Yarbro, D. Wujcik, & B. H. Gobel (Eds.), *Cancer nursing: principles and practice* (7th ed.). Sudbury, MA: Jones & Bartlett.

The International Non-Hodgkin's Lymphoma Prognostic Factors Project. (1993). A predictive model for aggressive non-Hodgkin's lymphoma. *New England Journal of Medicine, 329* (14), 987–994.

Wilkes, G. M., & Barton-Burke, M. (2013). *2013 Oncology nursing drug handbook.* St. Louis: Jones & Bartlett.

第17章 骨与软组织肿瘤

一、概述

（一）病理生理学

1. 骨癌

(1) 来源于中胚层和外胚层；有假包膜，可突破假包膜转移至周围组织（称为跳跃性转移）。

(2) 增长方式（Samuel, 2011）

1) 压迫正常组织。

2) 活性破骨细胞对骨进行重吸收。

3) 破坏正常组织（恶变时）。

(3) 基于生物学行为和肿瘤侵袭性的分期

1)"A"阶段病变——局限性。

2)"B"阶段病变——侵袭性。

(4) 常见的恶性骨和软组织肿瘤（与起源细胞或组织）(Samuel, 2011)（表 17-1、表 17-2 和表 17-3）

1) 骨肉瘤（骨源性肉瘤，骨组织）——占骨肿瘤的 56% [National Cancer Institute (NCI), 2013]。

① 最常发生于青少年。

②男性比女性发病率更高（Samuel, 2011）。

③ 肿瘤细胞——呈梭形，形成髓腔间质骨；活性破骨细胞与正常骨相互作用并破坏正常骨质。

④开始于长骨干骺端（增长最快的区域），特别是膝关节区（Samuel, 2011）。

⑤首先转移到肺部；10% 的患者诊断时，通过单纯手术可获得 5 年生存率；若加以辅助化疗，55%~80% 的患者可有 5 年生存率（Malawer, Helman, & O'Sullivan, 2011; Samuel, 2011）。

2) 软骨肉瘤（软骨组织）(Singer, Nielsen, & Antones-cu, 2011)。

①最常发生在 30~60 岁的成年人（Samuel, 2011）。

②多发于男性（Samuel, 2011）。

③恶性软骨肿瘤细胞起源于骨髓腔或骨外，可破坏骨质。

④发病部位通常为骨盆、股骨、肩部。

⑤生长缓慢，但可能发生远处转移。

3) 纤维肉瘤（纤维组织）。

①最常见于青少年和年轻人。

②发病部位通常为股骨和胫骨。

③肿瘤起源于髓腔，可影响干骺端。

④占原发性恶性骨肿瘤的比例小于 7%（Samuel, 2011）。

4) 尤文肉瘤 (EFT, 网状内皮组织) (NCI, 2013d)。

①约占原发性恶性骨肿瘤的 6%(Samuel, 2011)。

② 80% 的患者为 5~15 岁（Samuel, 2011）。

A. 主要发生在儿童时期；平均年龄 15 岁 (NCI, 2013d)。

③高度恶性 (20%~30% 的患者诊断时已有转移) (NCI, 2013d)；起源于骨髓的非间质区域，发生于长骨骨干、髋骨和胸壁。

④最常发生于骨盆和下肢，股骨干是最常见的部位。

A. 原发部位：下肢 (41%)、骨盆 (26%)、胸壁 (16%)、上肢 (9%)、脊柱 (6%)、颅骨 (2%)。

B. 骨外尤文肉瘤——原发肿瘤躯干 (32%)、下肢 (26%)、头颈部 (18%)、腹膜后 (16%) 和其他部位 (9%)。

⑤通过多个圆形细胞扩散到相邻组织，边界模糊，常出现坏死和出血。

表 17-1 骨肿瘤

癌症类型	组织来源	常见部位	常见年龄（岁）
骨肉瘤	骨质	膝盖、大腿、上臂	10~25
软骨肉瘤	软骨组织	骨盆、大腿、肩膀	50~60
混合物肉瘤	不成熟的神经组织，经常在骨髓中	骨盆、大腿、肋骨、胳膊	10~20

Data from National Cancer Institute (2013d). Ewing sarcoma.http://nci.nih.gov/cancertopics/types/ewing; National Cancer Institute (2013b). Bone cancer.http://nci.nih.gov/cancertopics/types/bone.

表 17-2　成人软组织肉瘤的主要类型

组织来源	癌症类型	常见部位
纤维组织	纤维肉瘤	手臂、腿、躯干
	恶性纤维组织细胞瘤	腿
	皮肤纤维肉瘤	躯干
脂肪	脂肪肉瘤	手臂、腿、躯干
肌肉	横纹肌肉瘤	手臂、腿
横纹肌	平滑肌肉瘤	子宫、消化道
平滑肌		
血管	血管肉瘤	手臂、腿、躯干
	Kaposi 肉瘤	腿、躯干
淋巴管	淋巴管肉瘤	手臂
滑膜组织(关节腔内壁、腱鞘)	滑膜肉瘤	腿
外周神经	神经纤维肉瘤	手臂、腿、躯干
软骨和成骨组织	骨外软骨肉瘤	腿
	骨外骨肉瘤	腿，躯干(不包括骨组织)

Data from　National Cancer Institute. (2013d). Ewing sarcoma treatment (PDQ). http://www.cancer.gov/cancertopics/pdq/treatment/ ewings/HealthProfessional; National Cancer Institute. (2013c). Childhood rhabdomyosarcoma. http://nci.nih.gov/cancertopics/types/chil- drhabdomyosarcoma.

表 17-3　小儿软组织肉瘤的主要类型

组织来源	癌症类型	最常见的发病年龄	常见发病部位
肌肉			
横纹肌	横纹肌肉瘤	婴儿期到青少年期	头颈部
	胚胎型		泌尿生殖道
	腺泡型		手臂和腿、头颈部
平滑肌	平滑肌肉瘤	15~19岁	躯干
纤维组织	纤维瘤	15~19岁	手臂、腿
	恶性纤维组织瘤	15~19岁	腿
	皮肤纤维瘤	15~19岁	躯干
脂肪	脂肪肉瘤	15~19岁	手臂、腿
血管	婴儿血管外皮细胞瘤	婴儿期到青少年期	手臂、腿、躯干、头部、颈部
滑膜组织*	滑膜肉瘤	15~19岁	腿、躯干、手臂
周围神经	恶性周围神经鞘癌	15~19岁	手臂、腿、躯干
肌肉神经	小泡型软组织肉瘤	婴儿到青少年	手臂、腿
软骨和骨形成组织	骨外软骨肉瘤	10~14岁	腿
	骨骼外间充质	10~14岁	腿

*"滑膜组织"包括关节腔、肌腱鞘等内部结构。

Data from　National Cancer Institute. (2013a). Adult soft tissue sarcoma treatment (PDQ). http://nci.nih.gov/cancertopics/pdq/ treatment/adult-soft-tissue-sarcoma/HealthProfessional; National Cancer Institute. (2013c). Childhood rhabdomyosarcoma. http://nci.nih. gov/cancertopics/types/childrhabdomyosarcoma; National Cancer Institute. (2013f). Soft tissue sarcoma. http://nci.nih.gov/cancertopics/ types/soft-tissue-sarcoma.

⑥可转移至肺部、淋巴结和其他骨组织 (NCI, 2013d)。

⑦与视网膜母细胞瘤和骨骼异常有关。

⑧无病生存者——40%~70%[因为多学科综合治疗，外科手术的精确性 (切除范围广泛)](Samuel, 2011)。

5) 软组织肉瘤。

①依据细胞类型和起源组织进行分类或分期，起源组织为结缔组织 (脂肪、肌肉、肌腱、纤维组织)[美国癌症联合委员会 (AJCC), 2010; Demetri et al., 2010; NCI, 2013f] (表 17-4)。

A. 对肉瘤进行分期的关键步骤为通过病理检查对

Table 17-4

Staging System for Sarcoma

Primary Tumor (T)

TX	Primary tumor cannot be assessed
T0	No evidence of primary tumor
T1	Tumor ≤ 5 cm in greatest dimension
T2	Tumor > 5 cm in greatest dimension
T2a	Superficial tumor—near the surface of the skin
T2b	Deep tumor—deep in limb or abdomen

Histologic Grade

G1	Looks like normal tissue; tends to be slow growing
G2	Looks less like normal tissue; faster growing
G3	Only slightly looks like normal tissue; faster growing
G4	Does not look at all like normal tissue; fastest growing

Lymph Nodes (N)

N0	No regional lymph node metastasis
N1	Regional lymph node metastasis

Metastasis (M)

M0	No distant metastases
M1	Distant metastases

Anatomic Stage

Stage IA	G1-G2	T1a or T1b	N0	M0
Stage IB	G1-G2	T2a	N0	M0
Stage IIA	G1-G2	T2b	N0	M0
Stage IIB	G3-G4	T1a or T1b	N0	M0
Stage IIC	G3-G4	T2a	N0	M0
Stage III	G3-G4	T2b	N0	M0
Stage IVA	Any G	Any T	N1	M0
Stage IVB	Any G	Any T	Any N	M1

To assign a stage, information about the tumor, its grade, lymph nodes, and metastasis is combined by a process called stage grouping. The stage is described by Roman numerals from I to IV with the letters A or B.

Used with permission of the American Joint Committee on Cancer (AJCC), Chicago, Illinois. The original source for this material is the AJCC Cancer Staging Manual, Seventh Edition (2010) published by Springer Science and Business Media LLC, www.springer.com.

注：应版权方要求，正文中此表内容须为英文原文，中文译文请见附录。

细胞类型进行识别 (NCI, 2013a)。

B. 特异性和非特异性遗传改变 (Brennan, Singer, Maki, & O'Sullivan, 2011)。

②因为结缔组织广泛分布于身体各个部位，因此软组织肉瘤可能出现在身体任何部位，最常发生与下肢或躯干。

③预后取决于肿瘤大小、分级、切除边缘 (NCI, 2013f)。

④发生转移者预后差。

⑤其他类型 (Singer et al., 2011)。

A. 脂肪肉瘤 (脂肪组织)——大多数发生于腹部内侧

或大腿部位 [American Cancer Society (ACS), 2013b]。

B. 平滑肌肉瘤 (非自主性平滑肌)。

C. 横纹肌 (骨骼肌)。

D. 血管肉瘤 (血管组织)。

E. 恶性纤维组织细胞瘤 (组织细胞起源)。

F. 恶性外周神经鞘肿瘤 (神经)。

G. 卡波济肉瘤 [免疫抑制, 人类疱疹病毒 8 型 (型)]。

H. 滑膜肉瘤 (滑膜, 关节)。

I. 骨外软骨肉瘤 (骨外软骨, 骨肿瘤)。

2. 流行病学

(1) 原发性恶性骨与软组织肿瘤的发生率较低 (ACS, 2013a)

1) 骨

① 2013 估计有 3010 名新发病例, 有 1440 例死亡 (NCI, 2013b)。

②在美国, 占所有恶性肿瘤不到 1%(美国) (NCI, 2013b)。

③ 1975−2002 年期间, 15 岁以下尤文肉瘤的儿童患者的 5 年生存率从 59% 增加至 76%, 15−19 岁的青少年患者的 5 年生存率从 20% 增加至 49%(NCI, 2013d)。

2) 软组织：

在 2013 年, 估计有 10 000 名新发病例, 男性发病率略高 (ACS, 2013a, b)。

(二) 转移性疾病

1. 可从原发病灶扩散到肺、乳腺、结肠、胰腺、肾脏、甲状腺、前列腺、胃、睾丸等 (ACS, 2013b; Mayo Clinic, 2011)。

2. 评估转移——胸部和区域淋巴结 CT 检查。

3. 肉瘤常转移至肺。

4. 其他早期转移部位——脊柱、肋骨、骨盆 (90% 的轴向骨架)(ACS, 2013b)。

5. 表现为钝痛, 夜间疼痛次数增多。

6. 姑息性治疗方法——手术、放疗、化疗。

(三) 诊断措施

1. 骨肉瘤 (Singer et al., 2011)

(1) 骨肉瘤

1) 疼痛——发作时间、位置、持续时间、性质, 可能为缓慢发展, 夜间加剧, 随着肿瘤负荷增加而增加。

2) 受影响区域肿胀。

3) 骨——必须排除骨外伤。

4) 如果病理性骨折, 可能会出现急性、突发性疼痛。

(2) 体格检查

1) 可见肿块, 可触及；可能为固定、无痛性的温暖肿块。

2) 注意肿块大小, 两侧对比。

3) 活动范围局限。

(3) 诊断性检查

实验室检查：

①血清碱性磷酸酶水平升高是因为成骨细胞活性的增加 (45%~50% 的患者) (Samuel, 2011; Singer et al., 2011)。

②影像学检查 (只能检查到晚期肿瘤的改变)——3 种类型的肿瘤 (可能单独发生或同时发生)。

A. 生长缓慢，与非肿瘤组织相似。

B. 中度侵袭性——侵袭至软组织。

C. 侵袭性、浸润性——垂直条纹 (日光射线现象)。

③其他检查——磁共振成像 (MRI)、CT、荧光检查。

④骨扫描——检查其他骨骼的病变情况。

(4) 分期

分期是为了确定肿瘤的类别、大小和浸润深度 (Edge et al., 2010)(见表 17-4)。

2. 软骨肉瘤

(1) 临床症状

钝性疼痛 (像关节炎性疼痛)。

(2) 体格检查

外表肿胀，固定；分级高度肿瘤可能比较柔软，具有黏性。

(3) 诊断性检查

与骨肉瘤的检查相似。

3. 纤维肉瘤 (Singer et al., 2011)

(1) 临床症状

受累区域的疼痛。

(2) 体格检查

受累区域肿胀。

(3) 检查结果

1) 线检查显示，纤维肉瘤通常发生于骨质中；低度病变者具有明确的边界，高度病变者边界不清，且有虫蛀样表现。

2) 与骨肉瘤检查相似。

4. EFT (NCI, 2013d; Singer et al., 2011)

(1) 临床症状

1) 症状不明显；进行性疼痛，进行性肿胀，有时感觉肿块发热。

2) 流感样症状，发热，乏力。

3) 贫血。

(2) 体格检查

受累区域的进行性肿胀。

(3) 诊断性检查

1) X 线检查显示洋葱样改变，因为肿瘤侵袭了骨皮质，导致骨膜下形成了多层新的骨质，因此会出现洋葱样改变。

2) 在排除了其他恶性肿瘤 (如横纹肌肉瘤、淋巴瘤、神经母细胞瘤) 的情况下，可确诊。

3) 与骨肉瘤的检查相似。

5. 软组织 (NCI, 2013f; Singer et al., 2011)。

(1) 临床症状

1) 肿块 (＞ 5 厘米)，开始时无痛，除非侵袭到了血管或神经。

2) 仅 50% 软组织肉瘤可在早期阶段被发现 (Mayo Clinic, 2011)。

3) 肿瘤浸润——可能转移至原发部位较远的部位。

4)1/3 的患者会出现疼痛 (加重)(Mayo Clinic, 2011)；并且，随着时间的推移，会出现多种症状——外周神经痛、血管缺血、神经麻痹、肠梗阻，但通常情况下不会出现这些症状。

(2) 体格检查

根据起源组织不同而不同——肺、神经、活动受限。

(3) 诊断性检查

1) 组织或细胞的切除活检、冰冻活检或细针抽吸活检。

2)MRI、CT。

3) 更加精确的检查技术——电子显微镜检查、免疫组织化学染色、脱氧核糖核酸 (DNA) 分析、超声检查 (大小和密度)。

4) 较小的病变通常是良性的 (ACS, 2013b)。

5) 术后病变可复发。复发时，病变部位会更深，范围更广，侵袭性更大，易发生转移。

6) 目前分期不标准；其分级系统根据核分裂能力制订而成 (ACS, 2013b)。

（四）分类

1. 根据细胞组织学对肉瘤亚型进行分类，而不是根据位置进行分类——这样更准确的 (以前根据位置的不同进行分类)(Demetri et al., 2010)。

2. 所有肉瘤的病因不明，但可了解不同亚型的组织起源，所有肉瘤均起源于中胚层细胞 (Singer et al., 2011)。

(1) 起源于不同组织类型——脂肪、神经、肌肉、关节、皮肤深层组织；可起源于四肢 (50%)、躯干和腹膜后 (40%) 或者头颈部 (10%) 的任何中胚层组织 (NCI, 2013a)。

(2) 位置 (Singer et al., 2011) (图 17-1)。

（五）治疗原则

1. 概述 (Singer et al., 2011)

(1) 没有标准的指导方针；需要多学科管理。

(2) 目标

1) 肿瘤切除。

2) 避免截肢。

3) 保存功能。

4) 对于转移性疾病，选择姑息治疗。

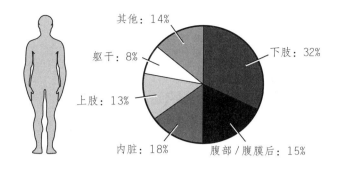

图17-1　软组织肉瘤发生部位。

（3）因为现在组织学检测方法更加先进，可检测染色体易位，因此治疗方法得到了进一步的改进（Michelucci et al., 2013）。

2. 外科手术

（1）根据肿瘤的组织学、大小、位置、分级、病变范围及可切除性来选择外科治疗策略（Demetri et al., 2010）。

（2）手术方案也取决于以下因素（Singer et al., 2011）

1）纤维肉瘤、骨肉瘤、软骨肉瘤的治疗方法。

2）截肢和保肢的问题——尽可能保住肢体；是否截肢时，需考虑以下问题（Singer et al., 2011）：

①外科手术切缘的情况是否可接受。

②肿瘤是否侵犯血管和神经。

③年龄（对于 10 岁以下的儿童，手术会影响肢体发育）。

④如果保肢，需进行放射治疗（RT）（典型策略）。

⑤截肢问题。

A. 当肿瘤延伸到切口表面时。

B. 特殊位置需要截肢（如肿瘤侵袭至脊椎和骨盆）。

C. 感染，骨骼发育尚不成熟。

D. 大血管受累（Singer et al., 2011）。

3）对于骨肿瘤——辅助化疗可使总体生存率明显增加（55% 至 80%）（Singer et al., 2011）。

4）重建（Samuel, 2011）：

①骨移植，同种异体移植。

②软组织切除术后，3 种常见重建方法：

A. 关节固定或融合（植入或移植）。

B. 关节成形术

C. 移植（发展于 20 世纪 60 年代）——骨、肌腱、韧带、结缔组织。

③进行匹配实验，检测是否存在病毒和细菌感染。

④方法——骨冷冻移植

⑤长骨移植时，将异体骨置入两段宿主骨之间。

⑥问题——不愈合、感染、愈合。

3. 辅助放疗

（1）软组织肿瘤对放射敏感或放疗有效（Singer et al.,

2011）。

（2）一般情况下，在手术前或之后进行外照射放疗。

1）用于局部肿瘤。

2）在外科减瘤术后或肿瘤切除后进行。

（3）在某些情况下，单独进行辅助短距离放射治疗或联合外照射放疗。

4. 化疗或免疫疗法

（1）用作外科手术辅助疗法或新辅助疗法（Brennan et al., 2011; Sarcoma Meta-analysis Collaboration [SMAC], 2011）。

（2）随着化疗和免疫治疗作为综合治疗方法的一部分，使无病期明显延长。

1）研究较小，因此结论难以概括（Brennan, et al., 2011; Demetri et al., 2010）。

2）研究结果显示局部控制较好，治疗失败时间延长，尤其是对于 EFT、横纹肌肉瘤和骨肉瘤患者（Demetri et al., 2010; NCI, 2013c, d）。

3）对于晚期肿瘤患者，单一、连续性治疗方案比复杂、综合治疗方法更加有效（Demetri et al., 2010）。

举例：Kaposi 肉瘤的高效抗反转录病毒治疗（HAART）（Deeken et al, 2012; NCI, 2013f; Pinzone et al., 2012）。

4）到目前为止，尚未证明肿瘤局部治疗（冷冻消融术射频术）的有效性（Demetri et al., 2010）。

5）靶向分子疗法前景较好（病毒或抗体激活的癌基因）（Demetri et al., 2010）。

举例：对胃肠道间质瘤 CD117 表达的识别，此表达与 c-kit 受体激活有关。

（3）常见的化疗药物——阿霉素、顺铂、环磷酰胺、达卡巴嗪、异环磷酰胺、甲氨蝶呤、长春新碱（Brennan et al., 2011; Demetri et al., 2010; Singer et al., 2011）。

（4）同时，也有关于拓扑替康、长春新碱、紫杉醇、多西紫杉醇、吉西他滨、卡铂、放线菌素 D 的研究（Demetri et al., 2010）。

（5）使用的分子生物学和细胞生物学的系统治疗方案研究才刚刚开始（抗血管生成、疫苗、单克隆抗体、T 细胞）（Brennan et al., 2011）。

（6）也使用姑息治疗。

5. 常见恶性骨与软组织肿瘤的治疗

（1）骨肉瘤

1）外科手术。

2）多种治疗方法：

①外科手术。

②辅助放疗（当肿瘤在轴向位置；用于姑息治疗）。

③辅助化疗与免疫治疗（NCI, 2013d）。

（2）软骨肉瘤

外科手术。

(3) 纤维肉瘤

1) 外科手术:

①根治性手术。

②截肢。

2) 放疗,仅适合于不能手术的患者。

(4)EFT

多种治疗方法:

①外科手术 (局部控制)。

②放射疗法 (转移者放射剂量为 4500~5600 cGy) (NCI, 2013d)。

③化疗 [长春新碱、阿霉素、环磷酰胺、异环磷酰胺 / 依托泊苷 (IFEX / VP-16, 依托泊苷)](Singer et al., 2011)。

(5) 各种软组织肉瘤 (如脂肪肉瘤、平滑肌肉瘤、横纹肌肉瘤、肉瘤、恶性纤维组织细胞瘤)

1) 外科手术:

肿瘤转移至肺部时,在原发性肿瘤被控制的情况下,将其切除 (开胸术)。

2) 放疗。

3) 化疗。

(六) 护理措施

1. 与患肢疼痛或感觉有关的干预措施 (Samuel, 2011)

(1) 术后 1 ~ 4 周产生,一般在几个月内消退。

(2) 患者感觉到压力、刺痛、瘙痒、严重抽筋、搏动痛、烧灼痛。

(3) 通常由疲劳、压力、兴奋、其他刺激所引发的。

(4) 离截肢部位更近的部位疼痛更严重。

2. 截肢术前护理措施

(1) 对需截肢患者进行心理护理 (特别是与青少年);要处理的问题包括焦虑、抑郁、对失去的肢体的悲伤——生理上、情感上和社会功能的丢失、身体意象改变、对残疾的恐惧、对畸形的应对、自我独立和自我满足能力的短期丢失。

(2) 术后康复计划——认识到手术后可能出现的症状,如幻肢感觉、疼痛 (搏动痛、烧灼痛)、瘙痒、刺痛和严重的抽筋。

(3) 其他截肢者的支持——对于即将截肢的患者很有帮助,其他截肢者可分享如何灵活使用他或她的假肢和处理的情感问题和变化。

3. 截肢术后护理措施

(1) 术后即刻护理措施

1) 伤口引流情况的观察,同时观察是否红肿、出血、疼痛加重、压痛和肿胀、水泡、擦伤等情况。

2) 假肢护理:

①抬高假肢 (通常至少 24 个小时),以防止水肿,促进静脉回流。

②用弹性绷带或假肢缩紧物缠绕假肢。

③术后 1 天后,将假肢悬挂并转移到椅子上。

3) 协助患者取俯卧位,每天 3 或 4 次,每次最少 15 分钟,以防止髋关节挛缩。

4) 指导患者及其家庭对假肢进行自我管理。

5) 协同性服务 (如物理治疗、社会服务、职业治疗)。

4. 保肢术后护理措施

(1) 检查手术部位远端血管的情况。

(2) 大范围肿瘤切除与重建术后失血和贫血的监测。

(3) 监测伤口部位是否存在感染迹象。

(4) 疼痛管理。

(5) 康复计划。

（ 赵小云 译 谌永毅 校 ）

参考文献

American Cancer Society. (2013a). *Cancer facts & figures 2013*. http://www.cancer.org/research/cancerfactsfigures/cancerfactsfigures/cancer-facts-figures-2013.

American Cancer Society. (2013b). *References: Soft tissue sarcoma detailed guide*. http://www.cancer.org/cancer/sarcoma-adultsofttissuecancer/detailedguide/sarcoma-adult-soft-tissue-cancer-references.

American Joint Committee on Cancer. (2010). Musculoskeletal sites (bone; soft tissue sarcoma). In *AJCC cancer staging manual*. (6th ed., pp. 281–300). New York: Springer.

Brennan, M., Singer, S., Maki, R., & O'Sullivan, B. (2011). Soft tissues sarcoma. In V. T. DeVita, T. S. Lawrence, & S. A. Rosenberg (Eds.), *Cancer: Principles and practice of oncology*. (9th ed., pp. 1581–1637). Philadelphia: Lippincott Williams & Wilkins.

Deeken, J. F., Tjen-A-Looi, A., Rudek, M. A., Okuliar, C., Young, M., Little, R. F., & Dezube, B. J. (2012). The rising challenge of non-AIDS-defining cancers in HIV-infected patients. *Clinical Infectious Diseases, 55*(9), 1228–1235.

Demetri, G. D., Antonia, S., Benjamin, R. S., Bui, M. M., Casper, E. S., Conrad, E. U., et al. (2010). Soft tissue sarcoma. *Journal of the National Comprehensive Cancer Network (JNCCN), 8*(6), 630–674.

Edge, S. B., Byrd, D. R., Compton, C. C., Fritz, A. G., Greene, F. L., & Trotti, A. (2010). *AJCC cancer staging manual* (7th ed., pp. 291–299). New York: Springer.

Malawer, M., Helman, L., & O'Sullivan, B. (2011). Sarcoma of bone. In V. T. DeVita, T. S. Lawrence, & S. A. Rosenberg (Eds.), *Cancer: Principles and practice of oncology* (9th ed., pp. 1638–1686). Philadelphia: Lippincott Williams & Wilkins.

Mayo Clinic. (2011). *Soft tissue sarcoma*. http://www.mayoclinic.com/health/soft-tissue-sarcoma/DS00601/METHOD=print.

Michelucci, A., Chiappetta, C., Cacciotti, J., Veccia, N., Astri, E., Leopizzi, M., et al. (2013). The KIT exon 11 stop codon mutation in gastrointestinal stromal tumors: What is the clinical meaning? *Gut and Liver, 7*(1), 35–40.

National Cancer Institute. (2013a). *Adult soft tissue sarcoma treatment (PDQ)*. http://nci.nih.gov/cancertopics/pdq/treatment/adult-soft-tissue-sarcoma/HealthProfessional.

National Cancer Institute. (2013b). *Bone cancer*. http://nci.nih.gov/cancertopics/types/bone.

National Cancer Institute. (2013c). *Childhood rhabdomyosarcoma*. http://nci.nih.gov/cancertopics/types/childrhabdomyosarcoma.

National Cancer Institute. (2013d). *Ewing sarcoma treatment (PDQ)*. http://www.cancer.gov/cancertopics/pdq/treatment/ewings/HealthProfessional.

National Cancer Institute. (2013e). *Osteosarcoma and malignant fibrous histiocytoma of bone treatment (PDQ)*. http://nci.nih.gov/cancertopics/pdq/treatment/osteosarcoma/HealthProfessional.

National Cancer Institute. (2013f). *Soft tissue sarcoma*. http://nci.nih.gov/cancertopics/types/soft-tissue-sarcoma.

Pinzone, M. R., Fiorica, F., Di Rosa, M., Malaguarnera, G., Malaguarnera, L., Cacopardo, B., et al. (2012). Non-AIDS-defining cancers among HIV-infected people. *European Review for Medical and Pharmacological Sciences, 16*(10), 1377–1388.

Samuel, L. C. (2011). Bone and soft tissue sarcomas. In C. H. Yarbro, D. Wujcik, & B. H. Gobel (Eds.), *Cancer nursing: Principles and practice*. (7th ed., pp. 1052–1079). Sudbury, MA: Jones & Bartlett.

Sarcoma Meta-analysis Collaboration (SMAC). (2011). *Adjuvant chemotherapy for localized resectable soft tissue sarcoma in adults*. http://dx.doi.org/10.1002/14651858.CD001419.

Singer, S., Nielsen, T., & Antonescu, C. R. (2011). Sarcomas of soft tissue and bone. In V. T. DeVita, T. S. Lawrence, & S. A. Rosenberg (Eds.), *Cancer: Principles and practice of oncology*. (9th ed., pp. 1522–1609). Philadelphia: Lippincott Williams & Wilkins.

第 18 章 艾滋病相关性肿瘤

一、概述

（一）病理生理学

1. 人类免疫缺陷病毒 (HIV) 的定义

(1) 反转录病毒科成员，慢病毒属 (Moss, 2013; Relf, Shelton, & Jones, 2013)。

1) HIV 有两种类型：HIV-1(更具有致命性) 和 HIV-2。

2) 长潜伏期和缓慢发展。

①艾滋病病毒感染至症状期的平均时间取决于病毒感染方式、暴露情况、之前健康状况以及是否及时开始抗反转录病毒治疗。

②从感染至发展为主动获得性免疫缺陷综合征 (艾滋病) 的平均时间为 2~3 年。

③平均预期寿命为 11~14 年。

(2) 传播方式 (Moss, 2013; Relf et al., 2013)

1) 通过体液传播 (血液、精液、阴道分泌物、乳汁)。

2) 病毒通过血液进入，通过黏附树枝状或朗格汉斯细胞穿过黏膜屏障，从而导致感染。

3) 表面抗原 gp120：黏附宿主 CD4 细胞表面标志物

4) 含有大量 CD4 的人类细胞：T 淋巴细胞；CD4 细胞表面标志物也可存在于巨噬细胞、单核细胞、小胶质细胞、朗格汉斯细胞和树突状细胞表面。

5) 传播过程由部分活化的 CD4 细胞引发，然后通过肠道相关淋巴组织的 CD4 细胞进一步扩散。

6) 复制：HIV 病毒通过反转录酶进行复制，此种酶可介导病毒 RNA 在感染的 CD4 细胞内转录为脱氧核糖核酸 (DNA)。

7) 病毒蛋白通过整合酶整合到细胞中。

8) 与细胞脱氧核糖核酸 (DNA) 整合后，细胞成分将会被蛋白酶分解为具有传染性的病毒体。

9) 宿主细胞将产生更多病毒体成分。

10) 新病毒经过染色过程，通过出芽脱离宿主细胞。

11) 子病毒细胞将在血液中扩散，并继续感染新细胞。

12) 在 HIV 阳性患者体内，每天大约有 30% 的病毒再生，可削弱正常的 CD4 细胞和祖细胞的细胞稳定性，引起细胞凋亡和循环 CD4 细胞减少 (Relf et al., 2013)。

2. 正常免疫结构 (见第 4 章)。

3. HIV 感染的生理基础

(1) 对 CD4 淋巴细胞的影响：细胞凋亡与数量减少。

(2) 感染后可进入一段时间的隐匿期，或可能立即通过感染细胞进行病毒繁殖。

(3) HIV 对免疫系统的影响

1) 进行性感染：导致的 T4 淋巴细胞功能障碍以及数量减少，由于 T4 细胞免疫功能的逐渐受损，细胞免疫和体液免疫功能均会受到影响 (Relf et al., 2013)。

2) 疾病进展过程中的协同因子 (Relf et al., 2013)。

①特定协同因子在疾病进展过程中的作用尚存争议，很难区分合并性感染和 HIV 所致的感染。

②感染协同因子包括巨细胞病毒 (CMV)、EB 病毒、丙型肝炎病毒、人类乳头状瘤病毒 (HPV)、单纯疱疹病毒 6(hsv-6)、单纯疱疹病毒 8(hsv-8) 和其他病毒 (Alfitano, Barbaro, Perretti, & Barbarini, 2012)。

3) 生活方式的因素：例如，营养不足、身体状况较差、吸烟，这些因素可能会导致其他 HIV 毒株的感染，也可能影响感染过程。

①超过 50% 的同性恋者、双性恋者以及与同性发生性关系的其他男性占了 HIV 新感染病例和 HIV 携带者的一半 (Centers for Disease Control [CDC], 2013)。

②包皮未割的男性由于包皮上存在树突细胞，其感染风险增加 (Tobian & Gray, 2011)。

(4) HIV 感染的临床分期与分类

1) 临床状态——可快速转变为任何疾病状态。

2) 疾病分期——决定了治疗方法和支持性措施。

3) HIV 感染的两个主要分期系统——CDC 分期系统和 Walter Reed 分期系统。

① CDC 分期系统 (表 18-1)(CDC, 2013)。

② Walter Reed 分期系统 (表 18-2)。

4. HIV 所致恶性肿瘤的病理生理过程 (Carr, 2013)

(1) 免疫监视功能受损和长期 B 细胞刺激可能导致恶性转化细胞的生长。

(2) 患者可能会出现异常部位和对治疗不耐受 (Carr, 2013; Malfitano, Barbaro, Perretti, & Barbarini, 2012)。

表 18-1　成人和青少年 HIV 感染病例定义（年龄 ≥ 13 岁）——美国，2008 年

分期	实验室检查	临床表现
分期1	实验室检查结果显示HIV感染以及CD4+T淋巴细胞计数≥500/μL或CD4+T淋巴细胞百分比≥29%	不需艾滋病临床表现(无艾滋病临床表现)
分期2	实验室检查结果显示HIV感染以及CD4+T淋巴细胞计数为200~249/μL或CD4+T淋巴细胞百分比为14%~28%	不需艾滋病临床表现(无艾滋病临床表现)
分期3	横纹肌肉瘤 平滑肌肉瘤	手臂、腿 子宫、消化道
(AIDS)	实验室检查结果显示HIV感染以及CD4+T淋巴细胞计数低于200/μL或CD4+T淋巴细胞百分比<14%	或具有艾滋病任何一项临床表现(实验室检查结果显示HIV感染)
未知	实验室检查结果显示HIV的感染，无CD4+T淋巴细胞计数或百分比的检查结果	无AIDS相关临床表现

AIDS, 获得性免疫缺陷综合征；HIV, 人类免疫缺陷病毒。
Data from　Centers for Disease Control and Prevention. (2008). Revised surveillance case definitions for HIV infection among adults, adolescents, and children aged 18 months to less than 13 years-United States. MMWR, Morbidity and Mortality Weekly Report 57(RR10), 1-8.

表 18-2　HIV 感染 Walter Reed 分期系统

分期	HIV 抗体水平	慢性淋巴结病变	CD4 计数	皮肤测试	鹅口疮	机会性感染
0	阴性	—	>400	WNL	—	—
1	阳性	—	>400	WNL	—	—
2	阳性	出现	>400	WNL	—	—
3	阳性	±	<400	WNL	—	—
4	阳性	±	<400	部分无反应	—	—
5	阳性	±	<400	完全无反应	有	—
6	阳性	±	<400	部分或完全无反应	±	有

HIV, 人类免疫缺陷病毒；WNL, 正常范围内；±, 可能存在或不存在。

（二）发病率和风险

1.HIV

(1) 目前估计有 3320 万例艾滋病病毒携带者 (Carr, 2013)

(2) 在美国，每年有 56 000 名新感染病例。

(3) 高达 20% 的人对他们患有艾滋病不知情 (DeFreitas et al., 2013)。

(4) 非洲裔美国人、其他黑人和西班牙裔人受到了不同程度的影响 (Moss, 2013)。

(5) 每年大约有 15% 异性恋女性被确诊感染 HIV 病毒 (CDC, 2013)。

(6) 年龄超过 40 岁的 HIV 阳性人口增长最快，他们患其他疾病和癌症的风险增高 (Carr, 2013)。

2. 恶性肿瘤风险

(1) 癌症是 HIV 感染者最常见的死亡原因 (Malfitano et al., 2012)。

(2)HIV 感染的女性其宫颈病变的风险增加，并可快速发展为恶性程度较高的宫颈癌 (Zeier et al., 2012)。

(3)HIV 相关宫颈癌的发生风险可能与其他 AIDS 相关癌症不一致，因为宫颈癌也与 HPV 感染相关。

(4)HIV 感染者患其他年龄阶段癌症以及吸烟或酗酒等行为相关性癌症的风险增高。

(5) 由于综合抗反转录病毒治疗，即高效抗反转录病毒治疗，感染者于第 9 年发展为癌症的风险将增加 (HAART) (Yanik et al., 2013)。

3.AIDS 相关恶性肿瘤——由于 HIV 感染及随后免疫系统受损导致的恶性肿瘤。

(1)AIDS 相关恶性肿瘤包括非霍奇金淋巴瘤、Burkitt 淋巴瘤、卡波济肉瘤与宫颈癌。

(2) 在积极开始反转录病毒治疗后，AIDS 相关恶性肿瘤更易发生，尤其是 CD4 细胞计数较低的患者。

(3) 由于抗反转录病毒治疗，AIDS 相关恶性肿瘤的发病率有所降低 (Cuttrell & Bedimo, 2013; Phatak et al., 2010)。

(4)AIDS 相关恶性肿瘤最常见的类型为 B 细胞淋巴瘤：在所有 HIV 感染亚群中的发生率一致，因此与非 HIV 相关淋巴瘤的流行病学一致。

(5) 由于高效联合抗反转录病毒治疗方法的出现，

卡波济肉瘤的发病率已显著下降 (Malfitano et al., 2012; Shiels et al., 2011)。

4. 非 AIDS 相关恶性肿瘤 (表 18-3)

(1) 非 AIDS 相关癌症——肛门癌、头颈癌、肾癌、肝癌、肺癌和霍奇金淋巴瘤。

(2) 其他可能与 AID 相关的癌症——急性髓细胞白血病、结肠癌、食道癌、胃癌、黑色素瘤、鳞状细胞皮肤癌。

(3) 随着 AIDS 患者生存期越来越长，非 AIDS 相关癌症的发病率增加。

1) 进行抗反转录病毒治疗使患者生命延长，慢性免疫抑制易导致晚期淋巴增生性癌症。

2) 可能与人群中共同的生活方式相关——性传播疾病、肝炎的发病率及吸烟率增高，导致其他癌症的发生。

3) 非 AIDS 相关癌症的发病率增加——与正常人群的发病率不成比例 (Deeken et al., 2012; Winstone, Man, Hull, Montaner, & Sin, 2013)。

(4) 病毒感染相关恶性肿瘤 [如乙型和丙型肝炎与肝细胞癌, Epstein-Barr 病毒 (EBV), 霍奇金病]——在 HIV 感染者中，能更快发展为恶性肿瘤。

1) 占了 HIV 所致恶性肿瘤的 58%(1990 年时为 31%)。

2) 与 AIDS 相关恶性肿瘤相比，与病毒量和 CD4 计数的相关性较小。

3) 与其他无 HIV 感染的患者相比，更容易发展为侵袭性疾病，转移风险更高。

4) 更常见于白种男性。

5) 与非 AIDS 相关恶性肿瘤相比，发病年龄更小。

5. HIV 相关恶性肿瘤的一般原则 (Phatak et al., 2010)

(1) 癌症和 HIV 的共存可能与 HIV 感染、其他共同因素或生活方式因素有关。

(2) HIV 相关癌症的诊断与分期和相同非 HIV 相关癌症的分期和诊断方法是一致的。

(3) 癌症治疗方案与非 HIV 感染者的治疗方案一致。

(4) 尽管需进行抗肿瘤治疗，应尽量继续 cART, 因为抗肿瘤治疗会导致 CD4+T 淋巴细胞暂时减少。

1) 抗反转录病毒药物和抗肿瘤药物之间通过干扰 CYP 通路进行相互作用 (见表 18-4)。

2) 即使抗病毒药物和抗肿瘤药物同时使用，也不会影响代谢过程，但会引起药物毒性反应的重合 (表 18-5)。

3) 非肿瘤药物也可能受 cART 的影响 (DeFreitas et al., 2013)。

① 推荐经常对合并用药进行全面评估，因为合并用药可导致药物吸收不良或药效改变。

② 有些非肿瘤性药物与抗反转录病毒药物相互作用会产生不良反应，如胺碘酮、抗惊厥药、降血脂药、抗生素 (甲硝唑、利福布汀、利福平)、唑类抗真菌药 (泊沙康唑、

伏立康唑)、苯、避孕药、地塞米松、洋地黄类衍生物、H2 受体激动剂、质子泵抑制剂与华法林。

(三) HIV 相关淋巴瘤 (Brower, 2010; Carr, 2013; Phatak et al., 2010)

1. 病理生理学——传统观点认为 HIV 相关淋巴瘤是 HIV 感染的晚期表现，发生于免疫功能受到明显抑制时。

(1) 与 HIV 感染相关的特征包括 CD4 细胞计数较低 (低于 200 /mm^3)、高龄、CD20 + 标志物缺乏以及与不存在 cART 相关淋巴瘤。

(2) 全身性淋巴瘤的病理生理学更加复杂 (Bibas & Antinori, 2009; Kaplan, 2012)。

(3)33%~67% 的 HIV 相关淋巴瘤患者感染了 EB 病毒。

(4) 未感染 EBV 的 HIV 相关淋巴瘤患者具有其他遗传异常，包括 BCL6 和 C-myc 基因重排和 p53 基因突变 (Bibas & Antinori, 2009)。

(5) 患者群体的遗传物质分析已开始揭露与淋巴瘤相关的宿主相关因素。

(6)Tat 蛋白是 HIV 基因的产物，与 Burkitt 淋巴瘤和 Burkitt 样淋巴瘤的发病机制有关 (Bibas & Antinori, 2009)。

2. 常见表现及转移部位

(1) 在全身性疾病中，淋巴结以外的器官系统常受到侵犯，最常见受侵部位为胃肠道、中枢神经系统 (中枢神经系统)、骨髓 (Kaplan, 2012)。

(2) 原发性渗出性淋巴瘤的表现 (体腔淋巴瘤) 与人类疱疹病毒 8 型有关 (HHV-8) (Kaplan, 2012) 。

1) 常发生多发病灶, 20% 的患者眼部受累。

2) 常发生 BCL6 基因突变 (Bibas & Antinori, 2009; Gerstner & Batchelor, 2010)。

(3) 转移——在 HIV 感染患者中，可转移至任何器官系统，更常见且易转移至中枢神经系统、胃肠道和骨髓。

(4) 原发性中枢神经系统淋巴瘤——只有中枢神经系统 (CNS) 受累

1) 原发性中枢神经系统淋巴瘤 (PCNSL) 与 HIV 和 EBV 高度相关，与 CD4 细胞减少有关。

3. 诊断措施

(1) 需确定 HIV 阳性——HIV 感染的诊断通常以抗体检测阳性为基础。

1) 用于筛查艾滋病病毒抗体的酶联免疫吸附试验——高敏感性和特异性。

2) 若酶联免疫试验阳性, 需进行二次试验; 若二次试验阳性, 需对同一标本上进行蛋白质印迹加以确认。

3) 其他证明 HIV 感染的检测——聚合酶链反应 (PCR、基因扩增技术) 或病毒培养。

(2)HIV 相关淋巴瘤的诊断——与无 HIV 感染者的诊断类似; 因为 HIV 感染者的症状更加多样，因此 HIV 感

表 18-3　非 AIDS 相关恶性肿瘤（NADCs）的共同特征

癌症类型	HIV 感染者癌症风险（标准化发病率）	与低水平 CD4 计数的相关性	特殊风险人群	HIV 疾病特有特征	特征
肛门癌	28~60.9	强 持续	进行肛交的男性 HPV 感染	不明	联合 cART 和抗肿瘤治疗,可增强改善症状
结肠癌					右侧结肠癌更多
食管癌	2~3	不明	可能 HPV 感染		上段食管癌更常见
头颈癌 口咽癌	1~4.1	中度风险 与 HIV 相关癌症相似	HPV 感染		比普通非 HIV 相关头颈癌的预后更好 与非 HIV 相关肿瘤的放疗耐受性相似
肝癌	5~7.7	不确定 证据不一致	乙肝病毒、丙肝病毒感染	发病年龄较轻 发生浸润和侵袭的可能性较大	
霍奇金淋巴瘤	11~31.7	若 CD4 计数为225~249 /mm²,风险性最高	EBV 感染 注射毒品者更高	伴有 B 症状的侵袭性表现:侵犯结外器官和骨髓 淋巴细胞减少型和混合细胞型发病率更高	常见亚型为急性髓性白血病(AML)
喉癌	1.5	不太可能			
白血病	2.2~2.5	不确定 证据不一致		具有常规细胞遗传学标志物,可预测患者预后,但对 HIV 相关白血病患者的预后不具有预测作用	放射性食管炎的风险增高 化疗期间尽量继续 cART 治疗
肺癌	2.2~6.6	不确定 证据不一致	注射毒品者有更高发病率 可能与吸烟有关 慢性肺炎者的发病率可能更高(肺炎、致癌性病毒感染)	发病年龄较轻 HIV 相关癌症的死亡率更高 男性发病率更高	
黑素瘤	1.1~2.6			侵犯深度较浅	索拉菲尼剂量从 50mg/d 调整为 37.5mg/d
直肠癌	1.7~2.2				
鳞状细胞皮肤癌	3.2	中度 证据表明 CD4 计数较低的感染者更常见	慢性 UV 暴露 西班牙人,非白人(光色素沉着)	具有侵袭性 发病年龄较轻 复发率高 侵犯结膜	

染者淋巴瘤的侵袭性更高。

1) 盗汗可能与感染结核分枝杆菌有关,中枢神经系统症状可能与脑弓形虫病有关,因此确诊 PCNSL 需进行脑组织活检 (Gerstner & Batchelor, 2010)。

2) 若不进行脑组织活检,也可使用排除法诊断PCNSL。若弓形虫治疗有效则表明弓形虫感染,若弓形虫治疗无效,则可诊断为 PCNSL(Bibas & Antinori, 2009)。

(3) 与诊断相关的临床表现

1) 中枢神经系统病变可能会导致认知功能的变化、记忆力减退、注意力下降、头痛、人格改变、神经功能缺损或全身性癫痫发作。

2) 胃肠道病变可引起吸收不良、腹泻、便秘或局灶性或弥漫性腹部不适,或可表现为无症状的腹部肿块。

3) 原发性渗出性淋巴瘤患者可出现积液(心包积液、胸腔积液或腹水),不存在散在肿块。

4) 病变部位累及口腔,与 HIV 感染、低 CD4 细胞计数 (< 100µL) 和 EBV 相关 (Hansra et al., 2010)。

5) 一般情况下,尽管骨髓受到了影响,但血细胞计数正常 (Brower, 2010; Kaplan, 2012)。

4. 诊断 (Brower, 2010; Kaplan, 2012)

表 18-4　抗反转录病毒药物和抗肿瘤药物通过 CYP 通路相互作用

酶或代谢 问题	抗反转录病毒抑制剂	抗反转录病毒诱导剂	化疗药物
CYP3A4	安普那韦、阿扎那韦、茚地那韦、洛匹那 韦、利托那韦、沙奎那韦、齐多夫定	依法韦仑、奈韦拉平	环磷酰胺、多烯紫杉醇、长春碱、依托泊苷、索 拉菲尼、舒妮普、长春新碱
CYP2C9	利托那韦、依法韦仑		环磷酰胺
CYP2C19	安普那韦、依法韦仑		环磷酰胺、异环磷酰胺
CYP2D6	利托那韦		它莫西芬
CYP2B6	依法韦仑、瑞托那位	奈韦拉平	环磷酰胺、异环磷酰胺
CYP2E1	瑞托那位、茚地那韦		依托泊苷、边卡巴嗪
UGT1A1	安普那韦		阿霉素、依托泊苷、伊马替尼、新长春碱、伏立 诺他

表 18-5　抗病毒和抗肿瘤药物的重叠毒性反应

毒性反应	抗反转录病毒药物	抗肿瘤药物	改变治疗方案
腹泻	地瑞那韦、磷沙那韦、洛匹那 韦等	当给予伊立替康等抗肿瘤药物时，可导致不可耐受的 腹泻	考虑改变抗反转录病毒 药物
肝毒性	地达诺斯、齐多夫定、司坦夫 定	不能同时给予标准计量通过肝代谢的抗肿瘤药物	考虑改变抗反转录病毒 药物
高胆红素血症	地达诺斯、司坦夫定	与化疗药物同时使用将产生重复毒性，导致高胆红素 血症的产生原因不明和化疗的过早停止	考虑改变抗反转录病毒 药物
高血糖	阿扎那韦、洛匹那韦、茚地那 韦、利托那韦、沙奎那韦	同时使用mTOR抑制剂将使血糖进一步增高	考虑改变抗反转录病毒 药物
骨髓抑制、中 性 粒 细 胞 减少	齐多夫定	大约有8%的患者会发生严重中性粒细胞减少症，如 果抗肿瘤药物是骨髓抑制性的，需要停止化疗；当 贝伐单抗、依托泊苷、吉西他滨、伊立替康、培美曲 塞、铂类、紫杉醇、拓扑替康等抗肿瘤药物与齐多 夫定同时使用时，会进一步加剧中性粒细胞减少	考虑改变抗反转录病毒 药物 严密监测实验室检查结 果 考虑使用促血细胞生长 因子
胰腺炎	地达诺斯、司坦夫定	避免同时使用I-天冬酰胺酶等抗肿瘤药物	考虑改变抗反转录病毒 药物
周围神经病变	地达诺斯、司坦夫定	若铂类、紫杉醇和长春花类药物的抗肿瘤效果更优， 则停止抗反转录病毒治疗	考虑改变抗反转录病毒 药物 考虑减少抗肿瘤药物的 剂量
QT段延长	阿扎那韦、洛匹那韦、利托那 韦、沙奎那韦	若与蒽环类药物、三氧化二砷、达沙替尼、拉帕替尼、 舒尼替尼、它莫西芬等抗肿瘤药物同时使用，导致 QT段延长，可能会改变抗反转录病毒药物	考虑改变抗反转录病毒 药物
肾毒性	齐多夫定	顺铂	考虑改变抗反转录病毒 药物、严密监测肾功 能
血管炎	阿扎那韦、利托那韦、沙奎那 韦	贝伐单抗、来那度胺、沙利度胺等血管内皮生长因子 (VEGF)可增强放射敏感性，但也可能增加出血倾向	考虑改变抗反转录病毒 药物

(1) 患者的生存情况取决于多种因素，包括 cART、免疫抑制程度、是否存在机会性感染、营养状况、病变部位、生活方式和是否能够得到足够的照护。

(2) 生存期短的相关因素包括 CD4 细胞计数低于 $100 / mm^3$、III 或 IV 期疾病、年龄在 35 岁以上、静脉注射吸毒史和血清乳酸脱氢酶 (LDH) 升高。侵袭性淋巴瘤

的国际预后指数 (IPI) 也可适用于 AIDS 相关淋巴瘤的患者。

(3) 平均生存期为 4~10 个月，原发性中枢神经系统淋巴瘤的平均生存期最短（中位生存期为 1~2 个月）；低度恶性淋巴瘤平均生存期最长 (1~4 年)。

5. AIDS 相关淋巴瘤的分类 (Bibas & Antinori, 2009)

(1) 组织学分类与免疫功能正常淋巴瘤患者一致——Burkitt、Burkitt 样、弥漫性大细胞、外周 T 细胞、结外边缘区。

(2) HIV 特异性淋巴瘤——原发性渗出性淋巴瘤、口腔浆母细胞淋巴瘤。

(3) 发生于其他免疫抑制患者的淋巴瘤，如多形性 B 细胞淋巴瘤（移植后淋巴增殖性疾病）。

(4) HIV 感染患者还可发生其他淋巴恶性肿瘤，如霍奇金病、多发性骨髓瘤、B 细胞急性淋巴细胞白血病。

(5) 虽然强烈怀疑 HIV 感染患者可发生以上淋巴恶性肿瘤，但尚未确定其因果关系。

6. 分期

(1) HIV 相关淋巴瘤与非 HIV 相关淋巴瘤的分期模式一致（见第 16 章）。

(2) 因为 AIDS 相关恶性肿瘤可能发生在异常的部位，因此相对于 HIV 阴性者，诊断性影像学检查、内镜检查或两者方法在 HIV 感染者中使用更加广泛。

7. 组织学分级

(1) 大部分为中度或高度恶性 B 细胞肿瘤。

(2) 大细胞淋巴瘤多见于胃肠道；小细胞淋巴瘤多见于骨髓和脑膜。

(3) 侵袭性越大，预后越差；早期临床阶段的治疗效果较好，可对治疗产生完全性应答 (Castillo et al., 2010)。

1) 病变部位疼痛，增殖迅速，有时被误诊为 KS (Kaplan, 2012)。

2) 可继发于 Castleman 病或浆细胞瘤 (Qing et al., 2011)。

8. 患病风险

(1) PCNSL (González-Aguilar & Soto-Hernández, 2011)

1) 随着 cART 治疗方法的开展，一般情况下，CD4 计数低于 100 /mm³，通常低于 50 /mm³，PCNSL 发生率降低。

2) 与 EBV 有关。

(2) 全身性 NHL(Phatak et al., 2010)

1) cART 治疗方法使全身性 NHL 发生率下降效果不明显；总体上，估计发病率下降了 2~7 倍。

2) NHL 特定亚型的发病率下降，尤其是免疫母细胞性淋巴瘤和 PCNSL；Burkitt 淋巴瘤和霍奇金病发病率不变，提示肿瘤的发生发展中参与免疫功能的可能变量。

9. 治疗原则 (Kaplan, 2012; Spina, Gloghini, Tirelli, &

Carbone, 2010)——以 HIV 阴性患者的治疗方案为基础，对于潜在免疫缺陷、机会性感染、多重用药和一般健康状况差的患者，需减少用药剂量、调整治疗方案或选择其他方案。

(1) 抗反转录病毒疗法

1) 若患者能够耐受，在抗肿瘤治疗的同时需继续 cART 治疗；是否同时进行此两种治疗取决于机会性感染的发生率以及治疗反应率 (Kaplan, 2012)。

2) 不规律注射或抵抗 cART 的吸收会导致风险增加；有时对 cART 全部类别药品的反应有影响 (Kaplan, 2012; Spina et al., 2010)。

3) 对于同时被诊断为艾滋病和恶性肿瘤的患者，需推迟 cART 治疗，因为可能会导致严重的免疫重建炎症综合征 (IRIS) (Rudek, Flexner, & Ambinder, 2011)。

4) IRIS：

①发生急性炎症反应时，白细胞 (WBC) 计数会迅速增加。

②常发生于 cART 治疗的初始阶段或者具有严重炎症或感染性反应时；也可发生于弓形虫感染、卡氏肺孢子虫感染、HIV 机会性感染和 EBV 激活时。

③常发生于淋巴瘤患者，与利妥昔单抗的使用有关。

(2) 外科手术——很少使用；用于 HIV 相关 NHL 淋巴瘤患者切除或切开活组织病理检查。

(3) 化疗 (Kaplan, 2012; Spina et al., 2010)

1) 根据 CD4 细胞计数、治疗相关的副作用、治疗效果和是否并发感染调整用药剂量。

2) HIV 相关淋巴瘤采用联合化疗方案，常用药物包括：环磷酰胺、长春新碱、甲氨蝶呤、依托泊苷、阿糖胞苷、博来霉素和类固醇；常用 M-BACOD 方案：甲氨蝶呤、博来霉素、阿霉素、环磷酰胺、长春新碱、地塞米松 (Dunleavy & Wilson, 2012)。

3) Burkitt 淋巴瘤在 HIV 感染者中较常见，其预后与其他 Burkitt 淋巴瘤患者相同 (Molyneux et al., 2012)。

4) PCNSL 的全身化疗效果不佳，因为很少有药物能穿过血脑屏障；大剂量甲氨蝶呤 (> 3g/m²) 和大剂量阿糖胞苷 (Ara-C)(> 2 g/m²) 可穿过血脑屏障 (Gerstner & Batchelor, 2010)；推荐使用利妥昔单抗，其耐受性较好 (Dunleavy & Wilson, 2012; Gerstner & Batchelor, 2010)。

5) 鞘内化疗用于治疗淋巴瘤性脑膜炎，不适用于巨大肿块患者 (Dunleavy & Wilson, 2012)。

6) 给予齐多夫定化疗时，谨慎使用同时进行 cART 和化疗，因为会造成严重的骨髓抑制 (Makinson, Pujol, Le Moing, Peyriere, & Reynes, 2010; Park et al., 2012)，高龄和低 CD4 计数的患者发生发热性中性粒细胞减少概率更高。

7) 目前，正在研究对 HIV 感染的 NHL 或霍奇金淋巴瘤患者进行有效的干细胞移植 (Michieli, Mazzucato, Tirelli, & De Paoli, 2011)。

(4) 放疗

1) 用于缓解或巩固治疗 (如化疗后进行受累野照射放疗)。

2) 可用于控制其他治疗无效的疾病。

3) 对于高度恶性肿瘤,治疗效果短暂;对于低度恶化肿瘤,症状能得到良好控制,而且治疗效果维持时间较长 (Mallik, Talapatra, & Goswami, 2010)。

(5) 生物反应调节剂——利妥昔单抗为 HIV 相关非霍奇金淋巴瘤标准治疗方案外的附加药物,增加利妥昔单抗后,无需调整其他药物的剂量,但会增加噬血细胞综合征的发生率 (Dunleavy & Wilson, 2012)。

(6) 综合治疗法尚不明确,使用前需仔细衡量治疗协同效果和副作用之间的利弊关系。

(四) 与艾滋病相关的卡波齐肉瘤 (KS) (Thomas, Sindhu, Sreekumar, & Sasidharan, 2011; Uldrick & Whitby, 2011)

1. 病理生理学——软组织恶性肿瘤,发生于 HIV 感染者,以网状内皮细胞的恶性生长为特征。

(1) 除了 HIV 所致的 KS 以外,KS 也在地中海盆地和撒哈拉沙漠以南的非洲流行。

(2) 器官移植术后服用免疫抑制剂的人群。

(3) 艾滋病相关 KS(流行性 KS) 患者的免疫功能具有缺陷,导致恶性转化细胞再生。

1) 在特定免疫缺陷人群中,KS 的发病率不一致,表明可能存在其他感染因素,影响了 KS 的发生 (Mesri, Cesarman, & Boshoff, 2010)。

① 通过检测 HHV-8 进行确诊, 即 KS 疱疹病毒 (KSHV)。

② KSHV 可导致 KS 的发生,两者具有因果关系。

③ KSHV 感染是发生 KS 的必要因素,但不是充分因素;若患者免疫不受抑制,则发生恶变的概率较低。

2) KSHV 基因组——编码一系列基因产物;宿主对病毒的反应为是否发生感染及肿瘤发展的关键因素。

3) HIV 相关 TAT 基因产物——可增强病毒的复制,增加各种趋化因子的表达,增强 KSHV 的影响,间接导致肿瘤的发生。

2. 转移部位

(1) 表现——包括皮肤病变,从粉红色到紫色到褐色,平坦或凸起,通常是无痛的 (除非病变部位位于敏感区域),压之不变白;身体器官病变通常表现为结节性和出血性 (Rashidi, Dorfler, & Goodman, 2012)。

(2) 常见部位——下肢或脸部、口腔上腭、消化道、呼吸道 (尤其是支气管)。

3. 诊断措施 (Rashidi et al., 2012)

(1) 与无 HIV 感染的 KS 患者所做检查相似。

(2) KS 病变的组织学诊断一旦确定,无需进行新发病变皮肤活检,可进行病变内脏活检。

4. 预后

(1) 生存率——取决于 cART、免疫抑制程度、是否存在机会性感染、营养状况、病灶部位、生活方式以及医疗条件 (Thomas et al., 2011; Uldrick & Whitby, 2011)。

(2) cART 治疗使生存率得到显著升高

(3) 一般生存期为几年,具有胃肠道病变或 B 症状(发热、盗汗、体重下降) 的患者生存期较短,以前或现在合并重大机会性感染的患者生存期更短,平均生存时间不足一年。

5. 分类

(1) 地方性 KS——发生于局部地区,与病毒感染有关。

(2) 经典型 KS——罕见的血管源性恶性肿瘤

(3) 小儿 (淋巴结病)KS——发生于发展中国家的儿童。

(4) 流行性 KS (与 AIDS 有关)。

6. 分期

所有分期系统都包括以下内容的评估:皮肤情况、淋巴结、内脏受累情况和是否存在 B 症状 (Thomas et al., 2011)。

7. 组织学分级

经典型 KS 通常处于不活跃状态,而 HIV 相关 KS 的侵袭性很强,发展非常迅速。

8. 风险 (Phatak et al., 2010; Thomas et al., 2011)

(1) 肿瘤谱随着风险分组的不同而发生变化,并在很大程度上受到 HAART 的影响。

(2) 在 cART 治疗方法开始之前,美国的 KS 发病率已呈下降趋势;开始 cART 治疗方法后, KS 已成为罕见疾病。

(3) 估计 HIV 感染者 KS 的发生率减少了 80 倍,在 cART 治疗方法不能普及的地方 (撒哈拉以南的非洲),KS 仍然是主要的问题,而在某些地区,KS 为主要癌症类型。

(4) 风险分层将风险分为有利风险和不利风险。

1) 有利风险——疾病局限于皮肤;淋巴结或口腔;CD4 计数大于 200 /μL;口腔无鹅口疮或 B 症状史;KPS 评分大于 70。

2) 不利风险——肿瘤导致的水肿或溃疡;广泛的口腔、胃肠道、非淋巴结内脏肿瘤;CD4 计数低于 200μL;口腔鹅口疮或 B 症状史;身体状态差;存在其他艾滋病相关疾病。

9. 治疗原则

(1) 与未感染 HIV 的 KS 患者的治疗方案相同,对于具有潜在性免疫缺陷、机会性感染、多重用药及身体状况差的患者需调整治疗方案。

(2) 手术——很少作为 KS 的治疗方法, 主要用于切除影响身体功能或者造成剧烈疼痛的病变组织。

(3) 化疗 (Carr,2013;Kaplan,2012Uldrick& Whitby,2011)

1) 根据 CD4 计数、治疗毒副作用、治疗效果及是否共存感染调整用药剂量。

2) 采用 cART 治疗 HIV 相关 KS(治疗反应率高达 86%, 治疗效果持久);对于复发性 KS 或顽固性 KS, 可使用单药治疗 (胶质体阿霉素,紫杉醇) 或者联合化疗 (长春新碱、阿霉素、博来霉素)。

3)mTOR 抑制剂——减少肿瘤血管再生, 导致肿瘤衰退 (Roy,Sin&Lucas,2013)。

4) 由于 KS 病变的血管特性, 抗血管再生化合物可作为 KS 的治疗药物。目前正在研究沙利度胺、烟曲霉素、metastat(一种基质金属蛋白酶抑制剂)(Sullivan&Pantanowitz, 2010)。

(4) 放疗——光子放疗或者表层电子束放疗 (Mallik et al.2010;See,Zeng,Tran,&Lim2011)。

1) 使用 45~70kV X 射线或 4-MV 光子束, 剂量为 10~30Gy。

2) 多次小剂量照射的效果更好。

3) 可短期控制局部症状, 尤其可明显改善淋巴病变导致的外观变化和淋巴水肿。皮肤病变的反应率为 92%, 口腔病变的反应率为 100%, 眼睑、结膜、生殖器病变的反应率为 89%(Mallik et al,2010)。

4) 放射会引起皮肤和淋巴管发生永久性改变, 以及继发性顽固性水肿和组织分解 (See et al,2011)。

(5) 生物反应调节剂。

目前已证明 α- 干扰素 (IFN-α), 伴或不伴随齐多夫定联合用药, 可用于治疗 HIV 相关 KS。

（五）其他恶性肿瘤

1. 子宫颈癌 (Carr,2013)(参见第 10 章)

(1)1993 年, 子宫颈鳞状细胞癌 (SCC) 被列入 HIV 相关恶性肿瘤的范畴中, 这是因为 HIV 感染妇女可发生 HPV 感染以及宫颈非典型增生。

(2)HPV 感染增加了子宫颈癌的发生率, 加快了疾病的发展。

(3)HIV 感染增加了子宫颈癌治疗后的复发风险。

(4) 单独进行抗逆转病毒治疗可控制或治愈病变组织。

1)阴道镜——使用cART 治疗病变组织的最主要方法。

2) 冷冻疗法——针对顽固性病变 [世界卫生组织 (WHO),2011]。

3) 放疗——短距离放射治疗, 可用于局部晚期疾病, 抗逆转病毒药物可增加放疗毒性。

2. 肛门癌 (Salati & Al Kadi,2011)(参见第 9 章)

(1) 占胃肠恶性肿瘤的 15%, HIV 感染患者发生率

更高 (Castor,da Sliva, Gondim Martins,&de Mello, 2012)。

(2) 常发生于进行肛交的男性。

(3) 与子宫颈癌相似, 肛门癌与 HIV 和 HPV 同时感染高度相关。

(4) 使用 cART 治疗无效 (Chiao,Hartman,El-Serag& Giordano,2013)。

(5) 治疗——放化疗结合 (Mallik et al,2010)。

3. 肝细胞癌 (HCC)(参见第 9 章)

(1)HIV 感染使 HCC 发生率增加了 4 倍, 从流行病学的角度而言, 可导致 HCC 患者生存期延长 (Carry,2013)。

(2) 丙肝病毒和 HIV 双重感染者比乙肝和 HIV 双重感染者的 HCC 发生率更高 (Curry, 2013;Nunnair et al, 2012)。

(3) 更常发生于 HIV-1 感染者。

(4) 高龄和肝硬化可增加 HCC 发生率, 表明进行性肝功能不全可增加 HCC 发生率 (Yopp et al ,2012)。

(5) HIV 感染并发 HCC 的侵袭性更强, 并且难以治疗;与其他因素导致的 HCC 相比, 生存期更短 (Puoti, Rossotti, Garlaschelli, Bruno, 2011)。

4. 肺癌 (Lambert, Merlo, & Kirk, 2013; Mani, Haigeentz, & Aboulafia, 2012; Winstone et al., 2013)(请同时阅读第 8 章)

(1) HIV 感染者的第三种最常见恶性肿瘤。

(2) 与其他肺癌相比, 发病年龄较年轻, 平均发病年龄为 46 岁。

(3) 在所有 HIV 相关癌症中, 死亡率最高。

(4) 确诊后, 平均生存时间为 6~7 个月。诊断时, 一般处于疾病晚期, 具有明显的症状 (咳嗽、胸痛、呼吸困难、咯血)。

(5) 一般情况下, 在患者确诊前会发生肺部感染, 队列研究结果显示, 肺部影像学检查结果更加支持肺部感染的诊断, 因此 30% 以上的患者会因为这些重叠症状而延迟肺癌的诊断 (Ruiz, 2010)。

(6) 目前慢性肺部炎症和 HIV 感染的关系不是很明确。

(7) 联合 cART 治疗可提高患者的存活率。

(8) 联合 cART 会产生严重的血液毒性 (Mani, Haigeentz, & Aboulafia, 2012)。

5. 霍奇金病 (Martis & Mounier, 2012; Sissolak, Sissolak, & Jacobs, 2010) (参见第 16 章)

(1) 最常见非 AIDS 相关恶性肿瘤;同正常人群相比, HIV 感染者的相对危险度为 11~31.7。

(2) 通常发生于诊断 1 年内和 cART 治疗开始时 (Gotti et al., 2013)。

(3) 常见病理——混合细胞型和淋巴细胞减少性型, 此两种类型疱疹病毒更多 (Sissolak &Jacobs,2014)。

(4) 与非 HIV 感染者的霍奇金病相比,侵袭性更强,治疗效果更差 (Xicoy et al., 2013)。

1) 诊断时,处于晚期阶段。

2) 常发生多个淋巴结群受累。

3) 与霍奇金病相比,对化疗和放疗更不敏感。

（六）护理措施

1. 保证患者安全

(1) 对于感觉运动异常的患者,需确保周围环境的安全 (如充足的光线,尤其是在晚上)(Theroux,Phipps, Zimmerman & Relf, 2013)。

1) 评估患者是否存在由 HIV、抗反转录病毒、抗癌治疗引起的周围神经病变。

2) 评估患者的平衡感和肌力,因为 HIV 感染并发癌症的患者易发生恶病质及肌肉萎缩;发生功能缺陷时,需进行物理治疗和职业治疗。

(2) 指导患者避免环境中可能引起感染的感染源,如:宠物的分泌物或未煮、未煮熟、储存不当的食物 (Relf et al ,2011)。

(3) 指导减少 HIV 传播的技巧 (Moss,2013; Perry, 2013;Relf et al,2011)

1) 指导患者使用具有水性润滑剂的避孕套,减少阴交、肛交和口交的传播风险 (油性润滑剂和化学霜剂会损害避孕套,使用时,发生破损的概率更高)。

2) 宣传教育避免共用牙刷、剃须刀和个人护理用品。

3) 戴手套使用 1∶10 的家用漂白剂和水的混合液清理患者呕吐物和其他分泌物。用 CDC 提议的全面防护措施来降低占有性暴露的 HIV 发生率。全面预防中体液的管理部分来自疾病控制和预防中心 (CDC)。

4) 按照 CDC 推荐的全面防护降低 HIV 病毒的职业暴露风险 (表 18-6)。

2. 减少症状的发生和严重程度

(1) 指导患者改善外观的方法——例如:使用化妆品掩盖 KS 病变部位,使用围巾或其他衣服遮挡肿大的淋巴结,穿着合适衣服。

(2) 指导患者避免服用阿司匹林,因为它可能会干扰血小板功能;推荐使用对乙酰氨基酚来控制发烧和疼痛。

(3) 评估是否发生有 HIV 引起的机会性感染,在接受癌症治疗的患者而言,此项评估比较复杂。

(4) 监测接受长春花生物碱治疗的患者下颌骨疼痛的情况,此种神经病变在 HIV 感染者中更为常见。

(5) 姑息护理——对出现明显的身体症状或痛苦的患者特别有用 (Huang, 2013; Relf et al., 2011)。

1) 帮助患者处理各种症状。

2) 协助处理复杂的多重用药管理。

3) 此种患者疼痛原因较复杂,可由多种原因引起。

4) 可协助患者建立和利用支持系统和非正式照顾

表 18-6　CDC 全面预防的体液

需采取全面防护	不需全面防护
血液;任何被血液污染的分泌物或排泄物	尿液
脑脊液	粪便
精液、阴道分泌物	呕吐物
滑膜液	汗液
羊水	鼻腔分泌物
心包积液	泪液
胸腔积液	痰或唾液(除牙科检查或治疗时)
腹水	

Data from　Centers for Disease Control and Prevention. (2013). www.cdc.gov.

资源。

5) 评估灵性痛苦,并进行干预。

6) 照顾者可协助识别由疾病所引起的患者的心理痛苦和精神障碍。

3. 改善营养状态

(1) 指导患者加强营养摄入 (如服用补充剂,准备即食食品,少食多餐)。

(2) 帮助或鼓励患者经常保持口腔卫生。

4. 监测疾病和治疗所致的后遗症和毒性反应

(1) 在确定最佳治疗方案和支持性措施时,必须考虑抗反转录病毒治疗与化疗之间重叠的毒性反应 (见表 18-5)。

1) 腹泻——洛匹那韦、替诺福韦。

2) 肝毒性——非核苷反转录酶抑制剂、核苷反转录酶抑制剂、蛋白酶抑制剂。

3) 骨髓抑制剂——齐多夫定。

4) 神经病变——地达诺斯、司坦夫定。

5) 肾毒性——茚地那韦、泰诺福韦。

6) 恶心、呕吐——去羟肌苷、蛋白酶抑制剂、齐多夫定。

(2) 许多抗反转录病毒药物会影响 CYP 通路中的酶,因此,可能对化疗药物的治疗效果或毒性反应产生干扰 (见表 18-4)(Deeken et al., 2012)。

1) 降低 CYP 抑制剂的剂量。

2)CYP 诱导剂可能会导致某些特定化疗药物的效果降低,但目前缺乏大部分恶性肿瘤此方面的研究,因此,目前我们采取改变抗反转录病毒治疗方案。

(3) 化疗药物免疫抑制作用与 CD4 细胞暂时减少 50% 以上有关,因此,即使化疗药物不会引起淋巴细胞减少,也可导致免疫抑制 (Park et al., 2012)。

1) 化疗期间应监测 CD4 细胞计数。

2) 根据 CD4 细胞计数,必要时,预防性使用抗菌药物。

3) 密切监测高危患者的 CD4 细胞计数（如高龄患者）。

（4）造血生长因子管理，它是伴随增加艾滋病毒相关癌症的风险。

5. 监测治疗效果

（1）评估和记录 KS 病变的位置、外观和大小、淋巴病变情况、器官肿大情况或其他肿瘤病变（如腹部肿块、口腔病变、腹水）。

（2）监测异常病变的大小或外观变化。

（3）当 HIV 相关 NHL 患者具有巨大肿块，且对治疗高度敏感时，监测是否存在肿瘤溶解综合征的症状（Kaplan, 2012）。

（4）监测患者的神经功能状态，神经功能状态异常可能预示晚期 HIV 疾病、化疗毒性或机会性感染（Theroux et al., 2013）。

6. 癌症筛查和疾病预防措施（Deeken et al., 2012; Momplaisir, Mounzer, & Long, 2014）

（1）癌症筛查的组织建议——只对有明确癌症风险的 HIV 感染患者进行筛查。

（2）巴氏涂片（PAP）——每 6~12 个月检查一次，用于筛查早期宫颈癌。

（3）肛门细胞学检查或高分辨率肛门镜检查用于肛门鳞状细胞癌的早期筛查——目前未被医疗机构采用，但越来越多的研究表明，风险人群可从筛查中受益（Cachay & Matthews, 2013）。肛门指检也是筛查高风险人群的经济有效的方法（Read et al., 2013）。

（4）胸部计算机断层扫描（CT），评估肺癌的高危人群。

（5）乙状结肠镜检查——是否用于 HIV 患者存在争议，因为大部分结肠癌位于右侧，因此需要进行全结肠镜检查。

（6）定期口腔或牙齿检查——可检测早期口咽肿块，口咽肿块预示会发生 HPV 相关头颈部鳞状细胞癌。

（7）疫苗（Moss, 2013）

1) 推荐接种肝炎疫苗预防肝炎和相关癌症。

2) HPV 疫苗在 HIV 感染男性中被证明是安全的。

8. 处理 HIV 感染和恶性肿瘤所引起的心理社会问题

（1）对所有患者进行全面的心理社会评估（Carr, 2013）。

（2）评估患者的健康素养以及对治疗和医疗专家会诊的依从性（Drainoni et al., 2008）。

1) 健康素养偏低的患者中，只有 17%~40% 能坚持定期治疗。

2) 低健康素养与对 CD4 细胞计数、病毒负荷以及药物的认识不足有关。

3) 抗反转录病毒治疗的依从性研究表明，健康素养低的患者服药依从性较低。

4) 具有心理障碍以及不知如何获得治疗和支持的患者的健康素养较低。

（3）评估患者的自我形象，KS 明显可见的病变可导致患者产生痛苦和社会隔离感。

8. 患者及重要照顾者的干预（Relf et al, 2011）

（1）认识到患者的家庭可能不是生物学家庭。

（2）确定以前其他亲人是否感染 HIV，在高发地区，他们可能会丧失很多亲人，而没有充足时间消除悲伤情绪。

（3）患者可能因为自己未感染 HIV 而感到内疚，对自己的健康产生怀疑，对未来充满担忧。

（4）观察患者是否存在应对不良，尤其是用药紊乱的患者。协助患者通过行为疗法管理压力和应对疾病。

（5）在适当的时候，将对患者非常重要的人纳为教育对象和决策者。

（韦迪　谷梅　译　谌永毅　校）

参考文献

Alfitano, A., Barbaro, G., Perretti, A., & Barbarini, G. (2012). Human immunodeficiency virus-associated malignancies: A therapeutic update. *Current HIV Research*, 10, 123–132. http://dx.doi.org/10.2174/157016212799937227.

Bibas, M., & Antinori, A. (2009). *Mediterranean Journal of Hematology and Infectious Disease*, 1(2), e2009032. http://dx.doi.org/10.4084/MJHID.2009.032.

Brower, V. (2010). Clues emerge on how HIV increases lymphoma risk. *Journal National Cancer Institute*, 102(14), 1002–1004. http://dx.doi.org/10.1093/jnci/djq274.

Cachay, E. R., & Matthews, W. C. (2013). Human papillomavirus, anal cancer, and screening considerations among HIV-infected individuals. *AIDS Review*, 15(2), 122–133.

Carr, E. R. (2013). HIV- and AIDS-associated cancers. *Clinical Journal of Oncology Nursing*, 17(2), 201–204.

Castillo, J. J., Winer, E. S., Stachurski, D., Perez, K., Jabbour, M., Milani, C., et al. (2010). Prognostic factors in chemotherapy-treated patients with HIV-associated plasmablastic lymphoma. *The Oncologist*, 15(3), 293–299. http://dx.doi.org/10.1634/theoncologist.2009-0204.

Castor, M. D., da Silva, H. J., Gondim Martins, D. B., & de Mello, R. J. (2012). HPV and precancerous lesions of anal canal in women: Systematic review. *International Journal Colorectal Disease*, 27(3), 271–276. http://dx.doi.org/10.1007/s00384-011-1298-1.

Centers for Disease Control. (2013). http://www.cdc.gov/hiv/statistics/index.html.

Chiao, E. Y., Hartman, C. M., El-Serag, H. B., & Giordano, T. P. (2013). The impact of HIV viral control on the incidence of HIV-associated anal cancer. *Journal of Acquired Immune Deficiency Syndromes*, 63(5), 631–638.

Curry, M. P. (2013). HIV and hepatitis C virus: Special concerns for patients with cirrhosis. *Journal Infectious Disease*, 207(Suppl. 1), S40–S44. http://dx.doi.org/10.1093/infdis/jis763.

Cuttrell, J., & Bedimo, R. (2013). Non-AIDS-defining cancers among HIV-infected patients. *Current HIV/AIDS Report.* http://dx.doi.org/10.1007/s11904-013-0166-8.

Deeken, J. F., Tjen-A-Looi, A., Rudek, M. A., Rudek, M. A., Okuliar, C., Little, R. F., et al. (2012). The rising challenge of non-AIDS-defining cancers in HIV-infected patients. *Clinical Infectious Diseases*, 55, 1228–1235.

DeFreitas, A. A., D'Souza, T. L. M., Lazaro, G. L., Windes, E. M., Johnson, M. D., & Relf, M. V. (2013). Pharmacological considerations in human immunodeficiency virus-infected adults in the intensive care unit. *Critical Care Nurse*, 33(2), 46–57.

Drainoni, M., Rajabiun, S., Rumptz, M., Welles, S. L., Relf, M., Rebholz, C., et al. (2008). Health literacy of HIV-positive individuals enrolled in an outreach intervention: Results of a cross-site analysis. *Journal of Health Communication*, 13, 287–302.

Dunleavy, K., & Wilson, W. H. (2012). How I treat HIV-associated lymphoma. *Blood*, 119, 3245–3255.

Gerstner, E. R., & Batchelor, T. T. (2010). Primary central nervous system lymphoma. *Archives Neurology*, 67(3), 291–297. http://dx.doi.org/10.1001/archneurol.2010.3.

González-Aguilar, A., & Soto-Hernández, J. L. (2011). The management of primary central nervous system lymphoma related to AIDS in the HAART era. *Current Opinion in Oncology*, 23(6), 648–653. http://dx.doi.org/10.1097/CCO.0b013e32834b6adc.

Gotti, D., Danesi, M., Calabresi, A., Ferraresi, A., Albini, L., Donato, F., et al. (2013). Clinical characteristics, incidence, and risk factors of HIV-related Hodgkin lymphoma in the era of combination antiretroviral therapy. *AIDS Patient Care and STDs*, 27(5), 259–265.

Hansra, D., Montague, N., Stefanovic, A., Akunyili, I., Harzand, A., Natkunam, Y., et al. (2010). Oral and extraoral plasmablastic lymphoma: Similarities and differences in clinicopathologic characteristics. *American Journal Clinical Pathology*, 134(5), 710–719. http://dx.doi.org/10.1309/AJCPJH6KEUSECQLU.

Huang, Y. (2013). Challenges and responses in providing palliative care for people living with HIV/AIDS. *International Journal of Palliative Nursing*, 19(5), 218–225.

Kaplan, L. D. (2012). HIV-associated lymphoma. *Best Practice & Research. Clinical Haematology*, 25, 101–117.

Lambert, A. A., Merlo, C. A., & Kirk, G. D. (2013). Human immunodeficiency virus-associated lung malignancies. *Clinical Chest Medicine*, 34, 255–272.

Makinson, A., Pujol, J. L., Le Moing, V., Peyriere, H., & Reynes, J. (2010). Interactions between cytotoxic chemotherapy and antiretroviral treatment in human immunodeficiency virus-infected patients with lung cancer. *Journal of Thoracic Oncology*, 5(4), 562–571.

Malfitano, A., Barbaro, G., Perretti, A., & Barbarini, G. (2012). Human immunodeficiency virus-associated malignancies: A therapeutic update. *Current HIV Research*, 10, 123–132. http://dx.doi.org/10.2174/157016212799937227.

Mallik, S., Talapatra, K., & Goswami, J. (2010). AIDS: A radiation oncologist's perspective. *Journal of Cancer Research and Therapeutics*, 6(4), 432–441.

Mani, D., Haigeentz, M., Aboulafia, D. M. (2012). Lung cancer in HIV infection. *Clinical Lung Cancer*, 13(1), 6–13.

Martis, N., & Mounier, N. (2012). Hodgkin lymphoma in patients with HIV infection: A review. *Current Hematology Malignancy Report*, 7, 228–234.

Mesri, E. A., Cesarman, E., & Boshoff, C. (2010). Kaposi's sarcoma and its associated herpes virus. *National Review Cancer*, 10 (10), 707–719. http://dx.doi.org/10.1038/nrc2888.

Michieli, M., Mazzucato, M., Tirelli, U., & De Paoli, P. (2011). Stem cell transplantation for lymphoma patients with HIV infection. *Cell Transplantation*, 20, 351–370.

Molyneux, E. M., Rochford, R., Griffin, B., Newton, R., Jackson, G., Menon, G., et al. (2012). Burkitt's lymphoma. *Lancet*, 379(9822), 1234–1244. http://dx.doi.org/10.1016/S0140-6736(11)61177-X.

Momplaisir, F., Mounzer, K., & Long, J. A. (2014). Preventive cancer screening practices in HIV-positive patients. *AIDS Care*, 26 (1), 87–94.

Moss, J. A. (2013). HIV/AIDS review. *Radiologic Technology*, 84 (3), 247–270.

Nunnari, G., Berretta, M., Pinzone, M. R., Di Rosa, M., Berretta, S., Cunsolo, G., et al. (2012). Hepatocellular carcinoma in HIV positive patients. *European Review Medical Pharmacology Science*, 16(9), 1257–1270.

Park, J., Kim, T. M., Hwang, J., Kim, N., Choe, P. G., Song, K., et al. (2012). Risk factors for febrile neutropenia during chemotherapy for HIV-related lymphoma. *Journal Korean Academy Medical Sciences*, 27, 1468–1471.

Perry, N. (2013). Preventing the spread of HIV infection. *Nursing Times*, 109(22), 12–15.

Phatak, U. A., Joshi, R., Badakh, D. K., Gosavi, V. S., Phatak, J. U., & Jagdale, R. V. (2010). AIDS-associated cancers: An emerging challenge. *Journal Association Physicians India*, 58, 159–162.

Puoti, M., Rossotti, R., Garlaschelli, A., & Bruno, R. (2011). Hepatocellular carcinoma in HIV hepatitis C virus. *Current Opinions in HIV & AIDS*, 6(6), 534–538. http://dx.doi.org/10.1097/COH.0b013e32834bd2b7.

Qing, X., Sun, N., Chang, E., French, S., Ji, P., & Yue, C. (2011). Plasmablastic lymphoma may occur as a high-grade transformation from plasmacytoma. *Experimental Molecular Pathology*, 90(1), 85–90. http://dx.doi.org/10.1016/j.yexmp.2010.10.007.

Rashidi, A., Dorfler, K. R., & Goodman, B. M. (2012). Diffuse Kaposi's sarcoma. *International Journal of Dermatology*, 51, 964–965.

Read, T., Vodstrcil, L., Grulich, A., Farmer, C., Bradshaw, C., Chen, M., et al. (2013). Acceptability of digital anal screening examinations in HIV-positive homosexual men. *HIV Medicine*. http://dx.doi.org/10.1111/hiv.12035.

Relf, M. V., Mekwa, J., Chasokela, C., Nhlengethwa, W., Letsie, E., Mtengezo, J., et al. (2011). Essential nursing competencies related to HIV and AIDS. *Journal of Association Nurses and AIDS Care*, 22(1 Suppl.), e5–e40. http://dx.doi.org/10.1016/j.jana.2010.07.007.

Relf, M. V., Shelton, B. K., & Jones, K. M. (2013). Common immunological disorders. In P. G. Morton, & D. K. Fontaine (Eds.), *Critical care nursing* (pp. 1094–1132). Philadelphia: Elsevier.

Roy, D., Sin, S. H., & Lucas, A. (2013). mTOR inhibitors block Kaposi sarcoma growth by inhibiting essential autocrine growth factors and tumor angiogenesis. *Cancer Research*, 73, 2235–2246.

Rudek, M. A., Flexner, C., & Ambinder, R. F. (2011). Use of antineoplastic agents in patients with cancer who have HIV/AIDS. *Lancet Oncology*, 12, 905–912.

Ruiz, M. (2010). Lung cancer in HIV-infected patients: The experience in an urban clinic. *Journal of the International Association Physicians in AIDS Care*, 9, 214–217.

Salati, S. A., & Al Kadi, A. (2012). Anal cancer—a review. *International Journal Health Science (Qassim)*, 6(2), 206–230.

See, A. P., Zeng, J., Tran, P. T., & Lim, M. (2011). Acute toxicity of second-generation HIV protease-inhibitors in combination with radiotherapy: A retrospective case series. *Radiation Oncology, 6,* 25–33.

Shiels, M. S., Pfeiffer, R. M., Gail, M. H., Hall, H. I., Li, J., Chaturvedi, A. K., et al. (2011). Cancer burden in the HIV-infected population in the United States. *Journal of the National Cancer Institute, 103,* 753–762. http://dx.doi.org/10.1093/jnci/djr076.

Sissolak, G., Sissolak, D., & Jacobs, P. (2010). Human immunodeficiency and Hodgkin lymphoma. *Transfusion and Apheresis Science, 42*(2), 131–139.

Spina, M., Gloghini, A., Tirelli, U., & Carbone, A. (2010). Therapeutic options for HIV-associated lymphomas. *Expert Opinions Pharmacotherapy, 11*(15), 2471–2481. http://dx.doi.org/10.1517/14656566.2010.502528.

Sullivan, R. J., & Pantanowitz, L. (2010). New drug targets in Kaposi sarcoma. *Expert Opinion Therapeutic Targets, 14*(12), 1355–1366. http://dx.doi.org/10.1517/14728222.2010.532336.

Theroux, N., Phipps, M., Zimmerman, L., & Relf, M. V. (2013). Neurological complications associated with HIV and AIDS: Clinical implications for nursing. *The Journal of Neuroscience Nursing, 45*(1), 5–13. http://dx.doi.org/10.1097/JNN.0b013e318275b1b2.

Thomas, S., Sindhu, C. B., Sreekumar, S., & Sasidharan, P. K. (2011). AIDS-associated Kaposi's sarcoma. *The Journal of the Association of Physicians of India, 59,* 387–389.

Tobian, A. A., & Gray, R. H. (2011). The benefits of male circumcision. *Journal of the American Medical Association, 306*(13), 1479–1480. http://dx.doi.org/10.1001/jama.2011.1431.

Uldrick, T. S., & Whitby, D. (2011). Update on KSHV epidemiology, Kaposi sarcoma pathogenesis, and treatment of Kaposi sarcoma. *Cancer Letters, 305*(2), 150–162. http://dx.doi.org/10.1016/j.canlet.2011.02.006.

Winstone, T. A., Man, S. F. P., Hull, M., Montaner, J. S., & Sin, D. D. (2013). Epidemic of lung cancer in patients with HIV infection. *Chest, 143*(2), 305–314.

World Health Organization. (2011). *WHO guidelines: Use of cryotherapy for cervical intraepithelial neoplasia.* Geneva: WHO.

Xicoy, B., Miralles, P., Morgades, M., Rubio, R., Valencia, M. E., & Ribera, J. M. (2013). Long-term follow up of patients with human immunodeficiency virus infection and advanced stage Hodgkin's lymphoma treated with doxorubicin, bleomycin, vinblastine and dacarbazine. *Haematologica, 98*(8), e85–e86. http://dx.doi.org/10.3324/haematol.2012.079921.

第3篇 治疗方式

第 **19** 章　手术治疗的护理

一、概述

（一）肿瘤外科手术治疗原则 (Rosenberg, 2011)

1. 外科手术是最久远的肿瘤治疗方式。

2. 肿瘤外科医生在肿瘤预防、诊断、治疗、缓解以及康复中起重要作用。

3. 技术的进步使外科医生的能力不断提高——麻醉方式、显微手术、微创手术、重建及术后重症照护。

（二）外科手术在肿瘤治疗中的作用

1. 外科手术用于诊断大多数肿瘤病理分期——正常组织取片必须遵循无菌操作原则 (Rosenberg, 2011)。

(1) 细针活检——细针引导到可疑病理组织，抽吸组织片段，获取样本。

(2) 粗针活检——粗针引导到可疑病理组织，取出核心组织或小块组织。

(3) 切开活检——选取切口，从组织肿块中取出小片组织。

(4) 切除活检——通过切口取出整块可疑肿块。

(5) 胸腔镜或腹腔镜分期——通过胸腔镜或腹腔镜直接观察肿瘤和淋巴结以获取洗涤细胞，评估肿瘤的可切除性并对肿瘤进行分期 (Hosoya & Lefor, 2011)。

2. 预防性外科手术——预防性手术用于降低癌症相关遗传的风险或潜在的风险。

(1) 如家族性乳腺癌：切除乳房；家族性卵巢癌：切除卵巢；家族性结肠癌、结肠息肉病或溃疡性结肠炎：切除结肠 (Rosenberg, 2011)。

3. 治愈性手术切除——彻底切除原发肿瘤，包括阴性边缘组织、区域淋巴结、邻近器官、活检部位及肿瘤窦道 (Niederhuber, 2008)。

4. 姑息性手术——在无法进行根治性手术时，姑息性手术可提高患者的舒适度。

(1) 肿瘤细胞减灭术——去除和提高放化疗疗效。

(2) 减压或分流术——放置引流管、支架或造口，减轻转移性疾病（如当有肠梗阻时，行结肠造口术；有脊柱转移时，行外科手术，以减轻脊柱压力和加强稳定性）。

5. 手术修复或重建——改善手术导致的功能和外观

缺损，提高生活质量。

(1) 取决于解剖部位，操作范围和并发症。

(2) 如切除下颌骨和口腔底部之后重建下颌骨以保留咀嚼功能，并通过放置微血管皮瓣以填补口底和颈部组织缺损，达到改善外观的目的。

6. 综合治疗——提高可切除性，避免切除过多的组织或器官，减少肿瘤负荷或改善术后疗效。

(1) 化学治疗、生物治疗、免疫疗法。

1) 术前——缩小肿块，但有可能影响伤口愈合。

2) 术中——直接治疗受累的组织（如加热腹腔化疗、腹腔内肝脏灌注）。

3) 术后——放置输注装置（如输液港、中心静脉通道、鞘内或动脉内导管及肝动脉输注泵放置）。

(2) 放射治疗——50% 的癌症患者在疾病的某一阶段需要放疗 (Stubblefield, 2011)。

1) 术前放疗——可缩小肿块，但可能影响伤口愈合，放疗区域器官纤维化可影响手术效果。

2) 术中放疗——当不能到达肿块边缘时，通过开放一个切口直接传送到组织（如光束、粒子植入等）。

3) 术后放疗支持——放置近距离放射治疗导管，定基准以指导术后治疗。

(3) 介入放射治疗

1) 术前——活组织检查，组织取样，中心导管放置。

2) 处理程序——经皮消融，栓塞。

3) 术后支持治疗——引流或支架置入术，视锥细胞后凸成形术以治疗脊柱压缩性骨折。

7. 需要手术的肿瘤急症——穿孔、出血、脓液引流和冲洗，如脊髓压迫综合征 (Rosenberg, 2011)。

（三）外科手术技术和方法

1. 外科手术技术

(1) 局部切除术——切除癌组织和少量周围组织边缘。

(2) 广泛切除术——切除癌组织和邻近组织及淋巴结。

(3) 扩大切除术——切除全部癌组织和邻近组织、淋巴结、血管，达到安全区域。

(4) 减压手术——切除大部分癌组织以降低肿瘤整体负荷，增加残留癌细胞对化疗敏感性。

(5) 消融术——热能量消融（如冷冻消融术、射频消融术、微波），通过能量直接作用于细胞而摧毁小病灶。

2. 手术方法——开腔手术、腹腔镜手术、机器人手术、内镜手术、激光手术、经皮手术等。

(1) 开腔手术——大切口，充分暴露手术部位，便于手术操作。

(2) 腹腔镜检——通过约 1cm 切口插入器械和摄像头或光源切除肿瘤，具有失血少、疼痛轻和瘢痕较小等特点。

(3) 机器人手术——电脑远程控制机械手臂，可以360°转动，将微小的、大约 1 厘米的手术切口放大，以便进行精微手术，具有瘢痕小、出血少、术后疼痛轻的特点。

(4) 内镜、单端口腹腔镜或自然腔内镜手术（说明）——通过人体腔道（如口腔、肛门、鼻腔、尿道）行无瘢痕外科手术。

(5) 激光治疗——单独使用或与光敏剂联合使用，在细胞水平上将精准光束应用于损伤的癌细胞（如光动力疗法）。

(6) 经皮手术——精密工具（针）在成像设备帮助下穿过皮肤，治疗肿瘤（如消融、椎体后凸成形术）。

3. 麻醉

(1) 多种区域麻醉和全身麻醉类型可供选择，根据患者需求来选择麻醉方式，以达最佳麻醉耐受。

(2) 美国麻醉医师协会 (ASA) 分级系统（表 19-1）是麻醉师用来评估患者术前健康状况和手术死亡率风险的工具。

(3) 麻醉剂影响生化环境，可引起骨髓抑制、免疫抑制和巨噬细胞活性改变。

（四）与手术和操作程序干预相关的安全措施

1. 一般安全干预措施（见框 19-2 围术期护理人员确定的患者优先注意事项）

(1) 知情同意。

(2) 手术安全核查表。

(3) 无菌。

(4) 正确的患者体位，垫高和约束。

(5) 用电安全。

(6) 设备性能完好、功能齐全、有完整的使用程序。

2. 联合委员会全国患者安全目标 (2013)

(1) 手术安全核查表——由世界卫生组织 (WHO, 2009) 倡导，图 19-1 描述围术期和安全检查的三个关键阶段：

1) 麻醉诱导前"核对签字"，此时，核对患者身份，检查手术步骤和监控设备。

2) "手术前签字"：在皮肤切开前执行，包括手术团队介绍、手术计划和每个人角色核查。

3) "手术后签字"：发生在第一次清点完成后，以确保记录准确，清点完成后标已标记，并讨论任何操作中可能出现的问题。

(2) 暂停或通用协议于 2003 年首次由联合委员会授权；团队中所有成员专注以确保所有准备就绪。

1) 手术患者正确。

2) 审查手术部位。

3) 审查手术程序。

4) 确保操作过程准确：在任何手术和非手术侵入性操作前做好记录 (The Joint Commission, 2014)。

3. 手术护理改进规划局 (SCIP)——国家质量合作组织，它由多个有质量组织机构组成，包括医疗保险和医疗补助中心、联合委员会、美国医院协会、美国疾病控制和预防中心、医疗保健改善研究所和其他机构。

(1) 手术护理改进规划——依据手术感染预防结果，是 2003 医疗保险计划和联合委员会核心措施，目的是评估抗生素的依从性标准和手术伤口感染率。

(2)SCIP 成立于 2006 年，以减少手术部位感染 (SSI) 为目的，计划到 2010 年减少 25%。

(3) 通过实施外科感染预防措施降低手术部位感染。

(4) 加大"手术护理改进规划"措施的实施，包括控制血糖、剔除手术区域的毛发、大肠癌患者维持正常体温 (Rosenberger, Politano, & Sawyer, 2011)。

二、评估

（一）患者术前准备

1. 病史

(1) 既往史。

(2) 既往手术史、麻醉反应及血液制品反应。

(3) 放化疗史。

(4) 目前用药、中草药和维生素补充剂使用情况。

(5) 过敏史。

(6) 家族史和社会史（如吸烟、酗酒、吸毒），包括照顾自己的能力、照顾者的潜力、出院后护理计划能力。

2. 体格检查

(1) 心血管——彻底的心脏风险因素测试。

框 19-1 手术风险分级

美国麻醉医师协会分级系统

ASA1级：正常的、健康的患者

ASA2级：患有轻度全身性疾病的患者

ASA3级：患有严重全身性疾病患者

ASA4级：患有严重全身性疾病，有生命危险的患者

ASA5级：濒临死亡，不做手术就没有希望活下去的患者

ASA6级：被宣布脑死亡的患者，其器官拟用于器官捐献

ASA 分类体系转载于美国麻醉医师协会，520N. Northwest Highway, Park Ridge, Illinois

表 19-1　麻醉分级系统

名称	解释	药物（不全）
区域麻醉——身体特定部位或区域可逆性感觉丧失		
局部麻醉	使用皮肤或黏膜剂	黏性利多卡因, 利多卡因/丙胺卡因（EMLA）
区域阻滞	注射剂直接进入手术区域, 用连续的麻醉池覆盖此区域	利多卡因, 0%~1%
外周神经阻滞	主要神经干周围注射	利多卡因±类固醇或肾上腺素、酒精、酚类
硬膜外麻醉	注射剂进入椎管内硬膜外区域, 而不刺穿硬脑膜或进入脑脊髓液（CSF）	利多卡因、丁哌卡因、罗哌卡因、氯普鲁卡因、吗啡、芬太尼、舒芬太尼、可乐定、氯胺酮
脊髓麻醉	注射剂进入脑脊液;可用于腹腔、盆腔和下肢手术, 但由于患者是清醒的, 可能会导致其焦虑、增加心肌应激压力	
全身麻醉——可逆的无意识状态, 表现为记忆缺失、镇痛、反射减少和快速发作的可逆性肌肉松弛		
静脉麻醉	神经肌肉阻滞剂麻痹呼吸肌(需要氧气通气支持)	静脉注射（IV）麻醉:硫喷妥钠、氯胺酮、丙泊酚、依托咪酯、咪达唑仑　神经肌肉静脉注射阻滞剂:罗库溴铵、琥珀酰胆碱
吸入麻醉	吸入剂可以快速起效和麻醉逆转	一氧化二氮、异氟醚、七氟醚、地氟醚+麻醉剂和肌肉松弛剂
麻醉监测	无需麻醉插管　局部麻醉±镇痛±记忆缺失	芬太尼、咪达唑仑、异丙酚
有意识镇静	意识下降, 同时保持呼吸道通畅;不需要麻醉师	地西泮、咪达唑仑、芬太尼

Data from　DeVita, L., Lawrence, T., & Rosenberg, S. (Eds). DeVita, Hellman, and Rosenberg's Cancer: principles and practice of oncology (9th ed.), Philadelphia: Lippincott William and Wilkins; and Rothrock, J., & McEwen, D., & Allen, S. (Eds.). Alexander's care of the patient in surgery (14th ed.). St. Louis: Mosby.

框 19-2　围术期护理人员确定的患者优先注意事项

错误的部位或手术方式

遗留手术器械(物品)

用药错误

仪器使用故障

压疮

标本错误

手术引发的火灾

体温过低

能量装置导致的烧伤

气道突发事件

静脉血栓栓塞症

Data from　Steelman, V., Graling, P., & Perkhounkova, Y. (2013). Priority patient safety issues identified by perioperative nurses. AORN Journal, 97(4), 402-418.

1) 出现下述情况心脏的风险可能会增高:脑卒中、心绞痛、心肌梗死、心脏衰竭、肾功能不全或糖尿病 (Guyatt, Aki, Crowther, Gutteermann, & Schunermann, 2012)。

2) 若既往发生过静脉血栓栓塞, 则再次发生静脉血栓栓塞的风险会加大。风险因素包括:长时间卧床不动、激素治疗、使用血管生成抑制剂、沙利度胺、来那度胺和肥胖。

3) 既往有对心脏产生毒性的化疗用药史[如阿霉素、氟尿嘧啶 (5-FU)、环磷酰胺]。

(2) 肺——肺功能风险因素测试。

1) 贫血、体温过低、麻醉和镇痛可能导致缺氧和心肌梗死 (Deveraux et al., 2005)。

2) 上呼吸道肿瘤增加吸入性肺炎或阻塞后肺炎的风险。

3) 术后化疗 (如:博来霉素、甲氨蝶呤、烷化剂) 和躯体放射治疗与间质性肺炎和肺纤维化相关。

(1) 血液系统——贫血、凝血功能障碍、营养不良、肝病、肾病或骨髓疾病, 以及最近化疗或放疗都有可能增加手术风险。

(2) 胃肠道、肝——营养失调、凝血功能障碍、肝病、肾病或骨髓疾病都可能增加手术风险。

(3) 肾——在手术前, 应保持水和电解质平衡。

(4) 内分泌——在神经内分泌治疗、类癌治疗、血糖控制、甲状腺功能等治疗时, 应优先注射奥曲肽。

(5) 皮肤——由于糖尿病、营养不良、炎性或结缔组织

麻醉诱导前 （至少有护士和麻醉师参与）	切开皮肤前 （护士、麻醉师和外科医生参与）	患者离开手术室前 （护士、麻醉师和外科医生参与）
是否已核实患者(他/她)的身份、手术部位、方式和知情同意书？ □是	□确认所有团队成员都已经介绍了自己和职责	护士口头确认： □手术名称
手术部位是否已做标记？ □是 □否	□确认患者的姓名、手术方式和切口部位。	□器械、海绵和缝针的数量
麻醉机和药物检查是否完整？ □是	切开皮肤前是否已预防性应用抗生素？ □是 □不适用	□标本贴上标签(大声读出标签上的内容，包括患者姓名) □是否存在设备问题？
脉搏血氧仪是否连接在患者身上且正常运行？ □是	预测关键事件 对于外科医生 □重要的或非常规的步骤 □手术时间 □失血量预测	对于外科医生、麻醉师和护士 □患者康复的关键是什么？
患者是否有： 已知的过敏？ □不是 □是	对于麻醉师 □患者有无特殊问题	
是否存在清理呼吸道无效或者窒息风险？ □不是 □是，但已配备相关急救设备 失血量＞500mL（儿童7mL/kg）？ □不是 □是，开通两条静脉或者中心静脉补液。	对于护士 □确认无菌(包括指标结果) □是否有设备问题或其他任何问题？ 是否需要图片展示？ □是 □不适用	

此表不全面，鼓励结合实际，适当进行增加和修改

图19-1　手术安全核查表。From Johnson, K., & Barach, P. (2011). Quality improvement methods to study and improve the process and outcomes of pediatric cardiac care. Progress in Pediatric Cardiology, 32(2), 147-153.

疾病、既往外科手术或辐射暴露，可能影响伤口愈合。

3. 心理评估和照顾者准备

(1) 心理压力和应对机制。

(2) 适当的照护和康复。

(3) 照顾者权利和相关准备

1) 患者和照顾者的学习方式、需求、障碍等。

2) 保险覆盖范围或获得出院后服务的能力。

3) 获得的潜在服务（门诊或家庭的医疗卫生，如注册护士、卫生援助、物理治疗、职业治疗、持续医疗设备、专业护理机构、急症长期护理机构）。

(4) 心理准备。

(5) 预立遗嘱——记录患者的愿望。

（二）围术期护理

1. 手术安全核查表（见图 19-1），患者身份识别。

2. 患者备皮准备和消毒 [围术期护士协会 (AORN)，2013]

(1) 术前用4%葡萄糖酸洗必泰淋浴两次。

(2) 根据需要剔除手术部位毛发、摘除首饰。

(3) 给药步骤——预防性应用抗菌药物。

(4) 保持手术区域无菌。

3. 患者体位摆放和身体约束 (Heizenroth, 2011)。

（三）术后护理

1. 监测血流动力学和心肺功能稳定性

(1) 监测生命体征、血氧饱和度、出入水量、体重。

(2) 监测实验室结果的稳定性。

2. 疼痛管理（见第 34 章）

(1) 急性疼痛——管理手术相关的疼痛。

(2) 慢性疼痛、术前用药和诱导。

3. 清理呼吸道，减少肺不张、肺炎 (Kulayat & Dayton, 2012)。

(1) 术后最常见的呼吸道并发症为肺不张。

(2) 最初 48 小时发烧最常见的原因为肺不张。

(3) 肺炎是最常见的医院内感染。

4. 静脉血栓栓塞——预防深静脉血栓 (DVT) 或肺栓

塞 (PE)(Kulayat & Dayton, 2012)。

(1) 严重静脉血栓栓塞或肺栓塞可预防; 50% 无症状。

(2) 导致 5% ~10% 的医院死亡率。

(3) 四分之一的手术患者死亡。

5. 皮肤的完整性或伤口愈合 (McEwen, 2011)

(1) 一级目的——在皮肤使用胶、钉、针闭合后, 清洗伤口。

(2) 二级目的——无法接近或明显组织损失导致开放性伤口, 这些开放性伤口需要包扎或负压吸引。

(3) 三级目的 (延迟一期闭合)——因伤口污染或病情不稳定有意被延迟 (大于手术后 2 天)。

6. 营养——营养不良和体重减轻对手术疗效产生不利影响 (Huhmann & August, 2012)。

(1) 身体状况和手术方式的影响。

(2) 适度控制血糖 (140~180 mg/dL)。

(3) 早期补充营养——促进伤口愈合、肠道功能和肠道免疫功能。

7. 肠道功能——肠道功能的恢复受胃肠减压、水化、活动、麻醉药物和止吐药物使用、饮食和胃肠道、腹部或盆腔手术的影响。

8. 管道引流——护理和健康教育依据如下:

(1) 临时 / 永久性引流。

(2) 主动或被动系统引流。

(3) 输入 (冲洗) 和输出 (引流)——量、颜色、黏度、气味。

(4) 管道插入部位的护理——与空气相通, 敷料类型或引流袋。

9. 患者和医务人员的健康教育

(1) 伤口护理。

(2) 活动。

(3) 营养。

(4) 出院用药——家庭用药变化审查, 新药物相关宣教, 疼痛、恶心症状管理。

(5) 后续预约和计划。

（四）出院和肿瘤康复计划

1. 根据患者心理社会需求, 选择出院后的安全居住地和照顾者。

2. 护理水平、可用医疗设备与医疗保健用品。

3. 费用受限。

4. 返回工作岗位所需的康复水平, 返回工作岗位的可能性。

三、护理诊断和预期目标

（一）手术前体位摆放

有受伤的风险 (NANDA-I)

预期目标——患者手术后未受到损伤, 其依据包括未出现与手术体位相关的皮肤改变、感觉异常或麻醉未醒。

（二）气体交换受损

预期目标——以下情况将证明有效肺通气:双侧呼吸音清晰、血氧饱和度恢复到术前水平且无肺不张或肺炎的发生。

（三）躯体活动障碍 (NANDA-I)

预期目标——患者身体恢复到术前灵活度。

（四）急慢性疼痛 (NANDA-I)

预期目标——患者日常生活活动影响达到最小化, 身体不适得到控制。

（五）营养失调: 低于机体需要 (NANDA-I)

预期目标——热量摄入和蛋白质摄入高于机体损失, 患者营养摄入量得到改善。

（六）皮肤完整性受损 (NANDA-I)

预期目标——患者伤口无红肿、瘀血、水肿或引流液, 伤口愈合良好。

（七）静脉血栓栓塞的风险

预期目标——患者未出现血管内血栓或肺栓塞。

（八）康复受损的风险 (NANDA-I)

预期目标——患者和家属或照顾者能描述疾病的过程、手术治疗、预期康复和护理计划。

四、护理计划和护理措施

（一）减少围术期损伤的干预措施

1. 正确的体位、垫高和约束。

2. 重新评估手术室时间的长短;重新摆放体位。

3. 手术安全核查表 (签到、暂停、退出)。

4. 保持环境、手术野、抗生素给药无菌状态。

（二）改善气体交换障碍的干预措施。

1. 手术前至少 1 周戒烟, 哮喘、慢性阻塞性肺疾病 (COPD)、充血性心力衰竭 (CHF) 实行最优化治疗。

2. 肺部定期听诊。

3. 如有需要, 进行咳嗽和深呼吸, 刺激呼吸, 胸部叩击。

4. 重新摆放体位;早期下床活动。

5. 遵医嘱监测氧饱和度和给氧。

（三）改善躯体活动障碍的干预措施

1. 早期下床活动;鼓励患者自理。

2. 物理治疗和专业治疗。

3. 根据需要配备医疗设备以满足康复需要。

（四）实行干预措施以减少急慢性疼痛

1. 定期评估;药物的再次评估。

2. 确保足量用药以满足术前术后需求。

3. 促进药物的代谢, 清理呼吸道。

4. 提供非药物干预措施 (如复位、按摩、保暖或凉爽的衣服、转移注意力、冥想)。

（五）实行干预措施以改善营养摄入不足

1. 早期开始肠内营养。

2. 选择恰当的食品种类和用餐时间。

3. 如果不能满足患者热量需求，则肠外营养持续7~14天。

（六）皮肤完整性受损的危险的干预措施

1. 定期全面评估皮肤的完整性。

2. 除非被污染，手术伤口每48小时换药一次。

3. 伤口换药，更换引流管。

4. 保持床单干燥和平整。

5. 正确的体位和使用护肤保护剂保护受压部位。

（七）实行干预措施以减少静脉血栓栓塞的风险

1. 预防性用药——肝素、低分子肝素（表19-2）。

2. 有序按压下肢。

3. 早期下床活动；小腿按摩。

（八）实行干预措施以消除康复受损的风险

1. 与疾病和手术有关的患者教育和家庭教育。

2. 与预期恢复和未来计划相关的患者和家庭教育。

3. 让患者说出自己的兴趣、信仰、生命计划和目标。

4. 提高患者和医务人员对新常规术后目标的认知。

5. 促进制订目标。

表19-2　癌症手术患者静脉血栓栓塞的预防

静脉血栓栓塞症的药物预防方案（VTE）

药物	方案
普通肝素	术前2~4小时5000个u，此后每8小时一次；或术前10~12小时5000个u，此后每天5000个u
达肝素	术前2~4小时2500u，此后5000u每天一次；或术前10~12小时5000u，此后5000u每天一次
依诺肝素	术前2~4小时20mg，此后40mg每日一次；或者术前10~12小时40mg，此后40mg每日一次
磺达肝癸钠	2.5mg，每天四次，术后6~8小时开始

所有剂量均采用皮下注射。

磺达肝癸钠未被美国食品和药物管理局（FDA）批准用于此适应证。

当计划实施椎管内麻醉或镇痛，每日一次低分子量肝素（LMWH）的预防剂量不应在此操作（包括硬膜外导管拔除）前10~12小时内给予。术后6~8个小时给予低分子肝素首剂量。拔除尿管后2小时之内不可给予低分子肝素首次剂量。为获取更多信息，临床医生可参考机构指南和美国区域麻醉协会指南。

根据明显的肾清除率，避免患者肌酐清除率≤30mL/min或根据抗Xa因子水平调整剂量。

体重超过120kg患者的最佳剂量尚不清楚。

依诺肝素每日两次给药可能比基于事后数据的每日一次给药更有效。

Data from　Lyman, G. H., Khorana, A. A., Kuderer, N. M., Lee, A. Y., Arcelus, J. I., Balaban, E. P., et al. (2013). Venous thromboembolism prophylaxis and treatment in patients with cancer: American Society of Clinical Oncology clinical practice guideline update. Journal of Clinical Oncology, 31(17), 2189-2204.

评价

肿瘤专科护士应了解癌症手术患者护理的独特性，明白与识别护理相关的连续性多模式治疗的影响。

（韦迪　谷梅　译　许湘华　校）

参考文献

Association of Perioperative Registered Nurses (AORN). (2013). Recommended practices for preoperative patient skin antisepsis. In *Perioperative standards and recommended practices* (pp. 75–90). Denver: AORN.

Deveraux, P. J., Goldman, L., Cook, D. J., Gilbert, K., Leslie, K., & Guyatt, H. G. (2005). Perioperative cardiac events in patients undergoing noncardiac surgery: A review of the magnitude of the problem, the pathophysiology of the events and methods to estimate and communicate risk. *Canadian Medical Association Journal*, 173(6), 627–634. http://dx.doi.org/10.1503/cmaj.050011.

Guyatt, H. G., Aki, E. A., Crowther, M., Gutteermann, D. D., & Schunermann, H. I. (2012). Executive summary: Antithrombic therapy and prevention of thrombus (9th ed.). American College of Chest Physicians evidence-based clinical practice guidelines. *Chest*, 141(Suppl. 2), S7–S47. http://dx.doi.org/10.1378/chest.1412S3.

Heizenroth, P. A. (2011). Positioning the patient for surgery. In J. C. Rothrock & D. R. McEwen (Eds.), *Alexander's care of the patient in surgery*. (14th ed., pp. 144–173). St. Louis: Elsevier Mosby.

Hosoya, Y., & Lefor, A. T. (2011). Surgical oncology: Laparoscopic surgery. In V. T. DeVita, S. Hellman, & S. Rosenberg (Eds.), *Cancer: Principles and practice of oncology* (9th ed., pp. 277–288). Philadelphia: Lippincott Williams and Wilkins.

Huhmann, M. B., & August, D. A. (2012). Perioperative nutrition support in cancer patients. *Nutrition in Clinical Practice*, 27(5), 586–592. http://dx.doi.org/10.1177/0884533612455203.

Kulayat, M. N., & Dayton, M. T. (2012). Surgical complications. In C. M. Townsend, R. D. Beauchamp, B. M. Evers, & K. L. Mattox (Eds.), *Sabiston textbook of surgery: The biological basis of modern surgical practice* (19th ed., pp. 281–309). Philadelphia Pennsylvania: Elsevier Saunders.

Lyman, G. H., Khorana, A. A., Kuderer, N. M., Lee, A. Y., Arcelus, J. I., Balaban, E. P., et al. (2013). Venous thromboembolism prophylaxis and treatment in patients with cancer: American Society of Clinical Oncology clinical practice guideline update. *Journal of Clinical Oncology*, 18(12), 1321–1329. http://dx.doi.org/10.1200/JCO.2013.491118.

McEwen, D. R. (2011). Wound healing, dressings, and drains. In J. C. Rothrock & D. R. McEwen (Eds.), *Alexander's care of the patient in surgery* (14th ed., pp. 250–253). St. Louis, MO: Elsevier Mosby.

Niederhuber, J. E. (2008). Surgical interventions in Cancer. In M. D. Abeloff, J. O. Armitage, J. E. Niederhuber, M. B. Kastan, & W. G. McKenna (Eds.), *Clinical oncology* (4th ed., pp. 407–416). Philadelphia: Churchill Livingston Elsevier.

Rosenberg, S. (2011). Surgical oncology: General issues. In V. T. DeVita, S. Hellman, & S. Rosenberg (Eds.), *Cancer: Principles and practice of oncology* (9th ed., pp. 268–276). Philadelphia: Lippincott Williams and Wilkins.

Rosenberger, L. H., Politano, A. D., & Sawyer, R. G. (2011). The surgical care improvement project and prevention of post-operative infection, including surgical site infection. *Surgical Infections, 12*

(3), 163–168. http://dx.doi.org/10.1089/sur.2010.083.

Rothrock, J. C. (2011). Anesthesia. In J. C. Rothrock, & D. R. McEwen (Eds.), *Alexander's care of the patient in surgery* (14th ed., pp. 117–119). St. Louis: Elsevier Mosby.

Steelman, V. M., Graling, P. R., & Perkhounkova, Y. (2013). Priority patient safety issues identified by perioperative nurses. *AORN Journal*, *97*(4), 402–418. http://dx.doi.org/10.1016/jaorn.2012.06.0116.

Stubblefield, M. D. (2011). Rehabilitation of the cancer patient. In V. T. DeVita, S. Hellman, & S. Rosenberg (Eds.), *Cancer: Principles and practice of oncology* (9th ed., pp. 2500–2522). Philadelphia: Lippincott Williams and Wilkins.

The Joint Commission. (2012). *National patient safety goals.* www.jointcommission.org/standards_information/npsgs.aspx.

The Joint Commission. (2014). *National patient safety goals.* http://www.jointcommission.org/assets/1/6/HAP_NPSG_Chapter_2014.pdf.

World Health Organization. (2009). *Surgical safety checklist 2009 edition.* http://www.who.int/patientsafety/safesurgery/en/.

第20章 血液和骨髓移植的护理

一、概述

（一）造血干细胞移植原理 (Appelbaum, Forman, Negrin, & Blume, 2009; Brown, 2010; Ezzone, 2013; Forman & Nakamura, 2011; Gratwohl et al., 2010; Harris, 2010; Ljungman et al., 2009; Niess, 2013)

1. 恶性肿瘤化疗或放疗反应与剂量相关。

(1) 剂量越大，破坏细胞数目越多。

(2) 化疗或放疗剂量的给予受骨髓抑制的限制。

(3) 高剂量化疗或放疗可用于进展快、风险高疾病的治疗。

2. 骨髓移植过程 (Appelbaum et al., 2009; Ezzone, 2013; Forman & Nakamura, 2011; Harris, 2010; Niess, 2013, Perumbeti & Sacher, 2012) (图20-1)

(1) 识别骨髓源、输注患者（自体移植物）或供体（同种异基因移植物）骨髓或干细胞被，用于"营救"受抗肿瘤治疗或放疗的毒性作用影响的造血功能。框20-1描述自体移植物和同种异基因移植物来源。

(2) 干细胞来源——干细胞来源决定移植类型（见图20-1）。

1) 自体移植——自身骨髓或外周干细胞移植。

2) 异体移植——与受体（患者）有血缘关系或无血缘关系的健康供者的骨髓、外周干细胞或脐带血的移植。

3) 同源移植——基因完全相同双胞胎兄弟（姐妹）骨髓或外周血干细胞移植。

(3) 供体骨髓来源的影响因素

1) 需要治疗的原发性疾病。

2) 可用组织相容性供体。

3) 患者年龄。

3. 同种异体移植

(1) 同种异体移植：将骨髓外周干细胞或脐带血移植到与供体有基因差异的受体。

1) 人类白细胞抗原 (HLA) 系统可确定最佳的干细胞移植来源。

2) 人类白细胞抗原是蛋白质或一种标志，这种标志能在大多数身体内的细胞中找到，包括白细胞。

3) 免疫系统利用人类白细胞抗原标志识别"自我"与"非我"。

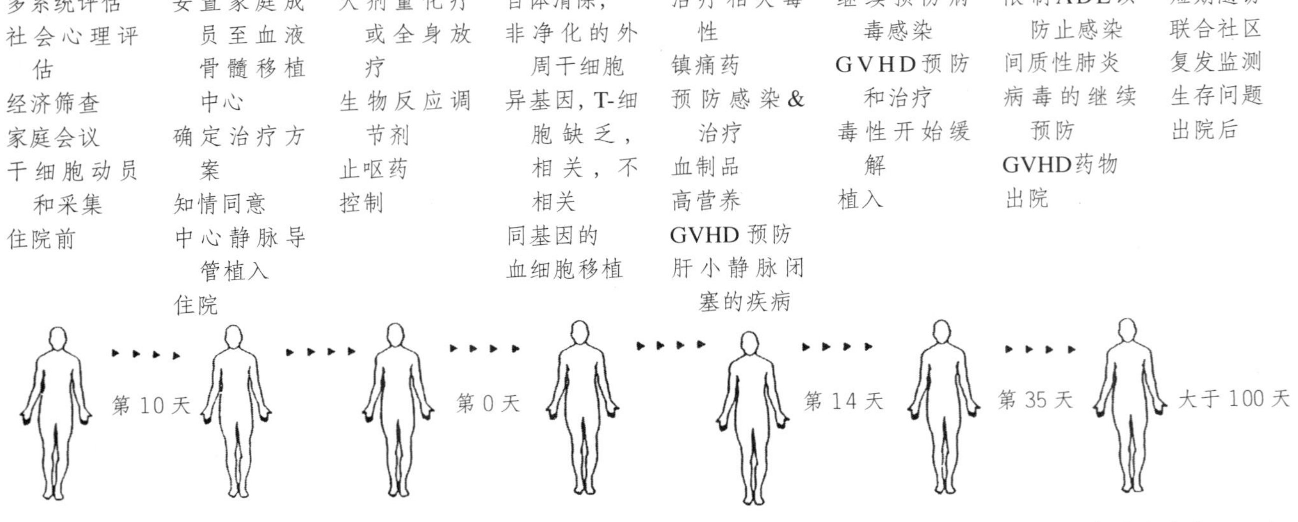

多系统评估 社会心理评估 经济筛查 家庭会议 干细胞动员和采集 住院前	安置家庭成员至血液骨髓移植中心 确定治疗方案 知情同意 中心静脉导管植入 住院	大剂量化疗或全身放疗 生物反应调节剂 止呕药控制	自体清除，非净化的外周干细胞 异基因，T-细胞缺乏，相关，不相关 同基因的血细胞移植	治疗相关毒性 镇痛药 预防感染 & 治疗 血制品 高营养 GVHD预防 肝小静脉闭塞的疾病	继续预防病毒感染 GVHD预防和治疗 毒性开始缓解 植入	限制ADL以防止感染 间质性肺炎病毒的继续预防 GVHD药物 出院	短期随访 联合社区复发监测 生存问题 出院后
第10天		第0天		第14天	第35天		大于100天

图20-1　住院移植过程的常见阶段。日常生活活动(ADL)；骨髓移植(BMT)；中心静脉导管(CVL)；移植物抗宿主病(GVHD)；全身照射(TBI)。

4)HLA 抗原 (HLA 型) 遗传一半来自母亲,一半来自父亲。

5)10 种 HLA 抗原 (标志) 可用于 HLA 同种异体移植受者的分型。

(2) 同种异体移植使用的是同卵双胞胎作为供体,称为同基因移植。

1) 常见的最佳情况:造血干细胞由 HLA 抗原百分百相容的同胞捐献。

2) 志愿者名单里部分匹配的家庭成员或匹配的非亲属供体也可被用作供体。

3) 在一定的范围内,脐带血可作为与同胞匹配的受体和与非亲属供者匹配的受体的造血干细胞来源。

4) 同种异体移植物适应于骨髓功能先天性异常情况或不适合进行骨髓疾病标准治疗情况 (如白血病)。框 20-2 阐述了异基因移植治疗的疾病。

5) 当患者年龄较大,存在并发症,并患有能从移植物抗肿瘤免疫效应中获益的疾病时,"微型"或非清髓性 (强度降低) 造血干细胞移植可用于同种异体移植 (Forman & Nakamura, 2011)。

①患者接受较低剂量化疗作为免疫治疗,常联合全身放疗,然后接受来自同种异体供体骨髓或外周血干细胞移植。

②目的是诱导被称作 GVT 效应的免疫反应,即供者干细胞与宿主干细胞在一个混合嵌合状态下共存。

③这种治疗通常适用于老年患者 (> 60 岁) 或有并发症者 (器官功能受限),因为低剂量放化疗发生急性毒副作用的风险较小。

(3) 同种异体移植需要使用移植后免疫抑制,以防止移植物抗宿主病 (GVHD),即供体的 T- 淋巴细胞与受体发生免疫反应。

4. 自体移植 (Appelbaum et al., 2009;Beckers et al., 2010;Ezzone, 2013;Forman & Nakamura, 2011;Gratwohl et al., 2010;Harris, 2010;Jantunen & Sureda, 2012;Perumbeti & Sacher, 2012;Rajkumar, 2013)

(1) 自体移植涉及自身骨髓移植或外周血干细胞。

(2) 因为不总能找到同种异体移植骨髓或干细胞来源,或因为它的风险太大,故使用自体骨髓或外周血干细胞移植治疗许多恶性疾病。

框 20-1　骨髓或干细胞来源

同种移植
- 相匹配的同胞供体
  - 骨髓
  - 外周血干细胞
  - 脐带血
- 同卵双胞胎供体
  - 骨髓
  - 外周血干细胞
- 部分匹配的家庭成员
  - 骨髓
  - 外周血干细胞
  - 脐带血
- 匹配的无血缘关系的捐助者
  - 骨髓
  - 外周血干细胞
  - 脐带血
自体移植
- 自体骨髓
- 自体外周血造血干细胞
- 自体脐带血(罕见)

框 20-2　同种异体移植的相关疾病

白血病综合证
急性髓细胞性白血病
急性淋巴细胞白血病
慢性粒细胞性白血病
骨髓增生异常综合征
急性骨髓纤维瘤
免疫缺陷
重症联合免疫缺陷
威斯科特-奥尔德里奇综合征
各种免疫缺陷病
血液系统疾病
β-地中海贫血
镰状细胞性贫血
先天性中性粒细胞减少
石骨症
骨髓衰竭
重型再生障碍性贫血
范可尼贫血
网状组织发育不全
非血液学遗传性疾病
溶酶体贮积症
黏多糖贮积症
肾上腺脑白质营养不良
糖原贮积病
其他代谢性疾病
淋巴增生性疾病
霍奇金淋巴瘤
非霍奇金淋巴瘤
多发性骨髓瘤
慢性淋巴细胞性白血病

(3) 对于那些骨髓功能低下的患者，利用自体骨髓或外周血干细胞不可行，如再生障碍性贫血、先天性代谢缺陷、免疫缺陷状态。

(4) 自体移植异体来源干细胞 (如为避免移植物抗宿主反应，在没有异体移植免疫抗肿瘤作用证据存在的情况下，恶性细胞的骨髓感染不可能的)。

(5) 对于年龄较大的患者 (>50 岁)，更应该考虑自体移植，因为高发病率和死亡率与同种异体移植和移植物抗宿主相关 (William & de Lima, 2013)。

(6) 自体移植在多发性骨髓瘤和淋巴瘤治疗中经常使用。自体干细胞移植 (ASCT) 也正在用于其他恶性肿瘤的治疗研究之中 (如肉瘤、神经母细胞瘤、脑肿瘤)，这种情况下，标准或常规剂量化疗治愈概率相对较低。这样，自体移植被认为是骨髓或干细胞"救主"。框 20-3 阐述了自体移植治疗的相关疾病。

(7) 某些移植中，低水平 (检测不到) 肿瘤细胞持续出现于被注入的细胞中，这一情况是否可以促使复发，尚存在争议。然而，常规灌注，甚至骨髓相关性疾病的常规灌注未经证。采用外周血干细胞代替骨髓被称为低风险肿瘤灌注。

(8) 外周血干细胞最常用来源是自体干细胞，而它尤其适用于以下情况：盆腔肿瘤放疗、骨髓纤维化、不可接受的麻醉风险，或必须实施早期外周血干细胞植入。

(9) 最近研究发现：自体造血干细胞移植可以有效治疗某些自身免疫性疾病，因为它允许高剂量的免疫抑制治疗 (Alchi et al., 2013)。

5. 骨髓穿刺和活检在患者进行造血干细胞移植之前

框 20-3　自体造血干细胞治疗的疾病
淋巴组织增生性疾病
霍奇金病
非霍奇金淋巴瘤
多发性骨髓瘤
实体瘤
神经母细胞瘤
尤文肉瘤
肝母细胞瘤
睾丸癌
骨肉瘤
脑肿瘤
其他
自身免疫性疾病
系统性红斑狼疮
类风湿关节炎
青少年型糖尿病

实施，以确定该患者处于缓解期或骨髓有恶性细胞。

(1) 应在尽可能接近完全缓解间隔期实施移植，即当疾病被认为是"对化疗敏感"，或者患者处于"最小疾病残留"状态，或两者都有 (Zhao et al., 2012)。

(2) 在自体输血的情况下，不应该使用有恶性肿瘤细胞的骨髓；可以使用外周血干细胞代替，但移植后复发的风险高。

(3) 自体外周血干细胞也可以作为同种异体排斥风险高的备用方法，如接受脐带血移植的患者 (Shenoy, 2013)。

6. 接受同种异体移植患者，必须进行组织相容性测试，以确定该患者和供体遗传上是否相容 [Devine, 2013; National Marrow Donor Program (NMDP) website]。

(1)HLA 检测——主要组织相容性复合物被刻录在 6 号染色体编码基因 (分别来自于各自父母的一对基因)。

1) 当使用异基因造血干骨髓或外周血干细胞捐赠者是 HLA-A、-B、-C, DRB1 和 DQB1(10 抗原) 时，主要基因非常重要。当使用脐带血时，仅测试 HLA-A、HLA-B 和 DRB1 抗 原 (6 抗 原)(Stavropoulos-Giokas, Dinou, & Papassavas, 2012)。

2) 同种异体移植的成功与供体和受体的组织相容程度有关。

3) 患者与直系兄弟姐妹供者之间的抗原百分百相容的机会是四分之一。

4) 若同胞供者 HLA 不相容，那么，患者有 66%~70% 的概率 (视种族或民族而定) 从国家骨髓捐赠登记处找到 HLA 匹配非亲属供者 (无血缘志愿者) 或脐带血捐赠者。少数患者不太可能找到一个 HLA 兼容捐助者。使用匹配的非亲属供者具有更大的风险，因为移植物抗宿主病和迟发型免疫重建发生率会较高。

(2) 进行 HLA-DR 的脱氧核糖核酸 (DNA) 的进一步测试，以确定供体和受体组织相容性程度。

7. 造血干细胞受体准备密集剂量 (骨髓消融) 治疗 (McAdams & Burgunder, 2013) (图 20-2 和图 20-3)

(1) 根据原发病和移植类型调整方案。

(2) 移植前预处理方案目标

1) 消除受体中残留的恶性肿瘤细胞。

2) 抑制受体的免疫系统以允许骨髓移植 (只适用于同种异体移植)。

3) 开放骨髓腔空间，目的是新注入外周血干细胞或骨髓。

(3) 预处理方案包括单独高剂量化疗或联合全身淋巴结或全身放疗。

(4) 免疫抑制治疗，也可以用作预处理方案中同种异体移植的一部分。

(5) 预处理方案通常是先完成骨髓移植或注射。收

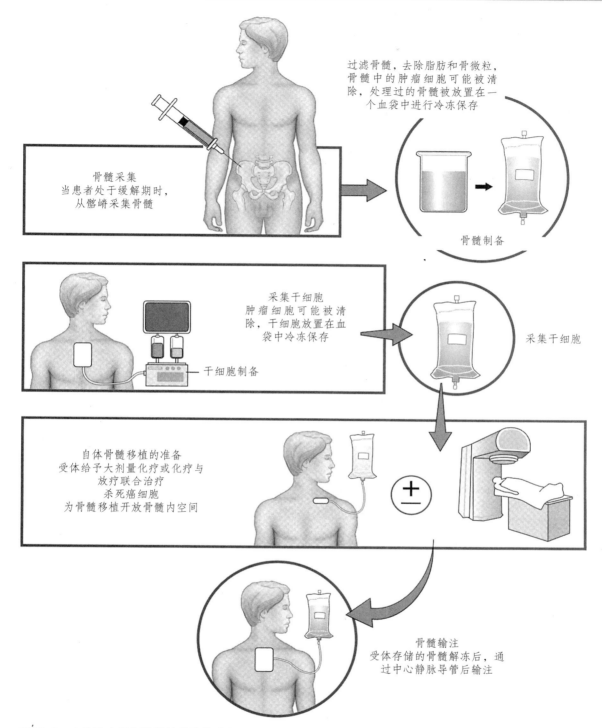

过滤骨髓，去除脂肪和骨微粒，骨髓中的肿瘤细胞可能被清除，处理过的骨髓被放置在一个血袋中进行冷冻保存

骨髓采集
当患者处于缓解期时，从髂嵴采集骨髓

骨髓制备

采集干细胞
肿瘤细胞可能被清除，干细胞放置在血袋中冷冻保存

干细胞制备

采集干细胞

自体骨髓移植的准备
受体给予大剂量化疗或化疗与放疗联合治疗
杀死癌细胞
为骨髓移植开放骨髓内空间

骨髓输注
受体存储的骨髓解冻后，通过中心静脉导管后输注

图20-2　自体造血干细胞移植受体的准备(HSCT)。

集和加工来自于供体（异体）或患者（自体）的骨髓、外周血干细胞或脐带血(Appelbaum et al., 2009; Ezzone, 2013; Forman & Nakamura, 2011; Gratwohl et al., 2010; Harris, 2010; Ljungman, 2009; Niess, 2013)。

(1) 骨髓采集：患者需进行全麻或局麻。

1) 在后髂嵴两侧实施 2~4 次穿刺。

2) 受体体重大约有 10mL/kg 被吸取。

3) 然后, 过滤骨髓, 以去除骨和脂肪颗粒。

4) 把处理的骨髓放置在一个血液管理袋冷冻保存（自体）或立即输注（异基因）。

5) 匹配的无关供者骨髓一般在离捐赠者的最近的国家骨髓库采集中心处理，然后运到受体所在的移植中心。

(6) 通常在造血生长因子干细胞动员、化疗之后，或

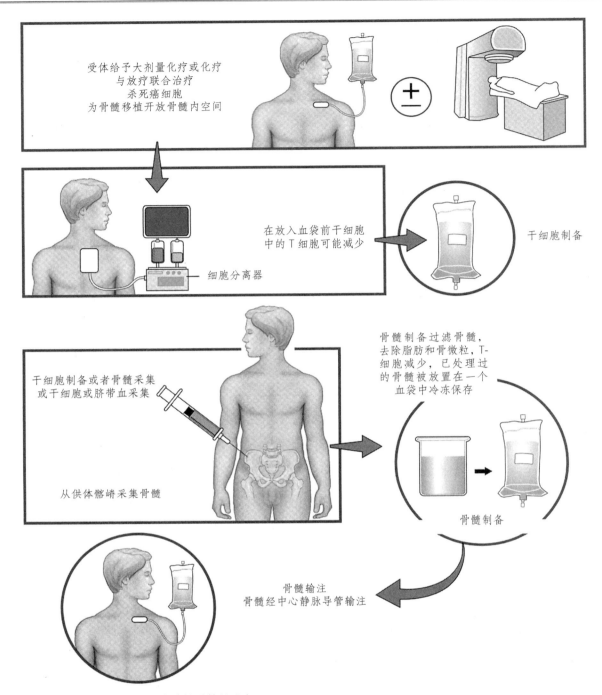

图20-3　异基因造血干细胞移植受体的准备(HSCT)。

两者之后, 收集外周血干细胞。免疫调节剂, 如普乐沙福, 也可用于干细胞搜集之前。

1) 收集细胞, 通常通过使用一个中央放置分离术导管, 或者使用一种特殊的细胞分离器。处理后, 将自体外周血干细胞冷冻保存在小袋子里。

2) 用最小量 2.5×10^6 CD34 + 细胞, 以确保成功植入。

3) 动员后, 患者经受预处理方案时间至少30天, 随后, 细胞被解冻并回输。新鲜异体外周血干细胞须尽快注入, 但大剂量治疗后, 完成注入一般不早于24小时。

(7) 脐带干细胞可用作供体来源, 尽管脐带血通常用于体重低于60kg患者。目前, 正在研究为体重较重的患者使用多匹配的脐带血。

所有的脐带血细胞采集于自愿捐助的产妇, 并冷冻保存在指定的脐带血库。捐献的脐带血可通过国家骨髓库的脐带血注册表查询 (Shenoy, 2013)。

(8) 一些中心使用各种各样的实验技术, 以清除可能被肿瘤污染的自体骨髓。

1) 可以利用单克隆抗体、化疗或物理方法 (离心)

实施清洗。

2）清洗可能引起干细胞损伤，从而增加延迟植入或排斥的风险

（9）骨髓造血干细胞通过中心静脉导管输注。

1）自体骨髓和外周血干细胞在患者的床边解冻，并通过中心静脉导管回输。

2）新鲜采集的骨髓或外周血干细胞被带到患者的房间，并以类似的方式、以浓缩红细胞单位输注。

3）当使用同种异体脐带血时，细胞在患者的床边解冻和回输。

（10）患者在骨髓再生障碍性贫血期间（10~30 天）获得支持，且实施预防措施以减少潜在并发症（如感染、移植物抗宿主）。见表 20-1 的骨髓移植相关并发症的预防措施。

（二）骨髓移植的作用

1. 治愈——由于积极治疗，每名患者都有治愈的可能。

2. 疾病控制（姑息照护）——对于某些患者，尤其是多发性骨髓瘤的患者，自体移植是降低疾病恶化的手段之一。

二、评估

（一）病史

1. 诊断（见框 20-2 和框 20-3 造血干细胞治疗的疾病）(Appelbaum et al., 2009; Ezzone, 2013; Forman & Nakamura, 2011; Gratwohl et al., 2010; Harris, 2010; Ljungman, 2009; Niess, 2013; Pasquini & Wang, 2011)

2. 骨髓移植适应人群——恶性肿瘤患者在标准治疗后有复发的高风险；然而，恶性肿瘤对抗肿瘤治疗或放疗存有后遗症。

3. 影响骨髓移植并发症的因素 (Damiani et al., 2012; Estey, 2013; Slack et al., 2013)。

（1）既往癌症治疗量、距离最后一次治疗时间的长短、对既往治疗反应、无病间隔的长短。

（2）潜在肾、肺、肝或心功能不全。

（3）既往感染和治疗反应。

（4）年龄较大患者 (>17 岁) 更容易患上移植相关并发症。

（5）心理障碍。

（二）体格检查

1. 呼吸——频率、深度、节律；肺扩张、偶发的呼吸音、血氧饱和度。

2. 肾脏——尿的颜色、气味、尿量、水肿、体重增加。

3. 活动——肌肉力量和耐力运动范围步态活动水平。

4. 营养状况——体重和皮肤弹性；营养摄取的量、种类和方式。

5. 舒适度——疼痛评分、焦虑、休息或参与活动能力。

6. 心脏——心率和心律、心音、血压、灌注。

7. 消化系统——粪便量、颜色、黏稠度和形状、腹痛、腹胀、肠鸣音。

8. 泌尿生殖系统——尿液颜色、膀胱柔软度、会阴情况。

9. 皮肤——皮肤颜色和完整性、口腔黏膜状况、牙齿评估、会阴部及直肠情况。

10. 神经系统——精神状态、方向感、感觉、反射。

（三）心理评估

1. 心理评估

（1）决定接受骨髓移植的内心感受。

（2）了解治疗进展，治疗目标，生存概率。

（3）在既往应激情况下（移植治疗前），患者和家属使用应对方法的次数、类型以及效果。

（4）患者和家庭对隔离、延长住院时间、生活幸福指数、生命支持技术、潜在的死亡或生存的看法。

（5）照顾者的理解能力。

2. 社会评估

（1）家庭社会角色和责任。

（2）支持系统的类型、数量以及在家庭和社区使用过的情况。

（3）财务状况——就业情况、保险、日常生活资源。

（4）社区资源资格。

（四）骨髓移植重要实验室检查 (Ezzone, 2013)

1. 血液学检查——全血细胞计数、血小板计数、凝血功能检查、与骨髓捐赠者交叉配血、捐赠者嵌合体、疾病微小残留标志 (Ezzone, 2013; Kim et al., 2013)。

2. 肝——肝转氨酶（谷草转氨酶 AST 和谷丙转氨酶 ALT）、乳酸脱氢酶 (LDH)、胆红素、凝血功能、肝脏超声检查 (Anderson-Reitz, 2013)。

3. 肾——电解质、血尿素氮 (BUN)、血清肌酐、肌酐清除率、环孢霉素 A 的水平、他克莫司 (FK-506) 水平、氨基糖苷类水平、万古霉素的水平、尿培养、BK 病毒的聚合酶链反应 (PCR)、电子显微镜、肾脏超声检查 (Anderson-Reitz, 2013; Lekakis, Macrinici, Baraboutis, Mitchell, & Howard, 2009)。

4. 心血管——心电图 (ECG)、心脏射血分数或短路分数（儿童）、静脉造影。

5. 肺——胸片、胸部计算机断层扫描 (CT)、肺功能检查（如一氧化碳弥散量）、动脉血气 (ABGS)、血氧饱和度。

6. 免疫系统——巨细胞病毒和疱疹病毒（移植前）免疫抗体滴度 (CMV)、人类疱疹病毒第四型 (EBV)、乙型肝炎表面抗原、免疫球蛋白水平、人类免疫缺陷病毒 (HIV) 抗体、丙型肝炎 PCR、T 细胞亚群（计数）。

7. 传染性疾病——血液细菌和真菌培养；尿液和粪便细菌、真菌、病毒培养；CMV 定量 PCR 研究，腺

表 20-1　骨髓移植相关并发症的预防措施

并发症	感染	预防和治疗措施	护理措施
急性和慢性移植物抗宿主病	• 原因:有免疫活性的供体、淋巴细胞移植物与无免疫活性的受体组织(皮肤、消化道、呼吸道,肝)发生反应 • 30%~60%发生在异基因骨髓移植受体 • 当供体与6/6人类白细胞抗原不匹配,或当使用匹配的非亲属供体时,风险增加 • 急性或者慢性	• 骨髓T细胞耗尽 • 预防性免疫抑制剂 • 环孢素A(Gengraf, 山地明口服:新山地明) • FK506(他克莫司) • 高剂量类固醇 • 抗胸腺细胞球蛋白 • 阿仑单抗(Campath) • 莫罗单抗CD3(OKT3/ ONTAK) • 沙利度胺(THALOMID) • 单克隆抗体 • 多克隆抗体 • 霉酚酸酯(MMF)(骁悉) • 甲氨蝶呤(Mexate) • 雷帕霉素(西罗莫司) • 间质干细胞	• 监测迟发性骨髓移植反应 • 监测淋巴细胞和中性粒细胞是否持续减少 • 评价环孢素或他克莫司水平有无显著异常并通知医生 • 监测免疫抑制剂的副作用 • 监测感染的征象 • 每周监测感染标志物[病毒聚合酶连锁反应(PCR), galactomanin] • 保持皮肤完整 • 维持患者功能 • 监测溶血性尿毒综合征
特发性肺间质性肺炎(感染性和非感染性)	• 最常发生在>30年患者:胸部照射或以前的博莱霉素治疗史;异体移植, CMV阳性并CMV阴性供体 • 病原体感染 • 巨细胞病毒 • 黄曲霉 • 耶氏肺孢子虫 • 其他感染15% • 非传染原因 • 弥漫性肺泡出血(大) • 与化疗有关的感染 • 移植物抗宿主病 • 放射治疗	• 巨细胞病毒(CMV)使用-阴性的血液制品 • 使用空气过滤(HEPA)系统 • 抗微生物治疗 • 更昔洛韦(赛美维) • 膦甲酸钠(膦甲酸钠) • 静脉注射免疫球蛋白 • 甲氧苄啶和磺胺甲恶唑 • 雾化吸入或静脉注射(IV)(喷他脒气雾剂,喷他脒依西酸喷他脒注射剂,依西酸喷他咪) • 唑类(伏立康唑,泊沙康唑) • 两性霉素B(Abelcet AmBisome)	• 监测抗菌药物治疗的副作用 • 改变体位,咳嗽和常规深呼吸 • 鼓励活动 • 提供输液治疗(DAH)
肝窦阻塞综合征	• 移植前预处理方案对肝小窦的损伤 • 发生在5%~54%的患者;最常见于匹配的无关供者移植的患者和移植前肝酶升高或上腹部放射史的患者	• 去纤维 • 熊去氧胆酸(Actigall) • 肝素 • 利尿剂 • 多巴胺的肾剂量 • 严格液体管理	• 监测肝功能计数 • 监测体重增加 • 评估腹痛 • 如果药物经肝脏系统清除,那么须谨慎给药,因为毒性可能增加 • 监测肾功能

Adapted from Becze, E. (2011). Veno-occlusive disease is the most common hepatic complication in stem cell transplants. ONS Connect 11, 16-17; Ezzone, S. A. (Ed.). (2013). Hematopoietic stem cell transplantation: A manual for nursing practice (2nd ed.). Pittsburgh: Oncology Nursing Society

病毒定量 PCR 研究,人类疱疹病毒 6 型(核糖核酸 RNA 研究),疱疹病毒滴度和培养,弓形虫抗原的研究,呼吸道和痰细菌、真菌、病毒培养,军团菌、抗酸杆菌(AFB);粪便和尿液电子显微镜培养,粪便艰难梭菌毒素,卡氏肺囊虫肺炎(PCP)污物,多种病毒呼吸道传染。

三、护理诊断和预期目标

(一)焦虑

1. 预期目标——患者和家属能描述造血干细胞移植的基础理论。

2. 预期目标——患者和家属讨论基本原理、护理计划以及骨髓移植后所需的持续的后续照顾护理措施。

（二）感染的风险 (NANDA-I)

预期目标——患者和家属能识别感染症状。

（三）口腔黏膜受损 (NANDA-I)

预期目标——患者和家庭描述预防口腔黏膜受损并发症的措施。

（四）社交障碍 (NANDA-I)

1. 预期目标——患者和家属描述自我照护、生活方式和社会互动相关动态，以减少骨髓移植对健康的影响。

2. 预期目标——患者和家庭讨论策略，以维持在移植期间和移植后的价值角色和关系。

3. 预期目标——患者和家属能获得社区资源的援助和支持。

（五）腹泻 (NANDA-I)

预期目标——患者保持直肠部位不受刺激。

四、计划和实施

（一）最大限度地提高患者和家属安全的干预措施

1. 保持无菌原则和确保造血干细胞移植防护隔离作用（见表 20-1 一般准则）。

2. 由医生或其他医务人员制订预处理方案。

3. 指导患者和家庭制订策略，旨在降低感染风险，降低出血风险和降低发生于骨髓或干细胞或脐血输注期间之后的再生障碍性贫血期间的损伤。

（二）旨在减少骨髓移植特有的并发症的发生率和严重程度的干预措施

1. 焦虑

(1) 评估患者和家属的焦虑水平变化及影响因素。

(2) 为住院和门诊患者骨髓移植提供全面的指导方案以及骨髓移植常规程序。

(3) 鼓励患者和家属表达对骨髓移植条件的担忧。

(4) 专业治疗师咨询，在隔离保护过程中提供娱乐活动计划。

(5) 指导患者和家庭缓解焦虑的新方法。

(6) 评估照顾者执行护理措施的能力。

2. 感染的风险（见第 27 章）——常见机会性感染及其在移植后出现的时间（表 20-2) (Barrell, et al., 2012; Fisher et al., 2012; Livadiotti et al., 2012; Rosselet, 2013; Sohn et al., 2012)。

(1) 若初始体温高于 38.3℃或疑似有感染症状，则通知高级临床专科护士、医生助理或医生。

(2) 患者和家属的健康教育策略，以减少内源性感染的风险。

1) 认真洗手。

2) 常规口腔和会阴护理。

3) 皮肤护理。

(3) 指导患者和家属制订策略，以减少外源性感染风险 (Fisher et al., 2012)。

1) 限制可疑或已知感染者。

2) 限制儿童（特别是学龄儿童）的探视。

3) 为患者提供低微生物的造血干细胞移植饮食环境。

4) 避免侵入性操作（如外周静脉注射、肌肉注射、尿导管插入、直肠检查、直肠温度测量）。

5) 建议所有接触者接种流感疫苗。

6) 正确护理中心静脉导管。

(4) 预防性抗菌治疗药物给药 (Barrell et al., 2012; Fisher et al., 2012; Livadiotti et al., 2012; Rosselet, 2013; Sohn et al., 2012; Wingard, Hsu, & Hiemenz, 2011)

1) 氟喹诺酮类抗菌药预防，三代头孢菌素 (Simondsen, Reed, Mably, Zhang, & Longo, 2012; Sohn et al., 2012)。

2) 两性霉素 B、卡泊芬净、氟康唑（大扶康）、泊沙康唑、伏立康唑、克霉唑或制霉菌素预防真菌感染 (Rosselet, 2013; Xu, Shen, Tang, & Feng, 2013)。获取和监测伏立康唑和泊沙康唑治疗药物水平。

3) 复方磺胺甲噁唑（复方新诺明、复方新诺明）、静脉或吸入喷他脒气雾剂（喷他脒气雾剂、依西酸喷他脒注射剂、喷他脒注射剂 300) 或预防 PCP 氨苯砜。

4) 阿昔洛韦预防疱疹病毒感染。

5) 更昔洛韦（昔洛韦）、膦甲酸钠（膦甲酸钠），或西多福韦预防巨细胞病毒和其他病毒感染。

6) 免疫球蛋白预防巨细胞病毒和其他病毒感染。

7) 环丙沙星 (Cipro) 预防细菌性感染。

(5) 遵医嘱使用造血生长因子。

(6) 常规监测培养细菌、真菌和病毒、抗原 / 聚合酶链式反应 (PCR)、曲霉抗原。

(7) 为所有患者输注经过辐射杀菌处理的巨细胞病毒阴性的血液制品或少白细胞过滤血液制品。

3. 受伤的危险

(1) 使用高剂量环磷酰胺的患者，潜在的并发症之一是出血性膀胱炎 (Reitz & Clancy, 2013)。

1) 使用高剂量环磷酰胺之后需要使用美司钠：一种保护剂，遵医嘱经静脉水化；需要频繁排尿，准确记录尿量。

2) 如果没有使用美司钠，应遵医嘱持续膀胱冲洗，或遵医嘱使用解痉药和止痛药。

3) 应检查大剂量环磷酰胺使用期间每次排尿的尿比重，并在最后一次环磷酰胺给药后 24 小时内，按要求检查尿比重。

4) 监测对抗利尿激素分泌异常引起的环磷酰胺所致的低钠血症。

表 20-2 造血干细胞移植 (HSCT) 的感染性并发症及发生部位

类型	微生物，疾病	发生部位
移植后 1 个月		
病毒	单纯疱疹病毒	口腔、食管、皮肤、胃肠道、生殖道
	呼吸道合胞病毒(RSV)	窦肺
	爱泼斯坦-巴尔病毒(EBV)	口腔、食管、皮肤、胃肠道
	人类疱疹病毒6型(HHV6)	肺、中枢神经系统、胃肠道
细菌	革兰阳性菌(表皮葡萄球菌、金黄色葡萄球菌、链球菌)	皮肤、血液、窦肺
	革兰阴性菌(大肠杆菌、铜绿假单胞菌、克雷伯菌)	胃肠道、血液、口腔、直肠周围
真菌	假丝酵母菌(白色念珠菌、光滑念珠菌、克柔念珠菌)	口腔、食管、皮肤
	烟曲霉、黄曲霉	窦肺、皮肤
移植后 4 个月		
病毒	巨细胞病毒(CMV)	肺、肝、胃肠道
	肠道病毒(轮状病毒、柯萨奇病毒、腺病毒)	肺、尿道、胃肠道、肝
	呼吸道合胞病毒	窦肺
	副流感病毒	肺
	BK人类多瘤病毒	泌尿生殖系统
细菌	革兰阳性菌	呼吸道、皮肤、静脉通道装置
真菌	念珠菌	口腔、肝脾、体表、静脉通道装置
	曲霉菌	窦肺、中枢神经系统、皮肤
	毛霉菌	窦肺
	球孢子菌	窦肺
	新型隐球菌	肺、中枢神经系统
原生动物	肺囊虫(孢子虫)	肺
	弓形虫	肺、中枢神经系统
移植后 4~12 个月		
病毒	巨细胞病毒、埃可病毒、呼吸道合胞病毒、水痘-带状疱疹病毒(VZV)、人多瘤病毒	皮肤、肺、肝脏、泌尿生殖系统
细菌	革兰阳性菌	呼吸道、血液
	流感嗜血杆菌(肺炎球菌)	呼吸道
真菌	曲真菌	呼吸道
	球孢子菌	呼吸道
原生动物	P.囊虫(孢子虫)	肺
	弓形虫	肺、中枢神经系统
移植后 12 个月		
病毒	水痘带状疱疹病毒	体表
	巨细胞病毒	肺、肝
细菌	革兰阳性菌(链球菌、流感嗜血杆菌、荚膜的细菌)	呼吸道、血液

Data from Ezzone, S.A. (Ed.). (2013). Hematopoietic stem cell transplantation: A manual for nursing practice (2nd ed., pp. 155-172). Pittsburgh: Oncology Nursing Society.

4.口腔黏膜改变

(1) 冷冻疗法 (冰块)，适用于使用美法仑的患者。

(2) 鼓励保持良好的口腔卫生习惯 (参见第 28 章一般信息)。

5.皮肤完整性改变

接受塞替派治疗时，应指导患者洗澡，每日 4 次，因为药物排泄通过皮肤系统，可导致皮肤问题。

6.心血管状态的改变

(1) 高剂量依托泊苷给药时，应经常监测血压和心率。

(2) 环磷酰胺和大剂量依托泊苷给药时，应预防体位性低血压。

(3) 评估意识水平下降与大剂量使用依托泊苷相关。

7. 恶心和呕吐（参见第 28 章）。

（三）监测骨髓移植术后并发症

1. GVHD (Table 20-3) (Brown, 2010; Mitchell, 2013)

(1) 监测皮肤（红斑、皮疹）的情况，特别是手掌和脚心。

(2) 监测肝功能结果变化。

(3) 监测粪便的量、浓度、频率和颜色。

(4) 使用免疫抑制剂、环孢素、他克莫司、西罗莫司、霉酚酸酯和抗胸腺细胞球蛋白、全身性类固醇、阿来组单抗或其他治疗。

1) 获取和监控环孢素或他克莫司水平。

2) 监测病毒和真菌感染。

2. 肝窦阻塞综合征或肝静脉闭塞症 (Becze, 2011; Richardson et al., 2013)（表 20-4）

(1) 每天监测患者体重；若体重超过移植前 5% 则通知医生。

(2) 监测疼痛的位置（右上象限）。

(3) 监测血清胆红素水平是否升高。

(4) 监测出血、血小板输注不良反应、凝血因子异常。

(5) 监测心理状态变化。

(6) 若其他参数提示静脉闭塞病的可能，则每天测量腹围。

(7) 高胆红素血症患者皮肤护理。

(8) 评价腹部疼痛程度。

(9) 去纤维、止痛剂、维生素 K、新鲜冷冻血浆和其他血液制品给药。

3. 特发性肺间质性肺炎——感染性和非感染性 (Stephens, 2013)。

(1) 监测体温。

(2) 评估咳嗽、胸痛、不定呼吸音、血氧饱和度降低。

(3) 评估活动耐力。

（四）提高适应性和加强康复的干预措施

1. 隔离期间实施运动范围计划和等长运动，特别是当患者在服用高剂量的类固醇时。

2. 住院患者早期进行中心静脉导管护理的健康教育。

3. 鼓励患者、捐献者和相关者介绍相关的移植经验。

4. 和患者讨论出院后生活方式和社会交往的潜在变化。

5. 长期随访 (Syrjala, Martin, & Lee, 2012; Tierney & Robinson, 2013)

(1) 为患者和家庭提供出院后造血干细胞移植问题的健康宣教。

(2) 常见问题——疲惫、体重减轻、性功能减退、白内障、慢性移植物抗宿主病、慢性肺疾病、带状疱疹病毒、内分泌疾病、抑郁、隔离。

(3) 确保生存问题能通过长期的后续方案得到解决

1) 终身监测慢性移植物抗宿主病异基因受体。

2) 移植后免疫接种。

3) 生育问题。

4) 重新回归社会和工作。

5) 迟发性器官功能障碍（肺、心、肾、肾上腺功能不全）。

五、评价

肿瘤专科护士系统和定期评估患者与家属对干预措

表 20-3　器官受累的急性移植物抗宿主病的临床分期和程度分级

器官	分期	参考范围	
皮疹			
皮肤	I	< 25% 体表面积	
	II	25%~50% 体表面积	
	III	> 50% 体表面积	
	IV	广泛性红皮病，并有大疱形成	
总胆红素			
肝脏	I	2~3mg/dL	
	II	3~6mg/dL	
	III	6~15mg/dL	
	IV	>15mg/dl	
腹泻程度		**成人**	**儿童**
消化道	I	>500mL/d	10~15mL/kg/d
	II	>1000mL/d	15~20mL/kg/d
	III	>1500mL/d	20~30mL/kg/d
	IV	成人和儿童：剧烈腹痛伴或不伴肠梗阻	

总体临床分级

分级	解释
I	I ~ II 期临床皮肤移植物抗宿主病
II	III 期临床皮肤移植物抗宿主病或者 I 期肝脏和(或)I 期消化道移植物抗宿主病 只有一个脏器系统处于 III 期或 III 期以上
III	II ~ III 期肝脏和(或) II ~ IV 期消化道移植物抗宿主病 只有一个脏器系统处于 III 期或 III 期以上
IV	IV 期临床皮肤移植物抗宿主病(II 期或更高组织) IV 期临床肝脏和(或)消化道移植物抗宿主病

Data from　Dignan, F. L., Clark, A., Amrolia, P., et al. (2012). Diagnosis and management of acute graft-versus-host disease. Haemato-oncology Task Force of British Committee for Standards in Haematology; British Society for Blood and Marrow Transplantation. British Journal of Haematology 158(1), 30–45; and Ezzone, S. A. (Ed.). (2013). Hematopoietic stem cell transplantation: A manual for nursing practice (2nd ed., pp. 103–154). Pittsburgh: Oncology Nursing Society.

施的反应，以确定取得预期结果的进展情况。收集相关数据，并与预期结果进行比较。根据需要回顾和修订护理诊断、结果和计划。

框 20-4 肝窦阻塞综合征发生的危险因素

- 移植前化疗(含环磷酰胺的调节方案，用或没用白消安)
- 腹部放疗
- 移植前肝毒性药物治疗 (e.g., 西妥珠单抗)
- 转氨酶升高前的预处理方案
- 人白细胞抗原 (HLA)——不匹配或非亲缘异基因移植
- 病毒性肝炎
- 转移性肝疾病
- 移植前卡氏评分＜90%
- 第二次移植
- 老年受体
- 女性

（吴婉英　译　许湘华　校）

参考文献

Alchi, B., Jayne, D., Labopin, M., Kotova, O., Sergeevicheva, V., Alexander, T., et al., EBMT Autoimmune Disease Working Party members. (2013). Autologous haematopoietic stem cell transplantation for systemic lupus erythematosus: Data from the European Group for Blood and Marrow Transplantation registry. *Lupus, 22*(3), 245–253.

Anderson-Reitz, L. (2013). Hepatorenal complications. In S. A. Ezzone (Ed.), *Hematopoetic stem cell transplantation: A manual for nursing practice* (2nd ed., pp. 191–200). Pittsburgh: Oncology Nursing Society.

Appelbaum, F., Forman, S. J., Negrin, R. S., & Blume, K. G. (Eds.). (2009). *Thomas' hematopoietic cell transplantation* (4th ed.). Malden, MA: Blackwell Scientific.

Barrell, C., Dietzen, D., Jin, Z., Pinchefsky, S., Petrillo, K., & Satwani, P. (2012). Reduced-intensity conditioning allogeneic stem cell transplantation in pediatric patients and subsequent supportive care. *Clinical Journal of Oncology Nursing, 39*(6), E451–E458.

Beckers, M. M., Verdonck, L. F., Cornelissen, J. J., Schattenberg, A. V., Janssen, J. J., Willemze, R., et al. (2010). Autologous stem cell transplantation in haematological disorders, 1980–2002. *Nederlands Tijdschrift voor Geneeskunde, 154*, A2025; English translation.

Becze, E. (2011). Veno-occlusive disease is the most common hepatic complication in stem cell transplants. *ONS Connect,* (11), 16–17.

Brown, M. (2010). Nursing care of patients undergoing allogeneic stem cell transplantation. *Nursing Standards, 25*(11), 47–56.

Cohen, M. Z., Rozmus, C. L., Mendoza, T. R., Padhye, N. S., Neumann, J., Gning, I., et al. (2012). Symptoms and quality of life in diverse patients undergoing hematopoietic stem cell transplantation. *Journal of Pain and Symptom Management, 44*(2), 168–180.

Cooke, L., Grant, M., & Gemmill, R. (2012). Discharge needs of allogeneic transplantation recipients. *Clinical Journal of Oncol-*

ogy Nursing, 16(4), 142–149.

Damiani, D., Tiribelli, M., Geromin, A., Cerno, M., Sperotto, A., Toffoletti, E., et al. (2012). Donor compatibility and performance status affect outcome of allogeneic haematopoietic stem cell transplant in patients with relapsed or refractory acute myeloid leukaemia. *Annals of Hematology, 91*(12), 1937–1943.

Devine, H. (2013). Overview of hematopoesis and immunology: Implications for hematopoetic stem cell transplantation. In S. A. Ezzone (Ed.), *Hematopoetic stem cell transplantation: A manual for nursing practice* (2nd ed., pp. 1–11). Pittsburgh: Oncology Nursing Society.

DiPersio, J. F., Ho, A. D., Hanrahan, J., Hsu, F. J., & Fruehauf, S. (2010). Relevance and clinical implications of tumor cell mobilization in the autologous transplant setting. *Biology of Blood and Marrow Transplantation, 17*(7), 943–955.

Estey, E. H. (2013). Acute myeloid leukemia: 2013 update on risk-stratification and management. *American Journal of Hematology, 88*(4), 318–327.

Ezzone, S. A. (Ed.). (2013). *Hematopoetic stem cell transplantation: A manual for nursing practice* (2nd ed.). Pittsburgh: Oncology Nursing Society.

Fisher, B. T., Alexander, S., Dvorak, C. C., Zaoutis, T. E., Zerr, D. M., & Sung, L. (2012). Epidemiology and potential preventative measures for viral infections in children with malignancy and those undergoing hematopoietic cell transplantation. *Pediatric Blood and Cancer, 59*(1), 11–15.

Forman, S. J., & Nakamura, R. (2011). *Hematopoetic cell transplantation.* http://www.cancernetwork.com/cancermanagment/hematopoetic-celltransplantation/article/10165/1802824?pageNumber=1.

Gratwohl, A., Baldomero, H., Alijurf, M., Pasquini, M., Bouzas, L. F., Yoshimi, A., et al. (2010). Hematopoietic stem cell transplantation: A global perspective. *JAMA, 303*(16), 1617–1624.

Harris, D. J. (2010). Transplantation. In J. Eggert (Ed.), *Cancer basics* (pp. 317–342). Pittsburgh: Oncology Nursing Society.

Jantunen, E., & Sureda, A. (2012). The evolving role of stem cell transplants in lymphomas. *Biology of Blood Marrow Transplantation, 18*(5), 660–673.

Kim, H. O., Oh, H. J., Lee, J. W., Jang, P. S., Chung, N. G., Cho, B., et al. (2013). Immune reconstitution after allogeneic hematopoietic stem cell transplantation in children: A single institution study of 59 patients. *Korean Journal of Pediatrics, 56*(1), 26–31.

Lekakis, L. J., Macrinici, V., Baraboutis, I. G., Mitchell, B., & Howard, D. S. (2009). BK virus nephropathy after allogeneic stem cell transplantation: A case report and literature review. *American Journal of Hematology, 84*(4), 243–246.

Livadiotti, S., Milano, G. M., Serra, A., Folgori, L., Jenkner, A., Castagnola, E., et al. (2012). A survey on hematology-oncology pediatric AIEOP centers: Prophylaxis, empirical therapy and nursing prevention procedures of infectious complications. Infectious Diseases Working Group of the Association of Italian Pediatric Oncology. *Haematologica, 97*(1), 147–150.

Ljungman, P., Bregni, M., Brune, M., Cornelissen, J., de Witte, T., Dini, G., et al. (2009). Allogeneic and autologous transplantation for haematological diseases, solid tumors and immune disorders: Current practice in Europe 2009. *Bone Marrow Transplantation, 45*(2), 219–234.

McAdams, F. W., & Burgunder, M. R. (2013). Transplantation treatment course and complications. In S. A. Ezzone (Ed.),

Hematopoetic stem cell transplantation: A manual for nursing practice (2nd ed., pp. 47–66). Pittsburgh: Oncology Nursing Society.

Mitchell, S. A. (2013). Acute and chronic graft versus host disease. In S. A. Ezzone (Ed.), *Hematopoetic stem cell transplantation: A manual for nursing practice* (2nd ed., pp. 103–154).

Pittsburgh: Oncology Nursing Society.

National Marrow Donor Program (NMDP) website. (2014). www.bethematch.org.

Niess, D. (2013). Basics concepts of transplantation. In S. A. Ezzone (Ed.), *Hematopoetic stem cell transplantation: A*

第 **21** 章 放射治疗的护理

一、概述

（一）放射原理——通过物质或空间发射与传输能量

1. 放射物理学研究辐射能量及其对细胞生物学效应

(1) 电离辐射——通过辐射与肿瘤细胞原子和分子相互作用产生的对细胞或细胞环境分子特定的有害生物效应治疗癌症 (Gosselin, 2011)。

(2) X 射线、γ 射线、质子和宇宙辐射在电离辐射中的使用 (Hall, 2012)。

(3) 电离辐射形式

1) 能量波形式的电磁放射，包括光子 (X 射线，γ 射线)。

2) 亚原子粒子形式的微粒辐射，包括电子、质子、中子、α 粒子和 β 粒子。

2. 放射生物学——研究电离辐射对生物体的作用 (Hall & Garcia, 2012)。

(1) 电离辐射的生物学效应

1) 靶细胞——辐射损伤最重要的目标脱氧核糖核酸 (DNA)。辐射诱导的脱氧核糖核酸损伤包括单和双链断裂以及交叉连接的形成。这对细胞起直接损伤作用。辐射也会导致水电离并产生自由基，这是一种间接作用 (Murshad, 2010)。

2) 辐射生物学反应受 DNA 损伤水平、氧 (含量富氧肿瘤显现出更大的反应) 及细胞对辐射敏感性的影响 (McBride & Withers, 2008)。

(2) 正常组织和肿瘤都可受到电离辐射的影响。生物变化出现的时间，反应的性质和严重程度取决于吸收的辐射量、分馏法、速率。急性和晚期反应的组织受生物效应与放射敏感性的不同影响。

1) 分馏法对肿瘤和正常组织的生物效应取决于 4 个因素，这四个因素被称为"放射生物学 4R"。

①修复——正常组织接受分次辐射剂量后能得到恢复，因为它与使用单剂量肿瘤组织相比，有更大的修复非致死损伤能力及再生能力。

②再分布——通过每个连续的辐射剂量使更多的细胞进入细胞周期最敏感的阶段 (G2 后)，即有丝分裂阶段；理论上，更多肿瘤细胞周期被延迟，并通过下一个剂量达到有丝分裂，从而增加细胞杀伤数量 (Gosselin, 2011)。

③再增殖——通过细胞增殖更换死亡或濒临死亡的细胞；受辐射影响，分裂的肿瘤细胞通常不能存活 (Gosselin, 2011)。

④再氧化——其发生是因为能降低肿瘤负荷 (肿瘤缩小)，导致肿瘤有更好的血液流动模式，使之对辐射更加敏感。

2) 辐射敏感性——所有正常细胞和癌细胞都容易受到辐射的影响，并可能因放射治疗而被损伤或杀灭。

①细胞对辐射敏感性不同：

A. 无论正常细胞或肿瘤细胞，只要是快速分裂的细胞，对辐射通常最敏感的 (如黏膜)，这种现象称为放射敏感。

B. 不分裂或缓慢分裂的细胞一般对放射不太敏感甚至抗拒 (如肌肉细胞、神经细胞)。

3. 肿瘤放射治疗和副作用控制的原则

(1) 放射治疗的过程中，应提供足够大的剂量，以消灭原发部位肿瘤和周围淋巴结转移肿瘤，而不超出正常组织耐受的辐射范围。

(2) 放疗的副作用和后遗症一般是辐射对正常组织影响的结果。所有的正常组织都有一个辐射量的极限，它们可以耐受这个辐射量并仍然保持正常功能。

1) 早期副作用在放疗期间发生，或者在放疗结束后立即发生，而且一般在放疗疗程结束后缓解。它们通常首先表现为细胞组织快速增殖 (如胃肠道黏膜、骨髓和皮肤)。这些组织被认为是急性反应组织，一般表现出早期副作用。这种早期放疗反应的严重程度不能预测晚期反应的严重程度。

2) 亚急性反应组织出现少，如果存在，早期反应表现为放疗后数周至数月出现损伤。

3) 迟发性影响发生于放疗后数年，为永久性损伤。由缓慢增殖细胞组成的组织损伤过程缓慢 (如中枢和外周神经系统，肾脏、真皮、软骨、骨)。

4) 晚期反应组织（如脊髓、周围神经、肾、皮肤、软骨、骨）一般无早期反应，而表现为放疗后数月至数年的晚期反应（表 21-2）。放射后，发生第二恶性肿瘤的风险低。肉瘤为最常见的放疗诱发的第二原发肿瘤 (Marcus, 2008)。

5) 同步化疗和放疗联合治疗方式增加正常组织晚期反应的风险，并随药物和解剖位置变化而变化 (Constantine et al., 2008)。

4. 组织对分级放疗的反应

(1) 外照射——照射区域组织耐受总剂量是受限定的，且被划分成每日剂量（通常为每天 180~200 cGy）。已证明大的分次剂量和大的总剂量与晚期反应严重程度增强相关 (McBride & Withers, 2008)。

(2) 放射源疗法——照射区域组织的耐受总剂量是受规定的。此剂量可以在数天持续给予 [低剂量辐射 (LDR)] 或数分钟单个剂量或多个剂量给予 [高剂量辐射 (HDR)]。

(3) 治疗过度延长或治疗中断使存活的肿瘤细胞在治疗过程中增殖。

（二）放疗基础

1. 约 60% 的接受癌症治疗的患者在某种程度上接受放疗 (Gosselin, 2011)。

2. 放疗的目标是摧毁或杀灭肿瘤细胞，用治疗量减少对正常组织的损伤 (Ma, 2012)。

3. 放射治疗的目的和目标

(1) 目的——放疗（联合化疗或不联合化疗）为原发性肿瘤的治疗方式，其目的是杀死恶性肿瘤细胞中所有能分裂的细胞，同时限制剂量以保护正常组织（如早期前列腺癌、肺癌、霍奇金病）。

(2) 新辅助疗法——治疗（如手术）前放疗，目的缩小肿瘤组织，并有利于完全切除（如食管，某些结肠癌）。

(3) 辅助疗法——手术和化疗后放疗，其目的控制局部病变（如乳腺肿瘤切除后乳房放疗）。

(4) 预防——放疗适用于无症状、高风险区域，为了防止脆弱领域疾病蔓延（如白血病和小细胞肺癌的全脑放疗）。

(5) 控制——放疗实施于连续治疗期间任一时间点，为限制疾病的生长和传播（如晚期非小细胞肺癌）；患者期望疾病处于无症状阶段。

(6) 姑息治疗——通过减少或缓解症状或潜在的并发症提高生活质量（如缓解骨转移的疼痛），处理潜在的脊髓压迫，解除上腔静脉综合征，减少阻塞，减少或减轻脑转移症状；但不延长寿命 (Gosselin, 2011；Ma, 2012)。

4. 放疗方法

(1) 局部治疗

1) 肿瘤放射外照射治疗机（远距）。

①直线加速器（用 X 射线、电子治疗，或两者）。

A. X线——深度治疗（穿透深度随能量变化而变化）。

B. 电子束——浅层治疗（深部组织；穿透深度随能量变化；皮肤剂量高）。

②钴 -60。

放射源——α 射线放射。

2) 放射源治疗——近距离放射治疗。

密封放射源的 β 粒子和 α 射线（表 21-3）。

表 21-1　不同肿瘤组织的放射敏感性

肿瘤	放射敏感性	起源组织
淋巴瘤、白血病、精原细胞瘤、无性细胞瘤	高	淋巴、造血(骨髓)、生精上皮、卵巢滤泡上皮
口咽、声门、膀胱、皮肤和子宫颈上皮的鳞状上皮细胞癌;消化道腺癌	非常高	口咽上皮、皮脂腺上皮、膀胱上皮细胞、视晶状体上皮细胞、胃结肠上皮、腺上皮、乳腺上皮细胞
乳腺癌、涎腺肿瘤、肝癌、肾癌、胰腺癌、软骨肉瘤、骨肉瘤	非常低	骨组织成熟的软骨、唾液腺上皮细胞、肾上皮细胞、肝上皮细胞、软骨细胞、骨细胞
横纹肌肉瘤、平滑肌肉瘤、神经节神经纤维肉瘤	低	肌肉组织、神经组织

Data from　Rubin, P. & Williams, J.P. (2001). Principles of radiation oncology and cancer radiotherapy. In Rubin, P. & Williams, J.P. (Eds.). Clinical oncology: A multidisciplinary approach for physicians and students (8th ed.). Philadelphia: Saunders.

表 21-2　放射反应：急性或迟发反应

急性反应组织	亚急性反应组织	迟发反应
骨髓、卵巢、睾丸、淋巴结、唾液腺、小肠、胃、结肠、口腔黏膜、喉、食管、血管、皮肤、膀胱、血管、阴道	肺、肝、肾、心脏、脊髓、脑	淋巴管、甲状腺、垂体、乳腺、骨软骨、胰腺、子宫、胆管

Data from　Hall, E.J. & Cox, J.D. (2009). Physical and biologic basis of radiation therapy. In Cox, J.D. & Ang, K.K. (Eds.). Radiation oncology: rationale, technique, results (9th ed.). Philadelphia: Mosby.

(2) 全身治疗

放射源治疗——放射性药物治疗。

密封型放射的 β 粒子和 γ 射线 (U.S. Nuclear Regulatory Committee, 2013) (见表 21-3)。

5. 放射治疗进展和创新技术

(1) 联合治疗

1) 放疗和化疗 (放疗前、放疗中、放疗后)。

2) 放疗和同步生物疗法 (如西妥昔单抗)。

3) 术中放疗。

① 源基础放疗。

② 电子基础放疗。

4) 放射免疫治疗——钇 -90。

5) 热疗和放疗。

(2) 三维适形放射治疗 (如前列腺癌正形适形放疗)。

(3) 增强放疗 (IMRT)。

(4) 图像引导放疗 (IGRT)。

(5) 转移性骨痛放射性药物 (如锶 -89)。

(6) 高剂量辐射 (HDR) 和低剂量辐射 (LDR) 近距离放疗。

(7) 弧放疗 (如调强放疗的旋转支架)。

(8) 伽玛刀。

(9) 改变分割 (如低和超分割、HDR)。

(10) 全身照射。

(11) 全身皮肤电子辐照。

(12) 粒子束治疗 (如中子治疗、质子治疗)；在美国这种机器少见。

(13) 化学作用 (放射增敏剂、辐射防护剂)：氟尿嘧啶是一种化疗剂和放射增敏剂；氨磷汀 (Ethyol) 是一种辐射防护剂。

(14) 血管内支架植入术治疗心脏支架再狭窄。

(15) 加速局部乳腺照射 (APBI)(Shah et al., 2013)。

(16) 选择性内放疗 (SIRT, SIRT 球)。

(17) 三维 (3D) 表面成像实时运动跟踪。

(18) 射波刀——无框架机器人放射外科治疗系统。

（三）外照射

1. 从体外传送精确剂量给患者。

2. 治疗过程

(1) 门诊咨询——咨询放射肿瘤科医生和护士。

(2) 仿真——X 线检查 (扫描) 以创建规定的治疗体积的图像，决定治疗位置和治疗区域。应在治疗确定前识别潜在问题；如皮肤或固定装置上的治疗标记 (口罩、Vac-Lok)。计算机断层扫描 (CT)、磁共振成像 (MRI)，以及其他用于肿瘤定位的方式。

(3) 治疗计划——由放射肿瘤学家、药剂师、物理学家实施；根据肿瘤病理、位置、肿瘤和正常组织的放射敏感性确定治疗量；CT 或 MRI 模拟，用于计划和规定治疗；处方包括日常辐射剂量和总辐射剂量，对光束传输的具体要求，治疗辐射场数量。

(4) 患者教育——治疗的预期结果和副作用。

(5) 放射治疗师治疗。

(6) 每周管理评价——也被称为状态检查或治疗随访 (OTV)；放射科医生和护士每周都能看到患者，评估患者治疗过程中出现的状况和副作用。

(7) 长期随访——评估患者对治疗的反应，监测和管理长期或晚期副作用。

（四）放射源治疗

1. 放射性

(1) 定义——放射性和放射性衰变，来自于元素原子核的高能粒子 [α 和(或)β] 或射线 (伽马) 的自发发射 (放射性同位素)。

1) α 粒子——大粒子，浅穿透；造成较大的伤害；过去罕见，现在与放射性标记的单克隆抗体一起出现。

2) β 粒子——更深的穿透；摄入或注射时，机体提供足够的屏蔽。

3) γ 射线——能量大，范围广，穿透力强；与 X 线相比，需要更好的防护措施 (Bucholtz, 2012)。

(2) 能量——特点：各种放射性元素辐射能量，如粒子、射线或两者兼有；一些元素发出粒子、射线或两者兼发，其能量比其他元素更具有穿透力。因此，需要更多的屏蔽吸收辐射；屏蔽用毫米铅 (Pb) 测量，阻止一半辐射一半值层 (HVL)。

(3) 半衰期——可预测在给定时间分解的原子比例；物理半衰期，对于一个给定的数量的放射性物质的原子衰变一半所需要的时间；对非密封源放射很重要。

(4) 计量单位 (框 21-1)

1) RT——辐射吸收剂量：戈瑞 (Gy)、拉德。

① 戈瑞——最初用于欧洲，之后被更加普遍地运用，

表 21-3 放射性同位素及其性质

放射性同位素	标志	半衰期	辐射类型
铯-137	137Cs	30 年	Beta, gamma
金-198	198 Au	2.7天	Beta, gamma
碘-125	125I	60天	Beta, gamma
碘-131	131I	8天	Beta, gamma
铱192	192Ir	74.4天	Beta, gamma
磷-32	32P	14.3天	Beta
镭-226	226Ra	1620年	Alpha, gamma
锶-90	90Sr	28.1年	Beta

Data from 国家辐射防护与测量委员会。(1972). Protection against radiation from brachytherapy sources. Report no. 40. Bethesda, MD: National Council on Radiation Protection and Measurements.

吸收剂量;毫戈瑞 (cGy)——辐射吸收剂量单位,等于戈瑞的百分之一。

②拉德 (Rad)——历史上在美国使用比较常见,目前正被更普遍的戈瑞 (Gy) 或毫戈瑞 (cGy) 替代。

③ 1 戈瑞 (Gy)= 100 毫戈瑞 (cGy)=100 拉德 (rad)。

2) 辐射防护——剂量当量的测量;希沃特 (SV) 的测量,人体 X 线计量 (雷姆);100 雷姆 =1 希沃特。

3) 材料放射性——贝克勒尔 (Bq) 测量或居里 (CI) 测量 (U.S. Nuclear Regulatory Committee, 2013)。

2.放射源治疗 (图 21-1)

(1) 类型和方法选择取决于患者和疾病的因素

1) 密封源 (近距离放射治疗)。

①剂量率——低剂量, 高剂量。

②类型——囊腔内、间质内、管腔内。

2) 非密封源 (放射治疗):

①剂量——治疗剂量 (高于诊断试验中使用的示踪剂剂量)。

(2) 密封源 (放疗)——放射源用于肿瘤治疗, 临时或永久地毗邻肿瘤 (应用于腔内或表面),进入肿瘤 (应用于间质中), 或进入腔内。

1) 主要优点——能够对肿瘤小体积提供高剂量辐射,同时为邻近正常组织提供有限的剂量;可以历时数天 (如低剂量率) 或几分钟 (如高剂量率)。

2) 放射性材料——用发射设备密封, 从不直接接触患者。

①放射能量穿透装置以治疗患者。

②当密封源从患者中取出时, 患者不再需要放射防护措施。

③密封源用于 LDR 和 HDR 近距离放射治疗。

3) LDR 远程后装机-在患者房间外患者身上使用计算机控制的加载和卸载:

①工作人员暴露被减小到可忽略的量, 接近零。

②医生规定放射源装在患者体内治疗的时间。

③每次治疗通常持续数天。

4) 远程后装治疗机——通常使用一个高放射性电脑控制源。

①此放射源仅在有适当的屏蔽时使用。

②每次治疗只持续几分钟。

③拆除放射源后, 患者没有辐射。

5) 时间、距离和屏蔽原则, 尽量减少对工作人员和接触者的暴露 (U.S. Environmental Protection Agency, 2013)。

(3) 非密封源 (放射性药物治疗)——放射性材料经静脉注射给药、口服给药, 或腔内给药;放射性元素吸收到身体的各个部位, 这取决于成分和给药形式;放射性物质可能非常均匀地分布在身体或可能集中在特定的器官 (Bucholtz, 2012)。

1) 治疗剂量——放疗剂量足够高, 以治疗肿瘤;目的是提供到身体的一个器官或区域的一个预定剂量, 为该区域提供放疗。

2) 示踪剂剂量——用于诊断测试 (如骨、肝、甲状腺扫描);剂量非常低, 一般在患者出院后进行测试。

(五) 辐射安全与防护

1. 剂量限制-辐射防护 (表 21-4)。

(1) 剂量限制适用于所有的人。不同的限制适用于工人职业辐射暴露防护。

1) 最优化——最佳辐射防护指南建议保持辐射照射低至合理可行。辐射应不断监视和控制。

2) 有效剂量——法律上规定应控制人工电离辐射暴露。

2. 辐射监测

(1) 个人监测——在禁区工作人员应佩戴个人辐射剂量监测仪器以监测放射剂量 (如电影徽章或剂量计)。

1) 胶片剂量仪——含有少量感光胶片;戴在身体躯

框 21-1　测量单位

吸收剂量 (gray, centigray, rad)

1Gy=100rad

100cGy=100rad

治疗剂量用Gy或cGy描述

剂量当量 (sievert, rem)

1Sv=100rem

标记读出器用mrem (millirem)描述

活动 (becquerel, curie)

1Bq=2.7×10^{-11}Ci=1dps【注dps指放射性同位素每秒钟的裂变 (蜕变) 数】

1Ci=3.7×10^{10} dps

DPS指每秒蜕变。

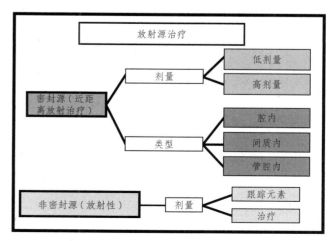

图21-1　放射源治疗。

干上。

①每月读取和交换剂量仪。

②工人不应穿戴他人的剂量仪,否则不能确定每个人受到多少辐射。

2) 剂量计 (如卢克塞尔剂量计)——以相同的方式穿着,但通过一层薄的氧化铝测量 X 线、β 和 γ 辐射量。

剂量计可用于测量辐射暴露;它们可以在暴露时读出。

(2) 测量仪 (如盖革计数器)——用于测量,如近距离放射治疗或放射治疗后的患者房间、垃圾桶和床单位的辐射量。

3.辐射安全

(1) 考虑使辐射暴露最小化——时间、距离、屏蔽。

1) 时间——需要尽量减少接触放射性物质的时间,工作应迅速、高效,员工的岗位也应轮换。

2) 距离——随距离增大而迅速缩小。

①双倍距离可将辐射降低到原距离的四分之一 (如 1 米辐射为每小时 40 毫雷姆,2 米辐射为每小时 10 毫雷姆)。

②工作人员应该尽可能远离放射源,切勿接触放射源 (脱落的放射源用长柄钳取)。

3) 屏蔽——其类型及厚度取决于放射源的类型和能量。

二、评估

(一) 影响有效沟通的因素

1.学习障碍 (如语言障碍、听力障碍、视力问题)。

2.文化程度。

3.发展阶段。

表 21-4　辐射安全与防护剂量控制

群体类型	有效剂量限制
相关职业人员	
每年	50mSv
累积	10mSv×年龄
公众 (每年)	
连续或频繁的暴露	1mSv
非连续暴露	5mSv
胎儿暴露 (每月)	
当次剂量限值	0.5mSv
个人剂量可以忽略不计(每年)	0.01mSv

外部和内部暴露风险之和,但不包括自然来源的剂量。
Data from 国家辐射防护与测量委员会 (1972)。Protection against radiation from brachytherapy sources. Report no. 40. Bethesda, MD: National Council on Radiation Protection and Measurements.mSv, Millisievert.

4.急性生理问题 (如疼痛或呼吸困难)。

(二) 疾病史与身体评估

1.癌症病史 (个人和家庭)。

2.既往和现有的癌症治疗——放射治疗前。

3.并发症——尤其接受放射治疗量的组织发生的任何情况。

4.植入式设备 (如自动植入式心脏复律除颤器、心脏起搏器、胰岛素泵)。

5.实验室有关数据 (如全血细胞计数、肿瘤标志物) 和诊断数据 (如 CT、病理检查结果、分期)。

6.目前的症状和其他疾病 (如妊娠、活动范围受限)。

7.体重。

8.目前的药物治疗。

(三) 社会心理评估

1.应对方式。

2.在治疗和随访过程中的支持系统,满足患者使用交通工具和护理需求的能力。

3.关于治疗的知识和看法。

(四) 影响放疗不良反应的因素

1.时间 - 剂量 - 体积关系 (治疗长度、分次照射、照射组织的体积)。

2.组织对放射敏感性的治疗量和潜在的早晚期副作用。

3.辐射类型和剂量,包括照射的深度。

4.营养状况。

5.在放射治疗中,患者对治疗的依从性。

6.患者个体差异。

三、护理诊断

(一) 有受伤的风险 (NANDA)

预期目标:

(1) 患者及家属知晓辐射预防措施。

(2) 患者学习动机明显。

(3) 患者了解潜在副作用。

(二) 放射治疗部位的护理诊断

1.见表 21-5

四、护理计划和护理措施

(一) 实施干预措施,最大限度地加强对密封和非密封放射源的辐射防护,保证安全最大化

1.最大限度减少暴露——遵守时间、距离和屏蔽原则 (美国环境保护局)。

(1) 遥控后装——当工作人员和探视者在场时,放射源自动退出患者,并且放置在一个安全的机器内;工作人员和探视者的辐射暴露可以忽略不计。

(2) 非密封源——被辐射污染的血液和体液具有放

射性。

1) 有为辐射安全人员专门准备的病房、塑料盖和可吸收地板覆盖物。

2) 辐射污染——一切暴露于患者体液中的物品都可能被辐射污染;推荐使用一次性餐具;床单和废弃物须存放在房间的容器内,并且在搬动这些物品前须监测辐射。

3) 患者如厕后应冲洗厕所 3 次,以稀释放射性尿液、粪便或呕吐物。

4) 工作人员预防措施——防护服、洗手、戴手套。

(3) 密封源——实行放射源责任制并保持下去。

1) 屏蔽容器放置在一个房间内,以防止放射源泄露。长持物钳放置在铅容器中,用来夹取放射源。

2) 植入部位的敷料只能由医生更换。

3) 床单和垃圾都放置在房间里的容器内并在搬动前

表 21-5 特殊部位的潜在护理诊断	
照射部位	潜在护理诊断
皮肤	皮肤完整性受损,与辐射引起的变化有关 身体意象紊乱,与治疗线、辐射引起的变化、皮肤标记有关
头颈部	口腔黏膜受损,与辐射引起的变化有关 营养失调:低于机体需要量,与口腔黏膜炎、口干、味觉改变、放射性龋齿有关 躯体移动障碍(颞下颌关节),与牙关紧闭有关 语言交流受损,与声带照射、黏膜炎、口腔干燥症有关
中枢神经系统	有受伤的危险,与照射引起的颅内水肿有关 身体意象紊乱,与脱发有关
胸部	营养失调:低于机体需要量,与食管炎有关 有感染的风险,与白细胞减少有关 有受伤的危险,与血小板减少有关 低效性呼吸形态,与放射性肺炎、纤维化或两者有关 心输出量减少,与心脏毒性有关 躯体移动障碍(肩关节),与辐射纤维化有关
腹部	营养失调:低于机体需要量,与胃炎、恶心、呕吐有关 腹泻 有感染的风险,与白细胞减少有关 有受伤的危险,与血小板减少有关 急性疼痛,与辐射性肝炎有关 体液不足,与辐射性肾炎有关
骨盆	腹泻 有感染的风险,与白细胞减少有关 有受伤的危险,与血小板减少有关 排尿困难,与放射性膀胱炎有关 性功能障碍 无效的性行为模式

由测量仪测量(如盖革计数器)辐射。

4) 测量患者和房间的辐射。

(4) 屏蔽——近距离放射治疗和放射性药物治疗的房间的设计取决于使用的设备和放射性材料;特别是许多机构的屏蔽室;患者一般安置在一个单独房间。

(5) 便携式屏蔽——便携式屏蔽由辐射安全官员(RSO)或指定人员放置在床旁;当放射源被放置在患者身上时,工作人员应站立在屏蔽后面。

(6) 暴露率

1) 照射率的测量的位置:一般离患者 1 米,便携式屏蔽仪放在患者的对侧,或由在门口由辐射安全官员或指定人员测量。

2) 未受控制的区域也应测量辐射率(如隔壁房间)。

(7) 治疗过程中,该病房患者的活动可能会受到限制。

1) 除非医生特别要求,患者都应留在该房间。

2) 除非使用卫生间时部分患者可下床活动,否则应按规定留在屏蔽(物品)后面。当有来访者时,患者可留在床上。

(8) 放疗后标志和说明——辐射警示标志贴在门上、图表里和患者的袖口上;一般须将放射源和曝光率相关信息以及对护士和探访者的具体指导放在图表里。

(9) 污染或密封源丢失——若发生可能的污染或放射源丢失事件时,应立即通知辐射安全官员、肿瘤专家和核医学医师。

(10) 时间——应尽量缩短待在房间里的时间。

1) 放射源不能被远程屏蔽,值班人员轮流值班。

2) 须限制参观者在房间里逗留的时间。

(11) 距离——探视者和人员尽可能地保持距离患者 2 米,且呆在屏蔽(盾牌)背后。

(12) 当有放射源存在时,儿童(18 岁以下)、孕妇和工作人员不能进入房间内。

(13) 患者出院

1) 应非常小心地限制带有放射性物元素的患者。

2) 放射和暴露应限制在 1 米。

3) 向患者、家庭和其他人提供出院指导(Behrend, 2011)。

(二)知识缺乏的护理措施

1. 确定学习对象:患者、家属、其他相关重要的人或照顾者。

2. 患者和照顾者动机和意愿的评估。

3. 确定文化对健康教育的影响。

4. 提供健康教育——潜在副作用;如何根据患者自身学习风格管理放疗引起的副作用(书面、口头、多媒体演示或者兼有)(见表 21-6)。

5. 如有需要,为群体提供社区资源和资料(Reinhard, Given, & Petlick, 2008)。

评价

肿瘤科护士在评估患者对放射治疗的生理反应以及患者和家庭对放射治疗过程的心理反应上都起着积极和关键的作用。连续评估患者的状态,并收集相关的数据。个性化护理计划取决于被治疗的部位。以循证为基础的干预措施旨在解决患者和家庭成员特定的生理和心理需求。肿瘤护士根据预期的结果对干预措施进行评估,并在必要时对护理计划进行修订。

其他资源

1.American Cancer Society 1-800-ACS-2345 website：www.cancer.org

2.American Society for Therapeutic Radiology and Oncology (ASTRO) 1-800-962-7876 website：www.astro.org

3.National Cancer Institute 1-800-4-CANCER web-site：http://cancernet.nci.nih.gov

表 21-6　放疗副作用

部位	潜在的早期反应	潜在的中期或晚期反应	护理措施
皮肤	红斑、色素沉着、干燥脱屑、湿性脱屑、脱发	红斑、色素沉着、干燥脱屑、湿性脱屑、脱发	早期反应:非湿性反应:用温和的肥皂水,金盏花或透明质酸霜清洗。每家机构推荐仅使用电动剃须刀 湿性脱皮:用温和的清洁剂清洗,并使用胶体或银离子敷料 观察皮肤褶皱和电子增加反应 对化疗后皮肤反应增强的患者,应观察预期反应是否增加[如多柔比星(阿霉素)、更生霉素(放线菌素D)] 早期和晚期反应:保护皮肤,避免化学、机械、热刺激、损伤和阳光(见第30章)
骨髓	骨髓抑制(主要是白细胞减少、血小板减少)		大治疗区域覆盖数量显著的骨髓——增加骨髓抑制(见第27章)
脊柱		莱尔米特征;显著损害了儿童脊柱的生长	晚期:放疗减少了生长骨的生长;监测儿童放疗后,生长发育和发育模式;评估神经和感觉功能
大脑	脱发、嗜睡	甲状腺功能减退(如过脑垂体位置正确)	早期:使用温和的洗发水 只需使用润肤霜 脱发计划(一般为临时的)见第30章。 晚期:评估神经系统和感觉功能
头颈黏膜	黏膜炎	黏膜苍白、毛细血管扩张	牙齿的预防性评估 避免化学、热、机械对黏膜的刺激。用生理盐水和碳酸氢钠漱口,用软牙刷至少每天刷牙两次
唾液腺 牙齿	口干症	口干、龋齿 放射性龋齿	甲状腺功能减退症的症状和体征的牙科预防和氟方案评估。 黏膜炎、口干、味觉改变和措施,见第33章
舌头,味觉	味觉改变		
喉	喉炎		
骨(下颌骨)	放射性骨坏死		
胸部			
肺	放射性肺炎	放射性肺炎、肺纤维化	评估呼吸 营养状况评估(见第33章)。肺毒性见第31章
心		心包炎、心肌梗死	心血管毒性见第32章
食管	食管炎、吞咽困难	狭窄,瘘	吞咽困难见第33章
腹部			
小肠	腹泻、脂肪吸收不良、恶心和呕吐	小肠梗阻,狭窄	止泻药和抗生素的使用 评估营养状况 低渣饮食 足够的液体(腹泻见第28章,肠梗阻)

表 21-6　放疗副作用

部位	潜在的早期反应	潜在的中期或晚期反应	护理措施
胃	胃炎，治疗后1~2小时恶心、呕吐		恶心、呕吐见第28章
骨盆			
膀胱	放射性膀胱炎	纤维化	评估膀胱功能、膀胱镇痛药的使用
大肠癌	腹泻、恶心、呕吐、痔疮炎症、里急后重	肠溃疡、炎症	止泻药的使用(见第28章)
卵巢	更年期提前	卵巢功能衰竭，尤其年龄超过25岁;性欲的改变	计划生育问题;治疗前，建议咨询生育专家与生育相关的问题
睾丸		无精子症	如果预计患有无精子症，治疗前应探讨精子库;评估对患者的影响(见第39章)
阴道	炎症、干涩、性交疼痛	干燥、狭窄、阴道缩短、性交疼痛	水润滑剂(女性) 治疗后使用阴道扩张器
阴茎	炎症	勃起功能障碍，尿道狭窄	在放疗前评估性功能(男性)
所有部位	疲劳	癌变	降低疲劳的策略;后续评估(见第34章)

Data from　Feight, D., Baney, T., Bruce, S., & McQuestion, M. (2011). Putting evidence into practice: Evidence-based interventions for radiation dermatitis. Clinical Journal of Oncology Nursing 15(5), 481-492; Dendaas, N. (2012). Toward evidence-and theory-based skin care in radiation oncology. Clinical Journal of Oncology Nursing, 16(5), 520-525.

（吴婉英　译　许湘华　校）

参考文献

Behrend, S. W. (2011). Radiation therapy treatment planning. In C. H. Yarbro, D. Wujcik, & B. H. Gobel (Eds.), *Cancer nursing: Principles and practice* (pp. 269–311). Sudbury, MA: Jones and Bartlett.

Bucholtz, J. D. (2012). Radiation protection and safety. In R. R. Iwamoto, M. L. Haas, & T. K. Gosselin (Eds.), *Manual for radiation oncology nursing practice and education* (pp. 29–43). Pittsburgh: Oncology Nursing Society.

Constantine, L. S., Milano, M. T., Friedman, D., Morris, M., Williams, J. P., Rubin, P., et al. (2008). Late effects of cancer treatment on normal tissues. In E. C. Halpern, C. A. Perez, & L. W. Brady (Eds.), *Principles and practice of radiation oncology* (pp. 320–355). Philadelphia: Lippincott Williams and Wilkins.

Dendaas, N. (2012). Toward evidence- and theory-based skin care in radiation oncology. *Clinical Journal of Oncology Nursing, 16*(5), 520–525.

Feight, D., Baney, T., Bruce, S., & McQuestion, M. (2011). Putting evidence into practice: Evidence based interventions for radiation dermatitis. *Clinical Journal of Oncology Nursing, 15*(5), 481–492.

Gosselin, T. K. (2011). Principles of radiation therapy. In C. H. Yarbro, D. Wujcik, & B. H. Gobel (Eds.), *Cancer nursing: principles and practice* (pp. 249–268). Sudbury, MA: Jones and Bartlett.

Hall, E. J., & Cox, J. D. (2009). Physical and biologic basis of radiation therapy. In J. D. Cox & K. K. Ang (Eds.), *Radiation oncology: Rationale, technique, results* (9th ed.). Philadelphia: Mosby.

Hall, E. J., & Garcia, A. J. (Eds.). (2012). *Radiobiology for the radiation oncologist* (7th ed.). Philadelphia: Lippincott Williams and Wilkins.

Harris, D. J., Eilers, J., Harriman, A., Cashvelly, B. J., & Maxwell, C. (2008). Putting evidence into practice: evidence based interventions for the management of oral mucositis. *Clinical Journal of Oncology Nursing, 12*(1), 141–152.

Ma, C.-M. C. (2012). The practice of radiation oncology. In R. R. Iwamoto, M. L. Haas, & T. K. Gosselin (Eds.), *Manual for radiation oncology nursing practice and education* (pp. 17–26). Pittsburgh: Oncology Nursing Society.

Marcus, R. B., Jr. (2008). Ewing tumor. In E. C. Halpern, C. A. Perez, & L. W. Brady (Eds.), *Principles and practice of radiation oncology* (pp. 1886–1891). Philadelphia: Lippincott Williams and Wilkins.

McBride, W. H., & Withers, H. R. (2008). Biologic basis of radiation therapy. In E. C. Halpern, C. A. Perez, & L. W. Brady (Eds.), *Principles and practice of radiation oncology* (pp. 76–108). Philadelphia: Lippincott Williams and Wilkins.

Murshad, H. (2010). *Clinical fundamentals for radiation oncologists.* Madison, WI: Medical Physics Publishing.

National Council on Radiation Protection and Measurements. (1972). *Protection against radiation from brachytherapy sources.* Report no. 40. Bethesda, MD: National Council on Radiation Protection and Measurements.

Reinhard, S. C., Given, B., & Petlick, N. H. (2008). Supporting family caregivers in providing care. In R. G. Hughes (Ed.), *Patient safety and quality: An evidence-based handbook for nurses.* Rockville, MD: Agency for Healthcare Research and Quality.

Rubin, P., & Williams, J. P. (2001). Principles of radiation oncology and cancer radiotherapy. In P. Rubin, & J. P. Williams (Eds.), *Clinical oncology: A multidisciplinary approach for physicians and students* (8th ed). Philadelphia, PA: W.B. Saunders Company.

Shah, C., Vicini, F., Wazer, D. E., Arthur, D., & Patel, R. R. (2013). The American brachytherapy society consensus statement for accelerated partial breast irradiation. *Brachytherapy, 12*(4), 267–277.

U.S. Environmental Protection Agency. (2013). *Radiation protection basics.* http://www.epa.gov/radiation/understand/protection_basics.html.

U.S. Nuclear Regulatory Committee. (2013). *Glossary.* http://www.nrc.gov/reading-rm/basic-ref/glossary.html.

第**22**章　化学治疗的护理

一、概述

（一）肿瘤化疗原则 (Chu &DeVita, 2013)

1. 肿瘤化疗仍然是血液肿瘤和实体肿瘤系统治疗的一个重要组成部分。

2. 化疗以细胞动力学概念为基础，包括细胞周期、时间、生长分数和肿瘤负荷。

(1) 细胞周期——正常细胞和肿瘤细胞的繁殖在 5 个阶段都会发生 (Reed, 2011b)。

1) 0 期 (G0) 或静止期。

①细胞停止分裂；细胞继续活动，但蛋白质合成的速度降低。

②静止期的演变受生长因子的影响，以及受促细胞分裂剂与细胞表面受体相互作用的影响。

2) 分裂期 (G1) 或细胞间期。

①当细胞增殖激活，则进入细胞周期 G1 期。

②产生脱氧核糖核酸 (DNA) 合成所需酶。

③合成蛋白质和核糖核酸 (RNA)。

3) 合成期 (S)。

细胞 DNA 复制，为 DNA 分裂做准备。

4) G2, 或有丝分裂前期 (G2)。

①进一步合成蛋白质和核糖核酸。

②产生有丝分裂锭装置的前体。

5) 有丝分裂期 (M)——细胞分裂发生在 5 个阶段：前期、中前期、中期、后期、末期。

①前期——核膜分解，染色体聚集，微管纺锤体组装。

②中前期——染色体附加到微管纺锤体。

③中期——染色体排列在单元的中间。

④后期——染色体分离中心体。

⑤末期——核组装，蛋白质生产恢复，细胞分裂与两个子细胞的生产在胞质分裂时同时出现。

(2) 细胞周期时间——细胞从一个有丝分裂到下一个有丝分裂所需的时间 (Chu &DeVita, 2013；Shelburne, 2009)。

1) 细胞周期的总长度随细胞特定类型而变化。

2) 因使用细胞周期特异性药物，短的细胞周期可导致更多的细胞被杀灭。

3) 连续输注细胞周期特异性药物能导致众多细胞暴露，且能杀死更多肿瘤细胞中的短细胞周期细胞。

(3) 肿瘤细胞的生长率——在一定时间内，细胞的分裂百分率。

1) 暴露于细胞周期特异性药物，较高的生长率会导致更多的细胞死亡。

2) 有较大 G0 期肿瘤细胞的肿瘤对细胞周期非特异性药物更加敏感。

(4) 肿瘤负荷——目前肿块大小。

1) 通常，肿瘤负荷小，则抗肿瘤治疗更敏感。

2) 随着肿瘤负荷的增加，生长速度减慢，积极分裂的细胞数目减少。

3) 肿瘤负荷越高，肿瘤细胞的异质性越大，这反过来又增加了耐药菌株出现的可能性。

3. 化疗途径 (Chu &DeVita, 2013；Shelburne, 2009)

(1) 单周期化疗

1) 最常见的给药是周期性给药。

2) 持续使用单药化疗增加了耐药株出现的可能性。

(2) 联合化疗——使用两种或多种抗肿瘤药物，以产生对肿瘤细胞相加或协同的效果。

1) 在一个给定的治疗周期中，不同阶段的细胞周期药物联合使用，以增加细胞毒作用的细胞数量。

2) 一种药物调节另一药物的毒性。

3) 可以降低治疗副作用发生率和严重程度。

4) 对含有少量增殖细胞的大块肿瘤有效；药物杀死大部分肿瘤细胞，刺激剩余的肿瘤细胞进入增殖期；其他药物杀死新增殖的细胞。

5) 联合用药预防耐药性的出现。

6) 化疗联合靶向药物（如单克隆抗体）。

7) 抗肿瘤药物联合治疗选择标准。

①使用单药治疗癌症会增加细胞毒性。

②选用不同的、药物毒性不重叠的药物。

③毒副反应发生在不同治疗阶段。

④细胞毒性增强，药物生物学效应也增强。

(3) 局部化疗——将一定剂量化疗药物灌注到肿瘤特

定部位的方法, 如肝脏、膀胱、腹腔、胸腔, 同时减少全身毒性。

(4) 大剂量化疗联合支持疗法 (如集落刺激因子) 或联合解毒剂, 以减少毒性 (如大剂量甲氨蝶呤 + 亚叶酸钙解毒, 异环磷酰胺 + 美司钠)。

4. 影响抗肿瘤药物效用的因素

(1) 肿瘤特点

1) 位置。

2) 肿瘤负荷或大小。

3) 耐药性 (先天性或获得性)。

4) 恶性细胞与正常细胞敏感性比值。

5) 基因型 (如分子特征或激素受体状态)。

6) 充足的血液供应且有足够的药物吸收。

(2) 患者情况

1) 身体状况、功能状态、年龄、并发症、生理功能、既往治疗史。

2) 社会心理状态。

(3) 给药计划。

(4) 给药途径 (方法)——见表 22-1。

1) 口服。

2) 皮下注射。

3) 肌内注射。

4) 胸腔内注射。

5) 囊内注射。

6) 腹腔注射。

7) 鞘内或脑室内注射。

8) 动脉注射。

9) 静脉注射。

①静脉推注。

②短时间输注。

③连续输注。

④综合治疗。

(二) 化疗在癌症治疗中的作用

1. 治愈

(1) 单一的治疗方式 (使用化疗或生物治疗治愈)。

(2) 联合治疗方式。

2. 疾病控制

(1) 目标——当治愈无法实现时, 延长生存时间和质量。

3. 姑息照护

(1) 既不治疗也不控制不可能促进舒适。

(2) 肿瘤相关症状缓解。

(三) 化疗类型和分类 (框 22-1)——抗肿瘤药物分类的依据是细胞周期作用的阶段、作用的机制、生化结构或生理作用 (Chu &DeVita, 2013; Shel-burne, 2009) (表 22-2 化疗给药的潜在副作用表)

1. 细胞周期作用阶段

(1) 细胞周期——特异性制剂。

1) 在整个细胞周期特定阶段, 大部分细胞毒作用于细胞。

2) 在静息期 (G0), 药物对细胞作用不活跃。

3) 有计划地使用药物, 如果分剂量或连续输注给药, 效果会更佳。

4) 细胞毒性作用在细胞周期过程中发生, 并在细胞尝试修复或分裂时表达。

(2) 细胞周期非特异性药物

1) 毒性作用主要发生在细胞周期中在的任何阶段, 包括 G0 期。

2) 药物依赖剂量, 并且如果小剂量给药效果最佳。这是因为受影响的细胞数量与药物剂量成比例。

3) 细胞毒作用在细胞周期中发生, 并在细胞试图分裂时表达。

2. 生化结构、作用机制或衍生物

(1) 烷化剂 (Tew, 2011)

1) 最初的抗肿瘤药物。

2) 作用机制——通过 DNA 链交联阻碍 DNA 复制, DNA 断裂和蛋白质的异常碱基配对。

3) 大多数药物细胞周期是非特异性的; 反应发生在细胞周期的所有阶段, 且具有较短的半衰期。

4) 主要毒性往往与给药剂量直接相关, 主要发生在造血、胃肠道 (胃肠道) 和生殖系统。

5) 6 大子群——氮芥、氮杂环丙烷、烷基磺酸盐、环氧化物、亚硝基脲和三嗪化合物。

(2) 抗代谢药物 (Chu &DeVita, 2013)

1) 包括抗叶酸剂、氟尿嘧啶、硫嘌呤。

2) 作用机制——在 DNA 合成过程中抑制蛋白质的合成, 取代错误的代谢物或结构类似物, 并抑制 DNA 合成。

3) 最具细胞周期特异性时期 (S 期)。

4) 造血和胃肠系统的主要毒副反应。

(3) 铂化合物 (Reed, 2011a) (烷基化剂的亚组)

1) 包括铂类。

2) 作用机制——来自共价双功能基因加合物。

3) 大多数细胞周期非特异性。

4) 主要毒性——影响造血、胃肠道、神经系统和泌尿生殖 (顺铂)。

(4) 拓扑异构酶靶向制剂 (Rasheed& Rubin, 2011)。

1) 拓扑异构酶 I- 定向剂——包括喜树碱。

①作用机制——防止 DNA 重组, 保持单链 DNA 断裂。

②主要影响造血和胃肠道系统的不良反应。

2) 拓扑异构酶 II- 靶向药物–蒽环类、蒽二酮类、放线菌素和表鬼臼毒素。

①两大分类——抑制剂和毒素类。

②造血和胃肠系统的主要毒副反应。

表22-1　抗肿瘤药物的给药途径

途径	优点	缺点	并发症	护理措施
口服	给药简便	吸收各异 药物与药物或药物与食物或药物与草本药物之间潜在的相互作用	药物相关并发症	指导按计划坚持服药 指导患者药物处理技术,戴手套处理化疗药物,将未使用的口服化疗药物放回专用处置设备内
皮下或肌注	给药简便 不良反应较低	需要足够的肌肉和组织以供吸收 吸收各异	感染 出血	评价血小板计数 尽可能使用最小号针头 消毒液消毒注射部位 评估注射部位是否有感染的症状和体征
静脉注射	吸收一致 化疗给药最常见的方法 用于发泡剂给药	静脉硬化	感染 静脉炎	给药前、中、后检查回血情况
动脉注射	组织用药剂量较大而全身性副作用较低	需要外科措施或特殊的放疗管道和(或)输液港植入	出血 栓塞 疼痛	监测出血症状和体征 监测凝血酶原时间(PT)、活化部分凝血致活酶时间(APTT) 监测导管
鞘内或脑室内注射 注:因潜在的致命的神经性毒性或坏死,长春花生物碱禁忌鞘内注入	脑脊液药物浓度始终一致	需要腰椎穿刺或手术置入或植入泵 泵阻塞或故障 需要额外指导和培训护士、患者和家属 护士实践法可能不允许护士经鞘内或脑室内途径给药	颅内压增高 头痛 意识模糊 嗜睡 恶心或呕吐 癫痫发作 感染	观察部位有无感染征象 监控泵 评估患者有无头痛和颅内压增高征象
腹腔内注射	腹腔表面直接接触药物	需要放置Tenckhoff导管或腹腔植入港	腹痛 腹胀 出血 肠梗阻 肠穿孔 感染 恶心	将化疗液加热到身体温度 检查导管是否通畅(如果没有回血) 按规定灌输药物——注入或解决方案,输注、留置暂停、引流或持续输注
囊内注射	膀胱表面直接接触药物	需要放置留置导管	尿路感染 膀胱炎 膀胱痉缩 尿急 药物过敏反应	留置导管植入时,应实行无菌技术 灌输溶液,按规定夹紧导管止血钳1小时,然后松开止血钳
胸腔注射	胸衬硬化	需要植入开胸管 护士实践法可能不允许护士经胸腔给药	疼痛 感染	灌注药物前胸腔彻底引流的监测 灌注后,夹管,每2小时重置患者体位并保持10~15分钟,使药物充分接触各个部位 按规定将管道连接到吸引装置 评估患者疼痛情况,给予无痛技术 评估患者焦虑情况,给予情感支持

Data from　DeVita, V., Lawrence, T., Rosenberg, S., et al. (2011). DeVita, Hellman, and Rosenberg's cancer: Principles & practice of oncology (9th ed., pp. 375-421). Philadelphia: Lippincott Williams & Wilkins; Chu, E. &DeVita, V. (2013). Physicians'cancer chemotherapy drug manual 2013. Burlington, MA: Jones & Bartlett Learning; Whitford, J., Olsen, M., Polovich, M. (2009). Chemotherapy and biotherapy guidelines and recommendations for practice (3rd ed., pp. 25-34). Pittsburgh: Oncology Nursing Society.

框 22-1 抗肿瘤药物的分类

抗代谢药物

叶酸拮抗剂

甲氨蝶呤(甲氨蝶呤钠)

培美曲塞(力比泰)

普拉曲沙

氟尿嘧啶

氟尿嘧啶(5-FU)

卡培他滨(希罗达)

氟尿苷(FUDR)

6- 硫嘌呤

6-硫鸟嘌呤(6-TG, 硫鸟嘌呤)

6-巯基嘌呤(6-MP, Purinethol)

硫唑嘌呤

核苷类似物

阿糖胞苷

阿糖胞苷脂质体(DepoCyt)

5- 氮胞苷(Vidaza)

地西他滨(Dacogen)

吉西他滨(健择)

腺苷类似物

氟达拉滨(氟达拉滨)

脱氧助间型霉素(喷司他丁, 喷司他丁粉针剂)

克拉屈滨(2CdA, 克拉立平)

烷化剂 - 铂类

卡铂(伯尔定)

顺铂

奥沙利铂(乐沙定)

烷化剂, 非铂类

烷基磺酸盐

白消安(马利兰、白消安片)

乙烯亚胺类

六甲蜜胺(六甲蜜胺, Hexalen)

三乙烯硫代磷酰胺(噻替哌)

氮芥

氮芥

苯丁酸氮芥(瘤可宁)

环磷酰胺(环磷酰胺)

美法仑(爱克兰)

异环磷酰胺(IFEX)

苯达莫司汀(Treanda)

亚硝基脲

卡莫司汀(BCNU, bischloroethylnitrosurea)

链脲菌素(链佐星)

洛莫司汀(环己亚硝脲, CCNU)

框 22-1 (续)抗肿瘤药物的分类

三氮烯类

达卡巴嗪(DTIC)

替莫唑胺(Temodar)

拓扑异构酶靶向药物

拓扑异构酶I抑制剂-喜树碱

伊立替康(Camptosar, CPT-11)

盐酸拓扑替康(盐酸拓扑替康)

蒽环类药物

柔红霉素

枸橼酸柔红霉素脂质体(DaunoXome)

多柔比星(阿霉素)

多柔比星脂质体(DOXIL)

表柔比星(Ellence)

伊达比星(Idamycin)

戊柔比星(Valstar)

放线菌素

更生霉素(放线菌素D)

蒽醌类

米托蒽醌(NVT)

拓扑异构酶II抑制剂类-表鬼白毒素

依托泊苷(VP-16、VP-16、凡毕复)

替尼泊苷(VM 26, 威猛)

抗微管剂

长春花生物碱

长春新碱(Velban)

长春新碱(Oncovin)

长春地辛

长春瑞滨(NVB)

紫杉烷类

紫杉醇(泰素)

多西他赛(泰索帝)

白蛋白结合型紫杉醇(Abraxane的)

卡巴他赛(Jevtana)

埃博霉素, 抗微管

伊沙匹隆(Ixempra)

非紫杉类, 抗微管

Eribulin(Halaven)

糖皮质激素

泼尼松

氢化可的松

甲泼尼龙(甲基强的松龙)

地塞米松(地塞米松)

激素

雌激素

框 22-1 （续）抗肿瘤药物的分类

氯烯雌醚(TACE)

己烯雌酚(DES)

雌莫司汀(Emcyt)

酯化雌二醇类片剂

雌二醇

非甾体芳香酶抑制剂

阿那曲唑(瑞宁得)

甾体类芳香灭活剂

依西美坦(阿诺新)

选择性非甾体类芳香化酶抑制剂

来曲唑(弗隆)

抗雌激素

三苯氧胺(他莫昔芬)

托瑞米芬(法乐通)

雌激素拮抗剂

氟维司群(FASLODEX)

促性腺激素释放激素 (GnRH)

拮抗剂

地加瑞克(Firmagon)

孕激素

醋酸甲羟孕酮(甲地孕酮)

醋酸甲地孕酮(Megace)

促黄体生成激素释放激素 (LHRH)

类似物

醋酸亮丙瑞林(醋酸亮丙瑞林)

醋酸戈舍瑞林(诺雷得)

非类固醇类抗雄激素

比卡鲁胺(康士得)

氟他胺(Eulexin)

尼鲁米特(Nilandron)

肾上腺皮质类固醇抑制剂

鲁米特(Cytadren)

醋酸阿比特龙(Zytiga)

其他药物

安吖啶(N)

三氧化二砷(三氧化砷)

门冬酰胺酶(门冬酰胺酶、门冬酰胺酶)

博来霉素(Blenoxane)

培门冬酶(培门冬酶)

甲基苄肼(α-甲基苄肼)

维A酸(全反式维A酸、维A酸胶囊剂)

Data from DeVita, V., Lawrence, T., Rosenberg, S., et al., (2011). DeVita, Hellman, and Rosenberg's cancer: Principles & practice of oncology (9th ed., pp. 375-421). Philadelphia: Lippincott Williams & Wilkins; Chu, E., &DeVita, V. (2013). Physicians' cancer chemotherapy drug manual 2013. Burlington, MA: Jones & Bartlett Learning; Whitford, J., Olsen, M., Polovich, M., (2009). Chemotherapy and biotherapy guidelines and recommendations for practice (3rd ed., pp. 25-34). Pittsburgh: Oncology Nursing Society.

(5) 微管靶向药物 (Abu-Khalaf& Harris, 2011)

1) 有丝分裂梭毒作用机制。

2) 包括紫杉烷类和长春碱类。

3) 大多数药物细胞周期特异性,主要是G2和M晚期。

4) 不良反应主要发生在造血、皮肤、神经系统、生殖系统。

(6) 其他药物 (Chu &DeVita, 2013)

1) 作用机制知之甚少。

2) 各种毒副作用。

（四）化疗保护剂

计划药物,以预防化疗毒性作用:

(1) 右丙亚胺 (ADR-529 右旋丙亚胺)。

(2) 氨磷汀 (阿米福汀)。

(3) 美司钠 (美钠针剂)。

（五）给药路径

每种给药途径的优势、潜在的并发症、护理措施见表 22-2。

二、评估

（一）个人史和家族史

1.病史——应包括病理、分期、细胞遗传学研究结果(相关时)、家庭和个人病史、并发症、血液学结果、化学检查和体格检查。

2.治疗史或现有治疗情况

(1) 患者和家属对既往治疗和当前治疗的态度。

(2) 给药后, 患者发生副作用及其严重程度。

(3) 降低副作用严重程度和发生率的自我护理措施及其效果。

3.过敏史或过敏反应史 (注明治疗周期)

(1) 紫杉醇和多西他赛的反应最常见于第一或第二次输注时。

(2) 铂类药物反应最常发生在第五输注(奥沙利铂)、第六输注, 或输注后 (卡铂)。

4.膳食摄入量, 目前体重, 不明原因的体重改变。

5.使用营养保健品、补品、补充疗法。

6.知识,治疗的基本原理和目标;药物,潜在的副作用,管理、风险和益处,计划、情绪、灵性和文化需求,其他问题。

（二）体格检查

1.全面检查心肺,胃肠,肾,生殖和神经系统功能。

2.评估现存缺陷:并发症、行为和认知功能,以及功能和活动情况。

3.存在感染的迹象和症状,有无其他并发症,或都存在。

（三）社会心理检查

1.应激反应与有效应对机制。

2.独立和责任心,自我照顾能力。

表 22-2　化疗的潜在副作用

系统	副作用
造血	中性粒细胞减少症
	血小板减少症
	贫血
胃肠道	厌食症
	恶心
	呕吐
	黏膜炎
	口腔炎
	腹泻
	便秘
	胰腺炎
	肝脏毒性
皮肤	皮炎
	色素沉着
	脱发
	指甲改变
	放疗反应
	光敏性
	皮疹、荨麻疹
泌尿生殖系统	膀胱炎
	出血性膀胱炎
	急性肾衰竭
	慢性肾功能不全
心血管系统	射血分数降低
	心脏传导改变
	心绞痛
	静脉纤维化
	静脉炎
	药液外渗
神经系统	小脑或中枢神经毒性
	耳毒性
	代谢性脑病
	周围神经病变
肺	纤维化
	肺炎
	水肿
生殖系统	不孕不育
	性功能改变
	勃起功能障碍
	性交痛
	闭经
情绪改变	焦虑
	抑郁
	兴奋

（待续）

表 22-2(续)　化疗的潜在副作用

系统	副作用
代谢改变	低钙血症
	高钙血症
	低血糖
	高血糖
	高磷血症
	高尿酸血症
	低钾血症
	高钾血症
	低镁血症
潜在影响	认知功能障碍
	学习障碍
	记忆力改变
	继发恶性肿瘤
其他	过敏
	疲劳
	眼毒性

Data from　DeVita, V., Lawrence, T., Rosenberg, S., et al. (2011). DeVita, Hellman, and Rosenberg's cancer: Principles & practice of oncology (9th ed., pp. 375-421). Philadelphia: Lippincott Williams & Wilkins; Chu, E. &DeVita, V. (2013). Physicians'cancer chemotherapy drug manual 2013. Burlington, MA: Jones & Bartlett Learning; Whitford, J., Olsen, M., Polovich, M. (2009). Chemotherapy and biotherapy guidelines and recommendations for practice (3rd ed., pp. 25-34). Pittsburgh: Oncology Nursing Society.

3.患者和家属社会支持系统。

（四）实验室检查

1.全血细胞计数。

2.血肌酐、血尿素氮 (BUN)、肝功能检查 (肝功能)。

3.电解质。

4.其他相关数据 (如肿瘤标志物、射血分数)。

三、护理诊断

（一）化疗方案、药物名称、潜在的副作用的知识缺乏 (NANDA-I)

1.预期目标——患者知晓化疗方案:药物种类、给药途径、给药方法、给药计划, 以及常规实验检查时间表和体检随访时间表。

2.预期目标——患者及家属知晓抗肿瘤药物的潜在的短期和长期副作用。

3.预期目标——患者及家属知晓自我照护措施, 以减少治疗并发症的发生率和严重程度。

4.预期结果——患者及家属信息的变更应立即报告给医疗团队。

(1)感染体征和症状——如体温 38.1℃ 或更高, 疼痛、肿胀、发红、化脓、畏寒、寒战、咳嗽、咳嗽加剧, 喉咙痛,腹泻。

1) 感染的风险——与持续时间长短和中性粒细胞减少的严重程度直接相关。

2) 严重中性粒细胞减少症患者感染的典型症状和体征表现不明显。

(2) 常规方法不能减轻的持续恶心或呕吐

(3) 异常出血或瘀伤。

(4) 口腔炎、黏膜炎。

(5) 尿量减少。

(6) 精神或情绪状态的急性变化。

(7) 常规方法不能控制的腹泻或便秘。

5. 预期目标——患者和家庭能自我选择社区资源,满足潜在的治疗和康复的需求。

6. 预期目标——患者和家庭能通过治疗计划获得自我照顾能力。

(二) 营养失调: 低于机体需要量 (NANDA-I)

预期目标——治疗过程中患者体重保持稳定。

(三) 口腔黏膜感染或受损的风险 (NANDA-I)

预期目标——患者了解黏膜炎的风险以及促进愈合、减少感染风险的措施。

(四) 性功能障碍 (NANDA-I)

预期目标——患者能清晰表达自己性功能的改变,了解维持亲密关系和自我形象的方法。

(五) 疲乏 (NANDA-I)

预期目标——患者活动自如能适时寻求帮助。

(六) 便秘 (NANDA-I)

预期结果——维持患者正常的排便功能。

(七) 腹泻 (NANDA-I)

预期结果——维持患者正常排便功能。

(八) 恶心 (NANDA-I)

预期目标——患者能够保持足够的营养和液体摄入量。

四、护理计划和护理措施

(一) 实施干预,以最大限度提高化疗患者安全管理 (Eisenberg, 2011; Neuss et al., 2013; Polovich, 2009; Power, 2011)

1. 审核医嘱

(1) 与正规的药物书籍和资料对比,确保医嘱的准确性和完整性 (如时间、路径、药液的混合)。

(2) 医嘱方案具体,打印或电子版,并且记录出所有药物的剂量。

(3) 除保持或停止化疗给药外,不执行口头医嘱。

(4) 完整的医嘱包括患者的全名和患者的第二身份识别,日期、诊断、方案的名称和周期数,治疗标准,过敏,身高和体重,药物全名、剂量、途径和给药频率,支持性

药物或治疗,顺序和时间要求。

2. 测定药物剂量

(1) 在给药当天核实身高和体重的实际值。

(2) 计算体表面积 (BSA) 或适宜剂量 (如 AUC 曲线下面积)。

(3) 计算药物剂量和核对医嘱。

3. 复核药物,审核潜在副作用和毒性反应。

4. 审查并获得其他药物医嘱,静脉输液 (如止吐药;如果有过敏反应,则预防性用药。化疗前和化疗后水化)。

5. 检查既往和当前的实验室检测值,如果有必要,则调整剂量。

6. 根据实际情况或政策和程序书写知情同意书。

7. 患者评估

(1) 化疗相关经历。

(2) 理解和认可治疗计划。

(3) 了解毒副作用的解决方法。

8. 开展患者和家属健康教育 (如化疗给药流程、止吐的预防措施、潜在的副作用的自我照顾)。

9. 遵守安全处理政策和流程,正确准备药物 (Eisenberg, 2011; Glynn-Tucker, 2011; Polovich, 2009; Power, 2011)。

(1) 针对风险数值较高的危险药物,实施措施减少职业暴露。

(2) 许多化疗药物为有毒药物,并且有可能导致以下结果:

1) 致癌。

2) 致畸 (胎儿畸形或缺陷)。

3) 不良生育结果。

4) 遗传毒性 (损伤遗传物质)。

5) 其他器官或系统暴露或毒性反应。

6) 有其他已知的危险性药物的相似的结构或毒性。

(3) 危险药物职业暴露的潜在风险

1) 增加患恶性肿瘤的风险。

2) 胚胎毒性。

3) 染色体损伤。

4) 其他证据 (皮肤损伤、脱发、皮炎)。

(4) 混合或联合化疗

1) 来自肿瘤护理协会,职业安全与健康管理局 (OSHA) 和美国卫生系统药师 (ASHP) 的指南和建议。

① ONS 发布关于化疗或危险药物特殊预防措施的指导方针。

② 美国国家职业安全和健康研究所 (NIOSH) 发布的关于预防卫生保健机构抗肿瘤药物职业暴露和其他有害药物警示。

③《2008 美国药典 (USP)》,第 797 章——"药物无菌配制"。

2) 如果未遵循正确的程序和准则,则暴露风险很高。

3) 正确使用个人防护设备 (PPE) 可以显著减少有害药物的暴露。

4) 所有的化疗制剂,包括粉碎口服化疗,在一个工程控制装置 (PEC) 里产生——生物安全柜或无菌密封隔离配置装置。

①采用垂直单向气流。

②通过高效微粒空气过滤器 (HEPA) 排气到外面。

③风扇持续运行。

④安置一个带负压的区域。

⑤按制造商的说明检查和维修,如果有移动须将其修复,过滤器每6个月更换一次。

⑥需要培训操作者使用方法,最大限度地减少对气流的干扰。

5) 接触化疗时洗手、穿上个人防护设备。

6) 使用封闭系统传输装置,以减少药物制剂过程中的环境污染。

7) 对所有物品处置都须采用双层手套;每30分钟更改一次,如果有污染,则应立即更换。

8) 使用有锁紧套口的管道和注射器。

9) 避免注射器装得太满。

10) 静脉输液——正确处理配制化疗药物的锐器和导管,以尽量减少暴露。

11) 放置到运输容器前,须对产品表面(注射器、静脉输液器)进行湿擦拭;容器应根据防护流程放置危险识别标志。

12) 容器或包装运输——应添上标签,告知包装内物品是什么;避免污染运输容器或包装袋表面。

13) 所有已污染的配置液须在PEC密封容器内处理,并且置于与PEC相邻的防刺伤的容器内。

14) 脱去和丢弃外层手套,接着脱去内层手套,注意不要污染到自己。

15) 用肥皂和清水清洁双手。

10. 药品标签贴上患者全名和第二身份标志,药物全名,给药途径,总剂量,总容量,给药或签名日期,配置和过期时间,处置规程。

11. 药剂师和其他有资质的医务人员应双人核对医嘱、BSA或剂量、正确的实验室检查结果。

12. 准备相关物品

(1) 急救设备。

(2) 如有必要,须使用药物处理外渗和(或)过敏反应。

(3) 防溢箱。

(4) 个人防护设备。

13. 化疗给药全程须穿戴PPE或遵循安全处置的原则

(1) 暴露的潜在途径

1) 记录的内容包括:药物的制备和给药的暴露区域,护理照顾患者的区域。

2) 吸入。

3) 摄取。

4) 注射。

(2) 职业防护相关指导

1) 手套——无粉,一次性使用,并且已通过危险药物测试。

①配药、给药和处理污染性废物时,戴双层手套。

②使用前检查手套有无破损,使用后、药物泄漏后或穿戴满30分钟之后,都应立即脱去和丢弃手套。

③不能重复使用。

2) 防护衣——应该是一次性的,免费的,低渗透,前端坚实,长袖,紧袖口,背面封住。

①在处置危险药物后如果有明显的污染,则立即丢弃,或离开该地区。

②不能重复使用。

3) 防毒面罩——如果必要,应使用国家职业安全与健康研究所 (NIOSH) 批准的防护口罩。

①检查材料安全数据表,确保适当的呼吸保护。

②外科口罩不是防毒面罩,不能阻挡挥发的药液。

4) 眼睛和脸部防护——如果可能引起药物飞溅,则须戴塑料面罩;手术口罩不能防止眼睛和脸免受暴露。

14. 外周静脉给药选择合适穿刺部位

(1) 先近端后远端。

(2) 静脉一般情况的评估。

(3) 注意注射药物的类型。

(4) 避免选择可能损伤肌腱或神经的部位,如前臂、手腕、手背;最近的静脉穿刺部位,静脉硬化;或手术史,如皮肤移植、侧乳房切除术、乳房肿瘤切除术、淋巴结清扫术或部分切断术。

15. 给药前,应立即核对医嘱、药物和途径 (Mancini &Modlin, 2011) 以及正确的给药顺序、剂量、容量、过期日期和时间、药品外观和完整性、输液泵输注速度、两种身份识别方法。

16. 中心静脉或外周静脉给药

(1) 治疗前、中、后检查有无回血。

(2) 在注入药物时,观察体征和症状。

17. 遵医嘱于新辅助化疗前后给予水化、止吐药和其他药物。

18. 根据机构的政策和流程,遵守安全处置流程和5项权利进行化疗药物给药:

(1) 药物正确。

(2) 时间正确。

(3) 给药方式正确。

(4) 剂量正确。

(5) 患者正确。

19.评估患者是否有药液外渗迹象(烧灼、疼痛、肿胀、发红)。

20.每次给药后和输注完成后,用适当的溶液冲洗静脉通道。

21.给药后,拔除整个给药装置,拔除静脉输液(IVF)容器的尖端或不重复使用输液管道。

22.拔除针头或静脉导管

(1) 外周静脉部位可使用可粘绷带。

(2) 柔和使用压力以减少局部出血。

23.用水和洗涤剂清洗有潜在污染的表面皮肿。

24.丢弃污染的材料放置于适当的危险废物容器内;表22-3列出需要个人防护设备的时间超过48小时的化疗。

25.相关文件:给药、输液部位、患者教育和机构政策公布的结果或反应。

(二)最大限度减少外渗风险的措施 (Schulmeister, 2011)

1.预防是避免外渗的最佳方法

(1) 化疗给药只限定于具有相关知识和临床能力资质的个人。

(2) 应在治疗前评估外渗风险。给药全程保持警惕。

(3) 应明确规定外渗管理的政策和程序,简单方便,适用于发疱剂给药部位,并定期检查。

2.如果怀疑外渗,使用适当的处理药物外渗的材料。

(1) 外渗——静脉抗肿瘤剂渗漏或渗透到局部组织。

1) 刺激——引起局部炎症反应,但不会导致组织坏死。

2) 发疱剂——如果渗漏到血管外组织可能会造成细胞损伤或组织破坏;表22-4为外渗和组织损伤相关药物列表。

表 22-3 需要个人防护超过48小时的化疗

化疗药物	尿中代谢物	尿中代谢物
卡莫司汀	4天+	
顺铂	5天+	
多西他赛	6%排泄	长达1周
多柔比星	5%排泄长达5天	长达1周
依托泊苷	长达5天	
吉西他滨	7天+	
甲氨蝶呤(口服)	5天	5天
米托蒽醌	5天	5天
替尼泊苷	5天	
长春新碱	最短	3天
长春瑞滨	最短	3天+

Data from Eisenberg, S. (2011). Drug administration.In Polovich, M. (Ed.).Safe handling of hazardous drugs (2nd ed., pp. 3-4). Pittsburgh: Oncology Nursing Society.

①警惕肿胀、发红、血液回流不畅、输液减慢、停止或针头脱出。

②在化疗期间指导患者如何表达疼痛、烧灼感或感觉变化。

③发疱剂宜选择手臂大静脉、腕和肘之间的静脉,避免屈曲输液部位。

表 22-4 导致外渗或组织损伤的药物

药物	解毒剂	类型
安吖啶(m-AMSA)	无	发疱性
苯达莫司汀(Treanda)	无	发疱性或刺激性
博来霉素(Blenoxane)	无	发疱性或刺激性
卡铂(伯尔定)	未知	刺激性
卡莫司汀(卡氮芥)	未知	发疱性
顺铂(Platinol)	硫代硫酸钠	0.5mg/mL发疱剂 如果>20mL 浓度 外渗
达卡巴嗪(DTIC-Dome)	无	刺激性
更生霉素(放线菌素D)	无	发疱性
柔红霉素(盐酸正定霉素)	右丙亚胺	发疱性
多柔比星(阿霉素)	右丙亚胺	发疱性
脂质体阿霉素(Doxil)	无	刺激性
表柔比星(Ellence)	右丙亚胺	发疱性
依托泊苷(VP-16, VP-16)	无	发疱性或刺激性
伊达比星(Idamycin)	右丙亚胺	发疱性
异环磷酰胺(Ifex)	未知	刺激性
氮芥(Mustargen)	等渗硫代硫酸钠	发疱性
美法仑	无	发疱性
丝裂霉素	无	发疱性
米托蒽醌(诺肖林)	未知	发疱性 (溃疡少见,除非浸润在浓缩剂量)
紫杉醇(泰素)	无	发疱性或刺激性
普卡霉素(Mithracin)	无	发疱性
链佐菌素(Zanosar)	无	发疱性
替尼泊苷(VM26)	无	刺激性
长春新碱(Velban)	透明质酸酶	发疱性
长春新碱(Oncovin)	透明质酸	发疱性
长春地辛(Eldisine)	透明质酸	发疱性
盖诺(Navelbine)	透明质酸酶	发疱性

Data from Schulmeister, L. (2009). Extravasation. In Whitford, J., Olsen, M., Polovich, M. (Eds.) Chemotherapy and biotherapy guidelines and recommendations for practice (3rd ed., pp. 105-111). Pittsburgh: Oncology Nursing Society; Schulmeister, L. (2011). Extravasation management: Clinical update. Seminars in Oncology Nursing, 27(1), 82-90.

④静脉推注给药每 2~3mL 评估一次,便携输液装置给药每 5 分钟评估一次。

3) 如果怀疑有外渗发生的可能,做到以下几点:

①如果针在血管外,立即停止输液,保留针头。

②抽吸静脉管道内剩余药液。

③拔出留置针。

④对症状和可疑外渗部位进行评估。

⑤大多数药物外渗使用非药物治疗。

A. 避免对外渗部位施压,以减少药物渗透扩散。

B. 如果需要,应使用解毒剂。用消毒敷料包扎;热敷或冷敷外渗部位。

C. 抬高肿胀的患肢。

⑥将外渗报告给医师;安排随访。

⑦应在病历里记录外渗,包括日期、时间、穿刺针的大小和型号、给药部位、给药方法、药物种类、抗肿瘤药物的顺序、药物外渗的量、患者主观症状、护理评估、护理干预、通知医生、患者指导、测量和拍照、随访措施和签名。

(三) 减少化疗并发症的发生率和严重程度的干预措施 (Table 22-5)

评价

肿瘤专科护士系统和定期评估患者和家属对干预措施做出的反应,以确定预期结果的取得进展。收集相关数据,并与预期结果进行比较。根据需要回顾和修订护理诊断、结果和护理计划。

表 22-5　选择性化疗方案的特异性毒性反应和护理措施

毒性	化疗药物	护理措施
过敏	门冬酰胺酶 紫杉醇 博来霉素 卡铂 顺铂 多西他赛 脂质体 多柔比星 氢氯化物	识别患者潜在的风险——患者对此药物或者其他药物存在过敏反应;治疗周期 评估过敏的早期症状——荨麻疹、瘙痒、全身不安、高血压,甚至发展到更严重的反应、包括呼吸短促、胸痛、背痛、低血压、支气管痉挛、发绀、寒战、畏寒 紫杉烷反应通常发生在第一和(或)第二开始输注时 铂反应通常发生在第五次输注时和输注期间 评估过敏反应的症状 如有必要,提供支持性照顾 遵医嘱前驱用药 淋巴瘤患者给予博莱霉素试验剂量(首次剂量前可能预测不到反应)
肺损伤(肺毒性表现为肺炎,可能发展为肺纤维化)	博莱霉素 丝裂霉素 环磷酰胺 阿糖胞苷 卡莫司汀 甲基苄肼	监测博莱霉素的累积剂量,不得超过400单位;剂量超过这个限度,肺毒性风险显著增加 评估肺毒性症状——持续干咳、呼吸困难、呼吸困难、发绀、基底罗音 清理呼吸道或者充足运动 高水平氧浓度(FiO2)吸入增加博来霉素潜在毒性
肾毒性	顺铂 高剂量甲氨蝶呤	监测血肌酐、血尿素氮(BUN)和尿量 避免使用其他肾毒性药物 充分水化或利尿 顺铂,应遵医嘱预防性使用化疗保护剂
耳毒性	顺铂	患者如有耳鸣应告知医务人员 监测剂量;剂量>60~75mg/㎡风险会增加 如有必要,指导患者听力测验法
出血性膀胱炎	环磷酰胺 异环磷酰胺	禁忌证除外,保证足够的液体入量:每天大于3000mL 患者白天每2~4小时排空一次膀胱,夜晚每4小时排空一次膀胱 评估膀胱炎症状 遵医嘱美司钠给药或膀胱冲洗(CBI) 环磷酰胺口服给药时间须在白天早些时候

表22-5　选择性化疗方案的特异性毒性反应和护理措施

毒性	化疗药物	护理措施
心脏毒性表现为心电图(ECG)改变、充血性心力衰竭(CHF)、心肌病、心绞痛、心律失常、心动过速、心动过缓	多柔比星 柔红霉素 表柔比星 伊达比星 环磷酰胺(高剂量) 氟尿嘧啶 卡培他滨 米托蒽醌	监测累积剂量,阿霉素(多柔比星)最大累积剂量为550mg/㎡－大于该剂量会显著增加心脏毒性;多柔比星最大累积剂量为450mg/㎡,如果患者同时做纵隔放疗到或使用环磷酰胺 评估心脏毒性症状－包括心电图改变;充血性心衰症状,包括体重增加、足部水肿、呼吸短促和颈静脉扩张(JVD) 米托蒽醌－风险低于柔红霉素和多柔比星;累计剂量>125mg/㎡风险会增加
腹泻	伊立替康	剂量限制可防止急性和慢性腹泻。 急性腹泻发生在给药24小时之内,一般为胆碱能;治疗可能包括阿托品 慢性腹泻发生于给药24小时后,厂家建议按计划使用洛哌丁胺进行处理
周围神经病变	紫杉醇 顺铂 卡铂 奥沙利铂	监测感觉和运动神经改变,袜子手套分布样感觉迟钝 手脚四肢远端出现周围神经病变,并缓慢进展 感觉缺失包括本体、震动、疼痛、温度和触摸感觉缺失
低血压	依托泊苷	快速输注可能会促发低血压的发生;给药时间大于30~60分钟 监测血压
神经毒性(中央)	异环磷酰胺 甲氨蝶呤 长春新碱 阿糖胞苷 鞘内注射给药	监测血肌酐、尿素氮和白蛋白;肾脏功能下降和低白蛋白水平会增加神经毒性的风险 对有潜在风险的患者须每4小时检查一次神经系统 告知患者和家属,如有神经毒性早期症状患者应告知医务人员
神经毒性(周围)	紫杉醇 多西他赛 长春新碱 长春瑞滨 长春碱 顺铂	评估手脚麻木、足下垂、掌掴步态、指尖和脚趾刺痛、精细和粗大运动能力下降 监测便秘,便秘为潜在的神经毒性一种早期迹象。指导患者报告神经毒性症状

Data from DeVita, V., Lawrence, T., Rosenberg, S., et al., (2011). DeVita, Hellman, and Rosenberg's cancer: Principles & practice of oncology (9th ed., pp. 375-421). Philadelphia: Lippincott Williams & Wilkins; Chu, E. &DeVita, V. (2013). Physicians'cancer chemotherapy drug manual 2013. Burlington, MA: Jones & Bartlett Learning; Polovich M., (2009). Chemotherapy and biotherapy guidelines and recommendations for practice (3rd ed., pp. 25–34). Pittsburgh: Oncology Nursing Society.

（王翠玲　译　许湘华　校）

参考文献

Abu-Khalaf, M., & Harris, L. N. (2011). Antimicrotubule agents. In V. DeVita, T. S. Lawrence, & S. Rosenberg (Eds.), *DeVita, Hellman, and Rosenberg's cancer: Principles & practice of oncology* (9th ed., pp. 413-421). Philadelphia: Lippincott Williams & Wilkins.

Chu, E., & DeVita, V. T. (2013). *Physicians' cancer chemotherapy drug manual 2013*. Burlington, MA: Jones & Bartlett Learning.

Eisenberg, S. (2011). Drug administration. In M. Polovich (Ed.), *Safe handling of hazardous drugs* (2nd ed., pp. 35–47). Pittsburgh: Oncology Nursing Society.

Glynn-Tucker, E. M. (2011). Definition of hazardous drugs. In M. Polovich (Ed.), *Safe handling of hazardous drugs* (2nd ed., pp. 3–4). Pittsburgh: Oncology Nursing Society.

Mancini, R., & Modlin, J. (2011). Chemotherapy administration sequence: A review of the literature and creation of a sequencing chart. *Journal of Hematology Oncology Pharmacy*, 1(1), 17–25.

Neuss, M., Polovich, M., McNiff, K., Esper, P., Gilmore, T. R., LeFebvre, K., et al. (2013). 2013 Updated American Society of Clinical Oncology/Oncology Nursing Society chemotherapy administration safety standards including standards for the safe administration and management of oral chemotherapy. *Oncology Nursing Forum*, 40(3), 225–233.

Oncology Nursing Society (ONS). (2011). *ONS position statement on the education of the RN who administers and cares for the individual receiving chemotherapy and biotherapy. Position statements/education, certification, and role delineation.* ons.org/aboutONS/ONS.

Polovich, M. (2009). Safe handling. In M. Polovich, J. M. Whitford, & M. Olsen (Eds.), *Chemotherapy and biotherapy guidelines and recommendations for practice* (3rd ed., pp. 73–84). Pittsburgh: Oncology Nursing Society.

Power, L. (2011). Drug compounding. In M. Polovich (Ed.), *Safe handling of hazardous drugs* (2nd ed, pp. 27–35). Pittsburgh: Oncology Nursing Society.

Rasheed, Z. A., & Rubin, E. H. (2011). Topoisomerase-interacting agents. In V. DeVita, T. S. Lawrence, & S. Rosenberg (Eds.), *DeVita, Hellman, and Rosenberg's cancer: Principles & practice of oncology* (9th ed., pp. 402–412). Philadelphia: Lippincott Williams & Wilkins.

Reed, E. (2011a). Platinum analogs. In V. DeVita, T. S. Lawrence, & S. Rosenberg (Eds.), *DeVita, Hellman, and Rosenberg's Cancer: Principles & practice of oncology* (9th ed., pp. 386–392). Philadelphia: Lippincott Williams & Wilkins.

Reed, S. (2011b). Cell cycle. In V. DeVita, T. S. Lawrence, & S. Rosenberg (Eds.), *DeVita, Hellman, and Rosenberg's cancer: Principles & Practice of oncology* (9th ed., pp. 68–81). Philadelphia: Lippincott Williams & Wilkins.

Schulmeister, L. (2009). Extravasation. In M. Polovich, J. M. Whit-ford, & M. Olsen (Eds.), *Chemotherapy and biotherapy guidelines and recommendations for practice* (3rd ed., pp. 105–111). Pittsburgh: Oncology Nursing Society.

Schulmeister, L. (2011). Extravasation management: Clinical update. *Seminars in Oncol Nurs, 27*(1), 82–90.

Shelburne, N. (2009). Principles of antineoplastic therapy. In M. Polovich, J. M. Whitford, & M. Olsen (Eds.), *Chemotherapy and biotherapy guidelines and recommendations for practice* (3rd ed., pp. 25–34). Pittsburgh: Oncology Nursing Society.

Tew, K. (2011). Alkylating agents. In V. DeVita, T. S. Lawrence, & S. Rosenberg (Eds.), *DeVita, Hellman, and Rosenberg's cancer: Principles & practice of oncology.* (9th ed, pp. 375–385). Philadelphia: Lippincott Williams & Wilkins.

第23章 靶向治疗和生物治疗的护理

一、概述

（一）定义

1. 生物治疗和靶向治疗涵盖的范围广泛，包括治疗方式、目标和机制。

2. 靶向治疗：使用药物干扰特定的分子从而阻断肿瘤的生长和扩散，也称为分子靶点治疗，阻断肿瘤的生长和进展 [National Cancer Institute (NCI), 2012]。

(1) 分子靶向治疗 (MTT) 主要针对于肿瘤特异性分子和细胞变化，可能比其他治疗类型更有效，对正常细胞伤害更小。

(2) 很多此类治疗作用于参与细胞信号转导通路的蛋白质。

1) 大多数信号从细胞外配体和细胞膜上受体结合而被激发。配体和受体结合刺激必要的蛋白质活动来持续传递细胞内部信号，引发细胞功能必要的生物过程。

2) 信号传导中断或改变引发疾病，如肿瘤可能产生过量的配体，这时生长因子一旦过多，就会导致肿瘤持续增长。

3) 在很多癌症中发现信号通路突变 (Cantley, Carpenter, Hahn, & Myerson, 2011)。

(3) 其他靶向治疗通过以下方式引起癌细胞死亡：

1) 直接诱导特定细胞凋亡。

2) 间接刺激免疫系统识别和破坏癌细胞。

3) 直接同癌细胞传送毒性物质从而将其杀灭 (NCI, 2012)。

(4) 靶向治疗的关键点识别出已知对癌细胞存活及生长起关键作用的相应靶点。

3. 生物治疗是使用生物衍生物诱发生物反应的一种治疗方式 (biotherapy-use of biologically derived substances to elicit biologic responses)。

(1) 对癌细胞生物学的深入认识促进了生物制剂的发展，这些生物制剂会模仿身体某些自身信号控制细胞功能。

(2) 临床试验表明，生物反应修饰符 (BRM) 治疗、生物治疗或免疫治疗对某些癌症有效 [American Cancer Society (ACS), 2012]。

(3) BRM 是一种综合的方法，通过改变或增强人体内的自然过程来治疗癌症。

1) BRM 启用身体免疫系统，直接或间接达到以下目的：

①增强免疫系统活性，增加人体自然防御机制对抗癌症 (CancerQuest, 2011)。

②减轻某些癌症治疗带来的毒副反应。

2) BRM 包括干扰素、白细胞介素、集落刺激因子、单克隆抗体 (MAbs)、疫苗、基因治疗和非特异性免疫调节剂。

① BRMs 如干扰素和白细胞介素提供非特异性主动免疫，而单克隆抗体提供被动免疫。

②造血因子，如粒细胞集落刺激因子用来增加免疫力和预防机会性感染 (Bisht, Bist, & Dhasmana, 2010)。

③其他分子靶向治疗方法，如小分子抑制剂（如小分子络氨酸激酶和小分子蛋白酶体抑制剂）不考虑为生物治疗。

4. 本章重点介绍经美国食品和药品管理局 (FDA) 批准的癌症生物治疗和分子靶向治疗。

（二）目标和方法

1. 癌症基因组学——理解基因、蛋白、分子通路和患者个体特征等复杂因素的组合共同导致癌症，并且了解针对这些综合因素，制订预防策略和治疗方法 [American Society of Clinical Oncology (ASCO), 2012]。

2. 癌症诊断

(1)MAbs 用于癌症的鉴别诊断

1) 根据流式细胞检测仪鉴别白血病或淋巴瘤（识别细胞表面标志物）。

2) 放射性标记的 MAbs(低剂量放射性同位素标记的 MAbs) 作为高特异性诊断工具，使用特殊的扫描检测肿瘤。

①制瘤素可诊断结肠直肠癌和其他类型癌症。

② CEA 检测可诊断转移性结肠癌 (Wagner & Kempken, 2013)。

3. 癌症治疗

（1）新辅助治疗是为了实现病理学完全缓解，使肿瘤降期（如 HER2 阳性乳腺癌患者新辅助治疗使用帕妥珠单抗结合曲妥珠单抗和多西他赛）(Gianni et al., 2012)。

（2）初级治疗

1）单药（如甲磺酸伊马替尼）治疗新诊断的处于慢性阶段的 Ph 染色体阳性慢性粒细胞白血病成人患者 (Hughes et al., 2010)。

2）联合治疗——如 CHOP 方案 [环磷酰胺、多柔比星、长春新碱 (Oncovin), 泼尼松]+ 利妥昔单抗用于晚期淋巴瘤患者 (Coiffier et al., 2002)。

（3）辅助治疗

1）手术后维持无瘤生存期（如甲磺酸伊马替尼用于酪氨酸酶抑制剂 (KIT)(CD117)- 阳性胃肠道间质瘤 (GIST) 完全切除后)(Scandinavian Sarcoma Group, 2009)。

2）联合治疗，如 TCH（多烯紫杉醇，卡铂，曲妥珠单抗）用于人类表皮生长因子受体 -2(HER2)– 阳性的乳腺癌 (Slamon et al., 2011)。

（4）转移性癌症的治疗

1）单剂或联合其他治疗方法，如化疗。

2）转移性癌症的一线治疗。

①舒尼替尼为转移性肾细胞癌的一线治疗 (Motzer et al., 2009)

②贝伐单抗联合化疗为转移性非鳞状非小细胞肺癌的一线治疗 (NSCLC) (Sandler et al., 2006)。

3）二线转移性癌症、难治性癌症、姑息治疗。

①卡博替尼治疗进展期甲状腺髓样肿瘤 (Elisei et al., 2013)。

②伊匹单抗治疗不可切除或转移性黑素瘤 (Hodi et al., 2010)。

（5）维持治疗

1）维持治疗可降低初始治疗后复发的风险。

2）维持治疗可降低晚期癌症的进展或转移（如：当非小细胞肺癌一线治疗后疾病没有效果，埃罗替尼可作为维持治疗）。

（6）联合治疗

1）联合其他生物制剂 [如造血生长因子用于刺激树突细胞 (DCs)]。

2）MAbs 和化疗的协同效应。

3）双靶向。

①同时使用 2 种靶向制剂解决多个分子突变。

②如对 HER-2 阳性的转移性乳腺癌来说，帕妥珠单抗和曲妥珠单抗都会作用于 HER2 受体，区别是作用在 HER2 受体不同区域 (Baselga et al., 2012)。

4）Mab 共轭效应。

① Mab 结合放射性同位素 (radioisotopes) 共同针对癌细胞进行放射治疗（如托西莫单抗、替伊莫单抗）。

② Mab 联合化疗对靶点肿瘤细胞进行细胞毒化疗。

5）辐射增敏作用：如同时使用西妥昔单抗结合放疗可增强对头颈部原位癌或局域性晚期鳞状细胞癌的初始治疗效果 (Bonner et al., 2010)。

4. 支持治疗

（1）抗肿瘤药治疗后，使用造血生长因子可降低中性粒细胞减少症、贫血和血小板减少症的发病率及其严重程度。

（2）预防有骨转移的实体瘤发生病理性骨折等（如狄诺塞麦）。

5. 很多癌症的靶向治疗疗效及临床症状仍在调查中。目前，文献中应用的靶向治疗尚未得到到官方 (FDA) 的认可。

（三）靶点 (targets)

1. 细胞信号通路——有效地将外部信号传递（细胞增殖、凋亡、对刺激的反应和迁移）到细胞核，这种信号传递通过酪氨酸激酶之间的互动支配细胞内的通信网络完成。

（1）酪氨酸激酶——通过催化激活的磷酸基组在蛋白序列中的转移来调节细胞信号传输。

（2）级联反应

1）生长因子与细胞外膜部分的酪氨酸激酶相互作用。

2）通过绑定酪氨酸激酶二聚体，激活受体，使磷酸基团（位于细胞内部分）转移至序列中的下一个蛋白质。

3）在特定的序列中被激活序列蛋白（磷酸化）。

4）序列蛋白激活最终激活基因。

（3）特异性蛋白质突变——导致异常增殖、迁移、凋亡和刺激反应失调，包括以下类型：

1）膜结合酪氨酸激酶的过度表达，如 HER-2 酪氨酸激酶受体或表皮生长因子受体 (EGFR) 酪氨酸激酶受体。

2）通道蛋白的自身磷酸化，在调节生长因子缺乏时，导致细胞信号过度激活。

（4）靶向治疗与细胞信号通路中的特定的突变蛋白或基因序列相互作用（见以下各形态）。

1）单克隆抗体对以下一个或多个靶点产生影响：

①通过细胞外膜结合受体和细胞外血清生长因子的相互作用，阻止配体与膜结合受体结合。

②阻断信号从受体传导到细胞核。

③通过动员免疫系统免疫细胞激活全身免疫应答，调节抗体依赖性细胞介导的细胞毒性 (ADCC) (Scott, Allison, & Wolchok, 2012)。

④增强癌细胞对化疗的敏感性。

2）小分子相互作用和抑制特定细胞内蛋白的酪氨酸

激酶的结构域。表 23-1 比较了 MAbs 和小分子激酶抑制剂之间的区别。

2. 靶向治疗已被批准用于特定的癌症中——药物干扰细胞生长信号或肿瘤血管生长，从而促进特定的癌细胞死亡，刺激免疫系统破坏特定的癌细胞，并将毒性药物传递到癌细胞 (NCI, 2012)；在特定癌症中已经被证实为导致致癌症发生的几个关键路径：

(1) 血管内皮生长因子 (VEGF) 在肿瘤血管生成中起着关键作用，致使肿瘤转移、耐药性和肿瘤生长。

1) 靶向治疗机制：

① 使用小分子抑制剂抑制 VEGF 受体的胞内酪氨酸激酶结构域 (VEGF-R) 和血小板源生长因子受体 (PDGF-R)。

② 使用单克隆抗体抑制细胞外域。

2) 如贝伐单抗、苹果酸舒尼替、索拉非尼。

3) 血管生成抑制剂的主要不良反应——伤口出现并发症、出血、高血压和蛋白尿。

(2) 人类表皮生长因子受体 (HER) 是 4 个相关酪氨酸蛋白激酶表面受体结合家族的一个成员，这个家族的成员包括 HER2/Neu/ErbB2、HER3/ErbB3 和 HER4/ErbB4。通过非配体依赖性和配体依赖性（如二聚作用）激活受体。受体与相同的配体结合为同二聚化。结合不同的 HER 受体时，称为异二聚化。受体激活引发一系列的下级细胞信号级联反应，如：MAPK, P13K, 这些在分子间传递磷酸化信号时都至关重要。靶向药物主要集中在酪氨酸激酶分子膜受体集合区的信号通路，特别是 HER1 /EGFR 和 HER2。

1) HER2 分子失调表现为 HER 蛋白过度表达和基因扩增。

2) HER1 通常被称为 EGFR。

① HER1 /EGFR 酪氨酸激酶外域是抗 -EGFR MAbs 的靶点，包括西妥昔单抗和帕尼单抗。

② HER1 /EGFR 酪氨酸激酶的内域是小分子抑制剂的靶点，包括埃罗替尼及吉非替尼。

3) HER2。

① HER2 受体过度表达导致 HER2 信号过多，导致细胞增殖、DNA 合成和肿瘤发生。

② 在人体内，对所有 HER2 受体而言，HER-2 是受青睐的二聚体，因此也代表与 HER-2 相关肿瘤的一个重要靶点。

A. HER-2 酪氨酸激酶的外域是曲妥珠单抗、帕妥珠单抗和阿杜 - 曲妥珠单抗的靶点。

B. HER-2 酪氨酸激酶的内域是小分子抑制剂拉帕替尼的靶点。图 23-1 描述了 HER 族受体和靶向治疗。

(3) PI3K/Akt-这些分子在增殖、存活、细胞生长和运动中调节信号通路；PI3K 超表达（磷酸肌醇 3- 激酶抑制剂）和 Akt 不恰当地将正常细胞转化为恶性细胞；PI3K 也被认为在诱导血管生成、肿瘤持续生长和转移中起关键作用。

(4) 哺乳动物西罗莫司靶向 (mTOR) 通路可调节细胞进程，包括细胞存活、增殖和生长。

1) mTOR 调节细胞生长、增殖、分化、肿瘤细胞扩散和转移 (Zhou & Huang, 2011)。

2) 药物包括替西罗莫司（用于肾细胞癌）和依维莫司（室管膜下巨细胞性星形细胞瘤、肾细胞癌、肾血管

表 23-1　单克隆抗体与小分子激酶抑制剂的比较		
	单克隆抗体	小分子激酶抑制剂
大小	大分子	小分子
作用点	细胞外	细胞内
给药途径	注射	口服
半衰期	数天	数小时
靶向类型	单个靶向	单个或多个
潜在的免疫系统激活	是	否
潜在的药物之间的相互作用	否	是

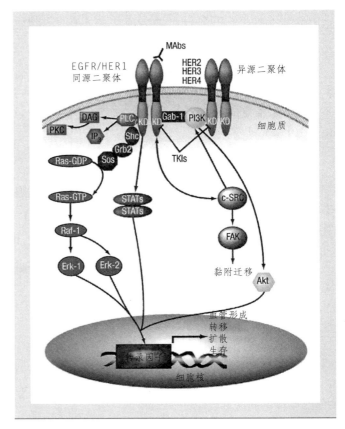

图23-1　HER受体的信号通路和抑制剂。Data from Sachdev, J. & Jahanzeb, M. (2012).

肌脂肪瘤)。

3) PI3K 的活化激活了 Akt, 而 Akt 又激活了 mTOR(de Lartigue, 2011)。

(5) 同源性磷酸酶张力蛋白 (PTEN) 是一种负调节 PI3K 和 Akt 的抑癌基因; 这个信号分子丢失会导致 PI3K-Akt 途径高表达。

(6) 促分裂原活化蛋白激酶 (MAPK) 途径将信号由细胞表面传递到细胞核脱氧核糖核酸 (DNA), 这一途径缺失导致细胞过度增殖, 它也被称为 Ras-Raf-MEK(促分裂活化细胞外信号调节激酶 1)-ERK(细胞外信号调节蛋白激酶) 路径。

1) 蛋白质由 2 个密切相关基因族产生 : Ras 基因调节着细胞增殖、黏附、迁移。Ras 基因突变引起癌症激活增加, 导致细胞增殖失控。索拉非尼是第一个被批准用于该途径的药物。

2) Raf 有 3 种亚型 (ARaf, BRaf, CRaf)。

3) MEK 是在 MAPK 通路中 Ras 下游的一种蛋白质。阻断 MEK 蛋白活动可能是一种间接的方式攻击有 Ras 蛋白突变的肿瘤或其他影响 MAPK 活性的蛋白 (NCI, 2013)。

4) Ras-Raf-MEK-ERK 信号在黑色素瘤中尤为重要, 几种药剂已经批准用于治疗黑色素瘤 (Ascierto et al., 2012)。

(7)BCR-ABL(裂点簇区 -Abelson) 是由 9 号和 22 号染色体臂易位突变形成的一个融合基因 (驻留在突变 Ph 染色体上)。基因编码 BCR-ABL 融合蛋白与慢性骨髓性白血病、急性淋巴细胞白血病和慢性中性粒细胞白血病的细胞分裂和生长张度有关。

1) 靶向治疗机制——干扰关键 BCR-ABL 结合位点, 有效阻止其与酶结合, 并关闭促进白血病细胞生长的下游通路 (Patel, Suthar, Patel, & Singh, 2010)。

2) 如甲磺酸伊马替尼、达沙替尼、尼罗替尼、帕纳替尼。

(8)MET 是一个完整的质膜蛋白质, 将信号从细胞外环境传递到细胞质中。当细胞外域与肝细胞生长因子 (HGF) 结合时, MET 被激活 (Appleman, 2011)。MET 激活关键致癌通路, 并参与血管生成。

(9) 非受体酪氨酸激酶 (JAK)/ STAT 通路介导体内造血细胞生成、免疫反应和炎症反应的细胞因子和生长因子的信号 (Sawyer, 2011)。卢索替尼为 JAK1 和 JAK2 抑制剂, 治疗骨髓纤维化。

(10)ALK 融合基因源于正常基因改变, 称为间变性淋巴瘤激酶 (ALK), 在非小细胞肺癌生长中起着重要作用。克唑替尼用于治疗 ALK- 阳性非小细胞肺癌。.

(11)Hedgehog 信号通路突变可导致癌症发生。维莫德吉治疗转移性基底细胞癌。它直接结合 Hedgehog 信号传导中的跨膜蛋白。

(12) 程序性死亡受体 1 (PD-1) 及其配体 (PD-L1) 帮助肿瘤细胞逃避宿主免疫系统。肿瘤细胞表面的 PD-L1 抑制 T 细胞这有可能攻击肿瘤细胞抗 -PD-1 和抗 -PD-L1 抗体通过阻断 PD-1 蛋白及其配体的相互作用来加强免疫反应 (Helwick, 2013)。纳武单抗和 lambrolizumab 作用于靶点 PD-1; MDPL3280 是一种 PD-L1 介质, 尚在研发之中。

(13) 多聚 ADP- 核糖聚合家族酶 (PARP) 酶参与细胞许多功能, 包括修复 DNA 损伤和维护 DNA 的完整。PARP1 的超表达与癌症总体预后相关, 尤其是乳腺癌。PARP1 和 PARP2 抑制剂已经证实在 BRCA1 或 BRCA2 突变引起的乳腺癌和卵巢癌中有效 (Kummar et al., 2012)。相关药物尚处在临床试验研究阶段。

(14) 在大约 30% 的急性髓系白血病 (AML) 患者里可以检测到类 fms 酪氨酸激酶 3(FLT3) 基因突变, 及它的出现预示临床预后不良。伴有 FLT3 内部串联复制 (ITD) 患者的远期疗效可能因使用 FLT3 抑制剂 (ITD) 而得到改善 (Takahashi et al., 2013)。相关药物尚处在研究阶段。

(15)Polo 样激酶 1(Plk1) 是一种调节细胞分裂 (有丝分裂) 的酶, 被认为是癌症治疗中的潜在靶点。Plk1 高水平与肿瘤预后不良关系较大。Volasertib 是 Plk1 的有效抑制剂。这种抑制剂导致细胞周期阻滞和随后的细胞死亡 (凋亡)。Volasertib 在 AML 的应用研究正在进行 (The ASCO Post, 2013b)。

(四) 靶向治疗类型

1. 靶向治疗与细胞信号通路特定的蛋白质相互作用, 中断信号传输并激活癌基因。

2. 靶向治疗对肿瘤细胞有直接细胞毒性作用, 间接恢复、增强或调节免疫系统以加速肿瘤细胞破坏, 促进细胞分化, 干扰肿瘤的变化或防止肿瘤转移 (Bisht et al., 2010)。

(1)MAbs 靶向作用细胞外域膜上的结合酪氨酸激酶 (如受体) 和细胞外血清生长因子。这些抗体直接针对超表达的分子或突变的癌细胞 (Vapiwala & Geiger, 2010)。请参考表 23-2, FDA 批准的 MAbs 列表。

1) 癌症治疗的两组分类 :

①非结合型或者单纯 MAbs, 不联合任何药物或附加放射性物质治疗。

②结合型 MAbs, 联合化疗药物、放射性粒子、或毒素 (or a toxin); 有时称为抗体药物配合体 (ADCs), 有标记、标示或加载抗体。

2) MAb 类型的划分基于鼠抗体的比例 :

①鼠源 (后缀, -momab)——来源于鼠抗体。

②嵌合体 (后缀, -ximab)——结合小鼠抗体和人类抗体。

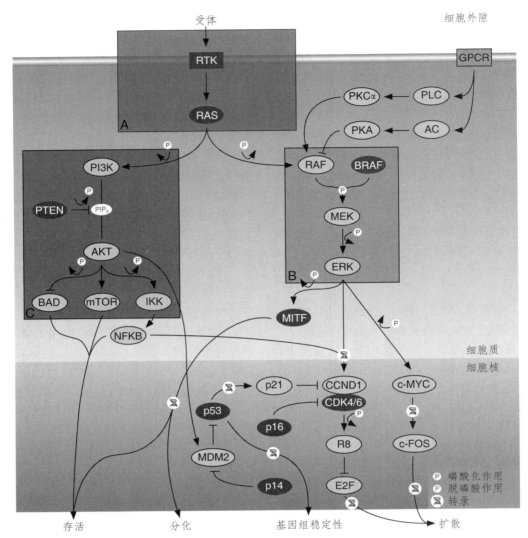

图23-2 描述了黑素瘤中Ras-Raf-MEK-ERK信号通路的改变。A, RTK/RAS. B, BRAF/MEK/ERK. C, PI3K/PTEN/AKT. 用灰色表示突变或基因异常的分子。From Haluska, F., Pemberton, T., Ibrahim, N., & Kalinsky, K. (2007). The RTK/RAS/BRAF/PI3K pathways in melanoma: Biology, small molecule inhibitors, and potential applications. Seminars in Oncology, 34(6), 546–554.

③人源化 (后缀, -zumab)——融合小部分鼠抗体和人类抗体。

④全人源化 (后缀, -umab) ——全人类抗体。

3) 基于 Mab 靶向治疗理想的抗原特征：

①肿瘤细胞超表达而与 MAb 结合。

②肿瘤细胞同质表达。

③在癌症进展中起着至关重要的作用，并成为癌症的标志性特征 (Modjtahedi, Ali, & Essapen, 2012)。

(2) 小分子激酶抑制剂与特定的细胞内蛋白域相互作用。这些介质可能是受体蛋白激酶 (即它们有细胞外配体结合域) 或非受体蛋白激酶 (即它们局限于细胞质或核间) (Weinberg, 2014)。许多小分子酪氨酸激酶抑制剂的靶点是细胞内影响着分子信号的转移磷酸基酶 (Vapiwala & Geiger, 2010)。表 23-3 列出了目前 FDA 批准的小分子激酶抑制剂。

(3) 蛋 白 酶 抑 制 剂 (Crawford, Walker, & Irvine, 2011；Hideshima, Richardson, & Anderson, 2011)，破坏促细胞生长周期蛋白的调节降解，导致细胞凋亡，如硼替佐米和卡非佐米，用于治疗多发性骨髓瘤。

(4) 细胞因子是通用术语，指一组由细胞释放并可影响其他细胞功能的蛋白质。许多药物有多种功效。

1) 干扰素 (IFNs)——糖蛋白激素族，具有免疫调节、抗恶性细胞增殖和抗病毒的作用。

2) 白细胞介素 (ILs)——"介于白细胞之间"蛋白质分子负责免疫细胞间信号及传导。

3) 造血生长因子——糖蛋白族分子，能调节细胞增殖，成熟，血细胞的活动。

4) 肿瘤坏死因子 (TNF)——单核细胞和巨噬细胞产

生的促炎细胞因子,不仅有抗肿瘤的效应也会导致炎症(如类风湿性关节炎)。

(5)疫苗接种,识别患者自身免疫系统和应答特定抗原。

1)类型——树突状细胞疫苗,病毒疫苗、DNA疫苗、细胞疫苗(Drake, 2011)。

2)临床运用。

3)预防性疫苗的对象是针对导致癌症的传染性病原体[如人类乳头状瘤病毒(HPV)保护女性(但不是全部情况下)免受宫颈癌、阴道癌或会阴部癌症的病原体侵害]。

4)治疗性疫苗(如西普鲁塞治疗晚期前列腺癌)。

表23-2　目前FDA批准在肿瘤治疗中的单克隆抗体

抗体	靶向	FDA批准指南	作用原理
利妥昔单抗(美罗华) 嵌合体IgG1	CD20	用于CD20阳性B细胞NHL和CLL的治疗;用于未治愈的滤泡CD20阳性NHL的维持治疗;用于治疗伴有淋巴管炎的肉芽肿病;用于治疗微淋巴管炎	标志物、ADCC、直接提示细胞凋亡、CDC
曲妥珠单抗(赫赛汀) 人源化IgG1	HER2	用于HER2阳性乳腺癌的治疗,作为单一药剂或联合化疗用在辅药或者转移性疾病中;联合顺铂和卡培他滨/氟尿嘧啶治疗HER2阳性胃或胃食管交界处转移癌	标志物、抑制HER2信号、ADCC
贝伐单抗(安维汀) 人源化IgG1	VEGF	用于转移性直肠癌、肾细胞癌、胶质母细胞瘤和非鳞状、非小细胞肺癌的治疗	标志物、抑制VEGF信号
西妥昔单抗(爱必妥) 嵌合体IgG1	HERI/EGFR	用于KRAS突变阴性、EGFR表达的转移性直肠癌的一线治疗,用于头颈部鳞状细胞癌的治疗	标志物、抑制EGFR信号、ADCC
帕尼单抗(维克替比) 全人源化IgG2	HERI/EGFR	用于KRAS突变阴性、EGFR表达的转移性直肠癌的一线治疗,用于头颈部鳞状细胞癌的治疗	标志物、抑制EGFR信号、ADCC
帕尼单抗(维克替比) 全人源化IgG2	EGFR/HER1	作为单一药剂用于预处理EGFR表达转移结直肠癌的治疗	标志物、抑制RGFR信号
依库丽单抗(依库珠单抗) 人源化IgG2	C5	用于夜间阵发性血红蛋白尿的治疗和非典型溶血性尿毒症综合征的治疗	标志物、补体抑制剂
奥法木单抗(奥法木单抗) 全人源化IgG1	CD20	用于对氟达拉滨和阿伦单抗不起反应的CLL患者的治疗	标志物
易普利姆玛(伊匹单抗) 全人源化IgG1	CTLA-4	用于不可切除的或转移性黑素瘤的治疗	标志物、抑制CTLA-4信号
帕妥珠单抗(帕妥珠单抗) 人源化	HER2	用于转移性HER2阳性乳腺癌的一线治疗,用于HER2阳性乳腺癌的新辅助治疗	标志物、HER2的二聚作用抑制了HER2二聚体配体结合
狄诺塞麦(狄诺塞麦) 全人源化IgG2	RANKL	用于实体瘤骨转移患者骨骼相关问题的预防,以及巨骨细胞瘤的治疗	标志物、防止RANKL激活其受体
替尼莫单抗(泽娃灵) 鼠源IgG1	CD20	用于轻度或者卵泡B细胞NGL的治疗	免疫结合、放射性同位素钇-90的传送
Brentuximab vedotin(Adcetris)	CD30	用于复发或难治性霍奇金淋巴瘤或系统间变性淋巴瘤患者的治疗	抗体药物结合、微观破坏介质的传送
Ado-trastuximab emtansine(Kadcyla)	HER2	用于HER2阳性转移性乳腺癌的治疗	抗体药物结合、ADCC、抑制HER2信号、防止HER2脱落
Obinutuzumab(Gazyva)	CD20	用于既往患有CLL且未经治疗患者的治疗	标志物、CDC、ADCC、抗体依赖性的细胞吞噬作用、直接激活细胞死亡信号通路

ADCC, 抗体依赖的细胞毒作用;CD, 分化抗原簇;CDC, 补体依赖性细胞毒性作用;CLL, 慢性淋巴细胞白血病;CTLA-4, 早期蛋白质4;EGFR, 表皮生长因子受体;FDA, 美国食品和药物管理局;HER, 人类表皮生长因子受体;IgG, 免疫球蛋白;NHL, 非霍奇金淋巴瘤;RANKL, 核因素 kappa-B 配体激活受体;VEGF, 血管内皮生长因子。

(6) 细胞特征——分化缺失是恶性肿瘤标志特点。类维生素 A、组蛋白脱乙酰酶抑制剂、维生素 A 类似物以及 DNA 甲基化抑制剂已被证明能够诱导分化和监测肿瘤细胞株的增殖 (Bisht et al., 2010)。

1) 构成染色质的 DNA 和组蛋白 (非分裂细胞中的浓缩 DNA) 可以被化学组附件修改,并决定基因是否表达。这些变型被称为表观遗传学改变。组蛋白乙酰基 (乙酰化作用) 或甲基 (甲基化) 被癌细胞异常调控。组蛋白修饰由酶催化完成。组蛋白乙酰转移酶 (HAT) 和组蛋白去乙酰酶抑制剂 (HDAC) 催化乙酰化,甲基化反应由组蛋白甲基转移酶 (HMT) 和组蛋白脱甲基酶 (HDM) 催化完成 (Lartigue, 2013)。DNA 紧密的螺旋结构由组蛋白的脱乙酰抑制肿瘤抑制基因转录导致。HDAC 抑制剂引起 DNA 序列松弛,进而导致肿瘤抑制基因转录 (Kavanaugh,

White, & Kolesar, 2010)。包括伏立诺他和罗米地辛在内的组蛋白脱乙酰酶 HDAC 抑制剂用于治疗皮肤 T 细胞淋巴瘤 (CTCL)。

2) 类维生素 A 包括蓓萨罗丁用于治疗 CTCL,阿利维 A 酸用于治疗与艾滋病相关的卡波济氏肉瘤,维 A 酸诱导缓解急性早幼粒细胞白血病。类维生素 A 的主要毒性为皮肤干燥、骨骼变软、高脂血症、可逆性肝酶异常、唇炎、维 A 酸综合征 (Aronson, 2010)。

(7) 融合蛋白通过直接杀死细胞或细胞毒性,表达靶向受体或抑制细胞生长和生存所需的关键过程。抗体酶融合蛋白通过以下两个主要途径治疗癌症:① 抗体导向的酶催化前体药物疗法 (ADEPT),融合蛋白前药被定位于靶部位的酶激活;② 融合蛋白内化毒性作用 (Andrady, Sharma, & Chester, 2011)。

表 23-3 目前 FDA 批准在肿瘤治疗中的小分子激酶抑制剂

小分子激酶抑制剂	靶点	FDA 批准指南
甲磺酸伊马替尼 (Gleevec)	CR-ABL, PDGF, SCF, c-Kit (CD117)	最新诊断和难治性 Ph + CML;辅佐性和复发性 KIT (CD117)- 阳性 GIST;最新诊断和难治性 Ph + ALL;骨髓增生异常和骨髓增生性疾病;皮肤纤维肉瘤;嗜酸性粒细胞增多症;系统性肥大细胞增多症
埃罗替尼(特罗凯)	HER1/EGFR	NSCLC 是 EGFR 突变的一线治疗;用于 NSCLC 一线治疗后无进展的维持治疗;进展期 NSCLC;一线治疗晚期胰腺癌
拉帕替尼(Tykerb)	HER1/EGFR 及 HER2	晚期转移性 HER2 + 乳腺癌
凡德他尼 (Caprelsa)	多个酪氨酸激酶	出现症状的或有进展的甲状腺髓样癌
苹果酸舒尼替 (Sutent)	多个酪氨酸激酶	晚期 RCC;GIST 后疾病进展或甲磺酸伊马替尼不耐受;PNET
索拉非尼 (Nexavar)	多个细胞内和细胞表面激酶	晚期 RCC;不可切除的 HCC
达沙替尼(SPRYCEL)	多种激酶	新诊断的在慢性阶段的 Ph + CML;慢性阶段的 Ph + CML,进展期,或暴发阶段有阻力或不耐受之前的治疗,包括伊马替尼;Ph + ALL 有阻力或不耐受之前的治疗
尼罗替尼(Tasigna)	BCR-ABL	最新诊断在慢性阶段的 Ph + CML;Ph + CML 在慢性或加速阶段有阻力或者不耐受之前的治疗,包括伊马替尼
帕唑帕尼(Votrient)	多种酪氨酸激酶	晚期 RCC;晚期软组织肉瘤的前期治疗后
克唑替尼(Xalkori)	多种酪氨酸激酶	原发晚期或转移性 NSCLC 也就是 ALK- 阳性
阿西替尼(Inlyta)	多种 VEGFR 酪氨酸激酶	晚期 RCC 前期系统性治疗失败后
博舒替尼(Bosulif)	BCR-ABL; Src 族	Ph + CML 在慢性阶段,加速,或暴发阶段有阻力或不耐受之前的治疗
维罗非尼(Zelboraf)	丝氨酸	不可切除或转移性伴 BRAF V600E 突变的恶性黑色素瘤
瑞格非 (Stivarga)	多个膜结合和细胞内激酶	接受过化疗和抗血管治疗的转移性结直肠癌;GIST 肿瘤之前接受了甲磺酸伊马替尼和苹果酸舒尼替治疗
卡博替尼(Cometriq)	多种酪氨酸激酶	进展期转移性甲状腺髓样癌
达拉菲尼胶囊(Tafinlar)	BRAF 激酶	不可切除的黑色素瘤或伴 BRAFV600E 突变的转移性黑色素瘤
曲美替尼(Mekinist)	MEK1	不可切除或伴 BRAF V600E 或 V600K 突变的转移性黑色素瘤
依鲁替尼(Imbruvica)	BTK	至少包含一个治疗周期的套细胞淋巴瘤的治疗
阿法替尼(Gilotrif)	EGFR, HER2, HER4	一线治疗转移性有 EGFR 外显子 19 删除或外显子 21 替换突变的 NSCLC

ALK, 间变性淋巴瘤激酶;ALL, 急性淋巴细胞白血病;BCR-ABL, 断点集群区域 -Abelson;BTK, 酪氨酸激酶;CD, 集群的区别;CML, 慢性粒细胞性白血病;GIST, 胃肠道间质肿瘤;HER1/EGFR, 人类表皮生长因子受体 1/ 表皮生长因子受体;HER2, 人类表皮生长因子受体 2;HCC, 肝细胞癌;MEK1, 增殖细胞外信号调节激酶 1;NSCLC, 非小细胞肺癌;Ph+, 费城染色体阳性;PDGF, 血小板源生长因子;PNET, 胰腺神经内分泌肿瘤;RCC, 肾细胞癌;SCF, 干细胞因子;VEGFR, 血管内皮生长因子受体。

1) 地尼白介素 L 靶点作用于 L-2 受体 CD25 成分，治疗 CTC。它由融合在白喉毒素的 IL-2 蛋白质序列组成。

2) 阿柏西普用于治疗转移性结直肠癌，它靶点作用于 VEGF 受体的两种不同部分，融合了部分免疫球蛋白 G1(IgG1)。通过绑定 VEGF，阿柏西普阻碍它与内皮细胞受体的相互作用，从而阻止新血管的生长和形成 (NCI, 2012)。

(8) 非特异性免疫调节剂刺激或间接增强免疫系统。卡介苗 (BCG) 用于预防浅表膀胱癌术后复发。BCG 更多用于蛋白质已被分解的侵蚀性膀胱癌，其碎片与组织相容性抗原结合，分布于细胞表面上，作为靶点，通过细胞因子或细胞毒性反应破坏癌细胞 (Steinberg, Sachdeva, & Curti, 2012)。

(9) 热休克蛋白 (Hsps) 有时也被称为分子伴侣。分子伴侣帮助新生成的蛋白质呈现执行其特定生物功能所需的正确形状。Hsp 抑制剂可使大量蛋白质失效，这有助于癌症的生长。阻断分子伴侣也会阻挡突变蛋白的功能，它们也可能在发生基因突变的患者身上发挥作用，导致抗拒传统的靶向药物 (The ASCO Post, 2013a)。在肺癌中，如 EGFR 和 ALK 蛋白质激活取决于 Hsp90(Broderick, 2013；Ramalingam et al., 2013)。

(10) 基因治疗在癌症治疗领域仍然在临床研究阶段。它包括三个主要的策略：

1) 将正常基因导入癌细胞中取代突变基因。

2) 转基因抑制突变基因。

3) 基因学方法直接杀死癌细胞 (U.S. Department of Energy Genome Programs, 2011)。

3. 靶向治疗的不良反应

(1) 药物之间以及药物和食物之间的相互作用——必须监测所有口服给药的患者，尤其是小分子靶向治疗时。

1) 大部分口服药物由细胞色素 P450 酶族介导下在肝脏代谢。

2) 药物或食物影响酶活性的物质，反言之，增加或抑制药物生物利用度。

① P450 抑制剂能抑制酶的活性，提高药物生物利用度。

② P450 的诱导剂将加速酶活性，减少药物生物利用度。

(2) 输液反应

1) 外源蛋白过敏反应，如 IgE 反应，也称为 1 型超敏反应 (Vogel, 2010)。

2) 非过敏性输液反应——细胞因子释放导致的，MAbs 独特的潜在非过敏性输液反应 (Vogel, 2010)。

(3) 靶向治疗导致的各类型的心脏毒性 (Lenihan & Kowey, 2013)

1) 动脉高血压是与 VEGF 通路相关的一种常见的不良反应，在用索拉非尼、舒尼替、贝伐单抗、帕唑帕尼治疗的患者中有报道。

2) 抗 HER2 疗法的患者左心室射血分数 (LVEF) 可能降低，患者可无症状或有症状。

3) 与 QTc 延长有关的心律失常与许多小分子抑制剂相关。

4) 有显著临床症状的心血管疾病或已存在的充血性心力衰竭 (CHF) 的患者使用 VEGF 靶向药物应慎重。

(4) 与 HER1/EGFR 抑制剂相关的腹泻。

(5) 代谢失调

1) 低镁血症是西妥昔单抗和帕尼单抗治疗的一种相对常见的副作用 (Fakih & Vincent, 2010)。

2) mTOR 抑制剂通常与代谢和营养的失调有关 (高胆固醇血症和高血糖)。这种失调通常临床症状不明显，直到导致器官损伤等严重情况时，才被发现 (Eisen et 2012)。

3) 甲状腺功能减退常见于服用舒尼替，及与之同类的药物。

(6) 皮肤反应——与 EGFR 导入疗法相关；EGFR 抑制剂包括埃罗替尼、西妥昔单抗和帕尼单抗，可导致丘疹脓疱性暴发、皮肤干燥、瘙痒、甲沟炎、脱发、脸上多毛症、超长睫毛 (Lacouture, 2013)；与 EGFR 抑制剂相关的皮疹特点在 KRAS 野生型肿瘤患者身上可能潜在有替代标记的功效 (Fakih & Vincent, 2010)。

(7) 由于 mTOR 有免疫抑制特性，mTOR 抑制剂与治疗相关的感染有关；非感染性肺炎是 mTOR 抑制剂导致的典型不影响 (Eisen et al., 2012)。

(8) 胃肠道穿孔 (GIP)——报道与贝伐单抗和索拉非尼有关，其是一种罕见但致命的并发症。

(9) 静脉血栓栓塞 (VTE)——在普通癌症患者中常见的并发症，与治疗相关的 VTE 和动脉血栓栓塞 (ATE) 见于贝伐单抗、舒尼替、替西罗莫司的应用。

(10) 贝伐单抗和 mTOR 抑制剂影响伤口愈合的过程。

(11) 毛细血管渗漏综合征——体液从血管渗入组织中；IL-2 和 IL-11 也可见；最终导致水肿，体重增加，低血压，尿量减少。

(12) 依维莫司相关性口腔炎——最常见的剂量限制性毒性之一；通常在治疗的第一个星期快速暴发 (Barroso-Sousa et al., 2013)。

二、护理评估

(一) 相关个人疾病史

1. 疾病状况

(1) 肿瘤部位。

(2) 肿瘤分期。

2. 治疗目标;线（一线、二线）治疗方案。

3. 标志靶向治疗的敏感性的生物标志物

(1) 免疫组化用于染色剂受体。

(2) 原位杂交检测荧光原位杂交 (FISH) 用于确定基因复制量。

(3) FDA 批准的诊断化验用于测量蛋白质水平、基因，或特定的基因突变，也用于提供特定治疗方案（如：4800 BRAF V600E 突变测试用来帮助选择携带 BRAF V600E 突变的黑色素瘤患者接受维罗非尼治疗；therascreen KRAS RGQ PCR 试剂盒检测 KRAS 基因突变，从而来确定哪些患者最有可能获益于 Mab EGFR 抑制剂治疗；therascreen EGFR RGQ PCR 试剂盒来确定带有 EGFR 突变的肺癌患者是否会受益于阿法替尼治疗；cobas EGFR 突变测试来检测肺癌突变是否可能受益于埃罗替尼的治疗）(FDA, 2013)。

4. 评估目前用药，尤其那些可能是靶向治疗和生物疗法禁忌的药物。

(1)CYP450 基质。

(2) 华法林。

(3) 阿司匹林。

(4) 类固醇——禁忌于 IL。

(5) 非甾体类抗炎药 (NSAID)。

(6) 可以改变心理状态或凝固反应的药物。

(7) 免疫抑制剂。

(8) 降高血压治疗。

(9) 中草药制剂。

5. 评估由于靶向治疗和生物治疗相关的副作用导致恶化的慢性疾病，如心脏病、糖尿病、神经或精神疾病、肺部疾病、高血压、牛皮癣。

6. 评估既往癌症治疗史和不良反应史。

7. 过敏史。

（二）体格检查——治疗开始前进行系统的、全面的身体评估（作为基准比较）和在治疗过程中定期评价治疗耐受性

1. 心血管评估——心率和节律，心音异常，血压和直立性血压与已知的可导致低血压或高血压的药物；识别心脏毒性发生的风险因素；特定药物的相关基线研究。

(1) 必须定期监测抗 -VEGF 药物治疗患者的血压变化。

(2) 接受抗 -HER2 药物治疗的患者必须定期监测 LVEF, 评估心肌病（外周水肿、颈静脉扩张、听诊心音、听诊肺部呼吸音）(Anderson & Wimberly, 2013)。

(3) 在小分子激酶抑制剂治疗前必须评估和纠正电解质浓度失衡（如血清钙、钾、镁）（如凡德他尼、尼罗替尼、帕唑帕尼、维罗非尼）。患者必须在治疗中定期监控电解质 (Lenihan & Kowey, 2013)。在西妥昔单抗治疗

期间和治疗后应密切监测血清电解质，包括血清镁、钾、钙 (Bristol-Myers Squibb, 2013)

(4) 小分子激酶抑制剂（如拉帕替尼、舒尼替尼、帕唑帕尼、凡德他尼、尼罗替尼）治疗开始和治疗期间，通过心电图检查 QT 间期延长情况 (Lenihan & Kowey, 2013)。

2. 呼吸系统——呼吸频率、呼吸音、呼吸短促、发绀和杵状指。

3. 胃肠道 (GI) 和营养评估——体重、饮食习惯、腹围、口腔黏膜炎、口干症、排便习惯。

4. 肌肉骨骼系统——活动范围、功能状态和关节痛的模式。

5. 神经系统——情感、定向、记忆、注意力持续时间、应酬、感官知觉和周围神经病变。

6. 外周皮肤——红斑、皮疹、损伤、注射部位反应、干燥、肿胀和脱发。

7. 一般情况——发烧和类似感冒的症状以及疲劳。

（三）心理社会检查

1. 评估患者情绪状态。

2. 评估患者当前的社会结构，包括支持系统、主要照护者、住房和生活安排状况和工作状况。

3. 评估患者及家属以前应对策略的模式、效果和参与人数。

4. 评估患者对疾病和情绪状态的反应。

5. 评估患者自我照顾能力（尤其在急诊室治疗给药时，尤为重要）。

6. 评估患者的依从性，特别是针对口服的靶向治疗药物，识别特殊障碍。

7. 考虑患者经济状况——是否需要转介给社工或由医药公司申请援助项目。

8. 评估患者文化因素和健康相关的信念。

（四）实验室检查

1. 血液——白细胞 (WBC) 计数、分类、血红蛋白和血细胞比容水平和血小板计数。

2. 肾功能——血液尿素氮 (BUN) 水平，肌酐水平，肾小球滤过率 (GFR) 和蛋白尿。

3. 肝功能——乳酸脱氢酶 (LDH)、碱性磷酸酶、谷草转氨酶（原名血清谷氨酸草酰乙酸的氨基转移酶或 SGOT)、谷丙转氨酶（原名血清谷氨酸丙酮转氨酶或 SGPT) 和胆红素水平。

4. 营养状况——电解质、蛋白质、白蛋白水平、血糖和胆固醇。

5. 病理诊断和分期。

6. 甲状腺功能（尤其在开始舒尼替治疗前）。

（五）患者和家属对治疗目标和需求的看法

1. 治疗目标（如诊断、治疗、支持系统或临床实验）。

2.治疗要求,如住院时间、随后的临床随访、实验室和诊断试验要求、经济负担(医疗费用)(financial obligation)。

3.靶向治疗预期的副作用。

4.自我照顾能力。

三、护理诊断和预期目标

(一)心输出量降低的风险 (NANDA-I)

1.预期目标——患者维持左心室射血分数高于正常值。

2.预期目标——患者心输出量正常、血压、脉搏和心律在正常参数;外周血管搏动有力;尿量充足;活动耐受性,无呼吸困难、晕厥或胸痛等症状。

3.预期目标——患者 QTc 间隔 > 480 msec。

4.预期目标——患者参与基础和常规心电图和超声心动图监测。

5.预期目标——患者无心肌梗死。

(二)皮肤完整性受损的危险 (NANDA-I)

1.预期目标——皮疹得到有效管理。

2.预期目标——预防多重皮肤感染。

(三)出血的风险 (NANDA-I)

1.预期目标——出血的发病率和死亡率得到预防。

2.预期目标——毒性降低 [Oncology Nursing Society (ONS) Putting Evidence into Practice (PEP), 2009b]。

(四)疲劳 (NANDA-I)

预期目标——导致疲劳的原因得到控制,患者能继续治疗。

(五)腹泻 (NANDA-I)

1.预期目标——腹泻的发病率和死亡率得到预防。

2.预期目标——患者和家属能够语言描述和采取有效的预防和治疗技术预防腹泻。

3.预期目标——患者保持充分的水分,体液平衡、电解质和酸碱平衡。

(六)代谢失调的风险

1.预期目标——识别和纠正伴随的代谢变化(低镁血症、高血糖)。

2.预期目标——代谢失调得到预防。

(七)知识缺乏 (NANDA-I),对靶向治疗的类型或生物治疗生物药物和其潜在的副作用缺乏有关

预期目标——患者正确履行所需的或规定的健康行为。

(八)药物之间和药物食物之间相互作用的风险

1.预期目标——患者和家属可识别药物之间和药物食物之间相互作用导致的主要潜在危险。

2.预期目标——患者和家属与跨学科合作医疗团队评估所有处方、柜台药品和中药制剂之间可能的相互

作用。

(九)体温失调风险 (NANDA-I)

预期目标——预防异常体温。

(十)口腔黏膜受损 (NANDA-I)

1.预期目标——能有效预防和控制口腔炎。

2.预期目标——严重后果得到预防。

四、护理计划和护理措施

(一)减少心功能障碍的干预措施

1.常规监测 LVEF[通过超声心动图 (ECHO) 或扫描 (MUGA)]

(1) 获得 LVEF2 基础数据。当射血分数小于正常 50%~55% 时,暗示减少治疗剂量或需要采取相应治疗方案,这取决于特定的治疗。

(2) 评估充血性心力衰竭的症状和体征(体位性水肿、肺部湿啰音、呼吸困难)。

2.常规监测 ECG

(1) 获得基线心电图数据。

(2) 为了制订心电监测计划,参考制剂相关的说明书。

(3) 评估心电图 QTc 间期改变,特别是 QTc 间期延长超过 480msec 时。

3.常规监测高血压

(1) 在输液治疗前、治疗期间和治疗后监测血压 (BP)。

(2) 靶向治疗之前控制高血压。

(3) 根据需要,按标准疗法治疗高血压 (适合患者的个人情况)。

(4) 当高血压危及生命时,暂停靶向治疗或永久停止。

(5) 识别和管理导致高血压的其他因素 (如吸烟、肥胖、久坐不动的生活方式)。

4.与心脏病专家联合管理和监测药物对心脏影响。

(二)维护皮肤完整性干预措施 (ONS PEP, 2010)

1.指导患者及家属报告 EGFR 相关皮疹的早期症状

2.指导患者及家属 EGFR 相关皮疹的预期效果

3.预先进行主动宣教,以在皮疹成为剂量限制性之前,减少 EGFR 相关皮疹的不适。

4.应用降低皮疹严重程度的技术

(1) 使用防晒霜保护皮肤,免受日晒 (如氧化锌、二氧化钛),SPF 30 阻挡了 UVA 和 UVB。

(2)应用四环素类药物——米诺环素多西环素四环素。

(3) 局部应用类固醇药物。

(4) 应用皮肤保湿霜。

5.治疗丘疹和脓疱性皮疹

(1) 面部使用低强度类固醇药膏,身体使用中等强度局部类固醇药膏。

(2) 应用局部抗生素 (如克林霉素、红霉素) 治疗丘

疹脓疱性皮疹。

(3) 怀疑细菌感染时，进行细菌培养。

6. 管理 EGFR 抑制剂引起的甲沟炎

(1) 应用凡士林擦拭甲周软组织。

(2) 有感染时，口服抗生素。

(3) 硝酸银和碱式硫酸铁溶液。

(4) 修剪指甲。

(5) 每天白醋浸泡 (1:10 浓度)。

(6) 使用手指和脚趾软垫，防止受伤。

(7) 局部应用皮质类固醇霜。

7. EGFR 抑制剂引发的瘙痒管理

(1) 使用皮肤润滑剂。

(2) 局部止痒。

(3) 头皮瘙痒的局部用药——氟轻松醋酸酯 0.05%、氯倍他索泡沫、类固醇洗发水 (如氟轻松醋酸酯)。

(4) 冷敷。

(5) 抗组胺药镇静 (如苯海拉明)，晚上或睡前服用。

(6) 普瑞巴林治疗难治性瘙痒。

（三）减少出血风险的干预措施

1. 控制高血压。

2. 告知患者患者轻微出血的处理方法 (如贝伐单抗引起的鼻出血)。

3. 开始抗凝治疗之前要慎重锻炼。

4. 维持血小板在正常范围。

（四）疲乏管理措施 (ONS PEP，2011)

1. 定期筛查所有癌症患者有无疲乏。

2. 重点评估疲劳包括病史和致病因素 (如贫血、甲状腺功能减退、心肌病、脱水)。

3. 探讨已知疲乏模式并做好健康教育。

4. 全面管理策略，包括自我监控、节约体能、分散注意力。

5. 缓解疲乏的有效策略——运动。

（五）治疗和预防腹泻的干预措施 (ONS PEP，2008)

1. 完整全面主观和客观评估排除其他潜在的传染性、药物性或饮食因素。

(1) 完整全面的实验室评估，包括梭状芽孢杆菌或其他检测排除或诊断感染。

(2) 生化检查评估电解质水平。

(3) 检测血细胞计数排除中性粒细胞减少症。

(4) 评估粪便稠度和大便次数。

2. 饮食调整治疗腹泻的建议

(1) 避免食用引起腹泻的食物，如油腻、辛辣、油炸的食物。

(2) 避免摄取产气食物和引起胃痉挛的食物，如球芽甘蓝、花椰菜、卷心菜和其他十字花科蔬菜。

(3) 启动"BRAT"饮食模式：即香蕉、米饭、苹果酱和烤面包。

(4) 每天保持或增加摄入至少 3~4L 液体，特别是电解质溶液。

(5) 禁止摄入奶制品。

(6) 避免或限制摄入咖啡因。

(7) 少食多餐。

(8) 加强处方用药宣教。

(9) 做好皮肤护理。

（六）代谢失衡的干预措施

1. 高血糖 (Eisen et al., 2012)

(1) 糖尿病患者在 mTOR 抑制剂治疗开始前，血糖控制到最佳水平。

(2) 建议患者有过度口渴或多尿症时，及时报告。

(3) 治疗前和治疗后，定期监测空腹血清葡萄糖水平。

2. 低镁血症 (Fakih & Vincent, 2010)

(1) 监测低镁血症的症状，与心血管、神经肌肉或行为异常相关。

(2) 在抗 EGFR 治疗期间和治疗完成后 8 周监测电解质和血镁水平。

(3) 适当给予补液治疗，腹泻时，口服补充镁通常无效和不耐受；静脉注射替代疗法对 3 或 4 度低镁血症患者非常重要。

（七）知识缺乏干预措施

1. 评估患者学习障碍。

2. 关注患者的学习能力和意愿。

3. 解释病情。

4. 确保患者认识必要的药物和对治疗理解

(1) 解释化疗、放射治疗和分子靶向治疗之间的区别。

(2) 描述分子靶向治疗潜在的副作用。

(3) 提高依从性的合作策略 (e.g., Helping Your Patient Stay on Course Toolkit, ONS, 2009a)。

（八）减少有害的药物之间和药物食物之间相互作用的干预措施

(1) 教育患者和家属关于潜在危险的相互作用和提供常见的食物具体的用法说明。

(2) 获得完整的药物清单和执行常规的协同用药，确保没有药物之间和药物食物之间相互作用。

（九）体温失衡的干预措施

1. 识别与输液反应导致发热有关的治疗 (如第一次选择注入单克隆抗体)。

2. 识别患者输液反应的风险、超敏反应。

3. 遵医嘱治疗前给药。

4. 密切监测患者有无输液反应。

5. 患者发生输液反应时的药物治疗 (Vogel, 2010)。

（十）口腔炎管理干预措施 (ONS PEP，2009c)

1. 执行口腔护理标准；使用不含乙醇的漱口液。
2. 疼痛和感染评估，并对症治疗。
3. 低水平激光治疗重度性口炎。

五、评价

肿瘤专科护士意识到靶向治疗与化疗或放疗完全不同的作用机制。因此，副作用会不同于其他传统类型的治疗。肿瘤专科护士系统和定期评估患者和家属对干预措施的反应，判断预期目标成效。收集相关数据，将实际结果与预期目标对比。必要时，对护理诊断、结果和护理计划进行回顾修订。

（王翠玲　译　许湘华　校）

参考文献

American Cancer Society (ACS). (2012). *The history of cancer.* http://www.cancer.org/acs/groups/cid/documents/webcontent/002048-pdf.pdf.

American Society of Clinical Oncology (ASCO). (2012). *Shaping the future of oncology: Envisioning cancer care in 2030.* http://www.asco.org/sites/default/files/shapingfuture-lowres.pdf.

Anderson, S., & Wimberly, B. (2013). Anthracyclines, trastuzumab, and cardiomyopathy. In A. Fadol (Ed.), *Cardiac complications of cancer therapy.* Pittsburgh: Oncology Nursing Society.

Andrady, C., Sharma, S., & Chester, K. (2011). Antibody-enzyme fusion proteins for cancer therapy. *Immunotherapy, 3*(2), 193–211. http://dx.doi.org/10.2217/imt.10.90.

Appleman, L. (2011). MET signaling pathway: A rational target for cancer therapy. *Journal of Clinical Oncology, 29*(36), 4837–4838.

Aronson, J. (2010). Retinoids. In J. Aronson (Ed.), *Meyler's side effects of drugs used in cancer and immunology* (15th ed.). San Diego, CA: Elsevier.

Ascierto, P., Ascierto, M., Capone, M., Elaba, Z., Murphy, M., & Palmieri, G. (2012). Molecular pathogenesis of melanoma: Established and novel pathways. In M. Murphy (Ed.), *Diagnostic and prognostic biomarkers and therapeutic targets in melanoma.* New York: Humana Press.

Barroso-Sousa, R., Santana, I., Testa, L., de Melo Gagliato, D., & Mano, M. (2013). Biological therapies in breast cancer: Common toxicities and management strategies. *The Breast, 22*(6), 1009–1018.

Baselga, J., Cortes, J., Kim, S., Im, S., Hegg, R., Im, Y., et al. (2012). Pertuzumab plus trastuzumab plus docetaxel for metastatic breast cancer. *The New England Journal of Medicine, 366*(2), 109–119.

Bisht, M., Bist, S. S., & Dhasmana, D. C. (2010). Biological response modifiers: Current use and future prospects in cancer therapy. *Indian Journal of Cancer, 47,* 443–451.

Bonner, J., Harari, P., Giralt, J., Azarnia, N., Shin, D. M., Cohen, R. B., et al. (2010). Radiotherapy plus cetuximab for locoregionally advanced head and neck cancer: 5-year survival data from a phase 3 randomized trial, and relation between cetuximab-induced rash and survival. *Lancet Oncology, 11* (1), 21–28.

Bristol-Myers, Squibb. (2013). Erbitux [package insert]. Princeton, NJ: Author.

Broderick, J. (2013). *Novel Hsp inhibitor may offer NSCLC salvage option.* http://www.onclive.com/conference-coverage/asco-2013/Novel-Hsp-Inhibitor-May-Offer-NSCLC-Salvage-Option.

CancerQuest. (2011). *Biological response modifiers (BRM).* http://www.cancerquest.org/biological-response-modifiers.html.

Cantley, L., Carpenter, C., Hahn, W., & Meyerson, M. (2011). Cell signaling, growth factors and their receptors. In V. Devita Jr., T. Lawrence, & S. Rosenberg (Eds.), *Cancer: Primer of the molecular biology of cancer.* Philadelphia: Lippincott Williams & Wilkins.

Coiffier, B., LePage, E., Briere, J., Herbrecht, R., Tilly, H., Bouabdallah, R., et al. (2002). CHOP chemotherapy plus rituximab compared to CHOP alone in elderly patients with diffuse large B-cell lymphoma. *The New England Journal of Medicine, 346,* 235–242.

Crawford, L., Walker, B., & Irvine, A. (2011). Proteasome inhibitors in cancer therapy. *Journal of Cell Communication Signaling, 5*(2), 101–110.

de Lartigue, J. (2011). *Targeting Pi3K/Akt pathway: 20 years of progress.* http://www.onclive.com/publications/oncology-live/2011/october-2011/targeting-pi3kakt-pathway-20years-of-progress/2.

Drake, C. (2011). Update on prostate cancer vaccines. *Cancer Journal, 17*(5), 294–299.

Eisen, T., Sternberg, C., Robert, C., Mulders, P., Pyle, L., Zbinden, S., et al. (2012). Targeted therapies for renal cell carcinoma: Review of adverse event management strategies. *Journal of the National Cancer Institute, 104*(2), 93–113.

Elisei, R., Schlumberger, M., Muller, S., Schoffski, P., Brose, M. S., Shah, M. H., et al. (2013). Cabozantinib in progressive medullary thyroid cancer. *Journal of Clinical Oncology, 31*(29), 3639–3646.

Fakih, M., & Vincent, M. (2010). Adverse events associated with anti-EGFR therapies for the treatment of metastatic colorectal cancer. *Current Oncology, 17*(Suppl. 1), S18–S30.

Gianni, L., Pienkowski, T., Im, Y., Roman, L., Tseng, L. M., Liu, M. C., et al. (2012). Efficacy and safety of neoadjuvant pertuzumab and trastuzumab in women with locally advanced, inflammatory, or early HER2-positive breast cancer (NeoSphere): A randomized multicenter, open-label phase 2 trial. *The Lancet, 13,* 25–32.

Helwick, C. (2013). *Impressive results shown for immune checkpoint inhibitors: Anti-PD1 and anti-PD-L1 antibodies.* http://www.ascopost.com/issues/june-10,-2013/impressive-results-shown-for-immune-checkpoint-inhibitors-anti-pd1-and-anti-pd-l1-antibodies.aspx.

Hideshima, T., Richardson, P., & Anderson, K. (2011). Mechanism of action of proteasome inhibitors and deacetylase inhibitors and the biological basis of synergy in multiple myeloma. *Molecular Cancer Therapeutics, 10,* 2034–2042.

Hodi, F., O'Day, S., McDermott, D., Weber, R. W., Sosman, J. A., Haanen, J. B., et al. (2010). Improved survival with ipilimumab in patients with metastatic melanoma. *The New England Journal of Medicine, 363*(8), 711–723.

Hughes, T., Hochhaus, A., Branford, S., Muller, M. C., Kaeda, J. S., Foroni, L., et al. (2010). Long-term prognostic significance of early molecular response to imatinib in newly diagnosed chronic myeloid leukemia: An analysis from the International Randomized Study of Interferon and STI571 (IRIS). *Blood, 116* (19), 3758–3765.

Kavanaugh, S., White, L., & Kolesar, J. (2010). Vorinostat: A novel therapy for the treatment of cutaneous T-cell lymphoma. *American Journal of Health-System Pharmacy, 67*(10), 793–797.

Kummar, S., Chen, A., Parchment, R., Kinders, R., Ji, J., Tomaszewski, J., et al. (2012). Advances in using PARP inhibitors to treat cancer. *BMC Medicine, 25*(10), 25, http://dx.doi.org/10.1186/1741-7015-10-25.

Lacouture, M. (2013). *Dermatologic adverse events associated with targeted therapies.* http://www.cancernetwork.com/binary_content_servlet.

Lartigue, J. (2013). *Targeting epigenetics for cancer therapy: Scores of agents capture interest of researchers.* http://www.onclive.com/publications/Oncology-live/2013/October-2013/Targeting-Epigenetics-for-Cancer-Therapy-Scores-of-Agents-Capture-Interest-of-Researchers.

Lenihan, D., & Kowey, P. (2013). Overview and management of cardiac adverse events associated with tyrosine kinase inhibitors. *The Oncologist, 18*(8), 900–908.

Modjtahedi, H., Ali, S., & Essapen, S. (2012). Therapeutic application of monoclonal antibodies in cancer: Advances and challenges. *British Medical Bulletin, 104*(1), 41–59.

Motzer, R., Hutson, T., Tomczak, P., Michaelson, M., Bukowski, R., Oudard, S., et al. (2009). Overall survival and updated results for sunitinib compared with interferon alfa in patients with metastatic renal cell carcinoma. *Journal of Clinical Oncology, 27*(22), 3584–3590.

National Cancer Institute (NCI). (2012). *Targeted cancer therapies.* http://www.cancer.gov/cancertopics/factsheet/Therapy/targeted.

National Cancer Institute (NCI). (2013). *MEK: A single drug target shows promise in multiple cancers.* http://www.cancer.gov/cancertopics/research-updates/2013/MEK.

Oncology Nursing Society (ONS). (2008). *Diarrhea.* http://www.ons.org/Research/PEP/Diarrhea.

Oncology Nursing Society (ONS). (2009a). *Adherence to oral therapies for cancer: Helping your patients stay on course toolkit.* http://www.ons.org/ClinicalResources/OralTherapies/Toolkit.

Oncology Nursing Society (ONS). (2009b). *Prevention of bleeding.* http://www.ons.org/Research/PEP/Bleeding.

Oncology Nursing Society (ONS). (2009c). *Mucositis.* http://www.ons.org/Research/PEP/Mucositis.

Oncology Nursing Society (ONS). (2010). *Skin reactions.* http://www.ons.org/Research/PEP/Skin.

Oncology Nursing Society (ONS). (2011). *Fatigue.* http://www.ons.org/Research/PEP/Fatigue.

Patel, D., Suthar, M., Patel, V., & Singh, R. (2010). BCR ABL kinase inhibitors for cancer therapy, http://www.ijpsdr.com/pdf/vol2-issue2/1.pdf.

Ramalingam, S., Goss, G., Andric, Z., Bondarenko, I., Zaric, B., Ceric, T., et al. (2013). A randomized study of ganetespib, a heat shock protein 90 inhibitor, in combination with docetaxel versus docetaxel alone for second-line therapy of lung adenocarcinoma (GALAXY-1). *Journal of Clinical Oncology, 31* (Suppl. Abstract CRA8007).

Sachdev, J., & Jahanzeb, M. (2012). Blockade of the HER family of receptors in the treatment of HER2-positive metastatic breast cancer. *Clinical Breast Cancer, 12*(1), 19–29.

Sandler, A., Gray, R., Perry, M., Brahmer, J., Schiller, J., Dowlati, A., et al. (2006). Paclitaxel-carboplatin alone or with bevacizumab for non-small-cell lung cancer. *The New England Journal of Medicine, 355*(24), 2542–2550.

Sawyer, C. (2011). Targeted therapy with small molecule kinase inhibitors. In V. Devita Jr., T. Lawrence, & S. Rosenberg (Eds.), *Cancer: Primer of the molecular biology of cancer.* Philadelphia: Lippincott Williams & Wilkins.

Scandinavian Sarcoma Group and Sarcoma Group of the AIO, Germany. (2009). *Short (12 months) versus long (36 months) duration of adjuvant treatment with the tyrosine kinase inhibitor imatinib mesylate of operable GIST with a high risk for recurrence: a randomized phase III study.* http://www.ssg-org.net/wp-content/uploads/2011/05/SSG-XVIII-April20091.pdf.

Scott, A., Allison, J., & Wolchok, J. (2012). Monoclonal antibodies in cancer therapy. *Cancer Immunity, 12*, 14.

Slamon, D., Eiermann, M., Robert, N., Pienkowski, T., Martin, M., Press, M., et al. (2011). Adjuvant trastuzumab in HER2-positive breast cancer. *The New England Journal of Medicine, 365*(14), 1273–1283.

Steinberg, D., Sachdeva, K., & Curti, B. (2012, September 27). *Bacillus Calmette-Guerin immunotherapy for bladder cancer. Medscape.* http://emedicine.medscape.com/article/1950803-overview#aw2aab6b2.

Takahashi, K., Kantarjian, H., Pemmaraju, N., Andreeff, M., Borthakur, G., Faderl, S., et al. (2013). Salvage therapy using FLT3 inhibitors may improve long-term outcomes of relapsed or refractory AML with patients with FLT3-ITD. *British Journal of Haematology, 161*(5), 659–666.

The American Society of Clinical Oncology (ASCO) Post. (2013a). *Novel heat shock protein inhibitor effective in combination with docetaxel as second-line therapy for advanced lung cancer.* Retrieved from, http://www.ascopost.com/ViewNews.aspx?nid=4216.

The American Society of Clinical Oncology (ASCO) Post. (2013b). *FDA grants volasertib breakthrough designation in AML.* http://www.ascopost.com/issues/november-1,-2013/fda-grants-volasertib-breakthrough-therapy-designation-in-aml.aspx.

U.S. Department of Energy Genome Programs. (2011, August 11). *Gene therapy.* http://www.ornl.gov/sci/techresources/Human_Genome/medicine/genetherapy.shtml.

U.S. Food and Drug Administration (FDA). (2013). *Medical devices: Device approval and clearances.* http://www.fda.gov/MedicalDevices/ProductsandMedicalProcedures/DeviceApprovalsandClearances/default.htm.

Vapiwala, N., & Geiger, G. (2010). *Introduction to targeted therapy.* http://www.oncolink.org/treatment/article1.cfm?c=204&id=255.

Vogel, W. (2010). Infusion reactions: Diagnosis, assessment, and management. *Clinical Journal of Oncology Nursing, 14*(2), E10–E20.

Wagner, R., & Kempken, R. (2013). Past, present and future of monoclonal antibodies. *Monograph Monoclonal Antibodies.* www.actip.org/pages/library/MonoclonalAntibodies.html.

Weinberg, R. (2014). Growth factors, receptors, and cancer. In R. Weinberg (Ed.), *The biology of cancer* (2nd ed.). New York: Garland Science.

Zhou, H., & Huang, S. (2011). Role of mTOR signaling in tumor cell motility, invasion and metastasis. *Current Protein and Peptide Science, 12*(1), 30–42.

第**24**章 支持治疗的护理

第一节 成分输血

一、概述

（一）由于以下原因，使用成分输血治疗肿瘤的数量有所增加 [National Comprehensive Cancer Network (NCCN), 2013; Schrijvers, 2011; Watson & Hearnshaw, 2010]

1. 肿瘤外科技术的进步。

2. 使用较激进的单一模式和多模式的肿瘤治疗而产生骨髓抑制。

3. 捐献项目、血液成分单采技术、造血干细胞移植疗法的发展，所有这些服务都增加了成分输血的使用范围。

（二）成分输血的类型（见表 24-1）

（三）血制品来源

1. 同源血制品——从捐赠者中筛选后收集血液，输到另一个个体体内。

2. 自体血液——血液从输血者体内收集。

(1) 择期外科手术前通常自我捐献。

(2) 使用红细胞 (RBC) 保护装置或手动抽吸设备在进行外科手术时的红细胞的保护 (salvage)。

3. 直接捐赠的血液——血制品来自捐赠者指定的输血者。

（四）成分输血的潜在并发症 (Bilgin, van de Watering, & Brand, 2011; DomBourian & Holland, 2012; Eisenberg, 2010; Federici, Vanelli, & Arrigoni, 2012; Ferreira, Zulli, Soares, de Castro, & Moraes-Souza, 2011; Gilliss, Looney, & Gropper, 2011; NCCN, 2013; Pandey & Vyas, 2012; Schrijvers, 2011; Watson & Hearnshaw, 2010)

1. 急性反应

(1) 溶血反应。

(2) 非溶血性发热反应。

(3) 过敏反应。

(4) 速发型过敏反应。

(5) 体液过多。

(6) 体温过低。

(7) 空气栓子。

(8) 菌血症或败血症。

(9) 大量输血后凝血功能失衡，如凝血因子的稀释或出血。

(10) 代谢紊乱。

(11) 急性肺损伤。

(12) 荨麻疹反应。

2. 迟发性反应——几天、几个月或几年后发生。

(1) 溶血性反应由免疫破坏引起，输入 RBC 被输血者的抗体攻击。

(2) 因频繁输入红细胞导致铁含量过多。

(3) 对血制品无反应。

(4) 输血后紫癜。

(5) 输血相关性移植物抗宿主病 (GVHD)。

(6) 异源免疫，当患者体内产生对抗捐赠者抗原的抗体的。

(7) 病毒的传播，如肝炎病毒、人类免疫缺陷病毒、疱疹病毒。

3. 不正确的血制品输给了不正确的患者。

二、评估

（一）在所有诊断为癌症的患者在疾病过程中需要某种形式的成分输血 (Federici et al., 2012; NCCN, 2013; Valent & Schiffer, 2011)

（二）增加成分输血需求的可能性因素

1. 癌症治疗——外科手术、放疗、化疗、靶向治疗、干细胞移植。

2. 癌症入侵骨髓。

3. 药物抑制骨髓造血。

4. 慢性细菌感染。

5. 慢性或急性病毒感染。

6. 年龄。

7. 营养不良，包括叶酸、维生素 B_{12} 和铁的缺乏。

表 24-1　成分输血的类型

血制品	适应证	注意事项
全血	血容量更换 RBC更换	很少使用，除了极重度体液的丢失
RBCs(袋装)	贫血，RBC的更换	体液过多
含少量白细胞的 　袋装RBCs	输注之前有发热反应 可能延迟异源免疫	可用白细胞过滤器，以进一步降低反应的风险
洗涤或少血浆 　RBCs	输前有荨麻疹反应，IgA缺乏，需要避免输全血	血液黏度的增加；输血前用生理盐水稀释
冰冻袋装RBCs	罕见的血型，自体捐献；一个分离血浆和白细胞的过程	用于严重的RBC反应
血小板，随机	控制或预防出血；血小板计数<10 000~20 000/mm^{3}或患者 　出血或术前	少量RBCs存在；不要求ABO血型的兼容性
单采血小板	可能延迟异源免疫，低感染的风险，暴露给捐赠者	血小板计数少量增加
少白细胞血小板	输血小板之前有发热反应	发热反应；血小板计数少量增加
HLA-匹配血小 　板	异源免疫导致输血小板之前有较弱的反应	如使用了HLA匹配的血小板，血小板计数就会增加
粒细胞	治疗无效的细菌或真菌感染，伴有严重的中性粒细胞减 　少，几天到1周之内不会恢复	长期治疗效果未知
新鲜冰冻血浆	患者凝血因子水平缺乏的不断增加	血浆兼容性首选；当解冻后必须24小时内输注完毕；观 　察体液的过量
冷凝蛋白质	增加VIII和XIII因子，纤维蛋白原和血管性血友病因子 　的水平	血浆兼容性首选；当解冻后必须6小时内输注完毕；如 　果瘀血，4小时内输注完毕
VIII因子	血友病A或低水平ATIII	当患者有体液过多时，不能使用血浆
IX因子	血友病B缺乏	需要因子的置换
胶体溶液	扩充血容量	不要求ABO血型兼容性
血浆替代品	主要是5%和2%的白蛋白和PPF	给予无肝炎或HIV风险的扩容和胶体置换
血清免疫球蛋白	提供被动免疫保护(如对抗巨细胞病毒)或治疗低丙球蛋 　白血症	避免对血浆过敏的患者的输注

AT, 抗凝血酶；HIV, 人类免疫缺陷病毒；HLA, 人类白细胞抗原；IgA, 免疫球蛋白A；PPF, 血浆蛋白质分数；RBCs, 红细胞。

8. 压力。

9. 慢性免疫缺陷。

10. 并发症——心脏病、糖尿病、肾衰竭、肝脏疾病。

11. 急性失血。

（三）体格检查（见第27章）

（四）实验室检查(Apelseth, Hervig, & Bruserud, 2011; Carson et al., 2012; Drewniak & Kuijpers, 2009; Estcourt, Stanworth, & Murphy, 2011; NCCN, 2013; Novaretti & Dinardo, 2011; Sharma, Sharma, & Tyler, 2011; Valent & Schiffer, 2011)

1. A、B、O 型。

2. 血红蛋白——通常小于8g/dL。

3. 血小板计数

(1) 少于 10 000/mm^3，有或没有出血。

(2) 少于 20 000/mm^3，有活动性出血。

(3) 少于 50 000/mm^3，安排手术。

4. 中性粒细胞——少于500/mm^3，感染对抗生素治疗

无效。

5. 国际标准化比值(INR)大于1.69，局部血栓形成时间(PPT)和凝血酶原时间(PT)延长。

6. 弥散性血管内凝血(DIC)——实验室检查，结果显示：如纤维蛋白原低于150mg/dL，纤维蛋白/纤维蛋白原降解产物(FDPs)大于40, D-二聚体测定升高。

7. 免疫球蛋白 G(IgG) 水平降低。

三、护理诊断和预期目标

（一）知识缺乏 (NANDA-I) 与相关的需求和成分输血的风险有关

1. 预期结果——患者讨论成分输血原理。

2. 预期结果——患者描述成分输血的风险因素。

3. 预期结果——患者描述成分输血的好处。

（二）受伤的风险 (NANDA-I)

1. 预期结果——患者接受成分输血且无不良反应。

2. 预期结果——成分输血不良反应的风险通过准确

地评估和干预措施而减少。

3. 预期结果——患者列举出应该向卫生保健小组报告的潜在的成分输血的不良反应迹象和症状。

四、护理计划和护理措施

（一）干预措施是为了确保患者最大安全

1. 根据机构协议获取、存储和管理血制品。

(1) 根据机构协议以确认过滤和辐照的需要。

(2) 根据机构协议以确定所需的特定输液器、预冲液体和冲管过程。

2. 根据医嘱检查血制品类型。

3. 与另一注册护士核查血制品类型和识别码。

4. 执行前，核对血制品识别信息和患者身份识别信息。

5. 检查血制品是否有凝块、泡沫、微粒和变色。

6. 确保血制品中不添加任何药物。

（二）成分输血并发症的干预措施 (NCCN, 2013; Sharma et al., 2011)

1. 评估一般症状和体征——发热、寒战、肌肉疼痛、背痛、胸痛、头痛和穿刺点或沿静脉发热或发红。

2. 评估呼吸系统症状和体征——气短、呼吸急促、呼吸暂停、咳嗽、气喘、啰音和(或)空气栓塞。

3. 评估心血管症状和体征——心动过缓、心动过速、低血压或高血压、面部潮红、末梢苍白、皮肤湿冷、颈静脉怒张和水肿。

4. 评估皮肤症状和体征——皮疹、荨麻疹、肿胀、风疹、输血后紫癜、发汗。

5. 评估胃肠道 (GI) 症状和体征——恶心、呕吐、腹部绞痛和腹泻。

6. 评估泌尿系统症状和体征——深色、浓稠、红棕色尿液。

7. 评估其他迟发性并发症——迟发性溶血性输血反应，移植物抗宿主疾病（源于未照射的血液），铁过量，异源免疫，感染：肝炎、人类免疫缺陷病毒 (HIV)、巨细胞病毒 (CMV)、细菌污染。

8. 评估实验室数据的变化，如由血制品中抗凝剂而导致的低钙血症和高钾血症。

（三）减少副作用的发生率和严重程度的干预措施 (Apelseth et al., 2011; DomBourian & Holland, 2012; Estcourt et al., 2011; Gilliss et al., 2011; Harris, 2009; NCCN, 2013; Pandey & Vyas, 2012; Rimajova, Sopko, Martinka, Kubalova, & Mistrik, 2012; Valent & Schiffer, 2011)

1. 操作前，遵医嘱给予患者退热剂和抗组胺药，通常是乙酰氨基酚和苯海拉明。

2. 添加适当的过滤器、血液成分或是血制品。

(1) 使用白细胞过滤器来减少患者输注 1u RBC 中白细胞的数量。

(2) 为所有异体造血干细胞移植 (HSCT) 接受者输注已辐照的血制品，其他的遵照要求来防止白细胞的输注。

(3) 遵医嘱输注单采血小板。

(4) 遵医嘱输注 CMV 阴性血制品给无病毒携带预防感染的患者。

3. 使用 20 号或更大号的针头输注血制品。输 RBC 和血小板时，最好使用无针头系统。

4. 根据输血机构的指导方针来确定输血时间

(1) 袋装红细胞——在最初的 15 分钟慢慢输注，然后每个单位 1~2 个小时输注完毕；每个单位不超过 4 个小时。

(2) 血小板——在 30~60 分钟内输注随机捐赠者或单采血小板，或根据容量而定。

(3) 粒细胞——在 2~4 小时之内缓慢输注。

(4) 新鲜冰冻血浆——缓慢输注或根据每单位量的体液可耐受程度而定。

(5) 冷凝蛋白质——15 分钟或更快迅速输注

(6) 浓缩Ⅷ因子或Ⅸ因子——15 分钟或更快迅速输注。

5. 观察输血反应的症状和体征——发热、寒战、气短、呼吸困难、气喘、荨麻疹、躯体侧面或背部疼痛、血尿、低血压、心动过速、胸痛和头痛。

(1) 如果发生反应，应该做以下几点：

1) 停止输注并使用生理盐水保持静脉输液 (IV) 通路开放。

2) 向血液提供者和输血服务中心或血库报告输血反应。

3) 在床旁核查血制品上的识别标记和编码。

4) 根据医嘱对症处理：

①苯海拉明——给予 25~50mg 静脉注射。

②氢化可的松——使用 50~100mg。

③哌替啶（杜冷丁）——给予 25~50mg 静脉注射用于治疗不受控制的寒战或发抖。

④对乙酰氨基酚——给予 650~1000mg 口服 (PO)。

⑤随后，患者应服用对乙酰氨基酚和苯海拉明。

⑥氧疗——当缺氧时给予。

⑦利尿剂——体液过多时给予。

⑧肾上腺素或甲泼尼龙——过敏或过敏反应时给予。

5) 每 15 分钟监测生命体征，如果临床需要，可更频繁。

6) 将执行卡和标签贴在血袋上送至输血服务中心或血库。

7) 遵医嘱采集血液和尿液样本。

8) 记录输血反应：

①记录日期和时间。

②观察到的症状和体征。

③采取的措施。

④输血后,监测患者约 2 小时以确保不发生反应。

6.输血的好处 (Novaretti & Dinardo, 2011; Shrijvers, 2011; Sharma et al., 2011)

(1) 红细胞——纠正贫血。

1) 需要观察每输注 1" 红细胞中是否有 1g/dL 血红蛋白的增加或 3% 血细胞比容的增加。

2) 改善症状 (如疲劳、苍白、虚弱无力、呼吸困难)。

(2) 血小板——纠正血小板减少症。

1) 需要观察每输注 1u 机采血小板中血小板是否有 $30\sim60\times10^{3}/mL$ 的增加。

2) 出血迹象的减少。

(3) 血浆——储存凝血因子,扩张血容量并提供渗透性利尿。

(4) 白细胞 (WBCs)——需要观察白细胞的增加和感染风险的减少。

(5) 冷凝蛋白质——纠正凝血因子的稀释导致二次大出血,以及大量输血还有,因升高的纤维蛋白原水平达到 5~10mg/dL 肝功能衰竭或凝血障碍的二次消耗导致 DIC。

(6) IgG——维持抗体水平,防止感染,引发被动免疫。

(四) 加强患者及家属参与护理的干预措施

1.宣教输血或成分输血的目的。

2.审查执行成分输血的程序。

3.输血反应的症状和体征的宣教,如有迹象,应及时报告医护人员。

(五) 监测血制品疗法反应的干预措施

1.监测实验室值的变化。

2.评估患者对成分输血症状改变 (如疲劳减少或呼吸急促)。

3.症状、体征和出血的监测。

(六) 药物管理的干预 (见第 25 章) (Aapro, 2012; Pirker, 2009; Valent & Schiffer, 2011)

1.患者凝血障碍给予重组因子Ⅶ a

(1) 激活 X 因子转变为 Xa 因子;激活的 Xa 因子转化凝血酶原为凝血酶,可将纤维蛋白原转化为纤维蛋白,形成血栓。

(2) 经美国食品和药品管理局 (FDA) 批准用于血友病 A 或 B 出血的治疗为抑制剂因子Ⅷ或因子Ⅸ。

(3) 可能用于 DIC,肝脏疾病及难治性血小板减少症用于人类白细胞抗原 (HLA)——匹配血小板。

2.维生素 K——缺乏影响凝血因子的功能,是激活Ⅱ、Ⅶ、Ⅸ因子的关键。

3.华法林 (香豆素)——通过抑制维生素 K 依赖凝固因素而起作用。

4.肝素

(1) 与抗凝血酶Ⅲ (肝素辅因子) 结合,通过灭活已激活的 X 因子和抑制凝血酶原转换成凝血酶从而抑制血栓形成。

(2) 凝血酶的灭活和防止纤维蛋白原转化成纤维蛋白。

(3) 通过抑制纤维蛋白的激活防止稳定的纤维蛋白凝块的形成。

5.人造血浆用于治疗休克、急性肝衰竭、急性呼吸窘迫综合征 (ARDS)、严重低钠血症、肾透析。

(七) 患者拒绝血制品疗法的干预措施 (NCCN, 2013)

1.讨论拒绝的理由,如宗教信仰禁止使用血制品或个人偏好。

2.最小化失血技术

(1) 最小化的常规血液测试。

(2) 小儿血液采集管的使用。

(3) 提供有效的黏膜炎治疗。

(4) 抑制血小板减少症患者的月经周期。

(5) 使用质子泵抑制剂和肠道管理减少胃肠道出血。

(6) 铁成分的使用治疗缺铁。

(7) 生长因子治疗。

五、评价

为了达到正常血细胞计数、标准的凝固功能及充足的免疫球蛋白 G 的水平,肿瘤专科护士系统并定期评估患者及家属对成分输血的反应来确定治疗进展。收集相关数据,把实际情况与预期结果做对比。必要时,回顾和修订护理诊断和预期目标、护理计划和护理措施。

第二节 通路装置——静脉、动脉、腹膜、脑室和硬膜外或蛛网膜下腔

一、概述

(一) 通路装置在肿瘤患者护理中必不可少,有以下几个原因 (Baskin et al., 2012; Camp-Sorrell, 2011; Camp-Sorrell, 2010; Chopra, Anand, Krein, Chenoweth, & Saint, 2012; Jan et al., 2012; Schiffer et al., 2013; Zaghal et al., 2012) (表 24-2)

1.在癌症治疗中联合使用静脉注射 (IV) 疗法的增加。

2.在癌症治疗中使用支持性疗法 (营养支持、抗生素、成分输血) 的增加。

3.实验室检测的增加。

4.在癌症治疗中使用动脉、腹膜、硬膜外、蛛网膜下隙和脑室疗法的增加。

5.通路装置和技术装置的多样性的增加。

表24-2 通路装置的标准及适应证

装置类型	临床适应证	患者的选择标准
短期静脉导管	输注化疗药、抗生素、TPN、PPN、血制品和止痛剂 输注发疱性或刺激性药物,可能损害周围静脉 需要紧急静脉通道	有限的可用静脉通路 频繁静脉通路使用需要 外围线和中线:需要考虑同渗液体通过静脉的输注(葡萄糖≤12.5%)
长期静脉导管	输注化疗药、抗生素、TPN、血制品和止痛剂 收集血液样本	有限的可用静脉通路;长期频繁静脉通路使用需要 患者自愿插入长期导管;护理通路装置的能力
输液港	上述药物的输注 收集血液标本	有限的可用静脉通路;用于连续或间歇治疗;患者或家属无法护理外露通路装置
PICCs	所有以上治疗 收集血液标本	患者不愿通路装置在胸部或置入部位无法进行手术
动脉导管和植入港	输注治疗肿瘤的高浓度化疗药物	与肿瘤有直接关系的动脉通路 肿瘤对抗肿瘤药物敏感
腹腔内置管或植入港	输注治疗腹腔疾病的高浓度化疗药	癌症转移至腹部和腹膜;提供卵巢癌、结肠癌、间皮瘤或恶性腹水的诊断
心室内装置	给GSF输注高浓度化疗药物和抗生素	GSF白血病或淋巴瘤、脑膜癌或GSF感染
脑室或硬膜外装置	输注高浓度阿片类止痛药、麻醉药、化疗药和解痉药	慢性疼痛;术后疼痛 患者痉挛状态,蛛网膜下隙化疗用于神经系统癌症或癌性脑膜炎

CSF,脑脊髓液;PICC,经外周中心静脉置管;PPN,外周肠外营养;TPN,全静脉营养。

(二)静脉通路装置的类型 (Camp-Sorrell, 2011; Camp-Sorrell, 2010; Chung & Behestiti, 2011; Schiffer et al., 2013)

1. 短期或中期外周导管——装置置入不到14天,用于输注液体、药物、血制品、全肠外营养 (TPN) 和获得血液标本。

(1) 概述:单腔或多腔导管。

1) 置入——从外周前臂或肘前窝插进头静脉、贵要静脉或肘正中静脉。

2) 材料——有机硅弹性体、聚氨酯或弹性水凝胶。

(2) 类型

1) 导管——2~5cm;14~28 号单腔;插入外周静脉。

2) 中线导管——7.5~20cm;18~23 号;用于 1~4 周或更长时间治疗。

2. 非隧道式短期静脉导管

(1) 概述:导管直接置入颈、股或锁骨下静脉。

(2) 材料

1) 短期硅橡胶或聚氨酯材料制成的导管,型号从14~24 号。

2) 单腔或多腔导管。

(3) 置入非隧道式导管集中在颈静脉、锁骨下静脉、上腔静脉 (SVC) 或下腔静脉。

3. 长期静脉导管:维持几个月到几年。

(1) 概述:远处尖端位于上腔静脉 (SVC) 的下三分之一。

1) 由硅酮、聚氨酯组成。

2) 不透光。

3) 电力导管用于各种需要功率注入流速的对比剂注射;可以承受高注入压力。

4) 可与位于导管中心的压力启动安全阀 (PASV) 联用;允许液体输注,减少血液回流的风险。

5) 最大程度无菌环境中置入。

(2) 隧道式导管 (Heberlein, 2011)

1) 概述:单腔或多腔导管。

①导管的尖端在 2.7~12.5Fr 打开或关闭。

②涤纶套导管经隧道式后嵌入皮下组织。

A. 稳定导管。

B. 最大限度地减少隧道式的上行感染的风险。

③生物降解的胶原基质,抗菌套在导管出口处可防止微生物上行;释放抗菌活性为 4~6 周。

2) 置入——通过锁骨下或颈内在介入放射学 (IR) 或手术下经皮置入。

①选择静脉插管,导丝需先置入到静脉。

②经过导丝导入接头。

③拔出导丝和导管进入静脉。

④隧道式导管通过皮下 (SC) 组织退出前胸部,通常位于胸骨和锁骨之间乳头中线上。

(3) 置入港 (Bassi, Giri, Pattanayak, Abraham, & Pan-

dey, 2012；Gonda & Li, 2011；Teichgraber, Pfitzmann, & Hofmann, 2011；Zaghal et al., 2012)

1) 概述：单或双港装置。

①港体本身内部覆盖自动封口的隔膜。

②置入港为 16.5~40mm 带有或不带有 4~12Fr 大小的导管。

③置入港可使用直角或有角度的非损伤针头或套管针（针头可以移除，导管留在港内）。

④置入港体由塑料、钛、聚砜组成。

2) 类型

①前胸部放置。

②外周港——输液港置于贵要静脉、头静脉或肘正中静脉高于或低于肘前窝。

③导管尖端的打开或关闭。

3) IR 或手术的插入：

①导管插入过程类似于隧道式导管。

②输液港缝于近导管置入血管处的皮下。

(4) 经外周静脉中心静脉置管 (PICC)(Chopra et al.,2012)

1) 概述：

①大小，16~18 号，37.5~67.5cm 长。

②用于稳固外露部分于肘前窝的固定或稳定装置。

2) 在床旁或 IR 置入：

①经外周插入头静脉、头静脉分支、贵要静脉或肘正中静脉。

②在有或没有超声引导确定 PICC 至正确的位置。

3) 类型——导管尖端的打开或关闭，单腔或双腔导管（折叠式远端腔）。

（三）非静脉通路装置的类型

1. 动脉导管 (Bertino, 2008；Ganeshan, 2008)

(1) 描述——短期或长期化疗给药。

1) 因高的血管动脉压，动脉导管内部直径小且管壁厚。

2) 大小：2~5Fr。

3) 单向阀可防止逆行血流。

(2) 材料

1) 硅胶、不透射线、品牌导管。

2) 可装药物和附加的导管的泵：

①可编程的——通过调整射频控制变量输送率。

②不可编程的——预定恒定速率。

(3) IR 或者手术置入

1) 导管置入动脉后的灌注，通常为肝动脉，类似于静脉置入；用于锁骨下、下腹部的股动脉、肱动脉。

2) 在皮下骨性隆起的部位外科置入输液港或泵。

(4) 类型

1) 非隧道式经皮导管——短期通路；导管治疗完成时立即解除。

2) 置入动脉港——类似于静脉输液港串珠或品牌导管在动脉放置。

3) 置入动脉泵——含有药物的药物输送泵。

2. 腹腔导管——腹膜腔的化疗或腹水的治疗 (Abdel-Aal, Gaddikeri, & Saddekni, 2011；Helm, 2012)。

(1) 概述

1) 单腔导管；可能有多个侧孔来允许更多腹水的通过。

2) 暂时或永久置入腹膜腔。

(2) 材料——硅树脂或含有不透射线的标记聚氨酯。

1) 可能有一个或两个套箍确保导管在腹膜腔内的隧道式导管。

2) 钛质置入港或塑料质港体有自动封口隔膜。

(3) 置入

1) 导管在腹前壁平脐置入，尖端直接指向骨盆的盲端。

2) 隧道式——导管在 SC 组织隧道式地到达中线或腹部。

3) 置入港——放置骨性突出的 SC 处，通常低位肋骨处。

(4) 类型

1) 用于临时操作的导管，然后拔出。

2) 隧道式导管和静脉相似。

3) 植入港类似于静脉输液港。

3. 脑室导管 (Ommaya reservoir) ——脑室系统的通路可替代重复腰椎穿刺；提供直接接触脑脊髓液 (CSF) 的通路 (Zairi, LeRhun, Tetard, Kotecki, & Assaker, 2011)。

(1) 描述——圆顶状的附加导管。

(2) 材料

1) 自动封口硅胶储液导管。

2) 储液容积为 1.5~2.5mL。

3) 不透射线的储液器

(3) 置入——手术将装置放置于头皮下，导管可穿过侧脑室

4. 硬膜外和鞘内导管——阿片类止痛药和麻醉药、化疗、CSF 采样和止痉药鞘内给药 (Heran, Smith, & Legiehn, 2008)。

(1) 概述

1) 硬膜外——导管放置在硬膜外。

2) 蛛网膜下隙——导管置入于脑脊液循环的硬脑膜下腔。

(2) 材料

1) 临时使用——不透射线的、聚氨酯或尼龙导管，尖端的开放或关闭伴三孔多端口结构。

2) 隧道式——硅树脂聚氨酯材料伴不透射线的材料

的附加套。

3) 泵——如上所述,类似于动脉。

(3) 置入

1) 导管置入硬膜外腔约 4cm,通常在 L2-3、L3-4 或 L4-5。

2) 导管置入蛛网膜下隙约 4cm,通常在 L2-3、L3-4 或 L4-5。

3) 隧道式导管在 SC 组织的皮下;出口于腰部或腹部的一侧。

4) 泵植入于人造 SC 处,覆盖于骨突出处。

(4) 类型

1) 临时导管可短期使用。

2) 隧道式导管与静脉导管相似。

3) 附加导管的植入泵与动脉相似。

4) 置入港——类似于静脉港并在入口处连着一根导管,除了硬膜外和蛛网膜下隙的港有 60μm 带有储层的过滤器和低区域有一个 20μm 过滤器,可防止大颗粒物质进入导管和脑脊液。

(四)通路装置潜在并发症 (Baskin et al., 2012; Bhutta & Culp, 2011; Chopra et al., 2012; Debourdeau et al., 2013; Camp-Sorrell, 2011; Jan et al., 2012; Meek, 2011; Narducci et al., 2011; O'Grady et al., 2011; Petree, Wright, Sanders, & Killion, 2012; Schiffer, et al., 2013; Teichgraber et al., 2011; Zairi et al., 2011)

1. 感染——在穿刺点部位或沿着通路的方向出现发红、疼痛、肿胀、发热或有引流液溢出。

(1) 预防措施

1) 大多数感染发生于穿刺点或通路处、中心导管的污染,或者两者都有。

2) 导管建议涂氯己定、磺胺嘧啶银盐或抗生素以减少短期静脉导管感染。

3) 穿刺中心可以涂抗感染药物如氯己定。

4) 根据在临床判断和对装置需求的基础上拔出导管。

(2) 换 药 (Macklin, 2010; O'Grady et al., 2011; Schiffer et al., 2013; Webster, Gillies, O'Riordan, Sherriff, & Rickard, 2011)

1) 纱布——每隔一天;如果弄脏或非封闭式的根据情况需要临时更换。

2) 透明敷贴——每 5~7 天,如果弄脏或贴膜松动的根据情况需要临时更换。

3) 导管出口处用氯己定溶液清洗。

4) 推荐使用针头连接管和正压接头来降低感染的风险。

(3) 所有程序严格遵循无菌技术;无菌技术用于非神经系统操作,如腹膜、硬膜外、脑室。

(4) 集束化护理包括以下

1) 操作前后勤洗手。

2) 装置置入中最大化无菌屏障。

3) 在接触每个通路前用酒精消毒。

2. 堵塞——无法注入液体,或注入困难,或无法回抽血液或腔液——腹水 (Baskin et al., 2012; Marnejon, Angelo, Abu, & Gemmel, 2012)。

(1) 堵塞——置入装置 1~2 年内发生在 14%~36% 的患者中。

1) 血栓形成——超过 66% 发生在长期静脉装置中。

2) 纤维蛋白鞘——可能来自于导管尖端,造成单向阀的作用,使静脉输液通畅,但导致退出阻塞,通常发生在放置 24 小时至 2 周内。

3) 管腔内的血液凝块——可能会导致完全阻塞。

4) 附壁血栓——血栓黏附于血管壁并且阻塞了导管尖端。

5) 深静脉血栓形成——阻塞静脉。

(2) 来源于药物、全静脉营养或脂质。

(3) 机械回抽堵塞

1) 导管夹闭综合征——导管在锁骨和第一肋骨之间收缩,导管可能断裂 (Sugimoto, Nagata, Hayashi, & Kano, 2012)。

2) 负压导致导管二次萎缩。

3) 导管邻接静脉壁,试图性的抽吸会导致阻塞。

(4) 预防措施与冲管 (Macklin, 2010; O'Grady et al., 2011; Schiffer et al., 2013)

1) 静脉 (10u/mL 与 100u/mL 肝素冲管;仅生理盐水 10u/mL):

①短期——3~5mL 生理盐水。

②隧道式——每天 3mL;每隔一天 3mL;一周三次 5mL;每周 5mL。

③输液港——每 4~8 周 5mL。

④ PICC——每天 3mL;每隔一天 3mL。

⑤封闭式导管——每周 5~10mL 生理盐水。

⑥使用后用 5~20mL 生理盐水冲管,如血液回抽、药物、血制品。

2) 动脉:

①导管——每天 1000~5000u/mL 的 3~5mL 冲管。

②输液港——每周 2000~5000u/mL 的 5mL 冲管。

③泵——无需冲管。

3) 腹膜:

①导管——20mL 无菌生理盐水。

②输液港——20mL 无菌生理盐水加肝素水。

4) 脑室——使用保留的 CSF 或无添加抑菌剂的生理盐水后冲管。

5) 硬膜外或蛛网膜下腔。

①导管——使用前后用 1~2mL 无添加抑菌剂的生理

盐水冲管。

②输液港——使用前后用 3mL 无添加抑菌剂的生理盐水冲管。

③泵——不需要冲管；需要时，再注满。

(5) 置管后，需射线成像以确保导管在正确的位置。

3.导管尖端移位——局部不适、疼痛、肿胀或难以使用装置，或导管断裂或撕裂 (Gibson & Bodenham, 2013)。

(1) 预防措施——自粘的锚定装置以确保装置。

(2) 监测导管的长度，确保置入完整；对于长期导管而言需使用放射显影来确认置入位置。

4.空气栓塞——导管放置后，严密监控是否出现突发性苍白或发绀、气短、咳嗽或心动过速。

5.气胸——出现气短、胸痛或心动过速 (Teichgraber et al., 2011)。

(1) 预防措施——置入后，做放射显影检查 (CT)。

(2) 密切监测患者；做胸部放射显影评估气胸。

6.动脉损伤——在置管出口或入口处由动脉穿刺引起的出血；置入后密切监测患者。

7.静脉炎——机械或化学刺激可能导致静脉损伤；密切监测置管穿刺点。

8.外渗——发疱剂渗透到静脉外造成的组织损伤。

(1) 预防措施——在给药之前检查装置血液回流情况和确保导管尖端的正确位置。

(2) 监测患者是否有渗出的迹象，如烧灼感、难以注入药物。

(3) 心室辅助装置 (VAD)：穿刺点处的检查。

(4) 输液港内针头的固定。

9.心律失常——可由导管放置在右心房或心室引起；需密切监测患者。

10.异位——外露导管的长度增加，在注入液体时疼痛，沿着导管或穿刺点处肿胀。如切掉或破坏，导致导管栓塞。

11.皮肤侵蚀——输液港口或隧道式导管穿过皮肤底层，成为感染源 (Bassi et al., 2012)；评估每个患者接触的出口部位。

二、评估

(一) 识别通路装置的潜在并发症 (表 24-2)

(二) 体格检查

1.潜在装置置入位置的评估 (evaluation of site of potential device insertion)。

2.潜在置入位置皮肤条件的评估。

3.未闭合通路装置的评估。

4.装置大多不会放置于已存在血液感染的部位，需对患者潜在感染的评估。

5.评估凝血障碍、低血小板数量，根据医嘱评估潜在出血。

6.当前用药的评估，特别是抗凝剂和阿司匹林。

(三) 社会心理评估

1.患者或家属对通路装置的护理能力。

2.对使用通路装置治疗过程的认识。

3.对置入通路装置的影响是否表示担心。

4.与操作有关的焦虑。

三、护理诊断和预期目标

(一) 感染的风险 (NANDA-I)

预期目标——患者无感染，或是感染的早期和及时得到治疗。

(二) 知识缺乏 (NANDA-I), 与通路装置护理相关的知识

1.预期目标——患者及家属能阐述正确的通路装置的护理。

2.预期目标——患者及家属能描述通路装置的基本原理、好处和风险。

3.预期目标——患者及家属能说出通路装置并发症的症状和体征，并报告给医护人员。

四、护理计划和护理措施

(一) 最大限度保证患者安全

1.当注射或操作时，保持无菌技术。

2.宣传教育患者及家属当装置损坏时的紧急操作。

3.在使用装置时，获取放射显影以确认导管或置入端口位置。

4.宣传教育患者及家属如何根据机构政策和护理程序来维护通路装置。

(1) 对于维护理解的评估，包括反馈示范。

(2) 在宣传教育过程中提供直观教具。

(二) 以最小化静脉、动脉或腹膜置入装置并发症的风险实施干预措施 (Bassi et al., 2012; Baskin et al., 2012; Bhutta & Culp, 2011; Chopra et al., 2012; Debourdeau et al., 2013; Gibson & Bodenham, 2013; Marnejon et al., 2012; Meek, 2011; Nakazawa, 2010; O'Grady et al., 2011; Schulmeister, 2010; Zairi et al, 2011) (表 24-3)

1.遵医嘱获取培养

(1) 通过装置获取外周血培养。

(2) 装置入口或出口处获取培养。

(3) 体液如腹水或脊髓液的培养。

2.遵医嘱使用抗生素

(1) 经验性使用万古霉素。

(2) 根据培养结果调整抗生素。

(3) 当 device salvage 为目标时，抗生素封管联合全

表 24-3　通路装置并发症的干预措施

并发症	预防	修复
无回血	遵守冲管程序,脉冲式冲管可使通路中产生漩涡	改变患者体位,左侧卧位或右侧卧位,坐位或平躺;改变胸内压力,嘱患者深吸气并憋气或深呼气并憋气;使用预冲式推拉法冲管(避免使用暴力或高压力)或溶解血栓药物
堵管	遵守冲管程序,脉冲式冲管可使通路中产生漩涡,防止凝血;给药、有回血和输血前后需使用生理盐水冲管,避免互不相容的药物	如果是凝血导致的堵管,可遵医嘱执行组织纤溶酶原激活物(tPA)逐步输注 如果是药物沉淀所导致,和药剂师一起确定药物的类型,查看可溶解沉淀物的药品,如以下:脂质溶解可使用70%乙醇经由22mcg过滤;药物溶解可使用碳酸氢盐(1mEq/mL)或盐酸(0.1N)
导管夹闭综合征	由外科医生适当置入	实施外科手术移除,避免折断
感染	洗手;使用通路时,严格执行无菌操作	血液、体液和置入处的培养;遵医嘱使用抗菌药物;必要时,拔管
移位	避免拉扯导管;妥善固定通路;宣教患者避免自行处理导管或输液港及防止外伤	转诊至医师查看是否尖端仍在血管内;必要时,拔管
导管异位	防止外伤损伤通路装置;适当缝合固定通路	转诊至医师通过X线透视重新放置导管;必要时,拔管
导管小孔,痕迹,割痕	导管周围避免使用剪刀或尖锐物品;适当时夹管,导管上覆盖加固面	使用适当的维护工具
输液港对皮下组织的腐蚀	避免输液港置入于现有的或潜在组织损伤的地方(放疗处);避免输液港处有外伤或压力	转诊至医师处拔除通路装置
输液港-导管分离	避免外伤和高压力的输注,或堵塞时使用1~3mL注射器冲管	转诊至医师处拔除通路装置
输液港针头的移位	妥善固定;避免针头或通路有张力	拔除针头,重新评估输液港无菌针头的使用

身治疗适用于长期导管装置的使用。

3. 遵医嘱拔除通路装置

(1) 多重感染。

(2) 心内膜炎、骨髓炎或感染性血栓。

(3) 隧道或港口处感染。

(4) 血栓或沉淀物导致的导管完全闭塞。

(5) 已完成治疗。

4. 在使用通路装置前获取放射显影信息以确保正确的位置;因装置无回血或无法输液需再次评估时,要预约放射显影。

5. 使用护理包以减少潜在的感染 (Schiffer, et al., 2013)

(1) 在置入前最大化的无菌障碍。

(2) 手卫生。

(3) 氯己定清洗剂。

(4) 最佳导管置入点。

(5) 装置必要性的评估。

6. 遵医嘱使用抗凝剂或纤溶剂

(1) 有症状的静脉导管相关性血栓——抗凝治疗 3 个月。

(2) 遵医嘱给予组织纤溶酶原激活物 (tPA) 恢复通路的通畅。

五、评价

肿瘤专科护士系统并定期评估患者及家属对通路装置的反应,以促进安全方式的治疗。收集相关数据,实际结果与预期结果相对比。必要时,回顾和修订护理诊断和预期目标、护理计划和护理措施。

第三节 输液系统

一、概述

(一) 在肿瘤患者护理中输液系统极为关键,因为以下几点

1. 更强调时间和抗肿瘤治疗。

2. 静脉输液治疗数量的增加。

3. 减少进入输液系统次数控制最小化感染。

4. 增加阿片类药物的替代方法。

5. 患者在家使用抗生素和抗真菌治疗的增加。

6. 患者在家使用营养疗法的增加。

(二) 输液系统的使用

1. 控制输液速度。

2. 为输液提供正压。

3. 提供早期问题识别警报。

4. 可为小容量如抗生素或可为大容量如 TPN 设计。

（三）输液系统的类型 (Camp-Sorrell, 2011; Manrique-Rodriguez et al., 2012)

1. 蠕动泵

(1) 智能泵或剂量误差降低系统——可下载的药物库；查看在药物库中程序设定剂量与预设的限制；如设定剂量超过预设限制时，将报警。

(2) 用于输入 RBC、抗生素、肠外营养，静脉输液（包括化疗）。

(3) 间歇或连续输液。

(4) 输注滴速和容量的范围大。

(5) 线性和蠕动或扶轮蠕动——附件的波状运动向前推动液体。

2. 注射器泵——通常用于输入高浓度药物或抗生素。

(1) 轻，便携，方便患者使用。

(2) 智能泵有一次性注射器。

(3) 电机驱动齿轮原理迫使柱塞或注射器活塞推动液体。

3. 弹性泵

(1) 轻，便携，方便使用。

(2) 用于输注小容量药物，如抗生素、化疗药。

(3) 弹性膜——当液体重力或正压产生输注压力，导致膜缩小和液体的挤出。

(4) 一次性使用。

（四）输液系统的潜在并发症

1. 堵塞

(1) 空的容器——增加了血栓形成的风险。

(2) 打折输液管。

(3) 导管渗透。

(4) 泵的故障。

2. 输液管输注时断裂或泄漏。

3. 机械错误——在程序设计中电源故障、错误，在系统设置中液体不足、错误。

二、评估

（一）使用输液系统接受治疗时，识别潜在并发症

1. 长期或短期的需要，可控速静脉治疗。

2. 外周或通路装置的建立如静脉、动脉、腹膜或硬膜外。

（二）体格检查

1. 静脉、动脉、腹膜或硬膜外处位置——颜色、温度、轮廓、入口处、出口处或隧道式导管的引流。

2. 通路装置的开放。

（三）社会心理评估

1. 如果在家里使用输液装置，患者及家属护理的能力。

2. 患者及家属对输液装置使用的担忧。

三、护理诊断和预期目标

（一）受伤的风险 (NANDA-I)

1. 预期目标——患者无输液系统并发症，并发症早期识别和及时治疗。

2. 预期目标——液体、药物或血制品安全和准确地输注。

（二）知识缺乏 (NANDA-I)，与输液系统相关护理知识有关

1. 预期目标——患者及家属可演示适当的输液系统护理技术。

2. 预期目标——患者及家属监控输液系统其功能情况。

3. 预期目标——患者及家属及时报告潜在的并发症的迹象给医护人员。

四、护理计划和护理措施

（一）最大限度保证患者安全

1. 当输注或操作时，保持无菌。

2. 宣教患者及家属输液系统中输液管脱出的紧急措施。

3. 维护电气安全——检查线路、插头和配件包；保持电气装置远离危险水域；不能让插座超载。

4. 给患者和照顾者电话或联系信息，以确保在出现问题时，能及时联系。

（二）减少输液系统并发症风险的干预措施

1. 检查开放系统的每个组件的变化。

2. 评估输液系统完整性、注入率、剩余的注入量和定期输注量。

3. 特定系统设计的附加组件的使用。

4. 根据制造商或推荐的制度的要求，按时更换装置和附加组件。

（三）监测输液系统并发症的干预措施

1. 评估输液处的发红、疼痛、肿胀和脓性渗出物。

2. 评估患者对输注液体或药物反应。

3. 当出现报警声时评估输液系统。

五、评价

肿瘤专科护士系统并定期评估患者和家属对输液系统的反应来确定实现预期结果的进展。相关数据收集，实际结果与预期结果进行对比。必要时，回顾和修订护理诊断和预期目标、护理计划和护理措施。

（刘翔宇　毛婷　译　许湘华　校）

参考文献

Aapro, M. (2012). Emerging topics in anaemia and cancer. *Annals of Oncology, 23*(Suppl. 10), 289–293.

Abdel-Aal, A. K., Gaddikeri, S., & Saddekni, S. (2011). Technique for peritoneal catheter placement under fluoroscopic guidance. *Radiology, Research and Practice*, 1–4. http://dx.doi.org/10.1155/2011/141707.

Apelseth, T. O., Hervig, T., & Bruserud, O. (2011). Current practice and future directions for optimization of platelet transfusions in patients with severe therapy-induced cytopenia. *Blood Reviews, 25*(3), 113–122. http://dx.doi.org/10.1016/j.blre.2011.01.006.

Baskin, J. L., Reiss, U., Wilimas, J. A., Metzger, M. L., Ribeiro, R. C., Pui, C. H., et al. (2012). Thrombolytic therapy for central venous catheter occlusion. *Haematologica, 97*, 641–650. http://dx.doi.org/10.3324/haematol.2011.050492.

Bassi, K. K., Giri, A. K., Pattanayak, M., Abraham, S. W., & Pandey, K. K. (2012). Totally implantable venous access ports: Retrospective review of long-term complications. *Indian Journal of Cancer, 49*(1), 114–118. http://dx.doi.org/10.4103/0019-509x.98934.

Bertino, J. R. (2008). Implantable pump for long-term chemotherapy administration via the hepatic artery: Has it fulfilled its promise? *Journal of Clinical Oncology, 26*, 4528–4529. http://dx.doi.org/10.1200/JCO.2008.18.0117.

Bhutta, S. T., & Culp, W. C. (2011). Evaluation and management of central venous access complications. *Techniques in Vascular and Interventional Radiology, 14*(4), 217–224. http://dx.doi.org/10.1053/j.tvir.2011.05.003.

Bilgin, Y. M., van de Watering, L. M. G., & Brand, A. (2011). Clinical effects of leucoreduction of blood transfusions. *The Netherlands Journal of Medicine, 69*, 441–450.

Camp-Sorrell, D. (2010). State of the science of oncology vascular access devices. *Seminars in Oncology Nursing, 26*, 80–87. http://dx.doi.org/10.1016/j.soncn.2010.02.001.

Camp-Sorrell, D. (Ed.). (2011). *Access device guidelines: Recommendations for nursing practice and education* (3rd ed.). Pittsburgh: Oncology Nursing Society.

Carson, J. L., Grossman, B. J., Kleinman, S., Tinmouth, A. T., Marques, M. B., Fung, M. K., et al. (2012). Red blood cell transfusion: A clinical practice guidelines from the AABB. *Annals of Internal Medicine, 157*(1), 49–58. http://dx.doi.org/10.7326/0003-4819-157-1-201206190-00429.

Chopra, V., Anand, S., Krein, S. L., Chenoweth, C., & Saint, S. (2012). Bloodstream infection, venous thrombosis, and peripherally inserted central catheters: Reappraising the evidence. *American Journal of Medicine, 125*, 733–741. http://dx.doi.org/10.1016/j.amjmed.2012.04.010.

Chung, H. Y., & Beheshti, M. V. (2011). Principles of non-tunneled central venous access. *Techniques in Vascular and Interventional Radiology, 14*(4), 186–191. http://dx.doi.org/10.1053/j.tvir.2011.05.005.

Debourdeau, P., Farge, D., Beckers, M., Baglin, C., Bauersachs, R. M., Brenner, B., et al. (2013). International clinical practice guidelines for the treatment and prophylaxis of thrombosis associated with central venous catheters in patients with cancer. *Journal of Thrombosis and Haemostasis, 11*, 71–80. http://dx.doi.org/10.1111/jth.12071.

DomBourian, M., & Holland, L. (2012). Optimal use of fresh frozen plasma. *Journal of Infusion Nursing, 35*(1), 28–32. http://dx.doi.org/10.1097/NAN.0b013e31823b9a2b.

Drewniak, A., & Kuijpers, T. W. (2009). Granulocyte transfusion therapy: Randomization after all? *Haematologica, 94*, 1644–1648. http://dx.doi.org/10.3324/haematol.2009.013680.

Eisenberg, S. (2010). Refractory response to platelet transfusion therapy. *Journal of Infusion Nursing, 33*(2), 89–97. http://dx.doi.org/10.1097/NAN.0b013e318cfd392.

Estcourt, L. J., Stanworth, S. J., & Murphy, M. F. (2011). Platelet transfusions for patients with haematological malignancies: Who needs them? *British Journal of Haematology, 154*, 425–440. http://dx.doi.org/10.1111/j1365-2141.2010.8483x.

Federici, A. B., Vanelli, C., & Arrigoni, L. (2012). Transfusion issues in cancer patients. *Thrombosis Research, 129*(Suppl. 1), S60–S65. http://dx.doi.org/10.1016/S0049-3848(12)70018-X.

Ferreira, A. A., Zulli, R., Soares, S., de Castro, V., & Moraes-Souza, H. (2011). Identification of platelet refractoriness in oncohematologic patients. *Clinics (São Paulo, Brazil), 66*(1), 35–40. http://dx.doi.org/10.1590/S1807-59322011000100007.

Ganeshan, A., Upponi, S., Hon, L., Warakaulle, D., & Uberoi, R. (2008). Hepatic arterial infusion of chemotherapy: The role of diagnostic and interventional radiology. *Annals of Oncology, 19*, 847–851. http://dx.doi.org/10.1093/annonc/mdm528.

Gibson, F., & Bodenham, A. (2013). Misplaced central venous catheters: Applied anatomy and practical management. *British Journal of Anaesthesia, 110*, 333–346. http://dx.doi.org/10.1093/bja/aes497.

Gilliss, B. M., Looney, M. R., & Gropper, M. A. (2011). Reducing non-infectious risks of blood transfusion. *Anesthesiology, 115*, 635–649. http://dx.doi.org/10.1097/ALN.0b013e31822a22d9.

Gonda, S. J., & Li, R. (2011). Principles of subcutaneous port placement. *Techniques in Vascular and Interventional Radiology, 14*(4), 198–203. http://dx.doi.org/10.1053/j.tvir.2011.05.007.

Harris, D. J. (2009). The resurgence of granulocyte transfusions. *Journal of Infusion Nursing, 32*, 323–329. http://dx.doi.org/10.1097?NAN.0b013e3181bd519e.

Health Devices. (2010). Elastomeric pain pumps. *Health Devices, 39*, 366–375.

Heberlein, W. (2011). Principles of tunneled cuffed catheter placement. *Techniques in Vascular and Interventional Radiology, 14*, 192–197. http://dx.doi.org/10.1053/j.tvir.2011.05.008.

Helm, C. W. (2012). Ports and complications for intraperitoneal chemotherapy delivery. *British Journal of Gynecology, 119*, 150–159. http://dx.doi.org/10.1111/j.1471-0528.2011.03179.x.

Heran, M. K. S., Smith, A. D., & Legiehn, G. M. (2008). Spinal injection procedures: A review of concepts, controversies, and complications. *Radiologic Clinics of North America, 46*, 487–514. http://dx.doi.org/10.1016/j.rcl.2008.02.005.

Jan, H. C., Chou, S. J., Chen, T. H., Lee, C. I., Chen, T. K., & Lou, M. A. (2012). Management and prevention of complications of subcutaneous intravenous infusion port. *Surgical Oncology, 21*(1), 7–13. http://dx.doi.org/10.1016/j.suronc.2010.07.001.

Macklin, D. (2010). Catheter management. *Seminars in Oncology Nursing, 26*, 113–120. http://dx.doi.org/10.1016/j.soncn.2010.02.002.

Manrique-Rodriguez, S., Sanchez-Galindo, A., Fernandez-Llamazares, C. M., Lopez-Herce, J., Echarri-Martinez, L., Escudero-Vilaplana, V., et al. (2012). Smart pump alerts: All that glitters is not gold. *International Journal of Medical Informatics, 81*, 344–350. http://dx.doi.org/10.1016/j.ijmedinf.2011.10.010.

Marnejon, T., Angelo, D., Abu, A. A., & Gemmel, D. (2012). Risk factors for upper extremity venous thrombosis associated with peripherally inserted central venous catheters. *The Journal of*

Vascular Access, 13, 231–238. http://dx.doi.org/10.5301/jva.5000039.

Meek, M. E. (2011). Diagnosis and treatment of central venous access-associated infections. *Techniques in Vascular and Interventional Radiology, 14*(4), 212–216. http://dx.doi.org/10.1053/j.tvir.2011.05.009.

Nakazawa, N. (2010). Infectious and thrombotic complications of central venous catheters. *Seminars in Oncology Nursing, 26*, 121–131. http://dx.doi.org/10106/j.soncn.2010.02.007.

Narducci, F., Jean-Laurent, M., Boulanger, L., El Bedoui, S., Mallet, Y., Houpeau, J. L., et al. (2011). Totally implantable venous access port systems and risk factors for complications: A one-year prospective study in a cancer centre. *European Journal of Surgical Oncology, 37*, 913–918. http://dx.doi.org/10.1016/j.ejso.2011.06.016.

National Comprehensive Cancer Network (NCCN). (2013). *Cancer and chemotherapy-induced anemia guidelines, version 1.* http://www.nccn.org/professionals/physician_gls/pdf/anemia.pdf

Novaretti, M. C. Z., & Dinardo, C. L. (2011). Clinical applications of immunoglobulin: Update. *Revista Braserlia de Hematolgia Hemoterapia, 33*, 221–230. http://dx.doi.org/10.5581/1516-8484.20110058.

O'Grady, N. P., Alexander, M., Burns, L. A., Dellinger, P., Garland, J., Heard, S. O., et al. (2011). *Guidelines for the prevention of intravascular catheter-related infections.* 1–83. www.cdc.gov/hicpac/bsi/bsi-guidelines-2011.html

Pandey, S., & Vyas, G. N. (2012). Adverse effects of plasma transfusion. *Transfusion, 52*(Suppl. 1), 65S–79S. http://dx.doi.org/10.1111/j1537-2995.2012.03663.x.

Petree, C., Wright, D. L., Sanders, V., & Killion, J. B. (2012). Reducing blood stream infections during catheter insertion. *Radiology Technology, 83*, 532.540.

Pirker, R. (2009). Erythropoiesis-stimulating agents in patients with cancer: Update on safety issues. *Expert Opinion on Drug Safety, 8*, 515–522. http://dx.doi.org/10.1517/14740330903158929.

Rimajova, V., Sopko, L., Martinka, J., Kubalova, S., & Mistrik, M. (2012). Granulocyte transfusions. *Bratislavske Leerske Listy, 113*(3), 175–181.

Schiffer, C. A., Mangu, P. B., Wade, J. C., Camp-Sorrell, D., Dope, D. G., El-Rayes, B. F., et al. (2013). Central venous catheter care for the patient with cancer: American Society of Clinical Oncology clinical practice guideline. *Journal of Clinical Oncology*, 1–15. http://dx.doi.org/10.1200/JOP.2012.000780, e-pub.

Schrijvers, D. (2011). Management of anemia in cancer patients: Transfusions. *The Oncologist, 16*(suppl 3), 12–18.

Schulmeister, L. (2010). Management of non-infectious central venous access device complications. *Seminars in Oncology Nursing, 26*, 132–141. http://dx.doi.org/10106/j.soncn.2010.02.003.

Sharma, S., Sharma, P., & Tyler, L. N. (2011). Transfusion of blood and blood products: Indications and complications. *American Family Physician, 83*, 719–724.

Sugimoto, T., Nagata, H., Hayashi, K., & Kano, N. (2012). Pinch-off syndrome: Transection of implantable central venous access device. *BMJ Case Reports*, November 30, *2012.* http://dx.doi.org/10.1136/bcr-2012-006584.

Teichgraber, U. K., Pfitzmann, R., & Hofmann, H. A. F. (2011). Central venous port systems as an integral part of chemotherapy. *Deutsches Ärzteblatt International, 108*(9), 147–154. http://dx.doi.org/10.3238/arztebl.2011.0147.

Valent, J., & Schiffer, C. A. (2011). Thrombocytopenia and platelet transfusions in patients with cancer. *Cancer Treatment and Research, 157*, 251–265. http://dx.doi.org/10.1007/978-1-4419-7073-2_15.

Wang, J., Moeller, A., & Ding, Y. S. (2012). Effects of atmospheric pressure conditions on flow rate of an elastomeric infusion pumps. *American Journal of Health-System Pharmacy, 69*, 587–591. http://dx.doi.org/10.2146/ajhp110296.

Watson, D., & Hearnshaw, K. (2010). Understanding blood groups and transfusion in nursing practice. *Nursing Standards, 24*(30), 41–48.

Webster, J., Gillies, D., O'Riordan, E., Sherriff, K. L., & Rickard, C. M. (2011). Gauze and tape and transparent polyurethane dressings for central venous catheters. *Cochrane Database System Review, 9*(11), CD003827. http://dx.doi.org/10.1002/14651858.CD003827.pub2.

Zaghal, A., Khalife, M., Mukherji, D., El Majzoub, N., Shamseddine, A., Hoballah, J., et al. (2012). Update on totally implantable venous access devices. *Surgical Oncology, 21*, 207–215. http://dx.doi.org/10.1016/j.suronc.2012.02.003.

Zairi, F. Le, Rhun, E., Tetard, M. C., Kotecki, N., & Assaker, R. (2011). Complications related to the placement of an intraventricular chemotherapy device. *Journal of Neuro-Oncology, 104*, 247–252. http://dx.doi.org/10.1007/s11060-010-0474-4.

第4篇 症状管理

第25章 药物干预

第一节 抗菌药物

一、概述

（一）基本原理和适应证 (Gea-Banacloche & Segal, 2011)

治疗感染：

(1) 感染是癌症和癌症治疗的主要并发症。

(2) 由于疾病或治疗方式，或两者共同作用下，导致癌症患者免疫功能低下，感染风险增加。

(3) 感染是癌症患者死亡最常见原因。

(4) 由于免疫功能改变，在患者诊断为癌症或接受癌症治疗时，许多感染常见症状和体征被忽略。

（二）抗菌药物类型（表25-1）

1. 药物管理原则 (Freifeld 等 ,2011 ; Gea-Banacloche & Segal, 2011)

(1) 发热：首诊体温大于 38.3℃或者体温持续一小时高于 38℃，提示需要处理。

1) 体温——不量腋温，腋温不可靠；不量肛温，会增加定植细菌感染直肠的风险。

2) 病史及体格检查。

3) 血培养——两组血培养。

①如果患者留置中心静脉导管或输液港，一组血培养从中心导管抽取，另一组来自外周静脉血。

②如果患者没有留置中心静脉导管，抽取两组外周血培养。

③如果患者血管条件较差，只留一组血培养标本。

4) 泌尿生殖道感染患者留取尿培养。

5) 痰培养——有症状或高风险患者。

6) 胸部 X 线检查——有症状或高风险患者。

①预期中性粒细胞减少大于 7 天。

②多种并发症。

③造血干细胞移植患者。

④血液恶性肿瘤患者。

7) 伤口和引流液培养——如有必要。

2. 经验性初始抗菌治疗 [Freifeld et al., 2011;Irwin et al., 2013; National Comprehensive Cancer Network (NCCN), 2013f]

(1) 抗生素选择基于以下几个方面

1) 抗生素的广谱覆盖率方案至关重要。

2) 癌症患者常见感染组织的覆盖率。

3) 关于微生物患病率和耐药性的个体模式，使用最新信息制订大多数抗生素治疗方案。

(2) 静脉注射 (IV) 剂量和用药方案在两次用药间隔期，尽可能保持抗菌药物在血清药物水平中较长时间。

(3) 治疗持续时间足以解决发热，避免产生抗菌药物不必要的副作用。

1) 血培养阴性——如存在微生物，治疗至少持续 7 天。

2) 发热 3 天。

3) 中性粒细胞计数大于 500/mm^3。

(4) 如果初始用抗生素治疗发热无效，应考虑非细菌、感染性微生物对抗生素治疗耐药（如耐甲氧西林金黄色葡萄球菌、耐万古霉素肠球菌）、抗微生物剂的血清和组织水平不足或药物性发热引起的风险。

1) 如果治疗环境不变，且评估未发现异常，可继续使用目前的抗菌药。

2) 如为进展性感染，就必须改变抗菌药物方案。

3) 在使用抗菌药物的基础上增加抗真菌剂。

①中性粒细胞减少 1/3 的发热患者，如抗生素治疗 1 周后无反应，应进行全身性抗真菌感染治疗。

②最常见的微生物包括念珠菌和黄曲霉。

(5) 如果患者有病毒阳性或化疗期间暴发病毒（如单纯疱疹、带状疱疹），应考虑抗病毒治疗。

(6) 考虑咨询感染疾病专家。

（三）抗菌药物治疗潜在的不利影响（见表25-1）

1. 二重感染。

2. 肾毒性——急性肾小管坏死、肾炎、电解质失衡。

3. 血液系统——血小板减少症、中性粒细胞减少、贫血。

表 25-1　用于中性粒细胞减少性发热的抗菌剂

	覆盖率	剂量	注释
抗菌药物类			
青霉素类 哌拉西林他唑巴坦 (Zosyn)	革兰阳性菌 革兰阴性菌 厌氧菌	每隔4.5小时静脉注射一次	中性粒细胞减少性发热的一线治疗 可能会产生半乳甘露聚糖假阳性 不宜用于脑膜炎患者 肾功能不全者需调整剂量
碳青霉烯类			
亚胺培南西司他丁钠 (液)	革兰阳性菌 革兰阴性菌 厌氧菌	每隔6小时静脉注射500 mg	增加抗药性 降低癫痫发作阈值 肾功能不全者需调整剂量
美罗培南 (Merrem)	革兰阳性菌 革兰阴性菌 厌氧菌	每隔8小时静脉注射1g(脑膜炎 2g)	中性粒细胞减少性发热的一线治疗 对脑膜炎,医院获得性肺炎,腹腔 　感染有效 产酶菌已被记录在案 肾功能不全者需调整剂量
头孢菌素类			
头孢他啶 (Fortaz)	革兰阴性菌	每隔8小时静脉注射2g	革兰阳性细菌活动受限 如果用于革兰阳性菌需考虑 增加抗药性 中性粒细胞减少性发热的二线治疗 肾功能不全者需调整剂量
头孢吡肟 (Maxipime)	革兰阳性菌 革兰阴性菌	每隔8小时静脉注射2g	中性粒细胞减少性发热的一线治疗 腹腔内感染治疗效果不理想 肾功能不全者需调整剂量
两性霉素B脂质复合物	白曲霉(不是土曲霉)接合菌为 双相真菌	5 mg/kg 静脉注射,每日一次	毒性比脱氧胆酸明显减少 不需要预防 比脂质体制剂可能产生更多的肾毒 　性
棘白菌素 卡泊芬净	念珠菌、真菌	70mg 静脉注射每日一次,首剂 　量为一剂;然后,50mg静脉 　注射每日一次	念珠菌感染的一线治疗药物 用于发热性中性粒细胞减少的经验 　性治疗 抢救治疗曲霉菌病
米卡凡金抑制细胞壁合成 　的抗真菌药,对深部真 　菌病致病真菌假丝酵母 　菌属(念珠菌属)及曲霉 　菌属均呈抗真菌活性且 　高度安全 (米开民)	念珠菌 曲霉	每日50mg静脉注射(预防) 100~150mg静脉注射每日一次	氟康唑预防干细胞移植的效果 用法类似于卡泊芬净
抗病毒药物 羟乙氧鸟嘌呤	单纯疱疹病毒 水痘带状疱疹病毒	400mg口服,每日两次(预防)或 　200mg每日三次 5-10mg/kg静脉注射每日三次	单纯疱疹病毒阳性患者的预防有效 如果使用静脉注射剂量,液体水化 　是必要的 基于理想体重的剂量
庆大霉素	革兰阳性菌(与β-内酰胺类抗 　生素的协同作用)、革兰阴 　性菌	剂量由体重决定	对铜绿假单胞菌不如妥布霉素活 　跃, 有肾毒性和耳毒性,应限制使用
杂类抗生素 万古霉素	革兰阳性菌	剂量由体重决定	经常用来覆盖发热性中性粒细胞减 　少患者革兰阳性感染 只显示一些患者的经验性治疗 通过concentratic的基础调整剂量

(待续)

表 25-1(续)

利奈唑胺 (Zyvox)	革兰阳性菌	每12小时口服/静脉注射600mg	具有血液学毒性,应限制使用 肠球菌主动对万古霉素耐药
达托霉素 (克必信)	革兰阳性菌	剂量由体重决定	肠球菌主动对万古霉素耐药 可能引起横纹肌溶解;每周监测肌 　酸磷酸激酶(CPK) 对治疗肺部感染效果不明显 根据肾功能调整剂量
磺胺甲恶唑-甲氧苄啶 (复方新诺明)	卡氏肺孢子虫	单强度片剂每日一次 双强度片剂每周一、三、五服 　用	用作预防和治疗
抗菌药			
唑系 氟康唑 (大扶康)	念珠菌 (除了光滑念珠菌和克柔念珠 　菌)	每日100mg静脉注射/口服	固定的模式 用于高危人群(如移植、急性白血 　病) 根据肾功能调整剂量
伏立康唑 (是一种抗真菌药)	念珠菌二相性真菌曲霉	每日两次静脉注射6mg/kg 每日两次剂量;每日4mg/kg	曲霉菌病的一线治疗 作为经验性中性粒细胞减少病治疗 　发热 静脉制剂中根据肾功能调整剂量 证据表明,通过最低药量调整剂量 　增加疗效。 TDM = 1~5.5mg/l靶浓度
伐昔洛韦	单纯疱疹病毒 水痘带状疱疹病毒	500mg口服每日1次(预防)	代谢阿昔洛韦 较阿昔洛韦提高生物利用度
更昔洛韦	单纯疱疹病毒 水痘带状疱疹病毒 巨细胞病毒 人疱疹病毒6型	5 mg/kg静脉注射,每日两次	巨细胞病毒在高危患者中有先发制 　人治疗的效果 血液学毒性
缬更昔洛韦	单纯疱疹病毒 水痘带状疱疹病毒 巨细胞病毒 人疱疹病毒6型	900mg口服每日一次(预防) 900mg口服,每日两次,最低限 　度	代谢为更昔洛韦 血液学毒性 用于巨细胞病毒激活患者的预防
西多福韦	单纯疱疹病毒 水痘带状疱疹病毒 巨细胞病毒 腺病毒属	5mg/kg静脉注射,每周x双剂 　量;然后,每次2剂量	肾毒性明显,使用前后需要水化 眼毒性、骨髓抑制 丙磺舒预防肾重吸收 巨细胞病毒的二线治疗 腺病毒的一线治疗

改编自国家综合癌症网络 (2013f)。癌症相关性感染的预防和治疗 (VL.2013)。http://www.nccn.org/professionals/physician _ GLS /
PDF / infections.pdf
CMV, 巨细胞病毒;HHV-6, 人疱疹病毒 6 型;HSV, 单纯疱疹病毒;IV, 静脉注射;PO;TDM, 治疗药物监测, VZV, 水痘 - 带状疱疹病毒。

4.肝毒性——肝功能试验。

5.心血管疾病——静脉炎、低血压、心律失常、QT间期延长。

6.胃肠道功能——恶心、呕吐、厌食、腹泻、结肠炎。

7.神经毒性——癫痫、头晕、耳毒性。

8.皮肤病——皮疹、Stevens-Johnson 综合征、鹅口疮、食管炎、阴道炎。

9.水、电解质失衡——低钾血症、高钠血症、低镁血症、脱水、体液容量负荷。

10.超敏反应。

二、评估

（一）风险因素评估（见第4章）(Freifeld et al., 2011;Gea-Banacloche & Segal, 2011; NCCN, 2013f)

1.生物体干扰的首要障碍

(1) 皮肤外科手术。

(2) 侵入性操作（如插入中心静脉导管，留置导尿管）。

(3) 发泡剂抗肿瘤药物外渗。

(4) 口腔炎、黏膜炎。

(5) 直肠裂隙。

(6) 烧伤。

2.免疫功能改变

(1) 中性粒细胞减少：中性粒细胞计数 <1000/ mm^3。

(2) 患者中性白细胞减少症的时长。

(3) 类固醇药物使用。

(4) 神经钙蛋白抑制剂。

(5) 环孢素。

(6) 他克莫司。

(7) 既往抗生素治疗史。

(8) 功能性无脾。

(9) 移植物抗宿主病。

(10) 血液系统恶性肿瘤。

(11) 干细胞移植。

3.并发症

(1) 糖尿病。

(2) 心血管疾病。

(3) 肾病。

(4) 肝脏疾病。

(5) 胃肠道疾病。

(6) 瘘、脓肿。

(7) 压疮。

(8) 肺疾病 [如慢性阻塞性肺病 (COPD)]。

4.肿瘤坏死和浸润

5.既往癌症治疗引起的 B 细胞和 T 细胞功能显著变化（化疗、生物治疗或放疗）。

(1) 氟达拉滨（抗肿瘤药）。

(2) 阿仑单抗。

(3) 利妥昔单抗。

(4) 抗胸腺细胞球蛋白。

（二）药物过敏史或药物反应或不耐受史

（三）体格检查（见第 27 章）

（四）目前使用药物

（五）诊断和实验室检查评价

1.血培养及药敏性——血液、尿液、痰液培养。

2.全血细胞计数。

3.全面代谢指标检查 (CMP)。

4.影像学检查或活检术

(1) 胸部 X 线检查。

(2) 计算机体层摄影术 (CT)。

(3) 磁共振成像 (MRI)。

(4) 胃镜检查 (EGD)。

(5) 支气管镜检查。

（六）患者及家属文化、种族背景的评估，特别是药物治疗相关的卫生保健实践、价值观及信仰

1.评估对西药的理解和遵医行为。

2.确定患者及家属咨询传统治疗师和东方医学或顺势疗法的从业者,是否服用中草药制剂大剂量维生素（潜在的药物相互作用）。

3.确定患者种族群体,种族群体的生物学差异可能影响药物代谢率、临床药物反应、药物副作用。

三、护理诊断和预期目标

（一）感染的风险 (NANDA-I)

1.预期目标——患者无感染, 或感染者早期发现并及时治疗。

2.预期目标——中性粒细胞减少患者可以在败血症发热高峰期 1 小时内起效。

（二）体温失衡风险 (NANDA-I)

1.预期目标——患者体温保持在正常范围内。

2.预期目标——患者及家属讨论发热的即时评价的基本原理。

3.预期目标——向患者列出抗菌药物治疗不良反应体征与症状,并向医疗保健团队报告。

4.预期目标——劝说患者及家属坚持完成规定的用药方案。

（三）知识的匮乏 (NANDA-I)，感染相关的知识

预期结果——患者及家属描述感染的危险因素。

四、护理计划与护理措施

（一）体温升高和预防感染的干预措施（见第 27 章）

（二）患者及家属健康教育的干预措施

1.感染危险因素的健康教育（见评估）。

2.讨论感染的症状和体征。

3.提供抗菌药物治疗使用的基本原理, 规范使用抗生素。

4.向医疗保健团队报告潜在的副作用, 以及副作用管理策略。

5.讨论促进患者及家属药物依从性的重要性以及促进药物依从性的策略, 如药品箱和电子提醒器。

（三）减少发病率，检测抗菌药物副作用的干预措施（表 25-1）

（四）监测抗菌治疗效果的干预措施

1. 监测体温、脉搏、呼吸、血压。

2. 评估瞬时发热的基本原理。

3. 评估实验室值或体液状态变化。

五、评价

肿瘤专科护士系统、定期评估患者感染的风险，患者及家属对预防和管理感染干预措施的反应。收集相关数据、实际调查结果与预期结果进行比较。如有必要，对护理诊断、结果和护理计划进行检讨和修订。

第二节　抗炎剂

一、概述

（一）基本原理和适应证 (Grossman & Nesbit, 2008)

减少炎症和疼痛：

尽管炎症是一种保护机制，但某些情况下，它会给患者带来伤害和疼痛。

1) 炎症涉及的环加氧酶作用产生前列腺素（又称前列腺素合成酶）。

2) 前列腺素介导炎症引起伤害性疼痛。

3) 抗炎剂抑制环加氧酶作用,抑制前列腺素的产生,从而降低疼痛信号传导和炎性反应。

（二）抗炎剂的种类

1. 非甾体类抗炎药 (NSAID)（表 25-2）。

2. 糖皮质激素（表 25-3）。

（三）药物管理原则

1. 疼痛管理（见第 34 章）

(1) 轻至中度疼痛治疗

1) 世界卫生组织阶段（见第 34 章）。

2) 少数癌症患者单独使用抗炎剂控制疼痛。

(2) 阿片类药物辅助疼痛管理

加入非甾体类抗炎药可以减少阿片类药物的剂量。

2. 症状管理

(1) 肿瘤溶解热。

(2) 骨转移。

（四）潜在的不利影响（表 25-4）

1. 消化道出血。

2. 肾毒性。

3. 出血。

4. 心脏毒性。

5. 精神错乱，尤其是老年人。

二、评估

（一）识别高危患者

1. 痛苦（见第 34 章）——骨转移癌症患者常见（如前列腺、乳腺、肺）。

2. 肿瘤溶解热患者（见第 40 章）。

3. 非甾体类抗炎药毒性风险的患者

(1) 年龄 60 岁以上。

(2) 胃肠道出血或溃疡史。

(3) 血小板减少（症）。

(4) 肾功能不全。

(5) 并发症。

1) 糖尿病。

2) 多发性骨髓瘤。

（二）治疗目标

疼痛程度与患者目标一致。

（三）体格检查

1. 生命体征。

2. 疼痛评估（见第 34 章）

(1) 患者报告用疼痛评分量表。

(2) 疼痛生理和心理活动障碍。

(3) 日常生活活动障碍。

3. 评估肿瘤溶解效果（见第 40 章）。

（四）当前使用药物

小心使用非甾体抗炎药，以及任何增加出血的风险药物（如华法林、肝素）。

（五）评估诊断和实验室检查

1. 全血细胞计数。

2. 肾功能。

（六）评估患者及家属文化、种族背景，特别是药物治疗相关的卫生保健实践、价值观及信仰（见抗菌药物，评估部分）

三、护理诊断及预期目标

（一）急性疼痛和慢性疼痛 (NANDA-I)

预期目标——患者疼痛减少或缓解，使他或她满意。

（二）体温不平衡风险 (NANDA-I)

预期目标——维持患者身体温度在正常范围内。

（三）抗炎药物治疗相关的知识缺乏 (NANDA-I)

1. 预期目标——向患者讲解抗发炎药物治疗的潜在不良影响。

2. 预期目标——向患者讲解抗炎药物治疗不良作用的管理措施。

3. 预期目标——向患者列出抗炎药物不良反应的症状和体征，并向医疗保健团队汇报。

4. 预期目标——患者描述抗炎药治疗的基本原理。

表25-2 癌症常用的非甾体类抗炎药

非甾体类抗炎药	通常的成人口服剂量（最大剂量为每24小时）	值得注意的药物信息
丙酸酯	300~600mg每4~6h（最大量为3000mg）	处方要求
非诺洛芬(Nalfon, 各种仿制药)		头晕，胃肠道副作用
布洛芬(各种仿制药)(OTC)	400~800mg每4~6h（最大量为3200mg）	200mg有效 OTC
		胃肠道副作用
酮洛芬(酮洛芬)	25~60mg每6~8h(最多为300mg)	胃肠副作用，头痛，头晕
萘普生萘普生 (OTC)	250~275mg每6~8h(最多为1250mg)	体重增加
		不要压碎药片
乙酸	50~75mg每8~12h（最多为200mg）	胃肠道副作用
双氯芬酸(扶他林)		随身携带食物
依托度酸(碘，碘XL)	200~400mg每6~8h(最多为1200mg)	胃肠副作用，液体滞留
吲哚美辛(消炎痛)	25mg每8~12h(最多为200mg)	肾毒性，胃肠道副作用
酮咯酸	10mg每4~6h(最多为40mg)	老年人较低剂量
舒林酸	200mg每12h(最多为400mg)	肾毒性较小
托美丁	200~600mg每8h(最多为1800mg)	胃肠副作用少，空腹服用
昔康类	每日20mg(最多为40mg)	半衰期长允许每日使用一次剂量，
吡罗昔康(吡罗昔康)		老年患者谨慎使用
		易导致体液潴留
水杨酸酯	325~650mg每3~4h(最多为6000mg)	不与非甾体抗炎药结合
阿司匹林		有效抗血小板作用
三柳胆镁(三水杨酸胆碱镁)	1500mg每12h(最多为3000mg)	无抗血小板作用
双水杨酯(双水杨酯制剂的商品；各种仿制药)	750mg每8~12h(最多为3000mg)	无抗血小板作用
环氧合酶-2选择性抑制剂	100~200mg每12h(最多为400mg)	与慢性炎症使用还没有被证明胃肠安全的优点
塞来昔布(西乐葆)		较少的胃肠道和血小板的副作用
		肾消除率为27%
		主要是cyp-2c9进行肝脏代谢
		氟康唑可提高浓度
		远离塞来昔布制酸剂1小时以避免吸收减少
		与华法林，锂和甲氨蝶呤的相互合用，可以提高水平和毒性

OTC, 非处方药。

表25-3 用于癌症治疗的糖皮质激素

糖皮质激素	等效剂量	值得注意的药物信息
短效(8~12h)	30mg	水钠潴留
可的松(各种商品名称)		
氢化可的松(各种商品名称)	20mg	水钠潴留
中效(12~36h)	4mg	最小钠潴留活动
甲基强的松龙(甲泼尼龙)		
泼尼松(各种商品名称)	5mg	最小钠潴留活动
		代谢类固醇
长效	0.75mg	低剂量无钠潴留活动
地塞米松(地塞米松)		

表 25-4　非甾体类抗炎药 (NSAIDs)、糖皮质激素的副作用

不良反应	护理含义 / 要点
非甾体类抗炎药 胃肠道反应、溃疡、出血、消化不良 腹痛、胃炎、便秘、消化性溃疡 随年龄增加风险增加 慢性使用，与糖皮质激素合用 消化道溃疡史 米索前列醇(喜克溃)可用于预防NSAID引起的溃疡	与食物或牛奶服用 注意大便气味 胃肠道出血的症状与体征的评估
胰腺 胰腺炎与舒林酸	监测血清淀粉酶和脂肪含量和尿淀粉酶水平的结果 监测胰腺炎的症状与体征(如突然和剧烈的上腹痛、恶心、呕吐、低烧、黄疸)
肝脏 增加ALT、AST、胆红素水平 肝毒性的风险包括酗酒、慢性活动性肝炎、肝炎病史、肝硬化、充血性心力衰竭	监测肝酶、胆红素化验结果 评估危险因素的健康史
中枢神经系统 头晕、嗜睡、头晕或眩晕、嗜睡、精神错乱	神经系统的警觉性及方向性 建议患者及其家属避免需要精神警觉的驾驶或其他危险活动，直到中枢神经系统的作用可被确定 采取安全措施保证患者安全(如协助患者下床活动、跌倒的预防措施)
疲劳、不适	避免酒精及其他中枢神经系统抑制剂 评估疲劳程度 提供休息时间
头痛	监测全血细胞计数化验结果 评估头痛的程度，并根据需要使用疼痛药物
心血管 充血性心力衰竭、外周水肿、液体潴留、高血压	监测液体情况，肺呼吸音，凹陷性水肿，生命体征，每日测体重
肾 急性肾衰竭、血肌酐和血肌酐水平和蛋白尿；风险包括年龄、慢性肾脏病、充血性心力衰竭	监测出入水量 监测BUN、肌酐、尿分析实验室检查结果和血压 评估水肿 评估健康史的风险因素
血液 中性粒细胞减少、白细胞减少、血小板减少、血红蛋白和红细胞压积水平下降 例如：三柳胆镁(三水杨酸胆碱镁)	监测全血细胞计数化验结果 评估并实施管理感染、出血和疲劳的措施(见第27、34章)
血小板受损 出血时间延长	监测血小板水平 没有即时消息 实施出血预防措施
特殊感觉 视觉障碍、视力模糊 畏光、眼白内障、青光眼、耳朵痛、耳鸣	强调定期检查和听力测试的重要性。 健康保健提供者为患者提供视力模糊、眼痛、耳朵痛、耳鸣和昏暗的健康教育知识，患者如需避光的话，可以住昏暗的房间或戴太阳镜
超敏性 哮喘和过敏反应	监测超敏反应——呼吸状态变化，瘙痒、荨麻疹、发烧、疼痛、脉率改变、血压降低、尿量减少 评估呼吸音;抬高床头以缓解呼吸 根据需要给氧 如需要的话，可以使用支气管扩张剂，抗组胺药

表 25-4(续)

不良反应	护理含义 / 要点
呼吸系统 呼吸困难、咯血、支气管痉挛、呼吸急促	非甾体抗炎药禁忌用于阿司匹林过敏、鼻息肉、支气管疾病患者 进行呼吸评估；监测呼吸音。 检查痰的颜色和浓度 抬高床头以缓解呼吸 如有需要，可使用支气管扩张剂和吸氧
皮肤和骨骼 皮疹、红斑、荨麻疹、光敏性、骨质疏松、伤口愈合不良、皮肤变薄、生长停滞	观察皮疹，监测伤口愈合延长的时间或者伤口创面的改变情况 建议患者使用防晒霜，穿防护服，保护皮肤，避免长时间暴露在阳光下 监测身高
脑下垂体 因长期使用及快速撤药而引起的肾上腺皮质功能不全	监测血糖及电解质实验室测试结果。监测生命体征和周围水肿的存在
传染病 增加感染风险的因素——细菌、真菌、病毒、结核和疱疹性结膜炎的传播	观察皮质醇不足症状、如发热、体位性低血压、晕厥、神志不清、肌痛、关节痛 血培养和皮肤检查。根据需要使用抗菌药物和解热镇痛药 注意感染的症状和体征可能被非甾体抗炎药掩盖
糖皮质激素 长期使用引起库欣综合征、包括向心性肥胖、满月脸、水牛背、容易瘀伤、痤疮、多毛症、妊娠纹、皮肤萎缩	评估患者对身体形象的关注 为患者提供分享和讨论应对策略的机会 给予患者关于皮肤和安全防范措施健康教育
电解质和代谢失衡 高血糖、高钠血症、低钾血症、低钙血症、导致水肿、高血压、糖尿病、骨质疏松症	监测实验室结果(血糖、电解质、钙)、生命体征、体重 评估水肿
神经肌肉与骨骼 关节痛、肌肉疼痛、疲劳、肌肉无力、肌病、肌肉萎缩、骨质疏松、骨折	监测肌肉力量 根据需要使用止痛药物 鼓励经常运动促进骨骼发育 落实安全措施，防止跌倒和受伤
眼效应 白内障和青光眼	定期检查眼睛 教育患者任何眼睛疼痛或视力模糊等向医疗保健提供者报告 那些开角型青光眼的患者应避免使用糖皮质激素
垂体-肾上腺皮质功能的抑制 长期使用突然停药，可能引起急性肾上腺皮质功能不全和依赖、发热、肌痛、关节痛、全身不适；无法应对压力	监测低血压患者的血压 监测低钠血症患者的电解质 脱水、疲劳、腹泻、厌食症的评估。 监测生命体征和肌肉和关节疼痛；使用止痛药物。 教育患者无论是生理还是情绪有关压力的情况下，如何联系医疗保健专业人员的援助

ALT, 谷丙转氨酶；ASAT 阿司匹林；AST, 天冬氨酸转氨酶；BUN, 血中尿素氮；CBC, 全血细胞计数；CHF, 充血性心力衰竭；CNS, 中枢神经系统；GI, 胃肠道；HOB, 床头；IM, 肌肉内；NSAID, 非类固醇消炎药；PUD, 消化性溃疡病。

四、护理计划与护理措施

（一）控制疼痛（参见第 34 章）及肿瘤裂解引起的发热（参见第 40 章）的干预措施

（二）患者健康教育的干预措施

1.抗炎药物治疗的基本原理和规范使用抗炎药。

2.不良反应与预防和管理的不良反应的对策。

3.如何将不良反应报告给医疗保健团队。

（三）监测抗炎药物治疗不良反应的干预措施（见表 25-4)

（四）减少发病率，检测抗炎药物副作用的干预措施（见表 25-4)

1.给予非甾体类抗炎药前知晓患者过敏史

非甾体抗炎药禁忌证患者：阿司匹林过敏或阿司匹林 (ASA) 过敏患者、鼻息肉和支气管痉挛患者。

2.审核患者现有药物潜在的药物相互作用。

(1) 如非甾体类抗炎药，可增加苯妥英钠（大仑丁）、磺酰胺与华法林（香豆素）的效果。

（2）如果患者正在静脉注射甲氨蝶呤时，应避免使用非甾体抗炎药，因为非甾体抗炎药会降低甲氨蝶呤肾脏清除率。

3、审查辅助疗法的使用，可能会改变非甾体抗炎药的新陈代谢。

（五）抗炎药物治疗的干预措施

1.评估患者症状适当的缓解（如疼痛）。

2.感染患者的评估，因为 NSAID 的解热抗炎作用可能掩盖感染的症状和体征。

五、护理评价

肿瘤专科护士系统、定期评估患者的疼痛或发热以及对非甾体药物的反应，确定非甾体药物对患者疼痛或发热缓解进展情况。收集相关数据、实际调查结果与预期结果进行比较。如有必要，对护理诊断、结果和护理计划进行检讨和修订。

第三节 止呕治疗

一、概述

（一）原理和适应证 (Hainsworth，2008; Hesketh, 2008)

1.预防和治疗恶心呕吐。

2.恶心呕吐的原因

（1）化疗（表 25-5）

1）患者化疗最可怕的副作用之一。

2）无预防措施的情况下，呕吐发生率估计为 70%~80%。

（2）放射治疗。

（3）手术。

（4）肿瘤直接作用（如肠梗阻）。

（5）伴随药物治疗（如阿片类药物，抗生素）。

（6）伴随并发症。

3.治疗恶心呕吐引起的并发症

（1）水、电解质紊乱

1）血容量不足。

2）血钙过多、高血钙。

3）低或高钠血症。

4）低或高血糖。

（2）感染（如败血症、脑膜炎）。

（3）便秘及肠梗阻。

4.治疗引起恶心和呕吐的并发症

（1）营养不良

1）增加体重下降。

2）免疫抑制。

3）水、电解质失衡。

（2）贲门黏膜撕裂——食管撕裂导致呕吐。

（3）减低规范性。

（4）降低生活质量。

（5）疲劳。

5.恶心呕吐分类

（1）急性

1）发生在化疗给药 24 小时内。

①肠嗜铬细胞释放化疗介导的血清素（同样释放 P 物质与其他介质）。

②神经递质通过迷走神经传入神经元对化疗触发区。

③激活呕吐中枢。

（2）后期或延迟

1）发生在化疗后 24~120 小时内。

①机制不是很好理解。

②急性恶心或呕吐的最大危险因素进展。

③如果严重的话，可以持续 120 小时后。

（3）预期

1）来自大脑皮层和大脑边缘区。

2）患者恶心呕吐发作之前控制不佳经典的巴甫洛夫条件反应。

3）不具威胁性的暗示（听觉、视觉或感觉）可能触发反应。

4）焦虑引发思考。

（4）突破

尽管有药物预防，还是发生恶心或呕吐。

（5）不响应

突破性恶心或呕吐不响应标准治疗。

（二）危险因素 (Hainsworth, 2008; Hesketh, 2008; NCCN, 2013b)

1.分为治疗特异性和患者特异性

（1）治疗特异性

1）具体的化疗药物方案。

2）化疗药物剂量。

3）给药途径。

4）给药频率。

5）治疗周期。

（2）患者特异性

1）化疗引起的恶心和呕吐 (CINV) 史。

2）其他形式的恶心和呕吐史。

3）怀孕。

4）晕动症。

5）女性。

6）年龄（< 50 岁）。

7）焦虑

表25-5 呕吐的潜在性，呕吐和选择化疗药物作用的时间

发生率	药物
高(＞90%)	卡莫司汀＞250mg/m²
	顺铂
	环磷酰胺＞1500mg/m²
	抗黑瘤素
	二氯甲基二乙胺
	链佐星
	多柔比星＞60mg/m²
	表柔比星＞90mg/m²
	异环磷酰胺＞2g/m²
	AC(多柔比星/环磷酰胺)
中(30%-90%)	白介素(IL-2)
	氨磷汀≥300mg/m²
	三氧化二砷
	阿扎胞苷
	苯达莫司汀
	白消安
	顺二氨络铂
	卡莫司汀＜250mg/m²
	氯法拉滨
	环磷酰胺＜1500mg/m²
	阿糖胞苷＞200mg/m²
	柔红霉素
	放线菌素D
	多柔比星≤60mg/m²
	表柔比星≤90mg/m²
	依托扑沙
	伊达比星
	异环磷酰胺≤2g/m²
	伊立替康
	美法仑
	甲氨蝶呤＞250mg/m²
	奥沙利铂
	替莫唑胺
低(10%~30%)	氨磷汀＜300mg/m²
	六甲蜜胺
	治疗淋巴瘤的一种新型靶向抗体-药物耦联物
	Cabazitaxol
	治疗复发难治性多发性骨髓瘤的新一代的蛋白酶抑制剂
	阿糖胞苷≤200mg/m²
	多西他赛
	多柔比星(脂质体)
	Erubilin
	依托扑沙
	氟尿嘧啶
	氟尿苷
	吉西他滨
	伊沙匹隆
	罗莫司丁

表25-5(续)

发生率	药物
	巯(基)嘌呤(尤指6-巯基嘌呤，用以治疗急性白血病)
	甲氨蝶呤＜250mg/m²
	丝裂霉素C
	米托蒽醌
	紫杉醇
	紫杉醇(白蛋白结合)
	培美曲塞
	喷司他丁
	Pralatrexate(叶酸类似物)
	罗米地辛
	塞替派
	拓扑替康
极低(＜10%)	阿仑单抗
	天(门)冬酰胺酶
	Bevicizumab
	博来霉素
	硼替佐米
	卡介苗
	西妥昔单抗
	苯丁酸氮芥
	克拉屈滨
	地西他滨
	最常用于治疗某些类型的皮肤T-细胞淋巴瘤
	氟达拉滨
	易普利姆玛
	奈拉滨
	奥法木单抗
	帕尼单抗
	门冬酰胺酶
	利妥昔单抗
	帕妥珠单抗
	曲妥单抗
	替西罗莫司
	维A酸
	长春酸
	长春新碱
	长春新碱(脂质体)
	长春瑞滨；维诺利宾

剂量有关；更高的剂量将增加潜能；路线与剂量相关。如果不使用预防发病率估计会增加，根据美国国家综合癌症网络改编(2013年)。Antietnesis(V1.2013), http://www.nccn.org/professionals/physician_gls/pdf/antiemesis.pc and Hesketh, P.J. (2008). 化疗引起的恶心和呕吐。New England Journal of Medicine, 358, 2482-2494.

8) 使用或滥用酒精(少饮酒风险增加)。

（三）止吐药物类型（表25-6) (Feyer & Jordan, 2011; Hainsworth, 2008; Hesketh, 2008; NCCN,

2013b)

1. 大多数抗生素机制——经由信号转导通路扰乱恶心神经传递的干扰呕吐中枢。

(1) 主要神经递质指标

1)5- 羟色胺 (5-HT3 受体拮抗剂，如酮)。

2) 神经激肽 (NK1 受体拮抗剂，如阿瑞吡坦)。

4) 多巴胺 (D2 拮抗剂，如丙氯拉嗪)。

5) 组胺 (H1 受体拮抗剂，如异丙嗪)。

6) 乙酰胆碱 (毒芹碱，如东莨菪碱)。

7) 大麻素 (大麻素受体激动剂，如屈大麻酚)。

（四）药物使用原则 (Basch et al.> 2011; Feyer & Jordan, 2011; Hainsworth, 2008; Hesketh, 2008; Irwin, Brant, & Eaton, 2012; NCCN, 2013b)

1. 目标——预防恶心呕吐。

2. 化疗前使用最低有效剂量止吐。

3. 选择合适的止吐药 (见表 25-6) 基于对化疗致吐潜能以及患者危险因素。

4. 预防性给予止呕药预防化疗药物所致恶心呕吐发作、峰值以及持续时间。

5. 如果患者出现恶心呕吐，进行延迟性呕吐风险评估及预防性治疗。

6. 化疗 48~72 小时出现恶心呕吐，指导后续评估。

（五）预防恶心呕吐 (Basch et al" 2011; Feyer & Jordan, 2011; Hainsworth, 2008; Hesketh, 2008; NCCN, 2013b)

1. 高致吐药物

(1) 神经激肽 1 抑制剂 + 5-HT3 受体拮抗剂 + 地塞米松。

(2) 地塞米松 2~4 日。

(3) 劳拉西泮。

(4) 质子泵抑制剂或 H2 受体阻滞剂。

2. 中致吐药物

(1)5-HT3 受体拮抗剂 + 地塞米松

(2) 地塞米松 2~3 日。

(3) 劳拉西泮。

(4) 质子泵抑制剂或 H2 受体阻滞剂。

3. 低致吐药物

(1) 化疗前 1 日静滴地塞米松或甲氧氯普胺、丙氯拉嗪。

(2) 质子泵抑制剂或 H2 受体阻滞剂。

4. 低致吐药物

当前无低致吐药物。

（六）恶心呕吐的突破性药物

1. 丙氯拉嗪。

2. 氟哌利多。

3. 异丙嗪。

4. 地塞米松。

5. 屈大麻酚 (镇吐药)。

6. 劳拉西泮。

7. 昂丹司琼。

8. 甲氧氯普胺。

（七）潜在不良反应 (Hesketh, 2008)

药物治疗的不良反应 (见表 25-6)。

二、评估

（一）识别恶心和呕吐风险的患者（见第 28 章）

1. 目前治疗史和用药史

(1) 化疗药物、剂量和方案。

(2) 放射治疗、位置和剂量。

(3) 其他医疗问题。

(4) 目前使用药物。

2. 患者相关因素。

(1) 年龄小于 50 岁——可能有较大的预期性呕吐。

(2) 高度酒精摄入——发病率可能较低。

(3) 女性高于男性。

3. 妊娠相关恶心呕吐阳性史。

4. 晕动症阳性史。

（二）体格检查（见第 28 章）

1. 呕吐发作的次数和呕吐量。

2. 干呕。

3. 进食量及出入水量。

4. 体液平衡，脱水症状和体征——皮肤弹性差、体重下降、尿液浓缩、尿量减少与体位性低血压。

5. 呕吐物中含有血性液体。

6. 生命体征——体位性低血压。

7. 现存健康问题，如青光眼患者和 QT 间期延长的患者，应避免使用过多止吐药。

（三）诊断和实验室检查的评价

1. 血清电解质值。

2. 心电图 (ECG) 以确定心律失常类型、心脏传导阻滞、QT 间期。

（四）评估患者及家属文化、种族背景，特别是药物治疗相关的卫生保健实践、价值观及信仰（见抗菌药物，评价部分）

三、护理诊断和预期目标

（一）恶心 (NANDA-I)

预期目标——患者无恶心、呕吐发作。

（二）体液不足的风险 (NANDA-I)

预期目标——患者维持体液和电解质平衡。

（三）知识缺乏 (NANDA-I)——止呕治疗相关知识

1. 预期目标——同患者讨论使用止呕药物治疗的基

表25-6　止吐治疗：选择药物制剂的化疗引起的恶心呕吐的控制

药名	给药途径	剂量/时间（成人）	药物不良反应	护理含义/要点
血清素拮抗剂				
昂丹司琼	静脉注射	化疗前8~16mg或0.15mg/kg 每8h一次每日3剂	头痛	评估头痛，并考虑用乙酰氨基酚治疗头痛。头痛与格雷司琼与其他地区相比发生率低
	口服	化疗前8~32mg	便秘	评估数量和粪便的颜色、性状 使用大便软化剂(多库酯)和兴奋剂(塞纳)，预防便秘 在饮食中增加液体和粗粮
格雷司琼	静脉注射 口服	化疗前(0.01 mg/kg) 化疗前2mg	短暂增加血清中AST, GPT	监测肝功能 给药：在化疗前至少30分钟给予较高剂量，以防头晕、头痛、低血压
多拉司琼	口服	化疗前100mg		预防心电图心动过速或呼吸急促
帕诺洛斯琼	静脉注射	化疗前0.25mg		
神经激肽受体拮抗剂				
阿瑞吡坦	口服	化疗前125mg1次;然后第2、3日每日80mg	便秘	评估大便次数见性状 使用大便软化剂(多库酯)和兴奋剂(塞纳)，预防便秘 在饮食中增加液体和粗粮
福沙吡坦	静脉注射	化疗前150 mg	腹泻 打嗝、疲劳	监测大便次数及性状 监测打嗝情况 如果持续打嗝，考虑使用氯丙嗪，或肌肉放松剂 可能与地塞米松相关 疲乏来源于化疗给药，而不是药物本身
替补苯甲酰胺				
甲氧氯普胺	静脉注射 口服	根据需要10mg4~6h 2mg/kg每2h×4 0.5~2.0mg/kg每3~4h 20~40mg每4~6h	镇静	评估镇静水平。患者药物反应持续时，患者应避免高空作业 患者避免饮酒及其他中枢神经系统抑制剂
			视锥细胞外系症状(EPS)(如静坐不能、急性肌张力障碍反应);患者<40岁发病率增加	评估视锥细胞外系反应 预防性使用苯海拉明预防视锥细胞外系症状(高剂量);如果发生视锥细胞外系症状，使用更低剂量的苯海拉明
			腹泻(高剂量)	评估大便的次数及性状 普鲁卡因或普鲁卡因胺过敏者禁用，禁用于癫痫或嗜铬细胞瘤，或胃肠的蠕动刺激(如机械性肠梗阻、胃肠道出血也禁用)
吩噻嗪类				
丙氯拉嗪	静脉注射	按计划或根据需要每4~6h 使用10mg	镇静	药物反应持续时，患者应避免高空作业、避免饮酒及使用其他中枢神经系统抑制剂
	口服	按计划或根据需要每4~6h 使用10mg	视力模糊	评估视力和影响安全性
	直肠	根据需要，每12h使用25mg	视锥细胞外系症状(如静坐不能)	症状监测并准备用苯海拉明25mg静脉注射或口服治疗视锥细胞外系症状

(待续)

表 25-6(续)

药名	给药途径	剂量 / 时间（成人）	药物不良反应	护理含义 / 要点
异丙嗪	静脉注射	根据需要每4h使用12.525mg	口干	让患者吸冰块或无糖的糖果
	口服	根据需要每4h使用12.525mg	体位性低血压	增加摄入量。卧或坐或站立体位性变化时，监控VS和BP
			过度使用致胆碱危机	甲托(芐托品)或苯海拉明对抗抗胆碱能危象。见丙氯拉嗪
			皮疹(异丙嗪)	监测治疗后新发皮疹
			光敏性(异丙嗪)	应避免阳光照射
			呼吸抑制(异丙嗪)	特别注意同时服用阿片类药物
糖皮质激素				
地塞米松	静脉注射	化疗前 10~20 mg	消化不良	和食物、牛奶同服
			增加食欲	监测体重
	口服	4~8mg每日两次 第2~4日服用4~6剂	打嗝	评估长时间打嗝
			兴奋和失眠	评估情感状态和入睡状况
			体液潴留	监测出入水量及体重
			高血糖	监测血糖及电解质
			低钾血症	评估低血钾影响
甲泼尼龙	静脉注射	化疗前125mg	输液发热反应	减慢输液速度,防止会阴瘙痒/灼热
多巴胺 (D2) 拮抗剂				
氟哌啶醇	静脉输液	根据需要每4~6 h使用0.5~2.0mg	镇静	评估镇静水平
	口服	根据需要每4~6 h使用0.5~2.0mg	锥体外系症状(如静坐不能)	避免摄入乙醇和其他中枢神经系统抑制剂。监测视锥细胞外系症状控并用苯海拉明25mg静脉注射或口服治疗
			体位性低血压	卧或坐或站立体位性变化时,监控VS和BP。教育患者从卧位或座位起身时,宜慢
氟哌利多	静脉注射	根据需要每6h使用0.625mg	镇静	评估镇静水平。药物反应持续时,患者应避免高空作业等
				避免摄入乙醇和其他中枢神经系统抑制剂
			视锥细胞外系症状(如静坐不能)	监测视锥细胞外系症状并准备用苯海拉明25mg静脉注射或口服治疗视锥细胞外系症状
			低血压	监测生命体征
			Q-T间期延长	监测心电图和检查每次QT间期的水平如果500毫秒以上不处理 如果患者主诉呼吸急促或心动过速,通知卫生保健提供者 因QT间期延长到预警值或深度增加
大麻				
屈大麻酚	口服	每3或6h使用5~10mg	镇静和眩晕	评估镇静水平。药物反应持续时,患者应避免高空作业等 避免摄入乙醇和其他中枢神经系统抑制剂
			口干	让患者口吸冰块或无糖糖果;鼓励患者多次饮水

(待续)

表25-6(续)

药名	给药途径	剂量／时间（成人）	药物不良反应	护理含义／要点
			兴奋或烦躁不安	评估情绪状态(老年患者更常见)
			体位性低血压	卧或坐或站立体位性变化时，监控生命体征和血压。教育患者从卧位或座位起身时，宜慢
苯二氮唑				
劳拉西泮	静脉注射	4~6h使用0.5~2.0mg	中枢神经系统副作用(镇静、定向障碍、眩晕，乏力)	评估患者意识水平及过度镇静的风险。患者避免高空作业，在药物反应持续时避免酒精摄入和其他中枢神经系统抑制剂实施患者安全防护措施，如跌倒预防措施
	口服	4~6h使用0.5~2.0mg	逆行性失忆	评估记忆水平，必要时，咨询心理健康专家
			低血压	监测生命体征

改编自美国国家综合癌症网络 (2013b)。Antiemesis(V1.2013)。
AST, 天冬氨酸转氨酶;bid, 每日两次；BP, 血压;CNS, 中枢神经系统;ECG, 心电图;GI, 胃肠道 ; GPT, 谷丙转氨酶；IM, 肌肉内；IV, 静脉注射；PO, 经口；PR, 直肠；PRN, 根据需要；SI, 舌下；TID, 每日 3 次；VS, 生命体征。

本原理及给药时间。

2.预期目标——向患者描述止呕药物治疗的潜在副作用。

3.预期目标——向患者描述管理止吐药物治疗的副作用的措施。

4.预期目标——向患者列出止呕药物治疗不良反应的症状和体征，并报告给健康医疗团队。

四、护理计划与护理措施

（一）恶心和呕吐的干预措施（参见第 28 章）

1.推荐给药时间安排（如治疗前 30~40 分钟口服给药止吐;静脉内给药在治疗前 10~30 分钟）。

2.化疗给药前后评估患者的恶心呕吐等状况;给药后 24 小时后, 设定在门诊观察。

3.确保患者获得改善恶心的药品。

（二）体液不足的干预措施

1.恶心呕吐消退后, 鼓励患者多喝水。

2.当患者不能口服摄取足够的液体维持时, 静脉输液。

（三）患者健康教育的干预措施

1.给予患者止呕药物治疗的基本原理及按规定使用止呕药的健康教育。

2.不良反应和应对药物副作用的措施。

3.将不良反应报告给健康管理团队。

（四）减少发病率、监测呕吐反应并管理止吐药物治疗产生不良反应的干预措施（见表 25-6）。

1.实施策略以最大限度地提高患者安全。

评估患者精神状态的改变，头晕，镇静；根据需要采取安全措施（如跌倒预防措施）。

2.每次连续化学治疗之前, 监测化疗后止吐治疗的反应。

五、评价

肿瘤专科护士系统和定期地评估患者的恶心呕吐情况和催吐治疗的反应，有效地预防和管理的恶心和呕吐。收集有关数据，用实际结果与预期结果进行比较。根据需要，对护理诊断、结果和护理计划进行审查和修改。

第四节　止痛剂

一、概述

（一）定义、基本原理和适应证 (DeSandre & Quest, 2010; Grossman & Nesbit, 2008； Induru & Lagman，2011; NCCN, 2013a)

1.疼痛被定义为一个不愉快的、多维感觉和情绪体验，与实际或潜在组织损伤相关，或相对于这种损害描述。

2.据估计，90%的癌症疼痛可用目前现有的药物来控制。

3.疼痛70% 是由肿瘤自身原因, 20%由于诊断（如活组织检查）或治疗（如外科手术、化学疗法），小于10%由于副肿瘤综合征，不超过10%的疼痛由无关的恶性肿瘤引起。

4.治疗目标

(1) 减少因热、化学或机械性损伤引发伤害性刺激疼痛效果。

(2) 提高生活质量。

5. 镇痛药通过疼痛在初级传入纤维神经元、脊髓丘脑束、纤维束以及更高的大脑中枢传导干扰，传输或调节起效。

6. 镇痛药被用于控制伤害性疼痛（躯体和内脏）和神经性疼痛（参见第 34 章）。

（二）止痛药种类

1. 阿片类（表 25-7）。

2. 非阿片类止痛药（见抗炎药部分）。

3. 联合镇痛药（见精神药物：镇静催眠药、抗焦虑剂和抗炎剂部分）。

（三）药物管理学原理 (DeSandre &Quest, 2010; Grossman & Nesbit, 2008; Induru SLagman, 2011; Irwin, Lee, Rodgers, Starr, & Webb2012; NCCN, 2013a)

1. 恰当的镇痛药选择根据药物代谢动力学因素（见表 25-7）和患者身体需求、年龄、镇痛药物使用史和器官功能状况。

2. 最合适的剂量是控制 24 小时疼痛。

3. 当疼痛持续，如果使用阿片类药物，患者应该有长效作用和暴发性的药物可供选择。

4. 随着剂量滴定至有效水平，长效剂量和暴发性剂量都应增加；暴发剂量应 24 小时长效剂量的 10%~20%。

5. 所有患者开始使用阿片类镇痛药时，应考虑用大便软化剂和肠道刺激预防便秘。

6. 应该重新评估药物效果和副作用（见第 34 章）。

7. 经常服用阿片类药物的患者会出现耐受性，即他们需要更高的剂量来达到同样的镇痛效果。

8. 所有经常服用阿片类药物的患者都会出现生理依赖性，如果阿片类药物突然停止，会出现戒断综合征。

9. 当患者渴望阿片类药物时，心理依赖成瘾发生，就会不顾危害不由自主继续使用阿片类药物。

（四）给药途径

1. 口服

(1) 最方便。

(2) 首选。

(3) 立即释放和缓释给药可用。

2. 经皮。

表 25-7　阿片类药物药代动力学特点

药物	同等效力	起效作用（分钟）	峰值效应（分）	作用持续时间 (h)
吗啡				
静脉注射	10mg	5~10	10~15	3~5
口服	30mg	30	60	4~6
可待因	200mg	30	45~90	4~6
芬太尼				
静脉注射	0.1mg (100meg)	6	6~10	30~60
Patch	变量	18~24 h	6 日	延长
颊	400meg	5~15	30~60	4~5
氢吗啡酮				
静脉注射	1.5mg	5~10	10~15	3~5
口服	7.5mg	30~60	30~60	4~6
左啡诺				
静脉注射	2mg	—	—	6~8
口服	4mg	30	60~90	6~8
哌替啶				
静脉注射	75mg	15	30~60	2~3
口服	300mg	—	—	3~6
美沙酮	10mg (取决于总吗啡剂量)	—	—	6~8
羟考酮				
立即释放	20mg	15	45~60	3~6
延迟释放	—	30	60	12
二氢羟吗啡酮				
静脉注射	1mg	10	30~90	3~6
口服1	10mg	—	—	—

3.肠外

(1) 静脉注射。

(2) 鞘内注射。

(3) 皮下注射。

4.局部。

5.口腔、黏膜或经鼻快速起效阿片类药物。

6.直肠。

（五）潜在不良反应

1.阿片类镇痛药的不良反应（表25-8）。

2.依赖性

(1) 生理依赖性很普遍

阿片类药物的剂量不应突然戒除，以避免阿片类药物戒断综合征。

(2) 阿片类戒断

1) 非心理成瘾的迹象。

2) 症状。

①恶心呕吐。

②腹泻。

③汗渍。

④心动过速。

⑤寒战。

⑥多动症综合征。

⑦烦躁不安。

⑧焦虑或偏执。

⑨失眠。

3.多药疗法药物相互作用（表25-9）

(1) 其他镇静或催眠药物——增强镇静作用的阿片类药物和阿片类物质结合

(2) 降低癫痫发作阈值的药物

1) 伴随癫痫发作的给药风险增加。

2) 伴随药物改变精神状态平衡。

3) 其他药物改变肝代谢，肾排泄。

4) 其他药物改变药物的生物利用度、吸收或药代动力学。

4.药物吸收异常的原因分析

(1) 胃肠道

1) 手术切除术（包括切除十二指肠、空肠造口术）可能会增加药物吸收时间，减少吸收，或两者都有。

2) 在胃肠道内不同点插入鼻饲管可能不是一种单独药物吸收的适当点。鼻饲管喂养或流质通过鼻饲管给药可能会增加药物吸收时间和减少吸收。

3) 药物诱发肠动力改变。

①泻药。

②毒蕈碱类（如阿托品）。

③促动力剂（如甲氧氯普胺）。

(2) 外用或经皮吸收

1) 皮肤完整性：

①含水量。

②溃疡。

③脂肪占身体比例。

2) 敷料包扎增加吸收。

3) 加热。

5.由受损器官系统造成的潜在不良反应

(1) 肾功能不全——可能缓慢消除药物、代谢物，或两者都有，导致潜在肾毒性增加。

1) 吗啡。

2) 可待因。

3) 哌替啶。

4) 氢吗啡酮（代谢产物存在，但临床意义未知）。

5) 曲马多。

(2) 肝功能不全——可能会增加药物提供给身体量，降低首过效应，改变酶和其他代谢的途径。

1) 芬太尼。

2) 吗啡（注意与缓释制剂）。

3) 曲马多。

4) 羟考酮（缓释配方谨慎）。

(3) 中枢神经系统（CNS）——脑转移，潜在疾病可导致中枢神经系统毒性。

(4) 良性前列腺增生有可能导致尿潴留。

(5) 呼吸系统——潜在的限制性或阻塞性疾病，可增强呼吸道对阿片类药物耐药。

1) 慢性阻塞性肺疾病（COPD）。

2) 气肿、肺气肿。

3) 阻塞性睡眠呼吸暂停。

(6) 心血管——冠心病、充血性心力衰竭。

二、评估

（一）识别患者疼痛的风险（见第34章）

1.评估疼痛类型——描述病因、分类和疼痛程度。

2.既往和现在镇痛史及药物有效性

(1) 疼痛发作时间。

(2) 疼痛缓解持续时间。

(3) 疼痛类型或等级。

3、既往疼痛方案评估副作用

(1) 副作用描述。

(2) 副作用的发作和持续时间。

(3) 控制或缓解副作用药物和其他干预措施。

(4) 副作用的严重程度。

（二）体格检查

1.系统检查。

2.检查疼痛部位、疼痛起始部位，或发红、温度变化、萎缩、压痛（见第34章）。

表 25-8　阿片类镇痛药的副作用

副作用	护理含义 / 要点
胃肠道	
恶心呕吐	监测恶心和呕吐发作次数、舒适状态和体液平衡;根据需要给予止吐药物治疗
便秘	评估患者排便状况;使用大便软化剂和(或)刺激性泻药
肠麻痹	增加液体和膳食纤维摄入量;腹部评估;报告肠鸣音是否减弱和腹部疼痛加剧
心血管	
小动脉血管扩张、外周阻力降低;血压下降;心动过速、心动过缓	监测生命体征,体位性低血压。如血压过低,为患者提供安全保障
呼吸系统	
对脑干抑制作用呼吸速率减低、每分通气量、潮气交换;周期性呼吸不规则;呼吸停止	监测镇静水平;呼吸速率和深度;动脉血气、生命体征、血氧饱和度;麻醉性拮抗剂;呼吸辅助措施
咳嗽反射减少	监测术后咳嗽能力;吸入防范
中枢神经系统	
嗜睡、情绪和心理状态改变;视觉和听觉幻觉、兴奋、眩晕、方向错乱、偏执;嗜睡、注意力不集中、冷漠;癫痫发作、不可控抽搐、痉挛	患者安全性评价 根据需要防跌倒防范措施 发病前活动监控,特别是MEPE监测抽搐患者 镇静程度可提示呼吸抑制程度 哌甲酯(利他林),5~10 mg,口服bid或tid,可作为改善嗜睡或意识模糊阿片类药物
瞳孔	
(生殖细胞)成熟分裂、减数分裂、瞳孔缩小;缩瞳	检查瞳孔大小和对光反应(收缩)
平滑肌	
收缩胆囊、胆管、Oddi括约肌	胃不适现象监测;如果存在,做肝功能试验和肝脏检查
泌尿生殖器	
尿潴留	监测尿量,膀胱触诊,如有需要留置导尿管(直或留置)
皮肤病	
皮疹、皮肤血管舒张	监测皮肤完整性 治过敏反应的抗组胺药、教育患者避免划伤 提供阴凉环境

bid,每日 2 次;tid,每日 3 次

（三）用药史

（四）诊断和实验室检查的评价

1. 肾指数——血肌酐和血尿素氮 (BUN) 水平, 出入水量。

2. 肝脏指数——天冬氨酸氨基转移酶 (AST)、血清丙氨酸氨基转移酶 (ALT)、总胆红素、碱性磷酸酶。

3. 如有必要, 心电图 (ECG)、脑电图 (EEG)。

4. QT 间期延长——患者服用美沙酮时可能发生。

5. 影像学检查、骨扫描、断层扫描、磁共振成像、正电子发射断层扫描 (PET)、超声检查。

（五）评估患者及家属文化和民族背景，疼痛观念，医疗护理，镇痛药相关的价值观和观念（见抗菌药物，评估部分）

三、护理诊断及预期目标

（一）急性疼痛和慢性疼痛 (NANDA-I)

预期目标——向患者指出疼痛减少或缓解, 使他或她满意。

（二）知识的匮乏 (NANDA-I)，与疼痛的药物管理相关

1. 预期目标——同患者讨论使用止痛药的原理, 包括药物服用时间。

2. 预期目标——向患者介绍使用止痛药的不良影响和管理不良反应的措施。

3. 预期目标——让患者理解坚持服药达到舒适目标

表 25-9 常用药物相互作用

药物	效果
苯妥英、利福平	
氟康唑(大扶康)、伊曲康唑(斯皮仁诺)、酮康唑	增加美沙酮血浆水平通过抑制CYP3A4代谢;增强镇静可以观察
麻醉性镇痛剂	
巴比土酸盐、巴比妥酸盐	增强中枢神经系统的抑制作用
西咪替丁(甲氰咪胍)	增强呼吸系统和中枢神经系统的抑制作用
氯丙嗪	增强的中枢神经系统抑制和低血压
单胺氧化酶抑制剂	增强中枢神经系统的抑制作用
	不良反应增加(兴奋、出汗、僵硬、高血压)
哌替啶	
异烟肼(INH)	增强异烟肼
苯妥英、二苯乙内酰脲(用作抗惊厥和抗癫痫药)	哌替啶血浆水平降低
非甾体类抗炎药	
ACE抑制剂	降压
α-肾上腺素能受体阻滞剂	降压
糖皮质激素	增加胃肠溃疡的发生率
肼屈嗪(肼苯哒嗪)	降压
哌唑嗪(盐酸哌唑嗪)	降压
保钾利尿剂	肾功能下降
水杨酸酯	
华法林(香豆素)	增加出血风险
乙酰唑胺	可以提高肾排泄水杨酸,增加水杨酸渗透到大脑,引起中枢神经系统水杨酸盐毒性
酒精(乙醇)	胃肠道出血风险增加
肝素(肝素钠)	出血风险增加
甲氨蝶呤(甲氨蝶呤钠)	甲氨蝶呤毒性的风险增加
丙磺舒(丙磺舒)	抑制丙磺舒排出尿酸
磺吡酮	抑制磺吡酮促进尿酸排泄作用
解酸剂	降低水杨酸盐水平;肾清除能力增加
降糖药	增加磺脲类药物反应;最可能影响氯磺丙脲

ACE 血管紧张素转换酶;CNS, 中枢神经系统;细胞色素 P450 酶 CYP2D6, CYP3A4, CYP2D6;细胞色素 P450 3A4;GI, 胃肠道;NSAIDs, 非甾体类抗炎药。

的重要性。

4.预期目标——向患者列出止痛药物副作用的症状和体征,并报告给健康护理团队。

5.预期目标——同患者及家属讨论镇痛药成瘾的风险是罕见的。

四、护理计划与护理措施

(一)疼痛的干预措施(见第34章)

(二)患者健康教育的干预措施

1.镇痛药服药的基本原则,包括长效和暴发性镇痛剂。

2.不良反应及管理不良反应的措施。

3.不良反应报告给医疗保健队。

(三)降低发病率和管理镇痛药的不良反应的干预措施(见表25-8)

1.基础数据评估(如生命体征、中枢神经系统——定位、警觉、影响;呼吸费力,血氧饱和度、呼吸频率、深度,镇静评分)。

2.回顾患者病史,对现有的或以前的情况,如急性乙醇中毒,肝或肾功能受损、高龄、颅内压增高等。

3.评估正常排便模式。

4.评估患者药物可能相互作用。

(四)镇痛监测的干预措施

1.评估患者的痛苦经历和治疗反应。

2.评估镇痛药的副作用、毒性和药物相互作用。

五、评价

肿瘤专科护士系统和定期评估患者的疼痛反应，确定最佳的舒适度。收集相关数据，并与预期结果进行比较。如有必要，对护理诊断、结果和护理计划进行检讨和修订。

第五节　精神药品：抗焦虑药和镇静催眠药

一、概述

（一）基本原理和适应证 (Dy & Apostol Greer, Fernandez-Robles, Temel, & Pirl)

1.焦虑定义

(1) 社会心理、情感和精神多因素不愉快的体验，由癌症本身或治疗引起。

(2) 通常描述为"悲痛"，这个术语更为社会所接受。

(3) 发病率

1) 估计有三分之一或以上的癌症患者患有焦虑。

2) 可能发生在癌症时期的任何时间。

3) 焦虑高危人群最常见时期：

①肿瘤诊断初期。

②治疗期。

③疾病状态改变（如缓解或恶化）。

④临终期。

(4) 焦虑的危险因素

1) 既往诊断焦虑症。

2) 精神障碍史。

3) 癌症相关恐惧：

①情境性焦虑（如诊断、治疗）。

②存义（如死亡、失败）。

4) 伴随症状（如疼痛、疲劳）。

(5) 癌症患者常用抗焦虑药

1) 减少癌症相关焦虑副反应措施。

2) 管理焦虑、抑郁或惊厥等共存疾病。

3) 减轻焦虑相关的疼痛。

4) 减少乙醇摄入、毒品摄入。

5) 预防预期性恶心呕吐或化疗引起的恶心和呕吐。

2.失眠症

(1) 定义

1) 夜间入睡困难或整晚无法入睡。

2) 区分混乱（谵妄），睡眠中呼吸暂停，抑郁或焦虑。

(2) 导致失眠的因素

1) 白天睡眠过多。

2) 其他癌症症状未缓解（如疼痛、呼吸困难）。

3) 药物滥用：

①咖啡因。

②酒精。

4) 焦虑。

5) 药物治疗（如糖皮质激素）。

(3) 镇静或催眠药物的常用用法

1) 睡眠诱导。

2) 睡眠维护。

3.医学活动导致的失忆症（减少回忆）。

（二）抗焦虑药，镇静催眠药物的种类 (Dy & Apostol, 2010; Traeger et al., 2012)

1.苯二氮（见表 25-10 和表 25-11）。

2.非苯二氮类（见表 25-10）。

3.巴比妥类药物。

4.治疗焦虑或失眠不常用。

5.其他药物（见表 25-10）

(1) 丁螺环酮。

(2) 褪黑激素受体激动剂。

1) 雷美尔通。

2) 褪黑素。

6.选择性血清素再摄取抑制剂 (SSRI)（见表 25-11）。

7.5- 羟色胺去甲肾上腺素再摄取抑制剂（见表 25-11）。

（三）药物治疗原则 (Dy & Apostol, 2010; NCCN,2013d; Traeger et al., 2012)

1.治疗方案选择

(1) 心理治疗。

(2) 药理学（见表 25-10）

1) 半衰期。

2) 镇静性质。

3) 精神运动记忆障碍。

4) 剂量 - 反应曲线。

5) 费用。

6) 治疗时间。

7) 剂量换算。

8) 给药途径。

9) 器官功能受损。

10) 用药量与年龄有关。

（四）潜在的不良反应（见表 25-10）

1.中枢神经系统

(1) 镇静。

(2) 头晕。

(3) 头重脚轻。

(4) 认知障碍。

2.失眠反弹的短效制剂。

3.复合睡眠相关行为（如睡眠步行）。

4.运动失调。

表 25-10　常见的镇静催眠、抗焦虑药

药名	剂量	不良反应（类效应除非另有说明）	注释（列别）
苯二氮 *			
氯氮卓(速效)	每6~12h 口服7.5~15 mg		中效剂在癌症患者中有更好的耐受性
地西泮(速效)	2~10 mg 静脉滴注或每 6~12h 口服	镇静 认知能力	劳拉西泮、奥沙西泮、阿普唑仑、替马西泮优于三唑仑、氟西泮、氯氮
阿普唑仑(中效)	每8h 口服0.25~0.5 mg(平时最大日剂量 4 mg)	障碍、损害	老年患者应用时，中枢神经系统副作用增加
氯氮(中效)	口服5~100 mg	头晕	增加跌倒的风险。接受这些药物任何患者应采取预防跌倒的措施
氯硝西泮(中效)	每8h 口服0.5 mg (平时最大日剂量20 mg)	头重脚轻	
劳拉西泮(中效,催眠)	每4~6h 静脉滴注或口服0.5~2 mg (平时最大日剂量 6 mg)	记忆受损	咪达唑仑是最常使用——苯并二氮杂临床使用副作用
奥沙西泮(中效,催眠)	每6~8h 口服10~30 mg	晨起嗜睡症	从用药延滞效应是具有长半衰期剂恶化(见表10-11)
三唑仑(速效,用于失眠)	睡前口服0.125~0.25 mg		戒断症状较为多见，并与短效制剂更严重
艾司唑仑(中效,用于失眠)	睡前口服1~2 mg	戒断症状	戒断症状包括精神病，癫痫发作和昏迷
替马西泮 (中效,用于失眠)	睡前口服15~30 mg	呼吸抑制 失眠反弹(依赖)	谨慎患者呼吸道并发症使用 长时间使用后发生
非苯二氮 †			
丁螺环酮	每日两次增加剂量，口服7.5 mg，每3日最高剂量为60 mg	副作用相似，但发生率和严重性降低	与上述类似

*：这些药物结合于 GABA 受体，抑制中枢神经系统兴奋，并导致中枢抑制。

†：作用机制类似于苯并二氮杂类，但两者的区别结构不一致。

表 25-11　选定的苯二氮类的药代动力学比较

药名	等效效能 (mg)	代谢途径	半衰期（小时）
阿普唑仑	0.5	CYP3A4	12~15
利氯氮:甲氨二氮草	10	CYP3A4	30~100
氯硝西泮	0.25~0.5	CYP3A4	18~50
地西泮	5	CYP2C19和CYP3A4	50~100
劳拉西泮	1	葡萄糖醛酸化	10~14
替马西泮	5	葡萄糖醛酸化，CYP2C19, and CYP3A4	10~40
三唑仑	0.1	CYP3A4	2~5

CYP 途径：了解参与药物代谢的特定 CYP 酶，对预测药物 - 药物相互作用极为重要。如果由一个或多个 CYP 酶代谢的药物是用抑制这些酶并导致药物 - 药物相互作用的药物联合给定，可能是因为抑制药物的累积而发生不良的用药事件。如果您对潜在的药物间相互作用有疑问，可向药店咨询。

From Lexi-Comp Online: Lexi-drugs online.

5. 行为改变。

6. 谵妄特别是老年人。

7. 呼吸抑制。肺部疾病患者应小心使用（如慢性阻塞性肺病）。

（五）药物相互作用

1. 乙醇：使用这些药物时，应避免饮酒。

2.肝酶 CYP3A4 抑制剂或诱导剂（如克拉霉素、酮康唑、利托那韦、利福平、卡马西平）。

二、评估

（一）识别有焦虑症（见第 38 章）、睡眠障碍（见第 34 章）风险的患者

评估焦虑、睡眠障碍的症状和体征。

（二）体格检查（见第 34 章和第 38 章）

（三）现用药史

（四）诊断与实验室检查

1.焦虑、睡眠障碍筛选工具 (NCCN, 2013d; Traeger et al., 2012)。

2.电解质和血糖水平异常。

3.药物浓度。

（五）评估患者及家属文化、种族背景，特别是药物治疗相关的卫生保健实践、价值观及信仰（见抗菌药物，评价部分）

检测患者种族群体，因为种族可能会影响药物代谢率、临床药物反应和药物的副作用之间有关的生物学差异。

三、护理诊断与预期目标

（一）焦虑 (NANDA-I)

预期目标——患者描述焦虑减轻。

（二）睡眠紊乱模式 (NANDA-I)

1.预期目标——患者睡眠充足。

2.预期目标——同患者讨论镇静催眠抗焦虑药物的基本原理，包括给药时间表。

3.预期目标——向患者介绍镇静催眠抗焦虑或药物不良反应。

4.预期目标——向患者介绍镇静催眠抗焦虑或药物不良反应的干预措施。

5.预期目标——向患者列出镇静催眠抗焦虑或药物的不良反应的症状和体征，并向卫生保健团队报告。

6.预期目标——让患者知晓药物之间相互作用的药品种类。

（三）急性或慢性疼痛

预期目标——患者服用抗焦虑药和镇静剂或安眠药维持舒适。

（四）管理睡眠障碍、疼痛（参见第 34 章）、焦虑（参见第 38 章）的干预措施

（五）患者健康教育的干预措施

1.使用镇静催眠抗焦虑药物治疗的基本原理，并按规定服药。

2.不良反应和管理不良反应的措施。

3.将不良反应报告给卫生保健团队。

（六）监测镇静催眠抗焦虑或药物的不良影响（见表 25-10) 的干预措施

（七）降低发病率和管理的镇静催眠抗焦虑或药物的不良影响（见表 25-10) 的干预措施

1.基线数据的评估（如生命体征、中枢神经系统——定向、警觉性、影响；用力呼吸、速率、深度）。

2.患者对现有或以前的病史回顾。

3.患者对潜在的药物相互作用的用药史回顾。

（五）监测精神药品反应的干预措施

1.根据需要，咨询精神科或心理咨询。

2.评估患者的焦虑水平和舒适的睡眠量。

四、护理评价

肿瘤专科护士系统和定期评估患者和家庭对抗焦虑药和镇静药的反应 - 催眠药，以确定对焦虑和促进睡眠的缓解进展。收集相关数据，并与预期结果进行比较。如有必要，对护理诊断、结果和护理计划进行检讨和修订。

第六节　抗抑郁药

一、概述

（一）基本原理与适应证 (Li, Fitzgerald, & Rodin, 2012; McMenamin, 2011)

1.治疗抑郁症

(1) 抑郁——从轻微的情绪变化转为自杀意念的主要情绪反应。

(2) 抑郁症症状。

(3) 心情压抑

1) 兴趣缺失（不能体验快乐）。

2) 食欲紊乱。

3) 睡眠障碍。

4) 情绪激动或迟缓。

5) 疲乏。

6) 无价值感。

7) 注意力不集中。

8) 自杀念头。

(4) 抑郁的危险因素

1) 低龄。

2) 抑郁症病史。

3) 社会支持缺乏。

4) 依恋焦虑。

5) 与医疗服务提供者沟通不良。

6) 适应不良的应对方式。

7) 增加癌症生理压力。

①转移性疾病。

②疾病或治疗的残疾。

③现在的身体症状的数字或严重程度。

④不受控制的疼痛。

(5) 抑郁的类型

1) 双极：躁狂相。

2) 抑郁症：只有单极。

3) 情景抑郁症。

4) 药物或食物诱发抑郁症。

2. 抗抑郁药的用途

(1) 治疗临床单极性或双极性抑郁或焦虑。

(2) 治疗抑郁症与慢性疼痛。

(3) 作为疼痛疾病辅助药物控制疼痛，包括带状疱疹后遗神经痛，偏头痛和慢性紧张性头痛，日落综合征。

(4) 治疗失眠。

(二) 抗抑郁药的类型 (见表 25-12) Adapted from Lacy CF, Armstrong LL, Goldman MP, Lance LL. (2011). Drug information handb ook (20th ed.; pp.1143–1147). Hudson, OH: Lexi–Comp

1. SSRI。

2. 复合作用。

(三) 药物管理原则 (Li et al., 2012)

1. 治疗的选择

(1) 抑郁症

1) 心理治疗类型。

2) 药物治疗 (见表 25-12)。

(四) 潜在不良反应 (见表 25-12)

1. 药物相互作用。

2. 饮食限制。

二、护理评估

(一) 识别患者抑郁症的风险 (见第 38 章)

1. 年龄——年轻人多于老年人。

2. 健康状况 (如疾病晚期)，身体负面形象。

3. 心理健康史——家属或个人抑郁或物质滥用史。

4. 疾病复发，治疗失败。

5. 症状未缓解，尤其是疼痛。

6. 与其他药物相互作用

(1) 抗高血压和心血管药物——胍乙啶 (Ismelin)、甲基多巴 (Aldomet)、利舍平 (Serpalan、Serpasil)、普萘洛尔 (心得安)、美托洛尔 (Lopressor)、哌唑嗪 (MINIPRESS)、可乐定 (Catapres)、洋地黄。

(2) 镇静催眠剂——乙醇、水合氯醛 (Noctec)、苯二氮类、巴比妥类、甲丙氨酯 (Equanil)。

(3) 抗炎剂和止痛药——吲哚美辛 (Indocin)、保泰松、阿片类药物、喷他佐辛 (Talwin)。

(4) 类固醇——激素、口服避孕药、雌激素停药。

(5) 其他——抗帕金森病药，抗肿瘤药 [干扰素、alde-sleukin 药物 (白介素 -2)]、乙胺丁醇 (Myambutol)、安定药、兴奋剂戒断。

7. 伴随内科疾病

(1) 内分泌失调——甲状腺功能低下、甲状腺功能亢进、糖尿病、甲状旁腺功能亢进症、库欣病、艾迪生病。

(2) 中枢神经系统疾病——脑肿瘤、帕金森病、多发性血管硬化、阿尔茨海默病、亨廷顿病。

(3) 心血管疾病——心肌梗死 (MI)、脑血管意外 (CVA)、充血性心脏衰竭 (CHF)。

(4) 其他疾病——类风湿关节炎、胰腺疾病、癌症、系统性红斑狼疮、感染性疾病、代谢异常、恶性贫血、营养不良。

(二) 识别疼痛风险 (见第 34 章)

(三) 评估症状和体征 (见第 34 章和 38 章)

(四) 体格检查 (见第 34 章和 38 章)

(五) 诊断与实验室检查的评估

1. 电解质紊乱。

2. 体液失衡。

(六) 评估患者及家属文化、种族背景，特别是药物治疗相关的卫生保健实践、价值观及信仰 (见抗菌药物，评价部分)

三、护理诊断与预期目标

(一) 应对无效 (NANDA–I)

预期目标——患者适当管理他或她经历与药物最小不良反应的抑郁症。

(二) 自杀的风险 (NANDA–I)

预期目标——患者用言语表达自杀意念并同意不意气用事。

(三) 急性或慢性疼痛 (NANDA–I)

预期目标——向患者指出疼痛减轻或缓解让患者满意。

(四) 知识缺乏 (NANDA–I)，与抗抑郁药治疗有关

1. 预期目标——同患者讨论使用抗抑郁药物治疗的基本原理，包括给药时间。

2. 预期目标——向患者描述抗抑郁药物潜在的不良反应。

3. 预期目标——向患者介绍管理抗抑郁药的不良反应的措施。

4. 预期目标——向患者列出抗抑郁药的不良影响的症状和体征，并向卫生保健团队报告。

四、护理计划与护理措施

(一) 管理抑郁症 (见第 38 章) 和疼痛 (参见第 34 章) 不良反应的干预措施

表 25-12 常见的抗抑郁药

药名	初始剂量	抗胆碱	镇静	直立性低血压	传导异常	消化道抑郁	体重增加	注释
三环类抗抑郁药								
阿米替林	25~75 mg q HS	4+	4+	3+	3+	1+	4+	可用于慢性疼痛
地昔帕明	25~75 mg q HS	1+	2+	2+	2+	-	1+	—
丙咪嗪	25~75 mg q HS	3+	3+	4+	3+	1+	4+	—
去甲替林	25~50 mg q HS	2+	2+	1+	2+	0	2+	—
五羟色胺再摄取抑制剂								
西酞普兰	20 mg q AM	0	0	0	0	3+	1+	显著性功能障碍
艾司西酞普兰	10 mg q AM	0	0	0	0	3+	1+	显著性功能障碍
氟西汀	10~20 mg q AM	0	0	0	0	3+	1+	CYP2B6和2D6抑制剂（不与他莫昔芬同时使用）；显著性功能障碍
帕罗西汀	10~20 mg q AM	1+	1+	0	0	3+	2+	CYP2B6和2D6抑制剂（不与他莫昔芬同时使用）；显著性功能障碍
舍曲林	20~50 mg once daily	0	0	0	0	3+	1+	CYP2B6和2D6抑制剂（不与他莫昔芬同时使用）；显著性功能障碍
混合作用制剂								
安非他酮	150 mg q AM;bid (SR tab)	0	0	0	1+	1+	0	禁忌证：癫痫发作，贪食症，厌食症；性功能障碍发病率很低
度洛西汀	40~60 mg once daily	1+	1+	0	1+	3+	0	可用于神经病变
文拉法辛	37.5 mg once daily (XR tab)	1+	1+	0	1+	3+	0	剂量增加高血压频率增加；经常服用他莫昔芬易致潮热
去甲文拉法辛	50 mg once daily	0	1+	1+	0	3+	0	—
米氮平	15 mg q HS	1+	3+	1+	1+	0	3+	剂量>15mg/d镇静水平降低；性功能障碍的发生率；据报道，可增加食欲
曲唑酮	50mg tid	0	4+	3+	1+	1+	2+	通常用于失眠（50~150 mg 每日 睡前）

AM，上午；bid，每日 2 次；HS，睡前；q，每；SR，持续释放；tid，每日 3 次；XR，缓释。

（二）患者健康教育的干预措施

1. 使用抗抑郁药物治疗基本原理和按时服用抗抑郁药。

2. 不良反应和管理不良反应措施。

3. 不良反应报告给医疗团队。

（三）监测抗抑郁药不良反应（见表25-12)的干预措施

（四）减少发生率和管理抗抑郁药不良反应（见表25-12)的干预措施

（五）监测抗抑郁药治疗反应的干预措施

1. 监测患者情绪变化、自杀意念。

2. 根据需要，获得精神或心理咨询。

3. 监测患者疼痛反应的干预措施。

4. 评估抗抑郁药的不良作用，毒性和药物之间的相互作用。

五、评价

肿瘤专科护士系统和定期评估者及家属对抑郁症干预措施的反应，确定改善情绪和生活质量所取得的进展。收集相关数据，并与预期结果进行比较。如有必要，对护理诊断、结果和护理计划进行检讨和修订。

第七节　抗惊厥药

一、概述

（一）基本原理与适应证 (Weller, Stupp, & Wick, 2012)

1. 预防和治疗癫痫发作

(1) 癌症患者癫痫的发生率比无癌患者较高。

(2) 癌症患者的肿瘤可能是原发性脑肿症，脑或脑膜转移性癌，或局部的中枢神经系统以外的肿瘤。

(3) 癫痫发作——可能是原发性或转移性疾病的首发症状。

(4) 癫痫发作以中枢神经系统浸润为特征的原发性脑肿瘤更常见，这通常不是转移性实体瘤的部分。

(5) 癌症患者肿瘤原因。

1) 肿瘤浸润（如胶质母细胞瘤）。

2) 组织损伤和水肿（如实体瘤）。

3) 化疗：

①异环磷酰胺。

②高剂量甲氨蝶呤。

③白消安。

4) 卒中（出血性或缺血性）。

5) 感染（如脑膜炎）。

6) 代谢异常（如失衡钠、不适当利尿激素综合征 SI-ADH]）。

2. 神经系统原因（如三叉神经痛、幻肢痛、周围神经病变）疼痛的辅助药物治疗。

（二）抗惊厥药的类型（表25-13)

1. 诱导酶（如苯巴比妥、卡马西平、苯妥英钠）

(1) 不太常用。

(2) 药物间相互作用存在问题。

2. 非酶诱导药物（如丙戊酸、左乙拉西坦、拉莫三嗪）

(1) 更常用。

(2) 耐受性好，用有限的药物之间的相互作用。

（三）药物管理原则 (Weller et al., 2012)

1. 适当的癫痫发作诊断

(1) 理解癫痫发作的病因很重要。

(2) 应考虑神经内科会诊。

(3) 癫痫发作不应该被界定为肿瘤。

(4) 应该进行其他原因评估。

(5) 没有证据表明某种抗惊厥药更有效。

(6) 没有证据表明，双向治疗比单一疗法更为有效。

(7) 治疗选择基于药物相互作用和耐药性。

(8) 疾病对抗性定义为使用两种或多种合适的抗惊厥药物剂量具有突破性的癫痫活动。

2. 疼痛综合征的诊断。

3. 选择适当的药物治疗（见表25-13)。

（四）潜在不良反应（见表25-13)

二、评估

（一）识别患者癫痫发作风险

1. 潜在的癫痫发作。既往癫痫病史。

2. 药物降低癫痫发作阈值（如安非他酮、异烟肼、三环抗抑郁药、哌替啶、丙氧芬、吩噻嗪）——见 www.professionals.epilepsy.com。

3. 身体条件降低癫痫发作阈值

(1) 创伤。

(2) 发热。

(3) 脑肿瘤压力。

（二）识别患者神经系统疼痛风险

1. 化疗（如紫杉醇、长春新碱、硼替佐米、沙利度胺、奥沙利铂）。

2. 糖尿病。

3. 淀粉样变性。

（三）体格检查

神经系统检查：

(1) 精神状态、一般的外观、意识水平、情绪和情感、思维内容和知识能力。

(2) 评估颅神经。

(3) 感觉功能。

(4) 运动功能。

表25-13　常见的抗惊厥药和辅助治疗

药名	剂量范围	目标浓度	副作用	药物相互作用
苯巴比妥	50~300	10~40	镇静,认知能力下降,过敏	诱导酶
苯妥英钠	200~350	10~20	头晕,过敏,肝中毒,牙龈增生,小脑萎缩,皮疹	诱导酶
卡马西平	600~2000	4~8	头晕,恶心,共济失调,低钠血症,白细胞减少,肝毒性,皮疹	诱导酶
奥卡西平	900~2400	4~8	低钠血症,白细胞减少,皮疹	诱导酶
丙戊酸	1200~2400	10~35	震颤,体重增加,凝血功能障碍,血小板减少,致畸形	抑制酶
拉莫三嗪	100~300	2~15	皮疹,震颤,镇静	底物酶
加巴喷丁	900~3000	2~20	镇静,体重增加	
左乙拉西坦	1000~3000	3~30	镇静,精神效应	—
拉科酰胺	100~400	10~20	头晕,恶心,头痛,认知功能下降,皮疹	
唑尼沙胺	300~500	20~30	眩晕,共济失调,厌食	—
硫加宾	15~70	0.02~0.08	头晕,乏力	底物酶
氨己烯酸	200~300	0.8~36	视野缺损,疲劳,镇静	降低苯妥英钠的浓度

(5) 评估反射功能。

（四）诊断与实验室检查的评估

1. 抗惊厥血清水平。

2. 血清电解质值。

3. 脑脊液分析 (CSF)。

4. EEG、CT、MRI、PET。

（五）评估患者及家属文化、种族背景，特别是药物治疗相关的卫生保健实践、价值观及信仰（见抗生药物，评价部分）

三、护理诊断

（一）伤害的风险 (NANDA-I)

1. 预期目标——癫痫发作期间保持患者安全。

2. 预期目标——患者经历最小的副作用足够控制癫痫发作。

（二）急性疼痛或慢性疼痛 (NANDA-I)

1. 预期目标——向患者指出疼痛状态缓解或降低,使他或她的满意。

（三）知识缺乏 (NANDA-I),与使用抗惊厥药物治疗有关的

1. 预期目标——同患者讨论使用抗癫痫药的基本原理,包括按规定给药。

2. 预期目标——向患者介绍抗癫痫药潜在的不良反应。

3. 预期目标——向患者介绍管理抗癫痫药不良反应的措施。

4. 预期目标——向患者列出抗癫痫药不良反应的症状和体征,并向卫生保健团队报告。

四、护理计划与护理措施

（一）确保癫痫发作时患者安全的干预措施

1. 提供癫痫发作的预防措施。

2. 提供免受物理危害的安全环境。

3. 评估癫痫发作活动完成后受伤程度

(1) 生命体征。

(2) 神经系统检查。

（二）疼痛管理的干预措施（见第34章）

（三）患者健康教育的干预措施

1. 使用抗惊厥药物治疗基本原理,并按时服用抗惊厥药。

2. 不良反应和管理不良反应的措施。

3. 不良反应报告给医疗护理团队。

（四）监测抗惊厥药的不良影响（见表25-13)的干预措施

（五）减少发生率和管理抗惊厥药的不良反应（见表25-13)的干预措施

1. 评估基础数据（如神经系统状态）。

2. 患者现有或既往病史回顾。

3. 患者的潜在药物相互作用的药物审查。

4. 开展患者及家属的教学（如良好的口腔卫生,避免驾驶或其他具有潜在危险的活动、需要精神警觉性）。

（六）监测到抗惊厥药物治疗的治疗反应干预措施

1. 评估神经系统状态和疼痛程度。

2.评估抗惊厥药的不良反应、毒性和药物相互作用。

五、评价

肿瘤专科护士系统和定期评估患者癫痫发作或疼痛和对抗惊厥药的反应,确定患者安全性和舒适度所取得的进展。收集相关数据,并与预期结果进行比较。如有必要,对护理诊断、结果和护理计划进行检讨和修订。

第八节　造血生长因子

一、概述

(一) 基本原理与适应证 (Metcalf, 2010; Wilkes & Barton–Burke,2010)

1. 造血生长因子 (FGF) ——糖蛋白刺激骨髓祖细胞和成熟细胞增殖为完全分化的循环血细胞。

(1) 生长因子—— 一个或多个靶向细胞。

(2) 生长因子的功能

1) 促进细胞增殖。

2) 诱导细胞成熟。

3) 阻止细胞凋亡。

(3) 免疫增强

1) 白细胞 (WBC) 生长因子 (如非格司亭、培非司亭、沙格司亭) 增加多种免疫细胞的活性,包括中性粒细胞和巨噬细胞。

2. 癌症相关的适应证

(1) 粒细胞集落刺激因子 (G-CSF) 和粒细胞 - 巨噬细胞集落刺激因子 (GM-CSF)。

1) 化疗后白细胞减少,预防发热。

2) 造血移植或治疗急性髓细胞白血病后,缩短中性粒细胞或时间。

3) 造血干细胞移植前,筹集造血干细胞。

(2) 促红细胞生成素 (红细胞生成素 α 和阿法达贝泊汀)。患者化疗引起不治之症的恶性贫血。

(二) 临床上使用的生长因子类型 (Metcalf, 2010)

1. 单谱系因素

(1)G-CSF(非格司亭和培非司亭)

1) 由巨噬细胞、成纤维细胞和内皮细胞产生。

2) 刺激靶细胞,包括致力于中性粒细胞谱系和成熟中性粒细胞后期的前体。

3) 增加吞噬活性。

4) 增加细菌杀灭。

5) 增强抗体依赖性细胞介导细胞毒作用。

(2) 促红细胞生成素 (红细胞生成素 α 和阿法达贝泊汀)

1) 由肾脏天然产生。

2) 产量的反馈机制调节,涉及感知组织降低氧张力。

3) 红细胞集落形成单位与红细胞爆形成单位的特异性受体相互作用。

4) 结合刺激因子和这些单位,导致红细胞生成、生产和分化 (RBCs)。

(3) 奥普瑞白介素 (白介素 11)

1) 刺激造血干细胞和巨核细胞。

2) 增加血小板的分化和生产。

2. 多谱系因素

(1)GM-CSF(沙格司亭)

1) 髓系细胞系受体存在。

2) 主要影响的目的是刺激中性粒细胞和巨噬细胞系细胞的增殖和分化。

3) GM-CSF 增强中性粒细胞和单核细胞或巨噬细胞功能活动,从而提高清除细菌和真菌生物活性。

4) GM-CSF 刺激生产次级细胞因子,如肿瘤坏死因子 (TNF)IL-1 和巨噬细胞集落刺激因子 (M-CSF)。

(三) 药物管理原则 (Cooper, Madan, Whyte,Stevenson, & Akehurst, 2011; NCCN, 2013c; NCCN, 2013e; Rizzo,Brouwers, & Hurley, 2010)

1.G-CSF 和 GM-CSF

(1) 预防 G-CSF 或 GM-CSF 中性粒细胞减少发热比治疗 G-CSF 或 GM-CSF 中性粒细胞减少发热更有效。

(2) 使用 G-CSF 或 GM-CSF 的预防中性白细胞减少症患者表明,可增加 20% 或更多发热性中性粒细胞减少的风险。

(3) 中性粒细胞减少的风险主要是由化疗方案确定 (NCCN 审查准则方案为广泛列表中 ≥ 20% 中性粒细胞减少发热的风险)。

(4) 以下患者风险增加

1) 年龄增加 (> 65 岁)。

2) 以前大量的治疗 (化疗和放射治疗)。

3) 恶性血液病。

4) 多种并发症 (如糖尿病、COPD)。

(5)G-CSF 已被证明是降低抗生素使用天数及少住院 1 天,但它不降低死亡率。

(6) 培非司亭至少在防止发热性中性粒细胞减少方面与非格司亭一样有效。

1) 一些数据表明,它可能是一个更有效的药物,但没有随机对照试验显示。

(7) 非格司亭,用于同种异体或自体干细胞移植之前动员收集外周骨髓干细胞。

(8) 现在已经在干细胞动员方面有限使用培非司亭。

2. 促红细胞生成素 (EPO)

(1)EPO 引起血红蛋白的增加 (> 2g/L),比安慰剂组患者因化疗造成的贫血更有效。

(2) 让人担心的是多个临床试验已经提出建议在化疗、放疗或无活性治疗过程中,接受 EPO 对疾病无进展、患者的总生存期减少的认识。

1) 美国食品和药物管理局 (FDA) 要求的风险评估和减灾战略 (REMS)。

2) 对 EPO 的 REMS 要求供应商、医生提交文件,证明其在对化疗引起的贫血使用 EPO 时已与患者讨论过使用 EPO 的风险。

3) 以下患者人群不推荐使用 EPO。

①癌症患者未接受积极治疗。

②癌症患者接受根治性化疗。

③EPO 已被证明能增加静脉血栓栓塞的风险。

(3) 当血红蛋白大于 10g/L 时,不应该给予 EPO。

(4) 治疗目标

1) 防止红细胞输注。

2) 确保该起始剂量和维持剂量是最低,防止 RBC 输注。

(5) 重要的是,使用前要评价铁储备情况。

1) 铁是红细胞的重要组成部分。

2) 患者缺铁对 EPO 无应答。

3. 奥普瑞白介素

(1) 美国食品药物管理局 (FDA) 已批准这种药物,因化疗骨髓毒性低血小板减少最低点实施输注血小板。

(2) 奥普瑞白介素尚未显示降低死亡率。

(3) 成本高,显著毒性 (水钠潴留) 限制其使用。

(4) 很少使用;血小板减少症通常采取血小板输注。

（四）潜在不良反应

副作用 (见表 25-14)。

二、评估

（一）识别患者下述风险

1. 中性粒细胞减少症——中性粒细胞绝对值小于 500 个 / mm³ (见第 27 章)。

2. 贫血——血红蛋白水平低于 10g/L(见第 27 章)。

3. 血小板减少症——血小板计数小于 75 000 个 / mm³ (见第27章)。

（二）体格检查（见第 27 章 ）

（三）现用药物

（四）评估诊断与实验室检查（见第 27 章）

（五）评估患者及家属文化、种族背景,特别是药物治疗相关的卫生保健实践、价值观及信仰（见抗菌药物,评价部分）

三、护理诊断与护理措施

（一）感染的风险 (NANDA-I)

1. 预期目标——让患者了解无感染或感染的早期识别和及时治疗。

2. 预期目标——向患者及家属描述个人感染的危险因素。

（二）贫血的风险 (NANDA-I)

预期目标——让患者了解使用 EPO 时与疾病进展的潜在风险,怎样保持平衡足够的血红蛋白水平。

（三）知识缺乏 (NANDA-I), 与 HGF 药物治疗有关。

1. 预期目标——向患者及家属证明, 使用 HGF 药物需要自我照顾能力, 如适用 (如皮下注射)。

2. 预期目标——让患者识别 HGFS 治疗类型和描述基本原理, 包括按规定服药。

3. 预期目标——向患者描述 HGFS 治疗潜在的不良反应。

4. 预期目标——向患者介绍管理 HGFS 治疗的不良反应的措施。

5. 预期目标——向患者列出 HGFS 治疗不良反应的症状和体征, 并向卫生保健团队报告。

四、护理护理计划与护理措施

（一）管理中性粒细胞减少和感染、血小板减少和出血、贫血和疲劳（见第 27 章和第 34 章）的干预措施

（二）患者健康教育的干预措施。

1. 需要的药物基本原理, 并按时服用。

2.HGFS 使用 (如皮下注射)。

3. 不良反应和管理不良反应的措施。

4. 不良反应报告给医疗团队。

（三）监测 HGFS 治疗不良反应（见表 25-14) 的干预措施

（四）减少发生率和管理 HGFS 治疗的不良反应（见表 25-14) 的干预措施

1. 基线数据的评估 (如生命体征、神经学状况)。

2. 患者对现有或以前疾病史回顾。

3. 患者对潜在的药物相互作用的药物审查。

4. 开展对患者及家属的教学 (如对副作用和自我管理、用药管理)。

（五）监测 HGFS 治疗反应的干预措施。

1. 监测实验室检测结果 (如全血细胞计数)。

2. 如适用, 评价活性水平、感染和出血的存在。

3. 评估 HGFS 治疗不良影响、毒性和药物相互作用。

五、护理评价

肿瘤专科护士系统和定期评估患者对 HGFS 治疗的反应, 确定预防或治疗中性粒细胞减少和贫血的进展。收集相关数据, 并与预期结果进行比较。如有必要, 对护理诊断、结果和护理计划进行检讨和修订。

表25-14　生长因子

药名	适应证	副作用	护理要点
GM-CSF或沙格司亭(Leukine)	自体髓后恢复骨髓移植 骨髓移植失败或延迟;化疗诱导的急性髓性白血病;第10天利用原始骨髓发育不全<5%	低剂量:骨痛,局部皮肤反应、发烧、感冒样症状、头痛、关节痛、肌痛 高剂量:心包积液、毛细血管渗漏综合征、第三间隙 静脉炎外周静脉给药	低剂量:监控疼痛的水平;对乙酰氨基酚治疗骨痛、关节痛、肌肉痛、头痛、发热;监测生命体征,尤其是体温;鼓励多喝水和注意休息 大剂量:评估心血管、生命体征,监测体液平衡和水肿、出入水量、呼吸音;监测电解质和全血细胞计数实验室检测结果 监控静脉注射部位疼痛和发红;如果存在停止静脉注射 监控全血细胞计数实验室检查结果对粒细胞和单核细胞的回报 用药:标准皮下注射;静脉注射给药需要有静脉注射白蛋白载体
培非司亭(聚乙二醇化G-CSF, Neulasta)	抗肿瘤,化疗引起的白细胞减少	骨痛 成人型呼吸窘迫综合征(罕见) 脾脏破裂(罕见)	监控疼痛程度;骨痛患者应用对乙酰氨基酚 评估呼吸状态(呼吸音、速度、模式和呼吸深度,血氧饱和度);症状恶化通知医生 评估腹部疼痛;通知医生;检测血常规实验室检查中性粒细胞结果 注意事项:已知大肠埃希coli-蛋白质过敏患者禁忌使用 用培非司亭的情况,最早要化疗后超过24小时,不得早于化疗前14天
G-CSF非格司亭(优保津)	抗肿瘤药,化学疗法引起的白细胞减少	骨痛	检测疼痛水平;骨痛使用对乙酰氨基酚 监测全血细胞中中性粒细胞增加情况 注意事项:已知大肠埃希coli-蛋白质过敏患者禁忌使用;皮下注射时避免用力摇晃药瓶
促红细胞生成素(Epogen、Procrit)	接受化疗的癌症患者 慢性癌性贫血 齐多夫定治疗的HIV感染患者 慢性肾衰竭	高血压 血栓事件 癫痫发作 头痛 皮疹、荨麻疹;注射部位一过性皮疹	检测血压 评估下肢或肺可能的埃博拉病毒 评估癫痫发作;根据需要实施癫痫发作措施 评估头痛的水平;根据需要给予止痛药 评估治疗和治疗期间的开始前的皮肤;更换注射部位 监控CBC实验室的测试结果中惰性红细胞计数
达依泊汀、NESP(Aranesp)	肾衰竭 非髓系恶性血液病化疗引起的贫血 慢性肾衰竭不透析	高血压 疲劳 水肿 血管通路栓塞和血栓事件 发热、肺炎、呼吸困难、败血症 癫痫发作 恶心、呕吐、腹泻、脱水	禁忌证为未控制的高血压的患者;密切监察所有患者血压;旋转注射部位;监测血细胞计数 评估疲劳的程度;提供活动周期;指导有关节约能量的方法 评估皮肤水肿;抬高下肢使皮肤免受伤害;出入水量 评估下肢或肺和血管接入设备可能埃博拉病毒 报告有利证据给医师 监测生命体征及呼吸状态(如呼吸音、频率、深度、易用性和呼吸的节拍、呼吸困难、呼吸急促、血氧饱和度);根据需要管理退烧药和抗菌剂 评估癫痫发作;根据需要实施癫痫发作的预防措施 评估消化道和恶心,呕吐和腹泻舒适的效果,体液平衡,清洁阴部皮肤以及出入水量;根据需要使用止吐止泻药,鼓励液体容忍;监测脱水迹象(皮肤和黏膜干燥,尿液浓缩、口渴、发热) 检测CBC实验室测试结果中的红细胞计数增加

参考文献

Basch, E., Prestrud, A. A., Hesketh, P. J., Kris, M. G., Feyer, P. C., Somerfield, M. R., et al. (2011). Antiemetics: American Society of Clinical Oncology clinical practice guideline update. *Journal of Clinical Oncology, 2,* 4189–4198.

Cooper, K. L., Madan, J., Whyte, S., Stevenson, M. D., & Akehurst, R. L. (2011). Granulocyte colony-stimulating factors for febrile neutropenia prophylaxis following chemotherapy: Systematic review and meta-analysis. *BMC Cancer, 23,* 404.

DeSandre, P. L., & Quest, T. E. (2010). Management of cancer-related pain. *Hematology Oncology Clinics of North America, 24,* 643–658.

Dy, S. M., & Apostol, C. C. (2010). Evidence-based approaches to other symptoms in advanced cancer. *Cancer Journal, 16,* 507–513.

Feyer, P., & Jordan, K. (2011). Update and new trends in antiemetic therapy: The continuing need for novel therapies. *Annals of Oncology, 22,* 30–38.

Freifeld, A. G., Bow, E. J., Sepkowitz, K. A., Boeckh, M. J., Ito, J. I., Mullen, C. A., et al. (2011). Clinical practice guideline for the use of antimicrobial agents in neutropenic patients with cancer: 2010 update by the Infectious Diseases Society of America. *Clinical Infectious Diseases, 52,* e56.

Gea-Banacloche, J., & Segal, B. H. (2011). Infections in the cancer patient. In V. T. DeVita, T. S. Lawrence, & S. A. Rosenberg (Eds.), *Cancer: Principles and practice of oncology* (pp. 2262–2299). Philadelphia: Lippincott Williams & Wilkins.

Grossman, S., & Nesbit, S. (2008). Cancer pain. In M. D. Abeloff, J. O. Armitage, J. E. Niederhuber, M. B. Kastan, & W. G. McKenna (Eds.), *Abeloff's clinical oncology* (pp. 565–577). Philadelphia: Churchill Livingstone.

Hainsworth, J. (2008). Nausea and vomiting. In M. D. Abeloff, J. O. Armitage, J. E. Niederhuber, M. B. Kastan, & W. G. McKenna (Eds.), *Abeloff's clinical oncology* (pp. 565–577). Philadelphia: Churchhill Livingstone.

Hesketh, P. J. (2008). Chemotherapy-induced nausea and vomiting. *New England Journal of Medicine, 358,* 2482–2494.

Induru, R. R., & Lagman, R. L. (2011). Managing cancer pain: Frequently asked questions. *Cleveland Clinic Journal of Medicine, 78,* 449–464.

Irwin, M., Brant, J., & Eaton, L. (2012). Putting evidence into practice: Improving oncology patient outcomes pharmacologic and nonpharmacologic interventions for pain oncology nursing society. *Oncology Nursing Society,* 1–33.

Irwin, M., Erb, C., Williams, C., Wilson, B., Zitella, L., Irwin, M., et al. (2013). Putting evidence into practice: Improving oncology patient outcomes prevention of infection, oncology nursing society. *Oncology Nursing Society,* 6–8.

Irwin, M., Lee, J., Rodgers, C., Starr, P., & Webberm, J. (2012). Putting evidence into practice: Improving oncology patient outcomes chemotherapy-induced nausea and vomiting. *Oncology Nursing Society,* 1–9.

Lacy, C. F., Armstrong, L. L., Goldman, M. P., & Lance, L. L. (2011). *Drug information handbook* (20th ed., pp. 1143–1147). Hudson, OH: Lexi-Comp.

Lexi-Comp Online. (2013). *Lexi-drugs online.* Hudson.

Li, M., Fitzgerald, P., & Rodin, G. (2012). Evidence-based treatment of depression in patients with cancer. *Journal of Clinical Oncology, 30,* 1187–1196.

McMenamin, E. (2011). Cancer pain management. In C. Yarbro, D. Wucjik, & B. Gobe (Eds.), *Cancer nursing principles and practice* (pp. 685–712). Sudbury, MA: Jones and Bartlett.

Metcalf, D. (2010). The CSFs and cancer. *Nature Reviews Cancer, 10,* 425.

National Comprehensive Cancer Network. (2013a). *Adult cancer pain (v 1.2013).* http://www.nccn.org/professionals/physician_gls/pdf/pain.pdf.

National Comprehensive Cancer Network. (2013b). *Antiemesis (v 1.2013).* http://www.nccn.org/professionals/physician_gls/pdf/antiemesis.pdf.

National Comprehensive Cancer Network. (2013c). *Cancer- and chemotherapy-induced anemia (v 1.2013).* http://www.nccn.org/professionals/physician_gls/pdf/anemia.pdf.

National Comprehensive Cancer Network. (2013d). *Distress management (v 2.2013).* http://www.nccn.org/professionals/physician_gls/pdf/distress.pdf.

National Comprehensive Cancer Network. (2013e). *Myeloid growth factors (v 12013).* http://www.nccn.org/professionals/physician_gls/pdf/myeloid_growth.pdf.

National Comprehensive Cancer Network. (2013f). *Prevention and treatment of cancer-related infections (v1.2013).* http://www.nccn.org/professionals/physician_gls/pdf/infections.pdf.

Rizzo, J. D., Brouwers, M., Hurley, P., Seidenfeld, J., Somerfield, M. R., & Temin, S. (2010). American Society of Clinical Oncology/American Society of Hematology clinical practice guideline update on the use of epoetin and darbepoetin in adult patients with cancer. *Journal of Clinical Oncology, 28,* 4996–5010.

Traeger, L., Greer, J. A., Fernandez-Robles, C., Temel, J. S., & Pirl, W. F. (2012). Evidence-based treatment of anxiety in patients with cancer. *Journal of Clinical Oncology, 30,* 1197–1205.

Weller, M., Stupp, R., & Wick, W. (2012). Epilepsy meets cancer: When, why and what to do about it? *Lancet Oncology, 13,* e375–e382.

Wilkes, G., & Barton-Burke, M. (2010). *Oncology Nursing Drug Handbook* (pp. 391–394). Burlington, MA: Jones & Bartlett Learning.

第26章 补充和整合治疗模式

一、概述

(一)定义

用于增强常规治疗(对症治疗、生物治疗、系统治疗、传统治疗、西医治疗)的疗效,减轻常规治疗的副作用,提高患者的幸福感和生活质量。

1.补充治疗通常与传统治疗联合使用。

(1)补充治疗已被科学证实,但目前多种补充治疗缺乏足够的证据支持。现有证据对很多补充治疗的疗效并不确定。

(2)很多补充治疗可能被称为支持性治疗(如按摩、针灸)。

2.替代疗法可用于代替常规治疗

(1)这里指的是,支持者经常鼓吹那些未经证实,也未基于循证依据的替代方法能够治愈癌症。

(2)患者寻求替代疗法出于各种不同的原因,如对传统治疗副作用的恐惧、传统或文化惯例、成本效益等。

3.补充和替代医学(CAM),这一术语用来描述常规治疗以外的所有领域的治疗。

4.整合医学、综合卫生保健和整合肿瘤学等是指将补充治疗与常规治疗方案进行结合。

(1)考虑到每位患者的个体情况,使用个性化和整体分析的方法(如诊断、患者的价值观和意愿、标准治疗方案预期的毒性反应)来制订个体化的治疗方案(Lawenda,2012)。

5.整体观或全人健康是指整合人的身体-心理-情绪-灵性-环境的整体健康模式(Dossey & Keegan,2013)。

(二)美国的现状

1.补充和替代治疗(CAM)在美国呈增长趋势

(1)有报道显示,近40%的美国人在常规治疗之外选择CAM治疗[国家补充和替代医学中心(NCCAM),2013]。

2.在美国,成人常用的CAM疗法包括一系列产品(如营养补充剂)、整体医学体系(如脊柱按摩疗法和整骨疗法)和身心调理(如冥想和瑜伽)(Barnes, Bloom, & Nahin, 2008)(图26-1)。

3.膳食补充剂的使用持续增加(Gahche et al., 2011)

(1)1994,年超过40%的美国成年人使用膳食补充剂,2006年,增加超过50%。

(2)大约40%的成年人报告服用多种复合维生素和多种矿物质,这些成为最常用的膳食补充剂。

(3)2006年,有61%的大于60岁以上妇女使用补充钙剂,相比1994年的28%上升了很多。

(4)40~59岁的男性和女性使用含维生素D补充剂已由1994年的26%增加到2006年的45%,而60岁以上的成年人,从1994年的23.7%涨幅至2006年的56.3%。

(5)使用补充和替代医学的原因,包括健康维护或疾病预防(77%)、疼痛管理(73%)、治疗特定的急性或慢性疾病(59%)、常规治疗的补充(53%)(Dossey & Keegan,2013)。

(6)越来越多的常规治疗的提供者实施补充治疗,导致肿瘤综合治疗使用增加。

1)在姑息治疗和临终关怀病区中,41.8%的照顾者(providers)提供补充和替代疗法(CAM)(Bercovitz, Sengupta, Jones, & Harris-Kojetin, 2011)。

① 安宁护理提供者中在临终关怀照护中,71.7%提供按摩,支持性治疗(69%),音乐治疗(62.2%),宠物治疗(58.6%),和引导冥想或其他放松技术(53.7%)。

2)许多学术和私立癌症治疗中心提供一系列的补充治疗服务。

(三)补充和替代医学的主要类别——补充和替代医学没有单一的分类标准;美国国家补充和替代医学中心(NCCAM)对区别于常规药物治疗之外的两大类保健措施做了区分

1.天然产品。

2.身心练习(NCCAM, 2013)。

3.国家癌症补充和替代医学医疗照护研究所(NCI)的癌症补充和替代医学办公室(NCIOCCAM, 2013)列出了CAM治疗的8种主要类别:

(1)替代医疗体系。

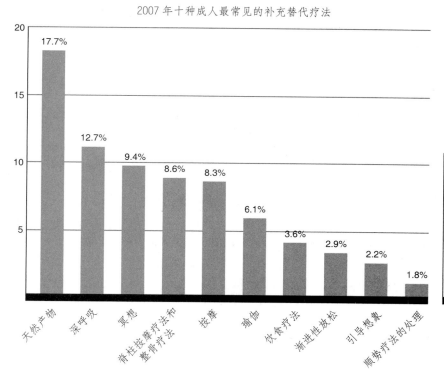

2007 年十种成人最常见的补充替代疗法

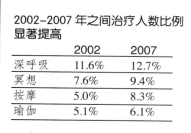

2002-2007 年之间治疗人数比例显著提高		
	2002	2007
深呼吸	11.6%	12.7%
冥想	7.6%	9.4%
按摩	5.0%	8.3%
瑜伽	5.1%	6.1%

图26-1　10种成人最常见的补充替代疗法。
From Barnes, P. M., Bloom, B., & Nahin, R. (2008).Complementary and alternative medicine use 387 among adults and children: UnitedStates, 2007 (DHHS Publication No. 2009-1240). Hyattsville, MD: National Center for Health Statistics.

(2) 能量疗法。

(3) 运动疗法。

(4) 推拿按摩和理疗。

(5) 身心干预。

(6) 营养治疗。

(7) 药物和生物治疗。

(8) 灵性疗法。

（四）整体医学体系

1. 印度韦达养生学（阿育吠陀）——来自梵文, ayusy 的意思是"生命或寿命"，veday 的意思是"知识"。

(1) 印度韦达养生学——基于保持身心平衡的原则, 知觉被用于维护健康和治疗疾病。

(2) 具体干预措施——由个人的能量驱动（自然），由 3 种属性决定的（存在方式:惰性、悦性、变性）;人体生理学认为三大生命能量 [瓦塔 (Vata)、皮塔 (Pitta) 和卡帕 (Kapha)] 在个体中整合的结果;能量（或普拉纳）通过通道或经络在身体中流动;疾病发生是能量流动不畅导致。

(3) 干预——旨在恢复能量重新平衡和重建能量流动;包括恰当的饮食、水化和生活方式（如遵守一套好的作息习惯,排毒或清洁技巧,特殊的按摩技术（瑜伽疗法）,特殊运动或口语（祈祷语）。

2. 整脊医学——强调脊柱的结构调整。

(1) 通过调整脊柱和关节, 重建正常的中枢神经系统 (CNS) 的功能。

(2) 干预措施包括按摩、营养支持和特殊的人体运动学。

(3) 骨转移、脊髓压迫症、血小板减少症或静脉血栓形成的患者是整脊医学的禁忌证。

3. 顺势疗法——基于给予某种特定的药物来治愈疾病的观念。

(1) 药物选择基于以下原则:

1) 以毒攻毒。

2) 稀释次数越多, 效能越大。

3) 疾病在个体间有特异性。

(2) 药物选择基于症状是身体试图摆脱疾病暗示的信念。

(3) 治疗基于将人作为一个整体, 反对只关注于症状。

4. 整骨疗法——关注身体的结构与功能的关系;整骨疗法专家在传统医学中被充分授权, 可以自主诊断、治疗以及拥有处方权。

(1) 认识到结构和功能的错乱源于受到一系列疾病的影响。

(2) 使用身体调控和常规药物治疗, 以帮助个体自我修复。

5. 中国传统医学 (TCM) ——起源于中国, 经过了数千年发展。

(1) 包含关键的概念

1) 阴阳——平衡身体和思想两种对立互补的力量概念。

2) 子午线——将气或能量运行到全身各部位的通道或气道(能量,发音为出"慈""滋"的声音);气流中断会导致疾病;针灸和其他技术直接、间接或疏通气血。

3) 五种元素——火、土、金、水、木,对应人体相应的器官和组织。

4) 八大原则——用中医辩证法来分析症状;包括寒热、表里、虚实、阴阳四大原则。

(2) 干预——包括草药、针灸和其他方法(如针灸、拔火罐、身心疗法)促进健康和治愈疾病。

（五）推拿按摩和理疗

1. 针灸——一种古老的东方技术,与中医息息相关,用于恢复或促进健康和舒适,将毫针刺激人体特定部位,刺激或疏散能量流动。

(1) 与按摩、草药、营养咨询联合使用。

(2) 对乳腺癌治疗相关的慢性淋巴水肿可能是一种安全有效的治疗方法(Cassileth et al., 2013)。

(3) 中性粒细胞减少或严重血小板减少患者禁用。

2. 指压法——手指或手压在身刺激人体特定穴位,以缓解症状或影响人体特定器官功能。

(1) 按压可以舒缓压力,重建能量自然流动,或两种作用都有。

(2) 禁忌证:出血性疾病或血小板减少,服用抗凝药物,如华法林(香豆素)的患者禁忌使用。

(3) 肿瘤部位或淋巴结肿大部位,或肿瘤和淋巴结肿大部位禁止实施按压。

3. 亚历山大技术——通过运动和触摸恢复身体和神经肌肉功能的平衡,使身体保持放松的、健康的姿势。

4. 芳香疗法——使用草药和其他植物中提取的香精油治疗。

(1) 治疗身体失衡,恢复心理和精神健康。

(2) 精油通过局部外敷、直接吸入或摄入等方式使用。

(3) 目前,临床实践还没有标准化,由于加工处理没有规范,各种精油的品质不一。

(4) 只有熟练有素的专家才能局部应用精油治疗。

5. 颅骨整骨疗法——通过温和的推拿按摩法使头骨恢复正常的结构和功能恢复。

通过调整头骨,改善整个身体病症。

6. 舞蹈疗法——舞蹈与音乐结合,通过身体自然运动,提升患者身体、心理和精神健康。

7. 费尔登克拉斯肢体放松疗法,一种教导运动和轻柔按摩的躯体教育系统,增强身体意识及提高机体功能。用于改善姿势和促进运动的灵活性和自由度。

8. 淋巴疗法——通过有力的按摩刺激淋巴液流动。

(1) 目的促进淋巴液流动,释放储存在淋巴系统中的毒素。

(2) 净化免疫系统。

(3) 手动,轻柔的淋巴引流用于预防和治疗乳腺癌术后淋巴水肿(Zimmermann, Wozniewski, Szklarska, Lipowicz, & Szuba, 2012)。

9. 按摩——指对肌肉组织进行人工按压和按摩。

(1) 减轻情绪和躯体紧张,改善血液循环,缓解肌肉疼痛。

(2) 提供舒适感和增强意识。

10. 神经肌肉疗法——对肌肉、神经和触发点上施加适度的压力,缓解减轻疼痛和紧张的按摩疗法。

11. 物理治疗——重建功能性身体疾病,恢复正常的骨骼肌肉功能。

(1) 旨在于缓解疼痛,减少肿胀,增强肌肉力量,恢复运动范围。

(2) 包括按摩疗法组合、电刺激法、超声检查和运动处方。

12. 气功——将身体姿势与集中注意力意念以及呼吸技术相结合的中国冥想练习,释放、净化、强化能量循环。

(1) 减轻压力和提高身体的自然愈合的能力。

(2) 增加活力和内部能量的觉醒,进一步促进身心协调。

(3) 无论是站立或坐着,患者均可进行练习。

13. 指压按摩——一种日本身体运动形式,类似于穴位按摩。

(1) 用手指和手掌压力控制能量流动通道并改善能量流动。

(2) 持续而有节律按压特定穴位。

(3) 平复过度活跃的交感神经系统,促进血液循环,缓解肌肉紧张,减轻压力。

(4) 不同于其他按摩技术,患者在治疗期间身着衣服,无需在身体上抹油剂。

(5) 在癌症患者中应用可能不安全,它会增加血栓的风险,因为手控按压法能使血栓脱落。

14. 触发点治疗——对特定点按压缓解肌肉疼痛和紧张的方法。

(1) 可用于治疗性按摩和被动伸展相结合。

(2) 治疗目标是减轻肢体肿胀和僵硬,增加关节活动度。

(3) 与物理疗法类似,治疗间歇期可以在家里进行特定练习。

（六）身心疗法

1. 艺术疗法——采用多种艺术手段及不同媒介(如绘画、着色、油漆油画、雕刻和多媒体)来帮助患者康复、维持或提高改善身体、心理、情绪和精神上的状况。

(1) 基于创造性的观念去帮助患者解决内心冲突和矛盾，缓解压力，增强自尊和提高自我意识，获得自我觉察力。

(2) 需要艺术治疗的硕士学位，可能需要执照职业许可证、证书，或两者都需要，这些都取决于国家规定。

2. 色彩疗法 (色光谱光疗法)——用电子仪器设备和色彩接收仪整合神经系统和身心整合。

(1) 前提是色彩通过不同频率传递能量，身体对这些振动频率产生反应。

(2) 可促进健康和治疗急性、慢性疾病。

3. 眼动脱敏与再加工治疗 (EMDR)——基于伤痛事件与特定快速眼球运动相关的心理治疗技术。

治疗师帮助患者回忆起悲伤的往事，诱发相关快速眼球运动，然后，通过重新定向刺激或干扰将眼球运动，从而打破引起持续悲伤情绪或情感的连接。(Triscari, Farad, D, Angelo, Urso & Catalisano, 2011)。

4. 意像引导——一种使用实时或录制的脚本描述不同的场景或详细的图像指导患者通过某一情景的结构化过程。

(1) 引导患者通过渐进性肌肉放松或可视化治疗过程 (如视觉化化学药物进入身体之中，寻找癌细胞，并将癌细胞从身体中移除)。

(2) 技术方法——有一位专家进行图像描述，这是一种对图像、录音或视频录制录像的叙述工具的使用。

5. 冥想——平静内心、保持内在宁静的方法；冥想形式多样，从简单的集中呼吸到超觉静坐冥想；实践因人而异，而且包括聚焦呼吸、控制思想和情感集中的一个轻松而警戒状态。

(1) 研究表明，在轻松状态下，可降低压力感知水平，缓解肌肉紧张，增强幸福感，并促进免疫反应 (Pritchard, Elison-Bowers & Birdsall, 2010)。

(2) 正念减压 (MBSR) 一种帮助患者提高专注力和自我觉察力的技术，即训练患者所有感官中每时每刻的意识 (Davidson, Kabat-Zinn, Schumacher et al., 2003)。

(3) 瑜伽冥想术引导患者探索自我感觉、情绪和思想，然后，将其各自分离出来。

(4) 超越冥想用一个祷语 (一个词、一个声音或一个短语) 直接聚焦思想并防止分心。

6. 音乐疗法——应用心理治疗法，通过制造或听聆听音乐，探索患者行为、情绪或精神干扰，并协助患者解决这些问题。

一些州要求音乐治疗师有硕士学位、资格证书，或两者都需要。

7. 神经语言程序学 (NLP)——通过改变思维模式，从而改变看法或感知的系统方法。

"感恩之旅"使用的案例。指导患者通过在日记中记录旅游中每天发生的事件，特别回想他或她的生活的积极方面，随着时间的推移，促进积极的人生观。核心观念是关注什么得到什么。

8. 太极——一种与呼吸相关的中国古老的实践技术。

(1) 源自武术的艺术形式。

(2) 提高协调性和平衡性，促进身体、情绪和精神健康。

9. 瑜伽——通过使用特定姿势和控制呼吸获得身体的力量和灵活性。

(1) 已经演变形式多样的主流实践方法，从体弱的患者康复的温柔瑜伽到促进康复的力量瑜伽，这些一般在健身房进行。

(2) 有一个通过冥想促进成分给身体、心灵和精神带来和谐。

（八）生物疗法

1. 生物反馈是一种指导患者识别、观察和学习控制压力的生物反应的一种技术。

(1) 监视器监测患者的生命体征 (血压、心率、呼吸频率)，教导患者通过视觉化和集中呼吸放松，及其他的方法学会放松之一。

(2) 通过有意识的努力，患者学会改变生命重要功能带来的变化。

2. 中药治疗——利用中草药和它们的化学特性治疗特定疾病，或改善患者整体健康和幸福感。

(1) 中草药制剂用于乙醇提取，萃取液、药膏、茶、胶囊、油、液体或其原生形态，可以内服、吸入或直接应用于人体。治疗的目的是促进身体康复，并提高机体免疫功能，清除，解毒和维持体内平衡。

(2) 中草药使用时，应该由一个知识丰富的提供者，卫生保健团队的成员监测用药反应，或需要两者共同监测。

(3) 应谨慎使用影响 CYP3A4267 通路的中草药，因为中草药物潜在的相互作用 (如圣约翰麦汁)。

3. 水疗法——以水的各种不同形式 (冰、水、蒸汽) 为主体，并在极端的温度 (热或冷) 下应用于身体，以恢复和保持身体康复。

治疗方法包括水浴、蒸汽浴、桑拿、冷敷或热敷。

4. 营养支持——使用食物、营养补充剂，或两者共同使用，预防和管理疾病或促进和维护健康。

5. 能源、能量疗法、生物场疗法——其类别很广，旨在影响身体的主要能量中心 (脉轮) 及患者的内在和外在的能量流动；能量疗法可治疗身体症状和情绪或精神困扰，或提高幸福感。

(1) 灵气——一种利用宇宙能量治病和养生的修炼方法，实践者用他或她的手引导能量流到身体各不同部位，以促进身体康复和放松；实践者的手置于身体特定部位，恢复改变能量流动方向。

(2) 治疗性接触——通过转换人体能量平衡人体能量流动的技术。

基于能量流中断会导致疾病和重建能量流可促进恢复、生长、有序和完整的理念。

(3) 触摸治疗——采用护理方法的一种能量康复技术 (Hart, Freel, Haylock & Lutgendorf, 2011)。

1) 20 世纪 80 年代由注册护士 Janet Mentgen 研发。

2) 包括特定协议, 其中包括包涵评估、干预和患者反应的评价。

3) 规范化培训。

(4) 磁疗——使用磁铁对神经系统、器官和组织的磁场的产生积极影响, 激发愈合。

二、评估

（一）补充和替代疗法的使用——可能对癌症常规治疗产生不利影响或与常规的癌症治疗进行相互作用；根据需要进行护理评估, 包括决定患者是否使用 CAM, 如有必要, 讨论有关的风险和获益

（二）患者相关的人口学特征和临床资料

1. 人口学特征——包括年龄、性别、教育水平、居住地、经济状况、民族种族和文化程度。

2. 临床资料——包括并发症、过敏史、用药史 (包括补充和替代疗法) 和癌症资料:癌症类型、分期、治疗方案。

（三）补充和替代疗法的患者的初始和持续评估—应该包括综合评估

1. 排除以下干扰或不平衡

(1) 身体健康。

(2) 营养状况。

(3) 功能状况。

(4) 社会心理社会状况。

(5) 情绪和精神状况。

(6) 性功能。

(7) 年龄相关问题。

(8) 精神状况。

(9) 能量场干扰。

2. 识别以下风险

(1) 环境因素。

(2) 文化习俗。

(3) 家庭动态。

(4) 社会经济地位。

(5) 健康行为。

3. 患者的价值观和偏好

(1) 健康和幸福的含义。

(2) 宗教和灵性实践。

(3) 文化习俗。

(4) 生活方式。

三、护理问题和预期目标

（一）知识缺乏, 与癌症治疗和 CAM 的实践效果相关 (NANDA)

预期目标:

(1) 患者能够口头表达理解规定的常规治疗和 CAM 疗法。

(2) 患者能够识别使用 CAM 实践和与 CAM 相关的传统医学常规药物有关的风险和益处。

(3) 医疗小组将在机构、社区和互联网增加 CAM 知识, 并提供可获得的 CAM 资源。

四、护理计划与护理措施

（一）提高患者 CAM 知识及其对常规治疗效果的影响

1. 鼓励公开讨论选择关于常规治疗方案和 CAM 方案

(1) 支持由护士、患者或其和患者家属发起的非正式对话

1) 成功取决于建立融洽的关系, 确保文化敏感性、无偏见的社会和职业环境。

2) 护士必须认识到过快否决 CAM, 会阻碍深入沟通。

3) 若患者已使用 CAM 或正在指导使用 CAM 治疗的患者, 都应记录。

4) 公开使用 CAM 疗法是一个持续的过程;其与患者的健康观念和与医疗团队关系融洽有关。

(2) 用患者能理解的方式解释常规治疗。

(3) 努力理解传统医学不能让患者满意的原因 (如缺乏心理社会支持、症状控制不佳、不方便、缺乏理解)。

(4) 探索患者使用或打算使用 CAM 的理论依据 (如可及性、担心副作用、社会压力、代理机构和授权)。

(5) 强调和支持患者选择治疗方案的权利。患者的治疗目标可能与健康护理健康照护团队的治疗目标不一致。

2. 能够区分 CAM 与传统医学那些补充治疗的替代疗法

(1) 验证使用 CAM 的合理性和解释那些 CAM 实践可能会干扰传统医疗 (如引起拮抗或其他不可预见的生物学结果、延迟或终止传统医疗)。

(2)CAM 实践与传统医学兼容。

（二）提高医疗保健提供者 CAM 的知识水平, 以及 CAM 对传统治疗的影响、资源可及性的干预措施

支持健康团队信息畅通的需要。

(1) 在机构、社区和互联网熟悉 CAM 资源更加便利。

（2）了解 CAM 资源（包括健康食品供应商）。

（3）认识患者是 CAM 信息的重要来源。

（4）认识 CAM 可能反映文化倾向，是患者的家庭和社会身份不可分割的组成部分。

（5）能够科学的以证据为基础的观点有效地探讨 CAM。

1）承认未能为患者提供关于 CAM 安全性和有效性等客观信息的对话。

2）按照病情，转介给训练有素的值得信赖的专业人员。

五、评价

肿瘤专科护士系统和定期评估患者和那些使用 CAM 疗法的家属的反应，或其他重要的干预措施，以确定是否取得预期成果。收集相关数据，并与预期结果进行比较。如有必要，对护理诊断、预期目标和护理计划进行审查和修订。

（刘翔宇　译校）

参考文献

Barnes, P. M., Bloom, B., & Nahin, R. (2008). *Complementary and alternative medicine use among adults and children: United States, 2007 (DHHS Publication No. 2009-1240)*. Hyattsville, MD: National Center for Health Statistics.

Bercovitz, A., Sengupta, M., Jones, A., & Harris-Kojetin, L. D. (2011). *Complementary and alternative therapies in hospice: The National Home and Hospice Care Survey: United States, 2007 (DHHS Publication No. 2011-1250)*. Hyattsville, MD: National Center for Health Statistics.

Cassileth, B. R., Van Zee, K. J., Yeung, K. S., Coleton, M. I., Cohen, S., Chan, Y. H., et al. (2013). Acupuncture in the treatment of upper-limb lymphedema. *Cancer, 119*(13), 2455–2461.

Davidson, R. J., Kabat-Zinn, J., Schumacher, J., Rosenkranz, M., Muller, D., Santorelli, S. F., et al. (2003). Alterations in brain and immune function produced by mindfulness meditation. *Psychosomatic Medicine, 65*(4), 564–570.

Dossey, B. M., & Keegan, L. (2013). *Holistic nursing: A handbook for practice* (6th ed). Burlington, MA: Jones & Bartlett.

Gahche, J., Bailey, R., Burt, V., Hughes, J., Yetley, E., Dwyer, J., et al. (2011). Dietary supplement use among U.S. adults has increased since NHANES III (1988-1994). *National Center for Health Statistics Data Brief, 61*, 1–8.

Hart, L. K., Freel, M. I., Haylock, P. J., & Lutgendorf, S. K. (2011). The use of healing touch in integrative oncology. *Clinical Journal of Oncology Nursing, 15*(5), 519–525.

Lawenda, B. D. (2012). *Integrative oncology essentials: A patients' guide to cancer care and prevention (Version 1.09.12)*. www.integrativeoncology-essentials.com.

National Cancer Institute, Office of Cancer Complementary and Alternative Medicine (NCI OCCAM). (2013). *Annual report on complementary and alternative fiscal year 2011*. Washington, DC: Author.

National Center for Complementary and Alternative Medicine (NCCAM). (2013). *What is CAM? All about complementary and alternative medicine*. nccam.nih.gov/health/whatiscam.

Pritchard, M., Elison-Bowers, P., & Birdsall, B. (2010). Impact on integrative restoration (irest) meditation on perceived stress levels in multiple sclerosis and cancer outpatients. *Stress and Health, 26*, 233–237.

Triscari, M. T., Faraci, P., D'Angelo, V., Urso, V., & Catalisano, D. (2011). Two treatments for fear of flying compared: Cognitive behavioral therapy combined with systematic desensitization or eye movement desensitization and reprocessing. *Aviation Psychology and Applied Human Factors, 1*(1), 9–14. http://dx.doi.org/10.1027/2192-0923/a00003, 419.

Zimmermann, A., Wozniewski, M., Szklarska, A., Lipowicz, A., & Szuba, A. (2012). Efficacy of manual lymphatic drainage in preventing secondary lymphedema after breast cancer surgery. *Lymphology, 45*(3), 103–112.

第27章 血液和免疫功能改变

第一节 概述

（一）定义——骨髓抑制、骨髓功能减退导致进入外周循环的红细胞 (RBC)、白细胞 (WBC)、血小板 (PLT) 量的减少

（二）生理学 (Kurtin, 2012; Metcalf, 2010; Undevia, Gomez & Ratain, 2005)

1. 骨髓是造血细胞的主要来源，包括髓系和淋巴系祖细胞。

(1) 髓系细胞包括粒细胞（中性粒细胞、嗜酸性粒细胞、嗜碱性粒细胞、单核细胞）、红细胞和血小板。

(2) 淋巴细胞包括 T 淋巴细胞和 B 淋巴细胞。

2. 骨髓抑制的危险因素主要分为三种类型：疾病相关因素、患者相关因素、治疗相关因素。

3. 化疗引起的骨髓抑制，在癌症治疗中是最常见的剂量限制不良反应。

(1) 每种抗肿瘤药物影响血细胞减少的开始时间及持续时间的不同，这取决于药物代谢动力学的不同：剂量、频率、给药途径、吸收、分布、代谢和排泄。

4. 治疗相关的血细胞减少中，中性粒细胞减少和血小板减少是最常见的。

(1) 中性粒细胞减少症——中性粒细胞绝对计数 (ANC) 低于 1500 个 /mm³ 的患者感染和败血症的风险增加。

(2) 血小板减少症——血小板计数低于正常范围；患者出血风险增加。

(3) 贫血——血红蛋白低于 10g/dL 的患者疲劳和组织缺氧风险增加。

5. 骨髓全血细胞减少的严重程度是基于共同的分级标准（表 27-1）。

6. 治疗相关的淋巴细胞减少不常见。

(1) 淋巴细胞减少，B 淋巴细胞或 T 淋巴细胞数量减少，患者感染的风险增加。

第二节 中性粒细胞减少症

一、概述

（一）定义——血液循环中，中性粒细胞数量减少，ANC 低于正常值下限（见表 27-1）。

1. 白细胞正常值——$(4.5\sim13.0)\times10^3/\mu L$

2. 中性粒细胞占白细胞总数的 44%~76%。

(1) 抗感染的第一道防线。

(2) 寿命——1~3 天（压力情况下小于 6 小时）

3. ANC =（中性粒细胞 × 白细胞）%

(1) 等级 1——ANC < 正常低限至 1500 个 /mm³。

(2) 等级 2——ANC <1500~1000 个 /mm³。

(3) 等级 3——ANC <1000~500 个 /mm³。

(4) 等级 4——ANC < 500 个 /mm³。

(5) 发热性中性粒细胞减少 (FN)——ANC < 1000/mm³ 及单次体温 >38.3°C (101°F) 或体温持续 ≥ 38°C (100.4°F) 超过 1 小时。

(6) ANC 样品计算

1) 白细胞 =3.1×10³/μL

2) 中性粒细胞 (25%)+bands(10%)= 35%。

3) ANC = 3100 × 0.35= 1085/mm³ =2 级中性粒细胞减少。

（二）生理学 (Carlesso & Cardoso, 2010; Metcalf, 2010)

1. 化疗引起中性粒细胞减少症 (CIN) 癌症系统治疗中最常见的剂量限制性毒性反应之一。

2. 中性粒细胞迅速分裂，对化疗导致的细胞毒性敏感。

3. 化疗和放疗也可能损害骨髓微环境，包括基质和细胞因子环境。

(1) 辐射影响骨髓生成区域——盆骨、肋骨、胸骨、颅骨、

表 27-1 国家癌症协会不良反应共同标准，第 4 版：骨髓抑制 (NCI–CTCAEv4)

并发症	预防	修复
贫血	每100mL血液中，血红蛋白减少的障碍性疾病	等级 1: Hgb <LLN——10.0 g/dL
		等级 2: Hgb <10.0~8.0 g/d
		等级 3: Hgb <8.0 g/dL,提示需要输血
		等级 4: Hgb <6.2~4.9 g/dL,危及生命;提示要紧急处理
中性粒细胞减少症	基于实验室检查,血标本中中性粒细胞计数减少	等级 1: ANC <LLN——1500/mm^3
		等级 2: ANC <1500~1000/mm^3
		等级 3: ANC <1000~500/mm^3
		等级 4: ANC <500/mm^3
发热中性粒细胞减少症	疾病的特点：ANC小于1000个/mm^{3}及单次体温>38.3°C(101°F)或体温持续>38°C(100.4°F),超过1个小时	等级 3: ANC<1000个/mm^3,单次温度>38.3°C(101°F)或体温≥38°C(100.4°F)持续超过1小时
		等级 4: 危及生命;需要紧急干预
血小板减少症	基于实验室检查,血标本中血小板计数减少	等级 1: Plt < LLN——75 000/mm^3
		等级 2: Plt < 75 000~50 000/mm^3
		等级 3: Plt < 50 000~25 000/mm^3
		等级 4: Plt < 25 000/mm^3
移位	避免拉扯导管,妥善固定通路,宣教患者避免自行处理导管或输液港及防止外伤	转诊至医师查看是否尖端仍在血管内;必要时,拔管
导管异位	防止外伤损伤通路装置,适当缝合固定通路	转诊至医师通过X线透视重新放置导管;必要时,拔管
导管小孔、痕迹、割痕	导管周围避免使用剪刀或尖锐物品,适当时给夹管、导管上覆盖加固	使用适当的维护工具
输液港对皮下组织的腐蚀	避免输液港置入于现有的或潜在组织损伤的地方(放疗处);避免输液港处有外伤或压力	转诊至医师处拔除通路装置
输液港-导管分离	避免外伤和高压力的输注,或堵塞时使用1~3mL注射器冲管	转诊至医师处拔除通路装置
输液港针头的移位	妥善固定;避免针头或通路有张力	拔除针头,重新评估输液港无菌针头的使用

ANC, 中性粒细胞绝对值;Hgb, 血红蛋白;LLN, 正常下限;Plt, 血小板。
Data from National Cancer Institute. (2013). Common terminology criteria for adverse events (CTCAE)version 4.0. ctep.cancer.gov/protocolDevelopment/electronic_applications/ctc.htm#ctc_40.

长骨的干骺端——导致持续的全血细胞减少。

（三）高危因素（表 27-2）

1. 宿主相关因素

(1) 年龄大于 65 岁, 比年轻人脂肪细胞多而骨髓少。

(2) 女性。

(3) 东部肿瘤协作组 (ECOG) 状况量表 (PS)> 1。

(4) 营养不良。

(5) 免疫抑制。

(6) 并发症——慢性阻塞性肺疾病 (COPD)、糖尿病、肾功能损害、肝脏疾病。

(7) 开放性伤口或近期手术。

(8) 活动性感染或已经存在的真菌感染。

(9) 药物相互作用。

(10) 肿瘤细胞浸润骨髓。

(11) 血液系统恶性肿瘤。

(12) 高肿瘤负荷或严重疾病。

表 27-2 化疗导致的骨髓抑制与之相关的高危因素

宿主相关因素	疾病治疗相关因素
年龄> 65 岁	高肿瘤负担或疾病较重
女性	既往有化疗或放疗史
东部肿瘤协作组(ECOG)状况量表(PS)> 1	既往有全血细胞减少
营养不良	肿瘤侵犯骨髓
免疫抑制	化疗类型
并发症:慢性阻塞性肺疾病、糖尿病、肾功能损害、肝病	化疗剂量与浓度
开放性伤口或近期手术	血清乳酸脱氢酶(LDH)水平
活动性感染或已经存在的真菌	血清蛋白减少
药物相互作用	高血胆红素症
	血液系统恶性肿瘤
	住院

Data from Kurtin, S. (2012). Myeloid toxicity of cancer treatment. Journal of the Advanced Practitioner in Oncology, 3, 209-224.

(13) FN 发作后中性粒细胞减少症持续超过 4 天。

(14) 并发口腔黏膜炎,结肠炎或盲肠炎。

(15) ICU(重症监护室)。

(16) 弥散性血管内凝血 (DIC)。

(17) FN 治疗的第 5 天交叉反应蛋白水平大于 100mg/L。

(18) 混乱或精神状态改变。

(19) 失血严重需要输血。

(20) 需要治疗的心律失常或心电图改变。

2. 治疗相关因素

(1) 既往化疗或放疗史。

(2) 预先存在的全血细胞减少。

(3) 肿瘤侵犯骨髓。

(4) 化疗的类型 (表 27-3)。

(5) 化疗剂量强度。

(6) 血清乳酸脱氢酶 (LDH)。

(7) 血清蛋白减少。

(8) 高血胆红素症。

(9) 血液系统恶性肿瘤。

(10) 住院。

3. 生物疗法和类固醇——由于免疫抑制和淋巴细胞减少可以将患者置于风险中。

(四) 药物管理原则 (表 27-4)

1. 预防

(1) 识别高危患者。

(2) 对患者和照护者进行预防感染风险相关的健康教育。

(3) 预防性使用集落刺激因子 (CSFs) 的推荐理由

1) CIN3 / 4 级或 FN > 20% 的为潜在可治愈的疾病或剂量强度要求达到最佳临床结果 (见表 27-1)。

2) CIN3 / 4 级或 FN 为 10%~20% 的患者为高风险 (见表 27-1)。

(4) 美国食品和药物管理局 (FDA) 批准使用中性粒细胞刺激因子 [Crea, Giovannetto. Zinzani,& Danesi, 2009; National Comprehensive Cancer Network (NCCN), 2013a]

1) 非格司亭 (Neupogen) 每日 5μg/kg(四舍五入到的机构限制的体重最接近小瓶)

①治疗后的 24 小时或 4 天,直到由实验室标准恢复到 ANC 正常或接近正常的最低点水平。

2) 聚乙二醇非格司亭。

①每个治疗周期单剂量为 6mg。

②大多数情况下,在完成治疗后最后一天使用;有限的数据支持在化疗的最后一天使用。

3) 舒拉明

①临床试验应用剂量为 250 μg /m²·d

②治疗后的 24 小时或连续到第 4 天,直到实验室

指标 ANC 恢复到正常或接近正常的最低点水平。

4) 不推荐化疗或放疗时,预防性使用集落刺激因子。

5) G-CSF 药物最常见的不良反应 (AE),包括骨痛、肌肉痛、关节痛、发热。

6) 骨痛发作时,可用萘普生 225mg⁺ 氯雷他定 10mg,每 12h 服用一次进行有效的管理,一直持续到疼痛消失 (一般 48~72h)。

(5) 考虑患者为 FN 极高危恶性血液病,则预防性使用抗生素——氟喹诺酮其具有或不具有糖肽、抗真菌剂、抗病毒剂作用,应基于常见的感染机构或地区制订的特定方案。

2. 无发热或活动性感染的中性粒细胞减少症

(1) 如上所述实施初级预防。

(2) 在风险最大的初始阶段,建立严密监测全血细胞计数计划。

(3) 评估患者和照护者有意义的症状和体征,包括与谁联系以及如何联系。

(4) 后续治疗需要调整剂量,剂量延迟或粒细胞集落刺激因子 CSF(G-CSF) 作为二级预防。

(5) 低危患者的预期康复恢复管理可以在门诊进行。

3. 发热性中性粒细胞减少症

(1) 考虑医疗急救。

(2) 及时干预对防治发病率和死亡率非常关键。

(3) 快速评估临床恶化风险

1) 低血压——收缩压 (SBP) 小于 90mmHg。

2) 呼吸急促——呼吸频率 (RR) 大于 24 次 / 分。

3) 人血白蛋白——小于 3.3g/L。

4) 血清碳酸氢盐水平——小于 21mmol/L。

5) 交叉反应蛋白水平——高于基线水平 20mg/L。

6) 高降钙素原水平——大于 2.0ng/ml。

7) 可溶性髓细胞表达触发受体 (sTREM-1)——大于 100pg/mL。

8) FN 发病时高五聚环蛋白 3(PTX3) 水平。

(4) 实施 FN 照护标准制度,获得标本 (血液和尿液),胸片 (正位和侧位)、病毒性和耐万古霉素肠球菌 (VRE) 拭子,如为阳性,静脉注射抗生素 (头孢吡肟为最常用的一线药物)。

(5) 如 FN 患者急剧恶化,及时管理此类患者对避免更严重的并发症非常重要,如心血管崩溃或死亡

(6) 病情不稳定的患者,应通过配备有高级心脏生命支持 (ACL) 装置的紧急医疗救助车转院。

(7) 预后不良的极高危患者可能需要入住 ICU。

(五) 长期中性粒细胞减少症的潜在后遗症

1. 推迟治疗时间或推迟给药剂量;减少治疗剂量。

2. 循环衰竭。

3. 急性呼吸衰竭。

4. 败血症及感染性休克。

表 27-3　所选肿瘤类型中常见的化疗方案中，中到高风险的骨髓毒性

膀胱癌

MVAC（甲氨蝶呤、长春新碱、多柔比星、顺铂）(H)

乳腺癌

AC →T→ 曲妥珠单抗(I)

CMF (环磷酰胺、甲氨蝶呤、氟尿嘧啶) (I)

多烯紫杉醇 每21天 (I)

表柔比星单药或序贯方案

环磷酰胺、氟尿嘧啶、甲氨蝶呤 (I)

FEC → T (氟尿嘧啶、表柔比星、环磷酰胺、顺序多西他赛) (I)

紫杉醇 每21天(I)　长春碱(I)

AT (多柔比星，紫杉醇(H)

密集剂量AC →T (多柔比星，环磷酰胺，紫杉醇) (H)

多西他赛+曲妥珠单抗 (H)

TAC (多柔比星、多柔比星、环磷酰胺) (H)

紫杉醇+拉帕替尼(I)

宫颈癌

顺铂+托泊替康(I)

托泊替康 (I)　　　伊立替康 (I)

结肠直肠癌

FOLFOX（氟尿嘧啶、亚叶酸钙、奥沙利铂）(I)

食管癌与胃癌

DCF (多西他赛、顺铂、氟尿嘧啶)(H)

伊立替康、顺铂(I)

ECF (表柔比星、顺铂、氟尿嘧啶) (I)

霍奇金淋巴瘤

ABVD (多柔比星、长春新碱、博莱霉素、达卡巴嗪) (I)

BEACOPP (博莱霉素、依托泊苷、多柔比星、环磷酰胺、长春新碱、泼尼松、丙卡巴肼) (H)

Stanford V (氮芥、多柔比星、长春新碱、博莱霉素、依托泊苷、泼尼松) (I)

肾癌

多柔比星、吉西他滨 (H)

黑色素瘤

氮烯咪胺基联合或不联合白介素2 (H)

非霍奇金淋巴瘤（NHL 亚型）

ICE (异环磷酰胺、卡铂、足叶乙甙) (H)

CHOP-R -14 (环磷酰胺、长春新碱、多柔比星、泼尼松) (H)

DHAP (地塞米松、顺铂、阿糖胞苷) (H)

ESHAP (甲泼尼龙、依托泊苷、顺铂、阿糖胞苷) (H)

CHOP-R (环磷酰胺、多柔比星、长春新碱、泼尼松) (I)

MINE（美司钠、NVT、异环磷酰胺、足叶乙甙）

Hyper-CVAD (利妥昔单抗、环磷酰胺、长春新碱、多柔比星、甲氨蝶呤、阿糖胞苷——交替疗法) (H)

FC/FCR (氟达拉滨、环磷酰胺、利妥昔单抗) (I)

R-GEMP (利妥昔单抗、吉西他滨、甲基强) (H)

GDP (吉西他滨、地塞米松、顺铂)(I)

非小细胞肺癌

多西他赛/卡铂 (H)

顺铂/长春瑞滨/西妥昔单抗(H)

多西紫杉醇/顺铂(I)

依托泊苷/顺铂 (H)

紫杉醇/顺铂 (I)

长春瑞滨联合顺铂 (I)

卵巢癌

多西他赛 (H)

托泊替康 (H)

紫杉醇(H)

卡铂/多西他赛 (I)

肉瘤

MAID (美司钠、多柔比星、环磷酰胺、达卡巴嗪) (H)

小细胞肺癌

ACE (多柔比星、环磷酰胺、足叶乙甙) (H) 托泊替康(H)

拓扑替康/顺铂(I)

ICE (异环磷酰胺、卡铂、足叶乙甙) (H)

依托泊苷/卡铂(I)

睾丸癌

VelP (长春碱、环磷酰胺、顺铂) (H)

VIP (异环磷酰胺、依托泊苷、顺铂) (H)

(待续)

表 27-3（续）　选肿瘤类型中常见所的化疗方案中中到高风险的骨髓毒性

BEP（博莱霉素、依托泊苷、顺铂）(H)	TIP（紫杉醇、异环磷酰胺、顺铂）(H)
依托泊苷/顺铂 (I)	
子宫癌	
多西他赛 (I)	

中等风险 (I)10% 至 20%，高风险 (H)> 20%。这不包括髓系恶性肿瘤和多发性骨髓瘤。

Data from　Kurtin, S. (2012). Myeloid toxicity of cancer treatment. Journal of the Advanced Practitioner in Oncology, 3, 209-224.

表 27-4　化疗诱导的中性粒细胞减少（CIN）和发热性中性粒细胞减少（FN）的预防和管理的推荐

风险评估	• 见表27-2和表27-3描述由疾病相关、患者相关及治疗相关的造成CIN的危险因素
预防	• 患者和照护者提供预防感染相关风险的健康教育 • 以下情况推荐预防性使用集落刺激因子（CSF） 　• CIN3/4级或FN＞20%的为潜在可治愈的疾病或剂量强度要求达到最佳临床结果 　• CIN3/4级或FN为10%~20%的患者是高风险 　• FDA批准的药物 　• 非格司亭 (Neupogen)用药指南(www.neupogen.com) 　• 聚乙二醇非格司亭(Neulasta) 用药指南 (www.neulasta.com) • 考虑患者为FN极高危恶性血液病，预防性应用抗生素——氟喹诺酮具有或不具有糖肽、抗真菌剂、抗病毒剂
中性粒细胞减少（CIN）的管理	• 如上所述，实施一级预防 • 在治疗风险最大的初始阶段建立密切监测血细胞计数方案 • 评估患者和照护者描述的症状和体征，包括与谁联系，以及如何联系 • 后续治疗可能需要调整剂量、剂量延迟或使用粒细胞CSF(G-CSF)刺激因子作为二级预防 • 低危患者的预期康复管理可以在门诊进行 • G-CSF药物最常见的不良反应(AE)，包括骨痛、肌肉痛、关节痛、发热 　• 骨痛发作时，可用萘普生225mg加氯雷他定10mg，每12小时服药一次进行有效的管理，并一直持续到疼痛消失（一般48~72小时）
发热性中性粒细胞减少（FN）的管理	• 发热性中性粒细胞减少（FN）是一种医疗紧急情况 • 及时干预是避免发病率和死亡率的关键环节 • 快速评估临床恶化风险 • 制订FN照护标准，包括获得培养标本(血液和尿液)、胸片(正位和侧位)、病毒性和耐万古霉 • 素肠球菌(VRE)拭子，如果阳性，静脉注射抗生素(头孢吡肟是最常用的一线药物) • 病情不稳定的患者，应通过配备高级心脏生命支持(ACL)装置的紧急医疗救助车转院 • 预后不良的极高危患者，可能需要入住ICU

Data from　Kurtin, S. (2012). Myeloid toxicity of cancer treatment. Journal of the Advanced Practitioner in Oncology, 3, 209-224.

5.死亡。

二、评估

（一）病史

1.评估目前和以前癌症治疗。

2.化疗、放射治疗、生物治疗或综合治疗。

3.既往中性粒细胞减少或中性粒细胞减少性发热的发生率。

4.造血生长因子的使用。

5.评估骨髓活检病理报告，如果有用，分析骨髓侵犯程度或细胞减少程度。

6.评估合并疾病和目前用药对患者危险性增加程度（见风险因素）。

7.评估感染史，包括细菌、真菌和病毒感染。

8.评估当前抗生素治疗情况，如甲氧苄啶磺胺甲基异恶唑（复方新诺明）或两性霉素 B，这些药物可能导致中性粒细胞计数减少。

（二）体格检查

1.生命体征评估——发热是感染最常见的体征。

(1) 中性粒细胞减少症的寒战应紧急处理。

(2) 低血压（收缩压小于 90mmHg)或呼吸急促（呼吸＞ 24 次 / 分）提示疾病恶化的高风险。

2.感染征象（红斑、硬结、鼻涕和咳嗽）——抑制吞噬反应可能不是很明显。

（1）常见感染部位——包括呼吸道、胃肠道（GI）道、泌尿生殖道、会阴、肛门和皮肤。

（2）评估所有留置导管部位。

（3）评估异常呼吸音。

（4）评估口腔有无鹅口疮、牙菌斑、发红、感染性溃疡。

（5）评估腹部柔软度、坚硬度和紧张度。

（6）评估精神状态改变。

（7）评估营养状况——恶性营养不良引起的淋巴细胞减少，补体系统水平降低，某种免疫球蛋白减少。

3.实验室检查

（1）全血细胞计数差异（CBC）。

（2）ANC 的计算。

（3）尿液、血液、粪便、脑脊液、脑脊液、伤口及引流管或引流袋标本敏感性试验。

4.影像学资料

（1）胸部 X 线检查（正位和侧位）。

三、护理问题和护理目标

（一）体温失衡的风险 (NANDA-I)

1.预期目标——患者保持正常体温。

（二）感染的风险 (NANDA-I)

1.预期目标——与中性粒细胞减少有关，患者未发生严重的感染性并发症。

2.预期目标——患者 ANC 大于 1000 个 /mm³。

（三）知识的缺乏 (NANDA-I)，与预防感染相关

预期目标——患者准确地描述感染的预防措施。

四、护理计划和护理措施

（一）药理学——见第 4 篇概述

（二）非药理学 (Flores & Ershler, 2009; Kurtin, 2012)

1.感染发生降到最低的护理措施

（1）严格手卫生。

（2）鼓励患者每天洗澡，注意保持个人卫生，包括口腔和会阴护理。

（3）限制有插有鲜花的花瓶或其他来源的积水。

（4）限制没有传染性疾病探视者，特别是儿童。

（5）每天更换水罐、义齿杯、喷雾器的水。

2.所有护理措施均使用无菌技术，包括所有留置导管（如静脉通路装置、尿管、胆道或鼻饲管）、伤口或侵入性操作；中央导管管理参照特定的制度指南。

（三）并发症监测的护理措施

1.基于患者个体风险建立血细胞计数监测计划（见表 27-2 和危险因素）。

2.监测最低值（癌症治疗后血细胞水平的最低值监测）。

（1）骨髓的未成熟细胞在血液中被破坏或者缺失，最低值很明显。

（2）亚硝基脲剂通常在化疗后的 7 至 14 天，结合治疗形态的变异，辐射到骨盆。

（3）偶尔发生在生物治疗后。

（4）通常在多种治疗后，最低值比单一治疗发生更快、更严重。

3.癌症治疗通常表现为 ANC 小于 1000~1500 个 /mm³。

4.感染体征和症状的监测

（四）患者和家庭照护者的护理措施

1.将感染的发生降到最低个人卫生健康教育——如排尿后和便后，从前到后擦拭会阴区；每天洗澡。

2.教会感染预防和如何将感染的风险降到最低——如严格洗手。

3.指导造血生长因子皮下注射。

4.告知患者出现以下症状时，需要呼叫医生或护士，如体温高于 38.1℃、咳嗽有痰、排尿疼痛、咽喉痛。

五、评价

肿瘤专科护士系统和定期地评估患者及家属对预防中性粒细胞减少症导致感染的应对措施。收集相关数据，并与预期结果比较。如有必要，对护理诊断、结果和护理计划进行评估和修订。

第三节　贫血

一、概述

（一）定义——每 100mL 血液中血红蛋白量减少的疾病 (CTC-AE 第 4 版)

1.正常值——具有性别差异性。

（1）女性——血红蛋白 (HGB)：11.5~15.5g/L；红细胞压积 (HCT)：35%~46%。

（2）男性——HGB：13.5~17.5g/L；红细胞压积：40%~51%。

2.红细胞寿命——120 天。

3.患者疲劳、心动过速、呼吸急促、胸部疼痛、呼吸困难和晕厥时，风险增加。

4.贫血不同程度分级

（1）1 级：血红蛋白低于 LLN-10.0g/dL；低于 LLN-6.2 mmol/L；低于 LLN-100 g/L。

（2）2 级：血红蛋白低于 10.0~8.0g/dL；低于 6.2~4.9 mmol/L；低于 100~80 g/L。

（3）3 级：血红蛋白低于 8.0g/dL；低于 4.9 mmol/L；低

于 80 g/L;提示需要输血。

(4) 4 级:危及生命,需要紧急干预。

(二) 生理学 (Carlesso & Cardoso, 2010; Metcalf, 2010)

1. 骨髓中造血干细胞生成红细胞。

2. 红细胞的主要功能将氧气携带到身体各个细胞。

3. 癌症患者常见症状为贫血,发病率为 30%~90% (Rodgers et al., 2012)。

(三) 危险因素 (Daniel & Crawford, 2006; Kurtin, 2012;Slichter, 2007; Slichter et al., 2010)

1. 患者相关因素

(1) 中性粒细胞减少或骨髓抑制的风险。

(2) 任何隐匿性出血性疾病。

2. 疾病相关因素

(1) 中性粒细胞减少或骨髓抑制的风险。

(2) 自身免疫性溶血性贫血。

(3) 慢性胃肠出血。

(4) 营养不良与叶酸不足、维生素 B_{12}。

(5) 铁缺失——胃旁路手术,不能吸收口服铁。

(6) 慢性肾功能不全。

(7) 肿瘤细胞侵犯骨髓或骨肿瘤,如多发性骨髓瘤、淋巴瘤、白血病或骨髓增生异常综合征。

(8) 红系白血病。

(9) 骨髓异常增生综合征。

(10) 罕见的家族性遗传疾病影响红细胞生成——地中海贫血。

3. 治疗相关因素

(1) 大多数化疗药物在看到红细胞衡量效果之前影响粒细胞和血小板计数;一些药物治疗会导致相关性贫血,如顺铂。

(2) 药物引起的红细胞再生障碍性贫血 (罕见)。

(3) 相对于其他的血细胞减少贫血的评价。

(四) 药物管理原则 (框 27-1)

1. 预防贫血

(1) 识别高风险的贫血患者和继发效应。

1) 症状评估和发现潜在疾病。

2) 慢性病测定。

(2) 考虑患者的个体特征,如由贫血、心血管和肺部疾病导致的潜在并发症。

(3) 患者和照顾者的教育,包括能量守恒、活动计划和有意义的体征和症状。

(4) 建立监测血细胞计数和追踪 / 随访的计划

(5) 维持目前类型以及筛查需要频繁输血的患者

2. 袋装红细胞输注

(1) 获益——改善贫血症状。

(2) 风险

1) 病毒传播——人类免疫缺陷病毒 (HIV):3.1/100 000;丙型肝炎:5.1/100 000;乙型肝炎:3.41~3.43/100 000。

2) 输血相关的急性肺损伤 (TRALI)——0.81/100 000。

3) 输血相关的循环负荷过重 (TACO)——在 ICU 和术后输血量为体重的 1%~6% 或更高。

4) 致命的溶血反应——每百万单位输血 1.3~1.7。

5) 非溶血性发热反应——每百万单位输血 1.1%~2.15%。

6) 潜在的心肺疾病恶化,包括充血性心力衰竭。

7) 铁过剩和继发器官毒性。

3. 红细胞生成刺激蛋白 (ESAs 见框 27-1)

(1) 获益——避免输血。

(2) 风险

1) 生存较低和疾病进展时间减慢,尤其是血红蛋白目标值高于 12g/dL。

2) 血栓——与凝血障碍、肥胖、冠状动脉疾病、血小板增多症、高血压、住院史、选择性激素疗法、免疫调节剂、固定不动等病史,血栓的风险增加。

3) 高血压或癫痫发作。

4) 纯红细胞再生障碍性贫血 (罕见)。

(3) 用药管理

1)FDA 批准的药物。

①阿法达贝泊汀 (达依泊汀 α)、重组人红细胞生成素 (普罗克瑞或红细胞生成针剂)。

②不包括正在接受化疗的患者。

③需要对照顾者进行风险评估最小化计划培训 (肿瘤学计划)。

④要求患者签署知情同意书。

2) 目标——输入必要的最低剂量,浓缩红细胞输入使血红蛋白最少达到 10 g/dL。

3) 如果血红蛋白在任何 2 周内上升 >1g / dL,需要减少剂量;在网站见处方信息 https://www.esa-apprise.com/ESAAppriseUI/ESAAppriseU I/default.jsp。

二、评估

(一) 病史

1. 既往有癌症治疗,如化学治疗、放射治疗,或多模式 (综合) 治疗。

2. 当前使用的药物能够影响红细胞功能。

3. 社会历史因素酒精摄入和吸入毒品史。

(二) 体格检查 (Kurtin, 2012)

1. 评估直肠、鼻、耳、口腔等出血情况。

2. 评估粪便、尿液、呕吐物中有无血液。

3. 评估皮肤有无苍白。

4. 评估月经出血量和卫生巾或卫生棉条使用量。

5. 评估颅内出血情况——意识状态改变、烦躁不安、头痛、癫痫发作、瞳孔变化、共济失调等。

框 27~1 化疗导致的贫血的管理建议（CIA）

风险评估

贫血比较严重并发症的高危因素包括

心肺疾病、伴或不伴近期化疗或放疗、血红蛋白（HGB）进展
性或快速下降；持续症状如心动过速、呼吸急促、胸痛、呼
吸困难、昏厥、虚弱疲劳

治疗

一般治疗原则

基本病因评估——出血、营养状况、遗传、肾功能不全、治疗、
慢性疾病、溶血

基本病因治疗

考患者个体化特征评估贫血症状

权衡每种治疗方法的风险和受益[输入袋装红细胞（PRBC），
红细胞生成刺激剂（ESA）的管理]

袋装红细胞的输入

要求签署知情同意书

无症状——输血维持血红蛋白在7~9g/dL

有出血症状——维持血流动力学的稳定

有症状伴血红蛋白低于10g/dL——输血维持血红蛋白在
8~10g/dL

贫血伴急性冠脉综合征——维持血红蛋白大于10g/dL

优点

血红蛋白快速增加可能改善部分患者的疲乏症状

风险

病毒传播——人类免疫缺陷病毒（HIV）:3.1/100 000；丙型肝
炎:5.1/100 000；乙型肝炎:3.41 3.43/100 000

输血相关的急性肺损伤（TRALI）——0.81/100 000

输血相关的循环负荷过重（TACO）——在ICU和术后输血量为
体重的1%~6%或更高

致命的溶血反应——每百万单位输血1.3~1.7

非溶血性发热反应——每百万单位输血1.1% ~2.15%

ESA管理

FDA批准的药物Aranesp（达依泊汀α）、Procrit（重组人红细
胞生成素）、Epogen（促红细胞生成素）

不包括正在接受化疗的患者

需要对照顾者进行风险评估最小化计划培训（肿瘤学
计划）(https:// www.esa~apprise.com/ESAAppriseUI/
ESAAppriseUI/ default.jsp)

要求患者签署知情同意书

目标——输入必要的最低剂量，浓缩红细胞输入使血红蛋白最
少达到10 g/dL

如果血红蛋白在任何2周内上升>1g/dL，需要减少剂量；在网
站见处方信息https://www.esa~apprise.com/ESAAppriseUI/
ESAAppriseU I/default.jsp

获益

避免输血

风险

生存较低和疾病进展时间减慢，尤其是血红蛋白目标值高于
12g/dL

框 27~1 （续）化疗导致的贫血的管理建议（CIA）

www.fda.gov/cder/drug/infopage/RHE/default.htm

血栓——与凝血障碍、肥胖、冠状动脉疾病、血小板增多症、
高血压、住院史、选择性激素疗法、免疫调节剂、固定不
动等病史，血栓的风险增加(www.nccn.org/professionals/
physician_gls/f_guidelines. asp#supportive)

高血压或癫痫发作

纯红细胞再生障碍性贫血(罕见)

Data from Kurtin, S. (2012). Myeloid toxicity of cancer treatment.
Journal of the Advanced Practitioner in Oncology, 3, 209-224.

（三）实验室检查

1. 血常规中血小板计数与绝对值。
2. 评估贫血的影响因素
(1) 铁缺乏。
(2) 叶酸缺乏。
(3) 维生素 B_{12} 缺乏症。
(4) 胃肠道出血。
(5) 溶血筛查。
(6) 甲状腺功能。
(7) 睾酮水平。
3. 血清促红细胞生成素水平。

三、护理问题和护理目标

（一）知识缺乏 (NANDA-I)，与能量守恒有关
预期目标——患者准确地描述相关的能量守恒的
方法。

（二）受伤的风险 (NANDA-I)
1. 预期目标——患者能描述需要紧急医疗照护的可
评估的体征和症状。
2. 预期目标——患者能区分贫血。
3. 预期目标——患者未发生因贫血导致的并发症。
4. 预期目标——患者未发生跌倒或受到任何伤害。

四、护理计划和护理措施

（一）药理学——见第4章概述
（二）非药物护理 (Kurtin, 2012; Kurtin et al., 2012)
1. 贫血导致的继发性感染降到最低的护理措施。
2. 在骨髓异常导致HGB低于7.5g/dL时,停止癌症治疗。
3. PRBC(浓缩红细胞)输血基于世界卫生组织
(WHO)指南。
（三）患者和家属照顾的护理措施
1. 告知患者及家属保持体能和有意义的症状、体征。
2. 告知患者及家属输血反应的症状。
3. 告知安全措施,降低贫血导致的晕厥或呼吸困难
潜在的受伤的危险。

五、护理评价

肿瘤专科护士系统和定期评估患者对贫血的反应及其治疗，以防止继发性器官影响或损伤。收集相关数据，并与预期结果进行比较。如有必要，对护理诊断、结果和护理计划进行校正和修订。

第四节　血小板减少症

一、概述

（一）定义——实验室检查，循环血中血小板减少，低于 LLLLN(正常下限)——(CTC-AE 第 4 版)

1. 正常值——150 000~400 000/mm^3。

2. 寿命——10~12 天 (压力状态下小于 24 小时)。

3. 血小板减少症患者出血风险增加。

4. 与血小板减少严重程度相关的风险

(1) 1 级:血小板 (PLT) 低于 LLN——75 000/ mm^3。

(2) 2 级:血小板低于 75 000——50 000/ mm^3。

(3) 3 级:血小板低于 50 000——25 000/ mm^3。

(4) 4 级:血小板低于 25 000/ mm^3。

（二）生理学 (Carlesso & Cardoso, 2010; Metcalf, 2010)

1. 巨核细胞在骨髓系干细胞中的形成和发展。

2. 每个巨核细胞每天产生在外周血中可以检测到的数成百上千万的血小板。

3. 血小板的功能是激发凝血机制，通过血小板黏附在破损的血管处止血，防止血液丢失。

（三）危险因素 (Daniel & Crawford, 2006; Kurtin, 2012; Slichter, 2007; Slichter et al.，2010).

1. 患者相关因素

(1) 中性粒细胞减少的危险因素。

(2) 同时使用抗血小板药物。

2. 疾病相关因素

(1) 中性粒细胞减少或骨髓抑制。

(2) 血小板潜在异常——特发性血小板减少性紫癜或血栓性血小板减少性紫癜，加速血小板破坏。

(3) 凝血异常

1) 低凝状态——营养不良或肝脏疾病引起维生素 K 缺乏，改变凝血酶原和凝血因子的形成。

2) 高凝状态——副肿瘤综合征，弥散性血管内凝血 (DIC)，血栓形成，加速血小板消耗。

(4) 脾大——血小板聚集在脾脏。

(5) 肿瘤细胞侵蚀骨髓或累及骨髓，如多发性骨髓瘤、淋巴瘤、白血病或骨髓增生异常综合征。

(6) 巨核细胞白血病。

3. 治疗相关因素

(1) 中性粒细胞减少或骨髓抑制，包括化疗和放疗。

1) 血小板计数——通常在综合治疗或给药后 7~14 天或更时间早降低。

2) 血小板计数常在白细胞下降之后降低。

3) 通常在 2~6 周内恢复正常。

(2) 感染时的细菌内毒素释放——可以破坏血小板和改变血小板聚集。

(3) 有些药物可以改变血小板的形成，如阿司匹林、氯吡格雷 (Plavix)、地高辛 (Lanoxin)、呋塞米 (速尿)、苯妥英钠 (大仑丁)、肝素、奎尼丁、磺胺类药物 (复方新诺明) 和四环素。

（四）药物管理原则 (Kurtin, 2010; Kurtin, 2012; Slichter, 2007; Slichter et al., 2010; Triulzi et al., 2012) (框 27-2)

1. 预防血小板减少

(1) 识别血小板减少症和出血的高危患者

1) WHO 出血等级。

① 1 级:瘀点、瘀斑、大便潜血、阴道轻度出血。

② 2 级:表面出血，不需要输注超过常规红细胞 (RBC) 的输血量，鼻出血、血尿、呕血。

③ 3 级:为出血患者每天输一个或多个单位的袋装浓缩红细胞 (pRBCs)。

④ 4 级:危及生命的大出血，即大量出血引起血流动力学改变或重要器官出血 (如颅内出血、心包或肺出血)。

2) 评估出血的症状和潜在疾病。

3) 慢性疾病鉴别。

(2) 考虑患者的个体特征，包括邻近治疗，伴随抗凝治疗或抗血小板药物，前聚血小板反应，并发炎症或感染，中枢神经系统 (CNS) 疾病。

(3) 指导患者及照顾者预防出血和报告出血体征和症状。

(4) 建立监测血细胞计数和随访计划。

(5) 维持当类型和筛查需要经常输血的患者目。

(6) 血小板计数不足 50 000/μL, 暂停抗凝治疗。

2. 血小板输注 (RDP)

(1) 血小板随机供者

1) 从全血中分离。

2) 常规剂量输注, 4~6 个随机供体单位 (从多个单位的全血池中选取)。

3) 大容量——1IU=60 mL; 6IU=360 mL。

4) 接触更多捐助者。

(2) 单供体血小板 (SDPs)

1) 血小板单体分离——需要 1.5~2.5 小时。

2) 大约 200mL。

3) 采集过程昂贵——成本在 RDP 两倍以上。

4) 二氧化硅还原产物来源于较新的采集程序。

（3) 血小板低于 10 000/μL——治疗性血小板输注阈值。

（4) 出血史或活动性感染史的患者——可能需要更高

框 27-2　化疗导致血小板减少症的管理推荐

风险评估

- CTC-AE 风险(见表27-4)和WHO出血分级
  - 瘀点、瘀斑、大便隐血、阴道轻度出血
  - 证据表明，表面出血不需要输注超过常规红细胞(RBC)输血量，如鼻出血、血尿、呕血
  - 为出血患者每天输一个或多个单位的袋装浓缩红细胞(pRBC)
  - 危及生命的大出血，即大量出血引起血流动力学改变或重要器官出血(如颅内出血、心包或肺出血)
- 评估出血症状和潜在疾病
- 慢性疾病监测
- 考虑患者的个体特征，包括邻近治疗中心，伴随抗凝治疗或抗血小板药物，高血小板反应，并发炎症或感染，中枢神经系统疾病

风险预防

- 如上所述，评估出血风险
- 建立监测血细胞计数和随访计划
- 维持当前类型和筛查需要经常输血的患者
- 血小板计数低于50 000/dL，停止抗凝治疗
- 指导患者及照顾者预防出血和报告出血体征和症状

血小板制品

随机供者血小板(RDP)

- 从全血中分离
- 常规剂量输注，4~6个随机供体单位(从多个单位的全血池中选取)
- 大容量——1IU = 60 mL, 6 IU= 360 mL
- 接触更多捐助者

单供体血小板(SDP)

- 血小板单体分离——需要1.5~2.5小时
- 大约200mL
- 采集过程昂贵——成本在RDP两倍以上
- 二氧化硅还原产物来源于较新的采集程序

基于血小板水平及患者个体特征的血小板(Plt)输注

- 血小板≤10 000/dL——治疗性血小板输注阈值
- 出血史或活动性感染史患者——可能需要更高的输血门槛
- 外科手术或侵入性手术——血小板维持在>50 000μL，有并发症的更复杂疾病因素的患者，可能需要输注更多的血小板数量
- 神经外科手术——血小板计数维持在>100 000uL/L
- 有荨麻疹史的患者，输注血小板前提前给药
- 输注血小板30~60分钟后，评估输注有无反应

Data from　Kurtin, S. (2012). Myeloid toxicity of cancer treatment. Journal of the Advanced Practitioner in Oncology, 3,209-224

的输血阈值。

（5) 外科手术或侵入性手术——维持血小板高于 50 000/μL；更积极的步骤和复杂的患者因素，可能需要更高的血小板计数。

（6) 神经外科手术——维持血小板高于 100 000/μL。

（7) 有荨麻疹史的患者输注血小板前，预防用药。

（8) 输注血小板 30~60 分钟后，评估血小板计数。

3. 当患者活动性出血，并成为难治性血小板，补充血浆凝血因子。

4. 服用孕激素药物，减少月经出血。

5. 用类固醇治疗药物性或疾病导致的出血。

（五）长期血小板减少症的潜在后遗症

1. 延迟治疗时间或延迟剂量；剂量减少。

2. 难治性血小板减少（同种免疫）。

3. 内出血，如颅内、胃肠道或呼吸道出血。

4. 输血反应或传染病。

5. 死亡。

二、评估

（一）病史

1. 既往有癌症治疗，如化学治疗、放射治疗，或多模式（综合）治疗。

2. 当前使用的药物能够影响血小板功能。

3. 酒精摄入和吸入毒品史等社会历史因素。

（二）体格检查 (Kurtin, 2012)

1. 评估直肠、鼻、耳、口腔等出血情况。

2. 评估通常首先出现在上肢和下肢的瘀点，然后是肘和口腔上颚等受压部位。

3. 评估粪便、尿液、呕吐物中有无带血。

4. 评估瘀斑、皮肤紫癜或穿刺部位渗血情况。

5. 评估结膜出血和巩膜注射情况。

6. 评估月经出血量和卫生巾或卫生棉条使用量。

7. 评估颅内出血情况——意识状态、烦躁不安、头痛、癫痫发作、瞳孔变化、共济失调。

（三）实验室检查

1. 血小板计数。

2. 凝血值、纤维蛋白原、凝血酶原时间、部分促凝血酶原激酶。

3. 抗血小板抗体。

三、护理问题和护理目标

（一）知识缺乏 (NANDA-I)，与预防出血有关

预期结果——患者准确地描述出血预防措施。

（二）受伤的危险 (NANDA-I)

1. 预期结果——患者能够识别血小板减少。

2. 预期结果——患者未因血小板减少而出现并发症。

3.预期结果——患者未发生跌倒或受到任何伤害。

四、护理计划和护理措施

（一）药理学（见第4节概述）

（二）非药理学 (Kurtin, 2012)

1.出血降到最低的护理措施

(1) 当患者血小板计数小于 20 000 个 / mm³ 时，避免血压袖带过度充气或使用止血带。

(2) 避免侵入性操作，如灌肠、量肛温、直肠栓剂、膀胱导尿、静脉穿刺、手指套、插胃管、皮下注射或肌内注射。

(3) 环境准备，避免受伤（如拉起护栏、包装家具尖角、走道干净）。

(4) 按压静脉穿刺部位 5 分钟。

2.鼓励患者穿舒适的鞋行走，保持皮肤的完整性。

3.鼓励患者避免锋利物体，如直刃剃刀。

4.如不能出血控制，应用可吸收明胶海绵或液体凝血酶。

5.若流鼻血，患者取高半坐卧位，按压鼻子。

6.冰敷减少出血。

7.肠道保养，预防便秘。

8.患者用软牙刷，避免牙龈受伤。

9.指导患者活动时，避免外伤。

10.监测血小板水平。

11.癌症治疗停止血小板计数低于 50 000~100 000 /mm³。

12.根据输血指南输注血小板。

（三）患者及家属的照护护理措施

1.指导患者及家属预防出血。

2.指导患者及家属需报告给医生或护士的出血症状。

3.指导降低出血的安全措施，日常起居，包括预防跌倒。

五、评价

肿瘤专科护士系统和定期地评估患者对血小板减少症的反应及预防出血的治疗方案。收集相关数据，并与预期结果进行比较。如有必要，对护理诊断、结果和护理计划进行校订和修订。

第五节　感染

一、概述

（一）定义——当身体或身体的一部分被微生物或病毒入侵时发生感染，取决于三个因素

感染性疾病是癌症患者发病率和死亡率的重要因素。

（二）生理学 (Wood & Payne, 2011)

1.癌症相关感染的易感性由恶性肿瘤和癌症治疗的性质决定

(1) 宿主防御机制受损——皮肤和黏膜屏障受损（黏膜炎、皮肤反应、侵入性操作），中性粒细胞减少，免疫抑制。

(2)癌症诊断操作技术增加了感染风险变量的敏感性

(3) 长期使用免疫抑制，机会性感染的风险增加（病毒，真菌，分枝杆菌，罕见的细菌菌株）和常见病原菌更严重的后果。

2.入侵的有机体最重要的物理屏障——皮肤和黏膜屏障。

3.白细胞，特别是中性粒细胞，为抗感染的重要防御线。

（三）风险因素 (NCCN, 2013b; Wood & Payne, 2011)

1.患者相关因素

(1) 与原发性恶性肿瘤免疫缺陷有关。

(2) 中性粒细胞减少症。

(3) 黏膜屏障破坏。

(4) 脾切除和脾功能破坏。

(5) 使用糖皮质激素和其他淋巴毒性药物。

(6) 并发症。

(7) 营养不良；低蛋白血症。

(8) 低丙种球蛋白血症。

(9) 慢性阻塞性肺疾病 (COPD)。

(10) 肾或肝功能不全。

(11) 身体状态较差。

(12) 大于 65 岁。

2.疾病和治疗相关因素

(1) 血液或淋巴系统恶性肿瘤。

(2) 造血干细胞移植；移植物抗宿主病 (GVHD)。

(3) 高肿瘤负荷。

(4) 缓解状态。

(5) 以前有过高强度的免疫抑制剂治疗的化疗。

(6) 实体器官移植。

(7) 细胞毒性化疗——中性粒细胞减少症的深度和持续时间（见中性粒细胞减少症）。

(8)T 细胞和 B 细胞抑制剂，类固醇、嘌呤类似物、阿仑单抗。

(9) 屏障障碍——血管接入设备 (VAD)、黏膜炎、手术。

(10) 放射治疗。

(11) 干细胞移植或移植物抗宿主病（见第 20 章）。

(12) 艾滋病咨询门诊。

(13) 慢性中性粒细胞。

（四）药物管理原则

1. 识别高危患者。

2. 对病毒、真菌或机会性细菌感染的高危患者制订预防性抗菌治疗方案。

3. 如果可能的话, 隔离感染源。

4. 根据微生物分离结果, 抗生素管理。

5. 细致的皮肤、黏膜和伤口护理。

6. 酌情使用白细胞生长因子 (见中性粒细胞减少症)。

(五) 长期感染的潜在后遗症

1. 因为感染史, 选择延迟治疗或不治疗。

2. 肺炎和急性呼吸窘迫。

3. 心血管衰竭。

4. 感染性休克。

5. 大肠杆菌对抗生素的耐药性和二重感染。

6. 死亡。

二、评估

(一) 病史 (NCCN, 2013b; Wood & Payne, 2011)

1. 评估癌症治疗, 如化学治疗、放射治疗、生物治疗或多模式治疗。

2. 评估感染史。

3. 评估药物的过敏反应, 特别是抗生素。

4. 评估免疫抑制治疗。

(二) 体格检查 (NCCN 2013b; Wood & Payne, 2011)

1. 完整体格检查, 隔离潜在的感染源:皮肤、黏膜肺部、鼻窦、直肠、腹部伤口、侵入性导管。

2. 评估精神状态:定向、混乱、记忆、警觉。

3. 快速评估症状发作。

4. 生命体征

(1) 发烧——类型, 严重程度, 相关症状

(2) 血压和呼吸——低血压 (收缩压小于 90mmHg) 或呼吸急促 (RR > 24) 预示为临床恶化的高风险。

(3) 心率——可出现心动过速。

(4) 每 4~8 个小时或更频繁评估生命体征, 发现生命体征变化趋势或是否偏离正常。

5. 评估尿或粪便的颜色、性质或状态、气味、是否存在血迹。

(三) 实验室检查

1. 血常规计数。

2. 尿液、粪便、血液、痰液、伤口分泌物、引流袋或引流管中引流液药敏试验。

3. 直肠拭子。

4. 口腔病毒拭子。

5. 梭状芽孢杆菌。

6. 皮肤或伤口分泌物中的细菌、病毒、真菌。

7. 皮肤钻孔活组织检查分离真菌感染。

(四) 影像学检查

1. 胸部 X 线检查 (正位及侧位)。

2. 基于可疑来源的附加放射检测。

三、护理问题和护理目标

(一) 感染的风险 (NANDA-I)

预期结果——患者准确描述的预防感染的措施。

(二) 受伤的危险 (NANDA-I)

预期结果——患者感染过程中未发生并发症。

四、护理计划和护理措施

(一) 药理学——见第 4 节概述

(二) 非药理学 (NCCN, 2013b; Wood & Payne, 2011)

1. 降低感染的护理措施

(1) 接触患者前、后均严格洗手。

(2) 促进和鼓励个人口腔卫生和会阴护理。

(3) 避免不必要的侵入性操作, 如灌肠、直肠温度、膀胱导尿、静脉穿刺。

(4) 疫苗接种, 如流感疫苗、肺炎疫苗, 以防止感染传染病。

(5) 进行护理干预时, 严格无菌技术。

(6) 确保充足的水分和高热量, 高蛋白饮食。

2. 确定感染源的护理措施

(1) 遵医嘱采集标本, 如血、痰、粪便、尿液和伤口分泌物。

(2) 指导患者及家属知晓感染的体征和症状以及何时报告给医生或护士

(3) 如有必要, 进行胸部照片。

(4) 向医生报告患者重要变化的体征参数。

五、评价

肿瘤专科护士系统和定期地评估患者对感染的反应及其治疗, 确定其安全性和缺乏不良预后的进展。收集相关数据, 并与预期结果进行比较。如有必要, 对护理诊断、结果和护理计划进行校订和修订。

第六节 出血

一、概述

(一) 定义——体内外发生血液异常流动现象

(二) 生理学

1. 止血是一种在血液中形成的固体凝块的过程。

2. 凝固是形成稳定的纤维蛋白凝块机制。

3. 癌症患者出血是止血或凝血机制改变。

（三）危险因素 (Kurtin, 2012; NCCN, 2013b; Wood & Payne, 2011)

1. 疾病相关因素

(1) 脑出血可发生在严重的血小板减少或脑转移瘤中。

(2) 骨髓增生性疾病，如真性红细胞增多症，骨髓纤维化和原发性血小板增多症可能导致出血。

(3) 前列腺癌和急性早幼粒细胞白血病可能导致 DIC(弥散性血管内凝血)。

(4) 副肿瘤综合征可激发出血。

(5) 脾大可引起出血。

2. 治疗相关因素

(1) 骨髓或造血干细胞移植可能引起以咳嗽、呼吸困难、低氧血症为特征的弥漫性肺泡出血。

(2) 癌症治疗可导致 DIC。

(3) 高剂量化疗，如环磷酰胺(环磷酰胺)可引起出血性膀胱炎或出血性心肌衰竭。

(4) 所有类型的外科手术都有可能增加出血的风险，尤其是如果肿瘤嵌入在动脉或静脉内。

（四）药物管理原则 (NCCN，2013B)

1. 有效管理血液制品。

2. 吸氧。

3. 血管加压药——可控制严重出血。

4. 鼻胃管冰盐水洗胃——可控制胃出血。

（五）长期出血的潜在后遗症

1. 大量输血引发病毒性疾病。

2. 休克。

3. 输血反应。

4. 死亡。

二、评估

（一）病史 (NCCN, 2013b; Wood & Payne, 2011)

1. 评估以前的癌症治疗，如化学治疗、放射治疗，或多模式治疗。

2. 清楚最近的创伤性事件。

3. 评估癌症。

4. 脑或骨髓转移证据。

5. 白血病，尤其是非淋巴细胞白血病出血是由于多种因素导致。

6. 评估消化性溃疡、胃溃疡或食管静脉曲张用药史。

（二）体格检查

1. 评估有无脉弱、不规则脉、苍白皮肤、湿冷、皮肤等出血并发症。

2. 评估尿液、粪便、呕吐物、痰液的中有无血液。

3. 评估生命体征。

4. 评估神经系统有无缺陷，如警觉或定位降低。

（三）实验室检查

1. 全血细胞计数。

2. 凝血因子。

3. 粪便隐血试验。

4. 出血时间。

三、护理问题与护理目标

（一）体液不足的危险 (NANDA-I)

1. 预期目标——患者未发生出血并发症。

2. 预期目标——患者出血停止。

（二）低效外周组织灌注 (NANDA-I)

预期目标——患者未因出血发生导致组织损伤。

四、护理计划和护理措施

（一）药物治疗——见第 4 节概述

（二）非药物治疗 (Kurtin, 2012; NCCN, 2013b)

1. 出血降到最低的护理措施

(1) 清洁伤口后，敷料包扎伤口。

(2) 如果可能，抬高肢体高于心脏水平，或伤口上方加压。

(3) 输注血浆及其他血液成分。

2. 监测并发症的护理措施

(1) 血流动力学测量——心输出量有无降低，血压有无降低。

(2) 严格记录出入水量，监测体液是否失衡。

(3) 报告医生对患者重要变化的参数，如精神状态改变，血压下降，出血量增加。

五、评价

肿瘤专科护士系统和定期地评估患者对出血干预反应，确定血流动力学稳定是否稳定。收集相关数据，并与预期结果进行比较。如有必要，对护理诊断、结果和护理计划进行修订和改进。

第七节　发热和寒战

一、概述

（一）定义——体温高达 38℃ ~38.5℃ (CTC-AE 第 4 版)

1. 寒战发生在体温突然升高时，如发热或药物反应。

2. 寒战时，骨骼肌发生不自主收缩。

3. 寒战时，内部体温持续高温，这是体温自我调节机制。

4. 颤抖是一种主观感觉。

5. 发热从吞噬白细胞由内源性致热原释放启动。

6. 血管扩张、出汗是生理机制，增加散热。

7. 血管收缩和寒战是机体调节机制，其用于产热或节约能量。

8. 发热是下丘脑体温调节中枢的设定点增加。

9. 颤抖增加肌肉张力代谢活动和增加耗氧量。

10. 皮肤温度下降，血管收缩，从而减少热量散发。

11. 每增加 1 摄氏温度会增加 2.5% 的新陈代谢率，增加心脏的需氧量。

（二）生理学

1. 下丘脑体温调节中枢控制体温。

2. 发热时，各种散热机制有助于体温恢复到正常水平。

（三）危险因素

1. 疾病相关因素

(1) 见中性粒细胞减少和感染的章节。

(2) 肿瘤累及人体体温控制部位——下丘脑。

(3) 副肿瘤综合征。

(4) 由肿瘤细胞释放的致热原导致发热，特别是在不受控制肿瘤生长中。

(5) 常见与发热相关的肿瘤，包括霍奇金病、成骨细胞肉瘤、淋巴瘤、肝转移瘤。

2. 治疗有关因素

(1) 见中性粒细胞减少和感染的部分。

(2) 化疗的副作用引起药物性发热或流感样综合征（如博来霉素、柔红霉素、噻替哌、甲氨蝶呤、达卡巴嗪、普卡霉素）。

(3) 输血反应。

(4) 生物治疗的副作用、干扰素、单克隆抗体或白细胞介素。

(5) 类固醇性肾上腺皮质功能不全。

(6) 药物导致，如万古霉素、两性霉素 B。

(7) 侵入性操作。

（四）药物管理原则 (NCCN，2013B)

1. 评估患者的发热原因、临床表现。

2. 对乙酰氨基酚和布洛芬以每 2 小时交替服用，减少发热和药物毒性；血小板减少症患者谨慎使用。

3. 肿瘤导致的发热，服用非甾体类抗炎药 (NSAID)；血小板减少患者或肾功能不全谨慎使用。

4. 病因治疗。

（五）持续发热和寒战的潜在后遗症

1. 疲劳感增加，肌无力，肌痛；生活质量下降。

2. 呼吸困难。

3. 心肺功能损害。

4. 死亡。

二、护理评估

（一）病史 (NCCN, 2013b)

1. 既往癌症治疗史以及不良反应。

2. 既往有感染接触史。

3. 癌症类型和疾病程度。

4. 既往输血史。

5. 目前用药。

6. 过敏史。

（二）体格检查 (NCCN, 2013b; Wood & Payne, 2011)

1. 定期评估生命体征。

2. 全面体格检查，查明发热的来源。

3. 评估实验室检查和附加实验室资料，分析可疑病因（如中性粒细胞减少相关的发热、药物反应、胆管炎），鉴别诊断。

三、护理问题和护理目标

（一）体温失衡风险 (NANDA-I)

预期目标——能控制患者发热与寒战。

（二）体温调节无效 (NANDA-I)

1. 预期目标——患者未发生因发热与寒战导致的并发症。

2. 预期目标——最大限度地提高患者舒适度。

四、护理计划和护理措施

（一）药物治疗——见第 4 节概述

（二）确定感染源的护理措施

当怀疑有感染时，取血液、咽喉、尿、粪便、痰液和伤口分泌物标本，包括所有接触的装置设备。

（三）提供舒适的护理措施

1. 促进皮肤和黏膜的降温。

2. 温水擦浴。

3. 减少患者衣物。

4. 温水棉球擦浴。

5. 降低环境温度。

6. 寒战时，应避免迅速降低体温，提供暖和的毯子或加热垫。

7. 及时更换湿衣服，防止受凉。

8. 应用对乙酰氨基酚、阿司匹林或布洛芬降温。

9. 增加液体摄入量，防止脱水。

10. 指导患者发热或寒战自我护理，包括药物摄入。

（四）常见部位感染发生的最低的护理措施

1. 鼓励患者清醒时，每小时咳嗽和深呼吸 4~8 次。

2. 鼓励患者清醒时，每 4 小时做口腔护理。

3. 鼓励患者避免无效呼吸。

4.指导患者避免阴道灌洗或使用卫生棉条。

5.鼓励患者均衡膳食，增加液体摄入量。

五、评价

肿瘤专科护士系统和定期地评估患者对发热和寒战的护理措施的反应，确定取得预期结果的进展。收集相关数据，并与预期结果进行比较。如有必要，对护理诊断、结果和护理计划进行修改和修订。

（刘翔宇　译校）

参考文献

Aapro, M., Crawford, J., & Kamioner, D. (2010). Prophylaxis of chemotherapy-induced febrile neutropenia with granulocyte-stimulating factors: Where are we now? *Supportive Care in Cancer, 18*, 529–541.

Ahn, S., & Lee, Y. S. (2012). Predictive factors for poor prognosis febrile neutropenia. *Current Opinion in Hematology, 24*, 376–380.

Carlesso, N., & Cardoso, A. (2010). Stem cell regulatory niches and their role in normal and malignant hematopoiesis. *Current Opinion Hematology, 17*, 281–286.

Crawford, J., Allen, J., Armitage, J., Blayney, D. W., Cataland, S. R., Heanwey, M. L., et al. (2011). Myeloid growth factors. *Journal of the National Comprehensive Cancer Network, 9*, 914–932.

Crea, F., Giovannetti, E., Zinzani, P. L., & Danesi, R. (2009). Pharmacological rationale for early G-CSF prophylaxis in cancer patients and role of pharmacogenetics in treatment optimization. *Critical Reviews in Oncology Hematology, 72*, 21–44.

Daniel, D., & Crawford, J. (2006). Myelotoxicity from chemotherapy. *Seminars in Oncology, 33*, 74–85.

Flores, I. Q., & Ershler, W. (2009). Managing neutropenia in older patients with cancer receiving chemotherapy in a community setting. *Clinical Journal of Oncology Nursing, 14*, 81–86.

Freifeld, A., Bow, E., & Sepkowitz, K. (2010). Clinical practice guideline for the use of antimicrobial agents in neutropenic patients with cancer: 2010 update by the Infectious Diseases Society of America. *Clinical Infectious Diseases, 52*, e56–e93, 2011.

Klastersky, J., Ameye, L., Maertens, J., Georgala, A., Muanza, F., Aoun, M., et al. (2007). Bacteraemia in febrile neutropenic cancer patients. *International Journal of Antimicrobial Agents, 30* (Suppl. 1), S51–S59.

Klastersky, J., Awada, A., Paesmans, M., & Aoun, M. (2011). Febrile neutropenia: A critical review of the initial management. *Critical Reviews in Oncology Hematology, 78*, 185–194.

Kurtin, S. (2010). Risk analysis in the treatment of hematologic malignancies in the elderly. *Journal of the Advanced Practitioner in Oncology, 1*, 119–129.

Kurtin, S. (2011). Leukemia and myelodysplastic syndromes. In C. H. Yarbro, D. Wujcik, & B. H. Gobel (Eds.), *Cancer nursing: Principles and practice.* (7th ed., pp. 1369–1398). Sudbury, MA: Jones and Bartlett.

Kurtin, S. (2012). Myeloid toxicity of cancer treatment. *Journal of the Advanced Practitioner in Oncology, 3*, 209–224.

Metcalf, D. (2010). The colony-stimulating factors and cancer. *Nature Reviews Cancer, 10*, 425–434.

National Comprehensive Cancer Network. (2013a). *NCCN clinical practice guidelines in oncology. Myeloid growth factors, version 1.2013.* www.nccn.org.

National Comprehensive Cancer Network. (2013b). *NCCN clinical practice guidelines in oncology. Prevention and treatment of cancer-related infections, version 1.2013.* www.nccn.org.

Schwenkglenks, M., Pettengell, R., Jackisch, C., Paridaens, R., Constenal, M., Bosly, A., et al. (2011). Risk factors for chemotherapy-induced neutropenia occurrence in breast cancer patients: Data from the INC-EU Prospective. Observational European Neutropenia Study. *Supportive Care in Cancer, 19*(4), 483–490.

Slichter, S. J. (2007). Evidence-based platelet transfusion guidelines. *Hematology, 2007*(1), 172–178.

Slichter, S., Kaufman, R. M., Assmann, S. F., McCullough, J., Triulzi, D. J., Strauss, R. G., et al. (2010). Dose of prophylactic platelet transfusions and prevention of hemorrhage. *New England Journal of Medicine, 362*, 600–613.

Talcott, J. A., Yeap, B. Y., Clark, J. A., Siegel, R. D., Loggers, E. T., Lu, C., & Godley, P. A. (2011). Safety of early discharge for low-risk patients with febrile neutropenia: A multicenter randomized controlled trial. *Journal of Clinical Oncology, 29*, 3977–3983.

Triulzi, D. J., Assmann, S. F., Strauss, R. G., Ness, P. M., Hess, J. R., Kaufman, R. M., et al. (2012). The impact of platelet transfusion characteristics on post-transfusion platelet increments and clinical bleeding in patients with hypoproliferative thrombocytopenia. *Blood, 119*, 5553–5562.

Undevia, S. D., Gomez-Abuin, G., & Ratain, M. (2005). Pharmacokinetic variability of anticancer agents. *Nature Reviews Cancer, 5*, 447–458. http://dx.doi.org/dx.doi.org/10.1038/nrc1629.

Wingard, J. R., & Elmongy, M. (2009). Strategies for minimizing complications of neutropenia: Prophylactic myeloid growth factors or antibiotics. *Critical Reviews in Oncology Hematology, 72*, 144–154.

Wood, S., & Payne, J. (2011). Cancer-related infections. *Journal of the Advanced Practitioner in Oncology, 2*, 356–371.

第28章　胃肠功能改变

第一节　口干症

一、概述

（一）定义——唾液量分泌减少或其成分改变引起口干的主观感觉 (Visvanathan & Nix, 2010)

（二）病理生理学——病因包括具有抗毒蕈碱药物，头颈部放疗 (RT) 区域，未控制的糖尿病和唾液腺疾病 (Visvanathan & Nix, 2010)

（三）危险因素及原因（框 28-1）

1.疾病相关因素

(1) 原发性肿瘤累及唾液或腮腺。

(2) 转移性肿瘤累及唾液腺。

(3) 其他疾病或病症——糖尿病、感染、念珠菌病、干燥综合征、强迫症以及焦虑状态。

2.治疗相关因素

(1) 手术切除唾液腺

(2) 症状管理和其他并发症的药物治疗：抗组胺药、血管收缩剂、抗胆碱能药物、利尿剂、抗抑郁药、阿片类、吩噻嗪、厌食症剂、抗高血压药物、抗精神病药物、抗帕金森剂、利尿剂、安眠药、抗焦虑药。

(3) 放疗效应 (Jensen et al., 2010)

1) 可以是短暂的或长期的。

2) 增加口腔感染及龋齿破坏的风险，口腔黏膜不适和疼痛，制约口腔功能，营养状态恶化。

3) 头颈部常规放疗后，最常见的和永久性的伤害与累积放疗剂量和唾液腺组织体积的治疗有关。

4) 时机——治疗第一周内降低唾液分泌量；第二阶段为放疗后可能会引发口干症。

3.生活方式相关因素——酒精、咖啡因、尼古丁和药物的摄入使口水减少 (Visvanathan & Nix, 2010)。

4.年龄——与老年人相比，年轻人更容易恢复唾液分泌。

（四）药物治疗原则 (Visvanathan & Nix, 2010)

1.一般性或支持性措施——避免药物导致口干症；经常用水啜饮；获得辅导公认的焦虑状态；如果存在潜在口腔念珠菌病的话，治疗和早期转诊牙科护理。

2.唾液刺激——有残留唾液功能的患者比使用唾液替代品有更大的利益。

(1) 唾液兴奋剂

1) 口香糖、橡皮糖。

2) 维生素 C(抗坏血酸)——比其他兴奋剂不太有效。

3) 苹果酸、羟基丁二酸——水果中发现，如苹果和梨。

4) 毛果芸香碱——可用 5mg 片剂；推荐剂量高达 30mg/d；12 周达到最大效果；胆碱能药物禁忌用于哮喘、慢性阻塞性肺疾病 (COPD)、心脏病、癫痫、帕金森病或甲状腺功能亢进患者。

3.唾液替代品——含有对应于正常唾液、黏蛋白或甲基纤维素制剂为主的电解质；黏蛋白为基础的产品有更好的耐受性和更长的作用时间。

4.手术干预——唾液储存，下颌牙齿重建。

5.放疗处理前、中、后，经常性清洁牙齿和预防氟牙齿。

6.预防性口服抗菌药物治疗。

二、评估

（一）病史

1.既往癌症治疗 .

2.处方药和非处方药和替代制剂 (如维生素和矿物质补充剂)。

3.口干症模式——发生率、频率、缓解和加重因素。

4.口干症对食物的味道、摄入、吞咽、消化及通信的影响，以及调节心理应对。

（二）体格检查

1.口腔干，口腔黏膜光泽；薄的、苍白的黏膜。

2.厚、黏稠，缺少唾液；可能会导致嘴唇干裂、舌干、口腔溃疡、牙周病。

3.吞咽、咀嚼和交流困难。

4.涎腺检查——腮腺和颌下腺肿大 (Visvanathan & Nix, 2010)。

(1) 唾液分泌量——正常唾液分泌量改变，少于 0.12~0.16mL/min，视为异常。

(2) 小涎腺活检组织学检查。

框 28-1　口干症的原因

药物引起的口干症

支气管扩张剂

抗帕金森病药物

三环类抗抑郁药

抗精神病药物

解充血药

抗组胺药

散瞳眼药水

尿失禁药物

抗高血压药

利尿剂

药物治疗肠易激和憩室病

疾病引起的口干症

原发性干燥综合征

继发性干燥综合征

类风湿性关节炎

系统性红斑狼疮

糖尿病

结节病

人类免疫缺陷病毒感染

原发性胆汁性肝硬化

硬皮病

其他原因引起的口干症

焦虑或抑郁

韦格纳肉芽肿病

头颈部放疗

骨髓移植

慢性移植物抗宿主病

Data from　Visvanathan, V. & Nix, P. (2010). Managing the patient presenting with xerostomia: A review. International Journal of Clinical Practice, 64 (3) ,404-407.

（三）实验室检查——排除自身免疫或其他疾病的过程

1. 全血细胞计数 (CBC)——一些自身免疫性疾病的异常。

2. 生物化学——脱水的标志。

3. 肝功能检测——肝硬化患者升高。

4. 免疫学——排除类风湿关节炎 (RA)、人免疫缺陷病毒 (HIV)、干燥综合征。

（四）心理检查——存在恐惧、焦虑，或两者都有

三、护理问题与护理目标

（一）口腔黏膜受损的风险 (NANDA-I)

1. 预期目标——患者描述发展口干症的危险因素。

（二）感染的风险 (NANDA-I)

预期目标——患者感染的体征、症状和并发症并参与干预措施防止感染。

（三）不安的感觉：味觉

、预期目标——患者描述适当的饮食来保护口腔。

四、护理计划与护理措施

（一）减少口干症发生和严重程度的干预措施

1. 通过刺激残余实质，增加唾液分泌量的措施。

(1) 提供唾液刺激物（影响唾液腺的药物）

1) 口香糖、维生素、苹果酸（如苹果和梨）。

2) 唾液酶的产品（如百特能、无糖口香糖、牙膏、漱口水含有木糖醇）。

3) 毛果芸香碱（盐酸毛果芸香碱片剂）刺激唾液腺功能。

2. 提供口腔黏膜湿度的干预措施

(1) 食用液体、牛奶或肉汤等湿润食品。

(2) 在两餐之间频繁进食含水分的食物。

(3) 每天摄入 8 杯液体，除非禁忌。

(4) 使用人工唾液如氧化甘油三酯喷雾或电解质水喷雾 (Furness, Worthington, Bryan, Birchenough, & McMillan, 2011)。

(5) 使用冰块、冰棍、维生素 C 泡腾片（除非接受放疗）、苹果酸、毛果芸香碱 (Visvanathan & Nix, 2010)。

(6) 房间使用加湿器加湿、敷面膜，或在晚上两者都使用；用温热水湿润口腔，这已经显示出一些效果。

(7) 口腔保护酶存在某些食品中。

1) 木瓜蛋白酶，这是发现于纯木瓜汁之中。

2) 淀粉酶、菠萝（冷冻使用减少刺痛）。

3) 肉类嫩化剂，有助于化解打破厚厚的口水（饭前擦洗口腔）。

(8) 放疗完成后的 2~3 周开始，餐前用⅛茶匙黄油或蔬菜或玉米油润滑口腔黏膜。

(9) 使用唇膏。

(10) 非药物措施 (Cho, 2013)

1) 指压法——针对患者偏好，应用物理技术，如颈部按摩、胸骨切迹按压，或两种技术都应用。

2) 心理治疗对缓解疼痛的帮助。

3) 催眠术。

4) 松弛技术。

5) 冥想训练。

3. 降低口干并发症的干预措施

(1) 评估早期检测频率

(2) 鼓励患者至少在每餐之前和之后保持细致的口腔卫生，机械和化学清创积累的菌斑，定期清除微生物；每 2 小时进行 1 次为理想。

(3) 患者避免物理、化学和热刺激, 如装配不佳的牙科修复、过氧化氢、酒精、烟草、商业漱口水和食品, 如干的体积大的辛辣和酸性食物。

（二）监测口干并发症相关的干预措施

1. 检查日常口腔卫生;观察嘴唇, 舌, 颊区滤膜, 咽干, 吞咽, 上颚和口底, 语音质量。

2. 鼓励定期牙科检查。

3. 建议患者在感染发生时, 寻求及时、恰当的药物治疗。

五、评价

肿瘤专科护士系统和定期评估患者及家属口干干预措施反应, 确定对口腔的保护和恢复的进展。收集相关数据, 并与预期结果进行比较。如有必要, 对护理诊断、结果和护理计划进行检讨和修订。

第二节　吞咽困难

一、概述

（一）定义——食物从口腔到胃的吞咽过程中出现的任何困难 (Gaziano, 2013)

（二）病理生理、原因和危险因素

1. 神经功能缺损

(1) 神经支配丧失（即颅神经Ⅸ、Ⅹ、Ⅺ和（或）Ⅻ对脑神经导致吞咽反射丧失）。

(2) 声带失去控制。

2. 肿瘤浸润、侵犯食管和口腔与肿瘤、肿瘤治疗相关效果, 或两种情况都有 (Gaziano, 2013)。

(1) 大手术会使食物在嘴里容纳、咀嚼、形成食物团, 并使食物团通过口咽部和食管的能力受到损害。

(2) 放疗引起肿瘤部位纤维化或狭窄。

(3) 黏膜炎、口腔溃疡、念珠菌病。

(4) 口腔和食管的化疗效果。

(5) 放、化疗对口腔分泌物特征的改变。

3. 医源性因素

(1) 精神药物削弱咽反射、吞咽反射。

(2) 抗胆碱能药物。

4. 生活方式相关的影响（如对疾病和治疗的情绪反应）。

（三）吞咽困难的研究进展

1. 通常隐蔽、进展缓慢。

2. 通常表现为吞咽固体困难, 然后, 进展为吞咽液体困难（包括唾液）;增加了误吸、肺炎的危险, 或两种风险同时存在。

3. 通常与体重减轻、厌食、恶心、脱水、蛋白质热量营养不良、恶病质、肌肉萎缩和负氮消瘦有关。

4. 老年人以及某些癌症类型发生吞咽困难的风险增加——头颈部肿瘤、食管癌和肺癌淋巴结受累的患者。

（四）药物治疗原则 (Raber-Durlacher et al., 2012)

1. 治疗潜在疾病——淋巴结放疗、激光手术、抗真菌和抗生素药物治疗。

2. 内镜激光治疗。

3. 喂养的替代方法;可能需要短期或长期的干预措施。

4. 使用增稠剂以减少液体流入气道造成窒息和误吸的风险。

5. 药物——服用类固醇、祛痰药、支气管扩张剂、止痛和抗焦虑药来缓解吞咽困难相关症状。

6. 吞咽功能治疗、直接吞咽功能锻炼, 或两者同时进行。

二、评估

（一）病史

1. 癌症既往治疗史。

2. 潜在存在的全身性疾病——感染、心脏病或卒中。

3. 吞咽困难模式——发病率, 类型, 缓解、加重和诱发因素。

4. 生活方式、舒适度、日常生活活动及生活质量的影响。

（二）体格检查

1. 观察面部下垂、流口水、口腔潴留、呛咳, 吞咽后的咳嗽情况。

2. 确定患者咀嚼、口衔食物并用舌头推动食物进入口咽的能力。

3. 征求患者对疼痛或不适的主观报告;嘴唇、舌头或下颌无力;"喉肿块"。

4. 肺误吸潜在性的评估。

三、护理问题与护理目标

（一）吞咽障碍 (NANDA-I)

预期目标——患者参与以减少吞咽障碍的并发症。

（二）误吸的危险 (NANDA-I)

1. 预期目标——患者参与, 减少误吸。

2. 预期目标——患者及家属证明其处理误吸、反胃和呼吸道阻塞等紧急技术的能力。

（三）受伤的风险 (NANDA-I)

1. 预期目标——患者和家庭列出需要专业协助和管理的症状或变化, 包括抽吸、气道阻塞、体重减轻超过5%和脱水。

2. 预期目标——患者和家庭在社会中识别资源, 协助应对受伤风险。

四、护理计划与护理措施

（一）非药物治疗，最大限度地减少吞咽困难的并发症发生的风险 (Gaziano，2013)。

1. 吞咽困难根本/潜在原因管理。

2. 咨询发音治疗师或职业治疗师进行吞咽试验，以确定问题的程度。

3. 教育患者及家属来促进吞咽有效及方便的方法 (Gaziano，2013)。

(1) 头部姿势

1) 下巴褶。

2) 头转向患侧。

3) 头偏向健侧或向后仰。

(2) 身体姿势

1) 端坐卧位。

2) 侧卧。

(3) 一般吞咽技巧

1) 食物摄入递减率。

2) 一口食物多次吞咽。

3) 固体和液体交替食用。

4) 降低食物团的大小。

5) 液体用勺子，果泥用注射器注入。

4. 提供适当的辅助设备——吸管、长把勺子、注射器和(或)糕点管。

5. 全天确保足够的摄入高热量、高蛋白食物和热量，提供肠内营养（如8次小剂量的肠内营养）。

6. 教育患者和家庭减少吞咽疼痛的方法——冰块，软或泥状食物，半固体食物，避免食用辛辣食物，局部使用麻醉剂。

7. 营养咨询。

8. 咨询职业治疗师，评估吞咽功能。

（二）最大限度提高患者安全的干预措施 (Kaspar & Ekberg, 2012)

1. 使用机械技术预防误吸。

(1) 患者在进食时，抬高床头45°~90°，头部略向前，进食后保持半卧位或端坐位45~60分钟。

(2) 必要时，用长柄勺或注射器协助将食物从舌前区移到舌后区。

2. 通过指导患者避免进食牛奶制品、液体食物代替固体食物，并鼓励用健侧口腔细嚼慢咽等最大限度地减少吞咽困难。

3. 向患者解释所有可能发生的情况，进食时，陪伴患者，减少患者试图吞咽食物时的恐惧和焦虑。

4. 避免患者进食小块可以遗留在口腔中的固体食物。

5. 咨询营养师提供增稠剂，减少误吸。

6. 使用开胃的方式烹饪各种各样的食物，以渐进的方式用柔软质感的菜泥进行一系列的吞咽测试。

（三）监测吞咽困难相关并发症的干预措施 (Kaspar & Ekberg, 2012)

1. 保持日常食物记录。

2. 每天称患者体重，或者至少隔日称不舒适患者体重。

3. 体征和症状评估——脱水，吸入，分泌物增加或减少。

4. 探索用于提供营养替代方法的需求，如全胃肠外营养 (TPN)；喂养通过经皮内镜下胃造口术 (PEG)；鼻饲 (NG)，低位胃造瘘；或若不能经口摄入食物，可以经皮内镜下空肠接入设备。

5. 征求患者在吞咽困难类型改变和增强或加重吞咽困难的主观报告——室温食品与过冷或过热的食品的合理性。

（四）患者及家属照护护理 (Gaziano, 2013)

1. 建立协助照顾的强烈意愿。

2. 指导患者及家属护理的所有方面，包括紧急措施、肺卫生、口腔卫生，并在适当的时间向一名健康护理团队成员报告并发症。

（五）加强适应的干预措施 (Gaziano，2013)

1. 提供患者可能会潜在地导致恐惧、焦虑，给无力应付局面的患者以持续支持。

2. 提供详细的书面和视听资料。

3. 启动早期转诊到言语治疗师和营养师的建议。

（六）互补的干预措施

1. 探索补充和替代医学 (CAM) 意识和使用，如心灵-身体的干预，顺势疗法，针灸，维生素，或草药产品。

2. 鉴别所实施的方法，其被用于癌症诊断或诊断后和患者感情的有效性。

五、评价

肿瘤专科护士系统和定期评估患者及家属对吞咽困难的干预措施，以确定足够营养和安全性取得的进展。收集相关数据，并与预期结果进行比较。如有必要，对护理诊断、结果和护理计划进行检讨和修订。

第三节　黏膜炎或食管炎

一、概述

（一）定义——高剂量的癌症疗法造成口腔和胃肠 (GI) 道的炎性病变；消化道黏膜炎是指通过口腔和胃肠道黏膜，从口腔到肛门的黏膜损伤 (Farrington, Cullen & Dawson, 2010)

1. 口腔炎——黏膜炎或炎症和口腔溃疡反应。

2. 食管炎——食管黏膜炎。

3. 黏膜炎——能涉及所有的黏膜，包括肠道 (Zur, 2012)。

（二）病理生理学

1. 药物干扰脱氧核糖核酸 (DNA)、核糖核酸酸 (RNA)，或蛋白合成，并导致破坏快速增殖细胞。细胞增殖率在整个胃肠道也有不同，这也说明在发病症状与中毒的差异 (Zur, 2012)。

(1) 小肠增殖速率约为 4 天。

(2) 真皮增殖速率约为 34 天。

(3) 口腔或食管组织是介于两者之间的某个地方。

2. 由于宿主的骨髓功能变得更加压抑，伤害更大。

3. 发病是多因素的——如癌症的诊断和治疗方案。

(1) 口腔黏膜炎发生在大约 40% 的患者接受标准剂量化疗。

(2) 高达 70％ 的患者在接受化疗的较高剂量时，可见骨髓移植 (Zur, 2012)。

（三）风险因素 (Barasch & Epstein, 2011)

1. 疾病或宿主相关

(1) 原发性或转移性肿瘤通过对胃肠道黏膜的渗透，导致黏膜炎。

(2) 年龄；20 岁以下的患者有较高的风险。

(3) 肿瘤的类型和位置——血液系统恶性肿瘤比实体瘤的口腔问题频率高出 2~3 倍。

2. 治疗相关

(1) 与剂量直接相关的损伤；可能是剂量限制性毒性。

(2) 可能是急性的；表现为黏膜炎症、溃疡、感染和黏膜出血；小肠会在几天内暴露细胞毒性，大肠一会儿之后暴露细胞毒性。

(3) 可能是慢性；表现为健康组织的口干、味道改变、牙关紧闭 (痉挛和肌肉纤维化)，软组织或骨坏死。

(4) 药物管理——抗肿瘤药物对胃肠道黏膜组织产生直接和间接影响 (Zur, 2012)。

1) 化疗——口腔黏膜复层鳞状非角化上皮细胞发作是由于以下原因：

①治疗口腔黏膜与黏膜细胞的增殖干扰的直接影响——直接肝毒性。

②唾液腺的间接影响，这导致渗透屏障损害，有助于保护黏膜生物入侵——间接细胞毒性。

2) 药物——抗代谢药物、抗肿瘤抗生素，其他药物如甲氨蝶呤、氟尿嘧啶 (5-FU)、顺铂 (Platinol)、阿糖胞苷 (ara-C、阿糖胞苷粉针剂、Cytosar-U)、依托泊苷 (VP-16)、环磷酰胺 (Cytoxan)、氮芥 (Mustargen、盐酸氮芥)、长春新碱 (Velban)、长春新碱 (Oncovin)、羟基脲 (羟基脲、mylocel)、甲基苄肼 (α - 甲基苄肼)、capcitAbine(希罗

达)、脂质体多柔比星 (阿霉素)、伊立替康 (Camptosar)、与 mTOR 抑制剂 (Afinitor、Torisel) 和酪氨酸激酶抑制剂 (Sutent)，其作用与剂量相关，且具有累积性。

3) 取决于输注的方法，如连续输注时间表比短时间输注具有更大的负面影响。

4) 与白细胞 (WBC) 直接相关的最低值。

5) 放疗——放疗损伤不同于化疗引起的损伤，放疗组织的危险贯穿于患者整个生命中 (Farrington et al" 2010)。

(5) 放疗

1) 当胸部、腹部、头部、颈部和肠都在放疗区域内影响更大。

2) 大范围给予高剂量的放疗在短期内增加黏膜炎的严重程度。

3) 黏膜炎的严重程度与每日放疗剂量、总累积剂量和放疗组织的数量有关 (Farrington et al., 2010)。

①药物如抗生素类和类固醇类。

②口腔移植物抗宿主病 (GVHD)。

③抑制 (生物体的) 免疫反应——癌症和癌症治疗减少了身体的免疫系统，并改变防护屏障。

3. 生活方式相关

(1) 口腔卫生不卫生；牙周病。

(2) 接触刺激物——化学 (柑橘、辛辣、漱口水、烟草、酒精) 或物理 (极端温度，不合适的假体)。

(3) 脱水。

(4) 营养不良。

(5) 年龄——年龄小的比年龄大的频率大。

(6) 肝肾功能不全都会改变药物代谢。

(7) 生活质量——取决于患者身体功能情况。

（四）药物治疗原则 (Oncology Nursing Society [ONS], 2013; Worthington et al., 2010)

1. 抗菌药物、生长因子、细胞因子和涂层剂、抗炎剂为引发放射性口腔黏膜炎的主要方法；有效性不成立 (Harris et al., 2008)；还有，可能是使用舒缓剂的患者，以及在抗真菌和抗病毒药物上的争议 (ONS, 2014)。

2. 增加蛋白质摄入口服——可增强口腔组织愈合。

3. 基于以下因素的治疗

(1) 存在的工作胃肠道。

(2) 癌症治疗方式

1) 手术——手术部位和范围。

2) 化疗——类型和剂量。

3) 放疗——辐射的位置和剂量。

4) 靶向疗法。

(3) 癌症的生活质量和预期的结果。

4. 全身治疗，如使用对乙酰氨基酚、非甾体类抗炎药 (NSAID)、抗酸剂、阿片类药物。

5. 外用止痛药 (如利多卡因溶液)。

6. 局部保护和涂层剂，如苯佐卡因 (Orabase、oratect 凝胶、Hurricaine)、利多卡因 (zilactin)。

7. 在氟尿嘧啶给药前及给药冷冻疗法（冰）——作为一种预防方法，减少药物暴露于口腔黏膜 (ONS, 2014)。

8. 低水平激光治疗。

9. 膳食和维生素补充剂，如已发现口服补充液含有乳清蛋白，提高总能量或蛋白质的消耗。

10. 生物反应调节剂——白细胞介素、前列腺素 E2、纤连蛋白、免疫球蛋白、β - 胡萝卜素和表皮生长因子。

11. 止泻药物。

12. 问题具体解决方法——口干、味觉改变、食欲减退、出血（浸有凝血酶胶原网冰和（或）血管收缩剂）。

（五）长期黏膜炎或食管炎潜在后遗症

1. 感染、疼痛、溃疡、出血。

2. 吞咽困难和说话困难。

3. 营养摄入不足、吸收不良，或两者共同作用导致营养不足、体重减轻、营养不良和浪费。另外，营养补充相关的并发症也可能发生 (van Vilet, Harmsen, deBont, & Tissing, 2010)。

4. 腹泻。

5. 大出血或内出血。

二、评估

（一）病史

1. 既往癌症治疗史。

2. 化学暴露，身体接触，或两者都有。

3. 日常口腔卫生习惯。

4. 体重史

(1) 体重变化的百分比 (%)，从通常的体重（目前的测量重量除以通常的重量除以 100）。

1) 这个比例应该从病前、预诊断、诊断后不同阶段进行评估；体重减轻 2%~5% 被认为是严重的 (Zur, 2012)。

5. 改变饮食和饮酒习惯，以及改变持续的时间。

6. 影响饮食和饮水症状——恶心呕吐、腹泻、便秘、口腔溃疡、口干、味觉和嗅觉改变，食物的喜好和厌恶。

7. 其他疾病可能影响营养。

8. 口腔黏膜炎发病模式——发病率、频率、沉淀、减轻或加重因素；沿整个胃肠道黏膜炎总体模式。

9. 口腔炎或口腔黏膜对生活方式、舒适度、营养、日常生活活动和生活质量的影响。

1. 评估长期中性粒细胞减少症，这是因为，当体温为 38.9℃ 时，机体代谢需求可能会增加 25%。

（二）体格检查

1. 口头评估工具和分级标准是在一个持续的基础上使用的，这样的变化可以作为它们发生及与基线评估比较始终如一的资格。

(1) 评估口腔的多种工具在文献中存在。

(2) 选择一个机构，并专门和一贯地使用它。

(3) 美国国家癌症研究所常见毒性标准规模 (NCI, 2010) 如下：

1) 1 级 : 轻微症状。

2) 2 级 : 中度疼痛，不干扰口腔摄入量。

3) 3 级 : 严重的疼痛，干扰口腔摄入量。

4) 4 级 : 生命威胁，需要紧急干预，住院治疗。

5) 5 级 : 死亡。

2. 与化疗、放疗，或两者都有关的并发症，发生时机都应该在第一时间发现。

(1) 化疗之前的 3~10 天内口腔黏膜燃烧 / 灼伤经常先于客观体征；并在未来 3~5 天红斑可发展为口腔糜烂或溃疡。

(2) 中性粒细胞减少患者经常发现由念珠菌感染的整个胃肠道黏膜溃疡，但常无症状 (Zur, 2012)。

3. 口腔和喉咙应检查和触诊红肿、白色斑块是否存在，外观光泽、疼痛或燃烧，唾液分泌减少或增加，并是否存在感觉改变。牙科器具应拆除，并进行该牙科器具区域评估。

4. 黏膜炎症——肛门直肠区、造口 / 吻合口、阴道都应观察。

5. 体重减轻、皮下脂肪减少、肌肉萎缩、下肢水肿及腹水存在，都应进行评估。

三、护理问题与护理目标

（一）体液不足 (NANDA-I)

预期目标——患者保持水化状态并描述黏膜炎保持水化的策略。

（二）腹泻 (NANDA-I)

预期目标——腹泻在 48 小时内控制。

（三）急性疼痛 (NANDA-I)

预期目标——疼痛根据患者目标得到很好控制。

（四）知识的匮乏 (NANDA-I)，与黏膜炎相关

1. 预期目标——患者讨论减少黏膜炎发生、严重程度和并发症风险的护理措施。

2. 预期目标——患者及家属列出需要专业协助和干预情况，包括温度升高大于 38.3℃，经口进食量显著减少和疼痛或腹泻控制不佳，如每天腹泻超过 5 次。

四、护理计划与护理措施

（一）癌症治疗过程中预防口腔并发症的干预措施 (ONS, 2014; Worthington et al.，2010)

癌症治疗前提供信息，鼓励早期干预。

(1) 常规牙科护理，治疗前的牙科检查可能是必要的。

(2) 持续地评估口腔。

(3) 标准化口腔卫生计划启动。

（二）减少口腔黏膜炎的发生和严重程度风险的干预措施 (ONS，2014)

1. 移植设置使用重组角化细胞生长因子 (Kepevance) 用于预防严重的黏膜炎；干细胞或骨髓输注前，静脉内给药。

2. 非药物措施降低黏膜炎症

(1) 鼓励口腔和会阴部卫生措施。

(2) 如果患者能耐受，鼓励患者液体摄入量大于 3000mL/d。

(3) 确保避免暴露的化学和物理刺激。

3. 提高舒适度的护理措施 (ONS, 2014)

(1) 使用局部防护剂（如苯佐卡因氢氧化镁）。

(2) 提高口腔卫生的频率。

(3) 用生理盐水或盐和小苏打冲洗（每杯温水半茶匙）。

(4) 应用全身性（如阿片类药物、非甾体类抗炎药）或局部镇痛药（如黏性利多卡因）。

(5) 鼓励坐浴。

4. 降低黏膜炎或食管炎并发症风险的护理措施

(1) 选择温和、柔软的流质，摄入高热量、高蛋白食品。

(2) 当放疗正在进行时，可以适当使用氨磷汀 (Ethyol) 作为辐射防护剂 (Eisbruch, 2011)。

(3) 每天鼓励口头评估和系统化口腔护理方案，包括清洁、润滑和涂料，因为系统性能（合规）比实际使用的药物有更多的价值。

(4) 在黏膜炎的炎症阶段不鼓励性交和阴道灌洗，鼓励细致的会阴护理。

（三）监测患者症状反应的干预措施

1. 监测舒适水平的变化。

2. 监测黏膜完整性的变化。

3. 监测依从性措施以降低黏膜炎的严重程度，减少并发症的发生。

（四）患者及家属在护理方面合并的干预措施

1. 教会患者及家属口腔及会阴部卫生护理。

2. 讲授患者及家属感染的体征和症状、皮肤完整性受损、并发症，并能将内容报告给医疗保健团队。

3. 探索如何提高影响患者生活质量问题，如舒适度、食欲缺乏、沟通和总体幸福感。

五、评价

肿瘤专科护士系统和定期评估患者和家属对黏膜炎干预措施反应，确定患者舒适度、充足水分和营养的进展情况。收集相关数据，并与预期结果进行比较。如有必要，对护理诊断、结果和护理计划进行检讨和修订。

第四节 恶心与呕吐

一、概述

（一）定义

1. 恶心的特点是反胃感、呕吐的冲动，或两种情况都有 (Rangwala, Zafar & Abernathy, 2012)。

2. 呕吐是涉及运动和自主神经反应的一种条件反射，通过激活体液或神经刺激使胃内容物迅速经口排出的结果 (Getto, Zesterson & Breyer, 2011)。

（二）病理生理学（图 28-1)(Hesketh, 2008)

1. 呕吐中心 (VC) 位于脑干，是经由胃肠道的内脏和迷走神经传入通路直接激活，化疗触发区前庭器和大脑皮质。

2. 化疗、放疗和其他毒素引起胃肠道黏膜细胞损伤。胃肠道受损黏膜引起的肠嗜铬细胞释放血清素，激活 5-HT3 受体内脏传入纤维的迷走神经，并反过来诱导冲动区域中的延髓负责呕吐 (Wickham, 2012)。

3. 其他神经递质，包括多巴胺和 γ-氨基丁酸 (GABA)，也是参与的。

（三）危险因素

1. 疾病相关因素

(1) 中枢神经系统 (CNS) 的原发性或转移性肿瘤，包括呕吐中心或颅内压增高 (Getto et al., 2011)。

(2) 胃排空延迟。

(3) 胃肠道部分梗阻。

(4) 食物毒素、感染或晕动症。

(5) 代谢异常，如高血糖、低钠血症、高钙血症、肾功能或肝功能不全，或所有这些因素的结合。

2. 治疗相关因素

(1) 内耳迷路感受器的刺激。

(2) 梗阻、刺激、炎症和胃排空延迟通过迷走神经内脏传入通路刺激胃肠道。

(3) 化疗药物刺激呕吐中心 (Wickham, 2012)。

(4) 胃肠道放疗在呕吐中心刺激传入神经通路。

(5) 化疗类型。

(6) 药物副作用。

(7) 浓缩营养补充剂的副作用。

3. 环境

(1) 年龄在 50 岁以下者的发病率增加。

(2) 女性发病率增加。

(3) 压力、情绪和焦虑水平发病率增加。

(4) 有害的气味或视觉刺激发病率增加。

(5) 既往癌症治疗和其他压力的经验，高达 75% 的化疗患者发生条件（预期）反射 (Wickham, 2012)。

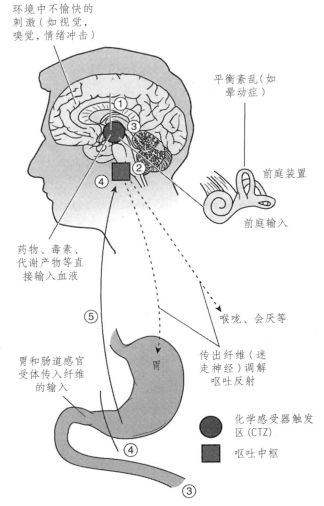

环境中不愉快的刺激（如视觉，嗅觉，情绪冲击）

平衡紊乱（如晕动症）

① ③ ② ④ ⑤

前庭装置

前庭输入

药物、毒素、代谢产物等直接输入血液

喉咙、会厌等

胃和肠道感官受体传入纤维的输入

传出纤维（迷走神经）调解呕吐反射

胃

● 化学感受器触发区（CTZ）

■ 呕吐中枢

图28-1 恶心呕吐的机制。Data from Clayton, B.D.y & Willihnganz, M.J. (2013). Basic pharmacology for nurses (16th ed.). St. Louis: Mosby.

（四）药物治疗原则（国家综合癌症网络 [NCCN]，2014)

1. 潜在疾病治疗。

2. 止吐治疗

(1)5- 羟色胺拮抗剂（如昂丹司琼、格雷司琼、格雷司琼透皮给药系统、多拉司琼、帕洛诺司琼）(Grunberg, Clark-Snow, & Koeller, 2010)。

(2) 神经激肽 -1 受体拮抗剂（阿瑞匹坦 / 福沙吡坦）(dos Santos, Souza, Brunetto, Sasse, & Lima, 2012)。

(3) 多巴胺受体拮抗剂，如甲氧氯普胺（胃复安、Re-glan)、氟哌啶醇 (Haldol)、氟哌利多 (Inapsine)。

(4) 吩噻嗪类药物，如丙氯拉嗪 (Compazine)、氯丙嗪 (Thorazine)。

(5) 糖皮质激素，如地塞米松 (Decadron)；最有效的当用 5- 羟色胺拮抗剂配对。

(6) 苯二氮类，如劳拉西泮 (Ativan)；最有效其他药

剂组合。

(7) 大麻素，如屈大麻酚 (Marinol) 和大麻隆 (Cesamet)。

(8) 其他——醋酸甲地孕酮（可能是有效的）、奥氮平、米氮平、姜（有效性尚未建立，但有一些证据）。

2. 非药物治疗

(1) 放松和分散注意力的技巧，包括引导意象和音乐疗法，渐进性肌肉放松为减轻预期性恶心。

(2) 穴位按摩——可降低恶心强度 (Wickham, 2012)。

(3) 针灸。

(4) 姜。

3. 并发症状管理，如疲劳、疼痛 (Wickham, 2012)。

（五）长期恶心潜在的后遗症

1. 呕吐。

2. 口味改变，厌食症的发展。

3. 厌食引起的体重减轻，水电解质紊乱，脱水。

4. 不遵从或拒绝完成治疗计划。

5. 生活质量改变 (Glare, Miller, Nikolova, & Tickoo, 2011)。

二、评估

（一）病史

1. 恶心的风险因素，包括晕车史或妊娠引起的恶心，化疗史

2. 目前的症状。

3. 患者对恶心和痛苦之间可能存在关联的感知 [预知化疗引起的恶心呕吐 (CINV)；焦虑]。

4. 感知恶心对工作、角色、责任和情绪的影响 / 意义。

5. 恶心的模式——发作、频率，排除其他原因的相关症状：精神状态的改变，神志不清，脑肿瘤或转移性肿瘤；肠梗阻、促发因素、诱发因素及缓解因素；预期性、急性、延迟性化疗引发的恶心呕吐；治疗差异，也就是说，苯二氮卓治疗预期性化疗引发的恶心呕吐，5-HT3 受体拮抗剂治疗急性化疗引发的恶心呕吐，多巴胺受体拮抗剂延迟性化疗引发的恶心呕吐。

（二）体格检查

1. 出汗、心动过速、头晕、面色苍白、过度流涎、四肢无力的症状。

2. 实验室报告评估其他原因——血清电解质、肝肾功能检查、出入水量。

3. 体重。

4. 脱水症状。

（三）分级 (NCI, 2010)

1. 恶心

(1) 1 级：食欲丧失。

(2) 2 级：口服摄入量减少，无明显体重减轻或脱水。

(3) 3 级：经口进食量或液体摄入量不足，全胃肠外

营养 (TPN),住院。

2.呕吐

(1) 1 级:24 小时内发作 1~2 次。

(2) 2 级:24 小时内发作 3~5 次。

(3) 3 级:24 小时内发作大于 6 次,全胃肠外营养 (TPN),鼻饲,如病情需要,可以住院。

(四)社会心理评估

1.焦虑产生的事件和应对能力的探索。

2.患者和家庭的优势识别。

三、护理问题与护理目标

(一)恶心 (NANDA-I)

1.预期目标——患者描述恶心的个人风险。

2.预期目标——患者参与减少恶心发生风险的护理措施。

(二)营养失调:低于机体需要量 (NANDA-I)

预期目标——营养状况将保持体重不减轻。

(三)体液失衡的风险 (NANDA-I)

预期目标——患者及家属列出暗示脱水和描述维持体液状态策略的改变情况。

四、护理计划与护理措施

(一)减少恶心的发生、严重程度及并发症的干预措施

1.根据化疗呕吐的潜力、恶心呕吐的预期持续时间和症状进行个体化治疗 (Shoemaker, Estfan, Induru, & Declan Walsh, 2011)。

2.环境变化——阴凉,通风,降低灯光及噪声水平,没有有害的气味。

3.饮食改变,包括清淡、冷冻食品,与液体分开服用。

4.饭后 30 分钟避免运动并取半卧位。

5.液体用冰棍、运动饮料(如佳得乐)、静脉滴注替代。

6.全天候服用止吐药直到打破恶心循环;如果呕吐仍持续,可换不同机制的药物。

7.鼓励非药物治疗(见治疗部分)(Thompson, 2012)。

(二)最大限度提高患者安全的干预措施

1.注意呕吐发作时的患者体位,减少误吸风险 (Glare et al., 2011)。

2.预计需求疲乏的结果产生,以及止吐药的镇静作用,或两者都有。

3.通过提高侧护栏、发出呼叫铃和在患者呕吐前递上呕吐盆,并协助患者下床活动。

(三)监测恶心呕吐并发症的干预措施

1.在短时间内观察患者脱水、电解质失衡、严重体重减轻的迹象。

2.观察可能与止吐治疗相关的副作用。

(四)对患者及家属参与护理的干预措施

1.指导家庭管理技术,避免或减少呕吐事件,包括全天候使用药物、避免强烈的气味(食品、香水、空气清新剂)。

2.鼓励使用和记录自理的日记,记录恶心的频率和严重程度及对治疗反应;以便转诊时,给营养学家或营养师。

3.告知患者向医疗小组报告病情关键变化的重要性;包括呕吐的存在,症状和体征,脱水,或其他病理状态的症状。

4.指导患者及家属使用非药物干预。

5.指导患者及家属认识到疼痛或疲劳等并发症状可增加恶心的经历。

五、评价

肿瘤专科护士系统和定期评估患者及家属恶心和呕吐反应的反应,以确定患者最佳舒适度和液体和营养维护的进展情况。收集相关数据,并与预期结果进行比较。如有必要,对护理诊断、结果和护理计划进行检讨和修订。

第五节 腹水

一、概述

(一)定义——指液体在腹腔内病理集聚

(二)病理生理学

1.癌细胞附着于腹膜内层,增殖和侵袭;建议种植转移与腹水形成相关。

2.腹腔引流受损——淋巴管梗阻。

3.增加从门静脉高压或血管内皮生长因子 (VEGF) 进入腹腔介入的过滤。

(三)危险因素

1.疾病相关因素

(1) 与多种肿瘤相关,主要是腹腔恶性肿瘤:卵巢癌(占 38%)、子宫内膜癌、子宫颈癌。

(2) 乳腺癌、肺癌、淋巴肿瘤最常见的,其次是腹部其他部位的肿瘤。

(3) 结肠癌、胃癌、胰腺癌、间皮细胞癌、睾丸癌、肉瘤。

(4) 肝转移。

2.治疗相关风险因素——先前的腹部放疗,以及外科手术的静脉或淋巴管改道,或两种情况都有。

(四)药物治疗原则

1.潜在病因治疗,需要排除非肿瘤原因。

2.饮食(限制盐和水)和利尿剂——肝硬化。

3.通过穿刺重复治疗去除腹腔液体——导致蛋白质

消耗。

4.腹腔注射——化疗或生物治疗注入腹膜腔。

5.全身化疗或单克隆抗体治疗 [如贝伐单抗、血管内皮生长因子 (VEGF) 抑制剂]。

5.腹腔静脉分流术 (LeVeen 或 Denver 分流)——从腹部转移液体进入血液循环。

6.外排腹水 (Tenchoff, PleurX)——恶性腹水推荐用 PleurX 排水系统。

7.超声引导下插入腹膜胃分流术 (从腹腔到胃管)。

（五）进展性腹水的潜在后遗症

1.不舒适、食欲缺乏、早饱、降低膀胱容量、肠梗阻、电解质紊乱、恶心呕吐、感染、气短、呼吸困难、下肢水肿、皮肤完整性受损、腹胀、疲劳、体重增加。

2.疾病晚期患者出现腹水，提示预后较差。

二、评估

（一）病史

1.存在与恶性腹水相关的危险因素。

2.腹水类型

(1) 主观指标——消化不良、早饱、脚踝肿胀、易疲劳、气短、便秘、膀胱容量降低。

(2) 腹围增加。

(3) 回顾先前、最近和预期的癌症治疗副作用的治疗方法。

3.自我护理对策

(1) 能够进行干预，缓解或减少腹水的作用。

(2) 自我监控体重、腹围;保持记录相关值。

（二）体格检查

1.体重增加,腹部膨胀,流体波,移动性浊音,侧腹膨隆,脐外翻, 皮肤拉伸, 腹围增大。

2.下肢水肿的存在。

3.实验室试验——癌胚抗原 (CEA)(> 12mg/mL)、总蛋白、乳酸脱氢酶 (LDH)、差蛋白、纤连蛋白和胆固醇水平;恶性细胞所致腹水的组织学确认、免疫组织化学染色、细胞学检查结果和漏出液的性质 (通常为血性或血清血液)。

4.放射学——超声 (可检测低至 100mL 的液体),腹部计算机断层 (CT) 扫描 (X 线显示毛玻璃的外观与细节的损失)(Gordon, 2012) 。

三、护理问题与预期目标

（一）液体量过多 (NANDA-I)

1.预期目标——适当的干预使腹腔液最小化。

2.预期目标——患者需要报告个人潜在的腹水复发风险和早期症状,减轻尿潴留导致液体积累量和不适程度。

（二）知识的匮乏 (NANDA-I)，与腹水知识有关

预期目标——患者及家属说明病情变化需要专业的帮助和干预,如每天超过 1kg 的体重和腹围增大,急性呼吸困难,发热,疼痛水平变化,身体其他部位水肿如小腿和脚。

四、护理计划与护理实施

（一）非药物干预措施来减少腹水发生、严重程度或并发症的风险 (Kipps et al., 2013)

1.最大限度促进患者舒适的措施

(1) 指导患者及家属保持高半坐卧位的必要性。

(2) 避免穿紧身衣物。

(3) 提醒患者使用非药物技术缓解疼痛 (如松弛、冥想、音乐、分散注意力、治疗性抚触)。

(4) 根据患者需求, 使用相应的方式以协助活动。

（二）患者及家属自我护理的干预措施

1.鼓励家属提供膳食限制内的食物。

2.教授患者及家属饮食限制的重要性,帮助控制腹水的进展。

3.告知可能与腹水有关的脱水、感染、呼吸困难和营养不良的症状和体征。

4.指导家属如何测量每日腹围和体重,评估如过饱、腹胀和腹压的变化。

（三）减少腹水的医疗及药物干预 (reshamwala, 2010)

1.常规穿刺排腹水。

2.化疗或靶向治疗减少腹水。

3.放置 Pleurx 引流治疗慢性腹水再循环。

4.化疗若无缓解予以姑息性护理咨询。

五、评价

肿瘤专科护士系统和定期评估患者和家属对腹水干预措施的反应,确定对患者舒适度及腹水管理的进展情况。收集相关数据,并与预期结果进行比较。如有必要,对护理诊断、结果和护理计划进行检讨和修订。

第六节 便秘

一、概述

（一）定义——排便频率降低 (通常一周排便小于三次); 常伴有不适感 (Rangwala et al., 2012)

（二）生理学——肠蠕动减慢与下列机制有关

1.首先——外在因素使肠蠕动缓慢:体力活动减少,缺乏时间或隐私的排便, 低纤维的饮食。

2.其次——病理过程使肠蠕动缓慢,如肠梗阻、脊髓压迫症、高血钙、低血钾和甲状腺功能减退症的结果。

3.医源性——使用药物,如阿片类药物、化疗、抗惊厥药和精神药物(rangwala et al.,2012)。

(三)风险因素

1.疾病相关因素

(1)肿瘤所致肠内或外梗阻。

(2)水电解质紊乱——脱水、高钙血症、低钾血症。

(3)体力活动减少,静止不动,或两者都有。

(4)脊髓压迫 T8-L3(肠道神经支配控制水平)。

(5)厌食症引起食物和液体的摄入量下降。

(6)腹水压力。

(7)神经系统疾病,如多发性硬化、帕金森病、慢性特发性假性肠梗阻或卒中等。

(8)代谢及内分泌失调,如糖尿病、甲状腺功能减退或甲状腺功能亢进或尿毒症。

(9)全身性疾病,如淀粉样变性、红斑狼疮、硬皮病。

2.治疗相关因素

(1)外科手术中对肠道的处理。

(2)神经源性对肠、直肠外科手术创伤。

(3)癌症化疗药物,如长春新碱(神经毒性作用,硫酸长春新碱注射剂)和长春新碱(Velban)。

(4)营养不足,纤维、粗粮和液体摄入减少。

(5)药物副作用,如阿片类药物、镇痛药、抗胆碱能药物、抗酸剂。

3.处境

(1)缺乏隐私(Shoemaker et al,2011)。

(2)常规排便常规干预。

(3)因疼痛、疲劳、社会活动或无法到达厕所而不能对排便反射做出反应。

(4)抑郁,体力活动减少。

(四)药物治疗原则 (Shoemaker et al.,2011)

1.阻塞性疾病的外科治疗。

2.纠正水电解质紊乱。

3.灌肠或冲洗。

4.药物,如泻药、大便软化剂、纤维补充剂。

5.增强膳食纤维。

(五)便秘的潜在后遗症

1.粪便嵌塞(又称大便困难或终端水库综合征)

2.麻痹性肠梗阻。

3.肠梗阻。

4.泻药的依赖。

二、评估

(一)病史

1.存在风险因素。

2.便秘标志性特征史

(1)常规排便模式的改变,如排便次数减少、大便硬结、腹部绞痛、泻药使用增加。

(2)最后一次肠蠕动的日期。

(3)促进排便模式改变的因素,如活动水平、液体摄入、膳食纤维摄入、泻药使用。

(4)便秘史,慢性使用泻药,或两种情况都有。

(5)排便模式改变引发的焦虑。

(6)排便后,知觉不完整。

(7)无法排便引发的直肠疼痛。

(8)腹泻起病急骤(可能是严重嵌塞的症状)。

3.胃肠道症状:恶心、呕吐、厌食。

4.便秘发生的模式:发病、频率、严重性相关症状;促发、加重和缓解因素。

5.自我护理措施对缓解便秘的有效性。

6.便秘对舒适性、日常生活活动、情绪活动的影响。

7.直肠裂隙或脓肿史。

(二)实验室结果

1.腹部检查

(1)对称性。

(2)外形/轮廓。

(3)腹胀。

(4)腹部肿块。

(5)蠕动波。

2.特征,听诊腹部四个象限的特征、频率及存在或不存在肠鸣音。

3.腹部触诊

(1)结肠内肿块或粪便。

(2)阻力增加或压痛的区域。

4.直肠指诊检查粪便嵌塞、痔或裂隙。

三、护理问题与预期目标

(一)便秘 (NANDA-I)

1.预期目标——患者报告肠功能正常模式。

2.预期目标——患者通过自我护理措施管理便秘。

(二)便秘的风险 (NANDA-I)

1.预期目标——患者及家属能识别和管理可能影响便秘的因素,如饮食、压力、体力活动和神经疾病。

2.预期目标——患者通过泻药滴定管理便秘。

3.预期目标——患者及家属无法通过自我保健措施缓解便秘时,适当的联系医疗团队成员。

四、护理计划与护理实施

(一)以减少便秘风险和严重程度的干预措施

1.非药物干预 (Shoemaker et al.,2011)

(1)除非禁忌,鼓励患者每天摄入至少 3000mL 的液体。

(2) 调整饮食耐受性,包括每天摄入含 20~35g 纤维的高纤维食物及粗粮、新鲜水果、蔬菜、全谷类和干豆。

(3) 保持或增加患者身体活动水平。

(4) 建立每日排便规律。

2. 通常使用有效干预措施缓解患者不是由健康状况引发的便秘。

(1) 李子汁。

(2) 膳食改变。

3. 药物干预

(1) 刺激性泻药——化学刺激肠道平滑肌增加平滑肌的收缩 (Shoemaker et al., 2011)。

1) 比沙可啶 (Dulcolax)。

2) 鼠李 (各种仿制药)。

3) 番泻叶 (番泻叶制剂的商品名)。

(2) 渗透性泻剂——保持水分增加粪便量。

1) 镁盐。

2) 磷酸钠。

3) 聚乙二醇 (Miralax)。

(3) 容积性泻药——不易消化的物质通过胃,增加粪便量。

1) 甲基纤维素。

2) 车前子。

(4) 润肤剂和润滑性泻药——软化硬结的粪便,促进粪便通过小肠。

1) 多库酯钠。

2) 矿物油。

(5) 其他泻药

1) 甘油栓。

2) 乳果糖。

(6) 甲基纳曲酮 (Relistor)——阿片类药物引起的便秘 (Shoemaker et al., 2011)

4. 启动阿片类药物或长春花生物碱治疗及预防肠道便秘的方案。

(二) 最大限度地提高患者安全的干预措施

1. 如出现肠鸣音减少或消失、脘腹胀满、食欲缺乏等症状时,检查嵌塞。

2. 如果患者中性粒细胞减少、血小板减少或两种情况均存在时,避免直肠数字检查。

(三) 监测便秘并发症的干预措施 (Calixto-Lima, Martins de Andrade, Gomes, Geller, & Siqueira-Batista, 2012)

1. 评估与深呼吸有关的腹胀干扰。

2. 监测与胀气相关的社交退缩迹象,并着重消除这一现象。

3. 监测症状管理的不良反应

(1) 腹痛或泻药引发的腹泻。

(2) 直肠排空及灌肠加重便秘。

(3) 脱水或减少液体摄入,降低粪便软化剂效果。

4. 向医生报告重要改变

(1) 腹部膨隆。

(2) 粪便嵌塞。

(3) 出血。

(4) 肠鸣音消失。

(5) 恶心和呕吐 (必须排除肠梗阻)。

(四) 实施策略提高患者的适应和康复 (Calixto-Lima et al., 2012)

1. 指导患者使用依赖性与独立性相结合的泻药与大便软化剂。

2. 强调控制便秘的高纤维食物,如芹菜、糠、全麦面包。

3. 鼓励患者每天摄入 3000mL 水,除非有禁忌证。

4. 推荐每日规律排便

(1) 排出每日排便日程表 (如饭后胃结肠反射活跃)。

(2) 隐蔽的环境。

(3) 药物如大便软化剂或扩张器,自然润肠通便的混合物;如果可能的话,避免使用药物泻药。

(4) 如有必要,启动灌肠或冲洗程序 (ONS, 2014)。

(五) 患者及家属自我护理的干预措施

1. 指导患者通过液体摄入量、饮食控制、活动水平控制便秘。

2. 提供关于泻药依赖危害信息。

五、评价

肿瘤专科护士系统和定期评估患者和家庭对便秘干预措施的反应,以确定定时排便的进展情况。收集相关数据,并与预期结果进行比较。如有必要,对护理诊断、结果和护理计划进行检讨和修订。

第七节 腹泻

一、概述

(一) 定义——24 小时内排出超过 3 次未成形的大便 (Rangwala et al., 2012)

1. 分类

(1) 按体积。

(2) 大容量——指大便中的水、肠道分泌物,或在肠道中两者均大于通常大便量。

(3) 小容量——肠蠕动增加的结果。

(4) 按急性程度——急性或慢性,取决于潜在的病理情况。

2.生理学

(1) 渗透性——通过不可吸收的物质渗透肠腔使肠道重吸收水,增加体重和粪便的容积。

1) 乳糖不耐受。

2) 肠内营养。

3) 肠出血。

(2) 分泌——肠黏膜分泌过多的水和电解质。

1) 细菌如大肠杆菌和难辨梭状芽孢杆菌。

2) 泻药。

3) 神经内分泌肿瘤。

(3) 运动过度——肠蠕动增加,吸收有限。

1) 炎症性肠疾病。

2) 放射性直肠炎。

3) 化疗药物。

4) 移植物抗宿主病 GVHD (Getto et al., 2011)。

(二) 风险因素

1.疾病相关因素

(1) 从内或外肿瘤肠梗阻。

(2) 肠道细菌或病毒。

(3) 移植物抗宿主病,其中异基因骨髓免疫细胞识别正常消化道细胞为外源细胞,在肠道中的靶组织启动了导致细胞破坏的免疫反应。

(4) 肠神经内分泌肿瘤肝转移。

(5) 食物不耐受或过敏。

2.治疗相关因素

(1) 肠重要部分手术切除——可能会导致液体吸收不良综合征。

(2) 腹部放疗区域——导致肠腔细胞破坏增加,肠道蠕动增加。

(3) 化疗药物,如伊立替康、氟尿嘧啶、西妥昔单抗、厄洛替尼、索拉非尼和舒尼替尼——可能导致肠腔细胞破坏增加,胃肠蠕动提高 (Getto et al., 2011)。

(4) 药物,如抗生素、抗酸剂或泻药。

(5) 营养疗法,如鼻饲管喂养和膳食补充剂。

(6) 粪便嵌塞——可能产生矛盾性腹泻。

3.生活方式相关因素

(1) 由于应对策略的不足,增加压力和焦虑。

(2) 改变平常饮食习惯,如膳食纤维或其他食物中增加含有天然泻药的属性。

(三) 药物治疗原则 (表 28-1)

1.症状的药物管理 (Rangwala et al., 2012)。

2.放疗、化疗、营养补充或抗生素等相关治疗的修改。

3.相关疾病如艰难梭菌感染或 GVHD 的治疗。

4.减压或手术治疗肠梗阻。

5.抑制激素治疗,如奥曲肽 (Shaw & Taylor, 2012)。

(四) 长期腹泻的潜在后遗症

1.脱水。

2.电解质紊乱,如低钾血症或低钠血症。

3.会阴区皮肤完整性受损。

4.社会互动减少。

5.疲乏。

二、护理评估

(一) 病史

1.以前和目前的癌症治疗回顾。

2.处方药和非处方药的审核。

3.平常排便模式——频率、颜色、量、气味、粪便的一致性。

4.最近变化的因素,促进平时的排便模式。

(1) 提高压力水平。

(2) 饮食结构的改变,如增加肠蠕动的纤维素和粗粮、果汁、咖啡、酒、油炸食品或高脂肪的食物。

(3) 近期抗生素治疗情况。

5.已知食物或药物不耐受或过敏。

6.肛门排气、腹部绞痛、腹痛、排便紧迫感、近期体重下降、尿量小于 500mL, 腹胀的存在。

7.液体摄入。

8.一周体重损失大于 1%~2%。

(二) 国家癌症研究所分级标准 (NCI, 2010)

1.1 级 : 每天超过 4 次, 或次数超过基线水平。

2.2 级 : 每天增加 4~6 次腹泻。

3.3 级 : 每日增加 7 余次, 住院治疗。

4.4 级 : 生命威胁, 紧急干预需要。

5.5 级 : 死亡。

(三) 体格检查

1.血压过低。

2.心动过速。

3.肠鸣音亢进。

4.直肠内大便硬结。

5.会阴部皮肤刺激。

6.皮肤弹性差。

7.黏膜干燥。

8.腹部压痛与触诊。

9.腹部膨隆。

(四) 社会心理检查

1.恐惧的存在。

2.焦虑的存在。

3.隔离的抱怨。

(五) 诊断研究

1.大便培养——艰难梭菌、虫卵和寄生虫、白细胞计数。

2.血清电解质。

3.每日体重。

表 28-1 ASCO 和 ONS 比较循证指南

主题	美国临床肿瘤学会 (ASCO)	肿瘤护理学会 (ONS)
一线治疗	调整饮食洛哌丁胺4mg,接着便是2mg每4小时	膳食改变 洛哌丁胺4mg,接着是2mg每4小时
难治性腹泻洛哌丁胺 轻度到中度的腹泻(ASCO)或2级或3(ONS)*	CID:奥曲肽100~500 mcg与剂量升级的需要或鸦片酊或布地奈德摆脱 继续洛哌丁胺2mg每2小时 更换液体和电解质	可能有效的CRID:150mcg奥曲肽,SC每日3次,连续5天 可能是有效的RID:奥曲肽100mcg,SC每日3次
复杂(ASCO)或重度(ONS)腹泻	Co复杂的CID:四奥曲肽100~150mcg,SC或静脉注射tid,剂量升级到控制,和抗生素(氟喹诺酮);住院治疗可能是必要的;粪便检查;实验室试验 复杂的处理:住院可能不是必要的;继续增加;可能不需要奥曲肽,抗生素可能会恶化	重型CID:奥曲肽100mcg,每日3次,3天。然后50mcgSC共3天 严重的CID是有效的:化疗前1天,可重复肌内注射长期作用奥曲肽30mg,7~14天,然后,每28天增加6剂 RID2级或3级†是有效的:奥曲肽100mcg,SC tid
预防	ASCO指出,没有确切的数据存在,但未来是光明的	Ef效果不成立:布地奈德、口服碱化、木炭,和伊立替康所致腹泻左氧氟沙星;益生菌和谷氨酰胺CID预防
重要事实	评估建议:增加监测(胃肠道毒性每周评估);血液检查不超过48小时前化疗;增加管理如抗生素治疗如果腹泻持续超过24小时;如果严重的CID停止化疗,可能会导致死亡	利益平衡与风险:氨磷汀输液 伊立替康引起的腹泻效果不成立的新霉素:抗氧化剂(维生素E和C)的有效性不可能摆脱治疗;柳氮磺胺吡啶和补硒对预防重视消除;戊聚糖硫酸为摆脱不推荐用于治疗;预防摆脱硫糖铝

CID,化疗引起的腹泻;CRID,化疗和辐射引起的腹泻;RID,辐射引起的腹泻;SC,皮下注射;TID,每日 3 次。

*根据肿瘤护理协会数据,布地奈德的有效性尚未建立;然而,在临床上肿瘤护理协会推荐它。

†ONS 未提供 R2D3 级以上的建议。

Data from Shaw, C., & Taylor, L (2012). Treatment-related diarrhea in patients with cancer. Clinical Journal of Oncology Nursing, 16(4), 413-417. doi: 10.1188/12.CION.413-417.

三、护理问题与预期目标

(一) 腹泻 (NANDA-I)
预期目标——患者重新建立和维持正常的肠功能模式。

(二) 皮肤完整性受损 (NANDA-I)
预期目标——患者和家属的识别并管理腹泻引起皮肤完整性影响的因素。

(三) 体液不足 (NANDA-I)
1. 预期目标——患者保持水和电解质平衡的经验。

2. 预期目标——当腹泻严重、长期 (12~24 小时)、无法控制、生活质量受到干扰时,或伴有发热、恶心、呕吐或尿量减少时,患者及家属应适当地接触健康护理团队成员。

四、护理计划与护理措施

(一) 减少腹泻发生率和严重程度的干预措施 (Calixto-Lima et al., 2012)

1. 药物干预

(1) 止泻药

1) 洛哌丁胺 (易蒙停 A-D)。

2) 复方地芬诺酯 (复方苯乙哌啶)。

(2) 解痉药:阿托品。

(3) 抗炎:美沙拉嗪。

(4) 抗生素

1) 甲硝唑 (灭滴灵)。

2) 新霉素 (Shaw & Taylor, 2012)。

2. 非药物干预

(1) 饮食计划的修改,以避免患者食用不能忍受的食物。

(2) 减少纤维和粗粮。

(3) 鼓励少量多餐的饭菜 (Calixto-Lima et al., 2012)。

(二) 减少肠道蠕动策略的实施

1. 药物干预

(1) 阿片类药物:鸦片酊。

(2) 奥曲肽 (善得定)。

(3) 散装成形——甲基纤维素 (Citrucel)、车前子 (Metamucil)。

(4) 洛哌丁胺 (易蒙停)。

2. 非药物治疗

(1) 室温下供应食品和液体。

(2) 鼓励避免食用咖啡和酒精。

(3) 避免辛辣、油炸或脂肪食品和食品添加剂。

(4) 放松、分散注意力或冥想的策略,改善压力反应。

（5）推荐低渣饮食治疗肠刺激。

（6）对已知或临时乳糖不耐受的患者,推荐低乳糖饮食。

1）维持 2 周腹泻消退后饮食。

2）乳制品可慢慢重新加入 (Calixto-Lima et al., 2012)。

（三）为了最大限度地提高患者的安全干预

1. 监测虚弱和疲劳水平。

2. 根据需要,提供行走和生活自理能力援助。

（四）腹泻相关并发症的干预措施

1. 评价每一次大便的性状。

2. 每 8 小时或有症状的变化时,评估会阴区皮肤情况。

3. 监测出入水量,以及电解质、肌酐、尿素氮 (BUN) 水平。

4. 监测影响患者的神经肌肉反应、活动水平和认知状态微妙的变化,作为潜在电解质失衡的线索。

5. 每日称量患者体重。

6. 向医生报告重大改变的情况。

7. 实施直肠皮肤护理方案。

8. 监测皮肤肿胀和黏膜变化。

（五）改善社会互动的干预措施

1. 确定腹泻对社会交往和活动的影响。

2. 指导患者日常生活中减少腹泻影响的干预措施。

（六）患者及家属自我护理的干预措施 (Calix-to–Lima et al., 2012)

1. 教会患者会阴卫生的方法,包括用温和的肥皂清洗会阴区,清洗彻底,拍干会阴部,每次大便后用皮肤保护剂;是否适用于造瘘口周围皮肤的任何破裂的评估。

2. 减少因膳食变化引发的腹泻和电解质替换产生的影响。

3. 指导患者关于报告给健康护理团队成员的症状和体征。

4. 制订饮食计划,指导患者限制使用天然产气的食物,如卷心菜、豆类、辣椒、洋葱等。

五、评价

肿瘤专科护士系统和定期评估患者和家庭对腹泻的干预措施的反应,以确定正常排便及水、电解质平衡的进展情况。收集相关数据,并与预期结果进行比较。如有必要,对护理诊断、结果和护理计划进行检讨和修订。

第八节 肠梗阻

一、概述

（一）定义——任何防止肠内容物向前运动的过程 (O'Connor &Creedon, 2011)

（二）病理生理学

1. 机械性梗阻——终末期癌症患者最常见, 可以部分或完全肠梗阻 (Soriano & Mellar, 2011)。

2. 功能性障碍——肠蠕动改变引起肠梗阻 (Badari, Farolino, Nasser, Mehboob&Crossland, 2012)。

（1）原因

1）手术或放疗引起的肠粘连。

2）在罕见的情况下, 副肿瘤性破坏引发的肠神经元假性梗阻。

3）抗胆碱能药物引起严重的肠梗阻。

4）腔内肿瘤可能堵塞管腔, 或作为一个肠套叠点。

5）壁间肿瘤可以延伸至黏膜及阻碍管腔或损害肠蠕动。

6）肠系膜、大网膜肿块或恶性肿瘤的粘连可能导致肠扭结或肠道棱角, 建立肠外梗阻。

7）肿瘤浸润肠系膜肠肌或肠道或腹腔神经丛而引起的运动功能障碍。

8）物体遮挡肠腔, 如异物和粪便或钡嵌塞。

3. 位置

（1）小肠梗阻

1）术后腹腔内粘连——包埋肠管的一个回路, 引起梗阻并可能肠坏死; 可能手术几天或许多年后发展。

2）非手术粘连感染, 如腹膜炎或放疗后; 随时可能, 或放疗完成后, 发生感染。

3）疝。

4）其他情况, 如炎症性肠道疾病。

（2）大肠梗阻, 见于乙状结肠, 引起以下症状:

1）癌症。

2）扭转。

3）憩室炎。

（三）危险因素

1. 疾病相关因素 (O'Connor & Creedon, 2011)

（1）肿瘤引发肠梗阻。

（2）胆管癌、胰腺癌、胆囊癌引起的十二指肠梗阻最常见的肿瘤。

（3）卵巢和结肠癌, 造成远端梗阻。

（4）疝。

（5）炎症性肠疾病。

（6）胆 (结) 石。

（7）消化性溃疡。

（8）胰腺炎。

（9）憩室病。

2. 治疗相关因素

（1）肠道手术过程中操作。

（2）外科手术对肠、直肠或两者都有的神经源性创伤。

（3）既往肠梗阻。

(4) 腹腔放疗。

（四）药物治疗原则 (Rangwala et al., 2012)

1. 手术选择

(1) 切除再吻合术。

(2) 结肠造口术或回肠造口减压术。

(3) 阻塞性病变旁路术。

(4) 粘连松解术。

2. 禁食 (NPO)。

3. 腹腔减压

(1) 胃肠减压。

(2) 经皮胃造瘘术。

(3) 灌肠。

(4) 直肠冲洗。

(5) 肠支架植入术——一种大口径支架使用透视和内镜放置 (Dolan, 2011)。

4. 纠正水、电解质的不平衡。

5. 肠外营养。

6. 药物管理 (O'Connor & Creedon, 2011)

（五）肠梗阻的潜在后遗症

1. 脱水。

2. 腹膜炎。

3. 肠穿孔。

4. 血压过低。

5. 低血容量性或感染性休克。

二、评估

（一）病史

1. 存在风险因素

2. 症状

(1) 腹痛及肠道拉伸肠绞痛，并作为清肠试图推动其内容过去的阻挠蠕动压力；可以帮助识别障碍物的类型和严重程度。

1) 小肠梗阻——与更大的症状，但症状较少；严重的恶心和呕吐发作次数较多，但腹部 X 线片还算正常。

2) 大肠梗阻——X 线腹部平片显示肠胀气；疼痛严重 (Soriano & Mellar, 2011)。

3) 机械性梗阻——肠抽筋和痉挛。

4) 非机械性梗阻——弥漫性、持续性、不太剧烈的疼痛，可以被形容为压力或饱胀感。

5) 部分肠梗阻——进食后，抽筋疼痛，随着轻中度肠蠕动减弱。

6) 完全性肠梗阻——疼痛加剧，出现波浪或痉挛的肠蠕动，试图把梗阻肠内容物送出去。当激疲惫不堪时，肠蠕动可能会停止。

7) 窒息——运动加剧了持续、剧烈的疼痛。

(2) 恶心和呕吐

1) 胃出口梗阻——酸呕吐，不是胆汁，常含有未消化的食物。

2) 近端小肠梗阻——急骤起病，苦胆汁，呕吐，可能会反弹。

3) 不合格的回盲瓣小肠远端阻塞或结肠梗阻——橙褐色，恶臭不洁，呕吐。

(3) 厌食症。

(4) 便秘

1) 可能会遇到排便和排气缺乏，或可能有矛盾的腹泻（如果存在局部堵塞）。

2) 可能撤离肠管以下梗阻；可能发展为顽固性便秘。

3. 消除过去和现在的模式

(1) 大便一致性或排便习惯的任何新改变。

(2) 上次排便的日期和时间。

(3) 使用抗酸药、泻药或灌肠。

4. 其他

(1) 目前使用的药物。

(2) 内分泌史。

(3) 免疫史。

(4) 饮食。

（二）体格检查

1. 腹部膨隆

(1) 阻塞部位越低，持续的时间越长。

1) 梗阻越彻底，肠管扩张越严重。

(2) 腹部周长的基线测量和测量部分标注。

(3) 板状腹，如有腹膜炎。

2. 肠鸣音异常

(1) 间歇腹鸣（大声长声的肠蠕动）。

(2) 机械性梗阻

1) 近端梗阻——高音调，叮叮当当，可听到肠鸣音亢进。

2) 远端梗阻——肠鸣音减弱或消失。

3. 非机械性梗阻

1) 肠机能减退，低调的咯咯声或微弱的叮当声。

2) 肠鸣音消失提示麻痹性肠梗阻 (Dolan, 2011)。

（三）诊断试验

1. 腹部 X 线检查。

2. 腹部 CT (Viswanathan et al., 2012)。

3. 对比介质研究

(1) 如果怀疑肠穿孔或排除结肠梗阻，不使用口服钡。

(2) 钡灌肠造影检查结肠梗阻。

4. 内镜。

5. 磁共振成像 (MRI)。

三、护理问题与护理目标

（一）急性疼痛 (NANDA-I)

预期目标——患者报告疼痛缓解。

（二）体液不足的危险 (NANDA-I)

预期目标——患者摄入足够的水和电解质平衡。

（三）营养失调：低于机体需要量 (NANDA-I)

1. 预期目标——肠梗阻时，根据患者的目标，接受足够的营养。

2. 预期目标——当出现肠梗阻症状时，患者及家属适当地联系健康护理团队成员。

四、护理护理计划与护理措施

（一）尽量减少肠梗阻风险和严重程度的干预措施

1. 促进患者舒适

(1) 药物干预

1) 阿片类镇痛药。

2) 辅助镇痛。

3) 平滑肌松弛剂。

4) 止吐药。

5) 糖皮质激素 (O'Connor &Creedon, 2011)。

6) 抑酸剂。

(2) 非药物干预

1) 确保轻松的环境。

2) 提供搓背、按摩。

3) 患者侧卧位，用枕头支撑。

4) 提供常见的口腔护理；用湿海绵棒；避免柠檬或甘油拭子。

2. 管理水和电解质替代疗法。

3. 根据患者的耐受性，帮助患者尽早下床活动。

4. 鼓励练习深呼吸。

（二）最大限度地提高患者安全的干预措施

1. 提升床头至 45°，以提高通气，防止误吸。

2. 提供保健鼻胃管

(1) 评估左右鼻孔压力。

(2) 应用水溶性润滑剂在鼻黏膜中。

(3) 用生理盐水冲洗胃管。

3. 向临床护理人员报告重要变化

(1) 发烧和寒战。

(2) 局部剧烈、持续疼痛。

(3) 听诊 5 分钟，无肠鸣音。

(4) 肌肉防守，压痛，反跳痛。

(5) 患者病情的突然恶化。

（三）肠梗阻相关并发症的干预措施

1. 脱水体征和症状评估——口干唇燥、皮肤弹性差、尿量减少。

2. 涉及深呼吸相关腹胀干扰评估。

3. 腹膜炎体征和症状评估——板样腹、疼痛加剧、运动疼痛增加、浅呼吸、心动过速。

4. 在每一个转变过程中，测量腹部周长。

5. 监测出入水量，包括胃液。

6. 监测重点实验室值

(1) 电解质钠、钾、氯离子水平。

(2) 肾功能检查——尿素氮、肌酐水平。

(3) 血常规——血红蛋白、红细胞压积水平。

(4) 动脉血气 (ABG)——碳酸氢盐水平、动脉血 pH 值。

(5) 血清淀粉酶——碱性磷酸酶、肌酸激酶、乳酸脱氢酶水平。

（四）患者及家属自我照顾的干预措施

1. 向患者和家属解释所有的治疗的理由。

2. 指导患者进行深呼吸练习。

3. 指导患者减少焦虑和提供舒适的干预措施，如放松技术、心理意象和音乐。

4. 指导患者通过鼻子呼吸来减少空气的吞咽量。

5. 指导患者向医疗团队报告肠梗阻的症状和体征。

6. 指导患者向医疗团队报告感染的症状和体征。

五、评价

肿瘤专科护士系统和定期评估患者及家属对肠梗阻的干预措施反应，以确定患者舒适度和肠梗阻缓解进展情况。收集相关数据，并与预期结果进行比较。如有必要，对护理诊断、结果和护理计划进行检讨和修订。

第九节 肠造口

一、概述

（一）定义——结肠与腹壁之间的开放性手术

1. 手术注意事项 (Gainant, 2011)

(1) 肌肉浸润性癌和骨盆局部晚期癌症创建肠造口（如妇科和直肠恶性肿瘤）。

(2) 血供分布和淋巴结分布决定结肠切除范围。

(3) 远端乙状结肠、直肠乙状结肠，通过腹部及会阴部切除直肠、肛门，形成永久性结肠造口。

(4) 低位直肠癌，切除广泛性淋巴结清除，清除盆腔内巨块肿瘤，并获得足够的切口边缘。

(5) 潜能和尿失禁被保留；因为下腹周围及盆腔神经丛清扫术，神经都未能幸免。

2. 类型 (Gainant, 2011)

(1) 临时——用于存在肿瘤阻碍或瘘管累及结肠、直肠的肠道减压或允许肠道手术后的愈合。

(2) 永久——远端肠、直肠、肛门因直肠癌而切除。

3. 结肠造口位置——确定粪便的浓度和体积。

(1) 盲肠或上升型——产生半流质糊状粪便含有残留的酶，并且每天都发生。

(2) 横向切除——在不规则的时间间隔排出不含酶的

水糊状大便,通常在饭后。

(3) 降或乙状结肠型——产生柔软的粪便,可以通过冲洗调节。

4. 造口——通过外科手术式确定:最终,环状,或双筒 (gainant, 2011)。

(1) 终端造口——构建分割肠和通过腹壁开口的近端肠。

1) 经腹部会阴部切除远端肠段。

2) 远端肠段缝合关闭,保留在原处,被称为 Hartmann's 眼袋,并继续从直肠产生黏液。

(2) 环形造口——构造通过切口构造出肠的回路,并稳定在腹部。

1) 通常创建横向回路。

2) 暂时解除或缓解梗阻的方式。

(3) 双筒造口——表明两造口并排或彼此分开。

1) 远端造口——常被称为黏液瘘。

2) 近端造口——产生粪便。

（二）风险因素

1. 低位直肠癌。

2. 溃疡性结肠炎或克罗恩病。

3. 盆腔放疗。

4. 化疗。

5. 憩室炎。

（三）治疗效果 (Soriano & Davis, 2011)

1. 盆腔脏器切除术可能会导致尿流改道、粪便转流,或两者都有。

2. 盆腔及腹部放疗会对肠道黏膜造成损害。

3. 当造口位于放疗野时,可能会出现黏膜损伤。

4. 抗肿瘤药物,如氟尿嘧啶、丝裂霉素 C 和长春新碱 (Oncovin),可引起口腔炎、腹泻、便秘 (Dolan, 2011)。

二、评估

（一）相关个人史

1. 手术类型及吻合口。

2. 既往盆腔或腹部放疗或化疗治疗。

3. 消除模式的变化。

4. 持续输液时的插管困难。

5. 饮食习惯和液体消耗。

6. 慢性溃疡性结肠炎的历史。

（二）体格检查

1. 造口及造口周围皮肤的特点。

2. 造口袋系统的效果。

3. 粪便的特性（如体积、浓度、颜色）。

三、护理问题与护理目标

（一）皮肤完整性受损 (NANDA-I)

1. 预期目标——患者造口保持红色和湿润。

2. 预期目标——造口周围皮肤完好。

（二）知识的匮乏 (NANDA-I),与粪便改道管理相关

1. 预期目标——护士持续评估患者接触伤口 / 造口 / 尿失禁和维护最新设备。

2. 预期目标——患者管理造口 / 尿流改道的护理。

（三）身体形象改变 (NANDA-I)

1. 预期目标——患者描述对造瘘分流和身体形象改变的感受。

2. 预期目标——患者用其他显著的证据来证明自己恢复以前的性活动能力的信心。

3. 预期目标——患者了解可用的支持团体。

四、护理护理计划与护理措施

（一）减少粪便改道相关并发症的发生率和严重程度的干预措施

1. 造口护理

(1) 造口位置。

1) 避免瘢痕、骨突起、皮肤皱褶或腰部皮肤。

2) 患者的体位可以是平躺、站立和坐位。

3) 腹直肌边界内的位置定位。

(2) 基于粪便的类型、腹部轮廓、手的灵巧性、患者意愿、设备的成本选择。

(3) 每 5 天或根据需要,如粪便泄漏或造口周围皮肤不适等,更换造口袋。

(4) 如果需要,打开造口袋的 0.3cm 开口以清除造口袋内粪便,同时用皮肤保护剂保护暴露的皮肤。

(5) 通过皮肤自下而上提造口袋,然后轻轻去除造口袋。

(6) 用水清洁造口周围皮肤,并拍干。

(7) 用每个相应的器械评估造口和造口周围皮肤的红斑、皮炎、出血、感染、造口突出、回缩、黏液分离、脱肛、脑疝和造口狭窄情况。

(8) 当造口袋三分之一到半满时,排空造口袋。

(9) 保护造口周围皮肤。

(10) 用硝酸银棒止造口出血。

2. 造口管理

(1) 监测粪便的体积、颜色和浓度

(2) 监测结肠造口术的新功能,通常手术后 3~5 天开始。

(3) 于手术后的 3~4 周,开始造口,并进行插管训练。

(4) 停止结肠造口冲洗直到放疗或化疗完成。

（二）解决知识缺乏,增强患者适应和康复的干预措施

1. 教会患者如何冲洗结肠造口,作为调节降、乙状结肠造口功能的管理选项。

2. 教患者控制排气和气味的措施。

3. 教患者学会管理便秘与腹泻的方法。

4. 指导患者明白摄入充足膳食纤维和液体的重要性。

5. 探讨尿路感染的症状和体征，寻求医疗帮助的时机。

6. 提供支持的可用信息资源，如美国造口协会。

7. 转诊到伤口造口失禁护理科，进行标记和跟踪。

8. 评估性功能障碍的存在。

9. 指导患者及其伴侣的进行适当的资源性咨询和治疗 (D'Orazio & Goldberg, 2011)。

五、评价

肿瘤专科护士系统和定期评估患者及家属对肠造口的反应来确定对正常的肠道功能的进步和调整。收集相关数据，并与预期结果进行比较。如有必要，对护理诊断、结果和护理计划进行检讨和修订。

（李志连　刘莎莎　译　刘翔宇　校）

参考文献

Badari, A., Farolino, D., Nasser, E., Mehboob, S., & Crossland, D. (2012). A novel approach to paraneoplastic intestinal pseudo-obstruction. *Supportive Care in Cancer, 20*, 425–428.

Barasch, A., & Epstein, J. B. (2011). Management of cancer therapy-induced oral mucositis. *Dermatologic Therapy, 24*(4), 424–431.

Calixto-Lima, L., Martins de Andrade, E., Gomes, A. P., Geller, M., & Siqueira-Batista, R. (2012). Dietetic management in gastrointestinal complications from antimalignant chemotherapy. *Nutrition Hospital, 27*(1), 65–75.

Cho, W. C. S. (Ed.). (2013). *Evidence-based non-pharmalogical therapies for palliative cancer care: Evidence-based anticancer complementary and alternative medicine.* (pp. 253–274). Berlin: New York.

Dolan, E. (2011). Malignant bowel obstruction: A review of current treatment strategies. *American Journal of Hospice and Palliative Medicine, 28*(8), 576–582.

D'Orazio, M., & Goldberg, M. (2011). Ostomy management and quality of life. *Journal of Wound, Ostomy, and Continence Nursing, 38*(5), 493–494.

dos Santos, L., Souza, F., Brunetto, A., Sasse, A., & Lima, J. (2012). Neurokinin-1 receptor antagonists for chemotherapy -induced nausea and vomiting: A systematic review. *Journal of the National Cancer Institute, 104*(17), 1280–1292.

Eisbruch, A. (2011). Amifostine in the treatment of head and neck cancer: Intravenous administration, subcutaneous administration, or none of the above. *Journal of Clinical Oncology, 29*(2), 119–121.

Farrington, M., Cullen, L., & Dawson, C. (2010). Assessment of oral mucositis in adult and pediatric oncology. *Otorhinolaryngology and Head-Neck Nursing, 28*(3), 8–15.

Furness, S., Worthington, H. V., Bryan, G., Birchenough, S., & McMillan, R. (2011). Interventions for the management of dry mouth: Topical therapies. *Cochrane Database of Systematic Reviews,* (12), CD008934.

Gainant, A. (2011). Emergency management of acute colonic cancer obstruction. *Journal of Visceral Surgery, 149*, e3–e10.

Gaziano, J. M. (2013). *Eating and swallowing issues—dysphagia.* oralcancerfoundation.org/dental/e_s_issues.html.

Getto, L., Zesterson, E., & Breyer, M. (2011). Vomiting, diarrhea, constipation and gastroeneteritis. *Emergency Medicine Clinics of North America, 29*(1), 211–237. http://dx.doi.org/10.1016/j.emc.2011.01.005.

Glare, P., Miller, J., Nikolova, T., & Tickoo, R. (2011). Treating nausea and vomiting in palliative care: A review. *Clinical Interventions in Aging, 6*, 243–259.

Gordon, F. (2012). Ascites. *Clinical Liver Disorders, 16*, 285–289.

Grunberg, S., Clark-Snow, R. A., & Koeller, J. (2010). Chemotherapy-induced nausea and vomiting: Contemporary approaches to optimal management: Proceedings from a symposium at the 2008 Multinational Association of Supportive Care in Cancer (MASCC) Annual Meeting. *Supportive Care in Cancer, 8* (Suppl. 1), S1–S10.

Harris, D. J., Eilers, J., Harriman, A., Cashavelly, B. J., & Maxwell, C. (2008). Putting evidence into practice: Evidence-based interventions for the management of oral mucositis. *Clinical Journal of Oncology Nursing, 12*(1), 141–152. http://dx.doi.org/10.1188/08.CJON.141-152.

Haugen, V., & Ratliff, C. (2013). Tools for assessing peristomal skin complications. *Journal of Wound, Ostomy, and Continence Nursing, 40*(2), 131–134.

Hesketh, P. J. (2008). Chemotherapy-induced nausea and vomiting. *New England Journal of Medicine, 358*(23), 2482–2494.

Jensen, S. B., Pedersen, A. M., Vissink, A., Andersen, E., Brown, C. G., Davies, A. N., et al. (2010). A systematic review of salivary gland hypofunction and xerostomia induced by cancer therapies: Prevalence, severity and impact on quality of life. *Supportive Care in Cancer, 18*(8), 1039–1060.

Kaspar, K., & Ekberg, O. (2012). Identifying vulnerable patients: Role of the EAT-10 and the multidisciplinary team for early intervention and comprehensive dysphagia care. *Nestle Nutrition International Workshop Series, 72*, 19–31.

Kipps, E., Tan, D., & Kaye, S. (2013). Meeting the challenge of ascites in ovarian cancer: New avenues for therapy and research. *Nature Reviews/Cancer,* 1–11.

National Cancer Institute. (2010). *Common terminology criteria for adverse events v 4.03.* evs.nci.nih.gov/ftp1/CTCAE/CTCAE_4.03_2010-06-14_QuickReference_5x7.pdf.

National Comprehensive Cancer Network. (2014). *Antiemesis, 2014.* www.nccn.org/professionals/physician_gls/pdf/antiemesis.pdf.

O'Connor, B., & Creedon, B. (2011). Pharmacological treatment of bowel obstruction in cancer patients. *Expert Opinion on Pharmacotherapy, 12*(14), 2205–2214.

Oncology Nursing Society (ONS). (2014). Putting evidence into practice. *Mucositis.* https://www.ons.org/practice-resources/pep/mucositis.

Raber-Durlacher, J. E., Brennan, M., Verdonk-de Leeuw, I., Gibson, R., Eilers, J., Waltimo, T., et al. (2012). Swallowing dysfunction in cancer patients. *Supportive Care in Cancer, 20*(3), 433–443.

Rangwala, R., Zafar, Y., & Abernathy, A. (2012). Gastrointestinal symptoms in cancer patients with advanced disease: New methodologies, insights and a proposed approach. *Journal of Supportive and Palliative Care, 6*(1), 69–75.

Reshamwala, P. A. (2010). Management of ascites. *Critical Care Nursing Clinics of North America, 22*(3), 309–314. http://dx.doi.org/10.1016/j.ccell.2010.04.003.

Shaw, C., & Taylor, L. (2012). Treatment-related diarrhea in patients with cancer. *Clinical Journal of Oncology Nursing, 16*(4), 413–417.

Shoemaker, L., Estfan, B., Induru, I., & Declan Walsh, T. (2011).

Symptom management: An important part of cancer care. *Cleveland Clinic Journal of Medicine, 78*(1), 25–33.

Soriano, A., & Mellar, D. (2011). Malignant bowel obstruction: Individualized treatment near the end of life. *Cleveland Clinic Journal of Medicine, 78*(3), 197–206.

Thompson, N. (2012). Optimizing treatment outcomes in patients at risk for chemotherapy-induced nausea and vomiting. *Clinical Journal of Oncology Nursing, 16*(3), 309–313.

van Vilet, M., Harmsen, H., deBont, E., & Tissing, W. (2010). The role of intestinal microbiota in the development and severity of chemotherapy-induced mucositis. *Plos Pathogens, 6*(5), 1–7.

Visvanathan, V., & Nix, P. (2010). Managing the patient presenting with xerostomia: A review. *International Journal of Clinical Practice, 64*(3), 404–407.

Viswanathan, C., Bhosale, P., Ganeshan, D., Truong, M., Silverman, P., & Balachandran, A. (2012). Imaging of complications of oncological therapy in the gastrointestinal system. *Cancer Imaging, 12*, 163–172.

Wickham, R. (2012). Evolving treatment paradigms for chemotherapy-induced nausea and vomiting. *Cancer Control, 19*(2), 3–9.

Worthington, H. V., Clarkson, J. E., Bryan, G., Furness, S., Glenny, A. M., Littlewood, A., et al. (2010). Interventions for preventing oral mucositis for patients with cancer receiving treatment. *Cochrane Database of Systematic Reviews*, (12), CD000978.

Zur, E. (2012). Gastrointestinal mucositis: Focus on the treatment of the effects of chemotherapy and radiotherapy on the rectum. *International Journal of Pharmaceutical Compounding, 16*(2), 117–123.

第**29**章 泌尿生殖系统功能改变

第一节 尿失禁

一、概述

（一）生理学

1. 定义

（1）尿失禁——尿不能随意流出，而且达到某个程度便成了问题。

1）压力——腹压增加（如大笑、咳嗽、打喷嚏或其他身体活动），尿不自主的流出。

2）冲动——尿液不自主流出与突然强烈排尿冲动有关。

3）尿反射——排尿冲动或膀胱充盈的感觉缺失，尿液不由自主地流出。

4）功能性——神经功能损伤状态，导致排尿前个体难以达到或无法达到厕所的尿失禁。

5）总量——无腹胀或膀胱充盈意识，尿液持续溢出。

6）尿潴留——紧随不自主排尿（充溢性尿失禁）的慢性无力排空所造成的膀胱过度充盈（Doughty, 2005）。

2. 机制

（1）尿失禁——排尿功能障碍，可分为储存（压力、冲动、总量、功能）、排空（尿潴留）以及储存和排空（反射）共同障碍（Doughty,2005）。

（2）膀胱储存障碍

1）膀胱充盈期不自主收缩。

2）膀胱壁的顺应性降低。

3）冲动紧迫性。

4）膀胱颈和近端尿道支架的缺失。

5）膀胱内括约肌功能障碍。

（3）膀胱排空障碍

1）膀胱收缩功能丧失或减弱。

2）尿道或前列腺梗阻。

（4）膀胱储存和排空障碍

1）随意控制排尿功能缺失。

2）膀胱括约肌功能失调（Doughty, 2005）。

（5）前列腺切除术后尿失禁

1）尿道括约肌的能力主要取决于括约肌的完整性（Bauer et al., 2011; Campbell, Glazener, Hunter, Cody, & Moore, 2012）。

2）括约肌的功能障碍是主要原因，可能由于瘢痕或萎缩组织导致括约肌的活动性降低、手术期间缺血引起的组织损伤，会阴部神经损伤或尿道缩短。

3）冲动是膀胱肌肉（膀胱逼尿肌）不稳定、膀胱壁顺应性降低或两者共同作用的结果。

4）压力性尿失禁和冲动性尿失禁是由逼尿肌不稳定伴随括约肌损伤引起。

5）随着年龄的增长，括约肌萎缩和神经变性明显。

（6）女性

1）更年期雌激素减少可引起尿道上皮变薄。

2）盆腔器官严重脱垂可引起尿路梗阻（Banakhar, Al-Shaiji, & Hassouna, 2012; Dillon, Lee, & Lemack, 2012; Jung, Jeon, & Bai, 2008）。

（7）危险因素

1）疾病相关因素

①脑血管意外、多发性硬化症、帕金森病、原发性或转移性肿瘤导致大脑皮质病变的患者丧失抑制膀胱或直肠收缩的能力（Doughty, 2005; Krogh & Christenson, 2009）。

②膀胱和肠道的反射收缩功能受损，这可能发生在脊髓骶骨病变、脊髓肿瘤、盆腔根治性手术后压迫或糖尿病神经病变的患者中（Doughty, 2005; Krogh & Christenson, 2009）。

③根治性前列腺切除术后、放射治疗、创伤或骶髓病变使括约肌能力受损，从而影响膀胱储尿能力（Doughty, 2005; Iyengar, Levy, Choi, Lee, & Kuban, 2011; Krogh & Christenson, 2009）。

④膀胱炎症、慢性感染或长期膀胱充盈导致膀胱功能受损或失去知觉。

⑤肿瘤、前列腺增生或粪便撞击导致膀胱梗阻。

⑥与常见固定的慢性退行性疾病相关。

⑦内分泌疾病（如高血糖和尿崩症）可以掩盖感觉中枢和利尿。

⑧中枢神经系统（CNS）转移、老年痴呆、谵妄患者

常伴认知功能障碍,其神经功能能力降低。

⑨以前的经尿道前列腺切除术、吻合口狭窄、疾病分期、外科技术、经验丰富的外科医生 (Doughty, 2005)。

2) 治疗相关因素

①手术干预扰乱神经通路,这可能会引起腹部会阴联合切除术或前列腺癌根治术。

②放射治疗影响膀胱和肠道的炎症反应,可能导致膀胱和肠道纤维化或狭窄。

③化疗药物 (如长春新碱、奥沙利铂和异环磷酰胺) 导致神经毒性。

④瘘的形成是疾病、外科手术或放疗的并发症。

⑤冷冻治疗可能导致尿失禁、尿道断裂、膀胱颈梗阻 (Kimura et al., 2010)。

⑥药物治疗,包括抗胆碱能药物、利尿剂、镇静剂、麻醉剂、安眠药、镇静剂和泻药。

⑦留置导尿管相关的并发症,包括泌尿道感染、尿路结石、附睾炎、阴囊脓肿、尿道炎、尿道糜烂、瘘形成、膀胱癌 (Doughty, 2005; Jahn, Beutner, & Langer, 2012)。

(二) 药物治疗原则

1. 尿失禁基本治疗的影响。

2. 如果前列腺根治性术后持续 6~12 个月尿失禁,手术治疗被认为是前列腺根治性术后尿失禁。

3. 外科治疗,如膀胱颈悬吊、耻骨阴道吊带术、人工尿道或人工直肠括约肌、直肠括约肌修补、膀胱扩大成形术、粪便或尿流改道。

4. 药物治疗。

5. 饮食结构改变

1) 限制乙醇和含咖啡因的饮料摄入。

2) 睡前几小时限制液体摄入量。

6. 膀胱训练项目 (Doughty, 2005; Nazarko, 2013)。

(三) 长期尿失禁潜在的后遗症

1. 肛周皮肤刺激和表皮抓伤。

2. 角色关系和生活方式的改变。

3. 尴尬可能会妨碍寻求医疗保健。

二、评估

(一) 病史

1. 个人史

(1) 认知能力。

(2) 神经系统疾病或症状。

(3) 自理如厕的动机。

(4) 手的灵巧性和活动性。

(5) 生活安排。

(6) 照顾者的识别和照顾者参与程度。

(7) 处方和非处方药物。

(8) 尿失禁对自尊和人际关系的影响。

2. 现病史

(1) 尿失禁——饮用咖啡因和酒精、体力活动、外科手术、创伤、近期疾病史。

(2) 每日液体摄入量。

(3) 尿路症状——尿频、排尿困难、排尿犹豫不决、遗尿、压力性尿失禁、尿不尽。

(4) 尿失禁持续时间。

(5) 尿失禁的频率及尿量。

(6) 以前的治疗方法及其效果。

(7) 记录 3 天尿量 (Doughty, 2005)。

(二) 体格检查

1. 腹部肿块。

2. 全膀胱触诊。

3. 盆腔器官脱垂。

4. 排除粪阻。

5. 神经评估,包括平衡、步态、深腱反射、括约肌张力、肛门外括约肌收缩、会阴感觉。

6. 尿失禁的气味,会阴部皮肤刺激或破溃。

(三) 诊断试验

1. 尿常规和尿培养敏感性评估血尿、菌尿、糖尿。

2. 咳嗽应力试验。

3. 排尿后残余尿的存在及残余尿量 (Doughty, 2005)。

4. 尿动力学检查和影像学检查 (如膀胱内压描记法、尿路造影、肌电图评估排尿、膀胱充盈和存储功能)。

5. 膀胱镜检查以确定梗阻部位 (Doughty, 2005)。

三、护理问题及护理目标

排尿受损 (NANDA-I)

预期目标——患者将完成或经历尿失禁恢复。

四、护理护理计划与护理措施

(一) 促进排尿的干预措施

1. 尿失禁的病因及影响因素分析。

2. 减少使用厕所设施环境障碍。

3. 非药物干预

(1) 支持技术

1) 肛周皮肤日常考核。

2) 排尿或排便后用柔软的毛巾和肛周清洁剂清洗肛门,清洗彻底,并拍干。

3) 失禁发作后,应用保湿药膏或皮肤保护剂。

4) 使用吸水垫或吸水内裤 (Fader, Cottenden, & Getliffe, 2008)。

5) 使用男性阴茎和女性子宫压缩装置 (Bauer et al., 2011)。

6) 使用外部 (避孕套) 和导尿管作为尿失禁管理的最终方法 (Jahn et al., 2012)。

(2) 适当实施行为技术支持

1) 建立排尿例行时间表等, 如每 2~3 个小时排尿一次 (培养习惯)。

2) 定期询问患者排尿 (提示排尿)。

3) 指导患者抑制的冲动, 重建膀胱容量 (膀胱再培训)。

4) 指导患者如何进行凯格尔练习来加强盆底肌肉。

5) 指导患者做凯格尔运动, 每天至少三套 10 次循环。

6) 晚上减少液体摄入量, 减少夜间尿失禁或遗尿的可能。

7) 患者减少摄入含咖啡因的饮料 (如咖啡、茶、可乐) 和酒精等减少膀胱刺激。

(3) 电刺激, 通过电极连接到便携式刺激器刺激肌肉收缩, 每天 30 分钟 (Bendana et al., 2009)。

(4) 泌尿科会诊评估适当的治疗和行为, 改变或膀胱再训练。

4. 药物干预

(1) 抗胆碱能药物 (如奥昔布宁、托特罗定、替尼达普、弗斯特罗、丙哌维林)。

(2) 三环类抗抑郁药 (如丙咪嗪、丙咪嗪、度洛西汀欣百达)。

(3) 钾离子通道开放剂 (Doughty, 2005)。

5. 坚持尿失禁管理计划

(1) 监测患者和家庭的尿失禁模式改变的主观报告。

(2) 监控患者的遵守尿失禁管理计划。

(3) 监测尿失禁管理有效实施。

6. 患者和家属的共同护理

(1) 指导骨盆肌肉练习。

(2) 指导正确使用器械控制尿失禁。

(3) 教学如厕程序 (如如厕促使排尿, 膀胱再训练)。

(4) 指导需要报告给内科医生的关键因素。

1) 尿路感染与尿潴留的体征及症状。

2) 排除病情不断恶化的情况。

五、评价

肿瘤专科护士系统和定期地评估患者和家属的反应的非药物治疗和药物干预, 确定实现控制尿失禁的进展。收集相关数据, 并与预期结果进行比较。如有必要, 对护理诊断、结果和护理计划进行检讨和修订。

第二节　造口术及尿流改道

一、概述

(一) 尿流改道

1. 外科手术使尿流从下尿路排出

(1) 膀胱切除——也就是说膀胱癌行根治性膀胱切除术或膀胱前列腺根治切除术。

(2) 包括切除膀胱、盆腔淋巴结、前列腺 (男性) 和子宫、输卵管、卵巢、阴道前壁, 可能是尿道 (女性)。

(3) 性功能障碍常见于手术神经损伤 (Colwell, Goldberg, & Carmel, 2004; Yarbro, Wujik, & Holmes, 2010)。

2. 尿流改道类型

(1) 回肠

1) 来源于小肠段:近端缝合关闭, 创建远端腹壁造口;造口形成, 输尿管植入小肠段。

2) 几乎连续生成尿液。

3) 需要外部收集设备。

4) 作为一个自由回流系统, 慢性尿路感染的风险高, 结石形成的风险增加 (Colwell et al., 2004)。

3. 可控性尿流改道术

(1) 回肠或大肠代膀胱, 储存尿液多达 800mL。

(2) 通过单向阀瓣膜保持膀胱结构 (Colwell et al., 2004)。

(3) 不需要外部收集尿液的装置

患者每 4~6 小时需要从膀胱造瘘口处用导尿管导尿 (Lester, 2012)。

4. 直视膀胱术

(1) 一种较新外科手术, 即构造肠代膀胱并与尿道连接的泌尿重建手术。

(2) 尿潴留患者需要间断性导尿。

(3) 通过放松尿道括约肌完成排尿, 同时练习 Valsalva 动作。

(4) 排除新膀胱癌延伸到尿道的发明、炎症性肠病史、辐射或短肠综合征等因素 (Colwell et al., 2004)。

(二) 危险因素

1. 盆腔辐射。

2. 化疗。

3. 肌肉浸润性膀胱癌 (Colwell et al., 2004)。

(三) 治疗效果

1. 盆腔脏器切除术可能会导致尿流改道、粪便改道, 或两者情况都出现。

2. 盆腔及腹部辐射对黏膜造成损害, 导致腹泻和膀胱炎。

3. 造瘘口位于放射治疗区域可能引起黏膜损伤 (Colwell et al., 2004)。

二、评估

(一) 个人相关史

1. 手术及造瘘口类型。

2. 既往盆腔或腹部放疗或化疗。

3. 尿液排出方式改变。

4.复发性或慢性尿路感染。

5.可控性尿流改道术中的插管困难。

6.饮食习惯和体液消耗。

（二）体格检查

1.造口及造口周围皮肤情况。

2.可控性尿流改道术存在的尿液渗漏。

三、护理问题与护理目标

（一）知识的匮乏 (NANDA-I)，与尿流改道管理有关

预期目标——患者独立管理尿流改道；尿流改道是专项和正常运作。

（二）自我形象紊乱 (NANDA-I)，与尿流改道的相关

预期目标——患者通过关注自身形象、抚摸、讨论和照顾尿流改道能力来增强身体形象和自尊。

四、护理计划与护理措施

（一）尿流改道的干预措施以确保正常运作并预防或减少并发症的发生

1.教患者如何照顾尿流改道

(1) 造瘘口位置：避开瘢痕、骨隆突起、皮肤皱褶、腰或疝等部位。

(2) 基于尿液的类型、腹部外形、手的灵巧度，再根据患者意愿及费用选择合适的材料、工具。

(3) 每5天更换一次造口袋，若出现漏尿或造口周围皮肤不适等并发症应及时更换造口袋。

(4) 如果需要，打开造口袋 0.3cm 清除造瘘口中的废物，并使用皮肤保护剂保护暴露的皮肤。

(5) 轻柔地推下皮肤上的造口袋，然后向上提起造口袋。

(6) 用水清洁造口周围皮肤，并拍干。

(7) 每次更换造口袋时，评估造瘘和造瘘周围皮肤，如红斑、皮肤炎、出血、感染、造瘘口伸出或缩回、黏液分离、脱垂、疝及造瘘口狭窄等。

(8) 造口袋 1/3 至 1/2 满或化学治疗前，排空造口袋。

(9) 保护造口免受损伤 (Colwell et al., 2004)。

(10) 监测尿液的量、颜色和浓度。

(11) 通常手术后的 3~5 天开始，监控尿流改道运行情况。

1) 患者术后可能有几根引流管：

①杰克逊普拉特引流管——收集手术部位流出的液体。

② 双输尿管支架——每个肾一个支架。

2) 促使输尿管与肠道之间愈合。

3) 收集术后第一个 5~7 天大部分的尿量。

(12) 可控性尿流改道术后 3~4 周插入导尿管。

1) 术后数周内每 6~8 小时用 10~20mL 生理盐水冲洗输尿管支架。

2) 若可控性尿流改道术引流管的尿量增加，输尿管支架引流出的尿量就减少。

① 输尿管支架被拆除。

② 患者需要每 4~6 小时通过从膀胱造瘘口处导尿排出尿液 (Lester, 2012)。

(13) 为后续护理转诊到伤口造口护理、失禁中心护理。

（二）促进身体形象和自尊的干预措施

1.确认患者对泌尿功能改变和尿流改道使用的情绪反应正常。

2.鼓励患者表达对尿流改道装置积极或消极的情绪。

3.协助患者认清包括日常生活活动能力 (ADL)、社会生活、人际关系、职业活动等方面的实际变化。

4.帮助患者找到如何应对过去的有用方法。

5.如需要，为患者及照顾者联系支持团体并提供资源（如联合造口协会）。

五、评价

肿瘤专科护士系统和定期地评估患者和家属对干预措施的反应以确定取得预期成果的进展情况。收集相关数据，并与预期结果进行比较。如有必要，对护理诊断、结果和护理计划进行检讨和修订。

第三节　肾功能不全

一、概述

（一）病理生理学

1.肾脏通过血液过滤不可缺少的物质调节水、电解质平衡，选择性重吸收所需的水分和电解质，以及排泄那些在尿液中不能需要的物质 (Thomas, 2008)。

2.化疗引起的肾功能障碍机制一般包括肾脏的血管或肾结构损伤，肾内损伤，溶血性尿毒综合征（包括贫血、血小板减少、急性肾衰竭），肾前性灌注不足，肿瘤溶解综合征引起的肾后性梗阻，梗阻性结石进展。

3.严重的和长期的肾脏低灌注可能促进肾内损害。

4.肾小管、肾血管、肾间质或肾小球损伤导致肾功能不全。

5.肾小管损伤会导致电解质丢失、肾小管性酸中毒、尿浓缩能力下降、肾小球滤过率降低 (Thomas, 2008)。

（二）风险因素

1.疾病相关

(1) 周围淋巴结转移瘤引起的输尿管受压可能导致肾梗阻及肾积水 (Givens & Wethern, 2009)。

(2) 肿块或肿瘤压迫血管可能引起肾静脉闭塞、肾动脉闭塞, 或两者都有。血流量减少可能会损害肾功能。

(3) 肾脏浓缩功能损伤见于恶性高钙血症。

1) 肾脏试图排出血液中所有的钙, 导致多尿合并电解质紊乱, 如低磷血症。

2) 恶性高钙血症的发生更常见于癌症, 如乳腺癌转移患者、多发性骨髓瘤、肺鳞状细胞癌及头颈鳞状细胞癌、肾细胞癌、淋巴瘤、白血病 (Thomas, 2008; Yarbro et al., 2010)。

(4) 晚期前列腺癌或宫颈癌肾功能问题与肾后性梗阻性尿路疾病相关 (Yarbro et al., 2010)。

2. 治疗相关

(1) 放射线对肾结构可能造成永久性纤维化和萎缩。

(2) 肿瘤细胞溶解产生尿酸钙或磷酸钙结晶沉淀, 可能导致肾阻塞或结石形成。

(3) 化疗药物引起体液和电解质失衡可能会间接影响肾功能, 也可能会导致肾衰竭。

(4) 肾毒性药物, 如抗肿瘤药物顺铂, 卡铂、异环磷酰胺 (IFEX)、吉西他滨、大剂量氨甲蝶呤 (MTX)、卡莫司汀 (BiCNU)、司莫司汀、喷司他丁、二氮化合物 (AZQ)、干扰素 α ((Alferon-N)、丝裂霉素 C、链佐星 (Zanosar)、氨基糖苷类抗生素、两性霉素 B, 造成直接影响。

二、评估

（一）个人相关史, 确定风险因素

1. 高龄。

2. 利尿剂, 心脏和肾毒性药物。

3. 恶性肿瘤类型。

4. 并发症如高血压、尿崩症、糖尿病。

5. 既往盆腔或腹部放疗或化疗。

6. 肾结石。

7. 既存肾功能损害。

（二）体格检查

1. 心血管——心律失常、脉速细、直立性低血压。

2. 神经——嗜睡, 混乱。

3. 皮肤弹性差, 黏膜干燥。

4. 胃肠道 (GI)——恶心、呕吐、多饮、脾大。

5. 泌尿生殖系统——夜尿、多尿、少尿、腰痛、排尿困难。

（三）实验室检查

1. 血肌酐和血尿素氮 (BUN) 水平反映肾功能。

2. 实施化疗前, 检测肌酐清除率评估肾功能。

3. 血清尿酸、血钙升高、血钾、血镁下降可能表明肾损害 (Thomas, 2008; Yarbro et al., 2010)。

三、护理问题与护理目标

（一）体液过多 (NANDA-I)

预期目标——患者保持足够液体量和电解质平衡, 患者识别和管理的因素可能会影响肾功能, 饮食、药物和体力活动。

四、护理护理计划与护理措施

（一）保持足够的液体量和电解质平衡的护理措施

1. 肾毒性症状和体征的监测

(1) 检测基础肾功能。

(2) 非药物干预

1) 密切监测出入水量。

①尿量——小于 30mL/d 可显示肾功能损害。

②保持足够的液体摄入量。

③如果患者使用利尿剂, 可保持入水量大于出水量, 除非有禁忌。

④应用顺铂 (Platinol-AQ) 期间, 确保化疗之前、期间和之后积极水化

⑤保持足够的液体摄入量。

⑥监测梗阻性利尿 (8 小时尿量超过 2000mL) 至梗阻去除。

⑦如有尿结石, 过滤。

2) 监测生命体征和体位性血压。

3) 监测实验室数据——血清肌酐、尿素氮、磷、钾、镁、钠、尿酸、钙、葡萄糖和肌酐清除率。

4) 记录每日体重。

5) 最大限度的活动。

①每 2 个小时更换患者体位。

②对卧床休息患者进行被动运动练习。

③如果患者能够下床, 鼓励负重和行走 (Yarbro et al., 2010)。

(3) 药物干预

1) 生理盐水水化与适当的利尿剂, 维持体液平衡 (Thomas, 2008)。

2) 口服碳酸钠碱化尿液。

3) 氨磷汀和硫代硫酸钠减轻顺铂肾毒性 (Thomas, 2008)。

4) 根据需要更换电解质。

5) 根据需要使用利尿剂。

（二）患者和家属的护理措施

1. 指导患者明白摄入充足的水分和安全负重活动对患者的重要性。

2. 指导患者及家属了解电解质紊乱的症状 (如高和低血钙, 高和低钾血症, 低钠血症)。

3. 液过多和寻求医疗照顾的恰当时间。

4. 解释处方药的性能。

五、评价

肿瘤专科护士系统和定期评估患者和家属对干预措施的反应，确定患者液体和电解质平衡实际进展。收集相关数据，并与预期结果进行比较。如有必要，对护理诊断、结果和护理计划进行检讨和修订。

（李志连 刘莎莎 译 刘翔宇 校）

参考文献

Banakhar, M. A., Al-Shaiji, T. F., & Hassouna, M. M. (2012). Pathophysiology of overactive bladder. *International Urogynecology Journal*, 23(8), 975–982.

Bauer, R. M., Gozzi, C., Hübner, W., Nitti, V. W., Novara, G., Peterson, A., et al. (2011). Contemporary management of postprostatectomy incontinence. *European Urology*, 59(6), 985–996.

Bendaña, E. E., Belarmino, J. M., Dinh, J. H., Cook, C. L., Murray, B. P., Feustel, P. J., et al. (2009). Efficacy of transvaginal biofeedback and electrical stimulation in women with urinary urgency and frequency and associated pelvic floor muscle spasm. *Urologic Nursing*, 29(3), 171.

Campbell, S. E., Glazener, C. M., Hunter, K. F., Cody, J. D., & Moore, K. N. (2012). Conservative management for postprostatectomy urinary incontinence. *Cochrane Database Systematic Reviews*, 1, CD001843, http://dx.doi.org/10.1002/14651858. CD01843.pub4.

Colwell, J. C., Goldberg, M. T., & Carmel, J. E. (2004). *Fecal & urinary diversions*. St. Louis: Mosby.

Dillon, B. E., Lee, D., & Lemack, G. E. (2012). Urodynamics: Role in incontinence and prolapse: A urology perspective. *Urologic Clinics of North America*, 39(3), 265–272. http://dx.doi.org/10.1016/j.ucl.2012.05.001.

Doughty, D. B. (2005). *Urinary and fecal incontinence: Current management concepts* (3rd ed.). St Louis: Mosby Elsevier.

Fader, M., Cottenden, A. M., & Getliffe, K. (2008). Absorbent products for moderate-heavy urinary and/or fecal incontinence in men and women. *Cochrane Database Systematic Reviews*. 4, CD007408, http://dx.doi.org/10.1002/14651858. CD007408.

Givens, M. L., & Wethern, J. (2009). Renal complications in oncologic patients. *Emergency Medicine Clinics of North America*, 27(2), 283–291.

Iyengar, P., Levy, L. B., Choi, S., Lee, A. K., & Kuban, D. A. (2011). Toxicity associated with postoperative radiation therapy for prostate cancer. *American Journal of Clinical Oncology*, 34(6), 611–618. http://dx.doi.org/10.1097/coc.06013e3181f946dc.

Jahn, P., Beutner, K., & Langer, G. (2012). Types of indwelling urinary catheters for long-term bladder drainage in adults. *Cochrane Database Systematic Reviews*. 10, CD004997, http://dx.doi.org/10.1002/14651858.CD004997.pub3.

Jung, B. H., Jeon, M. J., & Bai, S. W. (2008). Hormone-dependent aging problems in women. *Yonsei Medicine Journal*, 49(3), 345–351. http://dx.doi.org/10.3349/ymj.2008.49.3.345.

Kimura, M., Mouraviev, V., Tsivian, M., Moreira, D. M., Mayes, J. M., & Palasike, T. J. (2010). Analysis of urinary function using validated instruments and uroflowmetry after primary and salvage prostate cryoablation. *Urology*, 76(5), 1258–1265. http://dx.doi.org/10.1016/j.urology.2009.09.062.

Krogh, K., & Christenson, P. (2009). Neurogenic colorectal and pelvic floor dysfunction. *Best Practice and Research in Clinical Gastroenterology*, 23(4), 531–543. http://dx.doi.org/10.1016/j.bpg.2009.04.012.

Lester, J. (2012, August). Restoring and maintaining urinary function. *Seminars in Oncology Nursing*, 28(3), 163–169.

Nazarko, L. (2013). Urinary incontinence: Providing respectful, dignified care. *British Journal of Community Nursing*, 18(2), 58, 60, 62-4.

Thomas, N. (Ed.). (2007). *Renal nursing* (3rd ed.). Edinburgh: Elsevier.

Yarbro, C. H., Wujik, D., & Holmes, G. (2010). *Cancer nursing: Principles and practice* (7th ed.). Sudbury, MA: Jones & Bartlett.

第30章 骨骼肌、皮肤、神经系统功能变化

第一节 骨骼肌肉功能的变化

一、概述

（一）定义

1.骨骼肌的改变——是指受累肢体的关节、韧带、肌肉、神经、肌腱和支撑四肢、颈部、背部的结构发生改变。

2.运动障碍——是指随意运动兴奋、抑制或不能由意志控制的现象 [North American Nursing Diagnosis Association (NANDA), 2003]。

（二）生理学

1.骨骼肌质量下降（如肌肉减少症）(Reid & Fielding, 2012)。

2.不运动和肌肉群受限的活动可降低肌肉的收缩力，也可能导致骨骼肌减少、肌肉萎缩和无力。

3.运动障碍（如痉挛、肌肉无力、瘫痪、偏瘫、共济失调），可能发生在原发癌（如脑肿瘤、多发性骨髓瘤）、转移性癌的占位性病变（如脊髓压迫），以及感染、癌症治疗引起的副作用。

（三）危险因素

1.相关性疾病 [Martin, 2014; Oncology Nursing Society (ONS), 2009]

(1) 骨骼系统肿瘤。

(2) 脑与脊髓肿瘤。

(3) 淋巴或全身循环障碍。

(4) 骨痛。

(5) 疼痛，僵硬，疲劳。

(6) 脊髓压迫。

(7) 感知觉改变。

(8) 良性疾病——椎间盘突出，椎体骨折继发骨质疏松、耳部感染。

(9) 长期卧床引起的并发症。

(10) 心肺疾病相关并发症。

(11) 脱水。

2.治疗相关因素

(1) 皮质类固醇治疗的副作用。

(2) 放疗副作用。

(3) 化疗副作用。

(4) 手术引起的神经和肌肉损伤。

3.生活方式相关因素

(1) 身体活动水平发生变化。

(2) 生活压力过大。

(3) 独立型与依赖型人格。

4.心理和社会问题

(1) 社会支持的存在或缺如。

(2) 抑郁。

二、护理评估

（一）病史

1.既往史。

2.存在危险因素。

3.近期治疗导致的副作用。

4.活动水平受限。

5.疼痛，肌无力，疲劳感。

6.呼吸困难，活动不耐受。

7.眩晕，耳鸣，视力模糊。

8.评估跌倒风险。

9.酒精或药物使用史。

10.目前运动状况。

11.目前治疗状况。

（二）体格检查

1.肌张力、强度和肌量的变化。

2.非自愿性体重下降。

3.强度和运动功能的变化。

4.感知觉的变化。

5.性功能变化。

6.肠和膀胱功能的变化。

7.失禁和肛门括约肌失去控制。

8.关节活动范围的变化。

9.巴宾斯基征阳性。

10.对齐觉、平衡觉，步态和关节结构的改变。

11. 肌肉量、结实度、肌力的变化。

12. 坐姿到站姿的体位变化有困难。

13. 书写名字有困难。

（三）社会心理检查

1. 沮丧。

2. 焦虑。

3. 缺乏动力。

（四）实验室检查

1. 高钙血症。

2. 电解质异常。

3. 腰椎穿刺结果异常。

三、护理诊断

（一）躯体移动障碍 (NANDA-I)

预期结果——患者能够积极参加活动，以保持最佳的身体功能和防止并发症的发生。

（二）活动无耐力 (NANDA-I)

预期结果——患者能够保持肢体活动水平。

（三）有受伤的危险 (NANDA-I)

预期结果——患者和家属能够准确描述和使用安全措施以减少受伤的风险。

（四）有皮肤破损的危险

预期结果——患者的皮肤保持完整。

四、护理措施

（一）增加躯体功能的干预措施 (Albrecht & Taylor, 2012; Martin, 2014; ONS, 2009)

1. 让患者做主动运动，未受影响的肢体至少每天三到四次，患肢进行被动运动。

2. 监测肢体的主动运动状况。

3. 患者卧床时保持功能位。

4. 每两小时为患者更换一次体位。

5. 观察患者肢体在活动前、活动时、活动后的功能改变。

6. 运动时借助相应的辅助工具，如石膏夹板、步行器、拐杖等。

7. 咨询与康复相关的理疗或专业治疗。

（二）降低不活动所致并发症的干预措施

1. 有规律地进行日常生活活动。

2. 在必要时，提供帮助和监督。

3. 当患者离开时，应把通讯工具放在能够触及的范围内。

（三）保护患者安全的干预措施

1. 减少患者在极端高温和寒冷环境中的接触面积。

2. 检查体位改变时的肢体的位置时，尽量减少对肢体感知觉的刺激。

3. 把床放在低位置，并在床的两侧拉上栏杆。

4. 尽量缩短房间到走廊的距离。

（四）加快适应和康复的干预措施

1. 进行积极的强化行为训练，以达到预期效果。

2. 家属根据患者的自理能力提供适当的帮助。

3. 为患者提供延续的健康服务。

（五）家庭护理的干预措施

1. 指导患者及家属学会对相关症状及体征进行观察，并及时报告医护人员。

2. 探讨行动不便的危险因素。

五、评价

肿瘤专科护士应系统地、定期地评估患者的活动情况和干预效果，以保持最佳的身体功能和活动性。收集身体功能的实际评估结果，并与预期结果相比。根据患者的总体目标，回顾和修订护理诊断、结果和护理计划。

第二节　皮肤功能的改变

一、概述

（一）生理学

1. 皮肤由表皮、真皮（中胚层）、皮下组织三层组成（图 30-1）。

(1) 表皮是无血管的外层，可以为防止水分流失的屏障，通过细胞分裂不断自我更新。

(2) 真皮是内层结缔组织层，有着丰富的血管和传入感觉神经受体，为不含血管的表皮提供营养支持。

(3) 皮下组织是由脂肪组织组成的，它可以缓冲创伤、调节温度变化和储存能量。

2. 完整的皮肤可以保护人体免受细菌、温度变化、身体损伤和辐射的伤害。

3. 皮肤是调节温度的第一道防线，保护底层结构和排泄废物 (Bergstrom, 2011)。

（二）风险因素

1. 疾病相关因素 (Morse, 2014; O'Leary & Catania, 2014; Rodriguez, 2014; Vogel, 2014; Zitella, 2014)

(1) 血小板减少症。

(2) 皮肤转移（乳腺癌、肺癌、头颈部鳞状细胞癌、恶性黑色素瘤、淋巴瘤、卡波济肉瘤等实体肿瘤病程晚期表现）。

(3) 皮肤副肿瘤综合征——黑棘皮病、获得性鱼鳞病、佩吉特病、毛细血管扩张、多毛、红皮病。

(4) 原发性恶性皮肤癌（恶性黑色素瘤、基底细胞癌、鳞状细胞癌、卡波济肉瘤）。

(5) 蕈样肉芽肿（缓慢进展性的皮肤 T 细胞淋巴瘤）。

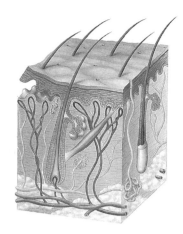

图30-1　正常皮肤。Data from　Herlihy, B. (2007). The human body ain health and illness (3rd ed.). St. Louis: Saunders.

（6）癌前病变（光化性角化病、白斑、发育不良痣综合征）。

2. 与治疗相关的因素 (McCann, Akilov, & Geskin, 2012; Morse, 2014; O'Leary & Catania, 2014; Ridner, 2014; Vogel, 2014)（表 30-1）

（1）由于放化疗导致的脱屑性皮肤反应（放射增强、

放射回忆、综合疗法)。

（2）类固醇治疗导致皮肤敏感。

（3）与多种药物相关的多形红斑（广泛的、分散的、皮肤水疱)。

（4）结节性红斑（柔软的皮下、前足结节）——青霉素或磺胺类药物过敏反应。

（5）移植物抗宿主病（与骨髓移植相关的皮肤反应）。

（6）生物反应修饰剂和表皮生长因子受体抑制剂的副作用。

（7）化疗毒副反应——口腔黏膜炎、营养状况受损。

（8）放疗的副作用——免疫抑制、营养状况受损、腹泻。

（9）化疗药物外渗（蒽环类药物、紫杉烷类、抗代谢药)。

（10）黏性敷料（中央及外周静脉注射通道)。

（11）管道

1) 胸管、导尿管、胆道导管。

2) 胃管——胃、空肠造口术。

3) 减压和引流管。

（12）营养不良——蛋白质储存减少。

（13）其他影响因素——脱发、压力性溃疡（淋巴）、水肿、瘙痒、黄疸、尿失禁、感染。

表 30-1　皮肤反应的发病因素

皮肤反应	一般反应	药物种类或机制
单独放疗出现的皮肤反应		
急性放射性皮炎	急性皮炎出现在放射区域伴随着红斑、疼痛、皮肤肿胀瘙痒、坏死	可能伴随着放疗发生机制是自由基损伤组织
慢性放射性皮炎	放疗区域的长期影响，伴随着皮肤变薄、瘢痕、挛缩、色素沉着以及皮肤长期对刺激物或环境污染物敏感	可能伴随着放疗发生机制是自由基损伤组织严重程度取决于放疗区域大小和总剂量
联合化疗与放疗后		
皮肤反应的研究	化疗后1~2周内原放射部位皮肤发生炎症反应；放疗回忆反应性皮炎红斑、水肿、浅表溃疡、皮肤蜕皮	多种药物
单纯化疗的皮肤反应		
过敏或免疫复合反应		
激活系统性红斑狼疮和进行性系统性硬化病(硬皮病)的免疫复合物引起胶原血管性疾病	化疗药物激活潜在的胶原血管性疾病产生的免疫复合物，形成圆形红色鳞片皮疹	多种药物
接触性过敏(激活的T细胞)	接触药物部位皮肤出现过敏反应(红斑、局部肿胀、脱皮、起泡、坏死的可能)	氮芥
多形红斑(抗原抗体复合物)	红疹好发于四肢手足背部位，逐渐发展到全身	多种药物
免疫球蛋白E(I gE)介导	输液后1小时内出现瘙痒、红肿、肿胀；如果危及生命，称之为过敏反应并包含血压下降、意识水平下降、气道和呼吸受损的症状	铂衍生物(顺铂、卡铂)
血清病(抗原-抗体复合物)	类似流感的症状，可能发展到威胁生命	利妥昔单抗
血管炎(抗原-抗体复合物)	全身性血管性炎症与终末器官损害	甲氨蝶呤

（待续）

表30-1(续) 皮肤反应的发病因素

皮肤反应	一般反应	药物种类或机制
外渗性损伤(药物从静脉注射部位外渗到周围组织)	不同的严重程度取决于特定的药物(肿胀、刺激性,局部组织坏死)	许多药物
光反应		
照片效果增强	晒伤后的几天给药,会导致晒伤重新出现	多种药物
光敏性	患者暴露部位对日光会比较敏感并有可能形成严重晒伤	抗肿瘤抗生素;许多药物
光毒性	日光暴露部位的过敏反应包含严重的水肿、红肿、起泡,更严重者可能导致色素沉着	许多药物
指甲的变化		
Beah线	指甲上的横线,对应于所给的药物或严重疾病发生的时间	任何化疗药物或危重病
指甲剥离症	甲床跟甲板分离	紫杉醇、多西他赛、环磷酰胺、多柔比星、氟尿嘧啶(5-FU)、羟基脲、长春新碱+博来霉素组合
指甲炎	指甲周围炎性改变,包括甲沟炎	表皮生长因子受体抑制剂(西妥昔单抗、吉非替尼)、紫杉烷类(紫杉醇)
皮肤、黏膜、指甲、头发色素的改变		
在汗水中分泌的药物可能引起色素沉着	在应用胶带的地方和皮肤出汗处	多西他赛、噻替哌、异环磷酰胺
标志特征		
广义皮肤色素沉着	给药时的头发色素丢失;所有皮肤均受累	多种药物
		白消安(白消安坦)、聚乙二醇脂质体阿霉素、羟基脲、甲氨蝶呤
		环磷酰胺
牙龈	牙龈永久性色素沉着	顺铂、羟基脲、博来霉素
在受压或损伤部位的色素沉着	即使轻微的刺激都可导致皮肤受损	替加氟(5-FU衍生物)
手掌、脚掌、指甲色素沉着	在这些部位形成圆形的色素沉着区域	柔红霉素
日光下暴露部位皮肤的色素沉着	只是暴露在日光下的区域	柔红霉素
头皮色素沉着	头皮圆形的色素沉着区	各种细胞毒药物(烷化剂、肿瘤定向性抗生素)
皮肤及其附属器不同的色素变化	色素变化的一般类型,尤其常见一般的上市药品	
各种类型的色素沉着:蛇纹状或其他形状	一般色素沉着出现在日光暴露部位,舌黏膜、指甲、眼结膜	氟尿嘧啶
皮疹		
一般的手脚皮疹	通常局部发生,但可以更普遍	酪氨酸激酶信号转导抑制剂(50%的患者在高剂量伊马替尼时会发生)
痤疮样皮疹	虽然丘疹和脓疱皮疹没有黑头,也与痤疮;类似表皮生长因子受体抑制剂,一般涉及面部、背部和上胸部	(西妥昔单抗、吉非替尼)
手足综合征,或肢端红斑	手和脚的红斑、感觉迟钝	各种化疗药物
快速分裂细胞的毒性	脱发、口腔溃疡、胃肠道溃疡和其他黏液产生量的降低、骨髓贫血的影响、血小板降低、白细胞数降低、精子和卵子量降低等导致的感染、胃肠道酵母生长	大多数化疗药物;发生的概率取决于多少药物会影响到快速分裂细胞群

Data from   DeHaven C,Chemotherapy and radiotherapy effects on the skin,2007,http:www.spsscs.org/feature-articles/chemotherapy-and-radiotherapy-effects-on-the-skin.Used with permission.

二、护理评估

（一）病史

1. 存在风险因素。

2. 患者年龄。

3. 一般健康状况。

4. 接触感染。

5. 近期治疗和可能的副作用。

6. 目前的药物治疗。

7. 过往和现在的皮肤状况。

8. 检查个人卫生习惯。

9. 营养状况。

10. 吸烟习惯。

11. 排便或尿失禁。

（二）体格检查（图 30-2）

1. 皮肤——颜色、完整性、温度、质地、水肿、出现塌陷、皮疹。

2. 存在红色瘀点、紫癜、瘀斑、黄疸。

3. 存在红斑、干性脱屑、湿性脱屑。

4. 皮疹的存在及分级。

5. 注射部位的局部炎症（红斑、硬结、水疱）。

6. 口腔溃疡，干燥，破裂的口腔黏膜和嘴唇。

7. 存在脱发。

8. 存在皮肤瘙痒。

9. 置管位置、直肠周围组织、会阴组织的完整性。

10. 存在压力性溃疡。

11. 存在疼痛。

（三）心理评估

1. 社会隔离。

2. 焦虑。

3. 抑郁。

（四）实验室检查

1. 全血细胞计数（CBC）。

2. 血液生化学检查。

3. 血小板计数。

4. 人血白蛋白——总蛋白。

三、护理诊断和护理目标

（一）皮肤完整性受损（NANDA-I）

预期结果——患者和家属能说出应对措施并常规做预防性皮肤管理。

（二）口腔黏膜受损（NANDA-I）

预期结果——患者能说出管理黏膜炎的应对措施以便把风险降到最低。

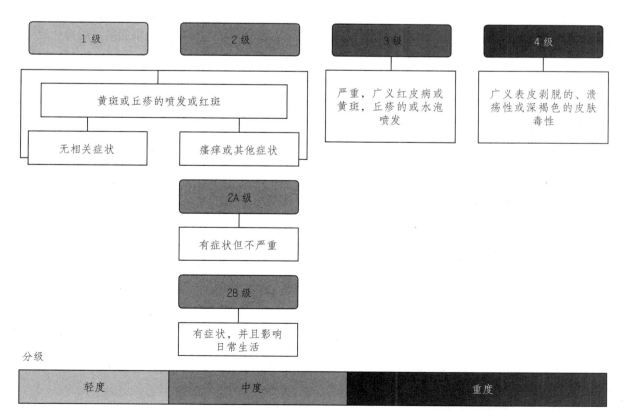

图30-2　表皮生长因子受体(EGFR)皮疹修改评分系统。Data from Pérez-Soler, R., et al. (2005). Her1/EGFR inhibitor–associated rash: future directions for management and investigation outcomes from the her1/EGFR inhibitor rash management forum. Oncologist, 10, 345–356.

（三）自我形象紊乱 (NANDA-I)

1. 预期结果——与患者和家属讨论皮肤的改变对自我概念和身体形象的影响。

2. 患者能与他人探讨干预策略。

（四）营养不良：低于机体需要量 (NANDA-I)

预期结果——患者增加和(或)保持足够的饮食和液体的摄入量。

（五）感染的风险 (NANDA-I)

1. 预期结果——患者没有发生感染。

2. 患者能够识别感染的危险因素和感染初期的症状和体征，并及时报告医务人员。

四、护理计划和护理措施

（一）评估治疗的副作用和危险因素知识掌握情况

（二）增加或保持饮食和液体摄入量的干预措施

1. 提供少量多餐，增加蛋白质和热量。

2. 用液体、酱料、肉汁湿润食物。

3. 如无医学禁忌，让患者增加液体摄入量至 3L/d(如水、蛋白饮料、牛奶、果汁)。

4. 让患者用生理盐水或不含酒精的漱口液清洁口腔。

（三）减少黏膜炎症的干预措施 (见第 28 章)

（四）教会患者自我照顾技能及预防并发症的干预措施

1. 教会患者和家属每 4 小时评估皮肤一次。

2. 教会患者和家属引流管道的管理。

3. 协助患者每两小时翻身一次。

4. 轻轻按摩健侧区域。

5. 对高危人群使用气垫床、专用床或者水垫床。

6. 指导使用 pH 值平衡的温和皮肤清洁剂清洗皮肤。

7. 彻底清洗皮肤上的肥皂，然后轻拍皮肤至干。

8. 湿润及润滑肌肤。

9. 用干燥、清洁、无皱的床单和设备，如方格形床垫。

10. 使用专用床。

（五）保护皮肤完整性的干预措施

1. 向患者讲解皮肤治疗的效果。

2. 教会患者皮肤保护膜、皮肤保护粉以及引流装置的方法。

3. 讲解无菌操作技术在介入操作中的使用，如导管置入。

4. 讲解洗手法。

5. 保持患者的指甲短而光滑。

6. 告知患者报告感染的症状和体征。

7. 推荐穿棉质服装，避免紧窄的服装。

8. 向医务人员报告皮肤颜色、完整性、疼痛、瘙痒、引流液 (量、气味、颜色、稠度) 的变化。

（六）口腔、会阴及常规卫生的干预措施

1. 用软牙刷或口腔海绵。

2. 对口腔黏膜涂抹保湿剂。

3. 用温和的肥皂彻底清洗会阴区域，轻拍至干，每次排便后涂抹皮肤保护粉。

4. 使用含黏合剂的会阴垫或不含除臭剂的护垫。

5. 使用温和的肥皂水清洁皮肤并用软布拍干。

（七）非药物干预

1. 可在洗澡水中添加润肤剂，照射部位以外的部位涂抹润肤液。

2. 燕麦浴。

3. 进行冷敷或热敷。

4. 避免使用含有酒精的皮肤乳液。

（八）药物干预

1. 预防性用药。

2. 治疗皮疹的药物 (图 30-3)。

（九）适应和应对脱发的干预措施 (见第 36 章)

（十）放疗引起的急性和慢性皮肤反应的干预措施 (见第 21 章)

五、评价

肿瘤专科护士系统、定期评估患者的皮肤完整性，并进行干预，以预防感染和促进最佳的健康状态。收集相关数据，并将实际结果与预期结果进行比较。如有必要，需对护理诊断、护理结果和护理计划进行检查和修订。

第三节　神经病变

一、概述

（一）生理学 (Brant, 2014; Fields, 2014; Matthews & Berger, 2014; Wilkes, 2014)

1. 神经病变:颅、感觉、运动等周围神经系统和自主神经系统的一部分出现的功能紊乱和病理变化。

2. 中枢神经系统的神经病变:癫痫性脑病、小脑功能障碍、眼毒性、耳毒性、精神状态的改变和周围神经病变导致的感觉和运动功能障碍。

3. 神经病变的发病率和严重程度可能会有所不同，取决于免疫抑制治疗的效果。

4. 毒性与剂量有关,停药后,可恢复正常。

（二）危险因素

1. 疾病相关

(1) 癌症的影响。

(2) 带状疱疹后遗神经痛 (PHN)。

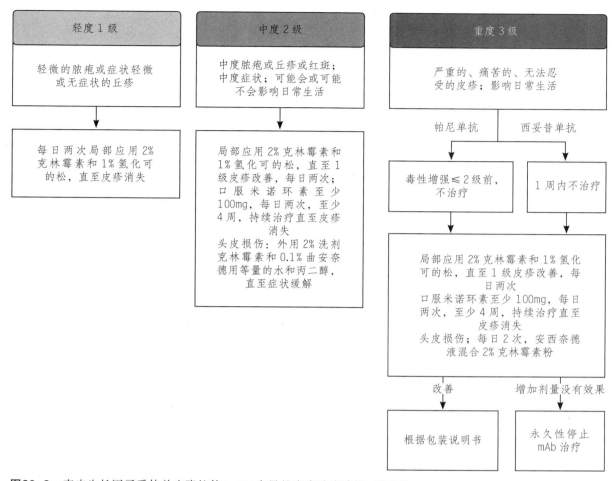

图30-3　表皮生长因子受体单克隆抗体(mAb)介导的皮疹治疗建议，严重性。Data from　Pérez-Soler, R., Delord J.P., Halpern, A., et al. (2005). Her1/EGFR inhibitor-associated rash: future directions for management and investigation outcomes from the her1/EGFR inhibitor rash management forum. Oncologist, 10, 345–356.

(3) 浸润造成的紧急情况（如脊髓压迫）。

(4) 其他疾病（如肝或神经功能障碍史）。

(5) 由于糖尿病、人类免疫缺陷病毒 (HIV) 感染以及预先存在的维生素 D 缺乏症导致的预先存在的神经病变 (Tofthagen, Visovsky, & Hopgood, 2013)。

2. 与治疗相关

(1) 大剂量化疗的副作用（如小脑功能障碍、中风样反应、全身无力、步态不稳、双脚麻木、本体感觉缺失、震颤性感觉）。

(2) 周围神经病变手指和脚趾刺痛、下巴疼痛、足下垂、肌肉萎缩 (Tofthagen, 2010; Tofthagen et al., 2013; Wilkes, 2014)。

(3) 放疗的副作用（如共济失调、构音障碍、眼球震颤、神经根性疼痛）。

(4) 年龄大于 60 岁。

(5) 与放疗相关的神经病变。

3. 相关状况

(1) 心理问题。

(2) 社会问题。

二、评估

（一）病史

1. 化疗前，存在风险因素或其他并发症，如糖尿病、特发性神经病。

2. 精神疾病和目前的生活问题。

3. 急性带状疱疹。

4. 近期化疗及预期的副作用。

5. 身体状况虚弱。

6. 手和脚存在烧灼、麻木、刺痛的感觉，口周麻木，四肢有套袜感 (Tofthagen, 2010; Tofthagen et al., 2013; Wilkes, 2014)。

7. 存在手和脚感觉异常、便秘、深腱反射消失。

8. 存在小脑受累表现（如震颤、丧失平衡能力）。

9. 无法执行日常生活活动。

10. 工作和娱乐活动的表现。

11. 目前药物治疗。

12. 存在焦虑、自卑。

（二）体格检查（表 30-2）

1. 生命体征。
2. 基本的感觉和运动功能。
3. 基本自主神经功能。
4. 基本颅神经评估。
5. 基本小脑功能。
6. 语言或表达能力。
7. 视力有关的变化（如视力模糊，色觉受损）。

（三）心理检查

1. 焦虑的管理策略。
2. 应对方式和能力。

（四）实验室检查

1. 检查神经传导功能 [如肌电图 (EMG)]。
2. 肌肉或神经活检。

三、护理诊断和护理目标

（一）有受伤的危险

预期结果——患者能详细说出最大限度地提高安全性和自我照顾的管理措施。

（二）躯体移动障碍

预期结果——患者保持或增加运动能力。

（三）急性疼痛或慢性疼痛

预期结果——患者自述疼痛控制满意。

表 30-2　评估神经病变

功能	程序
小脑和本体感觉	• 评价双手的快速交替运动 • 观察肢体运动的精确性 • 使用 Romberg 试验评估平衡：让患者立正站好、闭目，轻微的摆动是正常的 • 观察步伐和站姿
感觉功能	• 触摸和疼痛反应试验 • 使用音叉检查振动觉 • 评价位置觉：患者闭目，向上或向下移动手指或大脚趾；让患者识别手指或脚趾的位置 • 评估敏锐和迟钝感觉之间的差异 • 评价患者辨别身体被触摸部位的能力 • 评价实体觉，一种能够区分常见物体的能力，如一枚硬币 • 评估皮肤书写觉，一种能够识别写在手上的常见字母和数字的能力
深腱反射	• 测试深腱反射(肱二头肌、肱桡肌、肱三头肌、膝、跟腱) • 检查阵挛

Data from　Marrs, J., Newton, S. (2003). Updating your peripheral neuropathy "know how." Clinical Journal of Oncology Nursing, 7(3), 299–303.

（四）便秘 (NANDA-I)

预期结果——患者维持正常排便功能。

四、护理计划和护理措施

（一）增加对患者照顾的干预措施

1. 评估患者对神经病变早期症状和体征知识的了解。
2. 讲解化疗副作用。
3. 教会患者手部和足部的护理(使用按摩和护肤液)。
4. 转介至职业康复服务中心。
5. 在开始化疗前,告知患者潜在的神经系统副作用。
6. 指导患者如何在家庭和工作场所保持环境安全。
7. 给予积极的反馈和坦诚的安慰。
8. 让患者告知医务人员治疗期间出现的症状。

（二）最大限度保证患者安全的措施（见运动的改变——计划和实施部分）

（三）促进粪便软化的干预措施

1. 监测和记录大便的特性。
2. 如有需要,使用大便软化剂或泻药促进肠道运动。
3. 除医学禁忌外,让患者增加液体摄入量至 3000mL/d。
4. 改变饮食习惯,逐步增加高纤维食物。

（四）尽量减少感觉丧失所受伤害的干预措施

1. 使用手套和袜子保护患者的手和脚免受冻伤。
2. 让患者免受过多皮肤刺激,和避免过紧的皮肤。
3. 让患者在进行园艺活动时戴手套。
4. 告知患者患侧区域免受烧伤、割伤、擦伤。
5. 紫杉醇输注速度——可以延长输注时间以降低周围神经病变的发生率。

（五）减轻疼痛的药物干预 (Brant, 2014; Donovan, 2009; Tofthagen et al., 2013; Smith et al., 2013; Wilkes, 2014;)

1. 轻度止痛药——对乙酰氨基酚（扑热息痛）和非甾体类抗炎药。
2. 抗抑郁药——如阿米替林、丙咪嗪（米帕明）、去甲替林 [去甲替林、盐酸度洛西汀（欣百达）]。
3. 抗惊厥药（如加巴喷丁、普瑞巴林、丙戊酸）。
4. 阿片类药物。
5. 5% 利多卡因贴剂。
6. 谷氨酰胺。
7. 使用面霜（每天 3 或 4 次涂抹辣椒碱乳膏）。

（六）促进自我照顾和减少运动障碍的干预措施

1. 职业训练与身体康复相融合。
2. 加强肌肉锻炼。
3. 使用辅助装置。
4. 如有需要,协助日常生活活动。

（七）非药物干预的方法来管理疼痛、焦虑、抑郁（Brant, 2014; Marrs & Newton, 2003; Tofthagen et al., 2013; Wilkes, 2014）

1. 运动。
2. 经皮神经电刺激 (TENS)。
3. 针刺及穴位按摩。
4. 放松技巧——瑜伽、冥想、意向导引。
5. 生物反馈。
6. 艺术与音乐疗法。

五、评价

肿瘤专科护士定期系统评估患者神经功能障碍的迹象，并实施干预措施促进患者日常生活活动能力，减少患者疼痛，改善生活质量。收集相关数据，并与预期结果进行比较。如有需要，对护理诊断、护理结果和护理计划进行检查和修订。

第四节　精神状态的改变

一、概述

（一）生理学

1. 随着精神状态的改变，可能会出现在一般的状况、认知（涉及知觉、记忆和思维的过程，行为 / 个性的变化）和自我照顾技能的变化 (Fields, 2014; Matthews & Berger, 2014)。
2. 人格的组成部分，包括一个人在思想、情感和行为中所呈现行为或意识。
3. 精神状态的改变也可能导致日常生活自我照顾能力的丧失。

（二）危险因素

1. 疾病相关性
(1) 中枢神经系统肿瘤、原发性或转移性疾病。
(2) 代谢性急症（如高钙血症、高尿酸血症、钠或钾的失衡）。
(3) 不受控制的疼痛。
(4) 颅脑损伤。
(5) 既往抑郁症。
(6) HⅣ相关性痴呆。
(7) 机会性感染（如弓形体病、脑炎、脑膜炎）。
(8) 肝脏疾病。

2. 与治疗相关性因素
(1) 化疗毒副反应（如睡眠障碍、头痛、运动功能亢进）。
(2) 生物反应调节剂治疗的副作用（如在近期记忆中，存在昏睡、嗜睡、心神不安）。

(3) 类固醇治疗的副作用（如抑郁、精神病性反应）。
(4) 特异性药物，如环磷酰胺和白细胞介素 -2(IL-2) 的副作用（脑病和精神病）。
(5) 镇痛药的副作用。
(6) 脱水。
(7) 电解质紊乱（如高尿酸血症、低钠血症、低钾血症）。

3. 相关性因素
(1) 情感上的创伤。
(2) 重大损失。
(3) 抑郁症伴随忧郁症、焦虑、愤怒。
(4) 拒绝和放弃。
(5) 绝望。
(6) 无力感。

二、护理评估

（一）病史

1. 存在风险因素。
2. 使用镇痛药。
3. 近期头部受伤、心理创伤、跌倒。
4. 用药史，使用过类固醇。
5. 使用阿片类药物。
6. 酗酒。
7. 夜间精神错乱。
8. 无法控制的疼痛。

（二）体格检查

1. 神经系统检查。
2. 认知心理状态筛查。
3. 近期和远期记忆受损。
4. 解决问题的能力受损。
5. 沟通和语言障碍。

（三）心理社会检查

1. 情绪和行为状态的改变。
2. 情绪波动。
3. 焦虑。
4. 幻觉，错觉。
5. 判断能力下降。
6. 意识水平下降。
7. 激动、烦躁、抽搐、颤抖。
8. 震颤、混乱、癫痫大发作、昏迷、死亡。
9. 文化的影响。
10. 从家庭成员或照顾者获得的基本状态信息。

（四）实验室检查

1. 全血细胞计数。
2. 血清电解质水平。
3. 甲状腺与肝功能。

三、护理诊断和护理目标

（一）思维过程紊乱

预期结果——患者自述能够调整优先取向,改善行为模式和心理状态。

（二）沐浴自理缺陷,穿着自理缺陷,进食自理缺陷,如厕自理缺陷 (NANDA-I)

预期结果——患者在能力范围内,参与日常生活活动和自我照顾活动。

（三）有受伤的危险 (NANDA-I)

预期结果——患者没有发生与认知功能障碍相关的损伤。

（四）焦虑 (NANDA-I)

预期结果——患者表现为焦虑减轻。

四、护理计划和护理措施

（一）维持或恢复患者认知功能的干预措施

1. 评估患者注意力改变程度。
2. 再次核实患者住院的时间、地点、原因。
3. 提供清晰、简洁的信息,使用简单的术语与患者面对面互动。
4. 提供一个结构合理、有序的环境。
5. 提供方位提示——时钟、日历、个人物品。
6. 保持安静的环境。缓步接近患者。
7. 提供日常活动安排——特定的时间吃早餐、搞卫生、喝药、吃午餐、访视。
8. 对患者感情和思想上的认知扭曲进行矫正。
9. 对问题和决定留足时间进行回答。
10. 与主要照顾者讨论使用药物控制精神疾病。

（二）心理教育的干预 (Fields, 2014; Matthews & Berger, 2014)

1. 心理咨询与心理治疗。
2. 运用行为疗法。
3. 提供疾病进程,自我照顾管理的教育。
4. 鼓励患者加入支持小组。

（三）关于患者家庭照顾的干预措施

1. 评估家庭的理解程度,教育家庭成员潜在的认知功能障碍。
2. 从患者和家庭的角度讨论疾病,注意不同文化的影响。
3. 讨论采用适当的人文干预来作为药物方案的补充措施。
4. 为家庭成员提供咨询和获取信息的机会。
5. 指导家人监测患者认知状态变化。
6. 指导患者和家人向医务人员报告症状和体征。
7. 医务人员每次访视期间提供更多的信息支持。

8. 教育患者避免使用酒精和不必要的药物。

（四）确保住院和出院时环境安全的干预措施 (Fields, 2014; Matthews & Berger, 2014)

1. 保持床锁在最低位置,并且车轮锁定,确保呼叫灯在患者范围内。
2. 提供充足的光线以便患者能看清周围环境,特别是在一个新的、陌生的环境。
3. 使用椅子作为障碍物以阻止患者走出房间。
4. 当患者试图离开床或椅子时,使用报警系统来提醒护士或护士站。
5. 如果患者可能存在不安全行为时,必须安排陪护。
6. 使用护栏作为最后的措施
(1) 如果患者有可能爬出床,那么护栏可能会增加受伤的风险。
(2) 对患者使用的任何限制性约束,都应该考虑医疗机构联合评审委员会 (JCAHO) 相关规定。
7. 在白天使用摇椅来促进患者消耗一些能量。
8. 评估患者活动受限情况,如有需要,协助患者进行日常生活活动。
9. 评估可能存在的改变患者认知功能的药物。
10. 评估患者对医务人员的态度、情绪及对住院治疗的需求。
11. 讨论患者的恐惧和担忧。

（五）治疗焦虑和抑郁的非药物干预

1. 认知干扰——意象疗法,音乐治疗。
2. 心理教育。
3. 艺术治疗。
4. 推拿疗法。
5. 宠物疗法。

五、评价

肿瘤专科护士定期系统地评估患者的心理状态及对干预措施的反应,以确定最优化认知能力和认知安全。收集相关数据,并与预期结果比较。如有需要,对护理诊断、护理结果和护理照顾计划进行检查和修订。

（孟爱凤 译 刘翔宇 校）

参考文献

Albrecht, T. A., & Taylor, A. G. (2012). Physical activity in patients with advanced-stage cancer: A systematic review of the literature. *Clinical Journal of Oncology Nursing, 16*(3), 293–300.

Bergstrom, K. (2011). Development of a radiation skin care protocol and algorithm using the Iowa model of evidence-based practice. *Clinical Journal of Oncology Nursing, 15*(6), 593–595.

Brant, J. M. (2014). Pain. In C. H. Yarbro, D. Wujcik, & B. H. Gobel (Eds.), *Cancer symptom management* (4th ed., pp. 69–89). Burlington, VT: Jones and Bartlett.

DeHaven, C. (2007). *Chemotherapy and radiotherapy effects on the skin.* http://www.spsscs.org/feature-articles/chemotherapy-and-radiotherapy-effects-on-the-skin.

Donovan, D. (2009). Management of peripheral neuropathy caused by microtubule inhibitors. *Clinical Journal of Oncology Nursing, 13*(6), 686–694.

Fields, M. M. (2014). Increased intracranial pressure. In C. H. Yarbro, D. Wujcik, & B. H. Gobel (Eds.), *Cancer symptom management* (4th ed., pp. 439–453). Burlington, VT: Jones and Bartlett.

Marrs, J., & Newton, S. (2003). Updating your peripheral neuropathy "know how." *Clinical Journal of Oncology Nursing, 7*(3), 299–303.

Martin, V. R. (2014). Arthralgias and myalgias. In C. H. Yarbro, D. Wujcik, & B. H. Gobel (Eds.), *Cancer symptom management* (4th ed., pp. 13–23). Burlington, VT: Jones and Bartlett.

Matthews, E. E., & Berger, A. M. (2014). Sleep disturbances. In C. H. Yarbro, D. Wujcik, & B. H. Gobel (Eds.), *Cancer symptom management.* (4th ed., pp. 93–109). Burlington, VT: Jones and Bartlett.

McCann, S., Akilov, O. E., & Geskin, L. (2012). Adverse effects of denileukin difitox and their management in patients with cutaneous T-cell leukemia. *Clinical Journal of Oncology Nursing, 16*(5), E164–E172.

Morse, L. (2014). Skin and nail bed changes. In C. H. Yarbro, D. Wujcik, & B. H. Gobel (Eds.), *Cancer symptom management.* (4th ed., pp. 587–608). Burlington, VT: Jones and Bartlett.

North American Nursing Diagnosis Association (NANDA). (2003). *Nursing diagnoses: Definitions and classification 2003–2004.* Philadelphia: NANDA.

O'Leary, C., & Catania, K. (2014). Extravasation. In C. H. Yarbro, D. Wujcik, & B. H. Gobel (Eds.), *Cancer symptom management* (4th ed., pp. 541–552). Burlington: Jones and Bartlett.

Oncology Nursing Society (2009). *Fatigue.* www.ons.org/Research/PEP/Fatigue.

Reid, K. F., & Fielding, R. A. (2012). Skeletal muscle power: A critical determinate of physical functioning in older adults. *Exercise and Sports Sciences Review, 40*(1), 1–12.

Ridner, S. H. (2014). Lymphedema. In C. H. Yarbro, D. Wujcik, & B. H. Gobel (Eds.), *Cancer symptom management* (4th ed., pp. 555–564). Burlington, VT: Jones and Bartlett.

Rodriguez, A. L. (2014). Bleeding and thrombotic complications. In C. H. Yarbro, D. Wujcik, & B. H. Gobel (Eds.), *Cancer symptom management* (4th ed., pp. 287–313). Burlington, VT: Jones and Bartlett.

Smith, E., Pang, H., Cirrincione, C., et al. (2013). Effect of duloxetine on pain, function, and quality of life among patients with chemotherapy-induced painful peripheral neuropathy: A randomized clinical trial. *JAMA, 309*(13), 1359–1367.

Tofthagen, C. (2010). Patient perceptions associated with chemotherapy-induced peripheral neuropathy. *Clinical Journal of Oncology Nursing, 14*(3), E22–E28.

Tofthagen, C., Visovsky, C. M., & Hopgood, R. (2013). Chemotherapy-induced peripheral neuropathy: An algorithm to guide nursing management. *Clinical Journal of Oncology Nursing, 17*(2), 138–144.

Vogel, W. H. (2014). Hypersensitivity reactions to antineoplastic drugs. In C. H. Yarbro, D. Wujcik, & B. H. Gobel (Eds.), *Cancer symptom management* (4th ed., pp. 115–130). Burlington, VT: Jones and Bartlett.

Wilkes, G. M. (2014). Peripheral neuropathy. In C. H. Yarbro, D. Wujcik, & B. H. Gobel (Eds.), *Cancer symptom management.* (4th ed., pp. 457–489). Burlington, VT: Jones and Bartlett.

Zitella, L. J. (2014). Infection. In C. H. Yarbro, D. Wujcik, & B. H. Gobel (Eds.), *Cancer symptom management* (4th ed., pp. 131–151). Burlington, VT: Jones and Bartlett.

第**31**章　呼吸功能改变

第一节　解剖或外科手术的改变

一、概述

（一）定义——解剖或外科手术的改变所导致的通气不足或氧合不佳 (Hong et al., 2010; Shannon et al., 2010)

1. 解剖变化

(1) 肺组织或胸膜腔的占位性病变（如肺部的原发性或转移性癌）。

(2) 气管支气管分支发生的原发性或转移性肿瘤直接蔓延或者是肿大的淋巴结的所引起气道阻塞。

(3) 肺或胸膜腔内液体异常聚集 (Shannon et al., 2010)。

1) 气胸——胸膜腔内空气异常积聚。

2) 血胸——胸膜腔内血液异常积聚。

3) 胸腔积液——胸膜腔内液体的异常集聚。

4) 脓胸——由近期胸腔手术、免疫功能低下、肺部感染所引起的感染性脓液积聚于胸腔。

(4) 由支气管痉挛、化疗或生物治疗相关的过敏反应导致的喉头水肿、上腔静脉综合征 (SVCS) 引起的气管支气管树的压迫（见第 41 章）。

2. 外科手术改变

(1) 原发性或转移性肺癌切除术 (Hong et al., 2010)。

1) 肺切除术——全肺切除术。

2) 肺叶切除术——肺叶切除。

3) 肺段切除术——肺叶中一个或多个段的切除。

4) 楔形切除——在肺表面较小的楔形区域切除。

(2) 在头颈部手术、喉头切除术后，进行气管切开。

（二）危险因素 (DeVita, Lawrence, & Rosenberg, 2011; Jarvis, 2012)

1. 肺原发性或转移性癌。

2. 近期手术（特别是胸或腹部）、不活动、通气不足

的状态。

3. 与上腔静脉综合征相关的癌症（见第 41 章）。

4. 胸部或头颈部手术。

5. 原发性或辅助性的气管支气管手术。

6. 姑息手术、肿瘤细胞减灭术。

7. 阻塞性或限制性肺疾病史。

8. 心血管疾病史。

9. 吸烟史或接触环境中的刺激物，如污染、农药、化学品，或其他刺激物。

二、评估

（一）病史资料 (Hong et al., 2010; Jarvis, 2012; Yarbro, Wujcik, & Gobel, 2011)

1. 咳嗽

(1) 急性——持续时间小于 2~3 个星期；慢性——持续时间大于 2 个月。

(2) 咳痰、咯血。

2. 呼吸困难——常见呼吸短促；呼吸急促——常见快速呼吸；端坐呼吸——常见仰卧时呼吸困难；阵发性夜间呼吸困难——常见因呼吸短促从睡眠中觉醒。

3. 哮鸣音、喘鸣、胸痛、声音嘶哑。

4. 日常生活活动能力 (ADL)。

5. 烟草使用——有吸烟史。

6. 锻炼强度或活动耐力。

7. 舒适睡眠所需枕头数。

8. 焦虑和恐惧。

（二）现存的危险因素

（三）诊断试验 (Hong et al., 2010)

1. 胸部 X 线检查、计算机断层扫描 (CT)、磁共振成像 (MRI) 和正电子发射断层扫描 (PET) 可用来显示累及的解剖范围。

2. 肺功能测试 (PFT) 可量化气流受限情况。

3. 动脉血气 (ABG)。

4. 肺通气灌注扫描。

5. 支气管镜检查。

6. 支气管胸膜腔穿刺术。

（四）体格检查 (Cash & Glass, 2011)

1. 异常或变化的呼吸模式

(1) 呼吸急促。

(2) 缩唇呼吸或使用辅助呼吸肌。

2. 异常呼吸音——存在哮鸣音、呼吸音减弱或缺失。

3. 痰——量、颜色、带血情况。

4. 发绀

(1) 血氧不足。

(2) 慢性阻塞性肺疾病 (COPD)。

5. 生命体征及血氧饱和度。

6. 评估气道肿胀、口咽肿胀。

7. 淋巴结肿大或头颈部的肿块。

三、护理诊断和护理目标

（一）气体交换受损 (NANDA-I)

预期结果——患者维持最佳气体交换。

（二）无效呼吸形态 (NANDA-I)

1. 预期结果——患者的呼吸形态和呼吸频率恢复正常。

2. 患者和家属能正确表述呼吸道症状管理的药物治疗方案。

（三）活动不耐受 (NANDA-I)

1. 预期结果——患者在能力范围内维持活动水平。

2. 预期结果——患者能采取措施减少能量消耗。

（四）缺乏与呼吸道并发症和症状管理有关的知识 (NANDA-I)

1. 预期结果——患者和家属能正确识别氧气使用的方法和预防措施。

2. 预期结果——患者和家属能够识别危急症状或疾病状态的变化并报告给卫生保健人员。

四、护理计划和护理措施

（一）减少呼吸窘迫发生的风险、严重程度或并发症的干预措施

1. 针对基础疾病的治疗

(1) 肺部原发性或转移性癌症应用放疗 (RT)、化疗、生物治疗和靶向药物以降低气管支气管树的阻塞。

(2) 胸腔穿刺术清除胸腔内异常积累的内容物。

(3) 脓胸的全身抗生素治疗。

2. 采取措施缓解和提高呼吸效果, 促进身体舒适

(1) 补充氧气。

(2) 使用枕头保持合适体位。

(3) 联用多种措施缓解疼痛可能会导致无效呼吸（见第 31 章）。

3. 合理安排患者的活动和锻炼,注意使用节力的方法。

（二）最大限度地提高安全的干预措施

1. 鼓励患者根据需要补充氧气, 活动时, 防止缺氧和跌倒。

2. 如有需要, 鼓励步行或日常生活活动使用辅助设备（如手杖、步行器、轮椅）。

（三）并发症监测的干预措施

1. 意识水平的评估, 以及精神状态。

2. 评估心率和节律、呼吸运动、血管灌注、脉搏血氧仪读数。

3. 向肿瘤保健人员报告疾病的主要变化。

（四）监测治疗后反应

1. 评估呼吸频率、节律、力度。

2. 呼吸障碍体征的评估

(1) 呼吸困难或呼吸急促。

(2) 持续性干咳。

(3) 肺底湿罗音。

3. 监测症状是否充分缓解

(1) 患者和家属的以下自述

1) 呼吸形态的变化。

2) 呼吸窘迫的心理反应。

3) 呼吸困难和咳嗽症状的缓解。

（五）对患者和家属进行以下方面的教育措施

1. 合理安排活动, 掌握节省体力的方法。

(1) 经常休息。

(2) 做易烹饪的膳食。

(3) 常用物品触手可及。

2. 急救护理、可用社区资源、药物管理。

3. 向健康照顾团队报告症状和体征。

五、评价

肿瘤专科护士定期系统地评估患者和家属对减轻解剖或手术改变引起的呼吸窘迫相关知识的掌握情况。收集相关数据, 并与预期结果进行比较。必要的情况下, 重新修订护理诊断和照顾计划。

第二节　癌症治疗相关的肺毒性

一、概述

（一）定义——由抗肿瘤治疗、放疗、化疗、生物治疗、靶向治疗引起的实质性肺疾病 (Polovich, Whitford, & Olsen, 2009)

（二）分类

1. 放射性肺炎 (Rovirosa & Valduvieco, 2010; Zhang et al., 2012)

(1) 暴露于肺的放疗引起的亚急性炎症反应;发生在1%~20% 接受胸部放疗的患者。

(2) 毒性反应是和以下几个方面成比例的:

1) 总放射剂量和肺组织受辐射的量。

2) 分馏时间表;加速分割时间可降低放射性肺炎的发生。

3) 伴随化疗 (表 31-1)。

2. 化疗,生物治疗、靶向治疗引起的肺毒性 (Perry, 2012) (表 31-2):

(1) 迅速增殖的靶向细胞可直接损伤肺组织内皮细胞膜,导致双侧间质浸润或纤维化。

(2) 细胞因子、过敏反应或免疫复合物的全身释放。

表 31-1 化疗和生物制剂诱发放射性肺炎

化疗药物	靶向治疗
博来霉素	阿仑单抗
白消安	贝伐单抗
氯氨布西	西妥昔单抗
环磷酰胺	利妥昔单抗
多柔比星	曲妥单抗
异环磷酰胺	
甲氨蝶呤	
丝裂霉素	
长春碱	
长春新碱	

Data from　Rovirosa, A. & Valduvieco, I. (2010). Radiation pneumonitis. Clinical Pulmonary Medicine, 17(5), 218-222.

表 31-2 化疗和靶向治疗相关的肺功能异常

肺受累形式	特定的药物	影像学异常
急性肺炎	硼替佐米,西妥昔单抗,达沙替尼,厄洛替尼,依维莫斯吉非替尼,吉西他滨,伊马替尼,利妥昔单抗,索拉非尼,舒尼替尼,替莫唑胺,替西罗莫司,沙利度胺,曲妥单抗	弥漫性斑片状磨玻璃影,固结,弥漫性网状模式
毛细支气管炎	硼替佐米,白消安,西妥昔单抗,帕尼单抗,拓扑替康	过度通气,空气潴留
咯血	贝伐单抗	双侧磨玻璃影,固结
超敏反应	α-干扰素,西妥昔单抗,.依托泊苷,吉西他滨,左旋天冬酰胺酶,帕尼单抗,利妥昔单抗,紫杉烷,长春花,生物碱	气流阻塞,气道高反应性,过度通气
间质性肺炎	厄洛替尼,依维莫司,吉非替尼,奥法木单抗,利妥昔单抗,索拉非尼,舒尼替尼,西罗莫司脂化物,沙利度胺,曲妥珠单抗	弥漫性斑片状磨玻璃影
孤立性胸痛	博来霉素,阿霉素,依托泊苷,甲氨蝶呤	非特异性
孤立性咳嗽	α-干扰素,白细胞介素-2,甲氨蝶呤	非特异性
孤立性肺部一氧化碳弥散量减少(DLCO)	亚硝基脲氮芥(BCNU、卡莫司丁),吉西他滨、紫杉醇	非特异性
纵隔淋巴结肿大	博来霉素,干扰素,甲氨蝶呤	肺门,纵隔淋巴结肿大
胸腔积液	博来霉素,硼替佐米,白消安,达沙替尼,依托泊苷,氟达拉滨,吉西他滨,伊马替尼,白介素2,甲氨蝶呤,甲基苄肼,紫杉烷类,沙利度胺	胸腔积液
气胸	卡莫司丁	气胸
肺水肿	阿糖胞菌,α-干扰素,咪唑硫蝶呤,比西他滨,粒细胞集落刺激因子(G-CSF),吉西他滨,伊马替尼,氮芥紫彬醇,长春碱	无心肌肥大和胸腔积液的弥漫性肺泡浸润
肺栓塞	贝伐单抗,来那度胺,萨力多胺	急性肺栓塞

Data from　Guntur, V.P. & Dhand, R. (2012). Pulmonary toxicity of chemotherapeutic agents. in Perry, M.C. (Ed.). (2012). Perry's chemotherapy source book (5th ed., pp. 206-213). Philadelphia: Lippincott Williams & Wilkins; Barber, N.A., Ganti, A.K. (2011). Pulmonary toxicities from targeted therapies: A review. Targeted Oncology, 6(4), 235-243.

（三）危险因素 (Barber & Ganti, 2011; Guntur & Dhand, 2012; Yarbro et al., 2011)

1. 放疗 (Rovirosa & Valduvieco, 2010)

(1) 发生在 5%~15% 接受放疗的患者。

(2) 同步放化疗。

(3) 预先存在有肺疾病、肺间质性疾病。

(4) 吸烟史。

(5) 体力状态差。

(6) 在老年人和女性中更严重。

2. 化疗诱发 (Ryu, 2010)

(1) 年龄——大于 60 岁。

(2) 药物累积剂量。

(3) 现存肺疾病、肺间质性疾病 (如慢性阻塞性肺病)、肾功能不全。

(4) 吸烟史。

(5) 伴随或连续的肺部放疗。

(6) 高浓度氧疗 (> 35%)。

3. 靶向治疗诱发 (Peerzada, Spiro, & Daw, 2010)

预先存在有肺部疾病或心血管疾病。

二、评估

（一）病史资料 (Barber & Ganti, 2011; Rovirosa & Valduvieco, 2010)

1. 放疗引起的肺毒性

(1) 早期的非特异性症状,包括咳嗽、轻度的呼吸困难、低热、胸膜炎性胸痛。

(2) 可能出现在完成放疗 6~12 周之后, 但是肺毒性的症状出现在放疗后 1~6 个月。

(3) 排除其他原因引起的肺浸润——感染、肿瘤复发、血栓栓塞性疾病、癌性淋巴管炎。

2. 化疗引起的肺毒性

(1) 呼吸困难、干咳、乏力、疲劳、发烧。

(2) 一般在几个星期到几个月的时间发展, 但也可以在几小时内迅速发展, 并可能在药物暴露数年后出现。

3. 靶向药物引起的肺毒性

(1) 呼吸困难。

(2) 急性咳嗽。

（二）体格检查 (Guntur & Dhand, 2012; Ryu, 2010)

1. 放疗引起的症状

(1) 体格检查——检查结果可能不具有诊断性。

1) 湿啰音、胸膜摩擦音。

2) 在放射区域听诊, 有胸腔积液的征象。

3) 气促、发绀 (较晚)。

(2) 影像学改变

1) 早期——弥漫性模糊磨玻璃影。

2) 晚期——放射区域的浸润或致密实变。

2. 化疗引起的症状 (Torrisi et al., 2011)

(1) 体格检查

1) 结果可能是正常的, 一般早期发病, 最迟可以治疗后 2 个月或数年。

2) 吸气末基底啰音。

3) 呼吸急促。

(2) 影像学改变

1) 通常是双边的经典网状影或磨玻璃影。

2) 结果也可能是正常的。

3. 靶向治疗引起的症状

(1) 体格检查

1) 无症状或出现呼吸困难和干咳。

2) 低热、充血。

(2) 影像学改变

1) 弥漫性双侧肺浸润。

2) 结果也可能是正常的。

（三）诊断试验和结果

1. 肺功能检查——可能显示呼吸受限或有阻塞。

(1) 肺容积减小。

(2) 减少限制性通气模式,降低肺部一氧化碳 (DLCO) 的扩散;一氧化碳可用来测量吸入的空气转移到肺毛细血管内红细胞的能力。

2. 高分辨率 CT

(1) 放射纤维化的检测。

(2) 异常结果通常是非特异性的。

3. 动脉血气

(1) 缺氧。

(2) 低碳酸血症、呼吸性碱中毒。

三、护理诊断和护理目标

（一）气体交换受损 (NANDA-I)

预期结果——患者保持最佳气体交换。

（二）无效呼吸模式形态 (NANDA-I)

1. 预期结果——患者的呼吸形态和呼吸速率都比较规律。

2. 预期结果——患者和家人能够识别主要症状和目前状况的变化,并报告为卫生保健提供者。

（三）活动不耐受 (NANDA-I)

预期结果——患者在能力范围内保持活动水平并采取措施减少体力消耗。

四、护理计划和护理措施

（一）医学治疗相关肺毒性的干预措施

1. 放疗所致肺毒性 (Graves, Siddiqui, Anscher, & Movsas, 2010; Iwamoto, Haas, & Gosselin, 2012)

(1) 轻微症状——镇咳药、解热镇痛药、休息。

(2) 严重的呼吸困难症状和气体交换受损——糖皮质激素治疗，直至症状改善，然后慢慢减少药物用量；如果药物减量太快，可能导致爆发性肺炎；糖皮质激素治疗大约会有 50% 的效果。

2. 化疗所致肺毒性 (Guntur & Dhand, 2012; Ryu, 2010)

(1) 监测基线肺功能和限制累积剂量。

(2) 治疗的同时，或者提前使用口服或静脉注射糖皮质激素。

(3) 停止使用可疑药物。

3. 靶向治疗引起的 (Barber & Ganti, 2011; Hadjinico-laou, Nisar, Parfrey, Chilvers, & Ostor, 2011)

(1) 罕见，但可能会威胁生命。

(2) 需要立即通过药物减量或停止使用加以解决。

（二）监测患者的措施 (Graves et al., 2010; Joyce, 2010; Polovich et al., 2009)

1. 确保定期进行肺功能检查。

2. 评价呼吸的频率、节奏、力度。

3. 评估肺毒性的症状——呼吸困难、干咳、基底湿啰音、呼吸急促、胸痛。

（三）鼓励进行活动锻炼以降低或防止治疗引起不良反应 (Decker & Lee, 2010; Lakoski, Eves, Doug-las, & Jones, 2012)

1. 评价心肺耐力。

2. 监测活动量，防止过度劳累。

3. 监测症状的充分缓解。

五、评价

肿瘤专科护士定期系统地评估患者肺部对化疗、生物治疗、靶向治疗的反应，以确保实现最优气体交换的目标。收集相关数据，并与预期结果进行比较。必要的情况下，重新修订护理诊断和照顾计划。

第三节 呼吸困难

一、概述

（一）定义——患者主观上感觉空气不足，呼吸费力，以及由此引起的机体反应 (Campbell, 2011; Disalvo, Joyce, Tyson, & Mackay, 2008; Gaguski, Brandsema, Gernalin, & Martinez, 2010)

（二）危险因素

1. 疾病相关

(1) 影响呼吸系统结构和降低空气流动的肿瘤。

(2) 增加代谢需求的条件（如发烧、感染）。

(3) 脑转移，从而影响呼吸中枢或刺激中枢和外周化学感受器。

(4) 在胸腔、心脏、腹腔的转移性胸腔积液将危害肺扩张、气体交换或肺血流量。

(5) 同时存在的肺、心脏、神经肌肉疾病将危害肺的扩张或肺血流量。

(6) 晚期疾病。

2. 治疗相关的 (Joyce, 2010; Polovich et al., 2009)

(1) 切口疼痛可能影响肺扩张。

(2) 放疗对肺野的直接和长期影响。

(3) 可能导致肺毒性的抗肿瘤药。

1) 可能是急性或延迟性（多达治疗后 10 年）。

2) 可能是剂量相关的、可逆的或慢性。

(4) 抗肿瘤药物、生物反应调节剂或靶向治疗药物引起的过敏反应。

(5) 与血管通路导管的留置、细针穿刺活检或胸腔穿刺术相关的气胸。

3. 生活方式相关

(1) 强烈的情绪反应，尤其是焦虑或愤怒，导致呼吸困难的感觉。

(2) 烟草使用或暴露于含有毒物质环境——石棉、铬、煤炭产品、电离辐射、氯乙烯、氯甲基醚。

(3) 肥胖。

二、评估

（一）病史资料

1. 存在危险因素、如吸烟、化学暴露。

2. 主观报告呼吸急促：喘不上气、窒息、空气饥、呼吸不畅、焦虑或惊恐。

3. 呼吸困难形态——发作、频率、严重程度、相关症状、加重或缓解因素。

4. 呼吸困难对日常生活活动、生活方式、人际关系、角色职责、情感健康、性生活和身体形象的影响。

（二）体检发现

1. 呼吸急促、高碳酸血症。

2. 使用辅助肌、肋间肌收缩，鼻孔张开。

3. 慢性低氧血症导致杵状指：苍白、发绀、颈静脉怒张、上肢肿胀、胸部瘀血。

（三）心理体征和症状

1. 注意力不集中，记忆困难，或两者兼有；困惑。

2. 坐立不安。

（四）诊断试验和结果 (DeVita et al., 2011; Foster, Mistry, Peddi, & Sharma, 2010; Jarvis, 2012)

1. 呼吸困难——像疼痛这样主观的感觉一样，可能缺乏异常的结果。

2. 全血细胞计数 (CBC)——缺乏血红蛋白。

3. 脉搏血氧测定——严重缺氧。

4. 胸部 X 线和 CT——结构异常，肺功能检查。

5. 支气管镜检查。

6. 痰培养。

7. 动脉血气。

8. 用评定量表如数字评分法来测量呼吸困难的程度 (Gaguski et al., 2010)。

三、护理诊断和护理目标

（一）活动不耐受 (NANDA-I)

1. 预期结果——患者能采取措施来保存体力。

2. 预期结果——患者在能力范围内维持活动水平。

（二）焦虑 (NANDA-I)

预期结果——患者自述焦虑减轻。

（三）与呼吸困难管理相关的知识缺乏 (NANDA-I)

1. 预期结果——患者和家庭了解药物的使用，包括阿片类药物，以有效控制呼吸困难。

2. 预期结果——患者和家人能识别主要症状或目前状态的变化，并报告卫生保健人员。

四、护理计划和护理措施

（一）控制呼吸困难相关治疗措施 (Gaguski et al., 2010; Joyce, 2010)

1. 基础疾病的治疗，如胸腔穿刺术、放疗、化疗、抗菌药物。

2. 药物

(1) 糖皮质激素——减少局部炎症。

(2) 阿片类药物和抗焦虑药——减少痛苦和焦虑。

(3) 支气管扩张剂——增加肺部气流量。

(4) 利尿剂——减少液体量。

3. 按要求补充氧气。

（二）呼吸困难的控制措施 (Cheung & Zimmerman, 2011; Disalvo et al., 2008; Qaseem et al., 2008)

1. 推荐指南

(1) 速效口服和静脉应用阿片类药物，可以降低呼吸中枢兴奋，从而降低通气量。

(2) 氧气可以短期缓解缺氧。

2. 可缓解部分患者呼吸困难

(1) 缺氧的疗法。

(2) 焦虑应用地西泮。

(3) 增加头面部周围空气流动。

(4) 气温适宜。

(5) 放松和减压技术的推广。

(6) 为患者和照顾者提供教育、情感和社会心理支持；如果合适的话，转诊到其他学科。

3. 效果并不明确——还需要更多的研究。

(1) 氧疗对非低氧患者。

(2) 药物因素——缓释吗啡、咪达唑仑加吗啡、雾化吸入阿片类药物、呋塞米、利多卡因。

(3) 需要进一步评估针灸和认知行为疗法。

4. 专家意见——低风险干预。

(1) 避免过度通气。

(2) 鼓励调整体位以利于呼吸——直立体位;前倾体位，同时肘部放在膝盖、桌子或枕头上。

(3) 指导患者运用缓慢呼气的呼吸技巧;不一定有效，对肺限制性疾病的患者不但可能会无效，还可能会是有害的。

(4) 如有需要，推荐使用辅助装置，如轮椅、步行器、便携式给氧装置。

(5) 康 复 锻 炼 (Decker & Lee, 2010; Lakoski et al., 2012)。

（三）最重要的安全措施

1. 如有需要，鼓励在步行和日常生活活动中使用辅助设备，如手杖、步行器或轮椅。

2. 使用限制活动，保存体力的方法。

(1) 经常休息。

(2) 使用现成的饭菜。

(3) 经常使用的物品伸手可及。

（四）并发症的监测措施

1. 评估意识水平与心理状态。

2. 监测摄入量和输出量。

3. 评估心率和节律、呼吸的力度、血管灌注。

4. 向肿瘤照顾者报告主要症状的变化，如反应迟钝、呼吸急促、心动过速、胸闷或急性疼痛。

（五）监测治疗反应

1. 观察和报告身体症状，如呼吸浅短、体力增加、呼吸舒适。

2. 监测主观报告的呼吸困难形态或心理反应的变化，如焦虑或痛苦。

（六）教育患者和家庭的干预措施

1. 教育限制活动、保存体力的方法。

2. 指导社区可提供的紧急照护信息。

（七）减少呼吸困难和增强心理健康的行为干预措施

1. 鼓励使用放松技巧、祈祷、冥想、香薰按摩。

2. 使用简单易懂的语言（如用呼吸短促而不是呼吸困难）。

3. 使用互补和替代疗法，如放松技术和减压疗法。

五、评价

肿瘤专科护士定期系统地评估患者和家人对减轻呼吸困难、取得患者舒适和最佳气体交换干预方法的反应。收集相关数据，并与预期结果进行比较。必要的情况下，重新修订护理诊断和照顾计划。

第四节 胸腔积液

一、概述

(一)定义——多余的液体存在于胸膜腔

(二)分类 (Davidson, Firat, & Michael, 2012; Light, 2011)

1. 良性胸腔积液——可能是由于以下原因:

(1) 静水压力增加 [充血性心力衰竭 (CHF)]。

(2) 微血管循环通透性增加 (感染、创伤)。

(3) 胸腔内负压增加 (肺不张)。

(4) 微血管胶体渗透压降低 (肾病综合征、肝硬化、低蛋白血症)。

2. 恶性胸腔积液、胸膜恶性细胞的存在,意味着疾病远处扩散;可能由以下原因引起的:

(1) 原发肿瘤直接侵袭到胸膜、纵隔,或是胸膜间皮瘤。

(2) 由肿瘤引起的胸膜间隙淋巴引流障碍。

(3) 毛细血管内皮细胞的炎症或破坏引起的通透性增加。

(4) 由放疗导致的肺黏膜或纵隔组织的改变。

(三)危险因素 (Quinn, Alam, Aminazad, Marshall, & Choong, 2013)

1. 肺、乳腺、造血系统原发肿瘤。

2. 原发性胸腔积液。

3. 胸部或腹部的放射。

4. 静脉或淋巴管的外科手术。

二、评估

(一)病史资料 (Hong et al., 2010; Maskell, 2012)

1. 存在的风险因素

(1) 乳腺癌或肺癌。

(2) 先前的治疗方式。

2. 症状——严重程度与累积的速度有关,而不是数量;通常由肺压缩引起。

(1) 呼吸困难、进展性、劳累性 。

(2) 干咳。

(3) 胸痛。

(二)体检 (Walker & Bryden, 2010)

1. 呼吸急促。

2. 限制性胸壁扩张。

3. 叩诊浊音。

4. 听诊——呼吸音减弱或消失,以及羊鸣音 (当听诊肺部时,听到不断增强的语音共振,常由肺实变和纤维化引起的),胸膜摩擦音。

5. 发热。

6. 一般表现——如果胸腔积液严重会导致压迫性肺不张或纵隔移位。

(三)诊断试验 (Light, 2011; Quinn et al., 2013)

1. 胸部 X 线检查——积液大小, 纵隔的位置和隔膜;肋膈角变钝。

2. 胸部 CT——识别眼窝内壁积液或选择性诊断。

3. 超声检查——确定穿刺的最佳部位。

4. 胸腔穿刺术——取胸腔积液做细胞学检查、化学分析和培养 (排除感染);诊断与治疗。

5. 胸膜液分析 [乳酸脱氢酶 (LDH)、葡萄糖、蛋白]——确定漏出或渗出液。

(1) 漏出的——造成积液的全身性因素, 如心力衰竭、肝硬化、肾病综合征、低蛋白血症。

(2) 渗出的——引起积液的局部因素。

1) 肿瘤——转移性或原发性肿瘤。

2) 感染——细菌、真菌、病毒、寄生。

3) 肺栓塞。

4) 胃肠道 (GI) 疾病——胃肠道脓肿、胰腺疾病、腹部外科手术。

5) 胸膜活检——结合细胞学研究可增加确诊率。

三、护理诊断和护理目标

(一)气体交换受损 (NANDA-I)

预期结果——患者维持最佳气体交换。

(二)无效呼吸形态 (NANDA-I)

预期结果——患者的呼吸形态和呼吸速率都是规律的。

(三)活动无耐力 (NANDA-I)

1. 预期结果——患者在能力范围内维持活动水平。

2. 预期结果——患者会采取措施来保存体力。

(四)有自理能力增强的趋势 (NANDA-I)

1. 预期结果——患者及家属明确使用氧气和(或)胸腔留置导管的正确步骤和注意事项。

2. 预期结果——患者和家庭能识别主要症状或目前状态的变化,并报告卫生保健人员。

四、护理计划与护理措施

(一)胸腔积液的治疗措施 (Davis, 2012; Kastelik, 2013; Maskell, 2012) (图 31-1)

1. 使用胸腔内化疗药的治疗方式;滑石粉是最有效的最有循证依据的。

(1) 去除胸膜间隙防止液体的再次集聚。

(2) 可提高患者呼吸的舒适度, 缓解呼吸困难。

(3) 液体的再集聚是比较常见的。

(4) 潜在的低蛋白血症、气胸、脓胸、液体积聚。

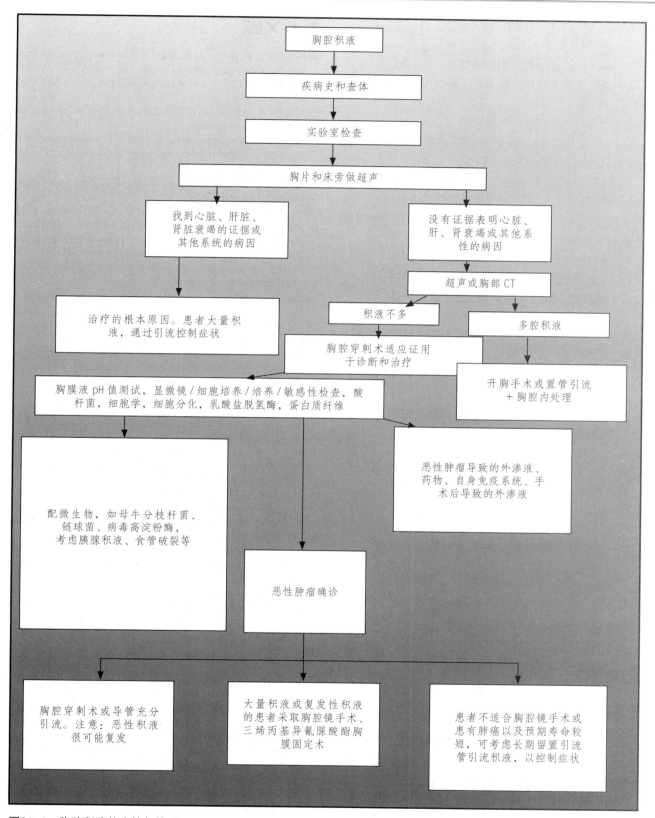

图31-1 胸腔积液的决策与管理。Data from Quinn, T., Alam, N., Aminazad, A., Marshall, M. B., & Choong, C. K. C. (2013). Decision making and algorithm for the management of pleural effusions. Thoracic Surgery Clinics, 23(1), 11–16.

2.胸腔镜引流和使用滑石粉。

3.电视胸腔镜手术 (VATS)

(1) 胸膜腔放置分离与灌溉装置。

(2) 如果出现大量积液或复发,可使用滑石粉胸膜黏合术。

4.留置胸腔引流管——可缓解不适。

5.化疗与纵隔放疗——对反应敏感的肿瘤可能是有效,如淋巴瘤、小细胞肺癌(SCLC)。

(二)减少胸腔积液症状严重程度的干预措施

1.指导提高呼吸的舒适性和有效性的方法。

2.联合多种措施最大程度减少不适 (如在胸导管插入之前根据需要使用阿片类药物镇痛)。

3.根据指示使用放松技术应对焦虑。

(三)最大限度地提高安全性的干预措施

1.根据需要,鼓励日常活动,使用辅助设备。

2.使用限制活动和保存体力的方法。

3.指导家人使用氧疗方法以及遵医嘱与其相关的注意事项。

4.指导家人或照顾者适当使用药物来控制疾病。

(四)监测治疗效果的措施

1.评估呼吸频率、节律、力度、呼吸音类型。

2.评估疼痛特征及缓解措施。

3.监测引流后的主观反应以及体液再积累的速度。

4.向肿瘤保健人员报告疾病主要变化。

(1) 胸痛。

(2) 发热。

(3) 呼吸特征的变化。

(五)教育患者和家庭的干预措施

1.限制活动,保存体力的方法。

2.利用社区资源进行急救护理。

3.向卫生保健团队报告症状和体征。

4.可能需要减少胸腔积液的步骤。

(六)增强适应或康复的干预措施

1.协助患者在症状允许的范围内保持独立。

2.鼓励患者和家人表述担忧。

五、评价

肿瘤专科护士定期系统地评估患者和家人对取得预期结果进展情况的反应。收集相关数据,并与预期结果进行比较。必要的情况下,重新修订护理诊断和照顾计划。

（孟爱凤　译　刘翔宇　校）

参考文献

Barber, N. A., & Ganti, A. K. (2011). Pulmonary toxicities from targeted therapies: A review. *Targeted Oncology*, 6(4), 235–243.

Campbell, M. L. (2011). Dyspnea. *AACN Advanced Critical Care*, 22(3), 257–264.

Cash, J. C., & Glass, C. A. (2011). *Family practice guidelines* (2nd ed.). New York: Springer.

Cheung, W. Y., & Zimmerman, C. (2011). Pharmacologic management of cancer-related pain, dyspnea, and nausea. *Seminars in Oncology*, 38(3), 450–459.

Davidson, B., Firat, P., & Michael, C. W. (2012). *Serous effusions.* London: Springer-Verlag.

Davis, H. E., Mishra, E. K., Kahan, B. C., Wrightson, J. M., Stanton, A. E., Guhan, A., et al. (2012). Effect of an indwelling pleural catheter vs chest tube and talc pleurodesis for relieving dyspnea in patients with malignant pleural effusion: The TIME2 randomized controlled trial. *JAMA*, 307(22), 2383–2389.

Decker, G. M., & Lee, C. O. (2010). *Handbook of integrative oncology nursing: Evidence-based practice.* Pittsburgh: Oncology Nursing Society.

DeVita, V. T., Lawrence, T. S., & Rosenberg, S. A. (2011). *DeVita, Hellman, and Rosenberg's cancer: Principles and practice of oncology* (9th ed.). Philadelphia: Lippincott Williams & Wilkins.

Disalvo, W. M., Joyce, M. M., Tyson, L. B., & Mackay, K. (2008). Putting evidence into practice: Evidence-based interventions for cancer-related dyspnea. *Clinical Journal of Oncology Nursing*, 12(2), 341–352.

Foster, C., Mistry, N., Peddi, P. F., & Sharma, S. (2010). *The Washington manual of medical therapeutics* (33rd ed.). Philadelphia: Lippincott Williams & Wilkins.

Gaguski, M. E., Brandsema, M., Gernalin, L., & Martinez, E. (2010). Assessing dyspnea in patients with non-small cell lung cancer in the acute care setting. *Clinical Journal of Oncology Nursing*, 14(4), 509–513.

Graves, P. R., Siddiqui, F., Anscher, M. S., & Movsas, B. (2010). Radiation pulmonary toxicity: From mechanisms to management. *Seminars in Radiation Oncology*, 20(3), 201–207.

Guntur, V. P., & Dhand, R. (2012). Pulmonary toxicity of chemotherapeutic agents. In M. C. Perry (Ed.), *Perry's the chemotherapy source book* (5th ed., pp. 206–213). Philadelphia: Lippincott Williams & Wilkins.

Hadjinicolaou, A. V., Nisar, M. K., Parfrey, H., Chilvers, E. R., & Ostor, A. J. (2011). Non-infectious pulmonary toxicity of rituximab: A systematic review. *Rheumatology*, 51(4), 653–662.

Hong, W. K., Bast, R. C., Hait, W. N., Pollock, R. E., Weichselbaum, R. R., Holland, J. F. et al. (Eds.). (2010). *Holland-Frei cancer medicine* (8th ed.). Shelton, CT: Peoples Medical Publishing House-USA.

Iwamoto, R. R., Haas, M. L., & Gosselin, T. K. (2012). *Manual for radiation oncology nursing practice and education* (4th ed.). Pittsburgh: Oncology Nursing Society.

Jarvis, C. (2012). *Physical examination and health assessment* (6th ed.). St. Louis: Elsevier Saunders.

Joyce, M. M. (2010). Dyspnea. In C. G. Brown (Ed.), *A guide to oncology symptom management* (pp. 199–220). Pittsburgh: Oncology Nursing Society.

Kastelik, J. A. (2013). Management of malignant pleural effusion. *Lung, 191*(2), 165–175.

Lakoski, S. G., Eves, N. D., Douglas, P. S., & Jones, L. W. (2012). Exercise rehabilitation in patients with cancer. *Nature Reviews Clinical Oncology, 9*, 288–296.

Light, R. W. (2011). Pleural effusions. *The Medical Clinics of North America, 95*(6), 1055–1070.

Maskell, N. A. (2012). Treatment options for malignant pleural effusions: Patient preference does matter. *JAMA, 307*(22), 2432–2433.

Peerzada, M. M., Spiro, T. P., & Daw, H. A. (2010). Pulmonary toxicities of biologics: A review. *Anti-Cancer Drugs, 21*(2), 131–139.

Perry, M. C. (2012). *Perry's the chemotherapy source book* (5th ed.). Philadelphia: Lippincott Williams & Wilkins.

Polovich, M., Whitford, J. M., & Olsen, M. (2009). *Chemotherapy and biotherapy guidelines and recommendations for practice* (3rd ed.). Pittsburgh: Oncology Nursing Society.

Qaseem, A., Snow, V., Shekelle, P., Casey, D. E., Jr., Cross, J. T., Jr., Owens, D. K., et al. (2008). Evidence-based interventions to improve the palliative care of pain, dyspnea, and depression at the end of life: A clinical practice guideline from the American College of Physicians. *Annals of Internal Medicine, 148*(2), 141–146.

Quinn, T., Alam, N., Aminazad, A., Marshall, M. B., & Choong, C.

K. C. (2013). Decision making and algorithm for the management of pleural effusions. *Thoracic Surgery Clinics, 23*(1), 11–16.

Rovirosa, A., & Valduvieco, I. (2010). Radiation pneumonitis. *Clinical Pulmonary Medicine, 17*(5), 218–222.

Ryu, J. H. (2010). Chemotherapy-induced pulmonary toxicity in lung cancer patients. *Journal of Thoracic Oncology, 5*(9), 1313–1314.

Shannon, V. R., Jiminez, C. A., Travis, E. L., Safdar, A., Adachi, R., Balachandran, D. D., et al. (2010). In W. K. Hong, R. C. Bast, D. W. Kufe, R. E. Pollock, R. R. Weichselbaum, & J. F. Holland (Eds.), *Cancer Medicine* (pp. 1849–1870). Shelton, CT: People's Medical Publishing House-USA.

Torrisi, J. M., Schwartz, L. H., Gollub, M. J., Ginsberg, M. S., Bosl, G. J., & Hricak, H. (2011). CT findings of chemotherapy-induced toxicity: What radiologists need to know about the clinical and radiologic manifestations of chemotherapy toxicity. *Radiology, 258*, 41–56.

Walker, S. J., & Bryden, G. (2010). Managing pleural effusions: Nursing care of patients with a Tenckhoff catheter. *Clinical Journal of Oncology Nursing, 14*(1), 1092–1095.

Yarbro, C. H., Wujcik, D., Gobel, B. H. (Eds.). (2011). *Cancer nursing: Principles and practice* (7th ed.). Sudbury, MA: Jones and Bartlett.

Zhang, X., Sun, J., Sun, J., Ming, H., Wang, X., Wu, L., et al. (2012). Prediction of radiation pneumonitis in lung cancer patients: A systematic review. *Journal of Cancer Research and Clinical Oncology, 138*(12), 2103.

第32章 心血管功能改变

第一节 淋巴水肿

一、概述

（一）定义——淋巴系统的阻塞导致的淋巴液积聚

（二）病理生理学——血管或淋巴系统静脉损伤或阻塞，降低了淋巴液中蛋白质、水、脂肪、细胞代谢物的重吸收，从而引起肿胀或水肿 (Ridner, 2013)

1. 原发性淋巴水肿——出生或成长过程中表现出的遗传或家族性异常。

2. 继发性淋巴水肿是由淋巴系统的损害或破坏造成的。

（三）发生率

1. 不同的癌症诊断；随着淋巴结清扫和淋巴系统受累的疾病的增加而增加。

2. 创伤对淋巴系统的损伤会在几天内出现，如果创伤是永久性的，那么将会在一生中都出现（如淋巴结清扫）。

（四）危险因素 (Lasinski, 2013)

1. 手术——淋巴结清扫术，清除淋巴结数目，手术类型。

2. 感染——患肢感染、并发症。

3. 术后皮下积液 (Fu et al., 2011)。

4. 肥胖或体重指数的升高 (BMI) (Helyer, Varnic, Le, Leong, & McCready, 2010；Ridner, Dietrich, Stewart, & Armer, 2011)。

5. 次优舱体压力的航空旅行、长途旅行、长时间固定。

6. 患肢的外伤性损伤。

7. 患肢过度使用；长时间站立（下肢）。

8. 营养不良。

9. 遗传 (Ridner, 2013)。

10. 血栓性静脉炎。

11. 紫杉醇治疗 (Fontaine et al., 2010)。

12. 皮肤炎症或慢性皮肤病。

13. 放射治疗——瘢痕或纤维化的位置和形成。

14. 肿瘤侵袭、晚期疾病，或两者都有。

二、评估

（一）身体检查 (Wanchai, Beck, Stewart, & Armer, 2013a)

1. 衣服、鞋子、手表、首饰的松紧度。

2. 可见水肿。

3. 疼痛、僵硬、无力、麻木、患肢感觉异常。

4. 患肢有无发红、发热。

5. 有无从远端向近端发展。

6. 皮肤的增厚、凹陷和红斑；橘皮样变的变化。

7. 增加色素沉着或浅静脉，瘀性皮炎。

8. 出现非凹陷性水肿硬结。

9. 继发蜂窝织炎。

10. 运动范围以及患肢沉重感的降低。

（二）评估工具 (Bernas, 2013；Ridner, 2013)

1. 肢体测量

(1) 臂围测量为鹰嘴上下处，大小 5~10cm。

(2) 腿围在小腿处测量大小。

2. 含水量——测量肢体容量。

3. 测量液体含量的射频装置。

（三）临床分期和分级

1. 淋巴水肿的检查分期——评估疾病进展 [International Society of Lymphology (ISL), 2009；National Cancer institute (NCI), 2013]。

(1) 第一阶段——轻度，自发可逆。

1) 肢体沉重。

2) 皮肤光滑-特征显著的凹陷水肿。

3) 可能有疼痛和红斑。

(2) 第二阶段——中度，不可逆。

1) 可能有组织纤维化。

2) 皮肤紧张、发亮，有非凹陷性水肿。

(3) 第三阶段——严重的不可逆转的淋巴滞留性象皮病。

1) 皮肤变色，绷紧；非压凹性水肿。

2) 乳腺癌患者中比较少见。

2.分级——评估症状和体征的严重程度 (NCI, 2013)。

(1) 一级——肿胀，凹陷性水肿；大小和质量在正常上限的 5%~10%。

(2) 二级——明显阻塞，紧绷的皮肤；大小和质量在正常上限的 10%~30%。

(3) 三级——肢体开始变形；干扰日常生活活动 (ADLs)；大小和质量超过正常上限的 30%。

(4) 四级——通常进展为恶性；残疾或可能移除患肢；大小和质量在正常上限的 5%~10%。

（四）实验室和诊断试验 (Bernas, 2013)

1.淋巴影像——淋巴管放射性影像。

2.组织和体液的超声检查。

3.计算机断层扫描 (CT)、磁共振成像 (MRI)，或正电子发射断层扫描 (PET)，虽没批准用于评价淋巴水肿，但可用于评估软组织，或可能存在的肿块。

三、护理诊断和护理目标

（一）急性疼痛或慢性疼痛 (NANDA–I)

预期目标——患者报告可接受的疼痛控制水平。

（二）运动障碍 (NANDA–I)

预期目标——患者能利用资源来帮助维持感染的淋巴水肿区功能水平。

（三）自我形象紊乱 (NANDA–I)

1.预期目标——患者会对感知到的身体形象变化进行沟通。

2.预期目标——患者会和经历了淋巴水肿的患者谈论身体形象的变化。

（四）皮肤完整性受损的风险 (NANDA–I)

1.预期目标——患者或照顾者实施照护策略，以预防皮肤破裂和感染，并会进行皮肤护理计划。

2.预期目标——患者学会保护受创伤的肢体。

四、护理计划与护理措施

（一）治疗淋巴水肿相关症状的措施 (Chang & Cormier, 2013; Lasinski, 2013; Ridner, 2013; Wanchai et al., 2013b)

1.非药物干预——联合使用其他方式来减少淋巴水肿相关的症状 (Wanchai, Armer, & Stewart, 2013a)。

(1) 完全降低充血的治疗——照顾标准。

1) 加压包扎，穿紧身衣。

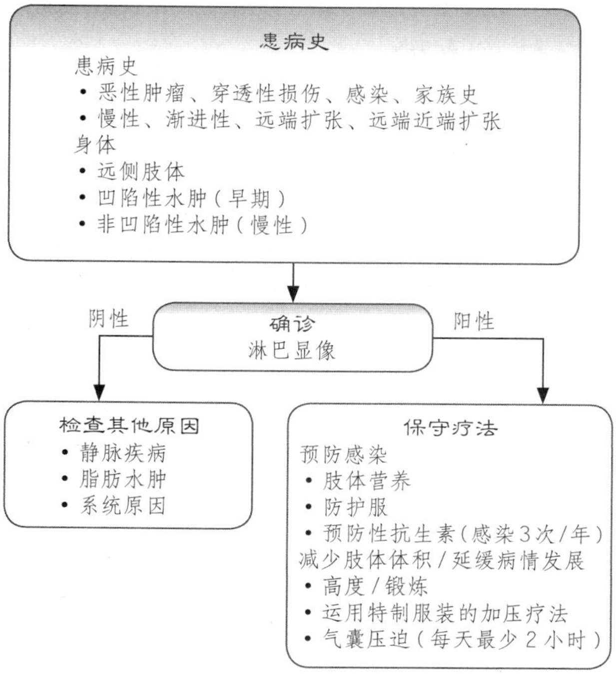

图32-1　淋巴水肿的算法。Data from　Slavin, S. A., Schook, C. C., Greene, A. K. (2011). Lymphedema management (pp. 211-220). In M. P. Davis, P. Feyer, P. Ortner, & C. Zimmermann (Eds.). Supportive oncology (pp. 211-220). Philadelphia: Saunders.

2) 人工淋巴引流。

3) 肢体强度训练。

4) 适当的沐浴，保持干燥，润滑的皮肤护理程序。

(2) 其他需要的措施：

1) 避免长时间站立。

2) 抬高患肢。

3) 避免温度过热——可能会使肿胀恶化 (如热水浴)。

2.药物干预治疗淋巴水肿症状

(1) 疑似感染，早期抗生素治疗。

(2) 急性或慢性疼痛做好疼痛管理。

（二）患者教育干预 (National Lymphedema Network, 2011)

1.预防淋巴水肿的措施。

2.报告症状和体征 (如高危感染)。

3.需要终身随访。

4.低钠，高纤维，控制体重的饮食方式。

5.让患者明白皮肤保养对保持皮肤的完整性的重要性，通过健康教育以消除风险因素，防止伤害。

五、评价

肿瘤专科护士定期系统地评估在治疗淋巴水肿的过程中的患者和家人的反应，以确保增加患者的舒适度。收集相关数据，并与预期目标进行比较。必要时，重新修订护理诊断和照顾计划。

第二节　水肿

一、概述

（一）定义——液体积聚在细胞间隙

（二）病理生理学 (Kalra & Aggarwal, 2012)——液体从血管流动到间隙，通过以下一种或几种交换

1. 增加毛细管压力——当血容量增加或阻塞时（如心脏病、肾病、肝硬化、深静脉血栓形成）。

2. 毛细血管通透性增加——血管损伤（如烧伤、辐射、药物反应、感染）、白细胞介素 -2(IL-2) 或血管内皮生长因子治疗 (VEGFs)。

3. 淋巴系统阻塞——淋巴水肿。

4. 血浆胶体渗透压降低——导致组织中液体增加（如蛋白尿、肝衰竭、蛋白质营养不良）。

5. 静水压增高——液体从毛细血管进入组织间隙（如静脉阻塞、体液滞留、长时间站立）。

（三）可能与以下相关因素有关 (Bonita & Pradhan, 2013；ISL, 2009；Kalra & Aggarwal, 2012；Ryberg, 2013)

1. 肿瘤或深静脉血栓形成导致淋巴回流障碍。

2. 肿瘤——常见于肾脏、肝脏、卵巢肿瘤。

3. 全身状况——心力衰竭、肾病综合征、肝衰竭。

4. 药物因素——包括激素、非甾体类抗炎药 (NSAID)、钙通道阻滞剂、三环类抗抑郁药、类固醇、IL-2 治疗、糖皮质激素、β - 受体阻滞剂。

5. 化疗药物——多西他赛、顺铂吉西他滨、靶向治疗——甲磺酸伊马替尼、抗血管生成药物——沙利度胺、单克隆抗体。

6. 过敏反应或感染性休克，导致组胺释放。

7. 营养不良、低蛋白血症、低蛋白血症。

8. 医源性因素——血浆膨胀剂、静脉输入量（Ⅳ）液超负荷、成分输血。

9. 甲状腺功能降低。

10. 烧伤、创伤、脓毒症。

11. 过敏反应。

12. 恶性腹水。

（四）发生率

1. 由于水肿发生很少报道，发生率尚不清楚。

2. 可能随着患者生存率延长而增加。

二、评估

（一）危险因素

1. 存在心脏、肾脏或肝脏疾病。

2. 癌症和癌症治疗。

3. 活动减少。

4. 长途旅行。

5. 既往有水肿史。

6. 某些药物导致。

7. 深静脉血栓形成。

8. 高血压。

（二）体检

1. 服装、鞋子、首饰、手表的松紧度。

2. 疼痛或僵硬。

3. 体重增加。

4. 气短、活动后气促、端坐呼吸、阵发性夜间呼吸困难、肺部啰音以及尿频或尿少。

5. S3 或 S4 心音的存在。

6. 颈静脉压力增加。

7. 血压增高和心动过速增加。

8. 腹水、肝大。

9. 依赖性水肿（四肢，骶骨）。

10. 皮肤变厚或皮肤紧绷。

11. 外周脉冲减少。

（三）实验室和诊断试验

1. 人血白蛋白和蛋白——可能减少。

2. 血肌酐、尿素氮 (BUN)——肾病患者可能会增加。

3. 肝功能——肝硬化患者肝功能能有破坏。

4. 甲状腺检查——排除甲状腺疾病。

5. 脑钠肽 (BNP)——会随着水肿发生而升高，可能会引起心脏衰竭。

6. 胸部 X 线检查 (CXR)——液体超负荷，增加了心影的大小。

7. 心脏回波描记术——心力衰竭会降低射血分数 (EF)。

8. 超声——如果水肿是单侧的可以排除深静脉血栓，或血栓性静脉炎。

三、护理诊断和护理

（一）皮肤完整性受损的风险 (NANDA-I)

1. 预期目标——患者保持完好的皮肤。

2. 预期目标——患者或照顾者能够实施预防皮肤受损的策略。

（二）过多液体容量 (NANDA-I)

1. 预期目标——患者体重恢复到原来的水平并保持稳定。

2. 预期目标——患者的皮肤充盈并保持正常。

（三）无效的外周组织灌注 (NANDA-I)

1. 预期目标——患者保持适度的活动水平以促进血液循环。

2. 预期目标——患者认识到避免肢体受伤的重要性。

（四）躯体移动障碍和活动无耐力 (NANDA-I)

1. 预期目标——患者能保持淋巴水肿区的功能。

2. 预期目标——患者能保持肌肉力量和关节活动范围。

四、护理计划与护理措施

（一）控制水肿的措施以及治疗可能引起的副作用

1. 非药物治疗

(1) 抬高肢体，高于心脏水平。

(2) 弹力袜。

(3) 保持皮肤润滑。

(4) 卧床休息，促进排尿；每2小时重新评估。

(5) 限制入液量。

(6) 治疗水肿发生的根本原因。

(7) 监测摄入量、排出量、电解质、人血白蛋白。

(8) 保护肢体，避免受伤害。

(9) 散步或其他运动。

(10) 避免温度过高或过低。

2. 药理学 (Kalra & Aggarwal, 2012)

(1) 利尿剂。

(2) 血管紧张素-转换酶抑制剂 (ACEI)，如果出现不耐受改用血管紧张素受体拮抗剂 (ARB)。

(3) β-受体阻滞剂。

(4) 如需要，使用止痛药。

（二）患者健康教育

1. 低钠，均衡饮食。

2. 使用适当的皮肤保护措施。

3. 避免长时间站立或跷二郎腿。

4. 避免肝毒性药物和酒精。

5. 限制液体入量是必要的。

6. 散步或其他运动保持肌肉力量和关节活动范围。

7. 每日称体重，如果发现增加 1.5~5kg/h，及时报告。

8. 如果出现症状，告知患者和家属有关电解质紊乱发生症状以及采取的干预措施。

五、评价

肿瘤专科护士定期系统地评估患者和家人对水肿干预方法的认知反应，以确定维持体重和液体平衡的进展情况。收集相关数据，并与预期目标进行比较。如有必要，对护理诊断、预期目标和护理计划进行修改和修订。

第三节 恶性心包积液

一、概述

（一）定义——心包内积液影响心功能，导致心输出量下降

（二）病理生理学 (Burazor, Imazio, Markel & Adler, 2013)

恶性心包积液可从以下几个方面进展：

(1) 转移性疾病通过局部侵袭、血液转移、淋巴转移或者淋巴结肿大阻塞发展所致。

(2) 放射治疗破坏组织结构引起并发症；化疗对血管内皮细胞或心肌细胞造成损害。

(3) 免疫功能低下的患者发生感染。

（三）可能与以下因素相关 (Burazor et al., 2013; Maisch, Ristic & Pankuweit, 2010)

1. 心包原发性肿瘤；间皮瘤最常见。

2. 直接侵袭心肌细胞；比较常见的为肺部肿瘤、胸腺瘤、食管肿瘤、淋巴瘤。

3. 纵隔淋巴结肿瘤阻塞。

4. 感染（细菌、病毒、真菌）。

5. 放射治疗后纤维化 (RT)。

6. 药物诱导。

7. 自身免疫性疾病。

（四）发生率 (Kim et al., 2010)

1. 预后不良。

2. 86% 的患者在第一年死亡。

二、评估

（一）危险因素 (Burazor et al., 2013)

1. 合并心脏病、系统性红斑狼疮、细菌性心内膜炎。

2. 33% 的心脏接受超过 3000 cGy 的放射治疗；有些患者每天超过 300cGy。

3. 高剂量化疗或生物治疗影响了毛细血管通透性

(1) 化疗——阿糖胞苷、环磷酰胺、白消安。

(2) 生物制剂——干扰素、ⅠL-2、ⅠL-11、粒细胞-巨噬细胞集落刺激因子 (G-CSF)。

(3) 靶向制剂——伊马替尼。

(4) 三氧化二砷。

(5) 全反式维A酸。

4. 少见直接由损伤或感染引起的出血性心脏压塞。

（二）体格检查 (Burazor et al., 2013)

1. 症状——慢性表现。

(1) 缓慢进展的心包积液——可能有很少或没有症状。

(2) 快速进展的心包积液——积液量在 50~80 mL 可能会有症状（正常心包液量 = 15~50 mL）。

2. 疲劳、不适、虚弱。

3. 休息时呼吸困难、费力。

4. 胸部定位不清的钝痛；心晚期症状：心音遥远低沉。

5. 干咳。

6. 心动过速、血压过低、颈静脉扩张、外周脉冲减弱。

7. 焦虑、坐立不安。

8.恶心和呕吐。

9.心包摩擦音更可能伴随放射治疗导致的或非恶性的胸腔积液。

10.最大脉冲点左偏。

11.适度增加的中心静脉压 (15~18 cm H_2O 比 8~12 mm Hg)。

12.随着渗出的不断进展,足部水肿逐渐达到 2 + 到 3 + 。

13.脉冲变窄 , 奇脉大于 13 mmHg。

14.四肢厥冷。

15.肝大或脾大。

(三)实验室检查和诊断试验 (Burazor et al., 2013)

1.胸片显示心脏增大、纵隔增宽、"水瓶"状、肺浸润。

2.心电图 (ECG) 改变,包括 QRS 波低平、心动过速、非特异性 ST-T 改变;交替节律罕见。

3.超声心动图——明确心包积液和心功能。

4.胸部 CT 有助于诊断较大的肿瘤负荷。

5.乳酸脱氢酶、蛋白质和肿瘤标志物和可以确诊心胞积液的性质。

6.心导管——如果诊断不确定,可以用心导管确诊。

7.肌钙蛋白——可能升高。

8.白细胞 (WBC) 数量——随感染有所升高。

9.炎症反应,蛋白水平升高。

10.液体过多, BNP 将升高。

三、护理诊断和护理目标

(一)急性疼痛 (NANDA-I)
预期目标——患者告知可接受的疼痛控制水平。

(二)心输出量减少和外周组织灌注不足的风险 (NANDA-I)

1.预期目标——皮肤温暖干燥。

2.预期目标——患者未出现足部水肿。

3.预期目标——患者将维持射血分数 (EF) 在 5% 的基线范围内。

4.预期目标——患者将生命体征正常和血氧饱和度正常。

(三)活动无耐力的风险 (NANDA-I)

1.预期目标——患者调整活动方案,适合与自身的活动耐力。

2.预期目标——患者进行活动时,会寻求必要的帮助。

(四)无效呼吸模式 (NANDA-I)
预期目标——患者自述呼吸舒服。

四、目标和实施

见 Burazor et al., 2013。

(一)缓解症状和改善生活质量的干预措施

1.非药物干预

(1) 心包积液引流 (如经皮穿刺)。

(2) 放射治疗可以使用,但不常见。

(3) 床头抬高缓解呼吸困难。

(4) 尽量减少患者活动,以保存体力。

(5) 如没有症状无需治疗,密切随访。

(6) 咨询姑息治疗专家。

2.药物干预

(1) 化疗——可能会有肿瘤反应 (如淋巴瘤、白血病、乳腺癌)。

(2) 心腔内注射硬化剂。

(3) 氧疗。

(4) 利尿剂疗效甚微。

(5) 疼痛管理。

(二)患者教育干预

1.心包引流的准备。

2.节省体力方法。

3.放松技巧。

4.调整运动保存体力。

五、评价

肿瘤专科护士系统和定期地评估患者和家属对恶性心包积液的反应,以确定预期目标的进展情况。收集相关数据,并与预期目标进行比较。必要时,对护理诊断、预期目标和护理计划进行检查和修订。

第四节 癌症治疗相关的心血管毒性

一、概述

(一)定义——与癌症治疗相关的心肌损伤,可能导致心功能改变 (Davis & Witteles, 2013)

(二)病理生理学 (Bonita & Pradhan, 2013; Ryberg, 2013)

1.心脏毒性

(1) 烷化剂——与急性心包炎、心包积液、心力衰竭有关 (如环磷酰胺,异环磷酰胺)。

(2) 蒽环类药物——由自由基损伤引起的毒性,可导致心肌细胞减少、纤维化和收缩力减弱 (如多柔比星、表柔比星、伊达比星、米托蒽醌)。

紫杉烷类——可能导致早期心脏衰竭和左心功能不全 (LVD);如多柔比星毒性会更大 (如紫杉醇、多烯紫杉醇);紫杉醇里的聚氧乙烯蓖麻油会加速这过程 (Minotti, Menna, Salvatorelli, Cairo & Gianni, 2004)

(3) 单克隆抗体——抑制心脏某些功能 , 增加心脏毒性的风险（如血管内皮生长因子）。

1）贝伐单抗——血压升高，可引起动脉栓塞 (ATE)；毒性通常可逆。

2）曲妥单抗——当和蒽环类药物一起使用时可引起急性心力衰竭和心肌病；可逆。

3）帕妥珠单抗——已被发现可引起心脏左室功能紊乱和心力衰竭症状 (Lenihan et al., 2012)。

4）利妥昔单抗——有报道，可引起心律失常和心绞痛；可危及生命。

5）阿柏西普——可引起动脉栓塞以及充血性心力衰竭。

(4) 酪氨酸激酶抑制剂 (TKis)——虽然发病率很低，酪氨酸激酶抑制剂（如达沙替尼、拉帕替尼、伊马替尼、舒尼替尼）会通过抑制不同回路导致心脏毒性（如表皮生长因子受体、血管内皮生长因子受体、BRAF）。

(5) 蛋白酶体抑制剂——应激传达到细胞内质网会引起心脏毒性（如硼替佐米）(Hawkes, Okines, Plummer & Cunningham, 2011)。

(6) 抗代谢药物——可引起冠状动脉痉挛，导致心绞痛、心律失常、心肌梗死、心脏骤停、猝死；冠状动脉血栓形成与心肌细胞凋亡（如氟尿嘧啶、卡培他滨）。

(7) 放射治疗辐射到心脏附近的部位可能引起心脏结构纤维化，引起心脏损伤和功能障碍，导致心包积液、心脏压塞、瓣膜功能不全、缩窄性心包炎、心肌梗死 (MartⅠnou & Gaya, 2013)。

2. 高血压 (Bonita & Pradhan, 2013；Ryberg, 2013)

(1) 可能导致高血压的药物——贝伐单抗、索拉非尼、舒尼替尼、帕唑帕尼、凡德他尼、阿柏西普、伊马替尼治疗。

3. QT 间期延长——可能由靶向治疗和药物相互作用引起，并可导致致死性心律失常 (Bonita & Pradhan, 2013；Ryberg, 2013)。

三氧化二砷、帕唑帕尼、舒尼替尼、凡德他尼、拉帕替尼、达沙替尼、尼洛替尼。

4. 静脉血栓栓塞 (VTE)，伴或不伴随动脉栓塞 (Bonita & Pradhan, 2013；Ryberg, 2013)。

(1) 动脉栓塞——贝伐单抗、阿柏西普、达沙替尼。

(2) 既有静脉血栓栓塞又有动脉栓塞——舒尼替尼、索拉非尼、帕唑帕尼。

（三）发病率 (Bonita & Pradham, 2013)

1. 急性反应——罕见，可逆。

(1) 服药后 24 小时内发生。

(2) 有自限性，停止服药后可自行恢复。

(3) 可能不需要停药。

2. 治疗结束后一年内出现症状——罕见。

3. 治疗结束 1 年后发生

(1) 随着药物累积剂量增加而发生。

(2) 可能出现扩张型心肌病。

二、评估

（一）危险因素

1. 潜在的心脏病、高血压、高脂血症。

2. 吸烟史。

3. 年龄小于 15 岁，或年龄 65 岁以上。

4. 某些心脏毒性药物。

药物危险剂量：

1) 多柔比星大于 $550mg/m^2$。

2) 脂质体多柔比星大于 $900mg/m^2$。

3) 表柔比星大于 $720mg/m^2$。

4) 米托蒽醌大于 $120mg/m^2$。

5) 伊达比星大于 $90mg/m^2$。

5. 在短期内超过推荐总剂量的化疗或高剂量的化疗。

6. 胸部放疗。

7. 治疗过程中的急性心脏事件。

8. 胸部放疗联合蒽环类药物。

9. 其他——女性、肥胖、伴发疾病。

（二）体格检查

1. 心悸、胸痛、直立性症状、心律失常、颈静脉怒张、双足水肿、出现 S3 或 S4 存在、瓣膜异常杂音、心脏射血分数降低。

心动过速——蒽环类药物毒性的早期迹象。

2. 气短、呼吸困难、端坐呼吸、咳嗽。

3. 运动不耐受，疲乏。

4. 体重增加。

5. 晕厥。

（三）实验室检查和诊断试验 (Bonita & Pradhan, 2013；Cardinale, Bacchiani, Beggiato, Colobo, & Cipolla, 2013；Carver et al., 2013)

1. 心电图改变

(1) 心房收缩提前，心室收缩提前。

(2) 非特异性 ST-T 波改变。

2. 超声心动图或放射性核素造影

(1) 左心室功能——通常射血分数减少。

射血分数减少到低于 45% 或与基线相比减少了 5% 以上，要停药。

(2) 心包积液。

(3) 左心室肥厚。

3. MRI——评价左心室容积、质量和功能的金标准，但是，成本过高。

4. 体重指数或腰围变化。

5. 实验室指标变化，可能会影响心功能——钾、镁、钙、肾功能、心脏生物标志物（如肌钙蛋白、脑钠肽），甲状腺、血脂水平；应进行电解质监测，特别是因药物引起的 Q-T

间期延长。

三、护理诊断和预期目标

（一）心输出量降低和外周组织灌注不足的风险 (NANDA-I)

1. 预期目标——患者在正常心率范围内进行活动。

2. 预期目标——患者未出现足部水肿。

3. 预期目标——患者射血分数维持在基线的 5% 以内。

4. 预期目标——患者表现为生命体征正常和血氧饱和度正常。

（二）活动无耐力的风险 (NANDA-I)

1. 预期目标——如有需要，患者在进行活动时会寻求帮助。

2. 预期目标——患者接受活动水平降低。

（三）体液失衡的危险 (NANDA-I)

1. 预期目标——患者血流动力学稳定。

2. 预期目标——患者保持体液平衡并与疾病对体液的限制相一致。

（四）焦虑 (NANDA-I)

1. 预期目标——患者能识别导致焦虑情绪的因素。

2. 预期目标——患者能通过讨论，减少焦虑情绪。

四、护理计划与护理措施

（一）心脏毒性干预措施——预防很重要

1. 记录药物的总累积剂量；达到最大剂量时，停止使用。

(1) 多柔比星——550 mg/m^2。

(2) 柔红霉素（盐酸正定霉素、道诺霉素）——600mg/m^2。

(3) 米托蒽醌（诺安托）——160 mg/m^2。

(4) 高剂量环磷酰胺——4 天总剂量为 144 mg/kg。

2. 监测基线水平和间断心电图监测或心肌核素扫描。

3. 监测生命体征和体重。

4. 使用脂质体多柔比星降低心脏毒性反应。

5. 监测放疗的暴露剂量。

（二）非药物方法治疗心脏毒性 (Curigliano et al., 2012)

1. 治疗前评估心血管风险。

2. 在适当的时间间断筛查心血管功能。

3. 心脏瓣膜手术——治疗放疗引起的瓣膜疾病。

4. 基础疾病管理——包括肿瘤和心脏病。

5. 减少暴露心脏结构的放射治疗。

（三）根据基础疾病用药物方法治疗心脏毒性 (Curigliano et al., 2012)

1. 出现高脂血症使用降脂药物。

2. β - 受体阻滞剂和血管紧张素转换酶抑制剂

(1) 可用于左心室功能紊乱。

(2) 曲妥珠单抗的心脏毒性——目前缺乏循证指南；没有规范的 β - 受体阻滞剂和血管紧张素转换酶抑制剂对心功能不全的治疗和管理。

3. 血管紧张素受体阻滞剂合并蒽环类药物——有助于防止心脏损害 (Nakamae et al., 2005)。

4. ACEIs 血管紧张素转换酶抑制剂和钙通道阻滞剂通过血管生成抑制剂治疗高血压。

5. Q-T 间期延长

(1) 避免药物相互作用。

(2) 监测电解质与治疗体液失衡。

6. 给予保护心脏的铁螯合剂，如右雷佐生（右旋丙亚胺），为了防止转移性乳腺癌患者在使用多柔比星的剂量超过 300 mg/m^2 时引起心脏毒性 (Huh, Jaffe, Durand, Munsell & Herzog, 2010；Van Dalen, Caron, Dickinson & Kremer, 2011)。

（四）患者健康教育

1. 报告症状和体征。

2. 均衡饮食，并有所节制。

3. 遵医嘱进行康复锻炼 (Scott et al., 2013)。

五、评价

肿瘤专科护士系统和定期地评估患者和家属对引起心脏毒性的肿瘤治疗的认知情况，以确定恢复正常心功能的进展情况，收集相关数据，并与预期结果进行比较。如有必要，对护理诊断结果和护理计划进行检讨和修订。

第五节　血栓性疾病

一、概述

（一）定义——静脉血栓或动脉栓塞妨碍静脉回流或者阻塞动脉血流

（二）病理生理学 (Young et al., 2012)

1. 血栓在血流瘀滞、内皮损伤或血液高凝状态下形成 (Virchow triad)。

(1) 血栓由血液中的红细胞 (RBCs)、纤维蛋白、血小板组成；它充满血管腔，引起部分或完全血流阻塞，脱落的栓子，可引起肺栓塞或脑血管意外。

(2) 血栓在血管内自由流动，当嵌入血管时，可形成栓塞，导致部分或完全血流阻塞。

2. 肿瘤细胞可能与促凝血活性物质有关

(1) 肿瘤细胞使纤维蛋白沉积在组织，表现出凝血级联反应，为凝血酶原酶形成提供条件。

(2) 微血管具有很强的渗透性，使凝血蛋白漏到血管腔外。

(3) 肿瘤细胞释放促凝物质，启动凝血级联反应。

（三）可能和以下因素有关 (Connolly & Khorana, 2010；Conti et al., 2013；Kearon et al., 2012；Mandala et al., 2010；Schmidt, Horvath-Puho, Thomsen, Smeeth, & Sorensen, 2012)

1. 血小板增多症（血小板计数 > 400 000/mm³）。

2. 转移癌。

3. 安装有静脉通路装置。

4. 弥散性血管内凝血。

5. 肿瘤治疗

(1) 细胞毒性药物。

(2) 激素治疗。

(3) 抗血管生成药物——沙利度胺、来那度胺。

6. 脓毒症。

7. 心脏疾病、肺疾病、肾脏疾病。

8. 凝血异常（如基因突变、蛋白 C 和蛋白 S 缺乏、抗磷脂抗体）——肿瘤患者中不大可能发生。

9. 微血管病性溶血性贫血 (MAHA) 与血小板减少性紫癜相关的血栓形成 (TTP)。

10. 吸烟、肥胖（体重指数 > 35 kg/m²）、过少运动。

11. 肝素诱导的血小板减少症。

12. 静脉血栓栓塞史。

13. 住院 [Centers for Disease Control and Prevention (CDC), 2012]

14. 红细胞生成刺激剂、输血、手术 (Bennett et al., 2008；Rogers et al., 2012)。

15. 高龄。

16. 淋巴结肿大。

（四）病因——依据肿瘤部位的不同而不同；以下疾病是较常见的引发疾病 (DeMartino et al., 2012；Young et al., 2012)

1. 高危——肺癌、胃肠道、胰腺癌、前列腺癌、卵巢癌。

2. 白血病、多发性骨髓瘤、非霍奇金淋巴瘤和霍奇金淋巴瘤。

3. 晚期疾病或转移性疾病。

二、评估

（一）危险因素

1. 雌激素，使用他莫昔芬。

2. 吸烟。

3. 近期手术。

4. 卧床休息或活动能力下降。

5. 最近乘坐长途飞机或汽车。

6. 肥胖——体重指数 > 35 kg/m²。

7. 高龄。

8. 既往静脉血栓栓塞症 (VTE)。

9. 肿瘤诊断。

10. 淋巴结肿大。

11. 家族性高凝病史。

12. 并发症——如感染、心力衰竭、动脉栓塞、糖尿病。

（二）体格检查

1. 静脉阻塞

(1) 小腿钝痛、紧张感或疼痛，尤其在走路时。

(2) 静脉压痛，可触及静脉条索。

(3) 单侧肢体水肿。

(4) 浅表静脉扩张。

2. 动脉栓塞

(1) 受累肢体剧烈疼痛。

(2) 手足冰凉、面色苍白。

(3) 脉搏缺失或减少。

3. 肺栓塞

(1) 胸痛。

(2) 呼吸困难、浅呼吸、呼吸急促。

(3) 突发性焦虑。

(4) 心脏骤停。

(5) 脉搏血氧饱和度下降。

(6) 胸膜摩擦感伴呼吸音减弱。

4. 凝血异常

(1) 易擦伤。

(2) 在尿液或粪便上可看到黏膜出血。

（三）实验室检查和诊断性试验 (Farge et al., 2013；NCCN, 2013)

1. 全血细胞 (CBC) 计数和血小板计数——血小板增多；血小板超过 400 000/mm³。

2. 双面扫描或静脉血栓造影术可见静脉异常。

3. 肝功能试验、尿素氮、肌酐。

4. 动脉栓子导致的异常动脉造影。

5. 肺动脉栓塞引起的异常螺旋 CT 或通气灌注扫描 (V-Q)。

6. 凝血酶原时间 (PT)、部分凝血酶时间 (PTT)、国际标准化比率 (INR)、凝血因子异常。

7. 骨盆、髂静脉和下腔静脉的磁共振成像——成本过高。

三、护理诊断和护理目标

（一）有减少心脏组织灌注的风险 (NANDA-I)

预期目标——患者四肢温暖，颜色正常。

（二）肺栓塞相关气体交换受损 (NANDA-I)

1. 预期目标——患者能维持正常呼吸频率。

2. 预期目标——患者能进行日常生活活动 (ADL)，不感到虚弱或疲劳。

（三）活动无耐力 (NANDA-I)

1. 预期目标——患者表现为身体活动耐受。

2.预期目标——患者能识别导致疲劳的因素。

（四）急性疼痛 (NANDA-I)

1.预期目标——患者自述疼痛程度可耐受。

2.预期目标——在 1~10 的范围内，患者的疼痛程度小于 3。

四、护理计划与护理措施

（一）高危患者的预防措施

1.非药物治疗

(1) 卧床患者应适当活动，并进行腿部锻炼。

(2) 膝关节弯曲脚抬高。

(3) 使用弹力袜、气动加压装置。

(4) 转介给物理治疗、专业治疗，或两者均有。

2.药物治疗 (Siegal & Garcia, 2012)

(1) 在接受标准化疗的患者中，不推荐使用预防措施。

(2) 在胰腺癌或肺癌患者中，应考虑预防措施。

1) 阿司匹林 81mg/h。

2) 低分子量肝素 (LMWH)。

（二）对已有血栓的干预措施

1.非药物治疗

(1) 如果有药物治疗禁忌，可考虑下腔静脉滤器置入。

(2) 动脉栓子切除术。

(3) 根据不同患者的情况考虑溶栓治疗。

(4) 监测实验室参数——凝血酶原时间，部分凝血酶时间，国际标准化比率。

2.药理学

(1) 低分子肝素。

(2) 肝素灌注。

(3) 华法林（调整至 INR2~3）。

(4) 肺栓塞吸氧。

(5) 疼痛管理。

（三）健康教育

1.用药管理。

2.预防措施。

3.患者服用抗凝药时出血的预防措施。

4.饮食限制——避免高维生素 K 食物。

5.戒烟。

6.活动限制。

五、评价

肿瘤专科护士定期系统地评估患者和家属对预防和管理血栓栓塞的知晓情况。收集相关数据，并与预期结果进行比较。必要情况下，对护理诊断、结果和护理计划进行检查和修订。

（孟爱凤 译 刘翔宇 校）

参考文献

Bennett, C. L., Silver, S. M., Djulbegovic, B., Samaras, A. T., Blau, C. A., Gleason, K. J., et al. (2008). Venous thromboembolism and mortality associated with recombinant erythropoietin and darbepoetin administration for the treatment of cancer-associated anemia. *JAMA, 299*(8), 914–924. http://dx.doi.org/10.1001/jama.299.8.914.

Bernas, M. (2013). Assessment and risk reduction in lymphedema. *Seminars in Oncology Nursing, 29*(1), 12–19. http://dx.doi.org/10.1016/j.soncn.2012.11.003.

Bonita, R., & Pradhan, R. (2013). Cardiovascular toxicities of cancer chemotherapy. *Seminars in Oncology, 40*(2), 186–198. http://dx.doi.org/10.1053/j.seminoncol.2013.01.004.

Burazor, I., Imazio, M., Markel, G., & Adler, Y. (2013). Malignant pericardial effusion. *Cardiology, 124*(4), 224–232. http://dx.doi.org/10.1159/000348559.

Cardinale, D., Bacchiani, G., Beggiato, M., Alessndro, C., & Cipolla, C. M. (2013). Strategies to prevent and treat cardiovascular risk in cancer patients. *Seminars in Oncology, 40*(2), 186–198. http://dx.doi.org/10.1053/j.seminoncol.2013.01.008.

Carver, J. R., Szalda, D., & Ky, B. (2013). Asymptomatic cardiac toxicity in long-term cancer survivors: Defining the population and recommendations for surveillance. *Seminars in Oncology, 40*(2), 229–238. http://dx.doi.org/10.1053/j.seminoncol.2013.01.005.

Centers for Disease Control and Prevention. (2012). Venous thromboembolism in adult hospitalizations—United States, 2007-2009. *MMWR. Morbidity and Mortality Weekly Report, 61*(22), 401–404.

Chang, C. J., & Cormier, J. N. (2013). Lymphedema interventions: Exercise, surgery, and compression devices. *Seminars in Oncology Nursing, 29*(1), 28–40. http://dx.doi.org/10.1016/j.soncn.2012.11.005.

Connolly, G. C., & Khorana, A. A. (2010). Emerging risk stratification approaches to cancer associated thrombosis: Risk factors, biomarkers and a risk score. *Thrombosis Research, 125*(Suppl. 2), S1–S7. http://dx.doi.org/10.1016/S0049-3848(10)00227-6.

Conti, E., Romiti, A., Musumeci, B., Passerini, J., Zezza, L., Mastromarino, V., et al. (2013). Arterial thrombotic events and acute coronary syndromes with cancer drugs: Are growth factors the missed link? What both cardiologist and oncologist should know about novel angiogenesis inhibitors. *International Journal of Cardiology*. http://dx.doi.org/10.1016/j.ilcard.2013.01.052.

Curigliano, G., Cardinale, D., Suter, T., Plataniotis, G., de Azambuja, E., Sandri, M. T., et al. (2012). Cardiovascular toxicity induced by chemotherapy, targeted agents and radiotherapy: ESMO Clinical Practice Guidelines. *Annals of Oncology, 23*(Suppl. 7), vii155–vii166. http://dx.doi.org/10.1093/annonc/mds293.

Davis, M., & Witteles, R. M. (2013). Cardiac testing to manage cardiovascular risk in cancer patients. *Seminars in Oncology, 40*(2), 147–155. http://dx.doi.org/10.1053/j.seminoncol.2013.01.003.

DeMartino, R. R., Goodney, P. P., Spangler, E. L., Wallaert, J. B., Corriere, M. A., Rzucidio, E. M., et al. (2012). Variation in thromboembolic complications among patients undergoing commonly performed cancer operations. *Journal of Vascular Surgery, 55*(4), 1035–1040.

Farge, D., Debourdeau, P., Beckers, M., Baglin, C., Bauersachs, R. M., Brenner, B., et al. (2013). International clinical practice guidelines for the treatment and prophylaxis of venous thromboembolism in patients with cancer. *Journal of Thrombosis and Haemostasis, 11*(1), 56–70. http://dx.doi.org/10.1111/jth.12070.

Fontaine, C., Van Parijs, H., Decoster, L., Adriaenssens, N., Schallier, D. C., Vanhoey, M., et al. (2010). A prospective analysis of the incidence of postoperative lymphedema 1-2 years after surgery and axillary dissection in early breast cancer patients treated with concomitant irradiation and anthracyclines followed by paclitaxel. *Journal of Clinical Oncology, 28*(15), e11059.

Fu, M. R., Guth, A. A., Cleland, C. M., Lima, E. D., Kaval, M., Haber, J., et al. (2011). The effects of symptomatic seroma on lymphedema symptoms following breast cancer treatment. *Lymphology, 44*(3), 134–143.

Hawkes, E. A., Okines, A. F., Plummer, C., & Cunningham, D. (2011). Cardiotoxicity in patients treated with bevacizumab is potentially reversible. *Journal of Clinical Oncology, 29*(18), e560–e562. http://dx.doi.org/10.1200/JCO.2011.35.5008.

Helyer, L. K., Varnic, M., Le, L. W., Leong, W., & McCready, D. (2010). Obesity is a risk factor for developing postoperative lymphedema in breast cancer patients. *Breast Journal, 16*(1), 48–54. http://dx.doi.org/10.1111/j.1524-4741.2009.00855.

Huh, W. W., Jaffe, N., Durand, J. B., Munsell, M. F., & Herzog, C. E. (2010). Comparison of doxorubicin cardiotoxicity in pediatric sarcoma patients when given with dexrazoxane versus as continuous infusion. *Pediatric Hematology and Oncology, 27*(7), 546–557. http://dx.doi.org/10.3109/08880018.2010.503335.

International Society of Lymphology (ISL). (2009). The diagnosis and treatment of peripheral lymphedema. 2009 Consensus document of the International Society of Lymphology. *Lymphology, 42*, 51–60.

Kalra, O. P., & Aggarwal, A. (2012). Rational use of diuretics and pathophysiology of edema. *Medicine Update, 22*, 601–610.

Kearon, C., Akl, E. A., Comerota, A. J., Prandoni, P., Bounameaux, H., Goldhaber, S. Z., et al. (2012). Antithrombotic therapy for VTE disease: Antithrombotic therapy and prevention of thrombosis, 9th ed: American College of Chest Physicians Evidence-Based Clinical Practice Guidelines. *Chest, 141*(Suppl.), e419S–e494S. http://dx.doi.org/10.1378/chest.11-2301.

Kim, S. H., Kwak, M. H., Park, S., Kim, H. J., Lee, H. S., Kim, M. S., et al. (2010). Clinical characteristics of malignant pericardial effusion associated with recurrence and survival. *Cancer Research and Treatment, 42*(4), 201–216. http://dx.doi.org/10.4143/crt.2010.42.4.210.

Lasinski, B. B. (2013). Complete decongestive therapy for treatment of lymphedema. *Seminars in Oncology Nursing, 29*(1), 20–27. http://dx.doi.org/10.1016/j.soncn.2012.004.

Lenihan, D., Suter, T., Brammer, M., Neate, C., Ross, G., & Baselga, J. (2012). Pooled analysis of cardiac safety in patients with cancer treated with pertuzumab. *Annals of Oncology, 23*(3), 791–800. http://dx.doi.org/10.1093/annonc/mdr294.

Maisch, B., Ristic, A., & Pankuweit, S. (2010). Evaluation and management of pericardial effusion in patients with neoplastic disease. *Progress in Cardiovascular Disease, 53*(2), 157–163. http://dx.doi.org/10.1016/j.pcad.2010.06.003.

Mandala, M., Barni, S., Prins, M., Labianca, R., Tondini, C., Russo, L., et al. (2010). Acquired and inherited risk factors for developing venous thromboembolism in cancer patients receiving adjuvant chemotherapy: A prospective trial. *Annals of Oncology, 21*(4), 871–876. http://dx.doi.org/10.1093/annonc/mdp354.

Martinou, M., & Gaya, A. (2013). Cardiac complications after radical radiotherapy. *Seminars in Oncology, 40*(2), 178–185.

http://dx.doi.org/10.1053/j.seminoncol.2013.01.007.

Minotti, G., Menna, P., Salvatorelli, E., Cairo, G., & Gianni, L. (2004). Anthracyclines: Molecular advances and pharmacologic developments in antitumor activity and cardiotoxicity. *Pharmacology Review, 56*, 185–229.

Nakamae, H., Tsumura, K., Terada, Y., Nakane, T., Nakamae, M., Ohta, K., et al. (2005). Notable effects of angiotensin II receptor blocker, valsartan, on acute cardiotoxic changes after standard chemotherapy with cyclophosphamide, doxorubicin, vincristine, and prednisolone. *Cancer, 104*(11), 2492–2498.

National Cancer Institute (NCI). (2013). *Lymphedema.* http://www.cancer.gov/cancertopics/pdq/supportivecare/lymphedema/healthprofessional/page.

National Comprehensive Cancer Network (NCCN). (2013). *Guidelines venous thromboembolic disease [v 1.2013].* http://www.nccn.org/professionals/physician_gls/f_guidelines.asp#site.

National Lymphedema Network. (2011). *Summary of risk reduction practices.* http://www.lymphnet.org/lymphedemaFAQs/riskReduction/riskReduction_summary.htm.

Ridner, S. H. (2013). Pathophysiology of lymphedema. *Seminars in Oncology Nursing, 29*(1), 4–11. http://dx.doi.org/10.1016/j.soncn.2012.002.

Ridner, S., Dietrich, M., Stewart, B., & Armer, J. (2011). Body mass index and breast cancer treatment-related lymphedema. *Supportive Care in Cancer, 19*, 853–857.

Rogers, M. A., Levine, D. A., Blumberg, N., Flanders, S. A., Chopra, V., & Langa, K. M. (2012). Triggers of hospitalization for venous thromboembolism. *Circulation, 125*(17), 2092–2099. http://dx.doi.org/10.1161/CIRCULATIONAHA.111.084467.

Ryberg, M. (2013). Cardiovascular toxicities of biological therapies. *Seminars in Oncology, 40*(2), 168–177. http://dx.doi.org/10.1053/j.seminoncol.2013.01.002.

Schmidt, M., Horvath-Puho, E., Thomsen, R. W., Smeeth, L., & Sorensen, H. T. (2012). Acute infections and venous thromboembolism. *Journal of Internal Medicine, 271*(6), 608–618. http://dx.doi.org/10.111/j.1365-2796.2011.02473.x.

Scott, J. M., Koelwyn, G. J., Hornsby, W. E., Khouri, M., Peppercorn, J., Douglas, P. S., & Jones, L. W. (2013). Exercise therapy as treatment for cardiovascular and oncologic disease after a diagnosis of early-stage breast cancer. *Seminars in Oncology, 40*(2), 218–228. http://dx.doi.org/10.1053/j.seminoncol.2013.01.001.

Siegal, D. M., & Garcia, D. (2012). Anticoagulants in cancer. *Journal of Thrombosis and Haemostasis.* http://dx.doi.org/10.1111/j.1538-7836.2012.04913.x, Sept 3.

Van Dalen, E. C., Caron, H. N., Dickinson, H. O., & Kremer, L. C. (2011). Cardioprotective interventions for cancer patients receiving anthracyclines. *Cochrane Database Systematic Review, 6*, CD003917. http://dx.doi.org/10.1002/14651858.CD003917.

Wanchai, A., Armer, J. M., & Stewart, B. R. (2013a). Complementary and alternative medicine and lymphedema. *Seminars in Oncology Nursing, 29*(1), 41–49. http://dx.doi.org/10.1016/j.soncn.2012.006.

Wanchai, A., Beck, M., Stewart, B. R., & Armer, J. M. (2013b). Management of lymphedema for cancer patients with complex needs. *Seminars in Oncology Nursing, 29*(1), 61–65. http://dx.doi.org/10.1016/j.soncn.2012.001.

Young, A., Chapman, O., Connor, C., Poole, C., Rose, P., & Kakkar, A. K. (2012). Thrombosis and cancer. *Nature Reviews. Clinical Oncology, 9*(8), 437–449. http://dx.doi.org/10.1038/nrclinonc.2012.106.

第33章 营养状况改变

第一节 体重改变和人体组成

一、概述

（见 Cunningham & Huhmann, 2011.）

（一）癌症的影响和癌症的治疗——会造成营养过剩和营养不良（体重增加、体重减少和人体组成），这些可能对癌症复发、存活时间、发病率以及生活质量有负性影响

（二）体重增加的原因

1. 相关疾病

(1) 乳腺癌患者体重增加是由多药物化疗方案、含类固醇方案或者两者都有的治疗方案所造成的。

(2) 积液——胸腔积液、心包积液、腹水。

(3) 水肿。

(4) 阻塞。

(5) 不运动。

(6) 电解质失衡。

2. 相关治疗

(1) 激素类药物。

(2) 类固醇。

(3) 电解质失衡。

(4) 代谢类并发症。

(5) 乳腺癌的辅助化疗。

(6) 生物类药物，如白细胞介素 2。

（三）体重减少的原因

1. 相关疾病

(1) 由肿瘤代谢作用造成的蛋白质 - 热量营养不良症。

(2) 肿瘤的位置——由于上呼吸道和胃部肿瘤，患者的体重不断减少。

2. 手术相关，特别是头颈部癌症和食管、胃、胰腺或大肠癌的手术。

(1) 可能会改变患者的进食功能。

(2) 可能会破坏营养物质的吸收。

(3) 与胃切除术相关的餐后倾倒综合征。

(4) 对外科肿瘤患者频繁的检查；可能会限制进食，包括饮食受限。

(5) 在围术期，随着热量消耗的增加，对能量的需求也不断增加。

3. 相关的治疗

(1) 与放化疗相关的呕吐引起的体重减轻。

(2) 由药物（如抗生素、化疗）、饮食改变、感染（如难辨梭状芽孢杆菌）、肠缺血、粪便嵌塞、肠易激综合征、滥用泻药、内分泌失调、消化不良、手术、放射性结肠炎引起的急性或慢性腹泻导致的体重减轻。

(3) 干细胞移植后的急性和慢性移植物抗宿主病(GVHD)。

(4) 存在与癌症治疗相关的并发症，包括食欲缺乏、味觉改变、黏膜炎、疼痛、焦虑、抑郁、疲劳。

(5) 药物的副作用，包括抗生素、阿片类药物、生物和靶向治疗。

4. 非显性损失，如出汗、胃吸引、外科引流、瘘、伤口。

二、评估

（一）病史

1. 以前的饮食方式、食物偏好、文化取向、食物过敏、饮食习惯和体重变化史。

2. 体重变化规律，包括类型、发作、持续时间、严重程度、早饱；相关症状——恶心、食物不耐受、味觉异常、口腔和咽喉疼痛、吞咽困难、呕吐、腹泻；其他因素——发生、加重、缓解因素。

3. 既往的自我照顾方法

(1) 能够实施干预以保持体重。

(2) 使用食品、营养补充剂和其他治疗。

4. 目前或最近的治疗癌症和经历的副作用。

5. 评估可能影响患者体重减轻或增加的相关文化、社会经济、情感、动机因素。

（二）体格检查

1. 测量目前体重增加或减少的量。

2. 评估是否存在脱水或电解质失衡。

三、护理诊断和护理目标

（一）营养失调：低于机体需要量

1. 预期目标——患者能够叙述体重减轻或增加的目标。

2. 预期目标——患者能够叙述体重减轻或增加有关并发症的危险，并知晓不同的癌症治疗方法可能会对营养状况产生不利影响。

3. 预期目标——患者营养摄入能够维持正常体重。

（二）自我形象紊乱

1. 预期目标——患者叙述与体重改变有关的干预措施。

2. 预期目标——患者能够叙述与体重减轻或增加有关并发症的危险，并知晓不同的癌症治疗方法可能会对营养状况产生不利影响。

3. 预期目标——患者能够采取措施，最大程度降低体重改变的严重程度和并发症。

4. 预期目标——患者和家属能够寻求社区资源改善营养状况。

（三）腹泻

1. 预期目标——患者能够告知医务人员营养状态的改变；干预措施包含记录大便次数、每天腹泻的总量。

（四）恶心

预期目标——患者能够叙述需要医务人员帮助，已经改变的营养状况。

(1) 体重减轻大于体重的 5%。

(2) 脱水、意识丧失、水肿。

(3) 皮肤完整性改变、伤口愈合、呼吸或心血管状态、感染。

(4) 无法进食或进饮。

(5) 任何涉及与患者健康相关的摄入不足。

四、护理计划与护理措施

（一）增加口服摄入热量和营养的干预措施

1. 教会患者和家人做到以下方面：

(1) 食用高营养和高蛋白食物，如奶酪、布丁、燕麦粥。

(2) 少量多餐。

(3) 在患者体力和胃口最好的时候，最大限度地增加食物摄入量，通常是在一天中的某些时候。

(4) 增加饮食中蛋白质含量，通过添加蛋白粉、速溶脱脂奶粉或肉汤、布丁等，或是在食品中加入即食早餐粉。

(5) 在饮食限制的范围内，最大限度增加所喜爱食物的摄入量。

(6) 正餐之间增加高蛋白、高热量、健康的食物。

(7) 尝试提供较冷或室温的软食以改善摄入量。

2. 在餐前和就寝前增加蛋白热量的摄入。

3. 进餐时，限制液体的摄入量，因为其可能会导致过饱和恶心感。

4. 讨论味觉改变，并且评估患者能够接受的液体和食物。

（二）促进患者饮食中最大舒适度的干预措施

1. 如需要，在饭前 30~60 分钟时，服用止痛药。

2. 如需要，餐前及餐后协助进行口腔护理。

（三）患者家庭照顾的干预措施

1. 帮助患者和家庭计算个性化的热量和蛋白质的需求，以体重变化情况作为干预目标；可能需要咨询营养师。

2. 选取适当数量的食物，以提供一个平衡的、营养丰富的饮食来控制体重。

3. 如果可以鼓励患者定期进行运动。

4. 鼓励患者咨询营养师。

五、评价

肿瘤专科护士定期系统地评价患者和家人对干预措施的反应，以确定与体重变化相关预期目标的完成情况。收集相关的数据，并与预期的目标相比较。如有必要，重新评价和修订护理诊断、护理目标和护理照顾计划。

第二节　味觉改变

一、概述

（一）定义——实际或感知到的味觉改变或味觉减退 (Cunningham & Huhmann, 2011)

1. 味觉减退——味觉的敏锐性降低。

2. 味觉障碍——不寻常的味觉感受，并感知不愉快的。

3. 味觉丧失——一种味觉缺失，"口盲"。

（二）病理生理、病因和危险因素

1. 疾病相关因素

(1) 氨基酸排泄——肿瘤细胞产生的物质改变了味蕾的感觉（甜、酸、苦、咸）。

(2) 肿瘤侵入口腔或唾液腺。

(3) 口腔感染——如念珠菌病。

2. 治疗相关因素

(1) 特殊手术部位——口腔、舌、唾液腺、嗅觉神经的通路，气管切开。

(2) 放疗相关——唾液的稠度改变可能先于黏膜炎或口干发生。

1) 味蕾的破坏发生在最小剂量 200~400 cGy 时；放疗后 3~5 周达到高峰；在 3~4 周时，味蕾的感觉可能都不存在，治疗后的 6~12 个月重新回到基线状态，或者不再恢复正常 (Haas, 2011; Hong et al., 2009)。

2) 唾液早期可能会变黏稠或吸付力增强,在放射治疗的 10~14 天时,黏膜可能会变得发干;这种状况可能会持续到放疗完成后的 2~4 个月;微酸或碳酸饮料、食物有助于稀释分泌物。

(3) 化疗相关因素

1) 某些药物对味觉的影响比其他药物更大——如顺铂、伊立替康、环磷酰胺、达卡巴嗪、更生霉素 (放线菌素 D)、氮芥、甲氨蝶呤、长春新碱、氟尿嘧啶 (Camp-Sorrell, 2011)。

2) 味觉改变。

①持续或间歇的金属腥味和苦味。

②甜味阈值增加或降低, 咸味和酸味阈值增加, 苦味的阈值一般降低。

③对肉类、咖啡、巧克力反胃。

3. 生活方式相关

(1) 不良口腔卫生习惯。

(2) 营养摄入不足——锌、铜、镍、烟酸、维生素 A。

4. 成长因素

(1) 年龄增加引起味蕾退化。

(2) 习惯性反胃。

1) 当食物引起不愉快的症状时, 会产生味觉的改变或反胃, 如恶心、呕吐、疼痛。

2) 快速变换到新食谱。

(三) 医疗管理原则

1. 补充营养替代液。

2. 尝试使用不同组合食物改善味觉。

(四) 味觉改变的潜在并发症

1. 厌食症——主要由于摄入量减少、食物营养摄入降低, 以及对消化起作用的唾液和胃液分泌量减少。

2. 由厌食导致的摄入量减少, 可能会持续到治疗结束后 1 年。

3. 味觉改变导致许多患者拒绝肉类、鱼、家禽、鸡蛋、西红柿、油炸食品, 并且可能会导致蛋白质热量营养不足和体重减轻。

二、评估

(一) 病史

1. 味觉减退、味觉缺失或味觉障碍。

2. 危险因素, 包括味觉改变程度和持续时间。

3. 患者主观描述味觉改变和由此产生的对营养状态、生活方式影响。

(二) 体格检查

1. 口腔评估

(1) 评估口腔和咽喉部是否存在红疹、脱皮、干燥、唾液分泌过多和溃疡。

(2) 观察口腔继发感染症状和体征。

2. 体重。

3. 存在和摄入量改变相关的其他身体问题。

(三) 和营养状态受损相关的实验室结果

1. 人血白蛋白、转铁蛋白、总淋巴细胞计数水平降低。

2. 锌、铜、镍含量降低。

3. 烟酸和维生素 A 水平降低。

三、护理诊断和护理目标

(一) 营养失衡:低于机体需要量

1. 预期目标——患者能叙述和味觉改变相关的干预目标。

2. 预期目标——患者能描述味觉改变可能引起的风险。

3. 预期目标——患者能向医务人员报告与味觉改变相关的症状和体征。

4. 预期目标——患者使用恰当的干预措施以获得和维持最佳营养状态。

5. 预期目标——患者最大程度减少味觉改变的持续时间和影响的干预措施。

(二) 口腔黏膜受损

1. 预期目标——患者能叙述与味觉改变相关的干预目标。

2. 预期目标——患者能描述味觉改变可能引起的风险。

3. 预期目标——患者向医务人员报告与口腔黏膜改变相关的症状与体征。

4. 预期目标——患者能使用恰当的干预措施以获得和维持最佳的营养状态。

5. 预期目标——患者采取措施最大程度减少味觉改变的程度和持续时间。

四、护理计划和护理措施

(一) 最大程度减少味觉改变发生的风险和严重性的干预措施

1. 采取措施增加味蕾敏感性

(1) 尝试使用香料和调味品增加味觉。

(2) 利用食物的香味刺激味觉。

(3) 增加膳食中液体的摄入量。

(4) 鼓励餐前餐后漱口, 保持口腔卫生。

(5) 放疗后酌情使用氨磷汀防止组织损伤和味觉减退 (Tortorice, 2011)。

2. 采取非药物治疗措施减少厌食症

(1) 在食物中增加甜味剂。

(2) 用其他蛋白质代替肉类食物中的蛋白质。

(3) 避免患者看到和闻到可能会引起不愉快感受的食物。

（4）让患者餐前和化疗前吃糖果，如柠檬糖或嚼口香糖，以改变味觉降低金属味和刺激唾液分泌。

3.采用非药物措施以促进唾液分泌和降低口腔干燥

（1）定期补充水或果汁——如每小时几次。

（2）黏膜上喷洒水、生理盐水或人工唾液。

（3）告知患者吸吮平滑的酸果或含片来刺激唾液分泌。

（4）告知患者避免乙醇、商业漱口水和吸烟。

（5）保持口腔黏膜。

（6）提供多汁和有酱食物，拒绝摄入干燥食物，如烤面包或饼干。

（二）对味觉改变相关并发症的监测措施

1.定期测量患者体重。

2.坚持记录日常饮食。

3.教育患者口腔护理的重要性，并告知病情变化要及时联系医务人员。

（三）患者家庭护理的干预措施（见厌食症计划和实施部分）

（四）患者可能会使用其他的干预方法来代替常规疗法（见吞咽困难、计划和实施部分）

五、评价

肿瘤专科护士定期系统地评价患者和家庭对味觉改变的反馈，以确定预期结果完成的进展情况，如食欲改善和口腔摄入量增加。收集相关的数据，并和预期结果进行比较。如有必要，重新评价和修订护理诊断、护理结果和护理照顾计划。

第三节 厌食症

一、概述

（一）定义——食欲丧失，伴随着口腔摄入量降低；可能会有潜伏期，伴随进展性体重降低，医疗检查未发现其他临床表现 (Adams et al., 2008)

（二）厌食症的原因

1.生理因素 (Adams et al 2008; Hopkinson, Wright & Foster, 2008)

（1）并发症，包括恶心、呕吐、早饱、腹泻、便秘、疼痛、吞咽困难、口腔黏膜炎、腹水、味觉和嗅觉改变。

（2）躯体结构问题，如食管肿瘤以及手术和（或）牙齿原因引起的消化道结构改变。

（3）代谢紊乱，如高钙血症、低钾血症、尿毒症、低钠血症。

（4）与阿片类药物、抗生素和铁剂相关的药物副作用。

（5）与化疗、放疗、手术和生物治疗相关影响。

（6）癌症及其治疗产生的促炎性细胞因子环境导致的厌食症 (Gupta et al., 2011)。

2.心理因素

（1）焦虑、抑郁、恐惧、苦恼 (Hopkinson et al., 2008)。

（2）丧失对食物的兴趣。

3.社会因素 (Walz, 2010)

（1）饮食环境改变。

（2）饮食期间同伴的改变。

（三）医疗和护理管理的原则

1.营养改变的早期检测和持续评估 (Adams et al., 2008; Granda-Cameron et al., 2010; Walz, 2010)。

2.改正潜在病因，如不受控制的疼痛、黏膜炎、恶心或呕吐、胃食管反流。

3.提供营养支持或饮食替代疗法。

4.采用护理干预措施，最大程度降低厌食症的发生、严重性和对营养状况的影响。

（四）长期厌食后遗症

1.随着脂肪丢失，热量和蛋白质摄入量降低，导致体重降低、虚弱、疲乏 (Hopkinson et al., 2008)。

2.可能导致恶病质，影响患者的预后。降低患者治疗的耐受性，引起治疗剂量改变及由此引起疗效降低 (Marian & Roberts, 2010; Sauer & Voss, 2012)。

3.碳水化合物、蛋白质和脂肪代谢异常结果。

4.内脏和肌体消耗——肌肉萎缩、内脏器官萎缩、低蛋白血症、贫血 (Walz, 2010)。

5.导致体液免疫和细胞免疫功能受损——中性粒细胞功能受损（趋化作用、杀菌）和骨髓再生 (Walz, 2010)。

6.蛋白质热量营养不良会影响肿瘤治疗并且增加治疗副作用的严重程度。

二、评估

（一）病史

1.既往饮食习惯、饮食偏好、排便习惯、患者及家属厌食病史。

2.厌食症形态——发作、频率、严重程度；相关的症状——食物不耐受、早饱、恶心、味觉异常、口腔或咽喉疼痛、吞咽困难；其他因素——诱发、加重、缓解因素。

3.既往自我照顾方法

（1）实施干预措施以缓解厌食症的能力。

（2）使用食物和营养补充剂。

（3）使用替代或营养补充剂。

4.目前或近期癌症治疗和治疗副作用。

（二）体格检查

1.测定目前体重和总体重减轻量。

2. 评估目前水、电解质失衡状况——口干、皮肤弹性差、尿量减少。

3. 评估可能影响体重减轻或摄入量减少的相关种族、社会经济、情感和动机因素。

4. 评估环境中恐惧、焦虑、压力、抑郁和伤害性刺激的心理社会反应。

三、护理诊断和护理目标

（一）营养失衡：低于机体需要量

1. 预期目标——患者叙述食欲丧失相关并发症的危险因素和不同癌症治疗对营养摄入可能产生的不利影响。

2. 预期目标——患者和家属积极参与降低厌食症发生的风险、严重程度和并发症的干预措施。

3. 预期目标——患者能增加营养摄入以维持体重。

4. 预期目标——患者表现为稳定的体重或渐进性体重增加，并且没有营养不良的迹象。

5. 预期目标——患者参与特定的干预措施以刺激食欲或增加饮食摄入。

6. 预期目标——患者能够叙述需要医务人员干预的情况。

(1) 体重减少大于 5%。

(2) 脱水、无法进食或进饮，或两种情况均存在。

(3) 皮肤完整性和伤口愈合情况的改变。

(4) 体温超过 37℃，需要增加额外的热量。

(5) 症状发展或恶化，如疲劳、早饱、便秘或恶心。

（二）体液不足

1. 预期目标——患者增加液体摄入量，以保持足够的水分需求。

2. 预期目标——患者保持充足的体液平衡，如生命体征平稳、黏膜湿润、皮肤弹性好、毛细血管充盈和尿量正常。

（三）有皮肤完整性受损的风险

预期目标——患者能够叙述需要医务人员干预的效果。

(1) 皮肤完整性或伤口愈合情况的改变。

(2) 体温超过 38℃。

（四）食欲丧失所致的并发症、癌症治疗对营养储存的不良影响的相关知识

1. 预期目标——患者能清晰地说出疾病的进展和厌食症潜在并发症。

2. 预期目标——患者能够识别症状和体征与疾病进展的关系以及症状与致病因素的相关性。

3. 预期目标——患者开始改变生活方式，并积极参与治疗方案制订。

（五）有照顾者角色障碍的危险

预期目标——患者和家人能够向社区寻求改善营养状况的资源。

四、护理计划和护理措施

（见体重改变：护理计划与护理措施部分）

（一）监测与厌食症相关的并发症的干预措施

1. 保持每天记录饮食的摄入量，并定期称体重。

2. 评估电解质失衡和脱水的症状和体征。

3. 评估营养不良对全身皮肤和指甲状况的不利影响——皮肤皲裂、裂开，或切口愈合不良。

（二）患者和家庭照顾者的干预措施

1. 鼓励家人在饮食限制的范围内提供饮食，并探讨在热量和营养需求不能被满足的情况下，饮食限制的必要性 (Hopkinson et al., 2008)。

2. 教会家属提高饮食中蛋白质 - 热量含量的方法以及提高饮食摄入量的方法。

(1) 提供高热量、高蛋白食品清单。

(2) 建议家属通过增加蛋白质或奶粉及其他添加物来补充营养价值。

(3) 使用经过授权的药物——止痛药、维生素补充剂、可能刺激食欲的药物 [如糖皮质激素或醋酸甲地孕酮(甲地孕酮)](Adams et al., 2008)。

(4) 营造轻松、愉快的进餐时间。

(5) 营造积极的进餐环境，如餐桌布置有吸引力、听音乐、避免食用纸板盒或罐头食品。

(6) 食用多样食品以避免味觉疲劳。

(7) 避免只关注摄入量，以免适得其反。

3. 教会患者和家人关于脱水的症状和体征 (干性皮肤和黏膜、皮肤弹性差、尿量减少)、延迟性伤口愈合、营养不良 (骨骼质量消耗、身体脂肪减少、体重减轻、败血症、能量减少) 以及何时向医务人员报告主要症状。

4. 护士和患者共同制订计划以增加每天蛋白 - 热量的摄入量。

（三）加强适应和康复的干预措施

1. 为患者提供有关营养，并适合其教育水平和理解能力的书面和视听资料。

2. 早期转介给营养师进行营养评估或干预。

五、评价

肿瘤专科护士定期系统地评价患者和家人对干预措施的反馈情况，以确定与厌食症相关情况的好转情况，如体重增加、液体摄入量增加、疲劳改善、知晓厌食症的潜在并发症。收集相关的数据，并与预期结果进行比较。如有需要，重新评估护理诊断、护理结果、护理照顾计划，最大程度减轻厌食症及其相关症状。

第四节 恶病质

一、概述

（一）定义——指体重不断减轻及肌肉逐渐耗损的症候群，其症状包括厌食、体重下降、骨骼肌萎缩、四肢无力 (Cunningham & Huhmann, 2011; Fearon et al., 2011)

（二）病理生理学——分原发性和继发性 (Harman, 2009)

1. 原发性恶病质——也称为厌食恶病质综合征。

(1) 过程复杂，包括厌食、代谢改变、细胞因子释放和其他代谢因素导致骨骼肌萎缩 (Cunningham & Huhmann, 2011; Harman, 2009)。

(2) 由炎性细胞因子介导，包括肿瘤坏死因子 (TNF-α)、白细胞介素 1(IL)、IL-6、干扰素 α 和 β，其可能由肿瘤本身所产生或者免疫系统对肿瘤的反应 (Laviano, Meguid, & Fanelli, 2006)。

(3) 代谢改变——包括糖异生减少，葡萄糖代谢改变，代谢率增加，脂质、蛋白质和碳水化合物新陈代谢改变。

2. 继发性恶病质——定义为基于结构原因引起的体重减轻，如梗阻、吸收障碍，或者是治疗引起的不良反应，如恶心和呕吐或味觉的改变 (Cunningham & Huhmann, 2011; Suzuki, Asakawa, Amitani, Nakamura, & Inui, 2013)。

（三）风险因素

1. 疾病相关——癌症，尤其是肺癌、胰腺癌、胃癌、获得性免疫缺陷综合征 (AIDS)、感染、脓毒症、炎症性疾病。

2. 治疗相关——化疗、生物治疗、放疗，头颈、胃、胰腺、结、直肠部位的手术。

3. 相关因素

(1) 影响营养摄入的心理因素——癌性恶病质被认为是绝症的标志；因此，患者经常选择"放弃"。

(2) 抑郁、不活动、没有食欲和功能性丧失影响患者的生活质量。

（四）医疗管理原则

1. 治疗基础疾病。

2. 药物干预 (Granda-Cameron, et al., 2010; Walz, 2010)

(1) 醋酸甲地孕酮（甲地孕酮）——具有剂量 - 反应效应。

(2) 醋酸甲羟孕酮——增加食欲。

(3) 糖皮质激素——地塞米松、甲泼尼龙和泼尼松（强的松）能有效提高食欲。

(4) 甲氧氯普胺（胃复安）——在低剂量时，可能会刺激胃肠道 (GI) 运动并且减少早饱、恶心等症状。

(5) 代谢抑制剂——诱导合成。

(6) 目前正在研究的还不确定具有疗效的药物——睾酮、癸酸诺龙和氧雄龙 (Suzuk I et al., 2013)。

3. 根据患者的康复目标，癌症治疗期间采用全胃肠外营养 (TPN) 补充营养不足。

喂养——口服或鼻饲管喂养有助于维持正常的胃肠道菌群防止胃肠黏膜萎缩 (Sauer & Voss, 2012)。

（五）恶病质的潜在后遗症

1. 发病率和死亡率增加，目前死亡率达到 80%(Cunningham & Huhmann, 2011)。

2. 碳水化合物、蛋白质和脂质代谢改变。

3. 降低组织对胰岛素的敏感性，并且降低胰岛素对葡萄糖的反应。

4. 免疫活性受损——体液、细胞、分泌腺和黏膜免疫性受损。

5. 伤口愈合不良、感染率增加。

6. 蛋白质热量营养不足及由此产生的体重减轻；内脏和躯体蛋白的消耗，导致机体功能的受损。

7. 食物、液体摄入不足及癌症治疗引起的便秘。

二、评估

（一）病史

1. 了解患者既往膳食结构、饮食偏好、饮食习惯、饮食种类和数量、厌食症发作史。

2. 厌食症既存的疲劳和不适——评估发作频率、严重程度；相关症状——食物不耐受、味觉异常、疼痛、吞咽困难；其他因素——发生、加重、缓解因素。

3. 既往自我保健方法——能够采取措施缓解厌食症，包括使用食品、营养补充剂和其他治疗。

4. 目前或近期经历癌症治疗和治疗副作用。

5. 可能导致体重减轻的相关文化、社会经济、情绪和动机因素。

（二）体格检查

1. 测定目前体重和近期体重减少的量。

2. 评估脱水、电解质失衡情况。

3. 评估肌肉萎缩、脂肪沉积减少和水肿发生情况。

4. 进行人体营养测量并请营养师会诊

(1) 三头肌皮褶厚度、上臂肌围。

(2) 身高和体重（在过去 3 个月内，体重下降 > 5%，对蛋白质营养不良的诊断具有重要意义）。

5. 评估生化测量结果

(1) 内脏蛋白质储存量——人血白蛋白、前白蛋白、总铁结合力、转铁蛋白、电解质、氮平衡 (Cunningham & Huhmann, 2011)。

(2) 瘦体重——计算机断层扫描 (CT) 和双能 X 线吸

收法 (DEXA)(Di Sebastiano & Mourtzakis, 2012)。

(3) 贫血程度。

(4) 缺乏微量金属元素和维生素并且葡萄糖不耐受。

三、护理问题和护理目标

见(厌食症)章节的陈述和结果鉴定部分,其余恶病质相关的问题陈述如下:

(一)成人身心衰竭(随着体重减轻和功能降低,患者身心衰退)

1. 预期目标——根据护理目标,患者经口少量多餐,或选择其他可耐受的替代营养品。

2. 预期目标——患者叙述恶病质相关并发症的危险因素和不同癌症治疗对营养储备可能产生的不良影响。

3. 预期目标——患者和家人积极参与干预措施,以最小化恶病质发生的风险、严重程度和并发症。

4. 预期目标——患者能够识别需要医务人员干预的情况:

(1) 体重减轻大于 5%。

(2) 脱水。

(3) 皮肤完整性和伤口愈合情况改变以及感染发生。

(4) 无法进食或进饮。

(5) 其他和食物摄入量相关幸福感的担忧。

5. 预期目标——患者和家人能够及时向社区寻求营养和照顾支持。

四、护理计划和护理措施

见厌食症,计划和实施部分。

五、评价

肿瘤专科护士定期系统地评价患者和家人对干预措施的反馈情况,以确定预期目标的进展情况,最大程度降低恶病质相关并发症发生的风险。收集相关数据,并与预期目标进行比较。如有需要,重新评估和修订护理诊断、护理结果和护理照顾计划。

第五节 营养支持治疗

一、概述

(见 Bosaeus, 2008; Cunningham & Huhmann, 2011; Fuhrman, 2010; Marian & Roberts, 2010.)

(一)营养并发症

1. 营养不良——癌症及其治疗的共同结局;营养不良表现为:

(1) 不能忍受治疗,即使有益的。

(2) 更容易出现感染、乏力、伤口愈合不良、皮肤损伤、虚弱、疲劳、抑郁、冷漠;营养不良影响生活质量。

2. 恶性肿瘤的影响

(1) 癌细胞与正常细胞竞争细胞分裂和生长所需的营养物质。

(2) 癌细胞对宿主的需求未知;可能会引起以下代谢的改变:

1) 碳水化合物代谢改变——动员葡萄糖提供能量,对特定的患者会出现葡萄糖不耐受,导致如下情况的发生:

①无氧糖酵解——只产生 2 个 ATP,在完全氧化的情况下可以产生 36 个 ATP;因此,无氧糖酵解效率降低;肿瘤细胞采用无氧糖酵解。

②糖异生率增加——癌症患者的能量消耗增加 10%。

③葡萄糖不耐受——静脉注射或口服葡萄糖后,体内葡萄糖的清除速率延迟,这可能由于体内缺乏胰岛素或胰岛素对高血糖反应缺陷而引起的。

2) 蛋白质代谢改变——动员肌肉组织满足不断增加的代谢需求,并可能导致肌肉萎缩,尤其存在严重营养不良的恶病质 (Marin Caro, Laviano, & Pichard, 2007; Sauer & Voss, 2012)。

①前白蛋白和人血白蛋白水平测量蛋白状态。

②癌症患者常出现低蛋白血症——正常白蛋白水平 =4 g/dL;癌症患者的平均白蛋白水平 =2.9 g/dL。

③增加肿瘤对氨基酸的摄取。

④蛋白质合成减少。

⑤蛋白降解增加;加速肌肉蛋白分解。

⑥由于异常的蛋白渗漏引起的蛋白质储存和肌肉质量下降。

⑦蛋白质分解以满足能量需求 (Suzuki et al., 2013)。

⑧癌症恶病质, 以及蛋白质消耗, 导致以下结果:

A. 尽管积极进食,仍难以抵消体重减轻。

a. 负氮平衡。

b. 可能会影响生存和治疗耐受性。

B. 食物摄入量减少, 机体消耗肌肉量以提供所需的氨基酸。

C. 食欲减退、味觉和嗅觉改变、食物吸引力减退。

D. 虚弱、体重减轻、功能降低。

3) 体液和电解质紊乱 (Cunningham & Huhmann, 2011; Wujcik, 2011):

①高钙血症——某些肿瘤引起的血液中的钙水平增高。

②高尿酸血症——伴随高磷血症和高钾血症, 由于化疗导致白血病和淋巴瘤细胞分解, 引起肿瘤溶解综合征。

③低钠血症——常见于支气管小细胞癌, 造成抗利尿激素分泌失调综合征 (SIADH), 持续性水钠潴留。

④ 低钾血症的原因可能是由化疗或抗真菌治疗引

起的。

(3) 癌细胞会产生生化物质，影响患者食欲，也可能导致厌食症（由中枢机制或神经递质）(Adams et al., 2008)。

(4) 恶性肿瘤可侵袭或压迫促进食物和液体摄取、消化道组织和器官，并有可能增加代谢需求。

1) 瘘管形成。

2) 梗阻。

3) 褥疮。

4) 溃疡。

3. 癌症治疗的影响

(1) 由于手术和以下原因导致胃肠系统结构改变 (Cunningham & Huhmann, 2011)：

1) 无法独自进食。

2) 无法咀嚼或吞咽。

3) 无法通过胃和肠消化食物。

4) 肠改道。

5) 恶心和呕吐。

(2) 由于手术、放疗、化疗引起功能改变，可能导致以下结果 (Cunningham & Huhmann, 2011)：

1) 脂肪吸收不良。

2) 胃酸分泌过多。

3) 水电解质紊乱。

4) 倾倒综合征与胃动力改变。

5) 口干症。

6) 黏膜炎。

7) 便秘。

8) 味觉和嗅觉改变。

(3) 治疗或治疗的副作用可能引起代谢改变，如由于发烧压力腹泻呕吐细胞分裂或破坏导致能量需求增加。

（二）营养评估

1. 营养筛查——在治疗前和治疗期间实施 (Charney & Cranganu, 2010)。

(1) 营养史和饮食习惯。

(2) 人体测量——身高、体重、上臂围、皮褶厚度、理想体重、体重指数 (BMI)。

(3) 生化测定蛋白质状态——人血白蛋白（半衰期 20 天）、转铁蛋白（半衰期 8 天）、前白蛋白（半衰期 2 天）；评估长期、中期和短期蛋白状态。

（三）医疗管理原则 (Cunningham & Huhmann, 2011; Mattox & Goetz, 2010)

1. 癌症患者长期营养支持治疗的争议包括以下方面：

(1) 肿瘤患者可以通过营养支持达到其自身营养的改善，同时促进了肿瘤生长。

(2) 营养支持的短暂获益。

2. 营养治疗目标

(1) 确定热量和蛋白质需求。

(2) 体重增加。

(3) 保持体重。

(4) 维持体液和电解质平衡。

(5) 提高健康感。

(6) 延长寿命。

3. 根据下列因素选择营养治疗类型（肠内或肠外）：

(1) 胃肠道功能。

(2) 营养问题的严重性。

(3) 患者的咀嚼和吞咽能力。

(4) 肿瘤治疗和预后的时间长短。

(5) 居家照顾时社区资源情况。

(6) 费用。

4. 营养支持类型 (Baldwin, Spiro, Roger, & Emery, 2012; Fuhrman, 2010; Walz, 2010)

(1) 增加正常摄入的食物或液体

1) 每天五或六次，少食多餐。

2) 高蛋白质饮食。

3) 高热量、低脂肪饮食。

4) 富含热量的饮料，如营养奶昔、果汁，或其他饮料。

5) 增加食欲的活动，如低强度锻炼。

6) 避免不含营养的无热量食物。

7) 只有在口服摄入无法维持的情况下，才使用肠内或肠外治疗。

(2) 肠内营养治疗——通过口服以外的胃肠道途径提供营养补充，如胃造瘘术、空肠造口术或鼻胃管，以及胃空肠造口术。

1) 患者预期需要一个月以上的营养支持，并且不能经口进食；小肠至少还有 30cm 有功能。

2) 可能需要经皮内镜下放置喂养管。

3) 肠内放置喂养管潜在的并发症（表 33-1）。

4) 选择合适的营养液配方；可能需要尝试不同的种类：

① 配方选择要根据患者目前对营养要求，以及同时存在的任何异常胃肠道吸收、蠕动，或腹泻的丢失情况；也会考虑实验室检查结果、所需蛋白质的量、氮平衡和患者的代谢；乳糖耐受或不耐受。

② 聚合配方中的氮包含蛋白质、糖、部分水解淀粉、含有长链甘油三酯的脂肪；大部分也含有纤维素。

要求肠道有一定程度的消化吸收能力。

③ 预消化肠内营养配方含有氮的短肽，在基本配方中，蛋白质都是游离氨基酸；碳水化合物能提供大部分能量，并且存在长链和中链三酰甘油。

严重吸收不良。

④ 具体疾病的配方如下

表33-1 放置肠内营养管进食的潜在并发症

并发症	护理干预
鼻胃管	
导管异位	通过胸部X线摄影检查导管正确的位置
	每次使用导管前检查导管位置
	抽吸胃内容物
	观察导管末端在水中的气泡
	注射空气并用听诊器听气过水声
	用胶带妥善固定导管于患者鼻周
误吸	定时推注而不是连续喂养
	患者清醒时,每3~4小时,进食低于350~400mL的食物,并且推注时间大于20分钟
	首次给予量为240mL
	推注时和推注后的1小时,应抬高床头30°
导管污染、管道堵塞	每天更换喂养管
	每次喂食后用30mL水冲洗胃管
	如果管道堵塞,用温水或脉冲式冲管
腹胀、呕吐、腹痛、腹泻	调节输注速度超过20分钟
	室温配方;可能需要减少配方量,腹泻可能是由食物配方、乳糖不耐受、细菌污染、渗透压、抗生素,或难辨梭状芽孢杆菌导致
鼻十二指肠管	
误吸	发生风险较小
	连续给予而不是定时推注
	小肠对渗透压敏感;因此,开始应给予30~50mL/h的等渗配方,并且每12小时增加25mL/h,直到达到预期量
导管污染	配方食物应在规定的4小时内输注完
	每24小时更换一次喂养管,每8小时用温水冲洗一次

A. 呼吸衰竭配方中含有较低碳水化合物与脂肪的比例,以尽量减少二氧化碳的产生。

B. 肾衰竭配方中含有修饰的蛋白质、电解质。

(3) 肠道修复能力(包括酸平衡和管腔菌群)防止入侵肠道的第一道防线。

(4) 肠外治疗是指通过静脉途径给药,并且胃肠道途径不能用于补充营养 (Bosaeus, 2008; Marin Caro et al., 2007; Fuhrman, 2010)。

1) 肠外治疗需要放置中心静脉导管 (CVL) 或者经外周静脉置入中心静脉导管 (PICC),外周静脉营养 (PPN) 可以输注较低的血糖浓度。

2) 输注氨基酸、葡萄糖、液体、维生素、矿物质、电解质和微量元素的混合物。脂肪乳可以少量补充以提供能量。

3) 肠外治疗的潜在并发症(见表33-2)。

二、评估

（一）营养评估——包括评价患者摄取营养物质的意愿和吸收营养物质的能力 (Charney & Cranganu, 2010; Hopkinson et al., 2008; Walz, 2010)

1. 摄入

(1) 食欲。

(2) 饮食习惯。

(3) 患者制备食物和进食的能力。

(4) 食物过敏和饮食偏好。

(5) 牙齿情况。

(6) 患者湿润、咀嚼和吞咽营养物质的能力。

2. 消化

(1) 在胃和小肠消化食物的能力。

(2) 通过肠道消化胃内容物的能力。

3. 代谢

(1) 碳水化合物、脂肪或蛋白质代谢异常。

(2) 维生素和矿物质缺乏。

4. 排泄

(1) 大便排泄形态。

(2) 排尿形态。

(3) 尿与大便特点。

（二）营养评估,包括评估饮食摄入对患者的影响

1. 身体评估 (Charney & Cranganu, 2010)

(1) 皮肤充盈情况。

(2) 实际体重与理想体重比较。

(3) 测量上臂围肌肉量。

表 33-2　肠外营养治疗的潜在并发症

并发症	护理干预
技术或机械	
气胸	可能发生在锁骨下穿刺
	插管时,观察患者胸痛、呼吸困难和发绀
	插管后,进行胸部X线检查,以检查导管放置的位置
	在连接静脉导管之前检查回抽血液
	气胸可能发生在导管插入过程中
误入动脉	从导管穿刺处观察到鲜红的血液跳动
	患者可能诉说插入位置疼痛
	按压穿刺部位15分钟;可能需要用沙袋加压
导管异位	监测导管从上腔静脉移植到另一静脉
	注意患者主诉颈肩部疼痛和周围区域肿胀
	注意:如果无法通过导管注入溶液和无法回抽到血液,
	则按照标准处理导管堵塞
	(见第三部分血管通路概述)
导管凝固	经外周静脉注入10%葡萄糖水溶液或以相同的速率,通过其他导管腔作为全胃肠外营养(TPN),以防止低血糖
液体超负荷	通过容积泵准确调节输注量
	每小时检查输液量
	测量每日体重,监测输入和输出量
空气栓塞	保护所有的输液管接头紧结,防止断开
	如果发生可疑空气栓塞,应立即夹闭导管并置患者左侧卧位
代谢	
高血糖	输液速度逐渐增加
	每6小时检查尿中的糖、酮和丙酮
	每日监测血糖水平
低血糖	根据医嘱,全肠外营养时,补充胰岛素
	根据医嘱,监测毛细血管血糖
	观察低血糖症状和体征
	监测血糖水平
	如突然停止全肠外营养时,在外周以相同速率输注10%的葡萄糖
	根据医嘱,给予50mL的50%葡萄糖静脉滴注
感染	
溶液污染	未冷藏的溶液常温下不超过4小时
	检查每一瓶或袋溶液在输注前、输注时的颜色和清晰度
设备污染	按照操作要求更换输液管,使用无菌技术
	避免中断全肠外营养不用于输液或采血
局部感染	按操作要求,更换敷料,使用无菌技术
	观察感染部位的红、压痛、肿胀、渗出
发烧	每4小时监测生命体征
	取外周和中心血管血培养,以确定感染源

(4) 测量肱三头肌皮褶厚度和脂肪储存量。

2. 实验室数据评估

(1) 用血清前白蛋白、总蛋白、血清转铁蛋白评价蛋白质存储量。

(2) 氮平衡评估能量平衡。

(3) 血红蛋白和红细胞压积指标。

(4) 电解质水平。

三、护理诊断和预期目标

(一)营养失衡:低于机体的需要量

1. 预期目标——根据个人目标,患者能达到充足的营养状态。

2. 预期目标——患者表现为体重稳定或体重逐步增加，未出现营养不良。

3. 预期目标——患者能够描述干扰足够摄入的影响因素。

4. 预期目标——患者参与特定的干预措施，刺激食欲，增加膳食摄入量。

（二）感染的风险（NANDA-I）

1. 预期目标——患者无感染或早期识别感染并及时处理。

2. 预期目标——患者能够积极参与干预措施，以防止和（或）减少感染的风险。

（三）腹泻

1. 预期目标——肠内喂养期间患者未出现腹泻。

2. 预期目标——患者维持正常的排便形态。

（四）有误吸的危险

1. 预期目标——患者维持气道通畅，且未发生误吸。

2. 预期目标——患者肺分泌物中无胃内容物。

（五）缺乏与营养支持治疗相关的知识

1. 预期目标——与患者和家人讨论营养支持疗法的基本原则。

2. 预期目标——患者和家人掌握必要的技能来管理营养支持治疗。

3. 预期目标——患者和家人能够向医务人员列出营养支持治疗的症状和体征。

四、护理计划和护理措施

（一）最大程度提高患者安全的干预措施

1. 根据治疗方案给予营养治疗。

2. 检查营养补充后肤色的改善情况。

3. 检查营养补充物的有效期。

4. 在给予营养补充剂之前，确认喂养管或导管的位置。

（二）监测营养治疗并发症的干预措施

1. 感染——发热和发红；鼻导管、食管道或导管出口处肿胀、脓、疼痛。

2. 呼吸系统并发症——胸痛、呼吸困难、咳嗽、发绀。

3. 液体负荷过重——体重增加、水肿、呼吸困难、颈静脉怒张。

4. 高血糖——每6小时监测血糖和排尿形态。

5. 胃肠道——大便性状、腹胀、排便形态。

6. 电解质紊乱——精神状态、虚弱、疲劳的改变，神经系统检查（躁动、激动）改变。

（三）减少营养支持治疗并发症发生率和严重程度的干预措施（见表33-1和表33-2）

（四）患者和家人照顾的干预措施

1. 教会患者和家人管理喂养管或导管。

2. 教会观察营养支持治疗并发症的临床症状。

3. 鼓励患者和家人参与营养治疗决策。

五、评价

肿瘤专科护士定期系统地评价患者和家人对干预措施的反馈，以确定维持充足营养和体重的进展情况。收集相关的数据，并与预期目标相比较。如有必要，重新评估和修订护理诊断、护理结果和照顾计划。

（胡成文 译 刘翔宇 校）

参考文献

Adams, L., Shepard, N., Caruso, R., Norlling, M., Belansky, H., & Cunningham, R. (2008). Putting evidence into practice: Evidence-based interventions to prevent and manage anorexia. *Clinical Journal of Oncology Nursing, 13*(1), 95–102.

Baldwin, C., Spiro, A., Roger, A., & Emery, P. W. (2012). Oral nutritional interventions in malnourished patients with cancer: A systematic review and meta-analysis. *Journal of the National Cancer Institute, 104*, 1–15. http://dx.doi.org/10.1093/jnci/djr556.

Bosaeus, I. (2008). Nutritional support in multimodal therapy in cancer cachexia. *Supportive Care in Cancer, 16*, 447–451. http://dx.doi.org/10.107/s00520-007-0388-7.

Camp-Sorrell, D. (2011). Chemotherapy toxicities and management. In C. H. Yarbro, D. Wujcik, & B. H. Gobel (Eds.), *Cancer nursing: Principles and practice* (pp. 458–503). Sudbury, MA: Jones and Bartlett.

Charney, P., & Cranganu, A. (2010). Nutrition screening and assessment in oncology. In M. Marian & S. Roberts (Eds.), *Clinical nutrition for oncology patients* (pp. 21–44). Sudbury, MA: Jones and Bartlett.

Cunningham, R. S., & Huhmann, M. B. (2011). Nutritional disturbances. In C. H. Yarbro, D. Wujcik, & B. H. Gobel (Eds.), *Cancer nursing: Principles and practice* (pp. 818–844). Sudbury, MA: Jones and Bartlett.

Di Sebastiano, K. M., & Mourtzakis, M. (2012). A critical evaluation of body composition modalities used to assess adipose and skeletal muscle tissue in cancer. *Applied Physiology Nutrition and Metabolism, 37*(5), 811–821.

Fearon, K., Strasser, F., Anker, S. D., Bosaeus, I., Bruera, E., Fainsinger, R. L., et al. (2011). Definition and classification of cancer cachexia: An international consensus. *Lancet Oncology, 12*, 489–495. http://dx.doi.org/10.1016/51470-2045(10)70218-7.

Fuhrman, M. P. (2010). Nutrition support for oncology patients. In M. Marian, & S. Roberts (Eds.), *Clinical nutrition for oncology patients* (pp. 45–63). Sudbury, MA: Jones and Bartlett.

Granda-Cameron, C., DeMille, D., Lynch, M. P., Huntzinger, C., Alcorn, T., Levicoff, J., et al. (2010). An interdisciplinary approach to manage cancer cachexia. *Clinical Journal of Oncology Nursing, 14*(1), 72–81. http://dx.doi.org/10.1188/10.CJON.72-80.

Gupta, S. C., Kim, J. H., Kannappan, R., Reuter, S., Dougherty, P., & Aggarwal, B. (2011). Role of nuclear factor kB-mediated inflammatory pathways in cancer-related symptoms and their regulation by nutritional agents. *Experimental Biology and Medicine, 236*(6), 658–671.

Haas, M. L. (2011). Radiation therapy: Toxicities and management. In C. H. Yarbro, D. Wujcik, & B. H. Gobel (Eds.), *Cancer nursing: Principles and practice* (pp. 312–351). Sudbury, MA: Jones and Bartlett.

Harman, S. M. (2009). *Primary anorexia-cachexia syndrome in cancer patients.* http://www.healio.com/.

Hong, J. H., Omur-Ozbek, P., Stanek, B. T., Dietrich, A. M., Duncan, S. E., Lee, Y. W., et al. (2009). Taste and odor abnormalities in cancer patients. *Journal of Supportive Oncology, 7*(2), 58–65.

Hopkinson, J. B., Wright, D. N. M., & Foster, C. (2008). Management of weight loss and anorexia. *Annals of Oncology, 19*(Suppl. 7), vii289–vii293. http://dx.doi.org/10.1093/annonc/mdn452.

Laviano, A., Meguid, M. M., & Fanelli, F. R. (2006). Anorexia. In G. Montovani, S. D. Anker, & A. Inui (Eds.), *Cachexia and wasting: A modern approach* (pp. 139–148). Milan, Italy: Springer-Verlag Italia.

Marian, M., & Roberts, S. (2010). Introduction to the nutritional management of oncology patients. In M. Marian, & S. Roberts (Eds.), *Clinical nutrition for oncology patients* (pp. 1–20). Sudbury, MA: Jones and Bartlett.

Marin Caro, M. M., Laviano, A., & Pichard, C. (2007). Nutritional intervention and quality of life in adult oncology patients. *Journal of Clinical Nutrition, 26,* 289–301. http://dx.doi.org/10.1016/j.clnu.2007.01.005.

Mattox, T. W., & Goetz, D. E. (2010). Pharmacologic management of cancer cachexia-anorexia and other gastrointestinal toxicities associated with cancer treatments. In M. Marian, & S. Roberts (Eds.), *Clinical nutrition for oncology patients* (pp. 379–408). Sudbury, MA: Jones and Bartlett.

Sauer, A. C., & Voss, A. C. (2012). *Improving outcomes with nutrition in patients with cancer.* www.onsedge.com.

Suzuki, H., Asakawa, A., Amitani, H., Nakamura, N., & Inui, A. (2013). Cancer cachexia-pathophysiology and management. *Journal of Gastroenterology.* http://dx.doi.org/10.1007/s00535-013-0787-0, Epub.

Tortorice, P. V. (2011). Cytotoxic chemotherapy: Principles of therapy. In C. H. Yarbro, D. Wujcik, & B. H. Gobel (Eds.), *Cancer nursing: Principles and practice* (pp. 352–389). Sudbury, MA: Jones and Bartlett.

Walz, D. A. (2010). Cancer-related anorexia-cachexia syndrome. *Clinical Journal of Oncology Nursing, 14*(3), 283–287. http://dx.doi.org/10.1188/10.CJON.283-287.

Wujcik, D. (2011). Targeted therapy. In C. H. Yarbro, D. Wujcik, & B. H. Gobel (Eds.), *Cancer nursing: Principles and practice* (pp. 561–583). Sudbury, MA: Jones and Bartlett.

第 **34** 章　舒适状况

第一节　疼痛

一、概述

（一）定义

1. 一种与实际或潜在组织损伤相关的感觉和情绪体验，或对这种损害的描述 [国际疼痛研究协会 (IASP)，2012]。

2. 疼痛——定义无论何人诉说疼痛，无论何时当他或她诉说自己疼痛，疼痛存在 (McCaffery & Pasero, 1999)。

（二）**疼痛的特点** (Brant, 2014)

1. 急性疼痛——通常持续小于 6 个月；病因明确；时常表现出疼痛反应。

2. 慢性疼痛——通常持续时间超过 3 个月；常常是疼痛原因不详的良性慢性疼痛；疲劳和抑郁比较常见。

3. 癌痛——包括癌症本身或治疗过程导致的急性和慢性癌痛。

(1) 疼痛可引发对癌症进展或复发的恐惧。

(2) 疼痛导致焦虑、绝望和抑郁情绪加剧。

（三）**疼痛的类型** (Brant, 2014)

1. 伤害性疼痛——深层皮肤组织伤害感受器被激活所导致。

(1) 躯体痛——来自骨骼、关节或结缔组织；剧烈跳痛或局部受压感。

(2) 内脏痛——伤害感受器被激活，继发胸或腹部组织扩张、压迫、浸润（如胰腺、肝、胃肠道）；弥漫性疼痛、抽筋为特征；位置不固定。

2. 神经性疼痛——由外周神经、交感神经、中枢神经系统压迫、炎症、浸润、缺血、损伤所引起的 (Bennett et al., 2012; IASP, 2012; Lema, Foley, & Hausheer, 2010)。

(1) 周围神经性疼痛——由周围神经损伤引起，常以麻木和刺痛感为特征。

(2) 中枢介导性疼痛——以辐射和射击感觉，伴随灼烧感和疼痛感为特征。

(3) 交感神经性疼痛——集中产生，自主神经失调引起；复杂区域疼痛综合征。

（四）生理（图 34-1）(Brant, 2014)

1. 传导

(1) 由机械、热、化学伤害性刺激，激活伤害性感受器（对伤害性刺激敏感的受体）。

(2) 损伤时释放神经递质，包括前列腺素 (PGS)、缓激肽 (BK)、5- 羟色胺 (5-HT)、P 物质 (SP) 和组胺 (H)，引发炎症反应。

(3) 沿着神经元产生动作电位或去极化；钠进入细胞内，钾排出细胞外；疼痛感沿着通路到达中枢神经系统。

2. 传输

(1) 动作电位直达灰质后角的伤害感受器才终止。

(2) 抑制脊髓释放突触前和突触后痛觉传递的神经递质和兴奋性物质。

(3) 神经元继续将信息传递给大脑丘脑和其他中枢系统。

(4) 丘脑将信息传递到大脑皮层。

3. 知觉——大脑皮层处理疼痛的体验，并通过抑制调制机制减轻疼痛感。

4. 调节

(1) 神经元通过脑干（脑桥和延髓）下行到脊髓背角并释放神经介质——内源性阿片类药物、去甲肾上腺素、5-羟色胺。

(2) 神经介质抑制脊髓背角痛觉冲动传递。

(3) 阿片类药物在脊髓背角与受体结合，阻止疼痛信号传递到大脑高级中枢。

（五）危险因素

1. 疾病相关因素

(1) 癌症类型 (Brant, 2014)

1) 头颈癌最常见 (70%)。

2) 妇科恶性肿瘤 (60%)。

3) 胃肠恶性肿瘤 (59%)。

(2) 骨移性骨癌——最常见的癌痛来源 (Maccauro et al., 2011)。

1) 乳腺癌、前列腺癌、肺癌和多发性骨髓瘤骨转移发生率最高。

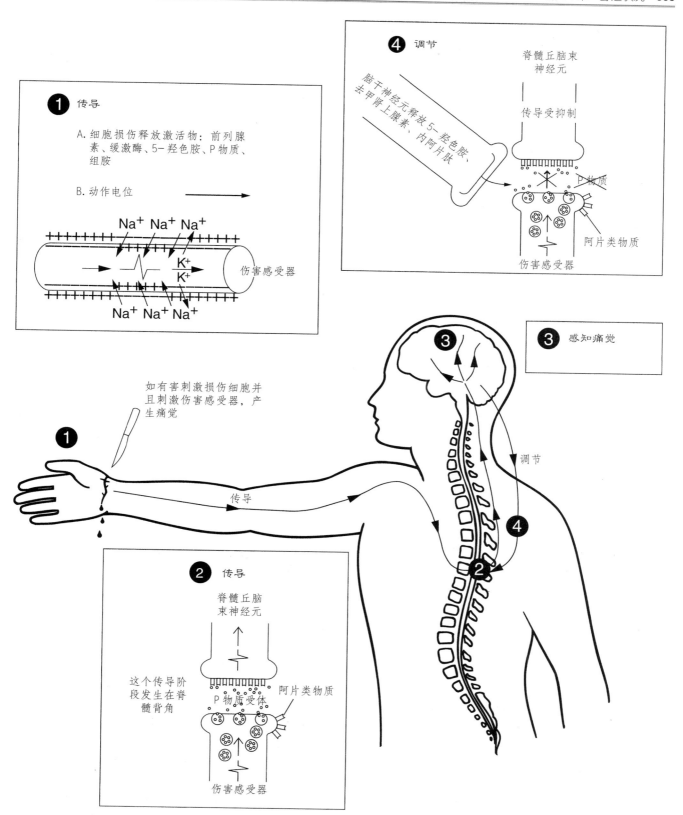

① 传导

A. 细胞损伤释放激活物：前列腺素、缓激酶、5-羟色胺、P 物质、组胺

B. 动作电位

Na⁺ Na⁺ Na⁺
K⁺
K⁺
Na⁺ Na⁺ Na⁺
伤害感受器

④ 调节

脊髓丘脑束神经元
传导受抑制
脑干神经元释放 5-羟色胺、去甲肾上腺素、内阿片肽
P 物质
阿片类物质
伤害感受器

如有害刺激损伤细胞并且刺激伤害感受器，产生痛觉

③ 感知痛觉

传导

调节

② 传导

脊髓丘脑束神经元
这个传导阶段发生在脊髓背角
P 物质受体
阿片类物质
伤害感受器

图34-1 生理的疼痛。5-HT，5-羟色胺；BK，缓液肽；H，组胺；NE，去甲肾上腺素；PG，前列腺素；SP，SP-物质 P. Data from McCaffery, M., & Pasero, C. (1999). Pain: Clinical manual (2nd ed.). St. Louis, MO: Mosby.

2) 骨质破坏或骨神经和软组织压迫。

(3) 内脏痛——由肠道肿瘤梗阻、肝转移、内脏器官血流闭塞、恶性腹水和其他原因导致。

(4) 周围神经、交感神经和中枢神经系统压迫或损伤 (Maccauro et al., 2011)。

1) 脊髓压迫。

2) 神经丛病X疼痛经常为首发症状，紧接着出现四肢无力和感觉丧失；以刺痛为特征。

3) 周围神经病变——以痛性麻木、刺痛、虚弱、感觉丧失为特点。

2. 治疗相关因素

(1) 化疗相关的疼痛

1) 黏膜炎——烷化剂、抗代谢药物、蒽环类药物、含铂辅助化疗、紫杉醇和某些靶向治疗 [表皮生长因子受体(EGFR)] 导致严重的黏膜炎, 联合化疗和高剂量化疗方案也会导致同样的后果 (Epstein et al., 2012)。

2) 周围神经病变

①铂化合物、长春花生物碱、紫杉烷类、沙利度胺、硼替佐米——周围神经病变发生率最高 (Beijers, Jongen, & Vreugdenhil, 2012)。

②以烧灼感、麻木、手和脚刺痛感为特征。

3) 带状疱疹后遗性神经痛

①特点:病变性区域燃灼感、疼痛和电击样痛。

②经常由化疗后免疫抑制引起;外用药物, 如利多卡因贴片或凝胶和长效加巴喷也会导致带状疱疹后遗神经痛 (Brant, 2010)。

(2) 放疗相关疼痛

1) 黏膜炎——经常出现在头颈部放疗过程中, 但也可能出现在胃肠道放疗的任何地方。

① 通常出现在治疗开始后的 2~3 周 (Epstein et al., 2012)。

2) 放疗性皮肤改变——放射性皮炎和放疗引起 (Burris & Hurtig, 2010; Ryan, 2012)。

(3) 癌症手术相关的慢性疼痛 (Brant, 2011)

1) 乳腺癌术后:

① 以腋窝、上臂、胸部的紧致感为特征。

② 经常随着运动、伸直、伸展、举起、牵拉、前推而加剧;普遍认为是由于肋间臂神经损伤导致。

2) 开胸术后:

①以手术切口部位疼痛、麻木和烧灼感为特征。

②认为由肋间神经损伤引起的 (多达 80% 的患者发生在手术后的最初几个月)。

3) 术后头颈部癌痛:

①以紧缩感、烧灼感、电击样痛为特征。

②认为是由附属表浅颈丛神经受损伤引起, 紧接着去神经和斜方肌萎缩, 随后向下和向侧面肩胛骨位移,

由此出现肩关节功能障碍和疼痛。

4) 肾切除术后——以侧腹、腹股沟、腹部沉重感或麻木感为特征。

5) 截肢术后——以幻肢疼或残端疼痛为特征, 可能实质上是神经性的。

6) 淋巴水肿——以手臂和肩部饱满、沉重感或紧缩感为特征。

可能由任何影响淋巴系统的肿瘤手术引起 (最常与乳腺癌相关)。

3. 个人和社会心理因素 (Brant, 2014)

(1) 患者相关因素

1) 由于害怕不愿意服用阿片类药物和误解止痛药的耐受性和成瘾性。

2) 害怕疼痛可能是进展性疾病的征兆;拒绝接受充分的镇痛。

3) 臆想疾病有所好转。

(2) 医务人员相关的因素

1) 区分不清成瘾性、镇痛耐受性、生理依赖性疼痛。

2) 不愿开处方——害怕被监管机构指控滥用心疼药。

3) 疼痛评估和管理中的培训不到位。

(3) 年龄——老年人慢性疼痛和控制不良的风险较高。

(4) 文化——影响疼痛的认知和表达。

二、评估

See Brant, 2014; National Comprehens Ⅳ e Cancer Network（NCCN）, 2013.

（一）特殊人群

1. 老年患者 (Curtiss, 2010)

(1) 全面评估用药史

1) 许多老年患者服用多种药物。

2) 在大于 70 岁的老年人中, 服用五种或五种以上的药物, 多重用药相互作用的风险性更高。

(2) 提高老年人对镇痛药的敏感性

1) 有必要从低剂量缓慢滴定开始。

2) 高龄会导致药物半衰期和代谢过程延长。

(3) 合适的疼痛筛查量表

如果患者不能口头报告疼痛, 需要使用非语言疼痛评估工具。

(4) 评估出现视物昏暗症状。

(5) 家庭监督的有效性

老年人有计划使用镇痛药时, 要考虑费用情况。

2. 儿童 (Chauhan, Weiss, & Warrier, 2010)

(1) 根据发育年龄评估小儿患者。

(2) 提供合适的疼痛评估量表供选择。

1) 在 7 岁以下的儿童中, 通常使用疼痛面部表情评分法。

2）0 至 10 级评分法可用于学龄及儿童以上。

3）不能用语言清楚表达疼痛的儿童，采用疼痛行为评估量表 (Merkel, Voepel-Lewis, Shayevitz & Malviya, 1997)。

(3) 止疼药起始剂量应按重量计算。

（二）临床疼痛程度评估 (Brant, 2012, 2014; Irwin, Brant, & Eaton, 2011)（表 34-1）

1. 身体维度。

2. 心理维度。

3. 社会维度。

4. 灵性或宗教维度。

（三）病史和体格检查 (NCCN, 2013)

1. 药物史 [现存和既往的肿瘤治疗(化疗、放疗、手术), 其他重大疾病, 以往存在的慢性疼痛]。

2. 评估影像学检查 [如 CT、磁共振成像（MRI），骨扫描] 和实验室检测结果（肿瘤标志物）。

3. 体格检查和神经系统检查——评估疼痛的症状（身体活动受限, 隔离）, 肌肉张力改变, 深腱反射消失。

4. 评估以下系统改变：

(1) 呼吸状态——呼吸频率和气体容量下降, 二氧化碳的残留量升高。

(2) 中枢神经系统改变——镇静、嗜睡、兴奋、协调性、情绪状态。

(3) 心血管系统——血压过低。

(4) 胃肠道系统——便秘、肠梗阻、排便困难、恶心。

(5) 生殖泌尿系统——尿潴留、排尿困难。

(6) 皮肤系统——出汗、面部潮红、瘙痒。

（四）疼痛评估和再评估 (NCCN, 2013)

1. 每次接触患者时, 都应进行疼痛的评估和筛选（在入院时、家庭随访、门诊随访过程中）。

2. 全面疼痛评估每一次疼痛主诉。

3. 疼痛干预一段时间后, 进行疼痛再评估（如对口服药物评估间隔时间是给药后大约 1 小时）。

4. 疼痛评估作为第五生命体征。

三、护理问题和护理目标

（一）急性疼痛或慢性疼痛 (NANDA-I)

1. 预期目标——使用标准化的措施, 患者意识到预防、控制、报告疼痛强度或疼痛时间的重要性。

2. 预期目标——患者自述疼痛明显缓解。

（二）与自我照顾和有效使用疼痛管理策略的知识匮乏 (NANDA-I)

预期目标——患者能说出并使用合适药物与辅助措施来控制疼痛。

（三）社交孤立 (NANDA-I)

预期目标——患者参与日常生活活动并且与支持网络（家庭、朋友、精神领袖）合作减少社交孤立。

表 34-1　疼痛：评估参数	
维度	**疼痛评估要素**
	• 发作时间：疼痛什么时间开始
	• 部位：什么位置的疼痛
	• 持续时间：疼痛持续多久？疼痛是连续性的还是间歇性的
	• 特征：如何描述疼痛？(协助诊断疼痛综合症状)
	• 躯体痛——定位清楚的持续性钝痛或阵痛
	• 内脏痛——定位不清的阵痛、绞痛或胀痛
	• 神经痛——从外周或中枢神经系统发出，向四周辐射的烧灼感、麻木、电击样痛
	• 加重因素：什么原因会导致疼痛更严重？
	• 运动
	• 活动
	• 体位
	• 缓解因素：什么使疼痛好转？
	• 镇痛剂
	• 体位
	• 治疗因素：你采取过哪些治疗手段来控制疼痛？
	• 焦虑、抑郁或其他心理疾病史
	• 认知，包括困惑或精神错乱
	• 常用的应对策略
	• 对疼痛或疾病的心理反应，如抑郁、焦虑或恐惧
	• 疼痛干扰日常生活，包括身体或社交活动的退缩
	• 家庭沟通与疾病应对
	• 支持系统
	• 灵性团体对疼痛和疾病的影响
	• 与疼痛和疼痛相关的灵性信仰
	• 宗教或灵性对疼痛的影响

Data from　Brant, J. M. (2012). Strategies to manage pain in palliative care. in M. O'Connor, S. Lee & S. Aranda. (Eds.). Palliative care nursing: A guide to practice (3rd ed., pp. 93-113). Victoria, Australia: Ausmed.

（四）有便秘的危险 (NANDA-I)

预期目标——患者能说出需求并且演示大便软化剂和肠道刺激物的使用, 同时服用阿片类药物维持正常的胃肠运动。

四、护理计划和护理措施

（一）药物和非药物管理 (NCCN, 2013)

1. 治疗疼痛的根本病因。

2. 个体化疼痛评估患者情况调整疼痛管理方法

(1) 当疼痛持续全天不缓解, 则给予长效止痛药。

(2) 识别和控制暴发性疼痛 (Mercadante, 2011)

1）暴发性疼痛 (BTP)——在持续性疼痛的同时, 疼痛方式突然改变。

①口服阿片类药物——24 小时剂量达到 10%~20%。

②静脉注射阿片类药物——每小时的输液速度达到 25%~50%；由活动诱发的疼痛输液速度可能会更高。

2) 诱发性疼痛——通过运动或活动引起短暂性疼痛。

①在预期活动诱发性疼痛发生之前，适当的间隔给予止痛药，以便发挥药效。

②疼痛突然发作时，使用暴发性疼痛止痛药；考虑使用穿透黏膜的芬太尼、速效阿片类药物、皮下或静脉注射（Ⅳ）患者自控镇痛药（PCA 泵）。

3) 剂末疼痛——在下一个预定的剂量使用之前疼痛加剧，可以通过增加阿片剂量或频率来控制。

(3) 利用等效止痛药转换来指导阿片类药物转换。

(4) 开始以最少侵入性途径给药（优先口服，经皮给药）；如果出现不可忍受的副作用或尽管不断增加剂量仍然有顽固性疼痛，应改变治疗策略或轮换阿片类药物。

(5) 采取措施将最小化止痛药治疗的副作用：肠道措施包括使用大便软化剂和兴奋剂、止吐药、H2 受体拮抗剂、中枢神经兴奋剂，以便中和镇静作用。

3. 疼痛药物管理——使用世界卫生组织（WHO）阶梯止痛方法（图 34-2）[Brant, 2012; NCCN, 2013; World Health Organization (WHO), 2012] (see Chapter 25)。

(1) 第一阶梯——非阿片类镇痛药。

1) 轻度疼痛，为阿片类药物辅助用药时使用。

2) 如对乙酰氨基酚（扑热息痛）、乙酰水杨酸（阿司匹林）、非甾体类抗炎药（NSA Ⅰ Ds）。

(2) 第二阶梯——弱阿片类镇痛药。

1) 轻度到中度疼痛或疼痛从 WHO 阶梯的第一阶梯不断持续加重则使用弱阿片类药物。

2) 如与对乙酰氨基酚或阿司匹林固定组合氢可酮和羟考酮。

3) 阿片类药物与对乙酰氨基酚组合——有上限剂量；对乙酰氨基酚 24 小时剂量不能超过 4000 mg 并且在没有医务人员建议的情况下，患者 24 小时的用量不应超过 3000 mg。

4) 避免使用混合激动剂拮抗药 [如布托啡诺（酒石酸布托啡诺制剂）、喷他佐辛（镇痛新）]；从阿片受体激动剂转化为激动 - 拮抗剂可能会对身体已依赖纯阿片受体激动剂的患者产生停药反应。

(3) 第三阶梯——强阿片类镇痛药 (Brant, 2010)。

1) 对严重疼痛或疼痛持续不断地从第二阶梯增加。

2) 使用最常用的癌痛控制药物（如吗啡、羟考酮、氢吗啡酮、芬太尼）。

①在肾功能不全的患者中要禁用或慎用，潜在的 M3G 和 M6G 代谢物的积累，可能会导致过度镇静、呼吸抑制、肌阵挛。

②避免使用哌替啶，代谢物去甲哌替啶可在体内积

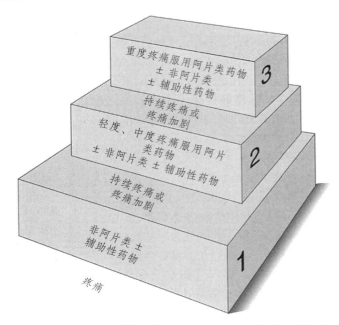

图34-2　WHO三阶梯止痛。From World Health Organization. (1996). Cancer pain relief (2nd ed.). Geneva: WHO.

聚，引起中枢神经系统毒性或心律失常。

(4) 辅助镇痛剂——可用于 WHO 阶梯的每一梯级，以提高镇痛效果，缓解疼痛加剧的并发症状，减轻与阿片类药物相关的副作用（表 34-2）。

(5) 其他干预措施

1) 骨转移治疗药物

①放射性核素，如锶 -89 和钐 -153 可以缓解弥漫性骨转移癌痛 (Roqué I Figuls, Martinez-Zapata, Scott Brown, & Alonso-Coello, 2011)。

②双膦酸盐类药物（如帕米膦酸二钠、唑来膦酸）可以缓解溶骨性骨转移疼痛 (Loftus, Edwards-Bennett, & Sokol, 2012)。

(6) 椎管内镇痛 (Deer et al., 2011; Hayek, Deer, Pope, Panchal, & Patel, 2011; Lawson & Wallace, 2010)——使用低剂量的止痛药可以减轻疼痛，从而限制了疼痛的严重性和毒副作用；一线药物包括吗啡、氢吗啡酮、丁哌卡因。

1) 硬膜外：

①静脉注射剂量的 10%。

②推荐用于妇科手术和其他腰部水平或其以下部位手术出现的术后疼痛 (Irwin et al., 2011)。

③隧道式硬膜外镇痛——对处于终末期并且不能进行植入式泵的患者控制疼痛的方式；导管隧道在腰部脊柱区域连接到输液泵进行连续输液并可根据需要选择剂量。

2) 鞘内植入泵。

①大约是硬膜外剂量的 10%。

②常用于控制临终患者的难治性癌痛。

表 34-2　辅助性镇痛药

药物分类	适应证	副作用
对乙酰氨基酚(扑热息痛)	轻度至中度疼痛,发热	肝毒性,如饮酒、肝衰竭的风险 最大推荐剂量:3000 mg/d或在医务人员建议下4000 mg/d
α-肾上腺素能激动剂可乐定	硬膜外神经性疼痛、手术后疼痛的镇痛	低血压、心动过缓、抑郁、干口
中枢神经兴奋剂		
咖啡因 右苯丙胺(中枢神经刺激剂) 哌甲酯(利他林) 莫达非尼 托莫西汀	精神运动性阻滞;减少阿片类药物的镇静副作用	紧张、睡眠障碍、高血压、心悸、焦虑
抗惊厥药		
加巴喷丁 普瑞巴林 苯妥英钠(大仑丁) 卡马西平 拉莫三嗪(利必通) 托吡酯(妥泰) 双丙戊酸钠 左乙拉西坦 唑尼沙胺	神经性疼痛、三叉神经痛、带状疱疹后遗神经痛、臂和腰骶神经丛病、相关的化学免疫治疗、神经病变	镇静、头晕、共济失调、疲劳、骨髓抑制、恶心、皮疹、注意力不集中、水肿
三环类抗抑郁药 (TCAs)		
阿米替林 地昔帕明 去甲替林 选择性去甲肾上腺素再摄取抑制剂 文拉法辛(郁复伸) 度洛西汀	神经痛、带状疱疹后遗神经痛、术后神经病变、烦乱、心动过速化学免疫治疗相关的神经病变	口腔干燥、镇静、便秘、烦乱、心动过速体位性低血压,心脏传导异常加重;其他副作用
解痉剂		
巴氯芬	痉挛性疼痛,脊柱病变介导的中枢性疼痛	嗜睡、言语不清、低血压、便秘、尿潴留
苯二氮卓类		
阿普唑仑 氯硝西泮 地西泮(安定) 劳拉西泮	与疼痛相关的焦虑、惊恐发作、肌肉痉挛、手术相关疼痛	镇静、痴呆、精神错乱、运动失调低血压、头晕、呼吸抑制
糖皮质激素		
地塞米松 甲泼尼龙(甲基强的松龙)	神经压迫(臂和腰骶丛病变)、淋巴水肿和腹胀、颅内压增加	兴奋、食欲增加、高血糖、体重增加、库欣综合征、骨质疏松症、精神病、胃肠道出血、胃炎
局部麻醉药		
利多卡因,静脉注射(IV) 利多卡因贴片 美西律(脉舒律) 辣椒碱乳膏(辣椒素) 恩纳(共晶混合物的局部麻醉剂)霜	利多卡因治疗带状疱疹后遗神经痛、周围神经病变、术后神经病变恩纳霜用于局部皮肤麻醉	利多卡因用药处可引起轻微红疹
肌松药		
环苯扎林(氨苯环庚烯) 卡立普多	短期用于肌肉骨骼疼痛、破伤风	镇静、头晕、视力模糊、低血压、不能静坐

表 34-2(续) 辅助性镇痛药

药物分类	适应证	副作用
美他沙酮 美索巴莫 替扎尼定(盐酸替扎尼定)	替扎尼定可用较长的一段时间;用于头痛或神经性疼痛	
N-甲基-D-天冬氨酸(NMDA)受体拮抗剂		
吗啡类右美沙芬 氯胺酮 金刚烷胺 美金刚	神经性疼痛与阿片类药物协同作用;有利于预防阿片类药物耐药性 注:美沙酮也有NMDA受体活性	精神病副作用,幻觉、嗜睡
非甾体类抗炎药(NSAIDs)		
选择性环氧合酶2(COX-2)抑制剂		
塞来昔布(西乐葆) 非选择性COX抑制剂 布洛芬 酮咯酸 氟比洛芬 二氟尼柳 萘普生 非诺洛芬钙 酮洛芬 三柳胆镁 舒林酸(奇诺力)	骨转移癌、软组织浸润、肿瘤、发热、炎症COX-2非甾体类抗炎药有更多的选择性和较低的	COX-1抑制剂可以导致抑制老年人血小板聚集、胃溃疡、肾毒性、精神错乱 COX-2非甾体类抗炎药有更多的选择性和较低的胃肠道副作用

③患者选择:

A. 如疼痛未缓解,减少侵入性操作。

B. 在镇痛泵植入术前,鞘内试验成功。

C. 患者因素,如选择医疗服务中心进行镇痛泵护理、家庭护理状况、救助中心专业的知识,以及患者支持系统。

D. 有专业的疼痛管理团队根据需要植入泵、重新加药和调整镇痛装置。

E. 经济因素,如医疗保险纳入植入泵和护理费用;预期寿命至少 3~6 个月的患者,植入泵的费用要高于选择经隧道的硬膜外导管。

(7) 放疗——可能会缓解骨转移性疼痛并且缩小局部体积比较大的肿瘤 (Yu, Tsa I , & Hoffe, 2012)。

(8) 介入或手术的方法 (NCCN, 2013)。

1) 局部疼痛综合征采用神经阻滞方法。

①头颈部——周围神经阻滞。

②上肢——臂丛神经松解术。

③胸壁——硬膜外、鞘内、肋间、背根神经节的神经松解术。

④腹部——腹腔神经丛阻滞、胸内脏大神经切断术。

⑤盆腔——上腹下神经丛阻滞。

⑥直肠——椎管内阻滞、中线脊髓切开术、上腹下神经丛阻滞、奇神经节阻滞。

⑦单侧疼痛——脊髓前侧柱切断术。

2) 由复杂局部疼痛综合征、神经痛、外周神经病变引起的神经刺激。

3) 微创外科手术:

①经皮椎体后凸成形术或椎体成形术——治疗骨性病变 (脊柱转移瘤或压缩性骨折) 以恢复脊柱的稳定性。

②最佳的减瘤手术可以控制疼痛或改善疼痛症状,维持基本功能。

4. 非药物功能干预 (Irwin et al., 2011; NCCN, 2013)

(1) 物理功能治疗室、癌症康复护理。

(2) 针灸、按摩、热疗或冷疗法。

(3) 辅助疗法——转移注意力、音乐、意像、催眠、按摩、咨询和团体支持。

（二）增加舒适性以及增加患者和家庭知识的干预措施

1. 教育患者及家属预防和疼痛管理的策略

(1) 探讨有效的疼痛管理对获得最佳生活质量的重要性和疼痛对抑郁、睡眠障碍、疲劳的影响。

(2) 告知患者与治疗或操作相关的潜在的不适 (如骨髓活检、腰椎穿刺、静脉或中心线放置),以减少对未知的焦虑。

(3) 教会患者和家庭使用疼痛评定量表来描述疼痛和对干预措施的反应。

(4) 鼓励患者早期服用止痛药,避免剧烈疼痛,并对持续性疼痛全天使用长效止痛药。

(5) 在应用阿片类止痛药之初就对肠蠕动进行干预；包括使用大便软化剂和进行肠道刺激。

(6) 教育患者和家属采取多种方式控制疼痛：非阿片类药物、阿片类药物、辅助性镇痛药、介入手术、辅助技巧。

(7) 结合患者的社会资源（家庭领导者、牧师、精神领袖、治疗师）。

2. 镇痛耐受性、生理依赖性、药物成瘾性和其他方面的差异（Brant, 2014; Ⅰ ASP, 2012）。

(1) 镇痛耐受——通过重复药物暴露，形成生理状态上的适应，随着时间延长，可导致药效降低并有可能需要增加药物剂量以达到相同的效果。

(2) 身体依赖——当镇痛药突然停止使用、剂量迅速下降或给予拮抗剂，患者会出现戒断综合征。

(3) 成瘾——遗传性神经生物学疾病、心理社会和环境药物影响可导致心理上对药品使用依赖；尽管有害仍然渴望和强迫性使用药物为特征。

3. 监测患者用药安全

(1) 监测阿片类药物治疗的副作用，包括呼吸抑制。

(2) 教育脊髓受压高风险的患者，当出现早期受压症状时，要及时告知医护人员。

（三）帮助应对的措施

1. 通过疼痛管理计划预防疼痛控制不良导致的创伤后应激障碍。

2. 控制可能加重癌痛的悲伤、焦虑和恐惧情绪。

3. 使用辅助疗法，以获得最佳的疼痛管理。

(1) 使用辅助疗法，如儿科患者，可使用气泡、立体书、魔术手套、木偶，以减少对疼痛的感知。

(2) 提供关于辅助疗法的知识，包括放松、按摩、催眠、引导想象和深呼吸等。

4. 结合文化和精神偏好制定护理计划。

五、评价

肿瘤专科护士定期系统评估患者和家属对疼痛干预措施的反应，以达到使患者舒适的目标。收集相关疼痛评估数据，不断修正疼痛管理计划以满足患者疼痛控制的要求。

第二节　瘙痒症

一、概述

（一）定义——瘙痒

（二）生理学 (Cunha & Delfini Filho, 2012; Tey & Yosipovitch, 2011)

1. 介质

(1) 肥大细胞释放组胺作用于 H1 受体和 C 纤维。

(2) 前列腺素 E2 和 H2。

(3)C 纤维合成的 P 物质。

(4) 细胞因子、5- 羟色胺、神经肽和蛋白酶。

(5) 阿片类物质沿着传入神经。

(6) 物理刺激（电、压力、温度）。

2. 神经通路

(1) 瘙痒的生理机制与疼痛的生理机制密切相关。

(2) 多模式 C 伤害感受器反映瘙痒的神经活动；包含 20% 的 C 纤维群。

(3) C 纤维都对组胺敏感。

(4) 冲动传导经过了 C 纤维同侧背根神经节对侧的前外侧脊髓丘脑束后外侧的腹侧丘脑核大脑皮层。

(5) 刺激可在任何位置产生并沿着传入途径传导。

3. 危险因素（表 34-3）。

二、评估

（一）临床评估 (Squiers et al., 2011)

1. 检查用药史和过敏史。

2. 现存基础疾病。

3. 时间形态

(1) 瘙痒的形态，包括发生的节律（瘙痒通常在夜间加重）、时间、开始、持续时间。

(2) 加重和缓解因素。

(3) 瘙痒对日常活动的影响。

(4) 评估方法

1) 患者自我报告。

2) 描述瘙痒的形容词列表——持续时间、间歇、短暂、发热、麻木。

（二）病史和身体检查 (Weisshaar et al., 2012)

1. 潜在的实验室结果

(1) 全血细胞计数 (CBC)——白细胞 (WBC) 计数升高、贫血、嗜酸性粒细胞增多、红细胞增多症。

(2) 血液生化检查——高血糖、高尿酸血症、血尿素氮或肌酐升高，肝功能、胆红素、碱性磷酸酶异常。

(3) 甲状腺功能试验——甲状腺功能活动减弱或极度活跃。

(4) 其他——低铁蛋白水平、血沉速度增加、人类免疫缺陷病毒 (HIV) 抗体检测（如可有免疫抑制淋巴瘤）。

(5) 尿液分析——尿糖。

2. 身体和心理社会检查

(1) 新诊断的恶性肿瘤——瘙痒可能是其中X发症状。

(2) 皮肤评估——划痕、红斑、抓痕、增厚、干燥。

(3) 阴道分泌物和红斑。

(4) 尿素或胆红素沉积在皮肤上。

(5) 压力和焦虑。

表34-3 皮肤瘙痒的危险因素

患者或疾病相关因素	治疗相关因素	生活方式相关因素
癌症相关	化疗	心理
血液系统恶性肿瘤:	门冬酰胺酶、顺铂、阿糖胞苷、紫杉	压力、焦虑
霍奇金淋巴瘤(30%),	过敏反应及相关瘙痒可能发生在上述任何药物	抑郁
非霍奇金淋巴瘤,白血病,多发性骨髓瘤	放疗	烦恼
实体肿瘤:肺、结肠、乳腺、胃	当放射剂量>20 Gy,皮肤反应和瘙痒最常见	精神病
黑色素瘤	免疫治疗或靶向治疗	环境
肛门和外阴肿瘤(局部痒)	表皮生长因子受体抑制剂,	干性环境条件
前列腺癌(会阴、阴囊瘙痒)	mTOR(哺乳动物西罗莫司靶蛋白)抑制剂	脱水
脑胶质瘤(脸或鼻痒)	干扰素、白细胞介素-2	服装和洗熨衣服化学过敏
年龄:50%~70%大于70岁的患者	手术	过热
会有瘙痒	术后伤口愈合	
感染	药物	
其他疾病	阿片类药物、阿司匹林、红霉素、激素治疗、	
铁缺乏	吩噻嗪类	
胆汁瘀积		
真性红细胞增多症(30%~50%)		
肾脏与肝脏疾病		
蕈样肉芽肿		
甲状腺功能异常(Graves病或甲状腺功能减退症)		
糖尿病(周围神经病变)		

三、护理诊断

(一)有皮肤完整性受损的风险 (NANDA-I)
预期目标——患者的皮肤保持完好。

(二)个人应对无效 (NANDA-I)
预期目标——当瘙痒干扰到患者的保护机制和心理健康时,患者和家属能够联系合适的医护人员。

(三)知识缺乏 (NANDA-I),缺乏有效管理瘙痒的知识
预期目标——患者能够说出特定癌症、癌症治疗和其他相关疾病潜在的瘙痒症。

(四)舒适度减弱 (NANDA-I)
1.预期目标——患者报告瘙痒减轻和舒适度增加。
2.预期目标——患者和家属能够描述瘙痒管理的干预措施,最大程度的舒适度。

四、护理计划与护理措施

(一)瘙痒管理的干预措施
1.治疗或消除根本病因。
2.药物管理 (表34-4) [(Tey & Yosipovitch, 2011) 改编自 Tey, H. L., & Yosipovitch, G. (2011). Targeted treatment of pruritus: A look Into the future. British Journal of Dermatology, 165(1), 5–17.]。

3.非药物管理
(1) 药浴具有止痒作用。
(2) 应用面霜和润肤乳以保持多肤湿润。

(二)增加患者和家属知识水平的干预措施
1.告知患者和家属可能会导致瘙痒的有关治疗。
2.提供与皮肤瘙痒症相关感染方面的症状和体征知识:发热、红斑、水肿、疼痛、化脓性引流。
3.教育患者和家庭自我护理干预措施,以降低瘙痒的严重程度。

(三)最大限度的提高舒适度的干预措施 (Seccareccia & Gebara, 2011; Weisshaar et al., 2012)
1.改变环境,预防和减少瘙痒发生。
(1) 保持房间湿度在40% 以上。
(2) 保持房间温度凉爽以预防血管扩张和减少出汗,以免瘙痒加剧;使用风扇使空气流通。
(3) 使用棉布和床单,避免可能刺激皮肤的羊毛或织物。
(4) 使用温和无味,或低过敏性肥皂;避免使用洗涤剂。
2.减少血管舒张
(1) 鼓励进行短暂的清凉浴、淋浴;沐浴后涂抹温和的保湿霜;忌用芳香剂。

(2) 告知患者避免摄入乙醇、咖啡因和辛辣食物。

(3) 减少压力和焦虑的措施。

3. 促进皮肤的完整性

(1) 鼓励每天摄入 3000mL 液体。

(2) 鼓励富含铁、锌和蛋白质饮食。

(3) 让患者穿宽松、无刺激的衣服。

(4) 教育患者避免抓伤的措施，如晚上可戴棉手套防止皮肤抓伤采取措施避免潜在后遗症。

4. 使用按摩、按压和摩擦替代手抓。

5. 剪短患者的指甲并打磨平滑。

6. 教育家属手卫生的重要性。

7. 瘙痒区域感染迹象的评估。

（五）评估促进患者和家属应对的干预措施

1. 教育可以转移瘙痒注意力的行为疗法: 图像、电视、阅读、工艺品。

2. 鼓励放松, 减轻压力; 必要的话, 转介心理辅导服务。

五、评价

肿瘤专科护士定期系统地评估患者和家属对预防或者管理瘙痒症的干预措施的知晓情况。持续评估瘙痒发生的风险和特征, 及时干预以获得最大舒适。必要情况下, 不断评估和修正护理诊断、护理结果和护理计划。

第三节　疲乏

一、概述

（一）定义——癌因性疲乏被定义为"身体、心理或认知疲劳的痛苦、持续、主观的感觉或者是不与近期的活动相关联, 但与癌症治疗相关的疲劳, 并且干扰了正常的功能"(NCCN, 2013)

（二）生理学

1. 癌因性疲乏的生理学机制还不清楚。

2. 新理论提出了许多疲劳的原因 (Wang, 2008)。

(1) 炎性细胞因子的释放, 白细胞介素 (IL)、肿瘤坏死因子 (TNF) 可能影响肌肉的功能和代谢, 导致疲劳。

(2) 与疲劳相关的血管内皮生长因子 (VEGF) 的水平可导致甲状腺血流受损和甲状腺功能减退。

(3) 治疗后长时间的疲劳可能是促炎性细胞释放因子升高结果 (Barsevick et al., 2010) 导致。

3. 疲劳常伴随与癌症和其治疗相关的其他症状

疼痛、压力和睡眠紊乱是与癌因性疲乏相关的症状群 (Brant et al., 2011; Kwekkeboom, Cherwin, Lee, & Wanta, 2010)。

4. 与贫血相关的疲劳由血红蛋白和红细胞压积水平下降造成, 这会导致疲劳和气短。

IL-1、IL-6、TNF 的存在抑制红细胞 (RBC) 的产生 (Barsevick et al., 2010)。

（三）危险因素 (Campos, Hassan, Riechelmann & Del Giglio, 2011)

1. 疾病相关因素

(1)70%~80% 的癌症患者报道有疲劳症状 (Liu et al., 2012)。

1) 疲劳不仅可以在治疗期间发生, 而且可以在治疗结束 10 年后持续、慢性出现 (Harrington, Hansen, Moskowitz, Todd & Feuerstein, 2010)。

2) 疲劳不但先于并伴随着恶性肿瘤发生, 而且还取决于疾病分期和持续时间。

3) 并发症及基础疾病可能会增加疲乏感。

2. 治疗相关因素 (Campos et al., 2011)

(1) 化疗

1) 药物通过血脑屏障引起神经毒性作用可导致疲劳。

2) 恶心、呕吐、腹泻、贫血和肿瘤死亡的产物被认为可导致疲乏。

(2) 免疫治疗或生物治疗

1) 疲乏是一种常见的剂量限制性副作用。多达 70% 的患者, 在经受这些药物治疗时, 会出现疲乏症状。

2) 干扰素可导致甲状腺功能减退, 这些人中疲乏症状更明显。

(3) 激素治疗

1) 在乳腺癌和前列腺癌中, 治疗目的是抑制激素依赖性癌症可能导致的疲乏。

(4) 据报道, 80% 接受放疗的患者会出现疲乏 (Barbarino et al., 2013)。

(5) 手术

1) 制动、焦虑、疼痛控制、麻醉和感染。

2) 术前疲乏可影响术后疲乏。

(6) 药物——阿片类药物、安眠药、抗焦虑药、抗组胺药、止吐药。

3. 生活方式相关因素 (Horneber, Fischer, Dimeo, Ruffer, & Weis, 2012; Kwekkeboom et al., 2010)

(1) 疲乏、疼痛、睡眠障碍是常见的症状群。

(2) 降低身体活动能力。

(3) 悲伤。

二、评估

（一）NCCN 疲劳评估指南 (NCCN, 2013)

1. 评估每位患者的疲乏, 并采用一定的方法评价疲乏的程度和患者所感知到的疲乏的苦恼。

(1) 患者自我报告是金标准。

(2) 数字量表或轻度、中度或重度主题词。

(3) 家人和照顾者描述疲乏对患者的影响。

2. 关注疾病史和体格检查

(1) 疾病状态、病程和治疗的类型, 目前并发症或其他可能加重疲乏的健康问题。

(2) 通过发作的类型、缓解的因素、持续时间和对全身功能的影响评估疲乏的程度。

(3) 疲乏对生活质量的影响 (QOL)——患者可能会报告疲乏比疼痛的症状更加令人苦恼。

3. 其他导致疲乏的因素 (如疼痛, 营养问题, 睡眠障碍、药物)。

4. 潜在的实验室发现 (Campos et al., 2011)

(1) 贫血迹象, 如低血红蛋白水平。

(2) 电解质紊乱。

(3) 低水平铁、维生素 B_{12}、叶酸。

(4) 甲状腺功能低下和低激素水平。

(5) 低维生素 D 水平 (Dev et al., 2011)。

三、护理问题和护理目标

（一）与疲乏相关的无效应对 (NANDA-I)

预期目标——患者使用个人和社区支持资源应对疲乏。

（二）活动不耐受 (NANDA-I)

预期目标——患者能进行日常生活活动和在活动能力范围内参与所需的活动, 或能够适应活动水平降低。

（三）与有效的疲乏管理策略相关的知识缺乏 (NANDA-I)

1. 预期目标——患者意识到疲乏是癌症及其治疗的一种表现形式。

2. 预期目标——患者能够描述疲乏的自我管理措施。

四、护理计划和护理措施

（一）恶性肿瘤或潜在原因的治疗

（二）疲乏的干预措施 (NCCN, 2013)

1. 红细胞生成刺激剂 (ESA) (Mitchell, Beck, & Eaton, 2009)

(1) 血红蛋白小于 10g/dL 的患者最有可能受益; 血红蛋白水平为 11~12g/dL 时, 现有证据的研究结果不一致。

(2) 和红细胞生成刺激剂相关的潜在的不良反应, 包括高血压和血栓栓塞事件。

(3) 担心红细胞生成刺激剂可能在一些患者中促进或延长肿瘤生长。

2. 使用兴奋剂、抗抑郁药的有效性尚未确定。

3. 维生素和草药有可能是有效的, 但试验结果比较有限。

4. 输血在一定程度上缓解和贫血相关的疲乏 (Preston, Hurlow, Brine, & Bennett, 2012)。

5. 非药物管理

(1) 运动 (Mitchell et al., 2009)

1) 对于仍有运动功能的患者, 建议治疗期间每周进行几次运动 (Mishra et al., 2012)。

2) 最近的研究报道瑜伽锻炼有益 (Bower et al., 2012)。

(2) 适当保存体力和运动管理可以改善疲乏。

(3) 家庭关系、按摩和改善睡眠措施都可以缓解疲乏。

（三）提高患者和家庭知识的干预措施

1. 在诊断和治疗开始时, 讨论疲乏潜在发生性。

2. 为患者及家属提供引起疲乏有关治疗信息。

3. 提供用于治疗疲乏的干预措施。

4. 教育患者及家属有关疲乏的管理措施

(1) 保存体力——帮助患者排列优先需要, 制订日常安排, 根据需要修正计划。

(2) 运动——让患者保持足够的运动以增加能量储存。

(3) 营养——让患者保持足够的营养以维持理想的体重状态和精力。

(4) 维持关注——降低周围环境刺激, 关注优先需求。

(5) 睡眠和休息——让患者保持充足的睡眠和休息。

（四）方便患者和家庭应对的干预措施

1. 鼓励患者和家属讨论疲乏和对日常生活活动的影响。

2. 当疲乏和抑郁、压力或疾病应对困难等心理和社会因素相关时, 向心理社会服务机构咨询。

3. 及时、恰当地进行医疗干预管理。

4. 告知疲乏影响性行为的潜在可能性。

五、评价

肿瘤专科护士识别患者疲乏的症状并通过以证据为基础的干预措施形成恰当的照顾计划以帮助患者增加活动和降低疲乏。定期评估是必要的, 以确保该计划目标的实现, 从而提高患者的满意度和生活质量。

第四节 睡眠障碍

一、概述

（一）定 义 [Irwin, Olmstead, Ganz, & Haque, 2013; Oncology Nursing Society (ONS), 2013]

睡眠——对大脑功能、机体修复、体温调节、免疫功能都很重要的自然过程。

（二）睡眠障碍——与失眠的时间范围有关, 指在日间困倦, 在休息时间反常的活动与行为

1. 失眠——定义为入睡困难并且不能养精蓄锐, 导致

白天功能障碍 (Ancoli-Israel, 2009)。

2. 有 30% 至 75% 的癌症患者经历过失眠；对生活质量有显著的负面影响 (ONS, 2013)。

3. 许多癌症患者的睡眠问题并未被正确认识 (Ancoli-Israel, 2009)

(1)80% 调查认为睡眠问题由治疗引起。

(2)60% 错误认为这些症状是短暂的。

(3) 几乎 50% 的医生认为没有办法缓解疲乏。

（三）生理学 (Page, Berger, & Johnson, 2006)

1. 正常睡眠 - 觉醒周期

(1) 阶段 1 至 4，周期贯穿整个晚上或睡眠时间；阶段 1 最轻一级，进展到 4 级，这是睡眠周期最深的部分。

(2) 由两种不同类型的睡眠组成，即快速动眼期 (REM) 和非快速动眼期 (NREM)。

(3) 成年人典型的睡眠模式：4~6 周期。

2. 其他控制过程 (Hansen et al., 2012; Miaskowski et al., 2011)

(1) 昼夜节律与褪黑素。

1) 下丘脑松果体分泌的激素。

2) 低水平常和抑郁、失眠相关。

3) 褪黑激素水平降低与乳腺癌的风险增加相关，特别是在夜间工作的人。

(2) 时钟基因——有助于调节昼夜节律。

（四）环境因素——暴露于自然或人工的光线可抑制褪黑激素的产生 (Gooley et al., 2011)

（五）危险因素

1. 疾病相关因素

(1)52%~58% 的癌症患者存在睡眠障碍；三分之一在诊断前就有睡眠问题 (Ancoli-Israel, 2009)。

(2) 存在的并发症状，如疼痛、恶心、疲乏和抑郁。

2. 治疗相关因素 (Page et al., 2006)

(1) 化疗

(2) 激素（如他莫昔芬）——激素失衡可导致出汗和红疹，尤其是在夜间。

(3) 细胞因子或生物治疗——IL-2 和 TNF-α 与睡眠障碍相关。

(4) 药物——镇痛药、抗抑郁药、止吐药、巴比妥类药物、类固醇、安眠药。

3. 相关生活方式和个人因素

(1) 心理因素——睡眠受癌症确诊、抑郁、焦虑、生活压力和其他潜在的精神疾病影响。

(2) 老年患者和女性患者。

(3) 睡前有环境光线或开灯，可以减少褪黑素的释放，延缓睡眠或干扰个人休息。

(4) 肺癌或乳腺癌患者发生率较高 (Irwin et al., 2013)。

二、评估

（一）病史和体检状况 [National Cancer Institute (NCI), 2013]

1. 存在副癌综合征或肿瘤侵袭相关症状（如阻塞、疼痛、呼吸急促、皮肤瘙痒、疲乏）。

2. 目前或最近的疾病治疗，包括手术（如与手术部位相关的疼痛，不能保持正常的睡眠体位）、化疗、放疗。

3. 药物——阿片类药物、镇静剂或安眠药、类固醇和某些抗抑郁药。

4. 草药和非药物使用——咖啡因或尼古丁和膳食补充剂，包括某些维生素。

5. 环境因素——在晚上或休息时，热、冷、光线充足。

6. 生理和心理压力（如经济上的担忧担心失业死亡、抑郁、焦虑）。

（二）睡眠特点

1. 通常的睡眠形态。

2. 睡前常规（如食物、洗澡或自我照顾活动、药物）。

3. 入睡需要多长时间。

4. 睡眠持续时间（夜间醒来的频率、继续入睡的能力、早上常规起床时间）。

5. 睡眠紊乱的特征（随着诊断、治疗的改变和住院环境的不同）。

6. 照顾者观察患者睡眠质量和数量。

7. 睡眠障碍的家庭和个人史。

（三）体格检查

1. 观察患者可见黑眼圈、面无表情、眼球震颤、眼睑下垂、频繁打哈欠、口齿不清、不正确的语言表达。

2. 研究睡眠过程——多导睡眠图。

三、护理问题和护理目标

（一）失眠 (NANDA-I)

1. 预期目标——患者能够入睡和保持睡眠。

2. 预期目标——患者能够明确药物的使用方法以促进睡眠。

3. 预期目标——患者能够描述特定的行为和认知干预措施，以促进睡眠。

（二）紊乱的睡眠形态 (NANDA-I)

1. 预期目标——患者能够描述可能改变睡眠形态的疾病和治疗的危险因素。

2. 预期目标——患者自述睡眠充足。

四、护理计划与护理措施

（一）其他潜在问题的评估和处理（如呼吸急促的患者补充氧气、贫血的患者输血以应对疲乏、抑郁症药物治疗、失业相关问题的经济咨询师）

（二）促进睡眠的干预措施（表34-5）

1. 认知行为疗法——包括促进睡眠的行为策略。

2. 教育患者有关促进睡眠的睡眠卫生和放松技巧；限制在床上不睡觉的时间。

3. 鼓励患者在正常时间入睡和清醒。

4. 营造一个黑暗，舒适的睡眠环境以促进褪黑激素的释放。

5. 避免患者在床上看电视。

6. 确保患者醒来时得到充足的阳光，同时保持昼夜节律的平衡。

7. 让患者避免小睡，如果可能的话，或限制时间小睡。

8. 让患者限制或避免饮用咖啡因。

9. 限制入睡前的运动时间在 3 小时内。

（三）管理睡眠的药物干预

1. 缺乏大型试验或研究以支持使用诱导性药物可促进癌症患者的睡眠 (Page et al., 2006)。

2. 治疗失眠的药物类 (NCI, 2013)

(1) 非苯二氮卓类受体激动剂——缓释药物可能会导致早晨过度嗜睡。

(2) 苯二氮卓类

1) 有着更高的耐药性和依赖性，停药后与癫痫发作和死亡的风险相关。

2) 有药物滥用史的患者使用时应极其谨慎。

3) 有潜在呼吸问题的患者使用时应谨慎，因为可能导致呼吸抑制。

(3) 抗组胺药——没有被广泛使用；在老年人中使用应谨慎，因为这些药物可能会导致精神错乱、谵妄，或两者都有抗抑郁药和抗精神病药——使用药物的镇静作用，但有着很窄的剂量阈值；副作用可能不会超过益处

(4) 褪黑素——促进睡眠的天然激素，有着最小副作用。

（四）增加患者和家庭知识的干预措施

1. 告知患者需要报告睡眠障碍。

2. 告知患者控制刺激源以改善睡眠策略。

（五）增进患者舒适的干预措施

1. 同步护理干预措施，以防止不必要的睡眠中断。

2. 实施疼痛和症状管理干预措施，以及时、适当的方式来控制疼痛和并发症状。

3. 及时、恰当地使用安眠药。

4. 提供一个安静的环境

(1) 减少光和噪声因素。

(2) 保持患者的房间温度。

(3) 提供干净的床单。

(4) 鼓励保持正常的作息时间。

五、评价

肿瘤专科护士了解经历睡眠障碍的患者，并形成恰当的、以证据为基础的照顾计划。不断再评估以确保干

表34-5　非药物干预措施促进睡眠

干预	目标	程序
刺激控制疗法	• 快速睡眠开始时，重新适应当时的(就寝时间)和环境的(床和卧室)刺激 • 建立正常的昼夜睡眠觉醒规律	在睡觉前至少要休息1小时；睡前形成惯例；只有在困倦时睡觉；当无法在15~20分钟内入睡，离开床和卧室，一直到困倦时再返回睡觉；维持规律的早起时间；只在睡觉和性生活时使用床(不能在床上看电视、听收音机、吃饭或阅读)；避免白天小睡
睡眠受限程序	• 缩短在床上实际睡眠时间，从而创造轻度睡眠剥夺，形成更加有效的睡眠	限制在床上的睡眠时间；随着睡眠的改善，逐步增加卧床时间
放松训练	• 减少躯体和认知的觉醒干扰睡眠	尝试渐进性肌肉放松、自律训练生物反馈、表象训练、催眠、思考中断法
认知疗法	• 改变有关睡眠和失眠的不正常的信念和态度，这些可加剧和睡眠有关的情绪唤醒、表现焦虑、习得性无助(如不切实际的睡眠要求、睡眠困难的错误评估、日间功能障碍的错误归因、关于失眠原因的误解)	识别扭曲的睡眠认知(主要通过自我监测)；通过使用认知重建术，重新塑造关于睡眠不正常的想法
睡眠卫生教育	• 改变干扰睡眠的健康习惯和环境因素	睡觉时间避免使用兴奋剂(如咖啡因、尼古丁、酒精)；睡觉前不要吃重口味或辣的饭菜；定期锻炼，但不能太晚；保持黑暗、安静、舒适的睡眠环境

预措施能有效促进患者的休息，并改善患者的生活质量。

（胡成文 译 刘翔宇 校）

参考文献

American Pain Society. (2008). *Principles of analgesic use in the treatment of acute pain and cancer pain* (6th ed.). Glenview, IL: APS Press.

Ancoli-Israel, S. (2009). Recognition and treatment of sleep disturbances in cancer. *Journal of Clinical Oncology, 27*(35), 5864–5866. http://dx.doi.org/10.1200/jco.2009.24.5993.

Barbarino, R., Janniello, D., Morelli, P., Falco, M. D., Cicchetti, S., Di Murro, L., et al. (2013). Fatigue in patients undergoing radiation therapy: An observational study. *Minerva Medica, 104*(2), 185–191.

Barsevick, A., Beck, S. L., Dudley, W. N., Wong, B., Berger, A. M., Whitmer, K., et al. (2010). Efficacy of an intervention for fatigue and sleep disturbance during cancer chemotherapy. *Journal of Pain and Symptom Management, 40*(2), 200–216. http://dx.doi.org/10.1016/j.jpainsymman.2009.12.020.

Beijers, A. J., Jongen, J. L., & Vreugdenhil, G. (2012). Chemotherapy-induced neurotoxicity: The value of neuroprotective strategies. *Netherlands Journal of Medicine, 70*(1), 18–25.

Bennett, M. I., Rayment, C., Hjermstad, M., Aass, N., Caraceni, A., & Kaasa, S. (2012). Prevalence and aetiology of neuropathic pain in cancer patients: A systematic review. *Pain, 153*(2), 359–365. http://dx.doi.org/10.1016/j.pain.2011.10.028.

Bower, J. E., Garet, D., Sternlieb, B., Ganz, P. A., Irwin, M. R., Olmstead, R., et al. (2012). Yoga for persistent fatigue in breast cancer survivors: A randomized controlled trial. *Cancer, 118* (15), 3766–3775. http://dx.doi.org/10.1002/cncr.26702.

Brant, J. M. (2010). Practical approaches to pharmacologic management of pain in older adults with cancer. *Oncology Nursing Forum, 37*(Suppl.), 17–26. http://dx.doi.org/10.1188/10.onf.s1.17-26.

Brant, J. M. (2011). Pain and discomfort in cancer survivors. In J. L. Lester & P. Schmitt (Eds.), *Cancer rehabilitation and survivorship* (pp. 37–48). Pittsburgh: Oncology Nursing Society.

Brant, J. M. (2012). Strategies to manage pain in palliative care. In M. O'Connor, S. Lee, & S. Aranda (Eds.), *Palliative care nursing: A guide to practice.* (3rd ed., pp. 93–113). Victoria, Australia: Ausmed.

Brant, J. M. (2014). Pain. In B. G. C. H. Yarbro & D. Wujcik (Eds.), *Cancer symptom management* (pp. 69–91). Burlington, VT: Jones and Bartlett.

Brant, J. M., Beck, S. L., Dudley, W. N., Cobb, P., Pepper, G., & Miaskowski, C. (2011). Symptom trajectories during chemotherapy in outpatients with lung cancer colorectal cancer, or lymphoma. *European Journal of Oncology Nursing, 15*(5), 470–477. http://dx.doi.org/10.1016/j.ejon.2010.12.002 S1462-3889(10)00172-9.

Burris, H. A., 3rd., & Hurtig, J. (2010). Radiation recall with anticancer agents. *The Oncologist, 15*(11), 1227–1237. http://dx.doi.org/10.1634/theoncologist.2009-0090.

Campos, M. P., Hassan, B. J., Riechelmann, R., & Del Giglio, A. (2011). Cancer-related fatigue: A review. *Revista Da Associacao Medica Brasileira, 57*(2), 211–219.

Chauhan, A., Weiss, J., & Warrier, R. (2010). Effective management of pain in pediatric hematology and oncology. *Asian Pacific Journal of Cancer Prevention, 11*(2), 577–579.

Cunha, P. R., & Delfini Filho, O. (2012). Pruritus: Still a challenge. *Anais Brasileiros de Dermatologia, 87*(5), 735–741. http://dx.

doi.org/S0365-05962012000500011.

Curtiss, C. P. (2010). Challenges in pain assessment in cognitively intact and cognitively impaired older adults with cancer. *Oncology Nursing Forum, 37*(Suppl.), 7–16. http://dx.doi.org/10.1188/10.ONF.S1.7-16 Y811R2M486485616.

Deer, T. R., Smith, H. S., Burton, A. W., Pope, J. E., Doleys, D. M., Levy, R. M., et al. (2011). Comprehensive consensus-based guidelines on intrathecal drug delivery systems in the treatment of pain caused by cancer pain. *Pain Physician, 14*(3), E283–E312.

Dev, R., Del Fabbro, E., Schwartz, G. G., Hui, D., Palla, S. L., Gutierrez, N., et al. (2011). Preliminary report: Vitamin D deficiency in advanced cancer patients with symptoms of fatigue or anorexia. *The Oncologist, 16*(11), 1637–1641. http://dx.doi.org/10.1634/theoncologist.2011-0151.

Epstein, J. B., Thariat, J., Bensadoun, R. J., Barasch, A., Murphy, B. A., Kolnick, L., et al. (2012). Oral complications of cancer and cancer therapy: From cancer treatment to survivorship. *CA Cancer Journal for Clinicians, 62*(6), 400–422. http://dx.doi.org/10.3322/caac.21157.

Gooley, J. J., Chamberlain, K., Smith, K. A., Khalsa, S. B., Rajaratnam, S. M., Van Reen, E., et al. (2011). Exposure to room light before bedtime suppresses melatonin onset and shortens melatonin duration in humans. *Journal of Clinical Endocrinology and Metabolism, 96*(3), E463–E472. http://dx.doi.org/10.1210/jc.2010-2098.

Hansen, M. V., Madsen, M. T., Hageman, I., Rasmussen, L. S., Bokmand, S., Rosenberg, J., et al. (2012). The effect of MELatOnin on Depression, anxietY, cognitive function and sleep disturbances in patients with breast cancer. The MELODY trial: Protocol for a randomised, placebo-controlled, double-blinded trial. *BMJ Open, 2*(1), e000647. http://dx.doi.org/10.1136/bmjopen-2011-000647.

Harrington, C. B., Hansen, J. A., Moskowitz, M., Todd, B. L., & Feuerstein, M. (2010). It's not over when it's over: Long-term symptoms in cancer survivors—a systematic review. *International Journal of Psychiatry in Medicine, 40*(2), 163–181.

Hayek, S. M., Deer, T. R., Pope, J. E., Panchal, S. J., & Patel, V. B. (2011). Intrathecal therapy for cancer and non-cancer pain. *Pain Physician, 14*(3), 219–248.

Horneber, M., Fischer, I., Dimeo, F., Ruffer, J. U., & Weis, J. (2012). Cancer-related fatigue: Epidemiology, pathogenesis, diagnosis, and treatment. *Deutsches Ärzteblatt International, 109*(9), 161–171. http://dx.doi.org/10.3238/arztebl.2012.0161 quiz 172.

International Association for the Study of Pain (IASP). (2012). *Definition of pain. IASP taxonomy.* www.iasp-pain.org/Content/NavigationMenu/GeneralResource Links/PainDefinitions/default.htm.

Irwin, M. R., Brant, J. M., & Eaton, L. H. (2011). *Putting evidence into practice: Improving oncology patient outcomes.* Pittsburgh: ONS Press.

Irwin, M. R., Olmstead, R. E., Ganz, P. A., & Haque, R. (2013). Sleep disturbance, inflammation and depression risk in cancer survivors. *Brain, Behavior, and Immunity, 30*(Suppl.), S58–S67. http://dx.doi.org/10.1016/j.bbi.2012.05.002.

Kwekkeboom, K. L., Cherwin, C. H., Lee, J. W., & Wanta, B. (2010). Mind-body treatments for the pain-fatigue-sleep disturbance symptom cluster in persons with cancer. *Journal of Pain and Symptom Management, 39*(1), 126–138. http://dx.doi.org/10.1016/j.jpainsymman.2009.05.022.

Lawson, E. F., & Wallace, M. S. (2010). Current developments in intraspinal agents for cancer and noncancer pain. *Current Pain* and Headache Reports, 14(1), 8–16. http://dx.doi.org/10.1007/s11916-009-0092-z.

Lema, M. J., Foley, K. M., & Hausheer, F. H. (2010). Types and epidemiology of cancer-related neuropathic pain: The intersection of cancer pain and neuropathic pain. The Oncologist, 15(Suppl. 2), 3–8. http://dx.doi.org/10.1634/theoncologist.2009-S505.

Liu, L., Rissling, M., Natarajan, L., Fiorentino, L., Mills, P. J., Dimsdale, J. E., et al. (2012). The longitudinal relationship between fatigue and sleep in breast cancer patients undergoing chemotherapy. Sleep, 35(2), 237–245. http://dx.doi.org/10.5665/sleep.1630.

Loftus, L. S., Edwards-Bennett, S., & Sokol, G. H. (2012). Systemic therapy for bone metastases. Cancer Control, 19(2), 145–153.

Roqué I Figuls, M., Martinez-Zapata, M. J., Scott Brown, M., & Alonso-Coello, P. (2011). Radioisotopes for metastatic bone pain. Cochrane Database of Systematic Reviews, (7), 1–68. http://dx.doi.org/10.1002/14651858.CD003347.pub2.

Maccauro, G., Spinelli, M. S., Mauro, S., Perisano, C., Graci, C., & Rosa, M. A. (2011). Physiopathology of spine metastasis. International Journal of Surgical Oncology, 2011, 107969. http://dx.doi.org/10.1155/2011/107969.

McCaffery, M., & Pasero, C. (1999). Assessment. In M. McCaffery & C. Pasero (Eds.), Pain: Clinical manual. (2nd ed., pp. 35–102). St. Louis: Mosby.

Mercadante, S. (2011). Managing breakthrough pain. Current Pain and Headache Reports, 15(4), 244–249. http://dx.doi.org/10.1007/s11916-011-0191-5.

Merkel, S., Voepel-Lewis, T., Shayevitz, J., & Malviya, S. (1997). The FLACC: A behavioral scale for scoring postoperative pain in young children. Pediatric Nursing, 23(3), 293–297.

Miaskowski, C., Lee, K., Dunn, L., Dodd, M., Aouizerat, B. E., West, C., et al. (2011). Sleep-wake circadian activity rhythm parameters and fatigue in oncology patients before the initiation of radiation therapy. Cancer Nursing, 34(4), 255–268. http://dx.doi.org/10.1097/NCC.0b013e3181f65d9b.

Mishra, S. I., Scherer, R. W., Geigle, P. M., Berlanstein, D. R., Topaloglu, O., Gotay, C. C., et al. (2012). Exercise interventions on health-related quality of life for cancer survivors. Cochrane Database of Systematic Reviews, 8, CD007566. http://dx.doi.org/10.1002/14651858.CD007566.pub2.

Mitchell, S. A., Beck, S. L., & Eaton, L. H. (2009). Fatigue. Pittsburgh: Oncology Nursing Society.

National Cancer Institute (NCI). (2013). Sleep disorders. cancer.gov/cancertopics/pdq/supportivecare/sleepdisorders/healthprofessional.

National Comprehensive Cancer Network (NCCN). (2010). Clinical practice guidelines. www.nccn.org/professionals/physician_gls/pdf/pain.pdfed.

Oncology Nursing Society (ONS). (2013). Putting evidence into practice: Sleep-wake disturbances. https://www.ons.org/practice-resources/pep/sleep-wake-disturbances.

Page, M. S., Berger, A. M., & Johnson, L. B. (2006). Putting evidence into practice: Evidence-based interventions for sleep-wake disturbances. Clinical Journal of Oncology Nursing, 10(6), 753–767.

Preston, N. J., Hurlow, A., Brine, J., & Bennett, M. I. (2012). Blood transfusions for anaemia in patients with advanced cancer. Cochrane Database of Systematic Reviews, 2, CD009007. http://dx.doi.org/10.1002/14651858.CD009007.pub2.

Ryan, J. L. (2012). Ionizing radiation: The good, the bad, and the ugly. Journal of Investigative Dermatology, 132(3 Pt 2), 985–993. http://dx.doi.org/10.1038/jid.2011.411.

Seccareccia, D., & Gebara, N. (2011). Pruritus in palliative care: Getting up to scratch. Canadian Family Physician, 57(9), 1010–1013, e1316-1019. http://dx.doi.org/57/9/1010.

Squiers, L. B., Holden, D. J., Dolina, S. E., Kim, A. E., Bann, C. M., & Renaud, J. M. (2011). The public's response to the U.S. Preventive Services Task Force's 2009 recommendations on mammography screening. American Journal of Preventative Medicine, 40(5), 497–504. http://dx.doi.org/S0749-3797(11)00045-6.

Tey, H. L., & Yosipovitch, G. (2011). Targeted treatment of pruritus: A look into the future. British Journal of Dermatology, 165(1), 5–17. http://dx.doi.org/10.1111/j.1365-2133.2011. 10217.x.

Wang, X. S. (2008). Pathophysiology of cancer-related fatigue. Clinical Journal of Oncology Nursing, 12(Suppl.), 11–20. http://dx.doi.org/10.1188/08.cjon.s2.11-20.

Weisshaar, E., Szepietowski, J. C., Darsow, U., Misery, L., Wallengren, J., Mettang, T., et al. (2012). European guideline on chronic pruritus. Acta Dermato-Venereologica, 92(5), 563–581. http://dx.doi.org/10.2340/00015555-1400.

World Health Organization (WHO). (2012). WHO's pain ladder. www.who.int/cancer/palliative/painladder/en/.

Yu, H. H., Tsai, Y. Y., & Hoffe, S. E. (2012). Overview of diagnosis and management of metastatic disease to bone. Cancer Control, 19(2), 84–91.

第5篇　社会心理护理

第 **35** 章 文化的多样性

一、概述

（一）人类是独特的个体，我们的价值观、信念和社会规范受着文化观念影响，但我们每个人都在这些方面与周围的世界产生联系

（二）各个环境下所有层次的肿瘤专科护士应意识到文化多样性的重要性，护理措施应满足患者和照顾者敏感性的独特需求和对最优治疗效果干预措施的理解

（三）定义——在卫生保健中，多样性的理解开始于建立一个共同的语言以确保在不同的人之间有效的沟通。文化定义是指对传统、态度和实践的一套世界观，一代传一代的独特社会群体、机构或组织 (Merriam–Webster, 2013)

1. 多样性

(1) 由不同的元素组成，尤其是包容不同种族或文化群体的人 (Merriam-Webster, 2013)。

2. 文化

(1) 信仰、价值观和特定的社会或群体的习惯；地方或组织中存在的思维方式、行为或工作的一种方式 (Merriam-Webster, 2013)。

(2) 不断学习和代代的传承，因此，文化随时间变化而变化，以应对环境或社会的影响。

(3) 包含了世界观、宗教、经济、语言、环境、技术应用和社会结构。

如护理文化因实践地区的不同而不同。

3. 种族

(1) 是基于人的显性特征（物理属性），而不是遗传。

(2) 种族是基于外观的社会定义 (Heurtin-Roberts, 2004)。

(3) 一个种族可能包括多个民族群；如美国亚裔和太平洋岛民包括 57 个不同民族，语言超过 100 种 (U.S. Census Bureau, 2012)。

(4) 皮肤颜色是最常用于定义种族的方式；然而，定义在不断变化，也经常是有争议的 (Heurtin-Roberts, 2004)。

4. 民族

(1) 在一个多元文化社会中的亚文化群。

(2) 主要基于一个共同的民族遗产，由共同的文化或文化遗产所决定。

(3) 民族由一个以上的种族组成，如古巴人作为一个民族包括多个种族 (Heurtin-Roberts, 2004)。

5. 照顾者

在这一章，照顾者是指患者的个人支持系统的成员，照顾者是否是对家庭成员，朋友，或患者集会、灵性活动的成员而言是很重要的人。

6. 社会经济地位 (SES)

包括年度收入、教育程度、就业类型和其他社会因素 (Elk & Landrine, 2012)。

7. 贫困

(1) 在美国 (U.S.)，贫困是指一个人的年收入小于等于 11 490 美元或更少。

(2) 家庭每增加一个人所增加的金额为 4020 美元，如一家四口生活在贫困之中就是年收入小于等于 23 550 美元。

(3) 在阿拉斯加，指南定义贫困为一个人的年收入低于 14 350 美元，以 5030 美元为每个额外添加的家庭成员的标准。

(4) 在夏威夷，定义一个人年收入为 13 230 美元，以 4620 美元为每个额外添加的家庭成员的标准 [U.S. Department of Health & Human Services (DHHS), 2013]。

(5) 文化的贫困跨越种族和族裔群体，并对健康状况产生重大影响 [World Health Organization (WHO), 2013]。

（四）癌症的种族多样性

1. 据估计，2013 年，超过 160 万的美国人被诊断为癌症，超过 580 000 人死于癌症 [American Cancer Society (ACS), 2013]。

(1) 贫困区的癌症发病率和死亡率比例高。

(2) 最常报道的癌症诊断和死亡的种族和民族如下 [National Cancer Institute (NCI), 2013]：

1) 在所有种族和族裔群体的男性中，肺癌和支气管

肺癌、前列腺癌、结直肠癌为癌症诊断的前四位。

2) 在美国本土，非裔美国人、菲律宾人、日本人、非西班牙裔白人、拉美裔人中的前列腺癌为最常见的癌症诊断。

3) 除了印第安人，其他种族和族裔群体的男性中，肺癌和支气管癌为主要癌种。

①对于印第安人来说，大多数癌症相关的死亡是由前列腺、胃和肝癌引起。

4) 大多数其他种族和族裔群体男性中，前列腺癌和结肠直肠癌死亡率占第二位。

①例外的是，在中国男性中，肝癌是第二大导致癌症相关死亡的原因。

5) 除了非裔美国人、菲律宾人、非西班牙裔白人男性，胃癌是造成死亡最常见的前5种诊断之一。

6) 除了阿拉斯加原住民、印第安人、菲律宾人，对于所有群体来说，胰腺癌位居癌症相关死亡率的前五位。

7) 对大多数种族和族裔群体女性来说，肺癌是癌症死亡的首要原因。

8) 除了菲律宾和西班牙裔妇女，她们的乳腺癌是位居第一的癌症相关的死亡原因外，对大多数人来说，乳腺癌是第二大导致癌症相关，死亡的主要原因。

9) 阿拉斯加土著女性的大肠癌死亡率最高。除了印第安人外，印第安人癌症相关死亡导致的原因中，胰腺癌是位列前五，而直肠癌的死亡率也位列前五。

（五）文化的多样性

1. 在美国，医疗保健消费者包括的人群日益多样化。

(1)2010年，美国人口普查局定义西班牙裔或拉丁裔人口为"来自古巴、墨西哥、波多黎各，以及南美和中美，或其他西班牙文化或其他种族起源的人"(U.S. Census Bureau, 2011)。

1) 2010年，拉美裔人口增长了43%，占2000年以来人口增长总数的一半以上。

2) 拉美裔占了美国人口的16.3%。

(2) 亚洲人占总人口的4.6%，共计1467万人。

(3) 本地夏威夷和其他太平洋岛民占总人口的0.2%。

(4) 在美国，超过900万人定义自己为混血种族。

1) 超过7%定义自己是三个种族的，91.7%定义自己是两个种族的。

(5)1/3至1/2的美国人定义自己为不同于非西班牙裔白。

1) 这些群体，代表了少数民族人口，从2000年的8690万增加到2010年的1.119亿人(U.S. Census Bureau, 2011)。

2. 文化规范影响着卫生保健从业者和患者、照顾者之间的关系。

(1) 文化因素包括多个方面，有种族、性别、性取向、年龄、地理区域和社会经济地位。

(2) 虽然在群体中出现的传统和发展趋势不同，但它不可能在人群中产生广泛的共性。

(3) 价值观学习和信仰赋予生活事件与关系之间的意义。

1) 一些文化重视对长期关系的承诺。

①在社区内存在关系的结合，相互关系比工作更重要。

②关系改变或失去兴趣可能预示着抑郁 (Reinschmidt, Chong, & Nichter, 2013)。

3. 文化对过去、现在和未来时间取向的影响。

(1) 在某些文化中，时间是流动的和灵活的，过程优先于目前的任务。

4. 文化规范各不相同 (Management Sciences for Health, 2008; Vermont Department of Health, 2013)

(1) 文化可以是关于个人空间和目光接触的广泛信仰。

1) 在一些文化中，亲密、抚摸和目光接触是一种安慰和支持。

2) 其他文化不然，直接的目光接触或接触被认为是带有侵入性的。

(2) 面部表情有广泛的意义。

1) 有些文化认为，微笑是幸福的表达，但可能其他文化将微笑作为一个神经反应或从悲伤中转移注意力的方式，是一种不舒服的体验。

2) 眨眼在不同的文化中有不同的含义。

①作为性邀请的暗示。

②传递一个共享的笑话。

③可能被视为一种粗鲁的方式。

(3) 手势含义独有的文化。

1) 美国人使用"OK"的手势在一些文化中是钱的符号，或在其他文化中，它的使用表示身体的某个部位的孔，作为一种进攻的姿态。

2)"竖起大拇指"的手势在美国公认作为庆祝动作，而在其他文化中有表示粗俗的含义。

3) 许多文化认为，用一个手指来指向较为粗鲁，喜欢用整个手来指明某事或指明方向。

(4) 触摸在文化中有特定的意义，它可接受的差别很大。

在一些文化中，触摸，包括接吻对于刚刚认识的人之间是合适的，而其他文化中甚至在熟人之间也是不赞成的。

(5) 姿势和身体位置在不同的文化中有不同的意义。

1) 在一些文化中，对他人展示脚底可能被视为是粗鲁的。

2) 一些文化中, 面对说话的人是非常重要的。

3) 手的位置也可能代表了特定的意义。

4) 在一些文化中, 对某人讲话时, 将手放在臀部表明愤怒或对抗。

(六) 贫困文化和癌症

1. 在某些文化中认为, 贫困可影响人们的健康状况。

(1) 获得卫生保健服务是健康状况的主要决定因素。

1) 通过早期筛查预防癌症不适用于无法获得初级卫生保健的患者 (Freeman, 2004; World Health Organization, 2013)。

①穷人缺乏高质量的医疗保健。

②如果穷人支付不起医疗费用, 通常不会寻求卫生保健。

③忙于获取食物和住所的穷人, 通常不会优先考虑寻求卫生保健服务。

④穷人患疾病的风险更高, 包括癌症, 这与个人和环境因素有关, 包括营养不良, 更可能在工作场所接触致癌物质和不良的卫生习惯, 如吸烟。

⑤贫困人群更经常被诊断为癌症晚期。

(2) 癌症预防, 定义为追求健康行为及早期筛查, 是癌症风险的主要决定因素 (Elk & Landrine, 2012)。

(七) 应对癌症的经历

1. 危及生命诊断的意义, 如癌症应对很大程度上受到文化的影响。

2. 文化规范和行为对于癌症经历而言有着重大影响, 包括筛查、寻找诊断、治疗选择、症状管理、应对晚期癌症、临终关怀和终末期护理 (Carroll-Johnson et al., 2006; Kagawa-Singer, 2000)。

3. 癌症预防行为

(1) 不相信美国的传统医学文化, 可能不参与筛查。

(2) 某些文化严重依赖传统 (无证) 治疗师和可能选择健康与保健的传统模式。

(3) 最近移民到美国的个人或团体, 可能缺乏癌症筛查的相关知识。

(4) 一些文化中持有患癌症是宿命论的观点。

他们可能认为, 癌症等同于死亡, 他们可能不会相信任何措施可以改变他们的命运, 种族信仰可能阻止他们参与筛查。

4. 应对癌症诊断

(1) 癌症诊断通常被认为是灾难性。

1) 取决于个人的文化, 应对程度可能从坚忍接受到强烈情感表露。

①研究表明, 当诊断出患癌症, 欧美女人的反应显著区别于华裔和日裔美国妇女。

A. 两组都采纳积极的方式应对, 即使每一个个体反应非常不同。

a. 欧美女性接受了广泛的个人支持系统, 描述她们积极对抗疾病, 视其为敌人。

b. 华裔和日裔美国妇女以悄悄地忍受方式进行治疗决定, 大多数人在没有获得支持的情况下开展治疗, 不谈论她们的疾病或痛苦。

5. 参与临床试验

(1) 临床试验建立在循证实践的基础上。

(2) 文化影响决定临床试验的应对, 如医疗选择。文化因素阻碍了患者参加临床试验。

1) 有些患者参与临床试验认为是无私的服务, 他们有助于后面的患者。

2) 有些患者采取所有可能的临床试验, 希望通过治疗从而达到治愈。

3) 一些参加临床试验获得治疗的患者, 他们自身不能负担这些费用的。

6. 应对晚期癌症

(1) 文化、宗教信仰和规范导致对于晚期癌症和即将结束的生命所有不同的反应。

(2) 这些反应连续的从斗争 (如同在战斗中) 到被动地等待死亡 (Chiu, Donoghue, & Chenoweth, 2005)。

7. 宗教的信仰可能会对患者和照顾者在癌症体验及治疗的参与过程中产生有益或有害的影响 (Maliski, Connor, Williams & Litwin, 2010; Thuné-Boyle, Stygall, Keshtgar, Davidson & Newman, 2013)。

(1) 信仰作为一种应对机制的依靠, 可以帮助患者克服新诊断为癌症相关的震惊和痛苦。

(2) 在信仰相关的层面上, 接受癌症诊断已被证明可以更好地适应疾病。

(3) 患者的信仰包括他们相信有义务自我护理, 更容易积极参与癌症治疗。

(4) 患者可能会将他们的信仰转移至医生能够治疗他们的疾病 (Maliski et al., 2010)。

(5) 患者感受到自己被惩罚或遗弃, 这些已被证实导致更多的痛苦并可能成为患者积极参与治疗的障碍。

二、护理评估

(一) 包括对患者和照顾者的文化、灵性和宗教信仰的评估和将评估结果合并到他们的护理诊断和护理计划中 (Dossey & Keegan, 2012)

1. 肿瘤专科护士首先应认识到他或她的文化、灵性和宗教信仰以及这些是如何影响他或她对他人的看法。

2. 肿瘤专科护士应认识到文化、灵性和宗教信仰是人的一部分, 因此, 这些需要在生活经验背景下评估。

3. 评估包括对患者和照顾者评估, 但不限于患者的支持系统、文化信仰和实践、哲学或宗教信仰系统, 归属感及对自我和他人的爱。

4. 肿瘤专科护士在评估时, 应无个人判断, 包括以下内容 (Carroll-Johnson et al., 2006; Dossey & Keegan, 2012; NCI, 2012):

(1) 患者和照顾者的精神支持系统, 包括家人、朋友、教会, 或其他组患者和照顾者的识别。

(2) 日常仪式, 以及任何相关支持的活动。

(3) 与信仰有关的人生哲学的意义和目的。

(4) 为患者和照顾者探索癌症诊断后生命的意义。

(5) 患者和照顾者有灵性上的痛苦, 或者丧失了信心。

(6) 由癌症诊断结果强化了灵性或宗教的信仰。

(7) 灵性或宗教信仰和癌症治疗之间的冲突。

(8) 患者和照顾者使用相关的应对策略; 表达内在的力量或表现快乐和宁静的能力。

(9) 对死亡或来世的担忧。

(10) 肿瘤专科护士支持患者和照顾者的灵性需求的方式。

三、护理诊断和预期目标

有灵性困扰的危险 (NANDA-I)

预期目标:

(1) 患者陈述与冲突或干扰相关的信仰体系的实践。

(2) 患者讨论有关信仰的问题。

(3) 患者陈述感觉相信自我或其他信仰。

(4) 患者的信仰不是有害健康或违背治疗的。

(5) 患者讨论关于死亡的感觉。

(6) 患者应对疾病适宜的情绪。

四、护理计划和护理措施

提高宗教信仰和希望感的干预

1. 尊重患者的精神和宗教信仰, 及制订尊重这些信仰的照护计划。

(1) 根据精神或宗教仪式需要给予时间、空间和隐私。

(2) 在适当的时候 (根据患者要求), 以一个真诚的、真实的姿态与患者和照顾者一起祈祷。

(3) 鼓励患者和照顾者与他们的精神或宗教领袖交流。

2. 护士不能把自己的精神或宗教信仰强加给患者和照顾者。

3. 患者信仰应对的支持。

(1) 转诊患者和照顾者至医院牧师或支持小组, 他们能够帮助、支持患者应对信仰方面的问题。

4. 协助患者探索不同的方式来提高精神上的幸福感。

(1) 冥想。

(2) 瑜伽。

(3) 祈祷。

(4) 描述性治疗。

1) 艺术治疗。

2) 音乐治疗。

3) 日志记录。

①感恩日志。

②富有表现力的日志记录评论。

五、评价

肿瘤专科护士系统并定期地评估患者和家庭对干预措施的反应来确定实现希望、控制点, 以及灵性平和的进展。收集相关数据, 将实际结果与预期目标进行比较。必要时, 对护理诊断、预期目标和护理计划进行回顾和修订。

（毛一民　黄聪　译　许湘华　校）

参考文献

American Cancer Society (ACS). (2013). *Cancer facts & figures 2013.* http://www.cancer.org/acs/groups/content/@epidemiologysurveilance/documents/document/acspc-036845.pdf.

Carroll-Johnson, R. M., Gorman, L. M., & Bush, N. J. (2006). *Psychosocial nursing care along the cancer continuum.* Pittsburgh: Oncology Nursing Society.

Chiu, Y. Y., Donoghue, J., & Chenoweth, L. (2005). Responses to advanced cancer: Chinese-Australians. *Journal of Advanced Nursing, 52*(5), 498–507.

Dossey, B. M., & Keegan, L. (2012). *Holistic nursing: A handbook for practice* (6th ed.). Sudbury, MA: Jones and Bartlett.

Elk, R., & Landrine, H. (2012). *Cancer disparities: Causes and evidence-based solutions.* New York: Springer.

Freeman, H. P. (2004). Poverty, culture, and social injustice: determinants of cancer disparities. *CA: A Cancer Journal for Clinicians, 54*(2), 72–77.

Gullatte, M. M., Brawley, O., Kinney, A., Powe, B., & Mooney, K. (2010). Religiosity, spirituality, and cancer fatalism beliefs on delay in breast cancer diagnosis in African American women. *Journal of Religion and Health, 49*, 62–72.

Harandy, T. F., Ghofranipour, F., Montazeri, A., Anoosheh, M., Bazargan, M., Mohammadi, E., et al. (2010). Muslim breast cancer survivor spirituality: Coping strategy or health-seeking behavior hindrance? *Health Care for Women International, 31*, 88–98.

Herdman, T. H. (2012). *NANDA international nursing diagnoses: Definitions and classification, 2012-2014.* Oxford: Wiley-Blackwell.

Heurtin-Roberts, S. (2004). *Race and ethnicity in health and vital statistics.* http://www.ncvhs.hhs.gov/040902p1.pdf.

Kagawa-Singer, M. (2000). *A socio-cultural perspective on cancer control issues for Asian Americans.* http://www.ncbi.nlm.nig.gov/pmc/articles/PMC1618773/.

Koenig, H. G., McCullough, M. E., & Larson, D. B. (2001). *Handbook of religion and health.* New York: Oxford University Press.

Larson, D. B., Swyers, J. P., & McCllough, M. E. (1998). *Scientific research on spirituality and health: A consensus report (pp. 68-82).* Rockville, MD: National Institute on Healthcare Research.

Maliski, S. L., Connor, S. E., Williams, L., & Litwin, M. S. (2010). Faith among low-income, African American/black men treated for prostate cancer. *Cancer Nursing, 33*(6), 470–478.

Management Sciences for Health. (2008). The provider's guide to quality and culture. http://erc.msh.org/mainpage.cfm?file=4.6.0.htm&module=provider&language=English.

Merriam-Webster. (2013). *Merriam-Webster online: Dictionary and thesaurus.* http://www.merriam-webster.com/.

National Cancer Institute (NCI). (2013). *Health disparities defined.* http://crchd.cancer.gov/disparities/defined.html.

National Cancer Institute (NCI). (2012). *Spirituality in cancer care.* http://www.cancer.gov/cancertopics/pdq/supportivecare/spirituality/HealthProfessional/page1/AllPages/Print.

Peteet, J. R., & Balboni, M. J. (2013). Spirituality and religion in oncology. *CA: a Cancer Journal for Clinicians, 63*(4), 280–289.

Reinschmidt, K. M., Chong, J., & Nichter, M. (2013). Monitoring shifts in social relations among chronically ill Mexican-Americans as a culturally sensitive indicator of depression. *Practicing Anthropology, 35*(3), 33–37.

Thuné-Boyle, I. C. V., Stygall, J., Keshtgar, M. R. S., Davidson, T. I., & Newman, S. P. (2013). Religious/spiritual coping resources and their relationship with adjustment in patients newly diagnosed with breast cancer in the UK. *Psycho-Oncology, 22,* 646–658.

U.S. Census Bureau. (2011). *Overview of race and Hispanic origin: 2010.* http://www.census.gov/prod/cen2010/briefs/c2010br-02.pdf.

U.S. Census Bureau. (2012). *The Asian population 2010.* www.census.gov/prod/cen2010/briefs/c2010br-11.pdf.

U.S. Department of Health and Human Services (DHHS). (2013). *2012 HHS poverty guidelines.* http://aspe.hhs.gov/poverty/12poverty.shtm.

Vermont Department of Health. (2013). *Health screening recommendations for children and adolescents: Cultural differences in non-verbal communication.* http://healthvermont.gov/family/toolkit/tools%5CF-6%20Cultural%20Differences%20in%20Nonverbal%20Communic.pdf.

Williams-Orlando, C. (2012). Spirituality in integrative medicine. *Integrative Medicine, 11*(4), 34–41.

World Health Organization. (2013). *Health topics: Poverty.* http://www.who.int/topics/poverty/en/.

第**36**章 身体形象改变

第一节 肿瘤导致的脱发

一、概述

（一）定义——身体的任何位置，临时或永久性的与治疗相关的脱发

（二）风险因素

1. 接受治疗会影响细胞快速分裂，破坏毛囊，或导致头发脱落阶段。

(1) 放射治疗 (RT)

1) 剂量大于 30~35 Gy 可能导致暂时性脱发。

2) 剂量大于 40 Gy 通常会导致治疗范围内的永久性脱发和头皮瘢痕。

3) 全脑脊髓照射增加永久性脱发的风险。

(2) 化疗

1) 基于化疗药物类型或剂量。

2) 通常发生在化疗开始后的 1~3 周。

3) 通常突然性发作。

4) 多个化疗药物的联合使用。

5) 经常导致脱发化疗药物分类——烷化剂、蒽环霉素、抗生素、抗代谢药物、长春花生物碱和紫杉烷。

二、护理评估

（一）既往史——以前头发生长、样式和颜色

（二）体格检查——头发稀疏或完全脱发的位置

1. 使用化疗所致脱发程度。

2. 心理评估——脱发之前和之后关于自我概念、身体形象、性行为认识和他人对于脱发的反应 (Atay, Conk, & Bahar, 2012)。

三、护理诊断和预期目标

（一）皮肤完整性受损

预期目标——脱发达到最低程度。

（二）应对无效 (NANDA-I)

1. 预期目标——患者识别适应脱发或应对脱发。

2. 预期目标——患者咨询社区资源、保险福利，或也存在脱发问题的患者。

3. 预期目标——患者显示对于形象改变或丧失的接受，并适应生活方式变化的能力。

四、护理计划和护理措施

（一）防止脱发的干预措施

1. 头皮冷却——患者接受化疗时，适当使头皮冷却，以有效地减少脱发 (van den Hurk et al., 2012)，该方法未得到美国食品和药物管理局的批准 (FDA)。

(1) 效果依赖于化疗药类型、注入剂量和持续时间，以及患者的肝功能状况 (Kargar, Sarvestani, Khojasteh & Heidari, 2011)。

(2) 头皮转移风险受限 (Lemieux, Desbiens, & Hogue, 2011)。

(3) 不建议用于血液恶性肿瘤的患者。

2. 如果可行，最大剂量不超过 16 个 Gy，使表皮下毛囊的损伤降到小于 5 毫米 (Rogers, 2011)。

（二）保护光秃头干预措施

1. 防晒霜 [至少防晒系数 (SPF) 15] 提供紫外线 UVA 和 UVB 保护。

2. 头巾。

（三）提高应对的干预措施

1. 化疗前——预计脱发（计算机成像）和评估可能的反应；提供本地资源的列表，如"好看 / 感觉更好"和互联网网站；建议脱发前关注假发；并考虑潜在需要的额外心理支持 (McGarvey et al., 2010)。

2. 化疗期间和之后——患者接受脱发、应对询问、皮肤评估和继续提供支持及资源。

（四）弥补干预——假发：人类或动物的头发或合成头发（合成的不耐热）；头巾：涤纶、尼龙或棉花（棉花减少滑动性）和帽子 (Yeager & Olsen, 2011)。

五、评价

肿瘤专科护士了解患者脱发的初始风险，并定期评估患者对干预的反应来确定实现预期目标的进展，考虑

患者可能对于脱发的反应比预期的更严重。评估后，将实际结果与预期目标进行比较，必要时，对护理诊断预期目标和护理计划进行回顾和修订。

第二节　身体形象改变

一、概述

（一）定义

1. 对实际或感知到的身体结构和功能改变的反应，如体重增加或减少，截肢，不孕，或认知功能障碍，这可能表现为认知，情绪或行为功能失调，这些会影响一个人的日常功能和生活质量 (Ridolfi & Crowther, 2012)。

2. 改变的影响——改变随着时间的推移可能会持续数年 (Molassiotis, Wengström, & Kearney, 2010)。

（二）风险因素——器官长出瘢痕，形成一些变化可见的，如乳房切除术、截肢、头颈部肿瘤、结肠造口术 / 回肠造口术或淋巴水肿 (Flynn et al., 2011; Ridner, Bonner, Deng & Sinclair, 2012)

（三）对治疗决策的潜在影响

1. 乳腺癌患者——需要知道保留乳头的乳房切除术的优缺点（这是否是一个适当的临床选择）(Long, 2013)。

2. 睾丸假体——目标看起来正常和完整 (Harrington, 2011)。

（四）癌症治疗对身体形象的影响

1. 有创手术

(1) 乳房切除的痛苦更大于保乳治疗；对身体形象影响反应喜忧参半。

(2) 行经腹全子宫切除术后的身体形象与腹腔镜全子宫切除术相比更差 (Janda et al., 2010)。

(3) 膀胱癌的造瘘管比结肠癌的造口更加痛苦 (Fitch, Miller, Sharir, & McAndrew, 2010; Sharpe, Patel, & Clark, 2011)。

2. 激素疗法——体重增加导致身体形象紊乱 (Flynn et al., 2011; Harrington, 2011; Ervik & Asplund, 2012)。

3. 患者和卫生保健专业人员的不同看法——头颈部肿瘤患者对相关功能的担忧（演讲和运动耐量）及医疗保健专业人士对患者身体形象上解剖缺陷的担忧 (Tschiesner, Becker & Cieza, 2010)。

二、护理评估

（一）使用标准化量表

1. 身体形象量表 (Hopwood et al., 2010)。

2. 特定位置量表——胸部、头部和颈部。

3. 特定人群量表——葡萄牙人、韩国人和特定人群的副作用。

4. 特定副作用量表——脱发。

5. 供应商询问患者关于期望身体形象的问题 (Cohen et al., 2012)。

（二）患者基本功能状态和初始痛苦——可能影响身体形象 (Härt et al., 2010)；低质量的生活与身体形象问题 (Grant et al., 2011)；自我同情——可以减轻患者身体形象干扰 (Przezdziecki et al., 2012)

三、护理诊断与预期目标

身体意象紊乱 (NANDA-I)

1. 预期目标——患者表现接受改变外观、功能丧失，或两者兼而有之，有调整生活方式改变的能力。

2. 预期目标——患者回到之前的社会参与水平。

四、护理计划和护理措施

接受外观改变和功能丧失的干预，或两者兼而有之

1. 评估患者的感知变化及其对日常活动 (ADLs)、社会行为、人际关系和工作的影响。

2. 鼓励用语言表达积极和消极的实际情感或感知的变化 (Konradsen, Kirkevold, McCallin, Cayé-Thomasen & Zoffmann, 2012)。

3. 教学适应性行为

(1) 使用可行设备。

(2) 使用假发、头巾、化妆品。

(3) 假体的护理或其他可行设备——合身的假肢可提高心理应对能力：信心、常态和自尊 (Hsu, Wang, Chu, & Yen, 2010; Fitch et al., 2012)。

4. 引入辅助疗法

(1) 咨询——对亲密关系的沟通、信息需求和如何管理与治疗相关的伴侣之间的性挑战 (Cochrane, Lewis, & Griffith, 2011; Galbraith, Fink, & Wilkins, 2011; Kaplan & Pacelli, 2011)。

(2) 来自家人和朋友的支持 (Haisfield-Wolfe, Mcguire, & Krumm, 2012)。

(3) 互补的健康疗法

1) 艺术治疗——在恢复和生存方面，协助患者整合身体形象和重建 (Thibeault & Sabob, 2012)。

2) 帮助维持功能、社会化和常态感 (Duijts, Faber, Oldenburg, van Beurden & Aaronson, 2011)。

3) 专注力——减少压力和焦虑 (Matchim, Armer & Stewart, 2011)。

5. 如果需要，转诊患者至资源部和支持团队。

五、评价

肿瘤专科护士系统并定期地评估患者和家庭对认知和物理干预的反应来确定成就一个健康的身体形象，维

持社会活动,调整计划来满足预期的结果进展。收集相关身体形象数据,将实际结果与预期目标进行比较。必要时,对护理诊断、预期目标和护理计划进行回顾和修订。

(毛一民　译　许湘华　校)

参考文献

Atay, S., Conk, Z., & Bahar, Z. (2012). Identifying symptom clusters in paediatric cancer patients using the Memorial Symptom Assessment Scale. *European Journal of Cancer Care*, 21, 460–468. http://dx.doi.org/10.1111/j.1365-2354.2012.01324.x46.

Cochrane, B., Lewis, F., & Griffith, K. (2011). Exploring a diffusion of benefit: Does a woman with breast cancer derive benefit from an intervention delivered to her partner? *Oncology Nursing Forum*, 38(2), 207–214. http://dx.doi.org/10.1188/11.ONF.207-214.

Cohen, M., Anderson, R., Jensik, K., Xiang, Q., Pruszynski, J., & Walker, A. (2012). Communication between breast cancer patients and their physicians about breast-related body image issues. *Plastic Surgical Nursing*, 32(1), 101–105. http://dx.doi.org/10.1097/PSN 0b013e3182650994.

Duijts, S., Faber, M., Oldenburg, H., van Beurden, M., & Aaronson, N. (2011). Effectiveness of behavioral techniques and physical exercise on psychosocial functioning and health-related quality of life in breast cancer patients and survivors: A meta-analysis. *Psycho-Oncology*, 20, 115–126. http://dx.doi.org/10.1002/pon.1728.

Ervik, B., & Asplund, K. (2012). Dealing with a troublesome body: A qualitative interview of men's experiences living with prostate cancer treated with endocrine therapy. *European Journal of Oncology Nursing*, 16(2), 103–108. http://dx.doi.org/10.1016/j.ejon.2011.04.005.

Fitch, M., McAndrew, A., Harris, A., Anderson, J., Kubon, T., & McCleenen, J. (2012). Perspectives of women about external breast prostheses. *Canadian Oncology Nursing Journal*, 22(3), 162–174.

Fitch, M., Miller, D., Sharir, S., & McAndrew, A. (2010). Radical cystectomy for bladder cancer: A qualitative study of patient experiences and implications for practice. *Canadian Oncology Nursing Journal*, 20(4), 177–181. http://dx.doi.org/10.5737/1181912x204177181.

Flynn, K., Jeffery, D., Keefe, F., Porter, L., Shelby, R., Fawzy, M., et al. (2011). Sexual functioning along the cancer continuum: Focus group results from the Patient Reported Outcomes Measurement Information System (PROMISTM). *Psycho-Oncology*, 20(4), 378–386. http://dx.doi.org/10.1002/pon.173.

Galbraith, M., Fink, R., & Wilkins, G. (2011). Couples surviving prostate cancer: Challenges in their lives and relationships. *Seminars in Oncology Nursing*, 27(4), 300–308. http://dx.doi.org/10.1016/j.soncn.2011.07.008.

Grant, M., McMullen, C., Altschuler, A., Mohler, M., Hornborook, M., Herrinton, L., et al. (2011). Gender differences in quality of life among long-term colorectal cancer survivors with ostomies. *Oncology Nursing Forum*, 38(5), 587–596. http://dx.doi.org/10.1188/11. ONF.587-596.

Haisfield-Wolfe, M., Mcguire, D., & Krumm, S. (2012). Perspectives on coping among patients with head and neck cancer receiving radiation. *Oncology Nursing Forum*, 39(3), E249–E257. http://dx.doi.org/10.1188/12.ONF.E249-E257.

Harrington, J. (2011). Implications of treatment on body image and quality of life. *Seminars in Oncology Nursing*, 4,

290–299. http://dx.doi.org/10.1016/j.soncn.2011.07.007.

Härt, K., Engel, J., Herschbach, P., Reinecker, H., Sommer, H., & Friese, K. (2010). Personality traits and psychosocial stress: Quality of life over 2 years following breast cancer diagnosis and psychological impact factors. *Psycho-Oncology*, 19, 160–169. http://dx.doi.org/10.1002/pon.1536.

Hopwood, P., Haviland, J., Sumo, G., Mills, J., Bliss, J., & Yarnold, J. (2010). Comparison of patient-reported breast, arm, and shoulder symptoms and body image after radiotherapy for early breast cancer: 5-year follow-up in the randomized Standardization of Breast Radiotherapy (START) trials. *Lancet Oncology*, 11, 231–240. http://dx.doi.org/10.1016/S1470- 2045(09)70382-1.

Hsu, S., Wang, H., Chu, S., & Yen, H. (2010). Effectiveness of informational and emotional consultation on the psychological impact on women with breast cancer who underwent modified radical mastectomy. *Journal of Nursing Research*, 18(3), 215–225. http://dx.doi.org/10.1097/JNR.0b013e3181ed57d0.

Janda, M., Gebski, V., Brand, A., Hogg, R., Jobling, T., Land, R., et al. (2010). Quality of life after total laparoscopic hysterectomy versus total abdominal hysterectomy for stage I endometrial cancer: A randomized trial. *The Lancet Oncology*, 11(8), 772–780. http://dx.doi.org/10.1016/S1470-2045(10)70145-5.

Kaplan, M., & Pacelli, R. (2011). The sexuality discussion: Tools for the oncology nurse. *Clinical Journal of Oncology Nursing*, 15(1), 15–17. http://dx.doi.org/10.1188/11.CJON.15-17.

Kargar, M., Sarvestani, R., Khojasteh, H., & Heidari, M. (2011). Efficacy of penguin cap as scalp cooling system for prevention of alopecia in patients undergoing chemotherapy. *Journal of Advanced Nursing*, 67(11), 2473–2477. http://dx.doi.org/10.1111/j.1365 2648.2011.05668.x.

Konradsen, H., Kirkevold, M., McCallin, A., Cayé-Thomasen, P., & Zoffmann, V. (2012). Breaking the silence: Integration of facial disfigurement after surgical treatment for cancer. *Qualitative Health Research*, 22(8), 1037–1046. http://dx.doi.org/10.1177/1049732312 448545.

Lemieux, J., Desbiens, C., & Hogue, J. (2011). Breast cancer scalp metastasis as first metastatic site after scalp cooling: Two cases of occurrence after 7- and 9-year follow-up. *Breast Cancer Research and Treatment*, 128, 563–566. http://dx.doi.org/10.1007/s10549-011-1453-y.

Long, L. (2013). The use of nipple-sparing mastectomy in patients with breast cancer. *Clinical Journal of Oncology*, 17(1), 68–73. http://dx.doi.org/10.1188/13.CJON.68-72.

Matchim, Y., Armer, J., & Stewart, R. (2011). Mindfulness-based stress reduction among breast cancer survivors: A literature review and discussion. *Oncology Nursing Forum*, 38(2), E61–E71. http://dx.doi.org/10.1188/11.ONF.E61-E71.

McGarvey, E., Leon-Verdin, M., Baum, L., Bloomfield, K., Brenin, D., Koopman, C., et al. (2010). An evaluation of a computer-imaging program to prepare women for chemotherapy-related alopecia. *Psycho-Oncology*, 19, 756–766. http://dx.doi.org/10.1002/pon.1637.

Molassiotis, A., Wengström, Y., & Kearney, N. (2010). Symptom cluster patterns during the first year after diagnosis with cancer. *Journal of Pain and Symptom Management*, 39(5), 847–858. http://dx.doi.org/10.1016/j.jpainsymman.2009.09.012.

Przezdziecki, A., Sherman, K., Baillie, A., Taylor, A., Foley, E., & Stalgis-Bilinsk, K. (2012). *My changed body: Breast cancer, body image, distress and self-compassion.* http://dx.doi.org/10.1002/pon.3230.

Ridner, S., Bonner, C., Deng, J., & Sinclair, V. (2012). Voices from the shadows: Living with lymphedema. *Cancer Nursing, 35*(1), E18–E26. http://dx.doi.org/10.1098/NCC. 06013c31821404c0.

Ridolfi, D., & Crowther, J. (2012). The link between women's body image disturbances and body-focused cancer screening behaviors: A critical review of the literature and a new integrated model for women. *Body Image, 10*(2), 149–162. http://dx.doi.org/10.1016/j.bodyim. 2012.11.003.

Rogers, S. (2011). Comparison of permanent hair loss in children with standard risk PNETS of the posterior fossa following radiotherapy after surgical resection. *Pediatric Blood & Cancer, 57*(6), 1074–1076. http://dx.doi.org/10.1002/pbc.22992.

Sharpe, L., Patel, D., & Clark, S. (2011). The relationship between body image disturbance and distress in colorectal cancer patients with and without stomas. *Journal of Psychosomatic Research, 70*(5), 395–402. http://dx.doi.org/10.1016/j.jpsychores.2010.11.003.

Thibeault, C., & Sabob, B. (2012). Art, archetypes and alchemy: Images of self following treatment for breast cancer. *European Journal of Oncology Nursing, 16*, 153–157. http://dx.doi.org/10.1016/j.ejon.2011.04.009.

Tschiesner, U., Becker, S., & Cieza, A. (2010). Health professional perspective on disability in head and neck cancer. *Archives of Otolaryngology—Head & Neck Surgery, 136*(6), 576–583. http://dx.doi.org/10.1001/archoto.2010.78.

van den Hurk, C., Peerbooms, M., van de Poll-Franse, L., Nortier, J., Coebergh, & Breed, W. (2012). Scalp cooling for hair preservation and associated characteristics in 1411 chemotherapy patients. Results of the Dutch Cooling Registry. *Acta Oncologica, 51*, 497–504. http://dx.doi.org/10.3109/0284186X.2012.658966.

Yeager, C., & Olsen, E. (2011). Treatment of chemotherapy-induced alopecia. *Dermatologic Therapy, 24*, 432–442. http://dx.doi.org/10.1111/j.1529-8019.2011.01430.x.

第**37**章 应对机制和应对技巧

一、概述

（一）患病率和发病率

1. 所有患者，无论是疾病的哪个阶段，经历某种与他们的诊断或治疗相关的痛苦，都会面临应对挑战 [Cohen & Bankston, 2011; National Comprehensive Cancer Network (NCCN), 2013]。

2. 未定义的和未处理的心理痛苦可以增加发病率、死亡率和持续治疗周期及费用增加或降低生活质量，以及遵医行为下降 (Pedersen, Olesen, Hanson, Zachariae, & Vedsted, 2013)。

（二）定义（与肿瘤相关的临床护理）

1. 心理痛苦

(1) 多种因素引起的不愉快的情感体验，包括精神和社会的体验心理（认知、行为、情感）可能会干扰到有效应对癌症的能力，包括身体症状及其治疗。

(2) 心理痛苦是一个连续的过程，从常见的正常感情脆弱、悲伤和害怕等问题，可能转变为更严重的心理障碍，如抑郁、焦虑、恐惧、社会孤立、生存和精神危机 (NCCN, 2013; Rokach, Findler, Chin, Lev & Kollender, 2013)。

2. 应对

(1) 类型 (Cohen & Bankston, 2011; Tucci, 2012)

1) 问题集中式——针对减少或消除的压力源。

2) 情感集中式——针对改变自身情绪反应。

3) 方法集中式——从有压力的经历中产生。

(2) 情境应对——作为个体面临不同压力的要求不断变化的动态过程 (McSorley et al., 2014)。

3. 创伤后心理障碍症

(1) 创伤事件或经历会促使特定的临床反应

1) 认知（如健忘、心烦意乱、无法集中精神）。

2) 行为（如战逃反应、躲避、孤立）。

3) 情感（如麻木的感觉、烦躁、愤怒的暴发）。

4) 生理（如失眠、噩梦、激动）。

(2) 反应包括强烈的害怕、无助、恐惧、重温事件或经验，或所有的这些反应 (Lelorain, Tessier, Florin, & Bonnaud-Antignac, 2012; Schmidt, Blank, Bellizi, & Park, 2012)。

4. 适应

减少破坏社会角色的能力、调节心理痛苦的经验和维护积极参与有意义生活的活动 (Cohen & Bankston, 2011)。

（三）在肿瘤患者和他们的家庭成员中影响应对的因素 [Cohen & Bankston, 2011; National Cancer Institute (NCI), 2011a]

1. 与癌症诊断相关的因素 (Andreu et al., 2012; Cheng et al., 2013)

(1) 普遍认为诊断为癌症是被判死刑。

(2) 缺乏疾病相关知识。

(3) 疾病的生理影响。

(4) 未知的预后或预期的结果 (Llewelyn et al., 2013; Van Laarhoven et al., 2011)。

2. 与肿瘤治疗相关的因素 (Boinon et al., 2014)

(1) 担心治疗的影响 (Cheung et al., 2012)

1) 化疗和生物疗法 (Andreu et al., 2012)。

2) 放射治疗 (McSorley et al., 2014)。

3) 手术 (Sterba et al., 2013)。

4) 治疗后（生存期）(Parelkar, Thompson, Kaw, Miner & Stein, 2013)。

3. 心理

(1) 并发症——心理适应障碍 (Singer et al., 2013)。

(2) 各种适应障碍——以美国精神病协会疾病诊断与精神障碍统计手册 (DSM-5) 的标准或症状为依据 [American Psychiatric Association（APA）, 2013]。

1) 对可识别压力源情绪或行为症状的发展发生在压力源出现的 3 个月内。

①临床症状或行为；标志着应对压力的痛苦反应。

②社会或职业功能的显著损伤。

③一般来说，急性干扰 < 6 个月和慢性干扰 > 6 个月的主要症状，如焦虑和抑郁情绪（单独或一起出现），行为、情感障碍，或所有这些情绪状态 (APA, 2013)。

(3) 无效应对——可能发生应对危机情况并且可能导致自杀意念 (Cohen & Bankston, 2011; NCI, 2011c)。

4. 社会因素 (Boinon et al., 2014; Lelorain et al., 2012;

Schmidt et al., 2012)

(1) 角色——维持或改变。

(2) 健康常规行为、家庭问题、财务管理和生活条件，这些影响个体的应对能力。

(3) 家庭影响。

5. 文化因素 (Davis, Rust, & Darby, 2013; Itano, 2011; Lee & Jin, 2013; Rosario & de la Rosa, 2014; Wenzel et al., 2012; 见第 35 章)

社会组织、沟通、治疗实践和信仰的问题。

6. 性别因素的影响 (Cheng et al., 2013; Hoyt, Stanton, Irwin & Thomas, 2013)。

二、应对无效

（一）焦虑——害怕 (Cohen & Bankston, 2011; NCI, 2011a; Phelps, Bennett, Hood, Brian, & Murray, 2013)

1. 焦虑的特点

(1) 烦乱或不安。

(2) 睡眠障碍。

(3) 过度自主活动

1) 出汗。

2) 气促。

3) 头晕、心悸。

4) 体重增加或减少。

5) 情绪变化。

2. 患者对疾病和治疗的看法 (Pedersen et al., 2013)

(1) 有意识或无意识试图否认事件的真相或意义来减少焦虑或恐惧，但会导致健康损害。

1) 延误寻求医疗的帮助。

2) 取代疾病影响的恐惧。

3) 有限症状相关概念。

（二）抑郁 (Boyajian, 2010; Hamilton et al., 2013; Holslander & McMillan, 2011; NCI, 2011c; Rokach et al., 2013; Van Laarhoven et al., 2011)

1. 症状（患者可能会感到至少下列症状之一，持续一个星期或者更久）。

(1) 无价值感。

(2) 情绪低落。

(3) 失眠、早醒。

(4) 食欲减少或增加。

(5) 易怒。

(6) 失去生活乐趣。

(7) 不合群。

(8) 悲伤感，容易哭泣。

(9) 过度睡眠。

(10) 负面看待事件。

(11) 自责和自我批评。

(12) 死亡念头。

2. 癌症诊断时的抑郁原因。

(1) 疼痛控制不佳。

(2) 晚期癌症。

(3) 额外的生活压力。

(4) 物理性损伤或不适增加。

(5) 胰腺癌。

(6) 未婚。

(7) 头颈部肿瘤。

(8) 某些药物治疗。

(9) 某些化疗药物治疗。

(10) 代谢变化。

(11) 内分泌异常 (Cohen & Bankston, 2011; NCI, 2011c)。

3. 风险评估和干预措施 (Rodriguez et al., 2012)

(1) 抑郁的指标要求更多的关注或参与干预措施 (表 37-1)。

(2) 可能由医疗原因导致的癌症相关性抑郁 (框 37-2)。

框 37-1　抑郁指标

抑郁指标，需要更多的关注或参与干预措施

- 抑郁史
- 薄弱的社会支持系统(如没有结婚、几个朋友、孤独的工作环境)
- 持久的非理性信念证据或关于诊断的负面性思考
- 预后不佳
- 与癌症有关的更大障碍
- 多数时间情绪低落

一般症状超过 2 周

- 大多数活动中感到快乐或兴趣减少
- 食欲和睡眠模式显著改变
- 精神躁动或缓解
- 疲劳
- 无用感或过度的、不恰当的内疚
- 注意力不集中
- 复发死亡或自杀的想法

自杀的风险在患有癌症人群中是较高的，癌症患者的筛查显示自杀风险作为临床评价的一部分，应该被问及

Data from　Cohen, M. & Bankston, S. (2011). Cancer-related distress. In C. H. Yarbro, D. Wujcik & B. H. Gobel. (Eds.). Cancer nursing:Principles and practice (7th ed., pp. 667-684) Sudbury, MA:Jones and Bartlett; National Cancer Institute. (2011c). Depression (PDQ). www.cancer.gov/cancertopics/pdq/supportivecare/depression/Patient; Oncology Nursing Society. (2013). Implementing screening for distress:The joint position statement from the american psychosocial oncology society, Association of Oncology Social Work, and Oncology Nursing Society. Oncology Nursing Forum, 40(5), 423-424.

框 37-2 可能由医疗原因导致的癌症相关性抑郁

药物治疗
- 糖皮质激素
- 干扰素和白介素[白介素-2(IL-2)]
- 甲基多巴
- 利舍平
- 巴比妥酸盐
- 普萘洛尔
- 抗生素(如两性霉素B)

某些化疗药物的治疗
- 丙卡巴肼
- L-天冬酰胺酶
- α 干扰素
- IL-2

代谢变化
- 高钙
- 钠或钾失衡
- 贫血
- 维生素B$_{12}$和叶酸缺乏症
- 发热

内分泌异常
- 甲状腺功能亢进症或甲状腺功能减退
- 肾上腺功能不全

Adapted from National Cancer Institute. (2011c). Depression (PDQ). www.cancer.gov/cancertopics/pdq/supportivecare/depression/Patient; Zhang, A., Gary, F. & Zhu, H. (2012). What precipitates depression in African-American cancer patients? Triggers and stressors. Palliative & Supportive Care, 10(4), 279-286; Lee, H. Y. and S. W. Jin. (2013). Older Korean Cancer survivors' depression and coping:Directions toward culturally competent interventions. Journal of Psychosocial Oncology, 31(4), 357-376; Boyajian, R. (2010). Depression's impact on survival in patients with cancer. Clinical Journal of Oncology Nursing, 14(5), 649-652.

框 37-3 抗抑郁药的选择

三环类抗抑郁药
- 阿米替林(Elavil)
- 氯丙咪嗪(Anafranil)
- 去郁敏(Norpramin)
- 多塞平(Sinequan)
- 丙咪嗪(Tofranil)
- 去甲替林(Pamelor)

选择性羟色胺再摄取抑制剂
- 西酞普兰(Celexa)
- 氟西汀(Prozac)
- 氟伏沙明(Luvox)
- 帕罗西汀(Paxil)
- 舍曲林(Zoloft)

单胺氧化酶抑制剂
- 强内心百乐明(Parnate)
- 苯乙肼(Nardil)

非典型抗抑郁药
- 安非他酮(Wellbutrin)
- 曲唑酮(Desyrel)
- 奈法唑酮(Serzone)
- 米氮平(Remeron)
- 马普替林(Ludiomil)
- 文拉法辛(Effexor)

Adapted from National Cancer Institute. (2011c). Depression (PDQ). www.cancer.gov/cancertopics/pdq/supportivecare/depression/Patient; Van Laarhoven, H., Schilderman, J., Bleijenberg, G, Donders, R. Vissers, K., Verhagen, C. & Prins, J. (2011). Coping, quality of life, depression, and hopelessness in cancer patients in a curative and palliative, end-of-life care setting. Cancer Nursing, 34(4), 302-314; Cohen, M. & Bankston, S. (2011). Cancer-related distress. In C. H. Yarbro, D. Wujcik & B. H. Gobel. Cancer nursing:principles and practice (7th ed., pp. 667-684) Sudbury, MA:Jones and Bartlett.

3. 常见抗抑郁药物的使用（框 37-3）。

4. 自杀意念

(1) 风险因素——性别（男性常见）、年龄、诊断、社会支持、压力性生活事件 (Cole, Bowling, Paletta & Balzer, 2014)。

（三）否认 (Pedersen et al., 2013)

1. 有意识或无意识的试图否认事件的真相或意义来减少焦虑或恐惧，但会导致健康损害。

(1) 延误寻求医疗的帮助。

(2) 恐惧取代疾病影响。

(3) 没有感知个人相关症状。

(4) 自身疗法。

2. 否认不一定被认为是不正常的应对 (Faller et al., 2013; Tallman, 2013; Tucci, 2012)。

三、护理评估

（一）评估和筛选

1. 建立护理标准 (Brown, 2014; Fischbeck et al., 2013, Holland, 2013; Knobf, Major-Campos, Chaqpar, Seigerman & McCorkle, 2014; Lazenby, 2014; Muehlbauer, 2013)。

2. 评估方法

访谈、问卷、清单、心理测试、观察、指标 (biofeedback, psychoneuroimmunology)。

3. 常用评估工具

(1)NCCN 心理痛苦温度计 (DT) (NCCN, 2013; Tavernier, 2014)

1)0（无痛苦）至 10（极度痛苦）测评，伴随简单的问题列表识别痛苦的来源。

2)建议得分4或以上,启动进一步医生或护士评估、推荐心理服务,或采纳两种方法。

(2) 医院焦虑和抑郁量表 (HADS) (Carlson, Waller & Mitchell, 2012)

　　1)14个条目的量表 (7 个问题:焦虑;7 个问题:抑郁)。

　　2) 得分从 0~21 分 (0 到 3/ 问题) 来评估焦虑或抑郁水平。

（二）评估内容 (Brown, 2014; Holland, 2013; Fischbeck et al., 2013; Lazenby, 2014; Muehlbauer, 2013)

1. 心理痛苦评估

识别影响生活质量和日常生活活动 (ADL) 的心理需求。

2. 识别应对模式。

3. 观察无效应对因素 (见上无效应对部分)

(1) 焦虑、抑郁、失眠。

(2) 以前的压力源和使用应对机制。

(3) 精神障碍诊断。

4. 为患者提供机会讨论他或她情况的意义

自己阐述健康和生活质量的定义。

5. 确定心理痛苦因素

(1) 社会因素导致痛苦。

(2) 家庭和社区的支持 (Zabalegui, Cabrera, Navarro, & Cebria, 2013)。

四、护理诊断与预期目标

（一）应对无效 (NANDA)

1. 预期目标——患者有应对技能来处理信息和做出适当的决定。

2. 预期目标——患者依靠 ADL 和新技能独立生活。

3. 预期目标——患者与家人和朋友往来。

4. 预期目标——患者回归前的工作活动、职业训练,作为可选择性的工作和休闲活动。

5. 预期目标——患者参与支持和信息系统协助解决问题,以及生活方式改变和调整。

6. 预期目标——家人或照顾者通过他们更好的心情和眼界,改善情绪和健康状况。

7. 预期目标——患者表示遵循后续治疗计划。

（二）自我健康管理无效 (NANDA)

1. 预期目标——患者描述如何将治疗方案融入日常生活。

2. 预期目标——患者表示继续致力于实施治疗方案融入日常生活目标。

（三）社交孤立 (NANDA)

1. 预期目标——患者表达个人的幸福感增强。

2. 预期目标——患者表现出社会交往技能和参与增强。

（四）照顾者角色紧张 (NANDA)

预期目标——照顾者阐述感情支持增加,告知较低或没有负担感觉,如何保持自己的身体和心理健康,以及可用资源获得能够给予照顾和用言语表达护理情况的掌握,感觉自信并能胜任护理。

五、护理计划与护理措施

（一）提供有效沟通和情感支持 (Fischbeck et al., 2013; Given & Northouse, 2011; Holslander & McMillan, 2011; NCI, 2011b; Parelkar et al., 2013; Semple et al., 2013; Tallman, 2013)

1. 使用语言和非语言交流方法,包括移情、积极倾听,以及鼓励患者和家人表达情绪和解决问题。

(1) 鼓励患者表达感情和思想。

(2) 探索个人疾病经验的意义和识别不确定性和需求 (Butt, 2011)。

(3) 提供疾病可能轨迹信息来管理未来的规划。

(4) 提供真诚的对症状和行为现实的看法和反馈。

(5) 鼓励患者探讨可接受的行为来优化功能和完成 ADL。

2. 与患者探讨识别优势 (Chen & Chang, 2012)

(1) 认识到造成压力源因素的事实及相关的能力。

(2) 认识压力来源的能力。

(3) 协助患者扩展个人知识和技能 (Schmidt et al., 2012; Tallman, 2013)。

3. 被支持的应对行为 (Chen & Chang, 2012; Lelorain et al., 2012)

(1) 自己管理心理痛苦的方法 (Garssen et al., 2013)。

(2) 协助患者设定与癌症诊断和治疗相关的现实目标。

(3) 参与护理计划和活动安排。

支持并决策有关患者综合治疗方案的制订。

(4) 鼓励社会支持 (Zabalegui et al., 2013)。

4. 灵性需求、信仰的支持和调查 (Candy et al., 2012; Maliski, Connor, Williams & Litwin, 2010; Puchalski, 2012)。

5. 启动和协调转诊至心理咨询机构,提供心理治疗和支持。

6. 提供和鼓励可用资源 (Sterba et al., 2013; Wenzel et al., 2012)。

给患者和家庭提供适当的社区资源列表 (如住房、家庭健康护理)。

（二）患者和家属教育 (Epiphaniou et al., 2012; Northouse et al., 2013; Rydahl-Hansen, 2013)

1. 为患者及家属提供关于疾病、疾病进展、治疗和影响治疗因素的口头和书面信息。

2. 为患者及家属提供关于治疗、药物、副作用和管理的口头和书面信息。

3. 提供关于标准和可替代的应对策略的指导。

（三）推荐或咨询 (Harvey, Rogak, Ford, & Holland, 2013; Holland, 2013; Tucci, 2012)

1. 协调转诊预约。

2. 提供文档或评估来支持咨询或治疗转诊。

（四）支持小组 (Emilsson, Svensk, Tavelin, & Lindh, 2012; Rosario & de la Rosa, 2014; Sautier, Mehnert, Hocker, & Schilling, 2014)

1. 心理社会支持小组和资源可用于患者癌症治疗的整个过程，包括灵性、健康、文化、年龄、锻炼、运动、情感、和性取向团体，照顾者和详细疾病的护理。

2. 支持团体提供患者和照顾者分享经验和从那些类似的情况下获得知识的场所。

3. 支持团体对同时接受化疗个体的应对有积极的影响 (Schou et al., 2013; Breitbart et al., 2010)。

4. 支持团体通过见证抗癌动机，体验他人的勇气和公开他人应对癌症角色典范来为患者提供灵感和鼓励。

参与一个促进团队的支持小组和寻求一个可暴露自己情感的与他人相互确认安全的地方。

同网络和社交媒体连接来提供额外的平台支持 (Seçkin, 2013)。

（五）自我保健

1. 提升自我照顾能力 (Parelkar et al., 2013; Phelps et al., 2013) 建立

(1) 多种聚焦点教育项目展示构建应对技能的优点 (预备教育、认知重建、基于当前的应对技能、引导图像) (Garssen et al., 2013; Gatson-Johansson et al., 2013)。

(2) 识别和认识和压力来源管理优点 (Chen & Chang, 2012; Garsen et al., 2013; Parelkar et al., 2013; Phelps et al., 2013)。

2. 补充替代医学 (CAM) 和治疗 (Decker & Lee, 2011; see Chapter 26)

(1) 各种有效的策略、个人偏好 (Arthur et al., 2012; Kligler et al., 2011; Rausch et al., 2011)。

(2) CAM 普遍使用，尤其是患有乳腺癌妇女的记录 (Wanchai, Armer, & Stewert, 2010)。

(3) 认知行为干预或生物反馈证明是有效的 (Cohen, 2010)。

（六）护理研究——干预措施 (Phelps et al., 2013; Rottmann et al., 2012; Rydahl-Hansen, 2013; Schou et al., 2013; Semple et al., 2013)

1. 研究需要显示心理社会干预措施的有效性，特别是对特定的患者群体。

2. 因难得出有关有效性的结论，所以有效应对策略需要更多研究。

（七）心理痛苦管理标准或指南

1. 建立循证实践指南支持 (Clark et al., 2012; Hammelef, Friese, Breslin, Riba, & Schneider, 2014; Holland, 2013; Lazenby, 2014)。

2. 美国外科医师学会 (ACS) 的癌症心理痛苦标准

(1) 截至 2015 年，心理痛苦标准要求所有癌症患者在重要医疗访问期间根据验证工具定期筛查 (ACS, 2012; Brown, 2014; Wagner, Spiegel, & Pearman, 2013)。

1) 患者获得社会心理服务。

2) 在整个连续的护理中提供服务必不可少。

3) 提供现场或通过转诊服务。

4) 筛选、转诊、提供护理都记录在患者的医疗记录单上。

3. 从国际肿瘤心理协会中陈述标准 (IPOS, 2013)

心理痛苦被认为是第六生命体征，来评估和测量。

4. NCCN 心理痛苦管理指南 (Hammelef et al., 2014; NCCN, 2013)

(1) 在疾病的所有阶段和在所有情境下，识别、监测、记录并及时治疗是很重要的。

(2) 筛查应该在初始访问阶段适当的时间间隔时完成，尤其要在疾病状态的变化 (缓解、复发、进展)。

(3) 应该实现对患者个体的治疗计划，以及跨学科指导的标准。

(4) 推荐应该是容易获得的——有执照的和 (或) 认证的心理学家或精神科专业人士。

5. 联合实施心理痛苦筛查: 美国心理肿瘤学会、癌症社会工作协会、肿瘤护理协会 (ONS, 2013)。

(1) 普遍定义的心理痛苦提供支持很重要。

(2) 验证工具应该被用来筛查心理痛苦，在癌症连续性的诊断和治疗中，能覆盖各种各样的症状。

(3) 筛查数据应及时处理，有执照的心理健康专家可以干预。

(4) 自杀意念是所有临床评估的一部分。

六、评价

肿瘤专科护士应系统地评估患者的应对模式。护士可以帮助指导患者和家属，并提供应对策略。指导患者识别风险、适应变化及在他或她的身体能力之内完成 ADL 和社会关系的改善。此外，可以说护士在教育患者和家属中扮演着至关重要的角色。作为引导者、教育家、顾问，护士有资格直接参与支持团体的活动。

（骆惠玉 译 许湘华 校）

参考文献

American College of Surgeons (ACS). (2012). *Cancer Program Standards 2012: Ensuring patient-centered care, v. 1.2.1. Standard 3.2: Psychosocial distress screening.* (pp. 76–77). www.facs.org/cancer/coc/programstandards2012.pdf.

American Psychiatric Association (APA). (2013). *Diagnostic and statistical manual of mental disorders (DSM-5); (5th ed.).* Washington, DC: American Psychiatric Association.

Andreu, Y., Galdón, M., Dura, E., Martinez, P., Perez, P., & Murgui, S. (2012). A longitudinal study of psychosocial distress in breast cancer: Prevalence and risk factors. *Psychology & Health, 27*(1), 72–87.

Arthur, K., Belliard, C., Hardin, S., Khecht, K., Chen, C., & Montgomery, S. (2012). Practices, attitudes, and beliefs associated with complementary and alternative medicine (CAM) use among cancer patients. *Integrative Cancer Therapies, 11*(3), 232–242.

Boinon, D., Sultan, S., Charles, C., Stulz, A., Guillemeau, C., Delaloge, S., et al. (2014). Changes in psychological adjustment over the course of treatment for breast cancer: The predictive role of social sharing and social support. *Psycho-Oncology, 3*(23), 291–298.

Boyajian, R. (2010). Depression's impact on survival in patients with cancer. *Clinical Journal of Oncology Nursing, 14*(5), 649–652.

Breitbart, W., Rosenfeld, B., Gibson, C., Pessin, H., Poppito, S., Nelson, C., et al. (2010). Meaning-centered group psychotherapy for patients with advanced cancer: A pilot randomized controlled trial. *Psycho-Oncology, 19*(1), 21–28.

Brown, C. (2014). Screening and evidence-based interventions for distress in patients with cancer: Nurses must lead the way. *Clinical Journal of Oncology Nursing, 18*(1, Suppl.), 23–25.

Butt, C. M. (2011). Hope in adults with cancer. *Oncology Nursing Forum, 38*(5), E341–E350.

Candy, B., Jones, L., Varagunam, M., Speck, P., Tookman, A., & King, M. (2012). Spiritual and religious interventions for well-being of adults in the terminal phase of disease. *Cochrane Database of Systematic Reviews,* (5), CD007544.

Carlson, L., Waller, A., & Mitchell, A. (2012). Screening for distress and unmet needs in patients with cancer; Review and recommendations. *Journal of Clinical Oncology, 30,* 1160–1177.

Chen, P. Y., & Chang, H. C. (2012). The coping process of patients with cancer. *European Journal of Oncology Nursing, 16*(1), 10–16.

Cheng, C., Wang, T., Link, Y., Lin, H., Wung, S., & Liang, S. (2013). The illness experience of middle-aged men with oral cancer. *Journal of Clinical Nursing, 22*(23/24), 3549–3556.

Cheung, Y. T., Shwe, M., Chui, W. K., Chay, W. Y., Ang, S. F., Dent, R. A., et al. (2012). Effects of chemotherapy and psychosocial distress on perceived cognitive disturbances in Asian breast cancer patients. *Annals of Pharmacotherapy, 46*(12), 1645–1655.

Clark, P., Bolte, S., Buzablo, J., Golant, M., Daratosos, L., & Loscalzo, M. (2012). From distress guidelines to developing models of psychosocial care: Current best practices. *Journal of Psychosocial Oncology, 30*(6), 694–714.

Cohen, M. (2010). A model of group cognitive behavioral intervention combined with bio-feedback in oncology settings. *Social Work in Health Care, 49*(2), 149–164.

Cohen, M., & Bankston, S. (2011). Cancer-related distress. In C. H. Yarbro, D. Wujcik, & B. H. Gobel (Eds.), *Cancer nursing: Principles and practice* (7th ed., pp. 667–684). Sudbury, MA: Jones and Bartlett.

Cole, T., Bowling, J., Paletta, M., & Balzer, D. (2014). Risk factors for suicide among older adults with cancer. *Aging & Mental Health,* March 7: E.

Davis, C., Rust, C., & Darby, K. (2013). Coping skills among African-American breast cancer survivors. *Social Work in Health Care, 52*(5), 434–448.

Decker, G., & Lee, C. (2011). Complementary and alternative medicine (CAM) therapies in integrative oncology. In C. H. Yarbro, D. Wujcik, & B. H. Gobel (Eds.), *Cancer nursing: Principles and practice* (7th ed., pp. 626–654). Sudbury, MA: Jones and Bartlett.

Emilsson, S., Svensk, A., Tavelin, B., & Lindh, J. (2012). Support group participation during the post-operative radiotherapy period increases levels of coping resources among women with breast cancer. *European Journal of Cancer Care, 21*(5), 591–598.

Epiphaniou, E., Hamilton, D., Bridger, S., Robinson, V., Rob, G., Beynon, T., et al. (2012). Adjusting to the caregiving role: The importance of coping and support. *International Journal of Palliative Nursing, 18*(11), 541–545.

Faller, H., Schuler, M., Richard, M., Heckl, U., Weis, J., & Kuffner, R. (2013). Effects of psycho-oncologic interventions on emotional distress and quality of life in adult patients with cancer: Systematic review and meta-analysis. *Journal of Clinical Oncology, 31*(6), 782–792.

Fischbeck, S., Maier, B., Reinholz, U., Nehring, C., Schwab, R., Beutel, M., et al. (2013). Assessing somatic, psychosocial, and spiritual distress of patients with advanced cancer: Development of the Advanced Cancer Patients' Distress Scale. *American Journal of Hospice and Palliative Medicine, 30*(4), 339–346.

Garssen, B., Boomsma, M., Meezenbroek, E., Porsild, T., Berkhof, J., Berbee, M., et al. (2013). Stress management training for breast cancer surgery patients. *Psycho-Oncology, 22*(3), 572–580.

Gatson-Johansson, F., Fall-Dickson, J., Nanda, J., Sarenmalm, E., Maria Browall, M., & Goldstein, N. (2013). Long-term effect of the self-management comprehensive coping strategy program on quality of life in patients with breast cancer treated with high-dose chemotherapy. *Psycho-Oncology, 22,* 530–539.

Given, B., & Northouse, L. (2011). Who cares for family caregivers of cancer patients? *Clinical Journal of Oncology Nursing, 15*(5), 451–452.

Hamilton, J., Deal, A., Moore, A., Best, N. C., Galbraith, K. V., & Muss, H. (2013). Psychosocial predictors of depression among older African American patients with cancer. *Oncology Nursing Forum, 40*(4), 394–402.

Hammelef, K., Friese, C., Breslin, T., Riba, M., & Schneider, S. (2014). Implementing distress management guidelines in ambulatory oncology. *Clinical Journal of Oncology Nursing, 18*(1, Suppl.), 31–36.

Harvey, E., Rogak, L., Ford, R., & Holland, J. (2013). Rapid access to mental health professionals with experience in treating cancer-related distress: The American Psychosocial Oncology Referral Helpline. *Journal of the National Comprehensive Cancer Network, 11*(11), 1358–1361.

Holland, J. C. (2013). Distress screening and the integration of psychosocial care into routine oncologic care. *Journal of the National Comprehensive Cancer Network, 11*(5), 687–689.

Holslander, L., & McMillan, S. (2011). Depressive symptoms, grief and complicated grief among family caregivers of cancer patients three months into bereavement. *Oncology Nursing Forum, 38*(1), 60–65.

Hoyt, M., Stanton, A., Irwin, M., & Thomas, K. (2013). Cancer-related masculine threat, emotional approach coping, and physical functioning following treatment for prostate cancer. *Health Psychology, 32*(1), 66–74.

International Psycho-Oncology Society (IPOS). (2013). *Statement on standards and clinical practice guidelines in cancer care.* wpanet.org/detail.php?section_id=7&content_id=1087.

Itano, J. (2011). Cultural diversity among individuals with cancer. In C. H. Yarbro, D. Wujcik, & B. H. Gobel (Eds.), *Cancer nursing: Principles and practice* (7th ed., pp. 71–94). Sudbury, MA: Jones and Bartlett.

Kligler, B., Homel, P., Harrison, L., Sackett, E., Levenson, H., Kenney, J., et al. (2011). Impact of the Urban Zen Initiative on patients' experience of admission to an inpatient oncology floor: A mixed-methods analysis. *Journal of Alternative and Complementary Medicine, 17*(8), 729–734.

Knobf, T., Major-Campos, M., Chaqpar, A., Seigerman, A., & McCorkle, R. (2014). Promoting quality breast cancer care: Psychosocial distress screening. *Palliative & Supportive Care, 12*(1), 75–80.

Lazenby, M. (2014). The international endorsement of US distress screening and psychosocial guidelines in oncology: A model for dissemination. *Journal of the National Comprehensive Cancer Network, 12*(2), 221–227.

Lee, H. Y., & Jin, S. W. (2013). Older Korean cancer survivors' depression and coping: Directions toward culturally competent interventions. *Journal of Psychosocial Oncology, 31*(4), 357–376.

Lelorain, S., Tessier, P., Florin, A., & Bonnaud-Antignac, A. (2012). Posttraumatic growth in long-term breast cancer survivors: Relation to coping, social support and cognitive processing. *Journal of Health Psychology, 17*(5), 627–639.

Llewelyn, C. D., Horney, D. J., McGurk, M., Weinman, J., Herold, J., Altman, K., et al. (2013). Assessing the psychological predictors of benefit finding in patients with head and neck cancer. *Psycho-Oncology, 22*(1), 97–105.

Maliski, S., Connor, S., Williams, L., & Litwin, M. (2010). Faith among low-income, African American/black men treated for prostate cancer. *Cancer Nursing, 33*(6), 470–478.

McSorley, O., McCaughan, E., Prue, G., Parahoo, K., Bunting, B., & O'Sullivan, J. (2014). A longitudinal study of coping strategies in men receiving radiotherapy and neo-adjuvant androgen deprivation for prostate cancer: A quantitative and qualitative study. *Journal of Advanced Nursing, 70*(3), 625–638.

Muehlbauer, P. (2013). Screen for psychosocial distress in patients with cancer. *ONS Connect, 28*(1), 34.

National Cancer Institute. (2011a). *Adjustment to cancer: Anxiety and distress (PDQ).* www.cancer.gov/cancertopics/pdq/supportivecare/adjustment/HealthProfessional.

National Cancer Institute. (2011b). *Communication in cancer care (PDQ).* www.cancer.gov/cancertopics/pdq/supportivecare/communication/healthprofessional.

National Cancer Institute. (2011c). *Depression (PDQ).* www.cancer.gov/cancertopics/pdq/supportivecare/depression/Patient.

National Comprehensive Cancer Network (NCCN). (2013). *Distress management. Ver 2.2013.* www.nccn.org.

Northouse, L., Mood, W., Schafenacker, A., Kalemkerian, G., Zalupski, M., LoRusso, P., et al. (2013). Randomized clinical trial of a brief and extensive dyadic intervention for advanced cancer patients and their family caregivers. *Psycho-Oncology, 22*(3), 555–563.

Oncology Nursing Society (ONS). (2013). Implementing screening for distress: The joint position statement from the American Psychosocial Oncology Society, Association of Oncology Social Work, and Oncology Nursing Society. *Oncology Nursing Forum, 40*(5), 423–424.

Parelkar, P., Thompson, N., Kaw, C. K., Miner, K., & Stein, K. (2013). Stress coping and changes in health behavior among cancer survivors: A report from the American Cancer Society's Study of Cancer Survivors-II (SCS-II). *Journal of Psychosocial Oncology, 31*(2), 136–152.

Pederson, A., Olesen, F., Hanson, R., Zachariae, R., & Vedsted, P. (2013). Coping strategies and patient delay in patients with cancer. *Journal of Psychosocial Oncology, 31*(2), 204–218.

Phelps, C., Bennett, P., Hood, K., Brian, K., & Murray, A. (2013). A self-help coping intervention can reduce anxiety and avoidant health behaviours whilst waiting for cancer genetic risk information: Results of a phase III randomised trial. *Psycho-Oncology, 22*(4), 837–844.

Puchalski, C. M. (2012). Spirituality in the cancer trajectory. *Annals of Oncology, 23*(3), 49–55.

Rausch, S., Winegardner, F., Kruk, K., Phatak, V., Wahner-Roedler, D., Bauer, B., et al. (2011). Complementary and alternative medicine: Use and disclosure in radiation oncology community practice. *Supportive Care in Cancer, 19*(4), 521–529.

Rodriguez Vega, B., Orgaz Barnier, P., Bayon, C., Palao, A., Torres, G., Hospital, A., et al. (2012). Differences in depressed oncologic patients' narratives after receiving two different therapeutic interventions for depression: A qualitative study. *Psycho-Oncology, 21*(12), 1292–1298.

Rokach, A., Findler, L., Chin, J., Lev, S., & Kollender, Y. (2013). Cancer patients, their caregivers and coping with loneliness. *Psychology, Health & Medicine, 18*(2), 135–144.

Rosario, A. M., & de la Rosa, M. (2014). Santería as informal mental health support among U.S. Latinos with cancer. *Journal of Religion and Spirituality in Social Work, 33*(1), 4–18.

Rottmann, N., Dalton, S. O., Bidstrup, P. E., Würtzen, H., Høybye, M. T., Ross, L., et al. (2012). No improvement in distress and quality of life following psychosocial cancer rehabilitation. A randomised trial. *Psycho-Oncology, 21*(5), 505–514.

Rydahl-Hansen, S. (2013). Conditions that are significant for advanced cancer patients' coping with their suffering—as experienced by relatives. *Journal of Psychosocial Oncology, 31*(3), 334–355.

Sautier, L., Mehnert, A., Hocker, A., & Schilling, G. (2014). Participation in patient support groups among cancer survivors: Do psychosocial and medical factors have an impact? *European Journal of Cancer Care, 23*(1), 140–148.

Schmidt, S., Blank, T., Bellizzi, K., & Park, C. (2012). The relationship of coping strategies, social support, and attachment style with posttraumatic growth in cancer survivors. *Journal of Health Psychology, 17*(7), 1033–1040.

Schou, B., Karesen, R., Smeby, N. A., Espe, R., Sørensen, E. M., Amundsen, M., et al. (2014). Effects of psychoeducational versus a support group intervention in patients with early-stage breast cancer: Results of a randomized controlled trial. *Cancer Nursing, 37*(3), 198–207.

Seçkin, G. (2013). Satisfaction with health status among cyber patients: Testing a mediation model of electronic coping support. *Behaviour & Information Technology, 32*(1), 91–101.

Semple, C., Parahoo, K., Norman, A., McCaughan, E., Humphris, G., & Mills, M. (2013). Psychosocial interventions for patients with head and neck cancer. *Cochrane Database of Systematic Reviews,* (7), CD009441.

Singer, S., Szalai, C., Briest, S., Brown, A., Dietz, A., Einenkel, et al.

(2013). Co-morbid mental health conditions in cancer patients at working age—prevalence, risk profiles, and care uptake. *Psycho-Oncology, 22*(10), 2291–2297.

Sterba, K., Zapka, J., Gore, E., Ford, M., Ford, D., Thomas, M., et al. (2013). Exploring dimensions of coping in advanced colorectal cancer: Implications for patient-centered care. *Journal of Psychosocial Oncology, 31*(5), 517–539.

Tallman, B. A. (2013). Anticipated posttraumatic growth from cancer: The roles of adaptive and maladaptive coping strategies. *Counselling Psychology Quarterly, 26*(1), 72–88.

Tavernier, S. (2014). Translating research on the distress thermometer into practice. *Clinical Journal of Oncology Nursing, 18*(1, Suppl.), 26–30.

Tucci, R. (2012). Distress: Assessing the effects of coping with cancer. *Oncology Nurse Advisor, 26*–28, Jan/Feb. 2012.

Van Laarhoven, H., Schilderman, J., Bleijenberg, G., Donders, R., Vissers, K., Verhagen, C., et al. (2011). Coping, quality of life, depression, and hopelessness in cancer patients in a curative and palliative, end-of-life care setting. *Cancer Nursing, 34*(4), 302–314.

Wagner, L. I., Spiegel, D., & Pearman, T. (2013). Using the science of psychosocial care to implement the new American College of Surgeons Commission on Cancer Distress Screening Standards. *Journal of the National Comprehensive Cancer Network, 11*(2), 214–221.

Wanchai, A., Armer, J., & Stewart, B. (2010). Complementary and alternative medicine use among women with breast cancer: A systematic review. *Clinical Journal of Oncology Nursing, 14*(4), E45–E55.

Wenzel, J., Jones, R., Klimmek, R., Krumm, S., Darrell, L., Song, D., et al. (2012). Cancer support and resource needs among African American older adults. *Clinical Journal of Oncology Nursing, 16*(4), 372–377.

Zabalegui, A., Cabrera, E., Navarro, M., & Cebria, M. I. (2013). Perceived social support and coping strategies in advanced cancer patients. *Journal of Research in Nursing, 18*(5), 409–420.

Zhang, A., Gary, F., & Zhu, H. (2012). What precipitates depression in African-American cancer patients? Triggers and stressors. *Palliative & Supportive Care, 10*(4), 279–286.

第 **38** 章　社会心理失调和改变

第一节　心理痛苦

一、概述

（一）心理痛苦

1.在癌症患者中，心理痛苦和生存问题很常见。

2.个人和家庭的应对能力受到心理、社会、精神、身体和经济压力多方面的影响。

3 被定义为："严重的困扰、痛苦、病症或悲伤"（牛津大学出版社，2013）。

4 被用来描述患者带瘤生存时面对的与压力有关的不愉快的情绪体验。

5.表现为一个与诸如临床抑郁、适应紊乱、创伤后压力紊乱（PTSD）、精神错乱、焦虑症这些心理或者精神诊断不同的正常反应。

（二）危险因素

1.疾病和分期（Cohen & Bankston, 2011）

(1) 据报道，最严重的抑郁发生在肺癌患者中。

(2) 较严重的抑郁发生在晚期疾病患者。

(3) 身体症状影响，如疼痛控制不佳。

2.情境

(1) 诊断后的个人意义。

(2) 资源——情感和实际的支持，以及精神指引和经济保障。

(3) 角色转变——职业、家庭中、朋友之间、身体能力和认知功能的改变。

3.发展

(1) 特定年龄组生命发展的任务由于诊断和治疗而受阻。

(2) 性格和处理方式。

（三）一般治疗方法

1.心理干预措施在癌症患者中是有效的，包括支持性个体心理疗法、认知行为治疗和团体治疗（Osborn, Demoncada & Feuerstein 2006）。

2.家庭心理疗法。

3.心理教育学方法。

4.灵性咨询。

5.团队支持。

6.放松训练，包括冥想和引导想象。

（四）心理痛苦潜在的转归

1.慢性心理痛苦。

2.导致严重精神疾病——焦虑、抑郁、适应障碍、自杀倾向或自杀。

3.创伤后的应激障碍——可能发生在癌症幸存者之中，并具有与那些经历过军事战斗或自然灾害的人相似的经历。

4.躯体症状，如睡眠障碍、疲乏、食欲缺乏、胃肠（GI）功能紊乱。

5.家庭、工作和学习中的角色减退。

6.不依从或误解健康信息。

二、护理评估

（一）筛查

1.美国国立 NCCN(2013) 指南

(1) 为确定患者心理痛苦的原因和程度，应该对所有的患者实施常规筛查，以便完善进一步评估。

(2) 确定和治疗心理问题是一个复杂的过程；应该将患者适时转介给心理治疗专家，如注册临床心理学家或精神科医生。

(3) 个体发展阶段、疾病轨迹的阶段、既往的应对能力、可获得的情感支持和实际资源等方面的不同，心理需求也不一样。

2.心理痛苦筛查工具

(1) 从筛查清单中获得的信息常常是用于识别特定的问题和需求，而不是用来确定一个临床诊断。

(2) 心理痛苦温度计（Roth et al., 1998）——一个单向的筛查工具，可表明患者在情感、精神、身体、社会实践和家庭事务中的痛苦情绪的严重程度。

1) 为快速评估患者的心理痛苦而设计；在癌症患者中效果良好。

2) 可作为一个单项评估心理痛苦等级的量表。

3) 包含一个用于区分心理痛苦来源的问题列表。

4) 随着时间的推移变得敏感, 并且只需要花几分钟就可以完成。

5) 不用于识别特定的精神疾病, 如重度抑郁症。

6) 心理痛苦温度计的临床路径可用于指导后续的评估和痛苦管理 (Holland, 1999); 它作为心理痛苦指南的一部分, 可以通过 NCCN 指南的网站下载 (NCCN, 2013)。

（二）既往史

1. 年龄、诊断、疾病分期、治疗方案。

2. 存在的危险因素。

3. 心理痛苦的思想、感情和行为, 如紧张、担心、神经过敏、哭泣、无助、难以集中精神、易怒、不合群、思考过度、自杀意念、自我伤害或伤害其他人。

（三）心理痛苦形式

1. 心理痛苦发生在疾病的过程中, 伴随以下感觉: 脆弱、悲伤、对残疾的恐惧、担心成为别人的负担、抑郁、焦虑、恐慌、社会孤立、生存和精神危机。

2. 对每一种心理痛苦症状, 应该评估以下几点: 痛苦的频度和强度、相关症状、诱发因素和缓解因素。

3. 评估症状持续时间用来确定症状是偶然的还是长期的。

(1) 偶然症状通常发生在疾病的转归阶段, 如疾病诊断或复发。

(2) 长期症状可能演变为精神紊乱, 应将此类患者转诊给心理学家或者精神学家。

（四）对功能状态的影响——身体的、人际的、职业的学习成绩和灵性实践

三、护理诊断与预期目标

（一）社交孤立 (NANDA-I)

1. 预期目标——患者能保持希望。

2. 预期目标——患者会调整或适应应激事件。

（二）有创伤后综合征（创伤后应激障碍）的危险 (NANDA-I)

预期目标——患者会用语言表达其创伤后综合征的改善或缓解方法。

（三）无效性角色行为 (NANDA

1. 预期目标——患者会用语言表达在目前情境中对现实角色期望。

2. 预期目标——患者会识别可能发生在他或她身上具体的角色转变。

四、护理计划和护理措施

（一）解决社交孤立的干预措施

1. 识别各项具体的维度 (情感的认知的具体行为的、亲和的、时间的、环境的) 用于支持和促进患者希望; 专业人士可通过活在当下、给予准确的信息、表示关心来增加癌症患者的希望。

2. 协助患者探索他的或她的价值体系、目标、生命的意义。

3. 促进目标制订。

4. 提供基于希望构建的项目和已经成功帮助癌症患者获得希望的心理支持项目。

（二）解决创伤后应激综合征的干预措施

1. 协助患者识别感知到的威胁和提供有关实际风险的正确信息。

2. 提供机会让患者讲述他们接受家人和朋友、护士、支持团体和个体心理疗法支持的经历。

3. 提供支持和富有表现力的团体治疗。

（三）解决无效角色表现的干预措施

1. 协助患者确定他或她在当前角色下希望完成的现实目标。

2. 要求患者列出他的或她的个人、职业和社会角色的优先顺序。

3. 向雇用该患者的人力资源部门谈到他或她的具体情况, 以协助工作安排和职责变化。

4. 根据病情需要, 将患者转诊给职业康复心理学家。

五、评价

肿瘤专科护士系统和规律地评估患者和家人对心理痛苦干预措施的反应, 以确定克服无助和解决创伤后应激障碍的进展。收集相关数据, 将实际结果与预期目标相比较。如果有必要, 对预期目标和护理计划进行回顾和修订。

第二节　焦虑

一、概述

（一）定义——焦虑是: "一种以忧虑和紧张的躯体症状为特点的情绪状态, 在此状态下, 个体预期即将到来的危险、灾难或不幸。未来的威胁可能是真实的或是想象的、内部的或外部的。它可能是一个可识别的情况或是一个更模糊的对未知的恐惧"

1. 与癌症相关。

2. 患者可能经历着以严重负面影响为特征的体验, 如悲伤、恐惧、敌意、不安、紧张和轻蔑。

3. 焦虑通常伴随着抑郁。

（二）危险因素

1. 相关疾病

(1) 疾病轨迹点——初次诊断、治疗初期、治疗结束、复发、进展期、临终期。

(2) 身体症状——疼痛、失眠和呼吸困难、尿潴留和皮肤瘙痒。

(3) 异常代谢状态——甲状腺功能亢进、垂体生长激素腺瘤、副癌综合征、电解质失衡、缺氧、脓毒症、精神错乱和低血糖。

(4) 精神疾病,如抑郁、精神错乱、妄想症、迫害妄想,会使患者产生焦虑。

(5) 既存的焦虑症、基因、年龄、性别影响焦虑的表达 (Murphy-Ende, 2012)。

2. 相关治疗

(1) 接受姑息化疗、放疗、I 或 II 期临床试验的患者 (Roth & Massie, 2009)。

(2) 长期治疗和住院治疗,以及输血和骨髓移植、大手术或持续复苏的阶段。

(3) 药物治疗——糖皮质激素、精神安定剂会导致静坐不能,一般应用甲状腺素、支气管扩张药、抗组胺药、减充血剂、靶向兴奋剂、诱导幻觉的阿片类药物。

(4) 停止阿片类药物、酒精、或苯二氮卓类药物。

(5) 由于乳房切除、睾丸切除术、结肠造口术、脱发、皮肤变化、截肢、体重增加或降低带来的身体形象改变。

(6) 治疗失败、疾病恶化或复发。

3. 相关的内在因素

(1) 对未来健康、关系、经济、社会或职业角色和职责的担心。

(2) 失去独立,控制觉的丧失。

(3) 应对能力的局限。

(4) 多种能力丧失导致社会孤立。

(5) 有限的社会资源。

(三) 一般治疗方法

1. 尽可能针对确切的病因实施治疗。

2. 治疗身体症状,如疼痛、失眠、皮肤瘙痒、尿潴留、呼吸困难、感染。

3. 心理教育干预,包括重点提供有关医疗体制、治疗过程和注意事项等信息来减少患者的焦虑 (Murphy-Ende, 2012)。

(1) 卫生保健设置和肿瘤学科团队定位。

(2) 提供有关支持团队的信息可减少焦虑。

4. 提供有关特定癌症、治疗、副作用的书面或网络教育材料。

5. 教会患者自我照护和放松技术。

6. 指导患者和家属管理和应对由化疗和放疗引发的不良反应。

7. 转诊给有执照的心理专家是对个体认知行为疗法 (Moorey & Greer, 2012)、认知团体心理治疗、家庭心理治疗和咨询服务的促进。

8. 转诊给肿瘤支持团队,以提供焦虑管理技术和处理技巧。

9. 药物管理,包括:抗焦虑药、阿扎哌隆、抗组胺药、抗抑郁药或非典型抗精神病药。

10. 其他疗法,如锻炼、艺术治疗、按摩、音乐疗法、冥想、渐进性肌肉放松,可以促进放松。

(四) 潜在的焦虑后遗症 (APA, 2013)

1. 躯体症状——恶心、呕吐、头痛、大便习惯改变

2. 行为问题——药物滥用、饮食习惯改变、自我伤害、社交障碍。

3. 认知障碍——难以集中注意力和决策困难、注意宽度不良、记忆力受损。

4. 焦虑障碍——可能发生不适应的反应,包括对焦虑心情的适应障碍、一般的焦虑障碍、无端恐惧症、恐慌症、强迫症、创伤后应激障碍、抑郁。

5. 在家庭、学习或工作中表现受到干扰。

二、护理评估

(一) 存在的危险因素
(二) 主观症状

持续紧张、不能放松、担心、易兴奋、注意力不集中、犹豫不决、容易受到打击、易怒;经历恐慌症、失去控制、失眠、饮食紊乱、心悸、窒息感、眩晕、疲乏或精疲力竭、吞咽困难、世界末日的感觉、易哭。

(三) 客观症状

面部肌肉紧张或潮红、苍白、颤抖、抽搐、踱来踱去、躁动、咬指甲、双手紧握、声音颤抖、心率加速、呼吸加快、血压升高、瞳孔收缩、双手冰冷。

三、护理诊断与预期目标

(一) 焦虑 (NANDA-I)

1. 预期目标——患者能够表达他或她的情绪,确定焦虑来源和可能缓解焦虑的应对方式。

2. 预期目标——患者和家人用语言表达对治疗计划、选择、目标和期望的理解。

(二) 对死亡的焦虑 (NANDA-I)

1. 预期目标——患者会交流对死亡的担忧,确定可以解决的具体问题。

2. 预期目标——患者会用语言表达焦虑减轻,总体心理压力减轻。

四、护理计划和护理措施

(一) 减轻焦虑的干预措施

1. 提供一个安全的环境

(1) 评估潜在的自我伤害。

(2) 提供一个刺激较少的柔和空间或温和分散其注意力。

2.使用积极和移情的倾听技巧。

3.使用积极的人际关系技巧——举止冷静、用平和的语调缓慢的说话、倾听、鼓励识别引起焦虑的原因、正常化或肯定恐惧、协助患者识别过去有效的处理技巧。

4.协助患者识别不良情绪,如脆弱、无望、无助、恐惧、失去控制、对无知的恐惧。

5.药物管理,按照要求、管理副作用,评估效果。

为患者及家属解释药物的基本原理,包括药理学的基本知识与相关信息。

6.提供有关心理资源的信息。

7.解决焦虑的医源性原因(药物或身体症状)。

8.解决灵性需求。

(二)解决对死亡的焦虑干预

1.考虑对死亡概念的发展的差异。

2.建立一个培育和支持关系。

3.通过倾听患者的担忧和鼓励其活在当下,协助患者控制对濒死的焦虑。

(1) 允许患者讨论他或她对死亡的恐惧。

(2) 促进与家人坦诚沟通。

4.如果患者从来访者感受舒适愉悦,鼓励家人和朋友适当拜访。

(1) 促进开放式沟通。

(2) 保护隐私。

5.协助患者识别和解决与死亡问题相关的实际担心。

6.协助患者在短期目标中找到快乐

(1) 提供有关可预测的身体症状信息。

(2) 使患者安心,疼痛和其他症状会得到评估和处理。

7.解释患者可能面对常见的情绪状态

拒绝承认防御机制这是一个可能对濒死适应性反应。

8.鼓励患者识别帮助其面对死亡的灵性信仰系统

(1) 如果需要,安排神职人员服务。

(2) 询问患者基于信念的干预该如何纳入到照护中。

9.转诊给姑息照护或心理学家来提供短期心理干预。

五、评价

肿瘤专科护士系统和定期地评估患者和家人对焦虑干预措施的反应,以确定实现减少焦虑和积极应对的进展。收集相关数据,将实际结果与预期目标相比较。如果有必要,对护理问题、预期目标和护理计划进行回顾 和修订。

第三节　抑郁

一、概述

(一)抑郁

1.一种感觉悲伤、失落、无望、无价值的心理状态。

(1) 症状程度可包括轻度和短暂的情绪困扰到严重的精神疾病。

(2) 一些类型的抑郁症可能影响患者的身体、情感、认知和社会健康。

(3) 反应性抑郁症——一个对突发事件或情况的正常反应,也可能是对癌症诊断、预后、治疗、未知的恐惧,以及对死亡的畏惧的反应。

(4) 抑郁症的特点:消极的影响,伴随快感缺乏、认知和运动迟缓症状。

2.依靠有资质的心理健康从业者来评估患者,如心理学家或精神科专家,对患者的准确诊断和治疗至关重要。

(1) 临床医生和患者可能错误认为癌症患者抑郁是正常的,这可能是实施正确评估和有效治疗的障碍。

(2) 护士可能低估了中度或更严重的患者抑郁的严重水平;然而,护士在识别危险患者和推荐患者做进一步评估方面有重要作用。

(3) 精神障碍的诊断与统计手册(DSM-V)中对重度抑郁症的诊断标准如下:

1) 有抑郁情绪、对所有的活动失去兴趣或乐趣至少2周以上。

2) 有以下至少5项症状——食欲改变或体重改变(≥5%/月)、几乎每天失眠或嗜睡、几乎每天都精神运动兴奋或迟缓(他人可观察的)、精力减少、毫无价值或内疚感、注意力不集中或决策困难、经常产生死亡想法、自杀意念、自杀计划或自杀未遂(APA,2013)。

(4) 如果症状由一种物质或一般的医疗条件造成的直接生理影响或者由丧亲之痛引起,则上述症状不符合诊断标准。

(5) 身体症状究竟是由癌症和癌症治疗所引起,还是由情绪障碍,如抑郁症所引起,这一点很难确定。

很多癌症患者具有身体症状和焦虑;除了按照DSM-V标准以外,心理学家应该应用临床判断和其他诊断标准。

(二)抑郁障碍

1.由医疗引起,具有抑郁的特性。

2.定义为抑郁,由生理疾病或直接的生物条件引起,不符合严重抑郁发作性症状的所有标准(APA,2013)。

(三)抑郁情绪调整障碍

1.少于6个月为急性。

2.≥6个月为慢性(APA,2013)。

(四)情绪低落

1.定义为失去意义,与抑郁不同,应该被视为一个单独的综合征。

2.以失去意义、目的和希望为特征。

3.目前患者依然可以感受到快乐(Kissane,Treece,

Breitbart, McKeen & Chochinov, 2009)。

（五）危险因素 (Murphy-Ende, 2012)

1. 既往史和现病史

(1) 个人严重抑郁史。

(2) 自杀未遂史。

(3) 家族抑郁史。

(4) 伴随的医疗情况（如主要的生理疾病、药物滥用）。

(5) 睡眠不足。

(6) 社会孤立。

(7) 其他意想不到的生活事件（如角色、关系、职业或生活方式的改变）。

(8) 配偶某种疾病。

(9) 连续失去朋友和家人。

2. 相关的疾病和诊断

(1) 严重疾病活动期——可能导致对未来不确定感。

(2) 胰腺、肺、中枢神经系统肿瘤和头颈部肿瘤。

(3) 年轻成年癌症患者 (Wilson, Chochinv & Skirko, 2007)。

(4) 疼痛、恶心、呼吸困难控制不佳。

(5) 身体限制或约束。

(6) 长期治疗或治疗失败。

(7) 药物——使用生物制剂、化疗、激素疗法（抗雌激素）、糖皮质激素、地西泮类和阿片类药物。

（六）一般治疗方法

1. 对表达自杀想法或渴望加速死亡的患者进行即时心理评估。

2. 治疗潜在的医疗状况和身体症状。

3. 对患者和家属进行有关抑郁、治疗、转诊原因的教育，同时做进一步评估。

4. 协调心理或精神治疗。

5. 提供有关处方药及其预期效果、反应时间、常规剂量的重要性、可能的副作用的教育。

(1) 解释在没有预先与处方医生讨论的情况下不能停止药物治疗的原因。

6. 监测患者的副作用，评估药物的积极作用，如情绪、食欲、睡眠改善。

7. 由训练有素的心理健康专家为患者提供个人认知行为治疗、行为治疗、心理治疗，以及家庭治疗。

8. 为抑郁症的患者提供选择性 5- 羟色胺再摄取抑制剂、三环类抗抑郁药、5- 羟色胺和去甲肾上腺素再摄取抑制剂、非典型抗精神病药物、中枢神经系统兴奋剂。

（七）潜在的抑郁后遗症

1. 自杀或自我伤害。

2. 睡眠形态紊乱。

3. 不能维持当前的角色——功能障碍。

4. 生活质量低下。

5. 社交障碍。

6. 依从性问题。

7. 发病率和死亡率增加 (Rosenstein, 2011)。

二、护理评估

（一）病史

1. 当前的抑郁危险因素。

2. 存在抑郁情绪、失去兴趣或乐趣，以及在连续 2 周或更长的时间内至少 5 个抑郁症的症状定义（见抑郁概述）。

3. 不同文化团体对抑郁症状解释不同，会使用不同术语来描述抑郁症状。

4. 自杀意念、自杀未遂、自杀计划、自杀手段和自杀动机。

5. 既往对抑郁有效或无效的治疗。

6. 抑郁状态与意义。

7. 抑郁症状对个人角色和人际交流或关系的影响。

（二）症状和迹象 (APA, 2013)

1. 主观症状——抑郁心情或快感缺乏、社交障碍、疲乏、无价值感或内疚感、注意力难以集中、死亡想法、自杀意念、易激惹、无故的躯体化主诉。

2. 客观症状——沮丧或情感贫乏、哭泣、体重增加或减少、语速缓慢、精神运动兴奋或迟缓。

（三）实验室或测量结果

1. 医学实验室检测——皮质醇水平、促甲状腺激素、完全血细胞计数、或电解质检测。

2. 心理状态评估——其变化可能表明抑郁或精神错乱。

3. 抑郁筛查工具——老年抑郁量表、郑氏自我评估抑郁量表、贝克抑郁量表、医院焦虑和抑郁量表。

4. 功能等级量表——ECOG0 量表、Karnofsky 评定量表、姑息行为量表 (PPS)。

三、护理诊断与预期目标

（一）有自杀的危险 (NANDA-I)

1. 预期目标——患者免于自我伤害。

2. 预期目标——患者识别抑郁的并发症，用语言表达如果其想自杀时，应该怎么做。

3. 预期目标——患者和家属能够识别需要专业人员干预的情境。

4. 预期目标——患者同意坚持后续治疗计划。

5. 预期目标——患者拥有一个稳定的、支持的生活环境以及可获得的精神治疗。

（二）有情境性自尊低下的危险 (NANDA-I)

预期目标——患者会维持和提升自我效能感和自尊。

四、护理计划和护理措施

（一）解决自杀风险的干预措施

1. 陪伴患者，使患者免于自我伤害。

2. 及时获得心理和精神转诊。

3. 为患者和家属提供有关自杀干预的信息和24小时可联系的医生的电话。

4. 通过协助改变压力的环境和获得另一半——家人或者朋友的援助，识别和评估患者的心理痛苦程度。

5. 通过发现或明确患者的担忧和焦虑困扰，建立信任关系，提供现实的帮助。

6. 协调精神健康服务。

（二）缓解低自尊风险的干预措施

1. 通过承认患者的痛苦、绝望和积极倾听，促进其感情表达。

2. 强调抑郁可能是自限性的，存在有效的治疗方法。

3. 协助患者确认其优点和成绩。

4. 与患者合作识别引起低自尊的因素——如人际关系紧张、角色转换、角色纠纷、婚姻冲突和悲伤。

5. 协助患者去确定个人成长目标和解决问题的策略。

五、评价

肿瘤专科护士系统地和定期地评估患者和家人对抑郁干预措施的反应，以确定避免自残和改善情绪的预期成果的进展。收集相关数据，将实际结果与预期目标相比较。如果有必要，对护理问题与预期目标，以及护理计划进行重新评估和修订。

第四节　个体失控感

一、概述

（一）个体失控感

1. 患者面对癌症常有一种失去控制的感觉、失去对当前和未来事情的控制力，或者两种都有

(1) 个体失控感是指认为自己的行为会显著影响一个事件或一个结果。

(2) 感知到控制缺乏可能影响个体的积极水平、动机水平和目标。

(3) 内部控制的概念，由Rotter (1966)提出的人格特质概念，个人认为结果受其自身行为或其个人的控制之外的环境影响的程度。

(4) 自我效能是应对具体情况的自我感知能力。

(5) 无能为力的感觉通常是根据情形确定。

2. 人们往往会很想控制所处的环境。

3. 失控感对他们的健康有不利影响。

4. 事件和对事件的反应是可以控制的，相信这一点可促进患者适应。

5. 在患有严重疾病的患者中，个人控制与更好的情绪和健康状况、提高应对压力的能力和改善动机及智力有关。

6. 有些患者可能会因为消极的结果而责怪自己，这可能导致内疚、自责和情感的痛苦。

7. 对环境的反应和感知控制水平受事件本身意义、类似事件的比较、应对模式、性格、支持系统和可用资源的影响。

（二）危险因素

1. 疾病相关的因素

(1) 意外诊断，缺乏对疾病和治疗的认识。

(2) 对疾病的进展不确定。

(3) 无法进行常规活动或常规活动改变。

(4) 身体残障或认知障碍。

(5) 频繁住院或转诊至ICU。

(6) 疾病晚期。

2. 治疗相关因素

(1) 对治疗、副作用、预期目标没有充分的了解。

(2) 漫长的治疗过程、既往治疗要点，以及在治疗阶段，需要在工作和家庭责任方面得到援助。

(3) 意想不到的治疗或副作用控制不好。

(4) 治疗失败。

(5) 身体形象问题，如体重减轻或增加脱发肢体丧失。

3. 情境有关的因素

(1) 依赖别人、失去独立。

(2) 失去决策能力。

(3) 隐私曝光。

4. 年龄、个人和文化相关因素

(1) 考虑具体年龄。

1) 孩子易于控制。

2) 青少年倾向于得到同龄人认可，可测试他们的独立性。

3) 青壮年关注疾病的发作，认为它会导致角色中断。

4) 成年人要对家人负责（孩子、年迈的父母），认为疾病是一种对家庭和工作中生产力的破坏。

5) 老年人通常面对退休、合并多种疾病，认为疾病和可能的死亡意味着与家人和朋友的分离。

(2) 个体因素——内外控制的程度和其他特征，如神经质、外向性、开放性、随和性和责任感。

(3) 与卫生保健提供者之间的文化差异、卫生保健系统可能影响交流和选择——优势语言、性别角色、高危行为、灵性关注、基本价值或信仰系统。

（三）一般治疗方式

1. 患者和家属教育

(1) 鼓励患者和家属提问, 并给予提问时间。

(2) 解释教育是一个持续过程。

2. 通过解释选择、利弊, 协助患者和家属制订决策。

3. 安排心理咨询专家提供个人咨询。

4. 通过游戏和表现艺术 (如艺术治疗), 为儿童提供选择机会和表达担心的场所。

5. 鼓励用语言表达感受, 提供情感支持, 协助解决基本问题。

(四) 长期失去个体控制感的潜在的并发症

1. 自尊心低下。

2. 无助和无望。

3. 治疗不依从或延迟。

4. 抑郁、焦虑, 或两者都有。

5. 避免促进健康行为和癌症筛查实践的癌症宿命论。

二、护理评估

(一) 病史 (Loney & Murphy-Ende, 2009)

现存的危险因素。

(二) 症状和体征

1. 失去个体控制感的主观特征

(1) 暗示失去控制感的公开或隐蔽的语言。

(2) 表示对治疗失望或不满。

(3) 对工作人员表示愤怒或批评。

2. 失去个体控制感的客观特征

(1) 拒绝或者不情愿参与决策制订。

(2) 拒绝或者不情愿参与日常活动 (ADL)。

(3) 不愿表达感情。

(4) 行为反应可能包括:冷漠、辞职、回避、不安、焦虑和攻击性。

(5) 限制个体控制受限的反应可能包括试图规避限制、试图增加运动控制和忽视限制。

(6) 不遵从医疗方案。

(三) 患者解决问题的能力

1. 识别无能感、了解促进因素。

2. 在其他不可控事件过去之后的应对行为。

3. 识别个体可以做出决策的治疗方面。

4. 识别可以减轻无能感其他的人或事。

三、护理诊断与预期目标

(一) 无能为力感 (NANDA-I)

1. 预期目标——患者表达控制感、参与决策制订。

2. 预期目标——患者确定在其控制之内的特定因素。

3. 预期目标——患者或卫生保健人员应对耐受性, 及时做出决策。

(二) 应对无效 (NANDA-I)

1. 预期目标——患者参与减少其失去控制感的措施。

2. 预期目标——患者表达其能力。

3. 预期目标——患者描述和开始可选择的应对策略。

四、护理计划和护理措施

(一) 解决无能的干预措施

1. 为患者和家属提供导向到卫生保健系统, 以及诊断、治疗和预期目标的健康教育。

2. 提供当前治疗计划的新信息。

3. 为患者提供对决策控制的机会。

4. 协助患者识别可控制的因素。

5. 告知患者和卫生保健人员的激活力量其有权制订关于治疗的决定, 并且其在决策过程将得到帮助。

(二) 解决应对方式受损的干预措施

1. 协助患者识别过去成功的应对技术。

2. 要求患者列举应对优势。

3. 当患者表现回复行为时, 提供积极的巩固措施。

五、评价

肿瘤专科护士系统地和定期地评估患者和家人对失去控制感的措施的反应, 以确定提高控制感的进展。收集相关数据, 将实际结果与预期目标相比较。如果有必要, 对护理问题和预期目标、结果和护理计划进行重新评估和修订。

第五节 丧亲与悲伤

一、概述

(一) 丧亲、悲伤和预期的悲伤

1. 丧亲包括任何潜在的或预期的功能、角色、关系或生活方式的改变, 意味着患者与其珍重的事物或人的分离 (Kubler-Ross, 1969)。

(1) 由于附属物被丢弃, 丧亲正常成长和发展的一部分, 与癌症相关的突然的或者大量的失去往往是痛苦的。

2. 悲伤是认识、应对、协调损失的积极适应的过程。

(1) 个人对失去的应对往往是基于其对失去的认识。

(2) 悲伤可能影响到个性、处理技术和可利用的支持资源。

3. 丧失是被剥夺了某个人或者物, 如一种关系或朋友, 尤其死亡 (Oxford University Press, 2013)。

丧失被剥夺了非物质资产, 可能觉得某人、一些重要的事情和未来的计划被抢走了。

4. 预期的悲伤开始于意识到爱人即将逝去和认识到未来的损失。

(二) 危险因素

1. 疾病和治疗相关的因素

(1) 未预料的诊断、高风险复发、疾病晚期或预后不良。

(2) 身体结构、功能、形象改变 (如截肢、乳房切除、结肠造口术、脱发、恶病质)。

(3) 疼痛控制不佳或慢性疼痛。

(4) 精神病史。

2. 情境和社会

(1) 由于死亡、离婚或分别而失去某人。

(2) 失去被认为有价值的东西, 如宠物、家庭或财产。

(3) 与失去的人的关系改变。

(4) 累积损失。

(5) 社会支持有限。

(6) 职业的或就业的限制。

3. 年龄 (Loney & Murphy-Ende, 2009)

(1) 小于 2 岁——以自我为中心, 把失去当做是一种需求的剥夺或者分离。

(2)2~5 岁——概念是短暂的和具体的;可能表达较少的不被关爱的痛苦。

(3)5~9 岁——概念是具体的、有逻辑的;认为失去是对惩罚或身体伤害的恐惧。

(4)9~12 岁——概念是现实的;可能把失去视为分离。

(5)12~18 岁——关爱是抽象的和现实的;可能认为失去是对独立的威胁。

(6)18~25 岁——随着生活方式的破坏, 失去的影响是复杂的。

(7)25~45 岁——失去的影响可能代表对未来的威胁。

(8)45~65 岁——失去或死亡代表在家庭或工作中生产力破快。

(9)65~ 死亡——失去的概念可能是哲学的, 将死亡视为一种分离。

4. 复杂性悲伤的危险因素

(1) 认为死亡可以阻止。

(2) 与死者的矛盾关系。

(3) 并存的医疗条件。

(4) 并存的经济或法律问题。

（三）一般的治疗方式

1. 悲伤过程中, 提供基本的信息 (口头的和书面的)。

2. 探索可能提供舒适感的灵性信仰, 以及转诊灵性照护。

3. 转诊给悲伤咨询者或者心理学家, 为患者或家属提供咨询。

4. 转诊给社区支持团队。

5. 提供音乐或艺术治疗。

6. 提供严重症状的药品管理。

（四）丧失和悲伤的潜在的并发症

1. 复杂性悲伤感。

2. 抑郁或焦虑。

3. 否认。

4. 自我忽视或无能力照顾其他人。

5. 社会孤立。

6. 身体症状。

7. 认知症状。

8. 药物滥用。

二、护理评估自杀意念或未遂

（一）历史

1. 现存的危险因素, 包括之前的丧失。

2. 失去的意义和性质。

3. 个性和过去的应对反应。

4. 家庭特征和沟通方式。

（二）症状和迹象 (Loney & Murphy-Ende, 2009)

1. 认知的——缺乏注意力、注意力分散、专注于丧失、寻找意义、侵入性的思想或精神症状。

2. 身体的——疲乏、头痛、呼吸急促、胃肠道反应、睡眠障碍、心脏症状、疲劳或精疲力竭。

3. 心理的——震惊、否认、内疚、生气、敌对、矛盾、伤心、羞愧、抑郁、关注、反思、焦虑或迟钝感。

4. 社会的——依赖或逃避他人以及职业的终止。

5. 灵性痛苦——寻找意义, 观念或信仰的改变。

（三）悲伤的分期 (Parkes, 1987)

1. 震惊期——一种心理反应。

2. 寻找期——心理痛苦的短暂阶段, 对失去的人怀着不切实际的希望。

3. 平静期——在死者面前能安静相处。

4. 生气和内疚期——对自己活着感到生气。

5. 获得新认识——从失去功能中恢复, 适应新的角色。

（四）患者和家庭对悲伤的理解水平

（五）失去的意义

（六）失去和悲伤对日常事务、角色、关系、职业和学业的影响

三、护理诊断与预期目标

（一）长期悲伤 (NANDA-I)

1. 预期目标——患者和家人能识别丧亲及其意义, 并表达对其丧亲的确认。

2. 预期目标——患者和家人在不产生复杂性悲伤的情况下通过悲伤阶段。

3. 预期目标——患者和家人能够使用其情绪发展新的应对策略, 管理与失去有关的威胁。

4. 预期目标——患者和家人能识别对个人疾病有效的应对机制。

5. 预期目标——患者和家人能适应新的生活环境。

（二）家庭运动中断

1. 预期目标——家庭保持其作为家庭系统和相互支持的能力。

2. 预期目标——家庭成员相互之间表达悲伤，向专业人员表达悲伤。

3. 预期目标——家庭认识到失去对家庭结构和功能的影响。

4. 预期目标——家庭认识到其家庭功能的优劣势。

5. 预期目标——家庭了解社区资源、自助方式（如书籍、卫生保健媒体）和支持团体。

四、护理计划和护理措施

（一）解决悲伤的干预措施

1. 建立信任关系，在不强加个人价值观和判断情况下，鼓励患者和家庭分享他们的悲伤。

2. 确认悲伤，鼓励表达悲伤情绪。

3. 负面情绪，如生气、需求增加、易怒、讽刺、责备，做好准备。

4. 表达接受和同情关心。

5. 协助患者和家庭找寻应对方式。

6. 提供悲伤的预期指导——讨论即将到来的丧亲，回顾过去丧亲的意义和其应对提供哀悼过程的信息，帮助形成应对策略。

（二）解决家庭运动中断的干预措施

1. 提供表达隐私感受。

2. 鼓励家庭成员相互分享观念，提醒他们每个人都以独特的方式共同哀悼。

3. 确认每一个成员的悲伤。

4. 考虑哀悼宗教文化和社会风俗。

5. 将家人转介到专业的家庭或个人丧亲咨询。

五、护理评估

肿瘤专科护士系统地和定期地评估患者和家人对丧亲和悲伤的反应，以确定最佳功能和悲伤缓解的进展。收集相关数据，将实际结果与预期目标相比较。如果有必要，对护理问题、预期目标和护理计划进行重新评估和修订。

（骆惠玉　译　许湘华　校）

参考文献

American Psychiatric Association. (2007). *APA dictionary of psychology* (p. 63). Washington, DC: American Psychological Association, Author.

American Psychiatric Association (APA). (2013). *Diagnostic and statistical manual of mental disorders* (5th ed.; DSM-V). Washington, DC: American Psychiatric Association.

Cohen, M. Z., & Bankston, S. (2011). Cancer-related distress. In C. Yarbro, D. Wujcki, & B. Gobel (Eds.), *Cancer nursing: Principles and practice* (pp. 667–684). Boston: Jones and Bartlett.

Holland, J. (1999). Update: National Comprehensive Network guidelines for the management of psychosocial distress. *Oncology*, 13(11A), 495–507.

Kissane, D. W., Treece, C., Breitbart, W., McKeen, N. A., & Chochinov, H. M. (2009). Dignity, meaning and demoralization: Emerging paradigms in end-of-life care. In H. M. Chochinov, & W. Breitbart (Eds.), *Handbook of psychiatry in palliative medicine* (pp. 324–340). New York: Oxford University Press.

Kubler-Ross, E. (1969). *On death and dying*. New York: Macmillan.

Loney, M., & Murphy-Ende, K. (2009). Death, dying, and grief in the face of cancer. In C. Burke (Ed.), *Psychosocial dimensions of oncology nursing care* (pp. 159–185). Pittsburgh: Oncology Nursing Society.

Moorey, S., & Greer, D. (2012). *Cognitive behavioral therapy for people with cancer*. Oxford, England: Oxford University Press.

Murphy-Ende, K. (2012). Mental health issues in cancer. In J. Payne (Ed.), *Contemporary issues in oncology* (pp. 165–190). Pittsburgh: Oncology Nursing Press.

National Comprehensive Cancer Network (NCCN). (2013). *Distress management (version 1.2013)*. www.nccn.org/professionals/physician_gls/pdf/distress.pdf.

Osborn, R. L., Demoncada, A. C., & Feuerstein, M. (2006). Psychological interventions for depression, anxiety, and quality of life in cancer survivors: Meta-analysis. *International Journal Psychiatry Medicine*, 36, 13–34.

Oxford University Press (2013). *Oxford English Dictionary*. dictionary.oed.com.

Parkes, C. (1987). *Bereavement: Studies of Grief in Adult Life*. Madison, CT: International University Press.

Rosenstein, D. (2011). Depression and end-of-life care for patients with cancer. *Dialogues in Clinical Neuroscience*, 13(1), 101–108.

Roth, A. J., Kornblith, A. B., Batel-Copel, L., Peabody, E., Scher, H., & Holland, J. (1998). Rapid screening for psychological distress in men with prostate carcinoma: A pilot study. *Cancer*, 82(10), 1904–1908.

Roth, A., & Massie, M. J. (2009). Anxiety in palliative care. In Chochinov, & W. Breitbert (Eds.), *Handbook of Psychiatry in Palliative Medicine*. (2nd ed., pp. 69–80). Oxford: University Press.

Rotter, J. (1966). Generalized expectations for internal versus external control of reinforcement. *Psychological Monographs*, 80(1), 1–28.

Wilson, K., Chochinov, H., & Skirko, M. (2007). Depression and anxiety disorders in palliative care. *Journal of Pain and Symptom Management*, 33, 118–129.

第39章 性功能问题

一、概述

（一）根据预计，到 2022 年，英国癌症幸存者的数量将达到 1800 万 [American Cancer Society（ACS），2012]

1. 随着癌症幸存率的提高，对护士来说，认识到癌症的长期影响和对患者性生活的影响是很重要的 (Van de Poll-Franse et al., 2011)。

(1) 随着癌症宣传的推进，越来越多的患者开始关注癌症治疗可能对性生活产生的影响 (Hautamaki-Lamminen, Lipiainen, Beaver, Lehto & Kellokumpu-Lehtinen, 2013)。

(2) 据报道，在所有的癌症类型中，66% 的患者认为提供肿瘤患者性问题讨论是重要的 (Flynn et al., 2012)。

(3) 在健康保健者的干预下，70% 的癌症患者的性功能可以恢复到正常水平。在没有干预的情况下，性功能会随着时间的推移而降低。

(4) 患者性功能下降可能增加感情相关疾病的发病风险。

2. 性是生活质量的重要组成部分 (Julien, Thom, & Kline, 2010; Zebrack, Foley, Wittmann, & Leonard, 2010)。

3. 不告知患者癌症治疗对性生活和生育可能的负面影响将会产生法律责任 (Crockin, 2005)。

（二）性是健康保健的重要部分

1. 性健康是指具有性欲的人在躯体上、感情上、知识上、信念上、行为上和社会交往上健康的总和 (Olsson, Berglund, Larsson, & Athlin, 2012)。

2. 肿瘤护理协会 (ONS) 已经制订了性保健的标准 (Brant & Wickham, 2013)。

（三）护士在讨论和解决患者性问题时的障碍 (Saunamäki, Andersson, & Engström, 2010)

1. 护士的信念可能阻止他们解决患者的性问题（表39-1)(Cavello, 2013; Julien et al., 2010; Olsson et al., 2012; White, Faithfull, & Allan, 2013; Zeng, Li & Loke, 2011)。

2. 当护士不就性问题进行讨论时，可能导致患者产生以下想法：

(1) 性不是一个合理的讨论主题。

(2) 失去性功能是治疗的"代价"。

(3) 性功能障碍没有有效的治疗方式，所以此问题没有讨论的必要 (Bober & Varela, 2012)。

（四）癌症治疗对性的生理影响

1. 激素治疗

(1) 男性内分泌治疗的影响——男性乳房发育症、男性女性化、勃起功能障碍、生育率降低、阴茎或睾丸萎缩、性欲降低或丧失 (Kumar, 2005)。

(2) 女性内分泌治疗的影响——阴道分泌物减少、阴道萎缩、性欲改变、女性男性化、闭经、临时或永久的绝经，可能包括情绪波动、潮热、睡眠障碍、性交困难等更年期症状 (Bowles et al., 2012)。

2. 放射治疗

(1) 骨盆放射治疗可能导致暂时或永久性勃起功能障碍或由于盆腔结构的血管或神经损伤导致阴道分泌物减少。

(2) 阴茎放射治疗的数量与勃起功能障碍有关，原因是放射产生的一氧化氮对细胞有破坏作用 (Roach et al., 2004; Wernicke, Valicenti, DiEva, Houser & Pequignot, 2004)。

1) 性刺激下阴茎勃起是由接近阴茎血管的神经末梢释放氧化亚氮来介导。

(3) 已经证实，在前列腺癌体外放射治疗的第 2 年，性功能会有明显降低 (Siglin, Kubicek, Leiby & Valicenti, 2010)。

(4) 男性前列腺短距离放射治疗引起的勃起功能障碍占 6%~61% 。

1) 它也可能导致高潮缺失或减弱，射精疼痛，精液减少，性高潮质量下降。

2) 70 岁以上的男性进行短距离放射治疗后，很有可能会出现渐进性的勃起功能障碍 (Matsushima et al., 2013)。

(5) 在宫颈癌患者中，放疗导致的性功能障碍占

1. 其他人将会解决这个问题
2. 患者从来没有提及该问题
3. 患者对此不关心
4. 护士对年龄、性伴侣存在个人偏见或者对讨论性感到不舒服
5. 患者应该为活着而感恩。认为应优先考虑治疗，而不是"轻浮"之事
6. 如果被问到此类问题，患者可能会感到被冒犯，甚至可能起诉护士
7. 缺乏知识或者专家意见、时间、隐私和管理支持

30%~90%

(6) 子宫癌和宫颈癌患者短距离放射治疗可造成性交困难和阴道狭窄 (Cleary et al., 2013)。

(7) 女性骨盆放射治疗可能会降低阴道的润滑作用 (Bober & Varela, 2012)，使阴蒂变硬 (White et al., 2013)、性交困难、阴道感觉改变。由于阴道润滑作用的降低也会使感染的风险增加，通常的性交表达改变、阴道穹隆缩短、阴道弹性降低或阴道狭窄，增加阴道刺激、尿失禁和 (或) 肠道改变 (Howlett et al., 2010)。

3. 化疗

(1) 在男性中，化疗可能会引起性欲减退或丧失、射精延迟或抑制射精、勃起功能障碍。

(2) 在女性中，化疗可能导致绝经过早、性欲减退、身体形象变化、阴道扩张和容积降低、润滑作用降低、性交困难 (Metzger et al., 2013)。

(3) 当抗代谢药物和抗肿瘤抗生素单独使用时，不会直接导致性功能障碍，但当与烷化剂联合使用时，会加剧性功能障碍。

(4) 口腔黏膜炎、口干、恶心、体液潴留、疲乏、疼痛等化疗副作用，以及一些其他因素可能影响性功能、性欲，或两者都受到影响。

4. 手术

(1) 当手术破坏血管系统、交感神经系统或副交感神经系统时，可能会影响性反应周期 (Davis, Meneses & Messias, 2010)。

(2) 前列腺切除术有自主神经丛损伤时，可能导致逆行射精、勃起功能障碍和高潮强度减弱。

1) 前列腺切除术可能导致尿失禁，这可能会影响患者自尊，衣服上尿液的气味可能会影响患者和其性伴侣的性欲。

(3) 睾丸切除术

1) 睾丸癌单侧睾丸切除术，若另一侧睾丸正常且患者的诊断为可生育，则可能不会导致不孕或性功能障碍

(Krebs, 2011)。

2) 双侧睾丸切除术可能会降低性欲，导致阴茎萎缩。

(4) 胆囊切除术

1) 女性失去阴道润滑能力 (Bhatt et al., 2006; Zippe et al., 2004b)，由于神经损伤男性勃起功能障碍 (Zippe et al., 2004a)。

2) 阴道直径和长度改变。

3) 逆行射精。

(5) 头颈部手术 (Low et al., 2009; O'Brien, Roe, Low, Deyn & Rogers, 2012)。

1) 外表影响身体形象和他人看待患者的态度。

2) 在做爱时的言语和耳语功能改变。

3) 切除脊髓副神经，会影响转头的功能。

4) 嗅觉和味觉改变。

5) 流口水或在对方颈部呼吸的感觉，可能影响伴侣的性欲。

6) 唾液减少和口臭可能影响接吻。

(6) 造口术 (Den Oudsten et al., 2012)

1) 如果女性有结肠造口、阴道瘢痕，这可能会改变患者的阴道角度和扩张性及其身体形象。

2) 在女性患者中，阴道血流量减少可能影响阴道润滑度，导致性交困难。

3) 在男性患者中，流向阴茎的血液减少可能会影响勃起功能。

4) 造口器具可能会因为汗水而"粘"在患者或伴侣的身体上。

(7) 乳房肿瘤切除术或乳房切除术

1) 乳房的麻木感会影响性快感。

2) 乳房切除术，幻想有乳头的感觉。

3) 可能"有弹性"的感觉或偶尔有"电动失衡"的感觉。

5. 其他影响性欲的生理因素，有疲乏、疼痛、神经损伤、睡眠不足、阴道狭窄、疤痕、器官丧失、便秘、腹泻、呼吸困难、脱发、瘘管或伤口引流、神经病变、淋巴水肿、性交困难、肌萎缩、激素水平、更年期症状、血细胞计数减少、癌症的严重性、并发症 (Bober & Varela, 2012; Sandhu, Melman & Mikhail, 2011; Tang, Lai & Chung, 2010; Vitrano, Catania & Mercadante, 2013)。

（五）癌症治疗对性的心理影响

1. 影响身体形象的多个负面因素

(1) 伴侣对患者经受治疗相关的生理变化 (如乳房切除、结肠造口术) 的心理和情绪反应。

(2) 由于癌症治疗带来的身体改变

1) 秃头——不管是部分的还是全部的，都会影响到患者及其伴侣。

① 睫毛减少可能会导致频繁眨眼，这可能会影响吸

引力。

②阴毛丧失会使患者感到孩子气,影响性欲;可能影响伴侣产生是成人还是儿童的想法,并影响两者的关系。

2) 造口术——可能会改变身体形象,如如何使衣服适合带有造口器具的患者。

因为造口存在,患者可能会感到尴尬和羞愧。

3) 子宫切除、前列腺切除术、放疗或化疗导致的不育。

不育可能会影响男性和女性对他们的性取向和自我意识的看法。

2. 其他影响性欲的心理因素,有焦虑、害怕痛苦、过早死亡的恐惧、创伤后应激障碍综合征 (PTSD)、抑郁、情感或个性改变、悲伤、耻辱、自尊低下、孤立感、文化或宗教信仰、关系紧张、身体形象改变、害怕传染癌症、高度的脆弱性、逃避 (Bober & Varela, 2012; Cleary et al., 2013; Fallbjork, Salander, & Rasmussen, 2012; Jeffries & Clifford, 2011; Street et al., 2010; Zebrack et al., 2010)。

(六) 生殖和生育问题

1. 不孕不育的定义是在没有避孕的情况下经过 1 年的性交不能怀孕 (Lee et al., 2006)。

2. 据估计,在 2013 年新增癌症病例为 1 660 290 例 (ACS, 2013a)。

(1) 在这些诊断中,4%(约 66 000 例)患者小于 39 岁。

(2) 在小于 40 岁的年轻患者中,最常见的癌症为乳腺癌、黑色素瘤、宫颈癌、非霍奇金淋巴瘤和白血病 (Lee et al., 2006)。

3. 癌症和癌症治疗相关的不孕的风险因素 (Krebs, 2011; Lee et al., 2006; Metzger et al., 2013) 包括以下内容。

(1) 泌尿生殖系统肿瘤,如膀胱癌、睾丸癌、前列腺癌。

(2) 妇科恶性肿瘤,如子宫癌、卵巢癌和宫颈癌。

(3) 由于诊断检查和 (或) 放射治疗而暴露在放射环境中。

1) 取决于放疗的位置和剂量。

2) 放射治疗。

①男性接受盆腔放射治疗。

A. 成年男性影响不育的风险。

B. 小于 4 Gy 导致暂时性不育。

C. 超过 5 Gy 导致永久性不育 (Krebs, 2011)。

②女性接受盆腔放射治疗。

A. 年龄和放射剂量影响不育的风险。

B. 小于 40 岁的女性在接受 5~6 周的 20 Gy 的治疗后,95% 的患者会导致不孕。

C. 在大于 40 岁的人群中,大于 6 Gy 的剂量会导致不孕 (Krebs, 2011)。

③放射治疗的区域 (如腹部、卵巢)。

A. 男性和女性在低于隔膜的部位接受辐射,会有 25% 不育的风险。

(4) 化疗

1) 取决于化疗的类型和剂量

①洛莫司汀、多柔比星、美法仑可以抑制性腺功能。

② 环磷酰胺、阿糖胞苷和氟尿嘧啶的生殖细胞毒性通常具有可逆性。

③大剂量环磷酰胺用于儿童肉瘤治疗,能损耗男性生殖上皮,造成女性雌二醇和孕酮水平下降和促卵泡激素 (FSH) 和促黄体激素 (LH) 水平增加 (Krebs, 2011),从而使患者发生性功能障碍的风险增加。

④80% 接受氮芥长春新碱丙卡巴肼泼尼松 (MOPP) 联合治疗的男性和女性患者,其生育会受到影响。

⑤在接受多柔比星 (阿霉素)、博来霉素、长春新碱、达卡巴嗪 (ABVD) 联合治疗的男性中,有 35% 的患者生育会受到影响通常丧失生育能力,在治疗停止后恢复。

⑥精子减少预处理程度和影响精子形成的累积剂量。

⑦治疗结束 4 年后,生育能力可能会恢复,因此需要连续测量血清 FSH 水平和精子数量。

(5) 激素或内分泌治疗。

(6) 骨髓干细胞移植。

(7) 生物反应调节剂和靶向治疗。

(8) 骨盆生殖器官的手术 (如睾丸切除术、子宫切除术),和那些影响前列腺神经丛或骶骨前交感神经的手术。

4. 超过 50% 的癌症患者不记得诊断时讨论过生育风险 (Campo-Engelstein, 2010)。

5. 美国临床肿瘤学会 (ASCO) 建议保留癌症患者的生育能力

癌症治疗开始之前,肿瘤学家应该讨论患者不孕的可能性和是否保存生育力的选择,应该适时转诊给生殖专家 (Lee et al., 2006)。

6. 孕期间癌症和癌症治疗涉及以下内容:

(1) 风险因素取决于妊娠期

1) 诊断性检查。

①检测可能对胎儿有风险。

②放射性碘禁止用于孕妇。

③由于妊娠带来的 (身体) 变化会使癌症的确诊变得困难。

A. 在诊断时,1%~4% 的女性乳腺癌患者处于孕期。

B. 乳腺癌的诊断可能会因为妊娠相关的血管、淋巴、乳房密度的变化而被延误。

c. 由于妊娠可能导致诊断检查的推迟,这可能会影响患者的生存。

2) 化疗药物。

①对胎儿有影响风险的药物类型:

A. 在妊娠前三个月应该避免使用抗代谢药物(尤其是甲氨蝶呤)、烷化剂和叶酸拮抗剂。

B. 应该避免放射性标记的单克隆抗体。

C. 药物剂量、药物进入胎儿血液循环的能力和给药途径影响药物潜在的致畸作用。

②妊娠前三个月是最易对胎儿健康发育产生负面影响的时期。

A. 高度恶性淋巴瘤患者在妊娠前三个月不应延误治疗。

B. 增长缓慢的肿瘤可允许治疗推迟到妊娠三个月之后或分娩后。

3) 放射治疗:

①通常推迟到分娩后。

②风险取决于放疗的剂量和区域。

(七) 人类免疫缺陷病毒 (HIV) 的风险和性传播疾病 (见第 18 章)

二、护理评估

(一) 病史和体格检查

1. 评估可能影响性功能和生育能力的因素——年龄、医疗和手术史、癌症类型和治疗、副作用,社会历史(包括情感状况和质量)、文化和宗教信仰。

2. 在男性中,评估对孩子的渴望、勃起功能障碍。

3. 在女性中,评估对孩子的渴望、怀孕状态、更年期或绝经期症状。

(二) 性评估模型 (Krebs, 2011)

1. 用于评估的三种常用的模型——ALARM、BETTER 和 PLEASURE(框 39-2)。

(1) 每个模型评估当前的性活动和实践、性态度和欲望,以及当前的医疗问题。

三、护理诊断和预期目标

(一) 护理诊断

1. 无效性性生活形态 (NANDA-I)。

2. 身体意象紊乱 (NANDA-I)。

3. 感知紊乱。

4. 有生育模式无效的危险。

(二) 预期目标

1. 患者能够识别由疾病或治疗引起的潜在或实际的变化(性功能和欲望的变化、身体形象、感觉、知觉、生育能力)(注意:这些结果是特定于西方文化的,可能不适合所有患者。)

2. 患者能够表达感受性能力、身体形象、感觉和生育能力的变化。

3. 患者能够描述面对实际或潜在的变化其可以使用

框 39-2	性评估模型
警报 改善	活动、性欲、唤醒和高潮、释放、与性相关的治疗史 提出话题,解释性是生活质量(QOL)和护理的一部分,给患者讲述相关资源,在合适的时间内,与患者讨论,让患者了解治疗对性行为的影响,在所讨论的内容中记录患者应该注意的地方
愉快	性伴侣、情绪、态度、症状、理解、繁殖、精力

的应对策略和资源。

4. 患者能够确定令人满意的性表达的替代方法。

5. 患者能够与伴侣就此类问题进行开放的沟通。

四、护理计划和护理措施

(一) 使用 PLISSIT 模型进行咨询服务 (P = 许可, LI= 有限的信息, SS = 具体建议, IT= 强化治疗) (Annon, 1976; Oskay, Beji, Bal, & Yilmaz, 2011)

1. 根据护士的舒适感和有关性话题的专业知识,实施有用的模型级别的护理干预。

2. 验证提供者的技能之后,转诊到可以实施任何级别干预的另一个提供者。

(1)P = 许可。

1) 第一级干预。

①所有的护士都能够提供该级别的干预。

②允许讨论该话题,但不是允许所有的行为。

③护士发起讨论,表达诊断或治疗造成的性改变是可接受性的。

④权限包括不允许患者从事性活动。

2) 为了有效地进行干预,护士需要了解关于性的基本知识。

①解剖学与生理学。

②疾病、治疗和年龄如何影响性功能。

③性反应周期。

3) 如:我们一起讨论化疗如何影响您的身体,但是另一个重要的方面是对您作为男性的感受的影响和对您作为丈夫角色的影响。

(2) LI = 有限的信息

1) 二级干预。

①大多数护士能够实施该级别的干预。

②提供有限的信息可能对自我形象、关系和享受性爱能力有积极的影响;能减少恐惧,增加交流,增加知识 (Cleary, Hegarty, & McCarthy, 2011)。

③这种干预程度能够解决患者的担忧、疑问、谬见和误解。

2) 护士需要了解诊断和治疗会如何影响性欲。

3) 例如:您问了一个很好的问题,关于什么类型的避孕药可以在化疗期间使用。您有霍奇金病,这意味着您可以使用避孕药或其他的激素方法。使用宫内节育器或隔膜可能增加您感染的风险,所以最好不要使用。体重降低或者增加时,隔膜会因为不适合而效果不佳。

(3) SS = 具体建议

1) 三级干预

①许多经验丰富或高级护士能够实施该级别的干预。否则,将患者转诊给妇科专家实施干预措施,如口服避孕药片。

②建议需要适合以下内容:

A. 文化和宗教信仰。

B. 患者和伴侣的价值体系、偏好和轻重缓急。

2) 考虑不同选择机会,但护士对患者不施加影响。

3) 例如,减少性交疼痛的建议,包括使用枕头垫关节和在性活动之前服用止痛药。

(4) IT = 强化治疗

1) 需要深入了解性和相关咨询。

2) 通常需要长期或密切关注。

3) 例如,如果治疗造成了虐待儿童的问题,有必要进行强化治疗。

(5) 80%~90% 的患者通过使用前三个级别的干预就可以解决性问题 (Cleary et al., 2013)。

(二)无效性性生活形态相关干预措施

1. 预防

(1) 教育和预期指导——可能会减少患者的恐惧和痛苦而促进其与伴侣的开放沟通 (Cleary et al., 2013)。

1) 患者报告表明,他们更容易接受与护士讨论性问题。

2) 应该向患者解释可能会对性生理功能产生积极或消极影响的诊断和治疗方式。并将此作为加强预处理咨询给予患者充分的知情同意的一部分 (Cavello, 2013)。

3) 不应该认为患者已经具备关于性的基本知识。

①可以使用模型或图示。

②应该提供小册子或网站信息。

4) 应该消除患者的疑惑和误解 (如担心肛门刺激可能会导致直肠癌)。

(2) 鼓励夫妻之间的沟通 (Davis et al., 2010)

1) 护士可以通过开放地讨论性功能,为夫妻提供模型。

2) 护士应该使用无偏见的方法与夫妇讨论恐惧或感情。护士应该为了彼此信任建立融洽关系。

3) 夫妻应该在一个安全的环境中进行角色扮演;护士可以演示应该如何开始讨论性功能改变的话题。

4) 鼓励参加公开讨论性的学习班或支持团体。

(3) 作为患者的支持者

1) 使患者认识到影响性的功能的药物 (如麻醉药品、激素、镇静剂、抗抑郁药)。

2) 建议患者使用副作用较少的替代药物。

3) 使患者意识到能够改善性功能的设备或机器的研究正在进行 ("爱神"是 FDA 核准的能够增加阴蒂和外部生殖器的血流量设备)。

4) 鼓励夫妻在手术前与外科医生讨论保护性功能过程的益处和风险。

2. 与性功能障碍有关的干预措施

(1) 性交史。

(2) 使用 PLISSIT 干预模型。

1) 将患者的价值体系和文化信仰纳入干预之中。

2) 支持患者考虑使用适应功能变化的选择来满足其的性需求。

①按摩、幻想、变化位置,用性感内衣覆盖切口位置或伤口。

②女性阴道干涩,使用水基润滑剂、阴道扩张器、放松技巧,如果激素不是禁忌可局部使用雌激素。

③推荐对骨盆底肌肉练习和实施压力生物反馈、阴茎植入、阴茎注射、真空设备和阴道重建等医疗干预。

3) 增加患者知识的方法。

①鼓励患者参加支持团体;心理教育支持发挥改善性功能的作用,尤其是女性患者 (Incrocci & Jensen, 2013)。

②提供性和癌症的书面或网上资源;口头咨询结合书面信息更有效 (Bober & Varela, 2012; Cleary et al., 2011)。

③提供资源列表 (Bober & Varela, 2012)。

④将性卫生保健作为生存照护计划的一部分 (Cavello, 2013)。

(二)与身体形象紊乱有关的干预措施

1. 转介到 ACS's Look Good Feel Better 项目。

2. 帮助患者获得有关整形手术选择的信息 (如阴茎移植、乳房重建)。

3. 提供注意事项或建议以解决造口术对患者性健康影响的担忧。

(1) 确保密封以降低气味。

(2) 性活动前清空器具。

(3) 避免食用某些导致肠胃气胀或增加气味的食物。

4. 如果患者有疤,帮助其利用化妆品或服装的方式提高自我形象和缓解自身羞愧和尴尬的感觉。

(三)与感觉或知觉的改变相关的干预措施

1. 使用 ALARM、BETTER、PLEASURE 模型来评估患者对味觉、听觉、嗅觉,或可能影响患者的性功能的触摸的变化。

(1) 如化疗所产生的金属味或口干可能影响亲吻,和伴侣享受食物的能力下降或很难亲吻很长一段时间。

(2) 神经切断手术后, 可能导致痛觉过敏、麻木、周围神经病变, 这些可能会降低性快感。

2. 讨论当性相关问题出现时, 提出问题的重要性：

(1) 提供由于癌症治疗的干预措施可能发生的感官变化的教育材料。

(2) 有喉切除术的患者, 建议在脖子上戴一条围巾来隐藏伤口, 以帮助在性生活中减少自我意识和尴尬 (ACS, 2013b)。

(3) 如果患者在性生活中不能低语或说话时, 建议使用触摸和其他非语言行为作为前戏和亲密关系的一部分。

(4) 建议使用古龙香水掩盖伤口的任何气味, 性生活之前避免气味很重的食物。

(5) 建议在前戏过程中, 伴侣可以要求在痛觉过敏或可能因压力或触摸而疼痛加剧的神经病变部位用柔软的材料, 如兔毛或丝绸。

(6) 推荐新奇的方式进行性生活, 防止与特定位置或压痛点有关的性疼痛。

(7) 建议每天使用阴道保湿霜帮助润滑阴道壁, 防止阴道干涩、性交困难。

1) 在性交时, 可以使用与水性或者硅酮润滑油的阴道保湿霜。

(8) 告知患者放射治疗后, 日趋严重的阴道萎缩是可以通过雌激素 (如果没有禁忌证) 和扩张阴道来预防的。

如果不能使用阴茎性交, 应该一天两次使用扩张器。

(9) 建议患者在没有性行为压力的情况下, 留出特定的 "时间日期" 来帮助提高性欲减退。

（四）与生育风险相关的干预措施

1. 讨论在治疗期间和治疗后避孕的重要性 (基于治疗方法的具体时间和后续需要, 如有辐射风险的扫描)。

(1) 提供避孕的相关咨询。

转诊给初级保健提供者或妇科医生来提供药物干预措施。

(2) 使用 PLISSIT 模型的干预管理。

2. 预防患癌孕妇的并发症

(1) 诊断试验注意事项

1) 讨论或询问实施者 (医生、护士、医生助理) 是否可以修改诊断检查降低对胎儿的风险。

①如有可能, 用超声波检查代替射线照相。

②用磁共振成像 (MRI) 代替计算机断层扫描 (CT) 以防止辐射伤害胎儿。

③如果疾病早期, 避免疾病末期的相关检查 (如骨骼扫描)。

2) 可以修改诊断试验的程序 (如保护胎儿)。

3) 当患者怀孕时, 血清肿瘤标志物是不可靠的。

4) 在制订诊断决策时, 以及孕妇在接受癌症治疗的管理中, 咨询产科医生。

(2) 化疗和分子靶向治疗

1) 通常在妊娠中期或晚期给予化疗及分子靶向治疗是安全的。

2) 胎儿可能增加的风险如下：

①低体重儿——伴随的早产风险增加了进入新生儿重症监护室的风险。

②突变。

③致畸作用。

3) 各种方案的利弊。

4) 尽可能地延迟治疗的开始。

5) 解决妊娠终止的问题, 要考虑文化和宗教信仰。

6) 意识到止吐药、生长因子、止痛剂对胎儿的风险。

(3) 放射治疗

1) 尽可能地保护胎儿。

2) 尽可能地延迟治疗直到分娩后。

3) 使用低泄漏的机器; 考虑目标剂量、放射治疗区域、大小和到胎儿边缘的距离。

(4) 手术

1) 手术时间 (妊娠晚期)。

2) 手术类型。

3) 麻醉剂使用。

需要适应妊娠生理变化和解剖变化。

4) 手术时长。

(5) 造口术患者, 可能因肌肉切除导致经阴道分娩时有困难。

3. 在癌症治疗期间妊娠患者的管理

(1) 癌症怀孕患者的最适宜的管理方法为多学科小组管理, 包括肿瘤学家、血液学家、围生期医生、家庭医生、心理学家、社会工作者和护士。

1) 护士作为患者的倡导者在团队中起着重要作用。

(2) 如果患者维持妊娠则需要高风险的产前护理。

1) 血小板减少的风险。

2) 播散性血管内凝血的风险。

3) 由于疾病的身体压力、治疗或副作用会有早产的风险。

(3) 评估患者的治疗方法并描述对胎儿风险最低的方案。

(4) 一旦发生紧急状况, 对优先保全的对象进行讨论。

(5) 仔细评估每个药品的安全

1) 评估药物是否能透过胎盘屏障。

①如劳拉西泮, 增加婴松软综合征的风险。

2) 分娩后, 需要告知母亲在接受化疗的同时, 对婴儿母乳喂养的风险。

①潜在的免疫抑制或中性白细胞减少症。

②对生长和发育未知的影响。

③可能致癌的风险。

(6) 告知母亲乳房放射可能导致乳液减少或丧失。

4.预防癌症治疗相关的不孕的干预措施

(1) 选择最小生育风险的治疗方案，在可能的情况下，讨论保存生育能力是否是患者应该优先选择的

1) 评估和讨论保险责任范围 (Campo-Engelstein, 2010) 及不孕的风险，如年龄和治疗的类型 (Quinn et al., 2011)。

①生育希望——一个国家性的 LIVESTRONG 项目，这是美国为患有癌症的公民或永久居民提供保护生育的经济援助。

②转诊给生殖专家 (Quinn et al., 2011)。

(2) 使用卵巢固定术保护卵巢不受放射损伤 (Lee et al., 2006; Tulandi, Huang, & Tan, 2008)。

1) 如果需要，安排妇科肿瘤学家。

(3) 如果可能的话，对睾丸进行保护，以防止或减少放疗。

(4) 保存生育能力的方法

1) 保护男性生育能力的策略：

①精子库为最成功的唯一确定的生育保护途径 (Fertile Hope, 2013a)。

②通过睾丸提取获得精子或选择在电刺激下射精，尤其是在神经损伤的男性中。

③睾丸组织冻结正处于试验阶段。

2) 保护女性的生育能力的策略：

①标准选择为卵子体外受精 (IVF)，并为之后植入实施胚胎冷冻 (Fertile Hope, 2013b)。

②由另一名女性捐赠卵子。

③妊娠代孕——另一名女性代替怀孕。

④促性腺激素释放激素或循环口服避孕药——可用于化疗期的卵巢保护 (Chen, Li, Cui, & Hu, 2011; Yang et al., 2013)。

(5) 转诊给组织，如生育希望组织，以获得癌症治疗相关的不孕方面的资料和保护策略。

5.癌症治疗相关的不孕的管理

(1) 失去生育能力的悲伤辅导。

(2) 逆行射精的恢复治疗。

某些药物 (如拟交感的苯丙醇胺) 可以暂时关闭括约肌使精液射出。

五、评价

肿瘤专科护士系统地和定期地评估患者和家人对干预措施的反应，以确定获得预期目标的进展。收集相关数据，将实际结果与预期目标相比较。如果有必要，对护理问题和预期目标、结果和护理计划进行重新评估和修订。

六、网络资源

American Association of Sexuality Educators, Counselors and Therapists

www.aasect.org

American Cancer Society

www.cancer.org

American Society of Clinical Oncology

www.cancer.net

Fertile Hope

www.fertilehope.org

Fertility concerns

www.Fertilehope.com

Gay and Lesbian Ostomates

www.glo-uoaa.org/

National Sexuality Resource Center

www.nsrc.sfsu.edu

Oncolink

www.oncolink.com

Out With Cancer

www.outwithcancer.com

Pregnant Women with Cancer

www.pregnantwithcancer.org

Women's Cancer Network

www.wcn.org

（闫荣　译　许湘华　校）

参考文献

American Cancer Society. (2012). *Cancer treatment and survivorship facts & figures 2012–2013.* Atlanta: Author.

American Cancer Society. (2013a). *Cancer facts & figures, 2013.* Atlanta: Author.

American Cancer Society. (2013b). *Moving on after treatment for laryngeal or hypopharyngeal cancers.* http://www.cancer.org/cancer/laryngealandhypopharyngealcancer/overviewguide/laryngeal-and-hypopharyngeal-cancer-overview-after-follow-up.

Annon, J. (1976). The PLISSIT model: A proposed conceptual scheme for the behavioral treatment of sexual problems. *Journal of Sex Education and Therapy, 2*(2), 1–15.

Bhatt, A., Nandipati, K., Dhar, N., Ulchaker, J., Jones, S., Rackley, R., et al. (2006). Neurovascular preservation in orthotopic cystectomy: Impact on female sexual function. *Urology, 67*(4), 742–745.

Bober, S. L., & Varela, V. S. (2012). Sexuality in adult cancer survivors: Challenges and intervention. *Journal of Clinical Oncology, 30*(30), 3712–3719.

Bowles, E. J. A., Boudreau, D. M., Chubak, J., Yu, O., Fujii, M., Chestnut, J., et al. (2012). Patient-reported discontinuation of endocrine therapy and related adverse effects among women with early-stage breast cancer. *Journal of Oncology Practice, 8*(6), e149–e157.

Brant, J. M., & Wickham, R. (Eds.). (2013). *Statement on the scope and standards of oncology nursing practice: Generalist and advanced practice.* Pittsburgh: Oncology Nursing Society.

Campo-Engelstein, L. (2010). Consistency in insurance coverage for iatrogenic conditions resulting from cancer treatment including fertility preservation. *Journal of Clinical Oncology, 28* (8), 1284–1286.

Cavello, J. (2013). Sexual health after cancer: Communicating with your patients. *The ASCO Post, 4*(6), 1; 26.

Chen, H., Li, J., Cui, T., & Hu, L. (2011). Adjuvant gonadotropin-releasing hormone analogues for the prevention of chemotherapy induced premature ovarian failure in premenopausal women. *Cochrane Database of Systematic Reviews*, (11), CD008018.

Cleary, V., Hegarty, J., & McCarthy, G. (2011). Sexuality in Irish women with gynecologic cancer. *Oncology Nursing Forum, 38* (2), E87–E96.

Cleary, V., Hegarty, J., & McCarthy, G. (2013). How a diagnosis of gynaecological cancer affects women's sexuality. *Cancer Nursing Practice, 12*(1), 32–37.

Crockin, S. L. (2005). Legal issues related to parenthood after cancer. *Journal of the National Cancer Institute Monographs, 2005* (34), 111–113.

Davis, S. C., Meneses, K., & Messias, H. (2010). Exploring sexuality & quality of life in women after breast cancer surgery. *The Nurse Practitioner, 35*(9), 25–31.

Den Oudsten, B. L., Traa, M. J., Thong, M. S. Y., Martijn, H., De Hingh, I. H. S. T., Bosseha, K., et al. (2012). Higher prevalence of sexual dysfunction in colon and rectal cancer survivors compared with the normative population: A population-based study. *European Journal of Cancer, 48*, 3161–3170.

Fallbjork, U., Salander, P., & Rasmussen, B. H. (2012). From "no big deal" to "losing oneself": Different meanings of mastectomy. *Cancer Nursing, 35*(5), E41–E48.

Fertile Hope. (2013a). *Male reproductive options.* http://www.fertilehope.org/healthcare-professionals/clinical-tools/male_options_v3.pdf.

Fertile Hope. (2013b). *Female reproductive options.* http://www.fertilehope.org/healthcare-professionals/clinical-tools/male_options_v3.pdf.

Flynn, K. E., Reese, J. B., Jeffery, D. D., Abernethy, A. P., Lin, L., Shelby, R. A., et al. (2012). Patient experiences with communication about sex during and after treatment for cancer. *Psycho-Oncology, 21*, 594–601.

Hautamaki-Lamminen, K., Lipiainen, L., Beaver, K., Lehto, J., & Kellokumpu-Lehtinen, P. (2013). Identifying cancer patients with greater need for information about sexual issues. *European Journal of Oncology Nursing, 17*, 9–15.

Howlett, K., Koetters, T., Edrington, J., West, C., Paul, S., Lee, K., et al. (2010). Changes in sexual function on mood and quality of life in patients undergoing radiation therapy for prostate cancer. *Oncology Nursing Forum, 37*(1), E58–E66.

Incrocci, L., & Jensen, P. T. (2013). Pelvic radiotherapy and sexual function in men and women. *The Journal of Sexual Medicine, 10*(S1), 53–64.

Jeffries, H., & Clifford, C. (2011). A literature review of the impact of a diagnosis of cancer of the vulva and surgical treatment. *Journal of Clinical Nursing, 20*, 31–3142.

Julien, J. O., Thom, B., & Kline, N. E. (2010). Identification of barriers to sexual health assessment in oncology nursing practice. *Oncology Nursing Forum, 37*(3), E186–E190.

Katz, A. (2009). Interventions for sexuality after pelvic radiation therapy and gynecological cancer. *The Cancer Journal, 15*, 45–47.

Krebs, L. (2011). Sexual and reproductive dysfunction. In C. H. Yarbro, D. Wujcik, & B. H. Gobel (Eds.), *Cancer nursing: Prin-*

ciples and practice (pp. 879–911). Sudbury, MA: Jones and Bartlett.

Kumar, R. J. (2005). Adverse events associated with hormonal therapy for prostate cancer. *Reviews in Urology, 7*(Suppl. 5), S37–S43.

Lee, S. J., Schover, L. R., Partridge, A. H., Patrizio, P., Wallace, W. H., Hagerty, K., et al. (2006). American Society of Clinical Oncology recommendations on fertility preservation in cancer patients. *Journal of Clinical Oncology, 24*(18), 2917–2931.

Low, C., Fullarton, M., Parkinson, E., O'Brien, K., Jackson, S. R., Lowe, D., et al. (2009). Issues of intimacy and sexual dysfunction following major head and neck cancer treatment. *Oral Oncology, 45*(10), 898–903.

Matsushima, M., Kikuchi, E., Maeda, T., Nakashima, J., Sugawara, A., Ando, T., et al. (2013). A prospective longitudinal survey of erectile dysfunction in patients with localized prostate cancer treated with permanent prostate brachytherapy. *The Journal of Urology, 189*, 1014–1018.

McGrath, S. E., & Ring, A. (2011). Chemotherapy for breast cancer in pregnancy: Evidence and guidance for oncologists. *Therapeutic Advances in Medical Oncology, 3*(2), 73–83.

Metzger, M. L., Meacham, L. R., Patterson, B., Casillao, J. C., Constine, L. S., Hijya, N., et al. (2013). Female reproductive health after childhood, adolescent and young adult cancers: Guidelines for the assessment and management of female reproductive complications. *Journal of Clinical Oncology, 31*, 1–9.

O'Brien, K., Roe, B., Low, C., Deyn, L., & Rogers, S. N. (2012). An exploration of the perceived changes in intimacy of patients' relationships following head and neck cancer. *Journal of Clinical Nursing, 21*(17–18), 2499–2508.

Olsson, C., Berglund, A., Larsson, M., & Athlin, E. (2012). Patient's sexuality—a neglected area of cancer nursing? *European Journal of Oncology Nursing, 16*, 426–431.

Oskay, U. Y., Beji, N. K., Bal, M. D., & Yilmaz, S. D. (2011). Evaluation of sexual function in patients with gynecologic cancer and evidence-based nursing interventions. *Sexuality and Disability, 29*, 33–41.

Quinn, G. P., Vadaparampil, S. T., Gwede, C. K., Reinecke, J. D., Mason, T. M., & Silvo, C. (2011). Developing a referral system for fertility preservation among patients with newly diagnosed cancer. *Journal of the National Comprehensive Cancer Network, 9*(11), 1219–1225.

Roach, M., Winter, K., Michalski, J. M., Cox, J. D., Purdy, J. A., Bosch, W., et al. (2004). Penile bulb dose and impotence after three-dimensional conformal radiotherapy for prostate cancer on RTOG 9406: Findings from a prospective, multi-institutional, phase I/II dose-escalation study. *International Journal of Radiation Oncology, Biology, Physics, 60*(5), 1351–1356.

Sandhu, K. S., Melman, A., & Mikhail, M. S. (2011). Impact of hormones on female sexual function and dysfunction. *Female Pelvic Medicine & Reconstructive Surgery, 17*(1), 8–16.

Saunamäki, N., Andersson, M., & Engström, M. (2010). Discussing sexuality with patients: Nurses' attitudes and beliefs. *Journal of Advanced Nursing, 66*(6), 1308–1316.

Siglin, J., Kubicek, G. J., Leiby, B., & Valicenti, R. K. (2010). Time of decline in sexual function after external beam radiotherapy for prostate cancer. *International Journal of Radiation Oncology, Biology, Physics, 76*(1), 31–35.

Street, A. F., Couper, J. W., Love, A. W., Bloch, S., Kissane, D. W., & Street, B. C. (2010). Psychosocial adaptation in female partners of men with prostate cancer. *European Journal of Cancer Care, 19*, 234–242.

Tang, C. S., Lai, B. P. Y., & Chung, T. K. H. (2010). Influences of mastery, spousal support, and adaptive coping on sexual drive and satisfaction among Chinese gynecologic cancer survivors. *Archives of Sexual Behavior, 39,* 1191–1200.

Tulandi, T., Huang, J. Y., & Tan, S. L. (2008). Preservation of female fertility: An essential progress. *Obstetrics and Gynecology, 112*(5), 1160–1172.

Van de Poll-Franse, L. V., Mols, F., Gundy, C. M., Creutzberg, C. L., Nout, R. A., Verdonck-de Leeuw, I. M., et al. (2011). Normative data for the EORTC QLC-C30 and EROTC-sexuality items in the general Dutch population. *European Journal of Cancer, 47,* 667–675.

Vitrano, V., Catania, V., & Mercadante, S. (2013). Sexuality in patients with advanced cancer: A prospective study in a population admitted to an acute pain relief and palliative care unit. *American Journal of Hospice & Palliative Care, 28*(3), 198–202.

Wernicke, A. G., Valicenti, R., DiEva, K., Houser, C., & Pequignot, E. (2004). Radiation dose delivered to the proximal penis as a predictor of the risk of erectile dysfunction after three-dimensional conformal radiotherapy for localized prostate cancer. *International Journal of Radiation Oncology, Biology, Physics, 60*(5), 1357–1363.

White, I. D., Faithfull, S., & Allan, H. (2013). The re-construction of women's sexual lives after pelvic radiotherapy: A critique of social constructionist & biomedical perspectives on the study of female sexuality after cancer treatment. *Social Science & Medicine, 76,* 188–196.

Yang, B., Shi, W., Yang, J., Liu, H., Zhao, H., Li, X., et al. (2013). Concurrent treatment with gonadotropin-releasing hormone agonists for chemotherapy-induced ovarian damage in premenopausal women with breast cancer: A meta-analysis of randomized controlled trials. *The Breast, 22*(2), 150–157.

Zebrack, B. J., Foley, S., Wittmann, D., & Leonard, M. (2010). Sexual functioning in young adult survivors of childhood cancer. *Psycho-Oncology, 19,* 814–822.

Zeng, Y. C., Li, D., & Loke, A. Y. (2011). Life after cervical cancer: Quality of life among Chinese women. *Nursing & Health Sciences, 13,* 296–302.

Zippe, C. D., Raina, R., Massanyi, E. Z., Agarwal, A., Jones, J. S., Ulchaker, J., et al. (2004). Sexual function after male radical cystectomy in a sexually active population. *Urology, 64*(4), 682–685.

Zippe, C. D., Raina, R., Shah, A. D., Massanyi, E. Z., Agarwal, A., Ulchaker, J., et al. (2004). Female sexual dysfunction after radical cystectomy: A new outcome measure. *Urology, 63*(6), 1153–1157.

第 6 篇　肿瘤急症

第40章 代谢急症

第一节 弥漫性血管内凝血

一、概述

（一）定义——弥漫性血管内凝血 (DIC) 以血管内凝血激活为标志；微血栓的形成过程消耗体内凝血因子和血小板，这将导致潜在流血和出血；在癌症患者中，这个过程可能会更加严重 (Levi, 2009)

（二）DIC 的病理生理学

1.DIC 潜在的诱因有多种，随着持续的癌症治疗，风险也会加剧。

2. 激活凝血途径

(1) 激活血管内皮细胞受损的外在途径（因子 VII）。

(2) 激活皮下组织损伤的内在途径（因子 XII）。

(3) 外在和内在途径，包括常见的途径。

(4) 导致血栓形成和凝血级联的激活

1) 纤维蛋白凝块形成，积聚在身体的循环系统。

2) 血凝块消耗可用的血小板和凝固蛋白质。

3) 正常凝固中断；发生异常出血。

（三）DIC 的诱因

1.DIC 通常发生在导致凝血激活的潜在疾病之后 (Levi & van der Poll, 2013)。

2. 常见原因，包括败血症、严重感染、血管异常、严重过敏反应、严重免疫反应、恶性实体肿瘤和白血病 (Levi & van der Poll, 2013)。

（四）诊断策略

1. 实验室检查（表 40-1）

(1) 血管内凝集——血小板计数、纤维蛋白原水平、凝血酶时间、蛋白 C 水平、蛋白质 S 水平。

(2) 凝血因子消耗——凝血酶原时间 (PT)、活化部分凝血活酶时间 (aPTT)、国际标准化比率 (INR)。

(3) 纤维蛋白溶解加速——纤维蛋白降解产物 (FDP)、D- 二聚体、抗凝血酶 III 级。

(4) 监测细胞破的坏临床影响——外围血涂片裂细胞、胆红素水平、血尿素氮水平。

（五）管理和治疗策略

1.DIC 治疗的关键是治疗潜在诱因；一旦潜在诱因得到控制，DIC 可得到自动纠正 (Levi, Toh, Thachil, & Watson, 2009)。

2. 使用实验室检查、患者状况和潜在诱因确定有效治疗策略。

(1) 输注血小板、新鲜冷冻血浆 (FFP)、冷凝蛋白质。

(2) 使用抗凝血剂（如肝素、低分子肝素）——这项措施还存在争议，因为研究表明影响实验室检查，但是缺乏临床有意义的结果证明。

(3) 纤维蛋白溶解剂（如 6- 氨基己酸、氨甲环酸）——可用于其他治疗对出血无效时的严重病例 (Levi & van der Poll, 2013)。

(4) 集中抗凝血因子（如重组人体活化 C 蛋白）——对改善 DIC 有利，但尚不能证明能够减少死亡率 (Levi & van der Poll, 2013)。

表 40-1 与凝血有关的正常实验值

实验室检查	结果
血小板计数	$150\,000\sim400\,000/mm^3$
纤维蛋白原	200~400/100 mL
凝血酶原时间	7~12 sec
蛋白C水平	$4\,\mu g/mL$
蛋白S水平	$23\,\mu g/mL$
凝血酶原时间	11~15 sec
活化部分凝血活酶时间	30~40sec
国际标准化比率	1~1.2倍正常
纤维蛋白降解产物	< 10 mg/mL
D-二聚体	$<50\,\mu g/dL$
胆红素浓度	0.1~0.2 mg/dL
血尿素氮	8~20 mg/dL

Data from　Morton, P. G., Fontaine, D. K., Hudak, C. M., & Gallo, B. M. (Eds.). (2005). Critical care nursing : A holistic approach (8th ed.). Philadelphia: Lippincott, Williams and Wilkins.

二、评估

(一)体格检查

1. 皮肤症状——苍白、瘀点、黄疸、瘀斑、血肿、肢端的黄萎病(四肢出现形状不规则的蓝色或灰色变色区域)、任何侵入性方法都会引起的出血。

2. 眼、耳、口、鼻和喉的症状——视觉障碍、巩膜充血、眶周水肿、结膜下出血、眼睛或耳朵疼痛、鼻腔或口腔黏膜瘀点、鼻出血、牙龈压痛或出血。

3. 心血管症状——心动过速、低血压、周围脉搏细速、四肢颜色和温度变化。

4. 呼吸症状——呼吸困难、呼吸急促、缺氧、咯血、面色苍白、呼吸急促。

5. 胃肠道症状——黑粪症、咯血、腹痛、腹胀、粪便隐血实验阳性。

6. 泌尿生殖器症状——血尿症(灼热、排尿困难、尿频与血尿)。

7. 肌肉骨骼症状——关节疼痛和僵硬。

8. 神经症状——头痛、不安、困乏、嗜睡、意识状态改变、迟钝、癫痫、昏迷。

(二)实验室检查——患者发生DIC的起因(表40-2)

三、护理诊断和预期目标

(一)出血的风险(NANDA-I)

1. 预期目标——患者能够识别出血的危险因素。

2. 预期目标——患者能够维持血液循环稳定。

(二)外周组织灌注无效的风险(NANDA-I)

预期目标——患者能够通过器官系统稳定表现出灌注充盈的迹象。

(三)焦虑(NANDA-I)

1. 预期目标——患者能够用言语表达其应对能力的意识。

表40-2 弥散性血管内凝血的实验室结果

增大值	降低值	其他
凝血酶时间	血小板计数	外围血涂片出现裂细胞
凝血酶原时间	纤维蛋白原水平	
活化部分凝血活酶时间	蛋白C水平	
国际标准化比率	蛋白S水平	
纤维蛋白降解产物	抗凝血酶Ⅲ级	
D-二聚体		
胆红素浓度		
血尿素氮		

2. 预期目标——患者能够表现有效地应对技能。

四、护理计划和护理措施

(一)管理活动性出血的干预措施

1. 通过压力敷料或沙袋,通过加压控制出血。

2. 根据需要,静脉注射(IV)液体维持体内灌注。

3. 必要时,实施氧疗。

4. 必要时,输注血液制品。

5. 遵医嘱抗凝治疗。

(二)患者安全的干预措施

1. 协助日常生活的活动(ADL)。

2. 如果住院,床置于低位置,两侧加床档,电铃要触手可及。

3. 教育患者和照顾者避免受伤的风险。

4. 提供密切监督,为急救转移提供所需的适当设备和鞋类。

5. 制订一个家庭护理和身体治疗评估计划。

(三)协助应对的干预措施

1. 评估患者和照顾者的可用资源。

2. 针对DIC及其症状和体征提供教育。

3. 为患者和照顾者提供情感支持。

五、评价

肿瘤专科护士系统并定期地评估患者和家庭应对DIC的相关干预措施,以确定在稳定患者血流动力学方面取得的进展。收集相关数据,将实际结果与预期目标对照。如果有必要,对护理问题和预期目标、结果和护理计划进行重新评估和修订。

第二节　血栓性血小板减少性紫癜(TTP)

一、概述

(一)定义——血小板聚集障碍,可能发生微血管系统的血栓形成(Kessler, Khan, & Lai-Miller, 2012)

(二)血栓性血小板减少性紫癜的病理生理学

1. 是一种罕见的疾病,关于病理生理学存在的理论很难理解。

(1) ADAMTS13调节血管性血友病因子(VWF)和血管性血友病因子的超大多聚体(ULVWFs)的长度和联合性。

(2) 由于TTP缺乏ADAMTS13, ULVWFs不分解,继续黏附在内皮上收集血流中的血小板,从而导致血栓的形成。

2.VWF 在 1924 年得到首次描述；它分为两个类别：遗传性 TTP 和获得性 TTP。

（三）TTP 的诱因

1.遗传性

遗传性 TTP 是一种常染色体隐性疾病，在所有发病中占 1%(Kessler et al., 2012)。

1) 遗传性 TTP 是由于内皮细胞分泌的调节血管性血友病因子的 ADAMTS13 不足引起的，出现在儿童或青年中，通常由某事件引起（手术或感染）。

2) 有关 ADAMTS13，研究者已经做了密切的研究；TTP 与多个基因突变有关。

2.获得性

获得性 TTP 与 VWF 裂开蛋白酶的严重缺乏有关：

1) 自身免疫性疾病。

2) 药物因素。

3) 肿瘤。

4) 妊娠。

5) 感染。

3.溶血性尿毒症综合征 (HUS)

(1) 可能是典型的或非典型的。

(2) 与 ADAMTS13 的活性降低有关，与获得性 TTP 的症状非常相似；鉴别诊断可能具有挑战性 (Shah and Sarode, 2013)。

（四）诊断策略

1. ADAMTS13 化验对诊断很重要；但是，存在分析的多个版本并且测试需要花费时间。

(1) 提高 ADAMTS13 测试可靠性和及时性。

(2)ADAMTS13 缺乏并不足以确定 TTP，但是一个有价值的测试 (Shah and Sarode, 2013)。

2.实验室检查

(1) 全血细胞计数 (CBC)。

(2) 外周血涂片。

(3) 溶血实验室测试 [乳酸脱氢酶(LDH)、胆红素、网织红细胞计数]。

(4) 基础代谢功能检查试验组合。

(5) 尿检。

(6) 凝血研究。

(7) 直接抗人球蛋白实验。

（五）管理和治疗策略

1.TTP 的目标管理是使血小板计数正常化 (Kessler et al., 2012)。

2. 血浆置换是管理 TTP 的首要方法。

3. 新鲜冷冻血浆 (FFP) 用来取代血浆置换去除的血浆。

4. 已经证实大剂量的类固醇治疗是有效的。

5. 血小板输血只用于有严重的出血，或失血危及生命的紧急情况的患者。

6. 利妥昔单抗——用于自身免疫性 TTP 患者 (Kessler et al., 2012)。

7. 环孢霉素是一个潜在的预防性治疗；可以结合血浆置换使用。

二、评估

（一）体格检查

1. 皮肤症状——黄疸、苍白和瘀斑。

2. 神经症状——头痛、困乏、癫痫、感觉异常、发热、意识状态的改变。

3. 肌肉骨骼症状——虚弱。

4. 胃肠道症状——恶心、呕吐、腹泻、腹痛。

（二）实验室检查

1. 血红蛋白或红细胞比容减少。

2. 血小板计数减少 (< 50000, 或从以前的计数下降50%)(Kessler et al., 2012)。

3. LDH 升高。

4. 胆红素升高。

5. 网织红细胞计数升高。

6. 血尿素氮 (BUN) 测定和肌酐水平升高。

7. 尿液中出现红细胞 (RBC)、蛋白质。

8. FDP 轻微升高。

9. 直接库姆斯试验阴性。

10. 外周血涂片中出现裂细胞 (Munoz & Hughes, 2012)。

三、护理诊断和预期目标

（一）胃肠道紊乱，肾、周围组织或者大脑组织灌注无效的风险或心肌组织灌注减少的风险 (NANDA-I)

预期目标——患者通过器官系统的稳定迹象显示灌注良好。

（二）有出血的危险

1. 预期目标——患者能够掌握出血的危险因素。

2. 预期目标——患者能够采用适当的行为来防止或减少出血。

（三）有受伤的危险 (NANDA-I)

预期目标——患者能够表现适当的个人安全行为。

四、护理计划和护理措施

（一）监测出血的干预措施

1. 监测实验室检查值，特别是血小板计数。

2. 检查皮肤、伤口有无出血点。

（二）促进患者安全的干预措施

安全干预（见 DIC)。

（三）协助患者应对干预措施

1. 评估患者和照顾者可利用的资源。

2. 有关 TTP 和其症状与体征的详细教育。

3. 通过指导和倾听患者和照顾者，为其提供积极的反馈。

4. 建议的资源：如心理咨询和心灵关怀。

（四）监控活动性出血点

1. 通过压力敷料或沙袋，利用压力控制出血。

2. 根据需要，静脉注射 (IV) 液体维持体内灌注。

3. 氧疗法。

4. 根据需要使用血液制品（如新鲜冷冻血浆）。

五、评价

肿瘤专科护士系统并定期评估患者和家庭应对 TTP 的干预措施，来确定维持血流动力学稳定的进展。收集相关数据，将实际结果与预期目标比对。如果有必要，对护理问题和预期目标、结果和护理计划进行重新评估和修订。

第三节　抗利尿激素分泌过多综合征 (SIADH)

一、概述

（一）定义——内分泌副瘤综合征，由于神经垂体或异位源分泌过多抗利尿激素 (ADH)，导致低钠血症

（二）SIADH 的病理生理学

1. 抗利尿激素也被称为精氨酸神经垂体素的活性激活体。

2. 抗利尿激素由下丘脑合成，经由脑垂体存储和释放；当受到刺激时，抗利尿激素释放并激活，导致肾小管吸收更多的水和钠。

(1)ANP 释放的应对反应为：

1) 血浆渗透压改变。

2) 血浆容量改变。

3. 在 SIADH，即使血浆渗透压正常，也会分泌抗利尿激素；除此之外，醛固酮分泌减少，心房利钠肽 (ANP) 增加 (Esposito, Piotti, Bianzina, Malul & Dal Canton, 2011)，这些因素均会加重低钠血症。

4. 癌细胞释放 ANP

(1) 导致细胞外液游离水增加。

(2) 导致血浆胶体渗透压升高和低钠血症。

(3) 从肾脏排泄钠。

(4) 细胞水肿：由于体液从细胞外到细胞内转移，会导致脑水肿。

（三）SIADH 的诱因

1. SIADH 癌因性病因 (Castillo, Vincent, & Justice, 2012)

(1) 小细胞和非小细胞肺癌（最常见导致 SIADH 的癌症）。

(2) 各种实体肿瘤和某些血液恶性肿瘤。

(3) 化疗药物——长春花生物碱类（长春新碱、长春碱）、铂类（顺铂、卡铂）、烷基化剂（环磷酰胺、异环磷酰胺、美法仑）、甲氨蝶呤。

2. SIADH 的非癌因性病因

(1) 药物——抗抑郁剂 [选择性 5 - 羟色胺再摄取抑制剂 (SSRI)、三环类抗抑郁药]、卡马西平、氢氯噻嗪、非甾体类抗炎药 (NSAID)、神经松弛剂、去氨加压素、催产素 (Gross, 2012)。

(2) 中枢神经系统——创伤、感染、格林-巴利综合征、血管炎。

(3) 其他——人类免疫缺陷病毒 (HIV)、获得性免疫缺陷综合征 (AIDS)、慢性阻塞性肺疾病 (COPD)。

（四）诊断检查

1. 实验室检查

(1) 基础代谢功能检查试验组合。

(2) 全血细胞计数 (CBC)。

(3) 尿常规——尿渗透压、尿比重、尿钠。

（五）管理和治疗策略

1. SIADH 潜在诱因治疗。

2. 根据低钠血症的程度（轻度、中度、重度）实施治疗。

(1) 轻度 SIADH(钠水平 = 125~134 mEq/L)

1) 液体限制 1000mL/d；摄入水量不应超过尿量 (Gross, 2012)。

2) 评估目前药物治疗中存在的潜在诱因。

3) 评估神经系统。

4) 监测钠含量。

(2) 中度 SIADH(钠水平 = 115~124 mEq/L)

1) 液体限制到 1000mL/d；摄入水量不应超过尿量 (Gross, 2012)。

2) 评估目前药物治疗中存在的潜在诱因

3) 评估神经系统

4) 地美环素，300~600mg/d 两次 (Esposito et al., 2011)。

可能导致肾原性尿崩症，低钠血症病因治疗；由于副作用较多，该方法不多使用。

5) 监测钠含量。

(3) 重度 SIADH(钠水平 < 110~115 mEq/L)。

1) 液体入量限制到 1000mL/d；摄入水量不应超过尿量 (Gross, 2012)。

2) 评估目前药物治疗中存在的潜在诱因。

3) 定期评估神经系统。

4) 输注 3% 高渗盐水——建议剂量为每人 0.5：1mL/kg（总值 2012 美元）；通过这种方式防止血清钠增加过快和肺水肿，这两个都是输注高渗盐水的潜在副作用。

二、评估

（一）体格检查

1.SIADH 的症状和体征——主要是神经系统和胃肠道 (GI) 系统。

2. 神经系统——人格改变、头痛、精神活动减少、嗜睡、定向障碍、困惑。

3. 严重的神经系统症状——痉挛和昏迷。

4. 胃肠道——腹部绞痛、恶心、呕吐、腹泻、厌食。

（二）实验室检查

1. 血清渗透压 (< 275 mOsm/kg)。

2. 血清钠 (< 130 mEq/L)。

3. 尿渗透压 > 血清渗透压。

4. 尿素氮下降。

5. 肌酐清除率降低。

6. 尿酸水平降低。

7. 清蛋白减少。

三、护理诊断和预期目标

（一）有电解质紊乱的危险 (NANDA-I)

1. 预期目标——患者能够表达与电解质失衡有关的症状和体征。

2. 预期目标——患者通过治疗能够恢复正常的实验室指标。

（二）有体液失衡的危险 (NANDA-I)

1. 预期目标——患者能够根据实验室值保证足够的水分。

2. 预期目标——患者能够识别与液体摄入量有关的风险因素。

（三）有急性意识障碍的危险 (NANDA-I)

1. 预期目标——患者在潜在的意识障碍时期，能够识别可利用的资源。

2. 预期目标——患者在意识障碍时期能够保证安全。

四、护理计划和护理措施

（一）监测电解质异常的干预措施

1. 监测实验室指标。

2. 观察低钠血症的症状和体征

(1) 恶心或呕吐。

(2) 头痛。

(3) 意识障碍。

(4) 疲乏。

(5) 躁动。

(6) 痉挛。

（二）监控和管理液体潴留的干预措施

1. 限制液体摄入量。

2. 每日监测体重。

3. 听诊肺部呼吸音。

4. 准确记录出入水量摄入和输出记录。

（三）管理神经问题的干预措施

1. 定期评估神经系统。

2. 当 SIADH 严重时, 预防患者痉挛发作。

五、评价

肿瘤专科护士系统并定期地评估患者和家庭应对 SIADH 的干预措施的反应，来确定维持电解质平衡的进展。收集相关数据，将实际结果与预期目标比对。如果有必要，对护理诊断和预期目标、结果和护理计划进行重新评估和修订。

第四节　全身炎症反应综合征 (SIRS)：脓毒症和脓毒性休克

一、概述

（一）定义

1. 脓毒症识别标准（表 40-3）。

2. 脓毒症——感染反应，有体温升高、心率加快、呼吸速率加快等症状，可发展为严重脓毒症。

3. 重症脓毒症——脓毒症伴器官功能障碍、低血压或灌注不足 (Zhao et al., 2012)。

4. 脓毒性休克——低血压，难以通过补液恢复，需要血管加压治疗，或补液治疗联合血管加压 (Mann-Salinas, Engebretson, & Batchinsky, 2013)。

（二）病理生理学

1. 细菌、病毒或真菌入侵血液，导致内毒素的释放和其他细胞成分进入血液（如浆细胞、中性粒细胞、巨噬细胞、单核细胞）；释放的毒素和细胞成分在身体内发生多重作用。

表 40-3　全身炎症反应综合征 (SIRS) 的标准

体温	> 38°C 或 < 36°C
心率	> 90 次/分
呼吸速率	> 20 次/分
白细胞计数	> 12 000 个 /mm³

(1) 血管扩张。

(2) 血管通透性增加。

(3) 动脉或静脉弹性降低。

(4) 血栓形成。

(5) 终末器官损害。

(6) 细胞死亡。

2. 由感染引发，分为不同的程度：

(1) SIRS 患者早期识别对预后很重要 (Ibrahim & Claxton, 2009)。

(2) 通过以下标准识别 SIRS：

1) 体温高于 38°C 或低于 36°C。

2) 心率每分钟大于 90 次。

3) 呼吸频率每分钟大于 20 次。

4) 白细胞计数大于 12 000 cells/mm^3。

(3) 患者至少出现两个及以上的标准，才可判断 SIRS 发展为脓毒症。

(4) 当出现一种及以上器官功能障碍时，为重症脓毒症。

(5) 重症脓毒症成为脓毒性休克时，出现急性循环衰竭，表现为扩容无效的低血压。

(6) 脓毒性休克可能导致多器官功能障碍综合征，进而导致死亡。

3. 感染种类

(1) 革兰阴性细菌。

(2) 革兰阳性细菌（由于侵入性设备使用概率增加会增加患病率）。

(3) 真菌。

(4) 病毒。

（三）脓毒症及脓毒性休克的风险因素

1. 近期抗肿瘤药治疗导致中性粒细胞减少。

2. 医疗器械——中心静脉导管、导尿管、引流管。

3. 呼吸道感染。

4. 尿路感染。

5. 黏膜炎。

6. 年龄大于 65 岁。

7. 营养不良。

8. 住院。

9. 合并免疫抑制疾病。

（四）诊断检查

1. 基础代谢功能检查。

2. 全血细胞计数。

3. 凝血试验。

4. 乳酸。

5. 动脉血气分析。

6. 确定潜在感染的检测：

(1) 血培养。

(2) 尿常规或尿培养。

(3) 伤口细菌培养。

(4) 计算机断层扫描 (CT)。

(5) 胸部 X 线摄影（术）。

(6) 痰培养。

(7) 大便常规。

（五）管理和治疗策略

1. 当出现低血压或乳酸 > 4 / mmol/ L 时，采用液体复苏疗法，这是早期目标导向治疗的一部分 (Smith, 2013)。

晶体溶液作为首选治疗（如生理盐水）。

2. 建立血管通路。

3. 在发现后 45 分钟之内使用广谱抗生素治疗。

4. 如果需要血管加压、动脉导管、机械通气治疗，可转移到 ICU 病房。

5. 血管加压治疗时，维持平均动脉压为 65 mm Hg：

(1) 首选去甲肾上腺素 (Dellinger et al., 2013)。

(2) 如需监测升压，放置动脉导管。

6. 出现持续灌注不足的迹象时，增加强心治疗（如多巴酚丁胺）。

7. 氧疗（如鼻导管、面罩或机械通气）。

8. 支持治疗

(1) 血液制品输注

1) 当血红蛋白 <7 g/dL 时，输红细胞 (Dellinger et al., 2013)。

2) 新鲜冷冻血浆纠正凝血障碍。

3) 血小板 <10 000 / mm^3，输血小板；如果出血严重，血小板计数 <50 000 / mm^3。

(2) 控制血糖对有或没有糖尿病患者都很重要。

(3) 肾脏替代治疗或间歇性血液透析。

(4) 预防深静脉血栓。

(5) 营养评估。

二、评估

（一）体格检查 (Aitken et al., 2011)

1. 除了 SIRS 的症状标准，以下是脓毒症的症状和体征：

(1) 中枢神经系统——困惑、不安、发冷。

(2) 心血管——窦性心动过速、低血压。

(3) 呼吸——呼吸急促、在室内感到缺氧、呼吸音减弱。

(4) 肾——尿量减少。

(5) 皮肤——干燥、温暖、潮红。

(6) 胃肠道——恶心、呕吐。

2. 脓毒性休克的症状和体征

(1) 中枢神经系统——迟钝、昏迷。

(2) 心血管——心动过速、心律失常、低血压。

(3) 呼吸——气短、呼吸音降低、哮鸣音和湿啰音、肺水肿、急性呼吸窘迫综合征 (ARDS)。

(4) 肾——少尿或无尿、急性肾衰竭。

(5) 皮肤——湿冷、苍白、灌注量减少、斑点。

(6) 胃肠道——胃肠道蠕动减慢、黄疸。

(二)实验室检查

1. 以下检查提示脓毒症

(1) PT 或 PTT 时间延长。

(2) 血小板降低。

(3) 纤维蛋白质降低。

(4) 高血糖症。

(5) 乳酸水平升高。

(6) 血培养阳性。

(7) 尿白细胞增加。

(8) 全血细胞计数中白细胞增加。

2. 除了以上的症状，以下为脓毒性休克表现：

(1) 肝功能测试结果异常。

(2) 肌酸酐或尿素氮的水平增加。

(3) 血红蛋白或红细胞比容减少。

(4) 晚期表现出低血糖。

三、护理诊断和预期目标

(一)气体交换受损 (NANDA–I)

1. 预期目标——患者能够用言语表达潜在呼吸困难的症状和体征。

2. 预期目标——患者能够通过实验室指标和症状表现出用氧缓解情况。

(二)心输出量减少

1. 预期目标——患者活动耐受能力增加。

2. 预期目标——实验值和生命体征能够证明患者血液流动稳定。

(三)有外周组织灌注无效危险

预期目标——患者能够通过器官系统的稳定表现出合适的灌注。

(四)自主呼吸受损 (NANDA–I)

1. 预期目标——在机械通气状态下，患者能够保持充足气体交换。

2. 预期目标——患者未发生机械通气并发症。

(五)焦虑、恐惧

1. 预期目标——患者能够用言语表达其应对能力。

2. 预期目标——患者能够展示有效的应对技能。

(六)有感染的危险

1. 预期目标——患者能够用言语表达感染的症状和体征。

2. 预期目标——患者能够为减少感染的风险采取措施。

(七)有体温失调的危险

1. 预期目标——患者能够向卫生保健提供者适时报告体温变化。

2. 预期目标——患者能够用语言表达发烧的症状和体征。

四、护理计划和护理措施

(一)监控 SIRS 和脓毒症的早期症状和体征的干预措施

1. 监测实验室指标。

2. 对易感染的患者，定期监测生命体征。

3. 遵医嘱评估潜在的感染灶及大小便情况。

(二)同机构提议，对中性粒细胞减少的患者要预防感染（见第 4 章）

(三)患者和医护人员有关感染控制的教育

1. 手卫生。

2. 如果患者居家，指导其监测体温。

3. 促进卫生保健，特别是会阴部护理。

(四)脓毒症或脓毒性休克的干预措施

1. 遵医嘱使用抗生素。

2. 监测器官功能衰竭。

3. 监测液体超负荷的症状和体征

(1) 每日监测体重。

(2) 严格记录出入水量。

4. 监测血氧饱和度；如果需要，实施氧疗。

(五)提供患者和照顾者情感支持的干预措施

1. 评估当前的应对策略，并鼓励患者加以应用。

2. 如果需要，提供支持资源。

五、评价

肿瘤专科护士系统并定期地评估患者和家庭对预防 SIRS 和脓毒症的干预措施的反应，从而确定维持血流动力学稳定的进展。收集相关数据，将实际结果与预期目标比对。如果有必要，对护理问题和预期目标、结果和护理计划进行重新评估和修订。

第五节　肿瘤溶解综合征(TLS)

一、概述

(一)定义——由于癌症治疗所导致的大量肿瘤细胞被破坏、电解质异常的肿瘤紧急状态

(二)TLS 的病理生理学

1. 癌症治疗的抗肿瘤药物会导致细胞迅速凋亡。

2. 细胞溶解后，细胞内容物释放到血液中。

3. 内容物包括脱氧核糖核酸 (DNA)，钾、磷酸和细胞因子 (Howard, Jones & Pui, 2011)。

(1)DNA 代谢产物为腺苷和鸟苷，两者都转化为黄嘌呤。

(2) 黄嘌呤由黄嘌呤氧化酶氧化，导致尿酸产生。

(3) 尿酸经肾脏排泄。

4. 当细胞积累内容物的速度比排泄的速度更快时，就发展为 TLS 并导致以下症状：

(1) 高钾血症。

(2) 高磷血症。

(3) 高尿酸血症。

(4) 低钙血症。

(三)TLS 的危险因素

1.TLS 的严重程度取决于癌症的类型与潜在的肿瘤细胞溶解；患者的并发症也可能导致 TLS (Howard et al., 2011)。

2. 肿瘤溶解潜在高危肿瘤类型

(1) 重度淋巴瘤 (如伯基特淋巴瘤)。

(2) 急性白血病。

(3) 任何体积巨大的肿瘤。

3. 之前已经存在的状况使患者处于危险因素之中

(1) 慢性肾功能不全 (Howard et al., 2011)。

(2) 少尿。

(3) 脱水。

(4) 低血压。

(5) 尿液呈酸性。

(6) 使用肾毒素药物 (如万古霉素、氨基糖苷类、用于诊断的造影剂)。

(7) 脾大。

(8) 广泛淋巴结肿大。

(9) 腹水。

4. 单独或联合治疗高风险 TLS

(1) 化学疗法，如顺铂、依托泊苷(Mackiewicz, 2012)、阿糖胞苷治疗急性髓系白血病 (Montesinos et al., 2008)。

(2) 免疫疗法。

(3) 单克隆抗体 (如利妥昔单抗)(Yang et al., 2012)。

(4) 放疗。

(5) 激素疗法。

(四) 诊断策略

1. 实验室检查

(1) 基础代谢实验。

(2) 肝功能检查。

(3) 尿常规。

(五) 管理和治疗策略

监测对管理和治疗 TLS 具有重要作用的实验室值。

1. 根据 TLS 的严重性，实验室值每 6~12 小时监测一次 (Howard et al., 2011)。

2.TLS 治疗关键的预防策略

(1) 通过静脉输液水化

1) 治疗开始前 24~48 小时进行静脉输液，持续到治疗结束后的 72 小时；日常推荐剂量为 3 L / m²。

2) 出入水量和每日体重监测，有助于发现潜在的液体超负荷。

(2) 别嘌呤醇

1) 开始治疗前 24~48 小时，每日剂量为 600 ~800 mg(Kennedy & Ajiboye, 2010)。

2) 抑制黄嘌呤氧化酶，进而抑制转换尿酸的特定酶，协助减少机体尿酸的含量 (Maloney & Denno, 2011)。

(3) 尿酸盐氧化酶 (Rasburicase)

1) 作为别嘌呤醇的替代品。

2) 通过将尿酸转化成尿囊素起作用，尿囊素更容易通过尿液排泄；与别嘌呤醇不同，尿囊素能够降低尿酸水平，防止尿酸进一步积累。

3) 静脉给药(0.2 mg/kg)给药时间 >30 分钟(McCurdy & Shanholtz, 2012)。

4) 不用于有葡萄糖 - 6- 磷酸脱氢酶缺乏症的患者。

3. 进一步治疗，直到 TLS 完全缓解。

4. 高钾血症的管理

(1) 审查导致钾水平升高的药物。

(2) 限制摄入富含钾的食物。

(3) 监测心电图 (ECG) 改变。

(4) 透析——当钾水平 >7 mEq/L, 血清尿酸水平 >10 mg / dL, 或血清磷水平 >10 mg / dL 时，实施透析治疗。

(5) 药物治疗

1) 聚苯乙烯磺酸盐。

2) 葡萄糖酸钙。

3) 碳酸氢钠。

4) 循环利尿剂 (如呋塞米)。

5) 常规胰岛素。

5. 高磷血症的管理

(1) 限制摄入含磷高的食物。

(2) 药物治疗

抗酸药 (如口服氢氧化铝)(Colen, 2008)。

6. 高尿酸血症的管理

(1) 通过静脉输液继续水化。

(2) 药物治疗

1) 增加别嘌呤醇剂量。

2) 尿酸盐氧化酶。

7. 低钙血症的管理

药物治疗——葡萄糖酸钙。

二、评估

(一) 体格检查

1. 除了实验室值标，还应识别 TLS 电解质失衡的关

键症状和体征 (表 40-4)。

(1) 高钾血症的症状和体征

1) 心电图变化。

2) 肌肉无力、痉挛, 或两者兼有。

3) 抽搐、刺痛、感觉异常。

4) 恶心、呕吐、腹泻。

5) 嗜睡。

6) 晕厥。

(2) 高磷血症的症状和体征

1) 少尿或无尿。

2) 水肿。

3) 高血压。

(3) 高尿酸血的症状和体征

1) 恶心、呕吐、腹泻。

2) 厌食症。

3) 水肿。

4) 腰痛。

5) 血尿。

6) 嗜睡。

7) 疲劳、虚弱。

8) 瘙痒。

(4) 低血钙症的症状和体征

1) 手足抽搐。

2) Chvostek 征和 Trousseau 征阳性。

3) 抽搐。

4) 感觉异常。

5) 肌肉痉挛。

6) 惊厥。

7) 晕厥。

8) 低血压。

9) 厌食。

10) 心电图变化。

11) 易怒、焦虑、困惑、幻觉。

12) 腹泻。

（二）实验室检查

1. 高钾血症。

2. 高磷血症。

3. 高尿酸血症。

4. 低钙血症。

5. 大肠 LDH 升高。

6. 肌酐清除率下降。

7. 尿酸结晶。

三、护理诊断和预期目标

（一）有电解质失衡的危险 (NANDA-I)

1. 预期目标——患者能够表达与电解质失衡有关的症状和体征。

2. 预期目标——患者能够恢复正常的实验室值标。

（二）有体液失衡的危险 (NANDA-I)

1. 预期目标——患者能够根据实验室值保持足够的水分。

2. 预期目标——患者能够识别脱水的相关风险因素。

（三）活力无耐力 (NANDA-I)

1. 预期目标——患者能够识别与疲劳有关的风险因素。

2. 预期目标——患者能够用言语表达参与日常活动的时候节省体力的方法。

（四）有活动无耐力的危险 (NANDA-I)

1. 预期目标——患者的活动量有所增加。

2. 预期目标——患者的身体对治疗有反应,具体反映在实验室指标的检查值。

（五）恶心 (NANDA-I)

1. 预期目标——患者能够报告恶心和(或)呕吐减少。

2. 预期目标——患者能够保持对营养需求均衡的饮食。

四、护理计划和护理措施

（一）监测 TLS 的干预措施

1. 电解质失衡的实验室监测值。

2. 评估电解质失衡的症状和体征。

(1) 根据需要进行心脏监测。

(2) 评估神经系统。

(3) 监测肾功能。

(4) 监测体重增加。

(5) 监测尿量减少。

（二）管理液体平衡的干预措施

1. 严格记录出入水量。

表 40-4 肿瘤溶解综合征 (TLS) 电解质失衡的症状和体征

电解质失衡	症状和体征
高钾血症	心电图(ECG)改变、肌无力和(或)痉挛、抽搐、刺痛、感觉异常、恶心、呕吐、腹泻、嗜睡、晕厥
高磷酸盐血症	少尿或无尿、高血压、水肿
高尿酸血症	恶心、呕吐、腹泻、厌食、水肿、腰痛、血尿、嗜睡、萎靡、疲劳、虚弱、瘙痒
低钙血症	手足抽搐、Chvostek 征和 Trousseau 征阳性、抽搐、感觉异常、肌肉痉挛、癫痫、晕厥、低血压、厌食、心电图变化、易怒、焦虑、困惑、幻觉、腹泻

2. 充足的水化, 防止 TLS。

3. 每日监测体重。

4. 治疗恶心和呕吐。

(三) 患者及其家庭的教育干预

1. 向卫生保健团队报告电解质失衡的症状和体征。

2. 在癌症治疗的过程中, 指导足够的液体摄入量。

3. 如果需要, 更改饮食以减少钾和磷的摄入。

五、评价

肿瘤专科护士系统并定期地评估患者和家庭对预防 TLS 的干预措施的反应, 来确定维持体内电解质平衡的进展。收集相关数据, 将实际结果与预期目标比对。如果有必要, 对护理问题和预期目标、结果和护理计划进行重新评估和修订。

第六节　超敏反应

一、概述

(一) 定义——由于接触抗原或过敏原, 正常免疫系统发生的不良反应; 可能涉及过敏反应或输液相关反应; 与某些类型抗肿瘤治疗有关

(二) 病理生理学

1. 反应分为四类

(1)I 型——直接由免疫球蛋白 E (IgE) 介导。

1) 最常见的类型, 与抗肿瘤药物使用有关。

2) 由于暴露在抗原中, 导致 IgE 抗体形成, 抗体附着于肥大细胞和嗜碱性粒细胞受体。

3) 再次接触相同抗原——诱导反应发生, 释放组胺、白细胞三烯、前列腺素和其他炎症介质。

(2)II 型——免疫球蛋白 IgG 或 IgM 抗体介导。

(3)III 型——免疫复合物介导。

(4)IV 型——细胞介导或迟发性过敏反应。

2. 归类为单相 (治疗的同时发生, 在数小时内缓解) 或双相 (复发症状出现在最初的症状解决后的 1~72 小时)。

3. 抗肿瘤药物反应被认为是类过敏反应, 不是过敏反应; 类过敏反应表明, 患者之前没有接触过目前正在使用的药物。

类过敏反应和过敏反应有类似的症状和体征, 有相同的治疗方式 (Van Gerpen, 2009)。

4. 严重过敏的症状指示过敏性反应 (见下一章节)。

5. 在肿瘤患者管理中, 细胞因子释放综合征也很重要。

(1) 目标细胞释放细胞因子引起这种综合征。

(2) 可能导致的症状, 有发热、恶心、发冷、低血压、呼吸困难、声音嘶哑 (Breslin, 2007)。

(3) 管理类似于过敏反应, 但是, 在严重情况下, 可能需要类似于过敏性反应的管理。

(三) 危险因素

1. 多种抗肿瘤药物引起的过敏性反应 (Lee, Gianos & Klaustermeyer, 2009; Lenz, 2007; Van Gerpen, 2009)

(1) 铂类 (如卡铂、奥沙利铂)

1) 符合 I 型反应, 因为多数通常发生在多个治疗周期之后。

2) 多数对奥沙利铂的反应在药物使用时立即发生。

3) 有关铂类抗癌药物的脱敏疗法的研究已经完成。

(2) 紫杉烷 (如紫杉醇、多烯紫杉醇)

1) 紫杉醇治疗——除了延长输液时间之外, 应该包括术前用药以防止过敏反应。

2) 反应是由药物还是由稀释剂引起尚不明确。

3) 用于紫杉醇给药的脱敏疗法。

4) 最严重的反应——发生与第一或第二次药物输注的瞬间。

(3) 左旋天冬酰胺酶

1) 间歇性用药比每日用药的风险更高; 静脉输液比经肌肉或皮下途径有更高的风险。

2) 使用药物之前, 先进行过敏测试。

(4) 丙卡巴肼

输注前, 推荐使用皮质类固醇。

(5) 鬼臼毒素类 (如依托泊苷)

输注之后最初几分钟或几小时后的发生反应; 通常发生在多次给药之后。

(6) 单克隆抗体 (如利妥昔单抗、西妥昔单抗)

1) 生物疗法——鼠类的 (鼠蛋白质)、合成的 (7%-9% 的鼠蛋白质)、人源化的或完全人源化的; 单克隆抗体成分可能导致过敏性反应; 鼠蛋白质的含量越高发生反应的风险也越大。

2) 大多数反应发生在第一次注入利妥昔单抗的 30~120 分钟之内

3) 大多数反应与细胞因子释放相关, 而不是鼠蛋白暴露; 在第一次治疗时反应更严重。

2. 更大风险的其他因素

(1) 过敏性反应史。

(2) 重复暴露在某个特定的环境里。

(3) 静脉注射给药。

(4) 短时间内再次暴露于过敏源中 (Van Gerpen, 2009)。

(5) 医疗产品 (如乳胶)。

(6) 血液制品。

(7) 特定食物。

(四) 诊断研究

通过皮肤测试剂量。

（五）管理和治疗

1. 用于预防反应发生的药物治疗管理。

(1) 糖皮质激素。

(2) 组胺 1(H1) 拮抗剂 (如苯海拉明)。

(3) 组胺 2(H2) 拮抗剂 (如雷尼替丁、法莫替丁)。

(4) 退热药 (如对乙酰氨基酚)。

2. 非药理学管理

(1) 停止输入正在使用的药物并静脉输注生理盐水。

(2) 床边配备应急设备。

(3) 必要时, 保持气道通畅 ; 氧疗。

3. 发生过敏反应时, 进行药物干预。

(1) 肾上腺素。

(2)H1 受体拮抗剂。

(3)H2 受体拮抗剂。

(4) 糖皮质激素。

(5) 沙丁胺醇 (吸入)。

二、评估

（一）体格检查

1. 过敏症状和体征可能与过敏性反应非常相似, 但不严重。

2. 过敏症状反应 (过敏反应) 可能包括面部发红或皮疹、低于 38℃ 的发热、荨麻疹、支气管痉挛、低血压、水肿或血管神经性水肿 (Lenz, 2007)。

3. 急性输液反应症状, 可能包括瘙痒、皮疹、荨麻疹、发冷、头痛、疲劳、头晕、出汗、恶心、呕吐、咳嗽、呼吸困难、支气管痉挛、低血压、高血压、心动过速、面部发红和背部疼痛 (Lenz, 2007)。

（二）实验室检查

皮试阳性或阴性。

三、护理诊断和预期目标

（一）有过敏反应的危险 (NANDA-I)

1. 预期目标——患者会识别过敏反应的危险因素。

2. 预期目标——患者会用言语表达过敏和(或)过敏反应的体征和症状。

（二）气体交换受损 (NANDA-I)

1. 预期目标——患者会用言语表达潜在呼吸困难的症状和体征。

2. 预期目标——患者将通过实验室值和症状表现供氧合理。

（三）低效型呼吸形态 (NANDA-I)

预期目标——患者会用语言表达呼吸困难的症状和体征。

（四）焦虑、恐惧 (NANDA-I)

1. 预期目标——患者会用言语表达应对能力的意识。

2. 预期目标——患者将展示有效的应对技能。

四、护理计划和护理措施

（一）预防过敏反应的干预措施

1. 有与药物过敏风险管理有关的基本知识。

2. 意识到患者当前的过敏反应。

3. 当注入特定药物时, 监测基本生命体征和其他生命体征。

（二）过敏性反应的干预措施

1. 停止用药。

2. 监测生命体征。

3. 管理其他药物治疗的反应。

4. 监测潜在的气道狭窄。

5. 保持气道通畅。

6. 必要时, 实施静脉输液。

7. 将观察到的症状和体征通知初级医护人员。

8. 遵医嘱再次输液, 尽可能以较慢的速度。

（三）焦虑或恐惧潜在的干预措施

1. 协助患者识别适当的应对策略。

2. 提供适当的放松方法。

3. 识别患者的情感表达。

五、评价

肿瘤专科护士系统并定期地评估患者和家庭对预防过敏性反应干预措施的反应, 来最大限度地减少并发症, 保证患者安全。收集相关数据, 将实际结果与预期目标比对。如果有必要, 对护理问题和预期目标、结果和护理计划进行重新评估和修订。

第七节　过敏性反应

一、概述

（一）定义——可能危及生命的过敏反应；可能是广泛的或全身的过敏反应

（二）病理生理学

1. 第一次接触抗原后, 机体产生 IgE 抗体。

2. 第二次接触抗原后, 肥大细胞和嗜碱性粒细胞上的受体与 IgE 抗体结合。

3. 触发炎症介质的释放, 包括组胺类胰蛋白酶、白细胞三烯、前列腺素和血小板激活因子 (Simons & Sheikh, 2013)。

4. 炎症介质释放引起系统性血管舒张、毛细血管通透性增加、支气管收缩、冠状血管收缩。

（三）危险因素

1. 多种抗原可能引发过敏反应, 管理方法可能不同 :

(1) 过敏试验。

(2) 如抗生素 [最常见的是 β 内酰胺类（如青霉素，头孢菌素）]。

(3) 麻醉剂或麻醉替代物。

(4) 抗肿瘤药（如化疗、生物疗法）。

(5) 血制品。

(6) 用于射线照相检测的造影剂。

(7) 食物（如鸡蛋、鱼、食品添加剂、花生、贝类、奶）。

(8) 昆虫毒液。

(9) 乳胶。

（四）诊断检查

测试特定药物的剂量。

（五）管理和治疗方法

1. 肾上腺素——一线治疗药物 (Sheikh, 2013; Simons & Sheikh, 2013)。

(1) 通过激活 α- 和 β 肾上腺素能受体起作用，使周围血管收缩和支气管扩张，减少肥大细胞释放。

(2) 使用后几秒至几分钟起作用。

(3) 可以由经过加压药管理训练的医护人员施行静脉注射；也可以在大腿前外侧进行肌肉注射。

(4) 注射后，可以每 5 分钟重复一次，直到 15 分钟。

2. 非药物治疗

(1) 患者床边设置急救设备。

(2) 面罩给氧，氧浓度为 100%（或者可达到的最高浓度）。

(3) 停止当前可能引起过敏反应的药物输注。

(4) 尽可能快的静脉输注生理盐水。

3. 其他药物治疗

(1) H1 受体拮抗剂——改善皮肤红斑和减少瘙痒 (Arnold & Williams, 2011)。

(2) 皮质类固醇——预防反应。

二、评估

（一）体格检查

1. 症 状 和 体 征 (Simons & Sheikh, 2013, Arnold & Williams, 2011)

(1) 皮肤症状——面部发红、瘙痒、荨麻疹、麻疹样的皮疹、血管神经性水肿。

(2) 眼部症状——眶周水肿、结膜感染、流泪。

(3) 呼吸道症状——支气管痉挛、胸闷、呼吸急促、喉咙或鼻痒、呼吸不畅、打喷嚏、发声困难、声音嘶哑、干咳、喘鸣、发绀、呼吸停止。

(4) 心血管症状——胸痛、心率过快、发汗、低血压、发绀、心律失常、心悸、休克。

(5) 胃肠道症状——恶心、呕吐、腹泻、腹痛。

(6) 神经症状——头痛、头晕、不安、头晕、精神错乱、

视物模糊、意识丧失。

(7) 其他症状——金属味、濒死感。

（二）实验室检查

剂量研究的测试结果。

三、护理诊断和预期目标

（一）气体交换受损 (NANDA-I)

1. 预期目标——患者能够用言语表达呼吸困难的症状和体征。

2. 预期目标——患者能够通过实验室值和症状表现适当的耗氧量。

（二）呼吸形态紊乱 (NANDA-I)

预期目标——患者能够用语言表达呼吸困难的症状和体征。

（三）自主呼吸受损 (NANDA-I)

预期目标——患者能够维持气道与适当的呼吸音。

（四）焦虑、恐惧 (NANDA-I)

1. 预期目标——患者能够用言语表达意识的应对能力。

2. 预期目标——患者能够展示有效地应对技能。

四、护理计划和护理措施

（一）预防过敏性休克的措施

1. 具备与特定药物使用中潜在反应有关的知识。

2. 每次注入特定的药物时，监测基本生命体征和其他的生命体征。

（二）过敏性休克的管理措施

1. 患者床旁设置急救设备。

2. 拟定过敏性休克紧急情况管理制度。

3. 停止药物输注。

4. 保持气道通畅。

5. 监测生命体征。

6. 将观察到的症状和体征报告初级医护人员。

7. 如果需要启动快速反应系统或编码呼叫。

8. 遵医嘱使用应急药物。

9. 实施静脉输液。

10. 监测氧饱和度；必要时，实施氧疗。

11. 在需要的时候执行心肺复苏术 (CPR)。

（三）对社区潜在过敏性休克干预措施

1. 患者应该有紧急号码。

2. 如果患者有高发风险，应有可用的应急药物（如肾上腺素 B)。

（四）为患者和照顾者提供情感支持的干预措施

1. 评估应对机制。

2. 教育患者和照顾者可用的支持系统。

3. 必要时，提供放松治疗。

4.协助患者和照顾者确定适当的应对策略。

五、评价

肿瘤专科护士系统并定期地评估患者和家庭对预防过敏性休克和过敏性反应发生时的安全管理的情况。收集相关数据,将实际结果与预期目标比对。如果有必要,对护理问题和预期目标、结果和护理计划进行重新评估和修订。

第八节　高钙血症

一、概述

（一）定义——钙水平高于正常值 (> 10.5 mg/dL)；发生在 10%~20% 的癌症患者中,是最常见的肿瘤急症

（二）病理生理学

1. 钙和骨的代谢受甲状旁腺激素 (PTH)、二羟维生素 D 和降钙素的影响。

(1) 甲状旁腺素刺激钙从骨骼和肾脏的重吸收。

(2) 当身体检测低钙水平,125- 二羟维生素 D 作用于肠道吸收,刺激膳食钙摄入量。

(3) 满足身体的需要。

(4) 降钙素通过抑制骨和肾脏重吸收的钙,降低血清钙水平。

(5) 甲状旁腺素、125- 二羟维生素 D、降钙素维持体内钙的平衡。

2. 导致恶性肿瘤血钙过高的机制有两种

(1) 恶性肿瘤体液性高钙血症 (HHM)——占恶性肿瘤病例血钙过多的 80%。

1) 通常发生在没有骨转移的患者。

2) 甲状旁腺与荷尔蒙相关的蛋白 (PTHrP)——有许多实体瘤产生；非常类似于甲状旁腺素,导致肾和骨钙的重吸收增加。

(2) 局部溶骨性高钙血症 (LOH)——占恶性肿瘤病例血钙过多的 20%。

1) 在 LOH,骨为肿瘤的生长提供了一个场所；肿瘤细胞释放各种细胞因子,导致钙的重吸收增加 (Khoury, Chang, Gru, & White, 2012)。

2) 在肿瘤细胞中破骨细胞活跃,导致骨溶解和钙含量的增加。

（三）危险因素

1. 实体瘤——通常转移到骨。

(1) 乳腺。

(2) 肺。

(3) 前列腺。

2. 血液恶性肿瘤

(1) 多发性骨髓瘤。

(2) 淋巴瘤。

3. 非肿瘤诊断

甲状旁腺功能亢进（最常见）。

（四）诊断检查

1. 基础代谢功能检查试验组合（包括血清钙）。

2. 人血白蛋白、前白蛋白。

(1) 对于低人血白蛋白的患者,调节血清钙是很重要的。

(2) 公式——基础白蛋白浓度 (4 mg / dL)- 人血白蛋白测量浓度 (g / dL)]×0.8 mg / dL + 记录的血清钙浓度。

3. 甲状旁腺素水平

（五）管理和治疗策略

1. 通过静脉输液水化——0.9% 生理盐水。

(1) 开始补液、利尿 (LeGrand, 2011)。

(2) 液体注入速度取决于血清钙的水平、脱水的严重程度和患者对高灌注的耐受能力。

(3) 必要时,增加袢利尿剂（如呋塞米）,减少补液后容量负荷过重。

2. 二磷酸盐

(1) 通过破骨细胞活动抑制骨再吸收。

(2) 实施静脉注射。

(3) 唑来膦酸比磷酸盐更有效。

1) 唑来膦酸的剂量——4 mg / 15 s (LeGrand, 2011)。

2) 正常钙水平保持至少 4~6 周。

3. 狄诺塞麦

(1) 它是一个完全人源化的能抑制破骨细胞活动和生存的单克隆抗体 (Boikos & Hammers, 2012)。

(2) 可能导致严重的低钙血症。

(3) 剂量——每 4 周皮下注射 120mg(Clemons, Gelmon, Pritchard, & Paterson, 2012)。

4. 降钙素

(1) 起效快；通过抑制破骨细胞和增加尿钙排泄降低血清钙水平 (Clines, 2011)。

(2) 皮质类固醇——可以结合使用,以产生更长的降低血钙素的效果。

(3) 会很快产生急速免疫法 (Behl, Hendrickson, & Moynihan, 2010)。

5. 硝酸镓

(1) 用于最初使用二磷酸盐之后快速复发后的血钙过多。

(2) 延长输液时间 (LeGrand, 2011)。

(3) 这种药物的主要并发症是肾毒性。

二、评估

（一）体格检查

1. 高钙血症的症状和体征 (Foulkes, 2010)

(1) 轻度 (10.5~11.5 mg/dL)

1) 胃肠道症状——厌食、恶心、呕吐、腹部绞痛、食欲缺乏。

2) 神经症状——烦躁不安、注意力不集中、嗜睡、困惑。

3) 肌肉症状——疲乏、全身无力。

4) 肾脏症状——尿频、夜尿症、烦渴。

5) 心血管症状——体位性低血压。

(2) 中度 (11.5~13.5 mg/dL)，除了轻度高钙血症的症状之外还有：

1) 胃肠道症状——便秘、腹胀、腹痛。

2) 神经症状——精神错乱、嗜睡、精神状态的变化。

3) 肌肉症状——虚弱无力。

4) 肾脏症状——脱水。

5) 心血管症状——心电图的改变（如 PR 间期延长、QRS 波增宽、Q-T 和 S-T 缩短）、高血压、心律失常。

(3) 重度 (> 13.5 mg/dL)，除了轻度和中度高钙血症的症状之外还有：

1) 胃肠道症状——肠梗阻。

2) 神经症状——惊厥和昏迷。

3) 肌肉症状——共济失调和病理性骨折。

4) 肾脏症状——肾衰竭和肾功能不全。

5) 心血管症状——心电图改变（如 T 波扩大、传导阻滞、室性心律失常）和心脏骤停。

（二）实验室检查

1. 血清钙水平增加。

2. 除了罕见的部分甲状旁腺素肿瘤之外，甲状旁腺素水平会较低 (LeGrand, 2011)。

三、护理诊断和预期目标

（一）有电解质失衡的危险 (NANDA-I)

1. 预期目标——患者能够用语言表达与电解质失衡有关的症状和体征。

2. 预期目标——患者能够恢复正常的实验室值。

（二）疲乏 (NANDA-I)

1. 预期目标——患者能够识别与疲乏有关风险因素。

2. 预期目标——患者能够用言语表达参与日常活动时节约体力的方法。

（三）有意识障碍的危险 (NANDA-I)

1. 预期目标——患者能够识别潜在的意识障碍时，可用寻求帮助资源。

2. 预期目标——患者能够在意识障碍期间保证安全。

（四）有受伤的危险 (NANDA-I)

1. 预期目标——患者能够用言语表达跌倒的危险因素。

2. 预期目标——患者能够显示恰当的个人安全措施。

（五）恶心 (NANDA-I)

1. 预期目标——患者能够报告恶心和（或）呕吐减少。

2. 预期目标——患者能够为营养需求保持均衡饮食。

四、护理计划和护理措施

（一）如果有意识混乱发生时维持患者人身安全的干预措施

1. 如果住院，摇低床头，两侧加床栏，护士铃放在手可触摸到的地方。

2. 密切监测患者安全。

（二）患者可接受的维护活动水平的干预措施

1. 如有需要实施，物理治疗、职业治疗，或两者兼而有之。

2. 跌倒风险的监控

(1) 评估当前增加患者跌倒风险的药物。

(2) 评估当前患者步态和活动能力。

(3) 评估当前的精神状态和定位。

(4) 如果风险已确定，提醒员工为患者设置预防跌倒风险的措施。

(5) 教育患者和照顾者有关预防措施和安全的重要性。

（三）管理液体和电解质的平衡的干预

1. 密切监测出入水量。

2. 监测每日体重。

3. 遵医嘱实施静脉输液。

4. 当容量超负荷存在，根据需要使用袢利尿剂。

五、评价

肿瘤专科护士系统并定期地评估患者和家庭对高钙血症的干预的效果，来确定维持电解质平衡的进展和患者的安全。收集相关数据，将实际结果与预期目标比对。如果有必要，对护理问题和预期目标、结果和护理计划进行重新评估和修订。

（闫荣 译 许湘华 校）

参考文献

Aitken, L. M., Williams, G., Harvey, M., Blot, S., Kleinpell, R., Labeau, S., et al. (2011). Nursing considerations to complement the surviving sepsis campaign guidelines. *Critical Care Medicine*, 39(7), 1800–1818.

Arnold, J. J., & Williams, P. M. (2011). Anaphylaxis: Recognition and management. *American Family Physician*, 84(10), 1111–1118.

Behl, D., Hendrickson, A. W., & Moynihan, T. J. (2010). Oncologic emergencies. *Critical Care Clinics*, 26(1), 181–205.

Boikos, S. A., & Hammers, H. J. (2012). Denosumab for the treatment of bisphosphonate-refractory hypercalcemia. *Journal of*

Clinical Oncology: Official Journal of the American Society of Clinical Oncology, 30(29), e299.

Breslin, S. (2007). Cytokine-release syndrome: Overview and nursing implications. *Clinical Journal of Oncology Nursing, 11*(1 Suppl), 37–42.

Castillo, J. J., Vincent, M., & Justice, E. (2012). Diagnosis and management of hyponatremia in cancer patients. *The Oncologist, 17*(6), 756–765.

Clemons, M., Gelmon, K. A., Pritchard, K. I., & Paterson, A. H. (2012). Bone-targeted agents and skeletal-related events in breast cancer patients with bone metastases: The state of the art. *Current Oncology (Toronto, Ont.), 19*(5), 259–268.

Clines, G. A. (2011). Mechanisms and treatment of hypercalcemia of malignancy. *Current Opinion in Endocrinology, Diabetes, and Obesity, 18*(6), 339–346.

Colen, F. N. (2008). Oncologic emergencies: Superior vena cava syndrome, tumor lysis syndrome, and spinal cord compression. *Journal of Emergency Nursing: JEN: Official Publication of the Emergency Department Nurses Association, 34*(6), 535–537.

Dellinger, R. P., Levy, M. M., Rhodes, A., Annane, D., Gerlach, H., & Opal, S. M. (2013). Surviving sepsis campaign: International guidelines for management of severe sepsis and septic shock: 2012. *Critical Care Medicine, 41*(2), 580–637.

Esposito, P., Piotti, G., Bianzina, S., Malul, Y., & Dal Canton, A. (2011). The syndrome of inappropriate antidiuresis: Pathophysiology, clinical management and new therapeutic options. *Nephron Clinical Practice, 119*(1), c62–c73, discussion c73.

Foulkes, M. (2010). Nursing management of common oncological emergencies. *Nursing Standard (Royal College of Nursing (Great Britain): 1987), 24*(41), 49–56.

Gross, P. (2012). Clinical management of SIADH. *Therapeutic Advances in Endocrinology and Metabolism, 3*(2), 61–73.

Howard, S. C., Jones, D. P., & Pui, C. H. (2011). The tumor lysis syndrome. *The New England Journal of Medicine, 364*(19), 1844–1854.

Ibrahim, S., & Claxton, D. F. (2009). SIRS criteria in prediction of septic shock in hospitalized patients with hematologic malignancies. *Cancer Biology & Therapy, 8*(12), 1101.

Kennedy, L. D., & Ajiboye, V. O. (2010). Rasburicase for the prevention and treatment of hyperuricemia in tumor lysis syndrome. *Journal of Oncology Pharmacy Practice: Official Publication of the International Society of Oncology Pharmacy Practitioners, 16*(3), 205–213.

Kessler, C. S., Khan, B. A., & Lai-Miller, K. (2012). Thrombotic thrombocytopenic purpura: A hematological emergency. *The Journal of Emergency Medicine, 43*(3), 538–544.

Khoury, N., Chang, J., Gru, A. A., & Whyte, M. P. (2012). Resorptive hypercalcemia in post-essential thrombocythemia myelofibrosis: Treatment with denosumab. *The Journal of Clinical Endocrinology and Metabolism, 97*(9), 3051–3055.

Lam, S. W., Bauer, S. R., & Guzman, J. A. (2013). Septic shock: The initial moments and beyond. *Cleveland Clinic Journal of Medicine, 80*(3), 175–184.

Lee, C., Gianos, M., & Klaustermeyer, W. B. (2009). Diagnosis and management of hypersensitivity reactions related to common cancer chemotherapy agents. *Annals of Allergy, Asthma & Immunology: Official Publication of the American College of Allergy, Asthma, & Immunology, 102*(3), 179–187.

Legrand, S. B. (2011). Modern management of malignant hypercalcemia. *The American Journal of Hospice & Palliative Care, 28*(7), 515–517.

Lenz, H. J. (2007). Management and preparedness for infusion and hypersensitivity reactions. *The Oncologist, 12*(5), 601–609.

Levi, M. (2009). Disseminated intravascular coagulation in cancer patients. *Best Practice & Research. Clinical Haematology, 22*(1), 129–136.

Levi, M., Toh, C. H., Thachil, J., & Watson, H. G. (2009). Guidelines for the diagnosis and management of disseminated intravascular coagulation. British Committee for Standards in Haematology. *British Journal of Haematology, 145*(1), 24–33.

Levi, M., & van der Poll, T. (2013). Disseminated intravascular coagulation: A review for the internist. *Internal and Emergency Medicine, 8*(1), 23–32.

Lewis, M. A., Hendrickson, A. W., & Moynihan, T. J. (2011). Oncologic emergencies: Pathophysiology, presentation, diagnosis, and treatment. *CA: A Cancer Journal for Clinicians, 61*(5), 287–314.

Mackiewicz, T. (2012). Prevention of tumor lysis syndrome in an outpatient setting. *Clinical Journal of Oncology Nursing, 16*(2), 189–193.

Maloney, K., & Denno, M. (2011). Tumor lysis syndrome: Prevention and detection to enhance patient safety. *Clinical Journal of Oncology Nursing, 15*(6), 601–603.

Mann-Salinas, L. E., Engebretson, J., & Batchinsky, A. I. (2013). A complex systems view of sepsis: Implications for nursing. *Dimensions of Critical Care Nursing: DCCN, 32*(1), 12–17.

McCurdy, M. T., & Shanholtz, C. B. (2012). Oncologic emergencies. *Critical Care Medicine, 40*(7), 2212–2222.

Montesinos, P., Lorenzo, I., Martin, G., Sanz, J., Perez-Sirvent, M. L., Martinez, D., et al. (2008). Tumor lysis syndrome in patients with acute myeloid leukemia: Identification of risk factors and development of a predictive model. *Haematologica, 93*(1), 67–74.

Morton, P. G., Fontaine, D. K., Hudak, C. M., & Gallo, B. M. (2005). *Critical care nursing: A holistic approach* (8th ed.). Philadelphia: Lippincott, Williams and Wilkins.

Munoz, J., & Hughes, A. (2012). Thrombotic thrombocytopenic purpura after autologous peripheral stem cell transplantation. *Blood, 119*(24), 5620.

Rizzo, C., Rizzo, S., Scire, E., Di Bona, D., Ingrassia, C., Franco, G., et al. (2012). Thrombotic thrombocytopenic purpura: A review of the literature in the light of our experience with plasma exchange. *Blood Transfusion = Trasfusione del Sangue, 10*(4), 521–532.

Shah, N., & Sarode, R. (2013). Thrombotic thrombocytopenic purpura—what is new? *Journal of Clinical Apheresis, 28*(1), 30–35.

Sheikh, A. (2013). Emergency management of anaphylaxis: Current pharmacotherapy and future directions. *Expert Opinion on Pharmacotherapy, 14*(7), 827–830.

Simons, F. E., & Sheikh, A. (2013). Anaphylaxis: The acute episode and beyond. *BMJ (Clinical Research Ed.), 346*, f602.

Smith, J. S. (2013). Current recommendations for diagnosis and management of sepsis and septic shock. *JAAPA: Official Journal of the American Academy of Physician Assistants, 26*(10), 42–45.

Van Gerpen, R. (2009). Chemotherapy and biotherapy-induced hypersensitivity reactions. *Journal of Infusion Nursing: The Official Publication of the Infusion Nurses Society, 32*(3), 157–165.

Viale, P. H., & Yamamoto, D. S. (2010). Biphasic and delayed hypersensitivity reactions. *Clinical Journal of Oncology Nursing, 14*(3), 347–356.

Yang, B., Lu, X. C., Yu, R. L., Chi, X. H., Zhang, W. Y., Zhu, H. L., et al. (2012). Diagnosis and treatment of rituximab-induced acute tumor lysis syndrome in patients with diffuse large B-cell lymphoma. *The American Journal of the Medical Sciences, 343* (4), 337–341.

Younker, J., & Soar, J. (2010). Recognition and treatment of anaphylaxis. *Nursing in Critical Care, 15*(2), 94–98.

Zhao, H., Heard, S. O., Mullen, M. T., Crawford, S., Goldberg, R. J., Frendl, G., et al. (2012). An evaluation of the diagnostic accuracy of the 1991 American College of Chest Physicians/ Society of Critical Care Medicine and the 2001 Society of Critical Care Medicine/European Society of Intensive Care Medicine/American College of Chest Physicians/American Thoracic Society/Surgical Infection Society sepsis definition. *Critical Care Medicine, 40*(6), 1700–1706.

第41章 压迫性急症

第一节 颅内压增高(ICP)

一、概述

（一）定义：颅腔内脑组织、血液、脑脊液增加，导致神经细胞损伤，永久性神经功能障碍甚至死亡在危及生命的神经系统一种病变

（二）病理生理学

1.颅腔不可扩张，包含脑组织、血液、脑脊液 (Smith & Amin-Hanjani, 2013)。

2.脑组织、血液、脑脊液这三个组成部分中，任何容量增多都会导致 ICP 发生（伴或不伴颅内结构移位）。

3.导致 ICP 的原因，包括原发或继发性脑肿瘤、肿瘤脑膜转移、血凝块、可逆性脑病综合征、感染或代谢紊乱 (Giglio & Gilbert, 2010; Li, Jenny, & Castaldo, 2012; Schimpf, 2012; Smith & Amin-Hanjani, 2013)。

由于以下原因，颅内压会有一过性增高：

(1) 脑组织移位或水肿。

(2) 脑脊液流出受阻。

(3) 颅内肿瘤增长导致充血状态。

4.脑干受压和（或）脑血流量减少导致脑损伤，从而引起脑组织坏死 (Smith & Amin-Hanjani, 2013)。

（三）诊断、治疗原则。

1.诊断检查

(1) 诊断扫描——增强磁共振成像 (MRI)(通常首选)、计算机断层扫描 (CT)、脑血管造影，或正电子发射断层扫描 (PET) 与 CT(Giglio & Gilbert, 2010);阴性结果并不能排除 ICP(Smith & Amin-Hanjani, 2013)。

(2)ICP 监测——侧脑室、脑实质内、蛛网膜下隙或硬膜外 (Schimpf, 2012; Smith & Amin-Hanjani, 2013));目标是保持 ICP 小于 20mmHg,颅内灌注压 (CPP)60~75mmHg (Schimpf, 2012)。

(3) 若疑有恶性肿瘤的高危因素，则实行 CT 或 MRI 引导立体定向活检组织诊断。

(4) 若疑有脑膜转移或脑膜炎，则实行脑脊液检查 (Giglio & Gilbert, 2010; Shelton, Ferrigno, & Skinner, 2013)。

2.非药物治疗

(1) 病因治疗。

(2) 手术治疗 (Giglio &Gilbert, 2010)

1) 在必要情况下，如果危及生命，可行急诊手术切除肿瘤;包括肿瘤或血栓的切除。

2) 脑脊液分流。

3) Ommaya 囊植入术鞘内化疗。

(3) 过度通气——最迅速、短期内可引起血管收缩，降低脑血容量，降低颅内压;要求患者镇静，气管插管，二氧化碳分压 (PCO2) 达到 26~30mmHg (Smith & Amin-Hanjani, 2013)。

(4) 放射治疗 (RT)——肿瘤对于放疗敏感可行放疗。

1) 根据肿瘤放射敏感性行原发性治疗或姑息治疗;如果 ICP 升高是不受控制就不应该行放射治疗,这可能导致急性脑疝而导致患者死亡 (Giglio & Gilbert, 2010)。

2) 手术或化学治疗。

3) 脑转移瘤专业放疗方法:

① 立体定向放射外科治疗，包括射波刀 (Giglio & Gilbert, 2010)。

② 近距离放射治疗 (Khan, Khan, Almasan, Singh, & Macklis, 2011)。

(5) 去除诱因（如可逆性后部脑病综合征）(Li et al., 2012; Tlemsani et al., 2011)。

3.药物治疗

(1) 化疗或靶向治疗

1) 大多数抗肿瘤药物不能通过血脑屏障;亚硝基脲类和丙卡巴肼除外 (Lee, 2012)。

2) 有针对性治疗，如表皮生长因子受体 (EGFR) 抑制剂、HER2/neu 和 BRAF 抑制剂显示脑转移的征象。

3) 局部用药，如通过鞘内或脑室内（脑脊液），可绕过血脑屏障 (Clarke, 2012; Giglio & Gilbert, 2010)。

(2) 糖皮质激素 (Giglio & Gilbert, 2010)

1) 减少炎症，缓解症状。

2) 急诊治疗一般为初级。

3) 长期用药抑制残留肿瘤，导致药物依赖。

(3) 渗透疗法 (Smith & Amin-Hanjani, 2013; Torre-Healy, Marko & Weil, 2012)

1) 减少脑细胞内积水，从而减少脑容量。

2) 频繁使用甘露醇等高渗剂，尤其是肾功能不全患者，要警惕急性肾衰竭和发生电解质紊乱。

3) 袢利尿剂 (如呋塞米) 可能加剧脱水和低钾血症。

4) 大剂量的脱水药可与高渗盐水在甘露醇前后组合使用；要警惕可能导致肾衰竭、电解质紊乱、急性红细胞 (RBC) 溶解，或静脉炎。

5) 维持正常血容量——避免使用自由饮水 (如 D5W-0.45% 的生理盐水、肠内自由水)，只使用等渗液体 (如 0.9% 生理盐水)。

(4) 抗惊厥治疗或高危病例预防治疗。

(5) 解热降温。

(6) 镇静药物。

二、评估

(一) 识别有风险的患者 (Giglio & Gilbert, 2010; Shelton et al., 2013)

1. 肺癌、乳腺癌、肾癌和黑色素瘤的脑转移风险增加。

2. 原发性颅内或者椎管肿瘤。

3. 白血病、淋巴瘤，或神经母细胞瘤。

4. 血小板减少、血小板功能异常，或弥散性血管内凝血 (DIC) 的肿瘤患者可能有出血，可引起颅内压增高。

5. 脑炎、脑膜炎或全身性念珠菌病感染的患者，特别是免疫功能低下的患者。

6. 抗利尿激素分泌异常综合征 (见第 40 章)。

7. 有放疗史的患者。

8. Ommaya 储液囊闭塞的患者。

(二) 体格检查——症状和体征取决于体积、位置、速度和颅压升高的频率 (见表 41-1)

1. 早期体征和症状：如果怀疑 ICP，可通过仔细的定位和镇静来最大程度减少颅压升高 (见干预措施)。

(1) 头痛

1) 晨间尤为严重；疼痛强度为中度到重度；局部疼痛或全身疼痛。

2) 可因咳嗽、呕吐、运动，或弯腰等动作触发或加重。

3) 钝痛、锐痛，或搏动性痛。

4) 程度、频率和持续时间都会增加。

(2) 神经系统症状

1) 视力模糊、畏光 (复视)、对侧瞳孔扩张、视野减小。

2) 同侧肢体活动减弱。

3) 嗜睡、冷漠、混乱、不安。

4) 语音改变，如放缓或延迟，单词混淆。

5) 意识水平 - 意识敏感指标下降。

(3) 胃肠道反应

1) 食欲减退。

2) 恶心和呕吐；呕吐可能是喷射性的突发的毫无预兆的，与食物摄入量无关。

2. 晚期症状 (Li et al., 2012; Shelton et al., 2013; Smith & Amin-Hanjani, 2013)

(1) 心血管系统——心动过缓脉压增高，随着 ICP 升高，血压上升。

(2) 呼吸——浅慢呼吸、呼吸急促、潮式呼吸。

(3) 神经系统——注意力难集中、意识水平下降、人格改变、重偏瘫、癫痫发作、瞳孔变化以及视盘水肿 (ICP

表 41-1 怀疑肿瘤急症的关键体格评估内容

身体系统	评估内容
皮肤	温度，肿胀，伤口，中心或静脉输液部位，皮疹，发绀，冲洗，发汗
头部	外伤，面部水肿，吞咽困难，声音嘶哑
瞳孔	瞳孔大小，瞳孔形状，反应，眼外肌运动，视神经乳头水肿，视力变化，复视，眶周或眼眶水肿，上睑下垂
耳鼻	脑脊液或血液
颈部	颈静脉扩张，肿块，瘀伤，颈项强直
胸部	心率、节律、杂音、舒张期奔马律、呼吸频率，松弛，使用呼吸辅助肌，杂音，咳嗽，疼痛
腹部	肿块，腹部膨胀，肠鸣音，肝大，脾大，尿失禁，恶心，呕吐
尿失禁	尿量减少，尿潴留
肌肉骨骼	全身无力，非对称无力或缺陷，震颤，水肿，瘫痪，笔迹改变，步态改变，疼痛
血管	水肿，脉搏减弱或无脉，生命体征，静脉扩张
神经	颅神经，反射，感觉，力量，格拉斯哥昏迷量表，心理状态，意识水平，癫痫，晕厥
精神焦虑	抑郁，行为改变，失语症

增加基本标志)、视盘水肿,通常为双侧。

(4) 格拉斯哥昏迷量表评分小于 8(表 41-2)。

(5) 姿势异常。

(6) 体温升高。

(7) 库欣三联症 (心动过缓、呼吸抑制和高血压)——预后不良的标志,需要紧急处理。

三、护理诊断与预期目标

(一) 无效的脑组织灌注的风险 (NANDA-I)

1.预期目标——充足的组织灌注可防止永久性神经损伤。

2.预期目标——组织灌注不足需要早诊断、早治疗。

(二) 焦虑不安

1.预期目标——与患者及家属共同制订有关治疗和后续护理措施。

2.预期目标——患者会保持与他人现实取向和沟通交流。

3.预期目标——患者会述说参与沟通护理的需求。

(三) 躯体移动障碍和受伤的风险 (NANDA-I)

1.预期目标——跌倒风险最小化。

2.预期目标——保持皮肤完整性。

表 41-2　格拉斯哥昏迷量表

	分数
睁眼	
自动睁眼	4
呼叫睁眼	3
刺痛激睁眼	2
不能睁眼	1
语言回答	
回答正确	5
答非所问	4
用词错乱	3
只能发音	2
不能发音	1
运动反应	
按指示运动	6
对疼痛能定位	5
对疼痛能逃避	4
刺激后双上肢屈曲	3
刺激后四肢强直	2
对刺激无反应	1

格拉斯哥昏迷量表评分最低分为 3 分 (最差),最高为 15 分 (最高)。由三个参数组成:睁眼反应 (E)、语言应答 (V) 和躯体运动 (M)(如 E4、V4、M4 总分为 12 分)。大于等于 13 分为轻度脑损伤相关,9 ～ 12 分为中度脑损伤,小于等于 8 分为严重脑损伤。

3.预期目标——患者参与策略,并最大限度增加患者在家里或医院护理过程中的安全性和舒适性。

(四) 疾病相关知识缺乏

1.预期目标——患者或者家属能够识别颅压增高的症状和体征并及时向医疗团队报告。

2.预期目标——患者参与护理、出院和生活计划的规划与实施。

四、护理计划和护理措施

(一) 监控和预防脑组织灌注不足的措施

1.观察精神状态改变。

2.监测心输出量 (生命体征, 尿量、心理状态)。

4.遵医嘱应用大便软化剂,预防便秘和紧张;避免测量肛温。

5.遵医嘱使用止吐药,减轻恶心和呕吐症状。

6.指导活动和体位,减轻颅压增高程度。

(1) 建立翻身卡。

(2) 避免头颈部过曲过伸和过度转动头部。

(3) 摇高床头 30°,以促进静脉回流。

(4) 指导患者避免俯卧以及使腹部压力升高的活动。

(5) 减轻患者心理压力

1) 营造一个安静的环境。

2) 减少光、噪声、触摸、温度的外部刺激。

3) 鼓励患者与他人之间进行平和的沟通。

4) 指导患者及家属进行减压。

(6) 感觉或运动的变化——监测视觉、瞳孔反应、口头表达、肌肉力量、协调和运动是否减弱。

(7) 评估相关症状,如恶心、呕吐、头痛。

(8) 监测癫痫发作。

(二) 预防伤害的措施

1.出现颅压升高或其余症状时,应卧床休息,抬高床头。

2.将床摇到最低,摇起扶手。

3.制订合理的活动休息时间表。

4.必要时,应用活动辅助设备。

5.设定闹钟以提醒患者活动。

(三) 分散注意力

1.动态监测患者心理变化。

2.用简洁的短语解释护理程序。

3.确保患者知晓医务人员对患者密切监测。

4.对自理能力和当前环境进行评估。

(四) 活动过程中预防受伤的措施

1.定期检查评估皮肤的完整性;检查身体受压点和不活动的四肢。

2.如有需要则使用压力散装置或小枕。

3.每 2 小时翻身一次。

4. 指导患者正确使用辅助设施。

5. 在当前疾病的限制下，协助患者和家属设定现实的目标，以实现最佳的活动和自理能力。

6. 协助患者及家属对当前环境的安全性进行评估并做出相应调整，以保证安全性。

(1) 鼓励患者居住在一楼。

(2) 去除地毯。

(3) 鼓励使用胶底鞋、绑带鞋和辅助设备。

(4) 如果有需要的话，为患者指定固定的人、时间、地点。

(5) 加强环境安全性。

(6) 推荐适当的支持性服务

1) 应用活动计划表及辅助设施对患者进行物理治疗。

2) 社区和社会支持，经济能力评估。

3) 提供适宜的姑息治疗咨询。

（五）控制急性疼痛的措施

1. 运用合适的评估量表进行疼痛评估。

2. 完善因头痛引起的不适的控制措施。

3. 运用合适的量表对疼痛的干预措施的有效性进行测评。

4. 麻醉药品常见副作用评估、减少和消除。

5. 实施辅助的止痛措施，如放松、分散注意力等。

6. 遵医嘱使用止痛药。

（六）健康宣传教育

1. 告知患者可能代表疾病进展的关键体征和症状。

2. 知识宣传教育要普及到患者及其家属甚至其他人。

3. 学习的意愿和学习方法评价。

4. 指导患者如何进行自我护理措施，以及利用社区资源和急诊电话。

5. 提供有关疾病过程的信息、干预和结果评价的期望。

五、评价

肿瘤专科护士对颅高压的患者及其家庭对干预措施的反应进行系统和定期评估，以确定是否取得预期成果。收集相关数据，并与预期目标进行比较。如有必要，及时对护理问题、结果和护理计划进行检讨和修订。

第二节　脊髓压迫

一、概述

（一）定义——由于直接压力、椎体破坏或者因恶性肿瘤转移或直接蔓延而引起的脊髓或马尾受压，从而导致的神经系统的一种紧急状况；如果治疗不

及时则会引起神经功能损害 [Kilbride, Cox, Kennedy, Lee, & Grant, 2010; National Institute for Health and Clinical Excellence (NICE), 2010]

（二）病理生理学 (Hammack, 2012; Killbride et al., 2010; McCurdy & Shanholtz, 2012)

1. 脊髓是一个圆筒状的神经组织，占椎管的上三分之二。

2. 脊髓主导运动、感觉和自主神经功能。

3. 肿瘤侵犯椎骨或由于转移瘤或原发性肿瘤导致脊髓塌陷都会导致脊髓受压。

4. 脊髓受到压迫可能会导致运动、感觉和自主神经功能轻微变化，甚至完全瘫痪。脊髓压迫是继发性肿瘤的第二个最常见的神经系统并发症。

5. 诊断时的运动状态与预后和生活质量有直接关系。

（三）治疗原则

1. 神经系统出现症状时，应在24小时内采取措施，否则治疗延迟将会出现负面影响，甚至运动和自主神经功能恶化 (NICE, 2010)。

2. 诊断试验 (Dimopoulous, et al., 2009; Hammack, 2012; Killbride, et al., 2010; McCurdy & Shanholtz, 2012; NICE, 2010)

(1) 高水平的临床诊断依据对治疗成功至关重要，因为预后取决于及时诊断。

(2)MRI——评价脊髓受压程度的诊断方法，整个脊柱应该进行检查。

(3)CT——在磁共振不可用的情况下可作为替代，但其灵敏度较低。

(4) 脊髓照片——当MRI等成像方式不可用时。

(5) 脊髓造影——显示骨骼异常或软组织肿块；不可用于诊断或排除脊髓转移。

(6)PET——灵敏性和特异性都高，但不如MRI方便，不宜单独用于诊断或治疗指南。

3 非药物治疗

(1)RT(McCurdy & Shanholtz, 2012)

1) 用于放射敏感的肿瘤，如淋巴瘤、骨髓瘤、乳腺癌和前列腺癌、小细胞肺癌 (SCLC)。

2) 对于硬膜外转移和脊髓压迫是治疗首选 (Shiue et al., 2010)。

3) 在没有脊柱不稳或急性脊髓压迫的依据时，可单独使用。

4) 最常见的剂量为30 Gy，分10次给予 (Hammack, 2012)。

(2) 手术 (Akram & Allibone, 2010; NICE, 2010)

1) 椎板切除——减压椎体；手术紧急性与否取决于神经受压程度。

2) 肿瘤对于放疗不敏感。

3) 如果肿瘤复发在以前放射治疗区域（已达到最大安全剂量）。

(3) 手术后放疗。

4. 药物干预 (Hammack, 2012; McCurdy & Shanholtz, 2012)

(1) 糖皮质激素

1) 初始治疗能缓解或稳定神经功能缺损；可减轻脊髓水肿和疼痛。

2) 高初始剂量；一旦怀疑 SCC，立即静脉大剂量给药，患者可能会有突然强烈的会阴部烧灼感或刺痛感。缓慢静脉注射可以减轻或消除这种感觉。

3) 后续常规剂量直到治疗结束，逐渐减少剂量；血糖监测；评估其他不良反应发生，如躁狂症、失眠。

4) 使用质子泵抑制剂预防胃肠道反应。

(2) 化疗药物 (Hammack, 2012; Kaplan, 2013)

1) 因为起效慢和结果不可预知，可能导致药效作用有限；可适用于对化疗高度敏感的肿瘤、神经功能缺损较小的患者。

2) 可作为放疗和手术抗肿瘤辅助治疗，如淋巴瘤、生殖细胞瘤、神经母细胞瘤等。

3) 可用于术后或放疗复发的肿瘤患者。

(3) 止痛药——可用于超过 95% 脊髓压迫症的患者疼痛。

1) 遵照世界卫生组织 (WHO) 描述的阶梯止痛原则；往往需要阿片类药物 (NICE, 2010; Taylor & Schiff, 2010)

2) 观察，如便秘、恶心、嗜睡和皮肤瘙痒等不良反应。

3) 辅助阿片类药物有助于减轻神经性疼痛：①抗惊厥药；②抗抑郁药。

(4)SCLC 患者有深静脉血栓形成 (DVT) 或肺栓塞的高风险；低分子肝素预防性治疗 (Hammack, 2012; NICE, 2010; Taylor & Schiff, 2010)。

(5) 骨重建剂——骨转移瘤患者 (Taylor and Schiff, 2010)。

二、评估

（一）确定患者的危险因素 (Kaplan, 2013; McCurdy & Shanholtz, 2012)

1. 患者有胸部肿瘤、前列腺、肺、肾、黑色素瘤、非霍奇金淋巴瘤、骨髓瘤转移的病史。

2. 转移至脑和脊髓的肿瘤——淋巴瘤、精原细胞瘤、神经母细胞瘤。

3. 脊髓原发肿瘤——室管膜瘤、星形细胞瘤、胶质瘤。

4. 椎体压缩性骨折病史。

（二）相关病史 (Kaplan, 2013)

1. 原发肿瘤组织学、诊断、分期、治疗史、转移性疾病史；

不同类型的癌症对治疗的反应和治疗后生存期都不同。

2. 症状出现时间；受压程度。

3. 全面疼痛评估，包括发病时间、持续时间、位置、强度、描述和加重及缓解因素。

4. 预先存在的医疗问题和目前使用药物。

（三）体检症状——受压位置和严重程度不同，体征不同 (Kaplan, 2013; Kilbride et al., 2010)（见表 41-1）

1. 早期体征和症状

(1) 颈部或背部疼痛——及时评价；背部疼痛，96% 的患者首发症状可能是局部的、神经根性的，或两者兼有；疼痛可能先于其他症状达 2 个月 (Hammack, 2012; Kaplan, 2013; McCurdy & Shanholtz, 2012)。

1) 轻压脊柱、颈部屈曲和伸直抬腿——可能表明脊髓受压。

2) 局部疼痛——持续的、钝性的、进行性的。

3) 神经根性疼痛——可能是持续的，或因动作触发；平静状态下，也可发生，并沿着受累神经根的皮肤放射。

4) 仰卧位疼痛通常更严重；夜间患者可能被痛醒。

5) 紧张、咳嗽，或屈颈可加剧疼痛，运动导致疼痛表明，可能脊柱不稳定，需要手术。

(2) 虚弱或功能障碍——可表现为头重脚轻，导致协调和共济失调的损失（表 41-3）。

(3) 对轻触、疼痛，或温度的感觉丧失。

2. 晚期症状 (Hammack, 2012; Kaplan, 2013)——预后不良；治疗必须建立在紧急情况的基础上。

(1) 深压、振动、位置觉的丧失。

(2) 尿失禁或大小便潴留。

(3) 性阳痿。

(4) 麻痹。

(5) 肌肉萎缩。

表 41-3　运动和感觉功能评估

功能	评估技术
肌肉力量	上肢——要求患者尽可能地紧握你的手指，下肢——要求患者抵抗他或她的脚的跖屈
手和脚的协调	要求患者用拇指快速有序地触摸每个手指。要求患者尽快翻转手心和手背。要求患者用每个手指快速地轻拍你的手
感觉知觉	用安全的稍钝和锋利的器物末端沿着四肢和躯干分别轻划患者，让患者根据感觉来确认哪个为锋利哪个为钝。或用棉花轻划患者并询问其感受。手指划过患者，并问手指是在上移还是下移。或用装有热水和冷水的试验管接触患者的皮肤，请患者对温度进行描述

(6) 病变部位出汗。

三、护理诊断和护理目标

（一）急性疼痛 (NANDA-I)：

1. 预期目标——定期评估，及时处理，重新评估干预效果。

2. 预期目标——疼痛得到有效控制。

3. 预期目标——患者和家属参与综合健康计划或护理（如疼痛管理、放松）。

（二）躯体移动障碍 (NANDA-I)

1. 预期目标——患者保持最佳的身体活动水平。

2. 预期目标——患者和家属参与康复计划，旨在尽快适应因脊髓压迫导致的身体活动的局限性。

（三）神经功能受损

1. 预期目标——患者可接受的胃肠道和泌尿系统的不适。

（四）知识缺乏 (NANDA-I) 脊髓受压早期症状和护理相关知识

1. 预期目标——患者能列出症状和体征，并向医务人员报告。

2. 预期目标——患者能自述减少脊髓压迫症的后遗症的措施。

四、护理计划与护理实施

（一）管理疼痛和增加舒适性的干预措施（见第34章）

（二）促进身体活动的措施

1. 在脊柱稳定或不稳定的情况下指导患者活动。

2. 利用原木辊技术保持脊柱中立直至神经系统稳定 (NICE, 2010)(表 41-4)。

3. 持续运动功能评估 (Kaplan, 2013)。

4. 一旦脊柱稳定，要及时启动物理咨询及专业治疗 (Shiue et al, 2010)；活动减少将会增加血栓栓塞、肺炎、败血症的风险 (Taylor & Schiff, 2010)。

5. 协助脊髓受压患者评估独立活动的风险性。

6. 鼓励患者和家属表达日常生活局限对生活方式的影响。

（三）改善或维持神经功能 (Kaplan, 2013)

1. 每 8 小时监测运动或感觉障碍进展

(1) 肌肉力量减少和不协调。

(2) 温度觉、触觉、位置觉减弱。

(3) 意识变化。

2. 监测肠道和泌尿系统的变化

(1) 记录每 8 小时的出入水量；监测营养和液体情况。

(2) 膀胱触诊看是否有尿潴留。

(3) 记录大便的频率及特征。

(4) 若 3 天无肠蠕动，则进行直肠指诊检查，除非中性粒细胞减少或血小板减少。

(5) 减少肠道和泌尿系统影响。

（四）保持皮肤完整性

1. 定期评估皮肤完整性。

2. 建立皮肤护理方案。

3. 指导患者及家属对接触患者物品的压力和温度以及接触部位的感觉或知觉进行评估。

（五）提高疾病和治疗知识知晓率

1. 告知患者，当肠道和泌尿系统不适、疼痛、感觉和运动功能、皮肤完整性，或性功能障碍等时，应及时报告。

2. 提供关于治疗方式、并发症和自我照护的教育。

（六）维持自我形象和角色表现

1. 鼓励患者和照顾者接受活动功能的局限性。

2. 促进患者和照顾者进行临终讨论。

五、评估

肿瘤专科护士系统和定期地评估患者对脊髓压迫的干预措施，以确保实现护理目标。收集相关数据，并与预期目标进行比较。如有必要，对护理问题、结果和护理计划进行回顾和修订。

第三节 上腔静脉压迫综合征

一、概述

（一）定义——是由于某些原因导致对血管的压迫或梗阻，使头部、颈部、上肢、胸部通过上腔静脉 (SVC) 的血流受阻所导致，如肿瘤或血栓

（二）病理生理

1. 上腔静脉是血液从头部、颈部、上肢和上胸部回流到心脏的一种薄壁大血管 (McCurdy & Shanholtz,

表 41-4　活动干预

不稳定的脊柱	稳定的脊柱
用沙袋放在头的两侧限制运动	依据物理治疗后的效果和医嘱来指定活动范围
使用颈托支撑颈椎	指导患者及家属做等长运动
在运动时，注意保护头部和颈部	协助下床活动
不用枕头	指导使用步行辅助设备
翻身或更换体位时，保持脊柱直立	在床上注意轴线翻身
翻身定位时，使用圆木、过床板，或转板	
使用专用床，如翻身床或循环电床	

2012; Shelton, 2013)。

2. 上腔静脉位于纵隔内，四周被胸骨包围，相邻的有气管、脊椎和主动脉、右支气管、淋巴结、肺动脉 (Lepper et al., 2011)。

3. 上腔静脉很容易受压；受压（急性和慢性）可因肿瘤直接浸润或肿大的淋巴结，或血管内的血栓导致 (Brumbaugh, 2011)。大多数情况下，由右肺癌引起 (Drews & Rabkin, 2013)。

4. 当上腔静脉阻塞发生时，头部、颈部、胸部、上肢至心脏的回流通路受阻 (Lepper et al., 2011; Shelton, 2013)。

(1) 头部、颈部、上肢和上胸的静脉充血，静脉压升高。

(2) 随之而来的是心脏充盈和输出都降低。

(3) 血流量转移到较小的络奇静脉或下腔静脉。

（三）治疗原则

1. 治疗目标，包括对潜在原因、梗阻症状治疗和缓解 (Shelton, 2013)。

2. 治疗预后由发病和梗阻的速度决定 (McCurdy & Shanholtz, 2012)。病理诊断为原发肿瘤的，有必要进行对因治疗 (Shelton, 2013)。

3. 诊断试验 (Brumbaugh, 2011; Drews & Rabkin, 2013; Shelton, 2013)

(1) 胸部 CT（对比或螺旋），首选诊断试验；常可明确 SVCS 部位。

(2) MRI 对不能造型体位的患者敏感度高，适用于不能仰卧的患者，但耗时长，成本较高 (Bockorny, Kourelis & Bockorny, 2012)。

(3) PET 可用于划定放疗区域以及确定肿瘤是恶性或良性。

(4) 如果有支架或手术计划时，可行静脉造影术以确定血栓形成的程度。

(5) 胸部 X 线摄影检查结果通常不正常，显示纵隔扩大和胸腔积液。

(6) 其他检查、组织学诊断，包括支气管镜检查、骨髓活检、纵隔镜检查、胸腔穿刺、痰液分析和可触及的淋巴结活检 (Lepper et al., 2011; Shelton, 2013)。

4. 非药物治疗 (Brumbaugh, 2011; Shelton, 2013; Venturini, Becuzzi & Magni, 2012, Drews & Rabkin, 2013)

(1) 放疗：小细胞肺癌 SVCS 的一级治疗方法，也常被用于其他类型的恶性肿瘤治疗；如果不能做出组织学诊断，或患者的状态恶化，放疗也可作为初始治疗。

(2) 抗凝治疗时，为了避免栓塞，中心静脉导管置管应及时移除。溶栓治疗或组织型纤溶酶原激活剂可用于治疗导管诱导的血栓形成。

(3) 在紧急情况下，经皮血管内支架置入术非常有效。

支架放置之前，有必要经皮球囊成形术，以扩大血管腔。

(4) 因支架置入治疗效果较好，很少需要 SVC 重建手术。因为许多 SVC 患者的预后较差，所以很少手术切除。

(5) 氧疗缓解呼吸困难。

5. 药物干预 (Bockorny et al., 2012; Drews & Rabkin, 2013; Lepper et al., 2011; Shelton, 2013)

(1) 患者有过纵隔最大放疗或对于化疗敏感的疾病，如肺癌、非霍奇金淋巴瘤，或生殖细胞肿瘤的初始治疗。

(2) 抗肿瘤治疗与放疗联合。

(3) 糖皮质激素可以减少水肿或炎症（如预防放疗后水肿）；有用类固醇反应的恶性肿瘤。

(4) 利尿剂可减轻水肿和血管内体积。

(5) 评估血栓形成的原因。

二、评估

（一）识别高风险患者 (Drews & Rabkin, 2013; Shelton, 2013)

1. 非-小细胞肺癌 (NSCLC) 和小细胞肺癌、乳腺癌、淋巴瘤累及纵隔、生殖细胞肿瘤、甲状腺和胃肠道癌、黑色素瘤和卡波济肉瘤。

2. 中心静脉导管和起搏器存在。

3. 纵隔放疗史。

4. 其他，如组织胞浆菌病、真菌感染、纵隔纤维化、良性肿瘤、主动脉瘤。

（二）体格检查——疾病症状的进展可急可缓；缓慢的进展使侧支血流量增加，当这种情况发生时，症状不会很明显

1. SVC 早期的症状和体征 (Shelton, 2013)

(1) 在早晨或当弯腰和直立几小时后，症状更明显。

(2) 眼结膜和颜面部周围发红和水肿。

(3) 颈部、手臂、手肿胀；男性可能无法扣衬衫衣领 (Stoke sign)。

(4) 在胸部、颈部和胸部乳房静脉扩张可见侧支静脉。

(5) 呼吸困难最常见症状。

(6) 干咳。

(7) 声嘶，偶尔吞咽困难。

(8) 上躯干发绀。

(9) 鼻塞、头胀。

(10) 女性可能会乳房胀痛。

2. SVC 晚期症状和体征 (Brumbaugh, 2011; Shelton, 2013)

(1) 颅内压升高的症状——严重头痛、视力障碍、视力模糊、头晕、晕厥。

(2) 易怒和(或)精神状态变化。

(3) 喘鸣、充血性心力衰竭。

(4) 心动过速、呼吸急促、端坐呼吸。

(5) 低血压，无外周脉冲。

(6) 吞咽困难、声嘶、咯血。

(7) 渐进性发绀、颜面水肿。

(8)Horner 综合征 (Kinnard, 2012)——眼睑下垂（上睑下垂）和瞳孔收缩（缩瞳），有时伴有同侧脸出汗减少（无汗）。

（三）实验室数据——与既往检查数据或者正常值比较

1. 血气分析。

2. 电解质、肾功能。

3. 全血细胞计数 (CBC)。

4. 凝血功能。

三、护理诊断和预期目标

（一）气体交换受损 (NANDA-I)

1. 预期目标——呼吸频率在正常范围内 (WNL)。

2. 预期目标——患者呼吸困难症状缓解。

（二）心输出量减少 (NANDA-I)

预期目标——心率、心律、血压都在正常范围内。

（三）焦虑 (NANDA-I)

预期目标——患者得到心理安慰。

（四）知识缺乏 (NANDA-I)，缺乏疾病进程和治疗相关知识

1. 预期目标——患者能自己描述相关体征和症状，并及时向健康护理团队报告。

2. 预期目标——患者能描述继续跟进计划。

3. 预期目标——患者参与护理、出院计划和生活活动的决策。

四、护理计划与护理措施

（一）维持充足的气体交换 (Lepper et al., 2011)

1. 保持气道通畅。

2. 端坐体位或半坐位以减少水肿、呼吸困难，静脉压力，避免剧烈动作以及其他过激活动。

3. 协助保证日常活动所需的氧气和能量。

4. 评价呼吸窘迫的发展程度。

5. 遵医嘱上氧。

（二）维持足够的心输出量

1. 监测组织灌注变化（脉搏减弱、血压下降、发绀）。

2. 监测心输出量减少变化（生命体征变化、尿量减少、心理状态变化）。

3. 监控出入水量和体重。

（三）减轻焦虑

1. 用简单易懂的语言解释护理措施。

2. 鼓励患者提出疑问。

3. 为患者营造一个安静的、非刺激性的环境。

（四）增加患者对疾病和治疗的知识 (Shelton，2013)

1. 向患者宣传教育可能表明疾病进展的关键体征和症状。

2. 将患者家属及相关的照顾者加入到宣传教育对象中。

3. 评价宣传教育对象学习准备情况及他们喜欢的学习方法。

4. 指导患者自我保健方法，提供社区资源、紧急联系人的信息。

5. 向患者提供疾病过程、干预措施、治疗的预期效果等信息。

（五）防止受伤 (Lepper et al., 2011; Shelton, 2013)

1. 避免静脉穿刺、静脉补液，或测量上肢血压。

2. 脱去首饰（如耳环）和紧绷的衣服。

3. 评估神经或精神状态。

4. 注意抗凝治疗的不良反应——瘀斑、牙龈、鼻、泌尿道或胃肠系统出血。

5. 注意类固醇激素的不良反应——肌肉无力、情绪波动、类固醇诱导的糖尿病、消化不良。

五、评价

肿瘤专科护士定期进行系统地评估护理措施的效果，收集相关数据，并与预期目标进行比较。如有必要，及时对护理问题、结果和护理计划进行检讨和修订。

第四节　心脏压塞

一、概述

（一）定义——指心包腔内液体增长的速度过快或积液量过大时，压迫心脏而限制心室舒张及血液充盈的现象，可危及患者生命

（二）病理生理学

1. 心包是包围心脏的双层囊（壁层和脏层)(Grecu, 2012; Schairer, Biswas, Keteyian, & Ananthasubramaniam, 2011; Story, 2013)

(1) 两者之间的空间为心包腔。

(2) 心包腔内有心包间皮细胞产生 10~50mL 液体，可减少心脏摩擦。

(3) 心包腔内液体增长的速度过快或积液量过大时，发生心包积液。

2. 以下原因可引起心包内压力增大 (Grecu, 2012;

Story, 2013)

(1) 继发心包积液

1) 化疗或生物治疗引起毛细血管通透性增加。

2) 直接胸部损伤。

3) 中心静脉置管或起搏器安装不当。

(2) 直接或转移性肿瘤浸润心包囊。

(3) 与放疗相关的心包囊纤维化。

(4) 感染引起的心包积液。

(5) 纵隔淋巴结梗阻。

3. 腔内压力增加继而会导致

(1) 心脏被压缩，左心室充盈减少。

(2) 心脏泵血功能下降。

(3) 心输出量减少，血压下降。

(4) 全身组织灌注不足，可发生心源性休克。

(5) 心包积液增长速度比量影响更大，因为缓慢的积累能使心包有足够的时间适应；即使只有少量的积液急性增加也会导致严重的症状 (Bodson, Bouferrache, & Vieillard-Baron, 2011; Grecu, 2012)。

（三）治疗原则

1. 诊断测试 (Bodson et al., 2011; Grecu, 2012; Khandaker et al., 2010; Schairer et al., 2011)

(1)200mL 以上的积液可在胸片下显示，但不是确诊手段。

(2)CT 能显示胸腔积液、肿块或心包增厚，但它可能会使我们高估胸腔积液的体积。它可以鉴别积液是否是出血性的，估计心包厚度。

(3) 超声心动是最原始和最精确的诊断试验，而且重复监测以掌握病情进展；可检测到积液，左、右心房塌陷，呼吸变化，下腔静脉扩张。

(4) 扩张程度不同则心电图 (ECG) 结果各异，症状类似心包炎 (ST 段抬高和 PR 间期异常)。通常情况下，存在窦性心动过速、QRS 波群低电压。

(5)MRI 非常敏感，可检测到小于 30mL 的积液，但是它更耗时耗成本。

(6) 心包穿刺液细胞学检查

1) 血液与细胞学检查结果呈正相关。

2) 细胞学检查假阴性率较高。

2. 非药物干预 (Grecu, 2012; Story, 2013)

(1) 心包穿刺引流可临时去除多余心包积液。

1) 这是一种暂时缓解症状、保证患者稳定的重要手段。局部麻醉是首选，因为麻醉可能会导致危及生命的低血压和心脏骤停。心包穿刺可用于血小板减少症及抗凝治疗 (Loukas et al., 2012)。

(2) 心包窗经手术打开引流心包液。

(3) 心包切除术是切除缩窄性心包或慢性心包炎患者的心包囊。

(4) 经皮球囊心包切开术 (一种替代心包开窗的手术)，通过用一个球囊来拉伸心包创建一个窗口。

(5) 心包放疗可治疗放疗敏感的肿瘤，如果心包炎涉及的区域曾接受 RT，那么就不允许再次放疗。

(6) 容量复苏是为了纠正低血容量 (Bodson et al., 2011)。生命体征的任何变化可能暗示血流动力学障碍。

3. 药物干预 (Lewis, Hendrickson, & Moynihan, 2011; Story, 2013)

(1) 心包硬化 (防止心包积液复发) 是通过一种心包置管灌注剂 (如多西环素、塞替派、博来霉素、丝裂霉素 C、无菌滑石粉，可引起炎症和纤维化。

(2) 全身抗肿瘤治疗可用于治疗化疗敏感的恶性肿瘤，如淋巴瘤、乳腺癌、小细胞肺癌。

(3) 糖皮质激素可在积液引流后使用，但不适用于紧急治疗 (Bodson et al. 2011)。

二、评估

（一）识别高风险患者 (病史 , 2013)

1. 心脏原发性肿瘤的患者，包括间皮瘤和肉瘤 (包括卡波氏肉瘤)。

2. 心包内转移性肿瘤的患者：肺、乳腺、胃肠道、白血病、霍奇金淋巴瘤和非霍奇金淋巴瘤、肉瘤、黑色素瘤。

3. 心脏区域接受过大于 4000cGy 放疗的患者。

4. 患者接受过导致毛细血管通透性增加的化疗或生物治疗 (如蒽环类药物、干扰素、白细胞介素、粒细胞 - 巨噬细胞集落刺激因子)。

5. 有并发症，如心脏病、结缔组织病、黏液性水肿 (非凹陷性水肿且皮肤黏蛋白异常沉积的患者常伴有甲状腺功能减退症)、肺结核、动脉瘤、肾衰竭，以及心脏手术史 (如瓣膜手术)。

（二）体格检查

1. 早期体征和症状 (Khandaker et al., 2010; Story, 2013)

(1) 胸骨后疼痛，身体前倾时减轻，仰卧时加剧。疼痛可放射到颈部和下巴，可能很难与心肌梗死鉴别诊断。

(2) 呼吸困难。

(3) 心音低沉，心包摩擦音。

(4) 室性心动过速，心尖和外周脉搏减弱，心悸。

(5) 疲劳，不适。

(6) 视物模糊，肝静脉阻塞导致右上象限疼痛。

(7) 颈静脉轻度扩张。

(8) 可能无症状。

2. 晚期症状 (Khandaker et al., 2010; Story, 2013)

(1) 心动过速——超过 100 次 / 分钟，是一种保护机制，降低心脏心率（如 β-受体阻滞剂或麻醉）的一般措施就能使心脏输出降低的危险性下降。

(2) 呼吸急促，端坐呼吸。

(3) 收缩压下降和舒张压上升（脉压减小）。

(4) 心脏压塞的典型表现就是奇脉压大于 10mmHg，提示病情严重。

(5) 中心静脉压 (CVP) 升高。

(6) 意识改变。

(7) 少尿。

(8) 周围水肿。

(9) 发汗。

(10) 发绀。

(11) 焦虑与躁动，精神状态改变。

(12) 打嗝。

(13) 声音嘶哑，吞咽困难。

(14) 心脏压塞的经典标志——Beck 三联：中心静脉压升高、低血压、心音遥远；这三个症状只发生在进行性心脏压塞。

(15) 胸痛可消失。

(16) 颈静脉扩张增加。

（三）实验数据

与患者以前的值和正常的参数结果比较 (Kaplow, 2011; Story, 2013)

1. 如果患者有呼吸窘迫，需检查动脉血气。

2. 抽血查电解质

三、护理诊断和预期目标

（一）心输出量减少 (NANDA-I)

预期目标——保持最佳的心输出量。

（二）无效型呼吸形态 (NANDA-I)

预期目标——保持最佳的呼吸状态。

（三）焦虑 (NANDA-I)

预期目标——患者得到心理安慰。

（四）知识缺乏 (NANDA-I)

1. 预期目标——患者能识别疾病相关的体征和症状，并及时上报医疗团队。

2. 预期目标——患者能描述心脏压塞或治疗对日常生活活动和生活方式的影响。

四、护理计划与护理措施

（一）维持心输出量

1. 定期评估心血管状态及其不稳定情况（如窦性心动过速、血压下降)(Schairer et al., 2011; Story, 2013)。

2. 注意并发症发生，如出血、生命体征改变、心律失常、感染和腹部或肩部疼痛 (Loukas et al., 2012)。

3. 注意观察心包引流液的性质和量。

4. 注意置管部位是否有感染征兆。

（二）保持最佳呼吸功能 (Story, 2013)

1. 定期评估呼吸状况。

2. 遵医嘱上氧。

3. 注意体位。

4. 指导患者放松技术，保证充足的休息，节省体力。

（三）增加舒适度

1. 非药物方法控制疼痛（见第 34 章）。

2. 协助患者取舒适的体位。

3. 遵医嘱使用镇痛药。

4. 评价干预措施的有效性。

（四）减轻焦虑

1. 用简单易懂的语言解释护理措施。

2. 让患者知道医疗团队随时会进行病情观察。

3. 鼓励患者提出疑问。

4. 为患者营造一个安静的、无刺激的环境。

（五）增加患者对疾病和治疗的知识

1. 向患者和照护者宣传教育疾病进展、治疗和自我照护的相关知识。

2. 向患者宣传教育可能表明疾病进展的关键体征和症状。

3. 评价宣传教育对象的学习准备情况及他们喜欢的学习方法。

4. 向患者提供社区资源、紧急联系人的信息。

（六）防止受伤 (Lepper et al., 2011; Shelton, 2013)

1. 对有需要的患者，提供日常活动和行走帮助。

2. 床不要太高，拉上床栏。

3. 鼓励患者及家属与医疗团队成员交流治疗情况。

五、评价

肿瘤专科护士定期进行系统的评估护理措施的效果，收集相关数据，并与预期目标进行比较。如有必要，及时对护理问题、结果和护理计划进行检讨和修订。

（谭慧 黄聪 译 许湘华 校）

参考文献

Akram, H., & Allibone, J. (2010). Spinal surgery for palliation in malignant spinal cord compression. *Clinical Oncology*, 22, 792–800. http://dx.doi.org/10.1016/j.clon.2010.07.007.

Bockorny, M., Kourelis, T., & Bockorny, B. (2012). Superior vena cava syndrome caused by colon adenocarcinomas metastasis: A case report and review of literature. *Connecticut Medicine*, 76(2), 77–80.

Bodson, L., Bouferrache, K., & Vieillard-Baron, A. (2011). *Current Opinion in Critical Care*, 17, 416–424. http://dx.doi.org/10.1097/MCC.0b013e3283491f27.

Brumbaugh, H. (2011). Superior vena cava syndrome. In C. H. Yarbor, D. Wujcik, & B. H. Goel (Eds.), *Cancer* nursing: principles and practice (7th ed., pp. 995–1004). Burlington, MA: Jones and Bartlett.

Clarke, J. (2012). Leptomeningeal metastasis from systemic cancer. *Continuum, 18*(2), 328–342. http://dx.doi.org/10.1212/01.CON.0000413661.58045.e7.

Dimopoulos, M., Terpos, E., Comenzo, R., Tosi, P., Beksac, M., Sezer, O., et al. (2009). International myeloma working group consensus statement and guidelines regarding the current role of imaging techniques in the diagnosis and monitoring of multiple myeloma. *Leukemia, 23*(9), 1545–1556. http://dx.doi.org/10.1038/leu.2009.89.

Drews, R., & Rabkin, D. (2013). *Malignancy-related superior vena cava syndrome.* www.uptodate.com.

Giglio, P., & Gilbert, M. (2010). Neurologic complications of cancer and its treatment. *Current Oncology Reports, 12*, 50–59. http://dx.doi.org/10.1007/s11912-009-0071-x.

Grecu, L. (2012). Cardiac tamponade. *International Anesthesiology Clinics, 50*(2), 59–77. http://dx.doi.org/10.1097/AIA.0b013e318254053e.

Hammack, J. (2012). Spinal cord disease in patients with cancer. *Continuum, 18*(2), 312–327. http://dx.doi.org/10.1212/01.CON.0000413660.58045.ae.

Kaplan, M. (2013). Spinal cord compression. In M. Kaplan (Ed.), *Understanding and managing oncologic emergencies,* (2nd ed., pp. 337–383). Pittsburgh: Oncology Nursing Society.

Kaplow, R. (2011). Cardiac tamponade. In C. H. Yarbor, D. Wujcik, & B. H. Goel (Eds.), *Cancer nursing: Principles and practice* (7th ed., pp. 915–927). Burlington, MA: Jones and Bartlett.

Khan, N., Khan, M., Almasan, A., Singh, A., & Macklis, R. (2011). The evolving role of radiation therapy in the management of malignant melanoma. *International Journal of Radiation Oncology, 80*(3), 645–654. http://dx.doi.org/10.1016/j.ijrobp.2010.12.071.

Khandaker, M., Espinosa, R., Nishimura, R., Sinak, L., Hayes, S., Melduni, R., et al. (2010). Pericardial disease; diagnosis and management. *Mayo Clinic Procedures, 85*(6), 572–593. http://dx.doi.org/10.4065/mcp.2010.0046.

Kilbride, L., Cox, M., Kennedy, C., Lee, S., & Grant, R. (2010). Metastatic spinal cord compression: A review of practice and care. *Journal of Clinical Nursing, 19*, 1767–1783. http://dx.doi.org/10.1111/j.1365-2702.2010.03236.x.

Kinnard, E. (2012). Superior vena cava syndrome in the cancer patient: A case study. *Journal for the Advanced Practitioner in Oncology, 3*(6), 385–387.

第 7 篇　幸存者管理

第42章 幸存者管理

一、概述

（一）癌症幸存者定义

癌症患者从开始被确诊为癌症直至生命结束这段过程被称为癌症幸存者。该诊断对患者的家人、照顾者及其他与之有关的重要的人都有影响,因而,在某种意义上,他们也包括在该定义中。

（二）癌症幸存者统计学数值 (Siegel et al., 2012)

1. 2012 年, 美国的癌症幸存者人数超过 1300 万。

估计到 2022 年, 美国癌症幸存者的数量将上升到 1800 万。

2. 59% 的癌症幸存者在 65 岁或以上。

3. 64% 的癌症幸存者已经存活 5 年或以上。

4. 大多数常见癌症幸存者是乳腺癌 (占 22%)、前列腺癌 (占 20%)、大肠癌 (占 9%) 和妇科肿瘤 (占 8%)。

（三）癌症治疗长期和晚期效应

1. 定义 (Aziz & Rowland, 2003; Carver, Szalda & Ky, 2013; Hewitt et al., 2006; Jacobs et al., 2009; Landier & Smith, 2011)

(1) 长期副作用从开始治疗发生,持续整个治疗过程,且持续到治疗完成后。

(2) 迟发效应是指治疗完成后才发生的反应,在治疗结束时, 可能没有发生或者出现亚临床症状, 也有可能在治疗结束很多年后出现。

2. 癌症幸存者发生与其他癌症和治疗相关的并发症和迟发效应的风险 (McCabe, Faithfull, Makin & Wengstrom, 2013b; Palos & Zandstra, 2013)。

3. 治疗长期和晚期效应与疾病类型、治疗方案、共存疾病、年龄有关 (Campo et al., 2011; Carver et al., 2013; Economou, Hurria & Grant, 2012; Miller & Triano, 2008; Stein, Syrjala & Andrykowski, 2008)。

4. 癌症治疗长期效应对患者生活质量的影响 (图 42-1)。

5. 癌症治疗的长期和晚期效应

(1) 生理状况

1) 器质性病变 (Landier & Smith, 2011; Miller & Triano, 2008; Stein et al., 2008):

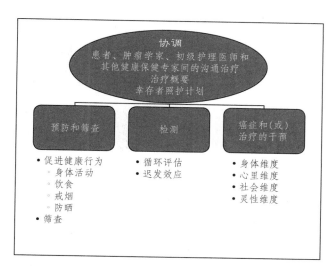

图42-1　生活质量模型应用于癌症幸存者。

① 心血管系统——血管充血性心力衰竭、心肌病、颈动脉疾病、心脏瓣膜病、生物电或传导系统疾病。

② 肺部疾病——肺纤维化、限制性肺疾病、呼吸困难。

③ 内分泌胃肠道 Gastrointestinal (GI)——胃肠道吸收障碍、吞咽困难、胃食管反流病、肝炎、便秘、腹泻、体重增加、恶病质。

④ 骨骼——骨质疏松或骨质疏松症、缺血性坏死。

⑤ 内分泌系统——甲状腺功能减退、肾上腺皮质功能不全、糖尿病。

⑥ 泌尿生殖系统——慢性肾脏疾病、蛋白尿、尿失禁。

⑦ 口腔——口干、龋齿、下颌骨坏死。

⑧ 感觉、神经系统或其他病变——疲乏、听力丧失、视力改变、味觉改变或丧失、神经病变、水肿、失眠。

⑨ 生殖、生育、性——内分泌障碍、性功能障碍、性欲减退、身体形象改变 (见第 39 章)。

2) 心理问题 (Stein et al., 2008):

① 焦虑。

② 抑郁。

③ 担忧。

④ 担心复发。

3) 社会问题:

①社会角色和关系改变。

②工作歧视。

③治疗经济负担、失业，或者两者都有。

4）认知障碍 (Asher, 2011)：

①健忘或记忆力下降。

②注意力不集中。

③思想表述有困难说话或表述困难。

5）经济问题 (leigh, 2005)：

①就业状况改变。

②工作时间减少；失业。

③入不敷出；保险。

④治疗花费；药物和设备费用。

⑤影响家庭和生活方式。

6）灵性问题 (Ferrell, Dow, & Grant, 1995; Frost et al., 2012)：

①疾病的意义。

②超越。

③发现内在力量。

④宗教信仰。

6.恶性肿瘤复发和继发的风险

(1) 儿童比成人幸存者患多种继发性恶性肿瘤风险更大，并且占死亡人数的 20%(Mertens et al., 2008)。

1）霍奇金淋巴瘤患者由于化疗和放疗导致复发和继发恶性肿瘤的风险增加。

2）在儿童或青少年时期接受过胸部放疗的女性，患乳腺癌的风险显著增加。

① BRCA1 和 BRCA2 阳性的女性成正比 (Campo et al., 2011)。

(2) 与放射治疗有关的继发性恶性肿瘤，包括皮肤癌、肉瘤、甲状腺癌、乳腺癌、肺癌 (McCabe et al., 2013b; Miller & Triano, 2008; Stein et al., 2008)。

1）年轻女性接受胸部放疗后的监测建议、接受 20Gy 以上胸部放疗剂量的女性不论有或没有照 MRI，应该在 25 岁或者初期治疗 8 年之内进行乳房钼靶片 (Campo et al., 2011)。

2）对接受 30Gy 以上放疗剂量结肠或直肠放疗患者的监测建议：

这些女性在 35 岁以后或接受放疗后 10 年，每 5 年进行一次结肠镜筛查 (Campo et al., 2011)。

（四）生存照护

1.生存期在癌症患者的旅途是一个特殊时期，生存照护可以为患者提供多种机会促进患者健康生活方式，监测复发,识别和管理长期和后期效果（图 42-2)(identify and manage long-term and late effects)〔美国癌症协会 (ACS)，2011; Hewitt et al., 2006〕。

(1) 许多设定的研究所关注治疗完成或过渡到维持治疗 (如雄激素阻断治疗前列腺癌)(McCabe, Bhatia, Oeffinger et al., 2013a)。

2.生存照护的基本内容 (图 42-3)(Hewitt et al., 2006)

(1) 评估监测肿瘤有无复发。

(2) 识别和管理长期和晚期症状。

(3) 其他癌症筛查建议。

(4) 与营养、运动和戒烟有关的健康促进建议。

(5) 治疗概述和随访照护计划。

(6) 初级医疗人员和其他照护者有效交流。

3.未来提供生存照护的主要障碍

(1) 肿瘤照护随着美国的老龄化需求增加，但预期到 2020 年，照护者会严重短缺 (Hortobagyi, 2007)。

(2) 可提供照护癌症幸存者的专业人员的数量将非常缺乏。

(3) 鉴于超过 60 岁的癌症幸存者的数量增加，同时伴有随着正常老龄化带来的其他并发症，老年病学专家会越来越缺乏 (Hortobagyi, 2007)。

二、评估

（一）数据收集

1.临床资料

(1) 人口学资料。

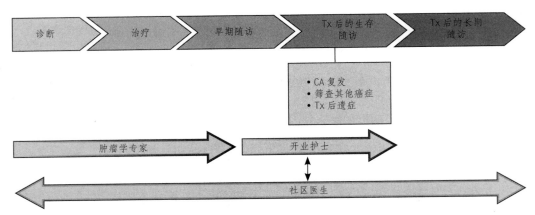

图42-2　幸存者在癌症生存轨迹的不同阶段。

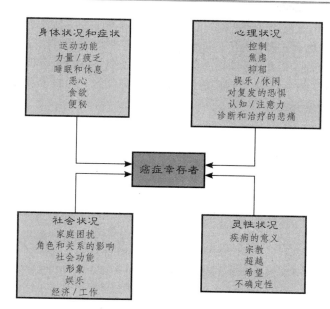

图42-3 医学研究院(IOM):生存照顾的组成部分。来源:提高临终患者终末期的生活质量,肿瘤护理研究会, 26(1), 26-35。

(2) 照护者的名字、专业领域 (如初级保健医生、妇科医生、心脏病专家) 和联系方式。

(3) 既往史

1) 并发症 (comorbidities)。

2) 家族史,包括癌症或其他重大疾病。

3) 如果有遗传史。

4) 癌症诊断,包括多个原发病和复发疾病。

5) 治疗持续时间和手段——放射治疗、手术治疗和激素治疗。

(4) 健康行为 (如吸烟、饮酒、饮食、身体活动)。

(5) 是否接受预防保健措施 (如结肠镜检查、X 线检查、免疫接种)。

(6) 视情况对乳腺癌、卵巢癌或结肠癌患者进行基因检测 (NCCN, 2013B)。

(7) 联合用药 (包括补充和替代药物)。

(8) 过敏史。

2. 主要症状评估。

（二）社会心理评估

1. 社会史——职业、生活状况、经济状况。

2. 既往应对技巧。

3. 焦虑、抑郁、担心复发的风险:

(1) 根据每个单位的实际情况使用自我评估工具 (如NCCN 心理痛苦温度计、医院焦虑抑郁量表 (HADS)。

4. 支持系统——寻求从家人、朋友、同事、教堂寻求可得到的支持。

（三）身体评估

评估癌症及其治疗的长期和晚期症状。

（四）影像学和实验室检查

1. 基于确定的指南或者机构个体实践评估复发的疾病,或者由组织或个人实施或调试。

三、护理诊断与预期目标

（一）受伤的风险 (NANDA-I),与癌症、癌症治疗或者两者都相关

预期目标——与癌症和(或)癌症治疗有关的不良反应明显降低和(或)缓解。

（二）知识缺乏 (NANDA-I),缺乏随访监测,癌症及其治疗潜在的后期反应,健康促进,健康维护活动以及可获得的资源相关知识

预期目标

(1) 患者能口头描述和理解癌症治疗长期和后期反应。

(2) 患者能听取建议并坚持随访监测。

(3) 患者建立促进健康生活方式,改变他 / 她的生活。

(4) 患者描述遵循癌症筛查的建议。

(5) 患者能根据所示的建议开展适当的服务,如物理治疗、社会服务、戒烟专家 (Rock et al., 2012)。

（三）和医疗保健提供者沟通和协调照护

预期目标——患者能有合适的卫生保健咨询提供者,可以疾病预防,健康促进,疾病监测和和应对新的严重问题。

（四）基于治疗方式的护理诊断 (见表 42-1)

四、护理计划与护理措施

（一）降低和减轻癌症及其治疗任何持续的不良反应的严重程度的干预措施

1. 评估所有持续的生理、心理、情感、社会、灵性和经济问题。

2. 必要时,非药物治疗和药物治疗。

3. 推荐合适的专家 (如职业治疗师、心理健康指导者、牧师、疼痛和姑息护理专家、语言吞咽治疗师)。

4. 鼓励所有患者尽快恢复身体活动和日常活动。

癌症幸存者活动的指南 (NCCN, 2013A):

1) 每周至少 150 分钟的中等强度的运动,或 75 分钟的剧烈活动,或其他等效活动量。

2) 每 2~3 周进行主肌肉群的力量训练。

3) 伸展主肌肉和肌腱群。

4) 对于体力不足的幸存者开始进行 1~3 组的轻到中等强度的锻炼,每周 20 分钟,再逐步增加耐力,按照如上指南。

（二）知识缺乏的干预措施

1. 评估患者和照顾者学习的动机和意愿。

2. 确定文化对健康教育影响

(1) 如有需要,提供口译服务。

(2) 提供人文相关的宣教资料强化宣教效果。

表 42-1　基于癌症治疗的护理诊断

治疗方式	潜在的护理问题
化疗	• 疲乏 • 记忆受损 • 受伤的危险 • 感染的危险 • 外周神经血管功能紊乱的危险 • 心输出量减少
放疗	• 皮肤完整性受损 • 活动障碍
手术	• 急性或慢性疼痛 • 自我形象紊乱 • 性功能紊乱
内分泌治疗	• 骨质疏松症的风险增加 • 睡眠形态紊乱
干细胞移植	• 感染的危险 • 受伤的危险 • 出血的危险 • 气体交换受损 • 肝功能受损的危险 • 电解质紊乱 • 活动无耐力
分子靶向治疗	• 心输出量降低 • 皮肤完整性受损的风险

3. 提供和探讨癌症幸存者的照护计划 (CSCP)(Hewitt et al., 2006; McCabe et al., 2013a; McCabe et al., 2013b; Oeffinger & McCabe, 2006; Stricker, Jacobs & Palmer, 2012)

(1)CSCP 应该包括以下内容:

1) 治疗概述——癌症部位, 类型和分期, 诊断日期, 以及接受的所有治疗。

2) 长期和迟发效应的书面信息。

3) 建议定期随访监测疾病恢复和进展。

4) 基于国家制定的指南。

5) 推荐健康促进行为 (如戒烟、营养、体育锻炼) 和安全使用 CAM 和维护健康活动 (如癌症筛查、骨骼健康筛查和免疫接种)。

6) 健康照顾团队的名单和联系信息。

7) 如有需要, 提供可及的医疗支持团队、机构和社区资源。

（三）与既往健康照护团队之间的沟通和协调

提供幸存者照护计划复印件给患者,包括家庭医生、照护患者的所有专家的传真、邮件或电子通讯。

五、评估

肿瘤专科护士在评估患者的身体、心理、情绪、灵性和社会状况价中起着积极而重要的作用。持续评估患者状态, 并收集相关的数据。个性化的癌症幸存者癌症照护计划基于肿瘤确诊和治疗的基础上制订的。循证干预是患者、家庭人员, 或者两者的特定身心需求而执行的措施。在评估干预措施实施效果与预期目标是否有偏差时, 如有必要, 肿瘤护士可修订照护计划 (附加学习资源见下表)。

附加学习资源

组织	网址
美国癌症协会	www.cancer.org
美国临床肿瘤学会	http://www.asco.org/advocacy-practice/cancer-survivorship
癌症照护	http://www.cancercare.org/
癌症法律资源中心	http://www.disabilityrightslegalcenter.org/cancer-legal-resource-center
癌症控制行星	www.cancercontrolplane.cancer.gov
幸存区域疾病控制和预防中心	www.cdc.gov/cancer/survivorship
儿童肿瘤学组织	http://www.childrensoncologygroup.org/index.php/survivorshipguidelines
疼痛和姑息治疗资源城市希望中心	http://www.prc.coh.org/
生殖的希望	http://www.fertilehope.org/healthcare-professionals/index.cfm
纪念斯隆凯特琳癌症中心	www.mskcc.org/livingbeyoundcancer
国家癌症生存研究办	http://dccps.nci.nih.gov/ocs
癌症生存的国家联合	www.canceradvocacy.org
美国国家综合癌症网络生存指南	http://www.nccn.org/professionals/physician-gls/f-guidelines-nojava.asp#supportive
国家统计局循证实践	http://www2.ons.org/Research/PEP

附加学习资源（续）

组织	网址
青年生存同盟会	http://www.youngsurvival.org/
有关生存照护计划的资源	
美国临床肿瘤学会照护计划	http://www.asco.org/advocacy-practice/cancer-survivorship
一路向前	www.journeyforward.org
使癌症患者活得康健的照护计划	www.livestrongcareplan.org

（闻曲　译　许湘华　校）

参考文献

American Cancer Society (ACS). (2011). *Cancer screening guidelines*. www.cancer.org.

Asher, A. (2011). Cognitive dysfunction among cancer survivors. *American Journal of Physical Medicine & Rehabilitation, 90*(5), S16–S26.

Aziz, N. M., & Rowland, J. H. (2003). Trends and advances in cancer survivorship research: Challenge and opportunity. *Seminars in Radiation Oncology, 13*(3), 248–266.

Campo, R. A., Rowland, J. H., Irwin, M. L., Nathan, P. C., Gritz, E. R., & Kinney, A. Y. (2011). Cancer prevention after cancer: Changing the paradigm—a report from the American Society of Preventive Oncology. *Cancer Epidemiology, Biomarkers and Prevention, 20*(10), 2317–2324. http://dx.doi.org/10.1158/1055-9965.EPI-11-0728.

Carver, J. R., Szalda, D., & Ky, B. (2013). Asymptomatic cardiac toxicity in long-term cancer survivors: Defining the population and recommendations for surveillance. *Seminars in Oncology, 40*(2), 229–238. http://dx.doi.org/10.1053/j.seminoncol.2013.01.005.

Economou, D., Hurria, A., & Grant, M. (2012). Integrating a cancer-specific geriatric assessment into survivorship care. *Clinical Journal of Oncology Nursing, 16*(3), E78–E85. http://dx.doi.org/3739XN0221005818.

Ferrell, B. R., Dow, K. H., & Grant, M. (1995). Measurement of the quality of life in cancer survivors. *Quality of Life Research, 4*(6), 523–531.

Frost, M. H., Johnson, M. E., Atherton, P. J., Petersen, W. O., Dose, A. M., Kasner, M. J., et al. (2012). Spiritual well-being and quality of life of women with ovarian cancer and their spouses. *The Journal of Supportive Oncology, 10*(2), 72–80.

Hewitt, M., Greenfield, S., & Stoval, E. (2006). *From cancer patient to cancer survivor: Lost in transition*. Washington, D.C.: National Academies Press.

Hortobagyi, G. N. (2007). A shortage of oncologists? The American Society of Clinical Oncology workforce study. *Journal of Clinical Oncology, 25*(12), 1468–1469. http://dx.doi.org/10.1200/JCO.2007.10.9397.

Jacobs, L. A., Palmer, S. C., Schwartz, L. A., DeMichele, A., Mao, J. J., Carver, J., et al. (2009). Adult cancer survivorship: Evolution, research, and planning care. *CA: A Cancer Journal for Clinicians, 59*(6), 391–410. http://dx.doi.org/59/6/391, [pii]10.3322/caac.20040.

Landier, W., & Smith, S. (2011). Late effects of cancer treatment. In C. H. Yarbro, D. Wujcik, & B. H. Gobel (Eds.), *Cancer Nursing: Principles and Practice* (7th ed.). Sudbury, MA: Jones and Bartlett.

Leigh, S. (2005). Coping: Survivorship issues and financial concerns. In J. Itano & K. Taoka (Eds.), *Core curriculum for oncology nursing* (4th ed., pp. 80–88). Philadelphia: Elsevier Saunders.

McCabe, M. S., Bhatia, S., Oeffinger, K. C., Reaman, G. H., Tyne, C., Wollins, D. S., et al. (2013a). American Society of Clinical Oncology statement: Achieving high-quality cancer survivorship care. *Journal of Clinical Oncology, 31*(5), 631–640. http://dx.doi.org/JCO.2012.46.6854, [pii]10.1200/JCO.2012.46.6854.

McCabe, M. S., Faithfull, S., Makin, W., & Wengstrom, Y. (2013b). Survivorship programs and care planning. *Cancer, 119*(Suppl. 11), 2179–2186. http://dx.doi.org/10.1002/cncr.28068.

Mertens, A. C., Liu, Q., Neglia, J. P., Wasilewski, K., Leisenring, W., Armstrong, G. T., et al. (2008). Cause-specific late mortality among 5-year survivors of childhood cancer: The Childhood Cancer Survivor Study. *Journal of the National Cancer Institute, 100*(19), 1368–1379. http://dx.doi.org/djn310, [pii]10.1093/jnci/djn310.

Miller, K. D., & Triano, L. R. (2008). Medical issues in cancer survivors—a review. *Cancer Journal, 14*(6), 375–387. http://dx.doi.org/10.1097/PPO.0b013e31818ee3dc.

National Coalition for Cancer Survivorship (NCCS). (2013). *Survivorship*. http://www.canceradvocacy.org/.

National Comprehensive Cancer Network (NCCN). (2013a). *Survivorship version 1.2013*. http://www.nccn.org/professionals/physician_gls/pdf/survivorship.pdf.

National Comprehensive Cancer Network (NCCN). (2013b). *Genetic/familial high-risk breast and ovarian version 4.2013*. http://www.nccn.org/professionals/physician_gls/pdf/genetics_screening.pdf.

Oeffinger, K. C., & McCabe, M. S. (2006). Models for delivering survivorship care. *Journal of Clinical Oncology, 24*(32), 5117–5124.

Palos, G. R., & Zandstra, F. (2013). Call for action: Caring for the United States' aging cancer survivors. *Clinical Journal of Oncology Nursing, 17*(1), 88–90. http://dx.doi.org/10.1188/13.CJON.88-90.

Rock, C. L., Doyle, C., Demark-Wahnefried, W., Meyerhardt, J., Courneya, K. S., Schwartz, A. L., et al. (2012). Nutrition and physical activity guidelines for cancer survivors. *CA: A Cancer Journal for Clinicians, 62*(4), 243–274. http://dx.doi.org/10.3322/caac.21142.

Siegel, R., DeSantis, C., Virgo, K., Stein, K., Mariotto, A., Smith, T., et al. (2012). Cancer treatment and survivorship statistics, 2012. *CA: A Cancer Journal for Clinicians, 62*(4), 220–241. http://dx.doi.org/10.3322/caac.21149.

Stein, K. D., Syrjala, K. L., & Andrykowski, M. A. (2008). Physical and psychological long-term and late effects of cancer. *Cancer, 112*(11 Suppl.), 2577–2592. http://dx.doi.org/10.1002/cncr. 23448 [doi].

Stricker, C. T., Jacobs, L. A., & Palmer, S. C. (2012). Survivorship care plans: An argument for evidence over common sense. author reply 1393-1395. *Journal of Clinical Oncology, 30*(12), 1392–1393. http://dx.doi.org/JCO.2011.40.7940

第8篇 姑息照护和临终关怀

第43章 姑息照护和临终关怀

一、概述

（一）姑息护理

1. 对于晚期癌症患者和他们的家庭成员来说，姑息护理是他们生活中一个重要组成部分。

2. 美国医疗保险和医疗补助服务中心（CMS）及美国国家质量论坛（2013年美国姑息护理共识项目）对姑息护理的定义:指以患者和家庭为中心的护理，通过预估、预防和治疗痛苦来优化生活质量，在整个疾病过程中连续处理身体、智力、情感、社会和灵性方面的需求，促进患者的自主权，获取信息，以做出选择。

3. 主要特点总结 [NCP, 2013; NationalComprehensiveCancerNetwork(NCCN), 2013; WorldHealthOrganization(WHO), n.d..]

(1) 以患者和家人的照护为重点。

(2) 症状预估，预防以及处理。

(3) 心理，情感，灵性症状和躯体症状一样重要。

(4) 患者自主权得到尊重，获取需要的信息，以协助决策。

(5) 由跨学科团队提供照护。

(6) 死亡被认为是生命的一个正常过程。

(7) 对于患者和家人都要进行哀伤辅导。

4. 姑息治疗——包括临终关怀和哀伤辅导的一个持续照顾计划，如图43-1。

(1) 姑息治疗开始于威胁生命的疾病诊断，持续于疾病定向和寿命延长疗法。

(2) 姑息治疗可能由初级肿瘤学小组发起，并根据患者和家庭的需要增加姑息护理专家的人数。

(3) 姑息治疗专家会诊，应考虑在这些关键领域(Ramchandran&vonRoenn, 2013):①预后小于1年的晚期疾病;②因疾病或治疗导致的症状;③社会或心理压力;④体能状态受损（ECOG体能状态评分大于等于3分或KPS评分小于50%）(表43-1和表43-2)。

(4) 当疾病治疗、延长生命的措施不再有效、不再适用或者不再有希望时，姑息治疗成为护理的重点，这时，可向临终关怀项目转诊。

(5) 姑息治疗更专业化。

1) 临终关怀与姑息治疗的认证在医生、各级护士（助理护士、有执照的护士、注册护士和高级实践护士）、社会工作者和牧师中同样同样适用[Centerto AdvancePalliative Care(CAPC), n.d.a]。

2) 姑息治疗方案多样化 (CAPC, n.d.b)。

①咨询小组应设置急性护理，包括重症监护病房和急诊部。

②门诊医疗可作为一个独立的实体，也可与其他专业或诊疗集成（如肿瘤、心脏衰竭、慢性肺疾病）。

③以家庭为基础的初级保健计划。

④长期护理或护理之家计划。

5. 姑息治疗对癌症患者产生的积极影响是有研究支持的（Bakitasetal., 2009; Bischoff, Weinberg, & Rabow, 2013; Bukki, et al., 2013; Follwelletal., 2009; Temel, etal., 2010）

(1) 改善症状。

(2) 改进生活质量。

(3) 延长生存期。

(4) 减少临终关怀的过激性。

(5) 改进了患者和家属对护理的满意度。

6. 肿瘤学姑息治疗标准 (NCCN, 2013年)

(1) 机构应制订流程，将姑息治疗融入癌症治疗，并为患者提供专科姑息治疗。

(2) 所有癌症患者应该在初诊时就筛查姑息治疗的需要，定时复筛，并作为临床指征。

(3) 应告知患者及家属姑息治疗是癌症综合治疗的一部分。

(4) 应为所有的医疗保健专业人员和学生提供教育项目，以使他们能够获取有效的姑息治疗知识、技能和态度。

(5) 姑息治疗专家和跨学科的姑息治疗团队，包括认证的姑息治疗医师、实习护士和医生助理，应该能为有需要的患者和家属提供姑息治疗的咨询或直接照顾。

(6) 姑息治疗的质量应该由质量改进计划进行监测。

（二）临终关怀

临终关怀既是一种哲学关怀，也是受监管的福利机

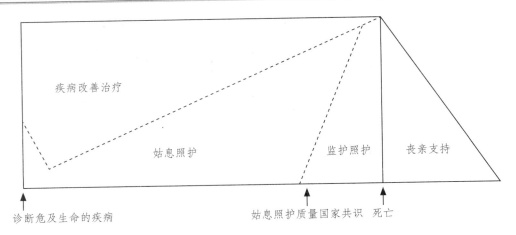

图43-1 持续姑息治疗。Data from NCP.(2009年).《姑息照护质量临床护理指南(第2版)》。Pittsburgh:Authors; andFerris, F.D., Bruera, E., Cherny, N., Cummings, C., Currow, D., Dudgeon, D., &VonRoenn, J.H.(2009).Palliativecareadecadelater:Accomplishments, theneed, nextsteps-fromtheAmericanSocietyofClinicalOncology.JournalofClinicalOncology, 27, 3052–3058.

表 43-1 ECOG 性能状态

活动分级	体力状态
0	活动没有限制
1	剧烈体力活动受到限制,但能从事轻体力劳动(如轻家务、办公室工作)
2	能走动并能够全部自理,但不能进行任何工作活动;50%以上时间能站起
3	自理受限,50%以上时间在卧床或椅子
4	制动;不能自理;完全局限于床或椅子上
5	死亡

Data from Oken, M.M., Creech, R.H., Tormey, D.C., Horton, J., Davis, T.E., McFadden, E.T., & Carbone, P.P. (1982). Toxicityandresponsecriteria of the Eastern Cooperative Oncology Group. AmericanJournal of Clinical Oncology, 5, 649-655.

表 43-2 行为功能状态评估表 (KPS 评分量表)

正常表现的分(百分比)	临床症状
100	正常,无症状及体征,无疾病证据
90	能正常活动;但有轻微症状及体征
80	勉强可进行正常活动,有某些症状或体征
70	生活可自理,但不能维持正常生活或工作
60	有时需人扶助,但大多数时间可自理,不能从事正常工作
50	需要大量的帮助,以及给予药物治疗
40	生活不能自理,需要特殊的照顾和帮助
30	生活严重不能自理,有住院指征,尚不到病重
10	病危,临近死亡
0	死亡

Data from Lehne, R. (2013). Pharmacology for nursing care (8thed.). Philadelphia: Saunders.

构。作为一种哲学的照顾,它是高品质的富有同情心的关爱,可以帮助治愈无望的患者和家属的生活尽可能充实宁静。

(1) 临终关怀开始作为一个普遍活动,以提高临终生活质量来替代传统的照料治疗模式。

(2) 临终关怀基于理解,换言之,患者和家属能理解死亡也是生命周期的一部分,而身体、心理和灵性症状的精细化管理会提升患者家庭系统的质量。

(3) 作为一个有组织的保健模式,临终关怀已有 50 年左右的历史,以下是临终关怀的简史、更详细的信息,请访问 NHPCOwebsite(NHPCO, n.d.b)。

1) 现代临终关怀运动起源于 20 世纪 60 年代 Dame-CicelySaunders 的工作,并在英国伦敦成立圣克里斯多福临终关怀院。

2)Dr.FlorenceWald, 耶鲁学院护理院长,博士,率先在美国发起了临终关怀运动。康涅狄格临终关怀于 1974 年开业,是美国第一个医疗临终关怀中心。

3) 该医疗临终关怀的效益,在 1982 年召开的美国国会上得到证明,其跨学科的护理重点能提高生活质量和改善绝症的多种症状,并且成本低于常规的护理。

4) 该医疗临终关怀的效益于 1986 年成为永久性的,为临终关怀的支付提供稳定来源。这为整个美国临终关怀计划的稳步增长提供了支持。

2. 临终关怀护理是姑息治疗系统的一部分(见图 43-1)。

(1) 姑息治疗和临终关怀主要特点相同。

(2) 临终关怀专注于生命的最后阶段。

1) 医疗保险临终关怀福利规定,患者的预测剩余寿命必须小于等于 6 个月才有资格获得这项福利。

2) 合格标准不应与服务时长混淆;患者只要符合标

准 (NHPCO, n.d.a)，就能接受临终关怀。

3) 晚期患者转诊到临终关怀很常见。2012 年平均住院天数仅为 18.7 天，35.5% 的患者在入院 7 天内死亡 (NHPCO, 2013 年)。

4) 估计预后时，医生往往过于乐观。Stieletal(2010) 显示，医生高估存活时间平均约为 4 倍。

5) 问"突击问题"(即"如果这名患者在第二年去世了，我会感到惊讶。")能帮助确定谁可能适合接受临终关怀 (Moss etal., 2010)。

(3) 临终关怀干预的重点是缓解痛苦和提高患者和家庭的生活质量。

1) 癌症及其治疗多会导致一些生理、心理、情感和精神方面痛苦症状，需要多层面的跨学科的方法来照顾。

2) 临终患者往往因家庭、社会和文化结构的差异以自己独特的方式生活。为此，我们要尊重个人，包括尊重这些独特的习俗。

3) 临终关怀没有明确排除任何治疗方法；只要这些治疗是能够减轻痛苦或提高生活质量的最佳方法，就可能成为护理计划的一部分 (EganCity&Labyak, 2010)。

(4) 临终关怀优点

1) 合格标准 (CMS, 2013 年)：

① 患者必须有资格获得医疗保险 A 部分。

② 转诊医师和临终关怀师必须得到专业认证，收治的患者的生存期小于等于 6 个月。

③ 癌症患者选择临终关怀治疗 (即放弃传统医疗的权利)。

2) 提供的服务包括 (CMS, 2013 年) 如下：

① 护理。

② 医疗服务。

③ 社会服务。

④ 咨询服务，包括哀伤辅导、饮食咨询和精神辅导等。

⑤ 医疗设备和用品。

⑥ 药物控制症状。

⑦ 家庭健康和家政服务。

⑧ 物理、职业及言语治疗。

⑨ 饮食或营养咨询。

⑩ 悲伤和丧亲辅导。

⑪ 志愿服务。

⑫ 短期住院治疗疼痛和控制症状。

⑬ 短期终止照护。

3) 照护的 4 个不同层次反映了根据患者和家庭的需要提供强度不同、形式多样的护理 (CityEgan&Labyak, 2010)：

① 日常家庭护理——在患者居住的场所提供的护理，包括私人住宅、养老院。

② 连续家庭护理——在一段紧急时间内，在患者居住的场所提供的连续护理。

③ 一般住院护理——当症状在家里无法控制时，患者需要住院，住院时提供的护理。

④ 住院护理——经认可的机构提供的照护，让家庭照护者得到短暂休息。

（三）悲痛和哀伤

1. 定义 (Corless, 2010; Buglass, 2010)

(1) 失落：没有主观性、地位、能力或属性。

(2) 悲伤：心理、社会和躯体对丧亲的反应。

(3) 预感性悲哀：心理、社会和躯体对预期丧亲的反应。

(4) 哀悼：参加各种死亡和丧仪式，形式根据当地文化有多样性，积极表达悲伤。

(5) 丧亲之痛：丧亲之后悲痛和哀悼发生的时段，第一年一般是最困难的。

(6) 复杂性悲伤：正常悲痛的过程受到干扰。

1) 悲伤延长：在丧亲后悲痛持续超过了 6~12 个月，并逐渐严重 (Bryant, 2013) 后；确诊为精神障碍，造成显著痛苦和残疾，详见第 5 版的《诊断和统计手册》(Bryant, 2013; Waldrop&Kutner, 2013a)。

2) 悲伤被剥夺：丧亲悲伤无法得到外界认可。例如，在一段不认可的关系中死亡，如婚外情或同性恋关系。因流产或人工流产造成的丧亲，以及死亡前个人本质的丧失，如重度痴呆。

2. 急性悲痛表现

(1) 社会

1) 躁动和不能坐以待毙。

2) 周围其他人或社会退缩造成不适。

3) 不孤独的感觉。

4) 缺乏保持活性的组织模式的能力。

(2) 生理

1) 厌食和体重减轻，暴饮暴食和体重增加。

2) 心悸；紧张、恐慌。

3) 呼吸急促。

4) 胸闷。

5) 无法入睡。

6) 无力和身体疲劳感。

7) 头痛、肌肉疼痛、肠胃不适。

(3) 认知情绪化

1) 悲伤和哭泣。

2) 健忘或注意力不集中。

3) 愤怒或内疚感。

4) 情绪波动。

5) 无助感。

6) 怀念死者。

7) 梦见死者。

3. 悲痛过程中的理论，帮助解释悲伤的反应和应对。

(1)Kubler-Ross(1969) 中描述了悲伤的新定义和阶段。这一理论有助于了解经历丧亲之后的种种反应。这些阶段不是线性的, 经常重叠, 它们不一定按顺序发生。

1) 否认——"不, 它不可能是真的。"

2) 愤怒——"为什么是我？"

3) 妥协——"上帝保佑。"

4) 沮丧——"我不在乎了。"

5) 接受——"我不能改变它, 但这是我能做到的。"

(2)Worden(2002) 中描述了解决和完成悲痛的表现。

1) 接受丧亲的现实。

2) 体验悲伤之痛。

3) 适应丧亲之后的生活环境。

4) 从丧亲的悲痛中抽回感情, 带着亲人的回忆继续生活。

(3) 面对丧亲的悲伤具有双重性和动态特性。丧亲者表现为失落及从失落中恢复的一个动态过程。这种丧亲和恢复的过程是适用丧亲所必要的。

1) 失落为情感导向应对,集中精力,表达悲伤体验(如哭闹、埋怨、搬迁)。

2) 恢复为情感导向应对, 掌握新的任务, 重新组织生活, 发展一个新的身份。

4. 悲伤的干预措施

(1) 如果患者有精力参与交谈, 应该向患者及家属明确治疗关系和感情——由 Byock(1997) 提出的人际关系"五点", 这个理念被很多姑息专家所用;鼓励患者和家属知晓这五点, 可以帮助他们寻找生活的意义和平息内疚。

1) 我原谅你。

2) 原谅我。

3) 感谢你。

4) 我爱你。

5) 再见。

(2) 支持个人参加哀悼 , 对个人是非常有意义的 (即死亡、临死前和埋葬相关的文化习俗和仪式)。

(3) 鼓励人们在可接受的环境中表达自己的思想和感情;有机会"告诉他或她的故事", 可以让悲伤的人感到缓解。

1) 转介至外行或专业支持团队。

2) 评估向神职人员咨询或转诊需求。

3) 选择适合时机, 个案管理护士给丧亲者实地或电话访问一次。

4) 鼓励个体找到可以表达自己的情感一个或多个家人, 邻居, 朋友或信仰团体成员。

(4) 辅导干预措施可能会有所帮助。

1) 鼓励表达思想、情感、愤怒 (Corless, 2010)。

①书信写作。

②谈论一张空椅子或一张图片。

③写日记。

④发泄愤怒:敲打枕头、尖叫、大声哭泣。

2) 协助寻找过去或当前活动的意义:

①引导想象。

②写日记。

③分析角色变化。

④绘制图片。

（四）姑息治疗和临终关怀的社区资源

1. 医疗认证的临终关怀计划

(1) 符合临终关怀资格并接受照顾的患者, 应交有认证的临终关怀机构。

(2) 认证确保程序符合 CMS 定义标准。

(3) 临终关怀机构范围包括有小型独立的组织, 也包括较大的卫生保健系统, 甚至扩大到整个地区或整个美国。

(4)NHPCO 的成员可以通过 NHPCO 网站上搜索编码查询到。

2. 姑息治疗程序

(1) 医院护理为基础的方案

1) 根据 CAPC(2012) 统计, 66% 的医院拥有超过 50 张姑息病床。

2) 这些项目的范围从单一的专业 (通常是护士或医生) 的咨询队伍, 跨学科的咨询队伍, 到专业姑息治疗机构。

3) 在 2011 年, 联合委员会开展了临终关怀、姑息治疗住院项目的认证过程。这一认证设置, 规范了信息化管理, 规范了患者接受服务、交流的途径, 规范了以患者为导向, 运用跨学科的团队理、协调服务以及性能改进为标准的护理 (CAPC, 2011)。虽然认证确保项目符合这些标准, 但是还有许多姑息治疗机构尚未注册。

3. 门诊姑息治疗 (Rabow, 2013 年)

(1) 门诊姑息照护初期提供的情况和姑息照护提供率未知。

(2) 大多数的最佳评估案例是癌症中心的一部分。

(3) 结构和功能各不相同, 这取决于以下因素, 如住院姑息治疗方案、涉及护理原则的数量、转诊资源和护理模式 (咨询与患者共同管理)。

(4) 没有认证门诊的姑息治疗。

4. 以社区为基础的非临终关怀姑息治疗

(1) 存在以家庭和护理之家为基础的姑息治疗 (Sefcik, Rao, &Ersek, 2013; Zhangetal., 2013)。

(2) 这些照顾模型有能提高医疗质量和慢性进行性疾病患者的生活质量的潜力, 特别是对于那些不符合临终关怀标准, 但有显著症状的患者。

(3)非临终关怀,社区为基础的姑息治疗尚未通过认证。

5.护士照顾有进行性疾病的患者,那些没有被临终关怀或姑息治疗接纳的患者必须了解其他潜在资源;社区可提供资源包括:

(1) 家庭护理服务,既需要家庭,又需要熟练的护理。

(2) 家庭健康助手、家庭主妇服务,或两者结合,有或没有保险,建立在被甄别的需求上和保险计划上。

(3) 社会服务机构。

(4) 老年社区可提供服务的范围广泛,包括膳食、家庭保健或家庭主妇的服务、照顾者支持、法律咨询和运输业务。

(5) 为癌症确诊患者提供专业支持的机构,如美国癌症协会和癌症支持社区。

(6) 外行领导和专业领导的互助方案,将家庭纳入支持计划中,即使患者没有被纳入姑息治疗计划中。

(五)医保

1.临终关怀服务

(1) 医疗保险根据患者接受的临终关怀程度支付,即日常家庭护理、持续性家庭护理、一般的住院医疗,或暂停住院护理。保险制度应覆盖所有临终服务。

(2) 现有的报销模式允许有些患者护理费用超过或低于临终关怀应有的支出,从而使临终关怀患者的总成本可以被覆盖。

(3) 大多数私人保险以临终关怀医保政策的临终关怀为标准重新改进。

(4) 临终关怀医疗保险报销范围不包括以治愈癌症为目的的食宿、治疗或药物,也不包括临终关怀计划外的任何护理 (CMS, 2013)。

2.姑息治疗服务

(1) 因姑息治疗服务不同,所支付费用有所差异。

(2) 向医生和高级别的实习护士咨询也许能够纳入保险计划,如以住院患者为基础的医疗保险 A 部分,以家庭或门诊患者为基础的医疗保险 B 部分。

(3) 通过计费产生的收入模式通常不足以维持保健方案。以医院为基础的姑息治疗最显著的收益,既能节省成本又能提高医疗质量 (CAPC, n.d.c)。

(六)照顾者支持

1.由于明显的身心和经济负担以及某些积极影响,家人和朋友(非正规护理人员)往往承担了晚期进展性疾病患者的照护工作 (Waldrop&Kutner, 2013b)。

(1) 非正式照顾者患心血管疾病、心理压力、疲劳和抑郁的风险增加。

(2) 一些照顾者达到让患者死亡率下降、积极影响和自豪感增加,这表明在某些情况下,提供直接护理可以产生积极影响。

(3) 以下因素可能影响护理工作

1) 一般护理人员的顺应性。

2) 与患者的关系。

3) 存在难以管理的症状。

4) 日常护理的挑战强度(如身体须帮助的程度或老年痴呆症的存在)。

5) 患者和照顾者的收入减少,以及医疗费用的支出。

6) 照顾者认为他们能够获得所需的信息和专业支持的程度。

7) 照顾者认为他们实现患者愿望的程度。

8) 提供给照顾者的社会支持。

2.照顾者支持性措施 (Waldrop&Kutner, 2013b; Waldrop & Kutner, 2013c)。

(1) 以患者 - 家庭为单位进行评估,包括照顾者的身心健康、家庭功能以及家庭内部矛盾,患者和照顾者之间的实质性关系、财务状况、照顾者的困难。

(2) 协助照顾者掌握护理的能力

1) 演示(如更换卧床患者的床单、导尿管护理、更换衣物),并由照顾者在专业护理人员的指导下自己演示一次。

2) 提供书面说明。

3) 互动加强教学。

4) 提供积极的反馈。

5) 确保护理人员知晓咨询方式。

(3) 减轻照顾者的体力负担

1) 督促使用辅助器具,减少照顾过程中的体力消耗。

2) 指导照顾者安全转移患者,并鼓励患者尽可能地自理。

3) 增强家庭保健助手、个人护理助手,或家庭主妇的服务。

4) 鼓励照顾者向其他家庭成员、朋友和信仰社区网络寻求直接或间接的援助。

(4) 预测和治疗症状

1) 正确指导患者药物治疗和非药物治疗相关知识。

2) 示范并要求演示,以确保照顾者能准确掌握药物及治疗相关知识。

3) 确保照顾者知晓一旦患者症状无法控制或者出现新的症状应该向谁求助。

4) 如果常规治疗无法控制症状,应提高护理水平(如姑息治疗或临终关怀转诊、住院,延续性家庭临终关怀的开始)。

(5) 为照顾者提供心理和情感支持

1) 积极听取患者表达恐惧、焦虑、悲伤。

2) 明确患者和家属目标,其中包括进一步的护理计划,以确保护理计划是否符合患者和家属的目标。

3) 提供信息,以澄清任何误解或误会。

4) 支持使用社工、牧师、咨询师和社区资源。

5) 鼓励护理人员接受援助,让他们有时间进行自我保健,包括睡觉、吃饭等恢复性活动。

6) 遵医嘱谨慎选择住院，临终关怀以服务水平为依据。

7) 及时交流患者病情，尤其是标志着即将死亡的症状，让医护人员也做好准备。

（七）跨学科的团队

1. 跨学科的护理是全面姑息治疗方案的一个重要组成部分，需要临终关怀与姑息治疗认证 (CAPC, 2011; CMS, 2013; NCCN, 2013; NCP, 2013)。

2. 需要结合多个学科的专业知识来满足患者家庭各种生理、心理、情感和灵性需求 (EganCity&Labyak, 2010)。

3. 多学科护理要求各学科评估患者和制订特定区域的专业计划。与之相反的是跨学科的方法，它要求各学科联合，创建一个患者和家庭照顾的指导计划，患者及其家属是姑息治疗跨学科团队的一部分 (EganCity&Labyak, 2010)。

4. 跨学科的护理团队要求拓展每个学科，并与其他学科融合 (EganCity&Labyak, 2010)(表 43-3)。

（八）舒适护理的措施

1. 姑息治疗是基于通过连续护理工作有效管理疼痛和其他痛苦症状。许多这些症状的管理是在本文中其他地方有提到。在本节中解决的是，常见于生命最后阶段的症状。

2. 症状管理的重点是提高生活质量

(1) 干预的理想目标是不仅要解决外在症状更要解决根本原因。如尿潴留导致患者躁动最好的治疗是留置导尿管，而不是给予苯二氮处理。当无法识别根本原因或癌症作为潜在的原因已经证明治疗无效时，重点应转向外在症状。

(2) 避免治疗带来的负担。如尽管放射治疗可有效地治疗骨疼痛，但是每天的放射治疗带来的不适和干扰对个人来说可能是个负担，尤其是在临终前;在这种情况下，镇痛剂调整可能是更好的选择。

表 43-3 姑息治疗的跨学科团队协作

照护内容	涉及的照顾者
症状	医师、护士、药剂师、治疗师、营养师、志愿者
功能	护士、护士助理或助手、治疗师、家庭主妇、志愿者
人际关系	咨询师、社会工作者、心理学家、牧师、志愿者
幸福感	咨询师、社会工作者、心理学家、牧师、志愿者
超越感	牧师、咨询师、社会工作者、心理学家、志愿者

Data from Egan City, K. & Labyak, M. J. (2010). Hospice palliative care for the 21st century: A model for quality end-of-life care. In B. R. Ferrell & N. Coyle (Eds.). Oxford textbook of palliative nursing (3rd ed. pp. 13-52). New York: Oxford University Press.

(3) 干预措施可能在疾病早期能提高生活质量，但是在后期可能无效。如具有低血细胞比容的患者，通过输血可能得不到有效的缓解，甚至如果输血还可导致肾功能不全、液体超负荷，患者可能会觉得更糟。

第一节 晚期癌症营养和脱水问题

一、概述和评估

详见第 28 章。

二、护理诊断和预期目标

（一）营养失调：低于机体需要量 (NANDA-I)，与疼痛、恶心、便秘、食欲缺乏、四肢无力、吞咽困难、癌症恶病质或死亡过程有关

1. 预期目标——患者增加摄入量，促进身体和情感上的舒适。

2. 预期目标——患者能够放心地吃提供的食物。

3. 预期目标——进食导致的不适可缓解。

4. 预期目标——患者和家属对于中晚期癌症的难治性恶病质表示理解。

（二）吞咽障碍 (NANDA-I)——与因感染、口腔干燥或全身乏力引起的梗阻或疼痛有关

1. 预期目标——患者能够安全，舒适地吞咽。

2. 预期目标——化疗或放射治疗的益处超过负担和副作用。

3. 预期目标——患者没有出现明显的误吸。

4. 预期目标——口腔黏膜湿润，无感染和病变。

5. 预期目标——当患者太虚弱无法进食时，应及时改变药物给药途径。

（三）有体液不足的风险 (NANDA-I)，与恶心，呕吐，腹泻，出汗，利尿，或液体摄入量减少有关

1. 预期目标——无脱水、水分过多有关的症状。

2. 预期目标——患者无口渴口干症状。

3. 预期目标——患者没有任何不舒服和脱水的迹象。

4. 预期目标——患者没有与脱水相关的毒性症状。

5. 预期目标——患者没有体液超负荷的表现。

三、护理计划和护理措施

（一）解决临终期的营养问题

1. 解决与摄入量不足有关的症状 (如疼痛、恶心、便秘)。

2. 咨询有经验的注册营养师,最大限度提高营养摄入,减少癌症恶病质发生的可能性 (Isenring & Teleni, 2013)。

3. 及时中断，不再提供舒适的干预措施。

4. 无力或吞咽困难的患者要预防误吸。

5.以患者感到舒适为标准控制最多或最少的摄入量；意识到癌症恶病质可能导致患者口味变化，提倡为其提供喜爱的食物。

6.良好的口腔护理。

7.保持愉快的环境（视野、气味、声音）。

8.评估任何食物刺激剂的效果（如皮质类固醇激素或孕激素制剂）；这些药物的作用短暂，并对延长生存期和生活质量没有明显效果（Barcos, 2013）。

9.向患者和家属提供癌症恶病质知识的宣教，强调体重减轻和食欲缺乏由疾病引发。

（1）避免使用和校正使用"饥饿"词语；癌症恶病质是一个不同的过程，而且是不可逆的晚期症状（Barcos, 2013）。

（2）协助家属理解难治性癌症恶病质的性质，以避免患者和家人之间关于食物的摄入量出现冲突。

（3）避免给预后差及功能有限的患者使用肠内营养管，因为这些措施并不能提高生存率和生活质量（Bozzettietal., 2009）。

（二）解决临终期吞咽困难的问题

1.遵医嘱适当治疗

（1）如果吞咽困难由于肿瘤造成梗阻，患者可能适合或可能不适合额外的抗肿瘤治疗。进行性的肿瘤患者可能对额外的抗肿瘤治疗不太敏感。皮质类固醇可能有助于减少和缓解肿瘤周围炎症。

（2）如果存在念珠菌感染的症状和体征，遵医嘱予以抗真菌药物治疗。

2.遵医嘱给予利多卡因治疗口腔疼痛。

3.治疗口干症（参见第28章）。

4.语言治疗师及时评价治疗效果并给出建议，促进吞咽，防止误吸；专科医生对食物选择的提出建议。

5.保持口腔黏膜清洁。

6.如果患者不存在误吸的高风险，鼓励患者采取快速饮水或吸吮冰块。

7.遵医嘱人工唾液治疗。

8.预防误吸。

9.随着死亡临近，患者吞咽功能下降，遵医嘱使用、多种能够替代口服途径的给药方法，其余给药途径，包括舌下、口腔、直肠、皮内、皮下，或静脉内；家庭管理首选微创途径。

（三）解决临终期体液流失过多的问题

1.评估体液丢失过量的程度，并遵医嘱给予对因和对症治疗。

（1）恶心和呕吐潜在原因——药物副作用，副瘤综合征如高钙血症和抗利尿激素、便秘、肠梗阻和颅内压增高症状；全面的评估对鉴别原因非常重要；当根本原因得不到解决时，那么，止吐药是必不可少的。

（2）通过评估腹泻的量、频率、持续时间、气味腹泻判断腹泻原因，遵医嘱使用感染药和止泻药。

（3）评估出汗量和形式

1）对于持续发热的患者应遵医嘱使用退烧药，要注意退热过程中反复出汗和寒战不适；另外，如果患者无症状，及时停药，实际上可能提高整体舒适度（Pittelkow & Loprinzi, 2010年）。

2）讨论使用抗胆碱能药物的可行性，如东莨菪碱、阿托品、莨菪碱或干燥分泌物；基于检查结果使用抗胆碱能药物的姑息治疗。

（4）评估多尿的根本原因

1）如果根本原因是抗利尿激素综合征，遵医嘱使用地美环素或尿素（Bower&Cox, 2010）。

2）如果根本原因是利尿剂过度使用，遵医嘱停止使用利尿剂。

（5）根据患者的口服耐受力鼓励液体摄入

1）向患者和家属强调，经口摄入减少是死亡过程的一部分。

2）向患者和家属解释这种"自然脱水"有一定的好处，如少肺充血、水肿、腹水和恶心或呕吐，以及排尿减少。

3）提供了全面的口腔护理，以保持嘴唇和口腔黏膜湿润。

4）因为家属可能会担心或忧虑水合作用的问题，应及时家属提供教育和情感支持。

（6）监测与脱水有关的任何不适，如头晕、意识模糊、烦躁谵妄、头痛、嗜睡。

1）在没有足够的液体时，患者可能无法清除药物的活性代谢物。

2）阿片类药物的毒性被认为是在该人群中的潜在问题。吗啡等阿片类药物的活性代谢产物的积累可导致肌阵挛、痛觉过敏和异常性疼痛、镇静过度和呼吸抑制（Gelfman&Chai, 2013; Juba, Wahler&Daron, 2013）。

3）阿片剂量的减少或类阿片药物处方的改动应与阿片毒性联合起来进行讨论；苯并二氮杂是，另一种选择。水化可以帮助消除这些活性代谢产物，也应列入考虑之中（Teuteberg, 2005）。

（7）如果患者表现出任何与脱水有关的不适，通过静脉或皮下途径补充液体。

1）监测，确保输液促进舒适感而非造成不适。

2）出现水中毒的迹象，如增加肺的分泌物、水肿、腹水、恶心和呕吐，应停止人工补液。

3）向患者和家属宣教输液的利弊，鉴别液体不再提供舒适时的表现。

四、评估

肿瘤专科的护士，可定期评估患者和家人营养干预措施的效果，让患者达到个体舒适的目标。进行营养需求评估，数据收集和营养计划，持续质量改进，以满足患者。

第二节　临终时心肺症状

一、概述和评估

请参见第 32 章。

二、护理诊断与预期目标

（一）无效型呼吸形态（NANDA-I），与基础疾病过程、贫血、呼吸乏力、死亡过程有关

1. 预期目标——呼吸困难得到缓解。

2. 预期目标——患者出现有规律的呼吸，没有过多使用辅助呼吸肌。

3. 预期目标——临终前患者呼吸音减弱，在呼吸音增强时，家人能理解这不会加重患者的痛苦。

4. 预期目标——患者（如能）和家庭了解药物治疗呼吸困难或减少分泌物的相关知识。

（二）心输出量减少和无效的外围组织血流量（NANDA-I），与器官功能衰竭和死亡过程有关

1. 预期目标——在死亡过程中患者不会感到不适。

2. 预期目标——家属知道即将死亡的标志和症状，并对患者的死亡有所准备。

三、护理计划和护理措施

（一）解决肺部症状

1. 监测呼吸频率和呼吸运动。

2. 协助患者取合适卧位以减轻呼吸运动（如床头抬高、身体靠在床头、垫高枕头）。

3. 医疗团队合作以治疗呼吸困难导致的疾病

（1）治疗是否合适是由患者的预后决定的，我们要权衡利弊。

1）当呼吸困难是由癌症的进展引起的，抗肿瘤治疗可能已经无效，那么，我们的治疗重点就应该是对呼吸困难的症状缓解（见下文）(Smith&Jackson, 2013)。

2）应该与医疗小组讨论使用糖皮质激素的潜在可行性，因为据报道，这类药物在某些情况下会对治疗有帮助 (Lin, Adelman, &Mehta, 2012)。

（2）如果呼吸困难是由肺炎引起的，医疗小组应该根据患者的预期寿命讨论抗感染药的利弊。

1）如果治疗的目的是提高生活质量，而肺炎治疗不能达到这个目的，那么，这个治疗方案可以被认为是无效的。确定患者和家属的护理目标是一个持续的过程，随时间、病情的发展而变化。随着疾病的进展，评估患者当前生活质量，并将相关信息提供给患者和家人，这些是非常重要的。如果医疗团队之间或者家人之间出现分歧应及时进行协商。

2）无论有没有进行抗感染治疗，都应采取相应措施缓解呼吸困难、发热症状（见下文）。

（3）如果呼吸困难是由胸腔积液或腹水引起的，有必要对胸腔引流的情况进行评估，而且要意识到恶性胸腔积液有可能复发。

1）如果生命危急，积液引流可能并不合适。

2）当预期寿命比较短时，一次性除去积累的胸腔积液可能足够减轻症状。

3）如果患者具有更长的预期寿命，应对留置胸腔闭式引流管的利弊进行评估 (Thai&Damant, 2006)。

（4）如果呼吸困难由低血红蛋白引起的，有必要评估患者是否需要输液治疗。

1）如上所述，输液的目标是提高生活质量。如果输血增加了血红蛋白，但对整体生活质量提升不大，输血可能不再合适。

2）应严密监测液体超负荷与输血反应。

（5）如果患者缺氧，应遵医嘱予以吸氧治疗。

1）整个病程中，需要氧疗的患者通常需要持续吸氧直到死亡。

2）整个病程中，没有需要氧疗的患者，鼻导管给氧会让患者感觉舒适很多 (Brennan&Mazanec, 2011; Philip-etal., 2006)。

3）应该避免面罩给氧，因为，这样可能造成患者不适，并引起躁动不安。

（6）如果存在体液超负荷，应遵医嘱给予利尿剂，对于心脏衰竭的患者尤为重要。如果液体超负荷，应停止输液。

4. 呼吸困难对症治疗

（1）保持面部较低温度，如通过风扇往脸颊吹空气或冷敷 (Galbraith, Fagan, Perkins, Lynch, &Booth, 2010)。

（2）根据患者舒适需要，遵医嘱使用口服或注射阿片类药物 (Brennan&Mazanec, 2011; Chan, Tse, Sham, &Thorsen, 2010)；大多数研究表明吗啡有效，但其他阿片类药物同样有效 (Galbraith, Fagan, Perkins, Lynch, &Booth, 2010)。

1）在阿片类初治患者中，起始剂量为吗啡 5~10mg 口服或根据需要 1~2mg 静脉给药。

2）疼痛患者对阿片类药物的需求比基线要高 25%~50%。

3）遵医嘱根据患者的舒适需要增加剂量。

4）开始治疗时，建议使用短效阿片类药物。如果呼吸困难的患者需要常规的稳定的剂量，则可改成长效

制剂。

5) 有证据表明,吗啡雾化是无效的。据报道,芬太尼雾化是有帮助的,但还需要进一步研究 (Brennan&Mazanec, 2011)。

(3) 只有当呼吸困难的患者存在明显的焦虑时,才考虑使用苯二氮䓬类药物;几乎没有证据能支持呼吸困难患者使用苯二氮䓬类药物 (Brennan&Mazanec, 2011)。

(4) 提供安慰、存在和支持,以减轻呼吸困难的焦虑。

5. 治疗喉部分泌物过多引起的呼吸音

(1) 摇高床头或将患者置于侧卧位,以促进引流。

(2) 提供家庭情感支持

1) 理解家属听到呼吸音的难处;告知家属嘈杂的呼吸音并不会引起患者的不适。

2) 避免使用死亡术语,因为这可令患者不安。

(3) 遵医嘱使用抗胆碱能药物减少分泌物 (Smith&Jackson, 2013)。

1) 很少有证据表明,使用抗胆碱能药物提高了舒适度 (Campbell&Yarandi, 2013)。证据缺乏以及潜在的副作用使得医生避免此类药物。

2) 在家庭临终关怀中,经常给予阿托品舌下含服,其他药物包括莨菪碱、东莨菪碱和格隆。

3) 应及时监测抗胆碱能药的副作用,如果副作用大于治疗效果,应停药。

4) 应进行口腔护理,因为抗胆碱能药物可能使口腔干燥不适。

(4) 避免深部吸痰,因为它会导致患者不适,刺激黏膜导致产生更多的分泌物。

（二）心输出量减少和组织灌注不良的措施

1. 皮肤温度和颜色的改变是死亡过程的一部分。

(1) 皮肤可能会变冷、湿冷、轻度发绀或瘀斑,由外围向中心进展 (Smith&Jackson, 2013)。

(2) 在死亡过程中,核心体温一般不低于正常环境,此时,患者是体验不到冷的。

(3) 暖气设备和加盖毯子在此时是无用的。一般而言,在此过程中,以患者感舒适为标准的决定盖被厚度。但应避免盖被过厚,这可能会加重患者呼吸做功。

2. 监测色斑的发展,这是即将死亡的迹象。

3. 当患者死亡延迟时,应做好皮肤管理工作。

4. 潮式呼吸是循环减慢的迹象。

(1) 家属一般很难处理濒死患者出现的呼吸暂停,特别是当暂停周期延长时。

(2) 每个呼吸都可能最后一个。如果这种模式继续下几个小时,家属需要额外支持。

5. 常规停止监测生命体征,因为这可能会干扰患者和家人;向患者家属解释这是在进行充分评估后做出的改变。

四、评估

肿瘤系统的护士应定期评估患者和家人对心肺功能减弱的反应。监测评估患者的呼吸、心输出量和组织灌注,收集数据,制订心肺计划并持续地修改,以确保患者的舒适度。

第三节　临终前患者的感知和认知问题

一、概述和考核

见第 37 章和第 38 章。

二、护理诊断与预期目标

（一）谵妄 (NANDA-I) 与多个诱发和促发因素有关

1. 预期目标——尽可能使患者不出现谵妄。

2. 预期目标——通过及时识别和治疗谵妄,将与谵妄相关的伤害最小化。

3. 预期目标——患者尽可能长的时间能面对个人及周围环境。

三、护理计划和护理措施

（一）解决急性精神错乱的措施

1. 监测谵妄症状

(1) 谵妄诊断标准 (American Psychiatric Association, 2013)

1) 注意力不集中（支配、集中、保持和转移注意力的能力下降）和意识减弱。

2) 在很短的时间出现波动,甚至可能趋向于在一天之间就出现波动。

3) 认知障碍（如记忆减退、定向力障碍、语言、视觉空间能力和知觉减弱）。

4) 标准 a 和 c 不包括被解释另一预先存在的被证明的,或已进展成的神经认知障碍及未发生觉醒严重减少的情况,如昏迷。

5) 病史、体格检查,或实验室结果显示,谵妄是由药物中毒或戒断直接导致的生理后果（即因为毒麻药物或相关药物）,或暴露于毒素或多个因素。

(2) 进行持续评估,包括患者病史、体检数据和实验室检查结果,寻求谵妄的原因。

1) 谵妄可能是由器官衰竭,中毒或药物引起,或者是由某个以上的原因导致的生理后果（如尿路感染）。

2) 以上述诊断标准为依据的谵妄筛选工具应运用到每日评估或交接班时评估中,如 CAM 和谵妄观察量表及其他筛选工具。

3) 一个单一的问题,如"今天你是否觉得 (患者姓名) 已经越来越糊涂了?"可能是最佳快速筛选的方式,以确定是否需要一个更正式的评估 (Sands, Dantoc, Hartshom, Ryan, &Lujic, 2010; Weckmann&Morrison, 2013a)。在专家诊断前,家属可能会注意到细微的变化 (Szarpaetal., 2013)。

(3) 三个谵妄亚型——亢进、减退和混合型。

1) 亢进型谵妄往往与药物的副作用和停药有关 (Blazer&vanNieuwenhuizen, 2012)。

2) 老年人更容易发生减退型谵妄,其与代谢异常和脱水有关。由于这些患者出现嗜睡和糊涂,他们往往易被误诊为老年痴呆症或抑郁症 (Blazer&vanNieuwenhuizen, 2012; Heidrich&English, 2010)。

3) 混合型谵妄既有亢进型谵妄的特征又有功能减退型谵妄的特征。

2. 尽可能多减少谵妄因素 (Heidrich&English, 2010)

(1) 多种因素,如年龄、认知和功能状态、营养不良、器官系统功能衰竭可能无法控制。

(2) 药物控制,如阿片类、苯二氮䓬和抗胆碱能药物,有助于谵妄。

1) 每个用药应评估其有效性和副作用。

2) 遵医嘱停止使用治疗无效或副作用大于治疗作用的药物。

3. 酌情根据患者的预期寿命,治疗便秘、疼痛、感染、缺氧、发烧、脱水和代谢异常;例如患者剩余寿命小于 2~3 周,双膦酸酯治疗高钙血症是不合适的。

4. 避免噪声、灯光和不断地干扰,促进睡眠。

对于轻度精神错乱患者,消除影响因素,提供平静安全的环境即可 (Weckmann&Morrison, 2013b)。

5. 尽量避免使用膀胱导管。

6. 避免使用约束带。

7. 方向指引 (由熟悉的人提供),保证安全。

8. 遵医嘱使用抗精神病药物治疗,保证患者的舒适度和安全性。

(1) 当患者出现恶化迹象,就需要使用抗精神病药,多动谵妄患者压力格外大 (Weckmann&Morrison, 2013b)。

(2) 氟哌啶醇是最经常使用的抗精神病药,也可使用其他药物。

1) 如果患者有帕金森病,喹硫平(思瑞康)为首选药物。

2) 需要频繁给药。

3) 患者应至少有两项评估正常,才可以开始尝试停药。

(3) 尽管苯二氮䓬可能导致谵妄,但有时也会添加到抗精神病药物中增加治疗效果,并减少氟哌啶醇锥体外系副作用 (Weckmann&Morrison, 2013b)。

(4) 当抗精神病药和苯并二氮无效时,需要镇静。深度镇静药物包括苯巴比妥和丙泊酚。

四、评估

肿瘤专科的护士定期评估患者和家人谵妄干预措施的效果,让患者达到个体舒适的目标。评估认知与谵妄,收集数据,持续改进护理计划,以满足患者需要。

(闻曲 译 许湘华 校)

参考文献

American Psychiatric Association. (2013). *Diagnostic and statistical manual of mental disorders* (5th ed.; DSM-5). Washington DC: American Psychiatric Association.

Bakitas, M., Lyons, K. D., Hegel, M. T., Balan, S., Barnett, K. N., Brokaw, F. C., et al. (2009). The project ENABLE II randomized controlled trial to improve palliative care for rural patients with advanced cancer: Baseline finding, methodological challenges, and solutions. *Palliative & Supportive Care, 7*, 75–86. http://dx.doi.org/10.1017/S1478951509000108.

Barcos, V. E. (2013). What medications are effective in improving anorexia and weight loss in cancer? In N. E. Goldstein & R. S. Morrison (Eds.), *Evidence-based practice of palliative medicine* (pp. 153–157). Philadelphia: Elsevier.

Bischoff, K., Weinberg, V., & Rabow, M. W. (2013). Palliative and oncologic co-management: Symptom management for outpatients with cancer. *Supportive Care in Cancer, 21*(11): 3031–3037. http://dx.doi.org/10.1007/s00520-013-1838-z.

Blazer, D. G., & van Nieuwenhuizen, A. O. (2012). Evidence for the diagnostic criteria of delirium: An update. *Current Opinion in Psychiatry, 25*, 239–243.

Bower, M., & Cox, S. (2010). Endocrine and metabolic complications of advanced cancer. In G. Hanks, N. I. Cherny, N. A. Christakis, M. Fallon, S. Kaasa, & R. K. Portenoy (Eds.) *Oxford textbook of palliative medicine* (4th ed., pp. 1013–1033). New York: Oxford University Press.

Bozzetti, F., Arends, J., Lundholm, K., Micklewright, A., Zurcher, G., Muscaritoli, M., et al. (2009). ESPEN guidelines on parenteral nutrition: Non-surgical oncology. *Clinical Nutrition, 28*, 445–454. http://dx.doi.org/10.1016/j.clnu.2009.04.011.

Brennan, C. W., & Mazanec, P. (2011). Dyspnea management across the palliative care continuum. *Journal of Hospice and Palliative Nursing, 13*, 130–139.

Bryant, R. A. (2013). Is pathological grief lasting more than 12 months grief or depression? *Current Opinion in Psychiatry, 26*, 41–46. http://dx.doi.org/10.1097/YCO.0b013e32835b2ca2.

Buglass, E. (2010). Grief and bereavement theories. *Nursing Standard, 24*(41), 44–47.

Bukki, J., Scherbel, J., Stiel, S., Klein, C., Meidenbauer, N., & Ostgathe, C. (2013). Palliative care needs, symptoms, and treatment intensity along the disease trajectory in medical oncology outpatients: a retrospective chart review. *Supportive Care in Cancer, 21*, 1743–1750. http://dx.doi.org/10.1007/s00520-013-1721-y.

Byock, I. (1997). *Dying well*. New York: Riverhead Books.

Campbell, M. L., & Yarandi, H. N. (2013). Death rattle is not associated with patient respiratory distress: Is pharmacologic treatment indicated? *Journal of Palliative Medicine, 16*, 1255–1259. http://dx.doi.org/10.1089/jpm.2011.0394.

Center for Medicare and Medicaid Services. (2013). *Hospice medicare services.* www.medicare.gov/Pubs/pdf/02154.pdf.

Center to Advance Palliative Care. (2011). *A guide to help palliative care programs successfully complete The Joint Commission certification process.* www.capc.org/palliative-care-professional-development/Licensing/joint-commission/tjc-guide-2011.pdf.

Center to Advance Palliative Care (CAPC). (2012). *Growth of palliative care in U.S. hospitals 2012 snapshot.* www.capc.org/capc-growth-analysis-2011.pdf.

Center to Advance Palliative Care (CAPC). (n.d.a). *Certification and licensing.* www.capc.org/palliative-care-professional-development/Licensing.

Center to Advance Palliative Care (CAPC). (n.d.b). *Palliative care across the continuum.* www.capc.org/palliative-care-across-the-continuum.

Center to Advance Palliative Care (CAPC). (n.d.c). *Benefits to hospitals.* www.capc.org/building-a-hospital-based-palliative-care-program/case/hospitalbenefits.

Chan, K., Tse, D. M. W., Sham, M. M. K., & Thorsen, A. B. (2010). Palliative medicine in malignant respiratory diseases. In G. Hanks, N. I. Cherny, N. A. Christakis, M. Fallon, S. Kaasa, & R. K. Portenoy (Eds.), *Oxford textbook of palliative medicine* (4th ed., pp. 1107–1144). New York: Oxford University Press.

Corless, I. G. (2010). Bereavement. In B. R. Ferrell, & N. Coyle (Eds.), *Oxford textbook of palliative nursing* (3rd ed., pp. 597–611). New York: Oxford University Press.

Egan City, K., & Labyak, M. J. (2010). Hospice palliative care for the 21st century: A model for quality end-of-life care. In B. R. Ferrell & N. Coyle (Eds.), *Oxford textbook of palliative nursing* (3rd ed., pp. 13–52). New York: Oxford University Press.

Ferris, F. D., Bruera, E., Cherny, N., Cummings, C., Currow, D., Dudgeon, D., et al. (2009). Palliative care a decade later: Accomplishments, the need, next steps—from the American Society of Clinical Oncology. *Journal of Clinical Oncology, 27,* 3052–3058. http://dx.doi.org/10.1200/JCO.2008.20.1558.

Follwell, M., Burman, D., Le, L. W., Wakimoto, K., Seccareccia, D., Bryson, J., et al. (2009). Phase II study of an outpatient palliative care intervention in patients with metastatic cancer. *Journal of Clinical Oncology, 27,* 206–213.

Galbraith, S., Fagan, P., Perkins, P., Lynch, A., & Booth, S. (2010). Does the use of a handheld fan improve chronic dyspnea? A randomized, controlled, crossover trial. *Journal of Pain and Symptom Management, 39,* 831–838. http://dx.doi.org/10.1016/j.jpainsymman.2009.09.024.

Gelfman, L. P., & Chai, E. J. (2013). Which opioids are safest and most effective in renal failure? In N. E. Goldstein & R. S. Morrison (Eds.), *Evidence-based practice of palliative medicine* (pp. 28–33). Philadelphia: Elsevier.

Heidrich, D. E., & English, N. (2010). Delirium, confusion, agitation, and restlessness. In B. R. Ferrell & N. Coyle (Eds.), *Oxford textbook of palliative nursing* (3rd ed., pp. 449–467). New York: Oxford University Press.

Isenring, E. A., & Teleni, L. (2013). Nutritional counseling and nutritional supplements: A cornerstone of multidisciplinary cancer care for cachectic patients. *Current Opinion in Supportive & Palliative Care, 7,* 390–395. http://dx.doi.org/10.1097/SPC.0000000000000016.

Juba, K. M., Wahler, R. G., & Daron, S. M. (2013). Morphine and hydromorphone-induced hyperalgesia in a hospice patient. *Journal of Palliative Medicine, 17,* 809–812.

Kuebler-Ross, E. (1969). *On death and dying.* New York: Macmillan.

Lin, R. J., Adelman, R. D., & Mehta, S. S. (2012). Dyspnea in palliative care: Expanding the role of corticosteroids. *Journal of Palliative Medicine, 15,* 834–837.

Moss, A. H., Lunney, J. R., Culp, S., Auber, M., Kurian, S., Rogers, J., et al. (2010). Prognostic significance of the "surprise" question in cancer patients. *Journal of Palliative Medicine, 13,* 837–840. http://dx.doi.org/10.1089/jpm.2010.0018.

National Comprehensive Cancer Network (NCCN). (2013). *NCCN guidelines version 2.2013: Palliative care.* www.nccn.org/professionals/physician_gls/pdf/palliative.pdf.

National Consensus Project for Quality Palliative Care (NCP). (2009). *Clinical practice guidelines for quality palliative care* (2nd ed.). Pittsburgh: Authors.

National Consensus Project for Quality Palliative Care. (2013). *Clinical practice guidelines for quality palliative care* (3rd ed.). Pittsburgh: Authors.

National Hospice and Palliative Care Organization. (2013). *NHPCO facts and figures on hospice care.* www.nhpco.org/sites/default/files/public/Statistics_Research/2013_Facts_Figures.pdf.

National Hospice and Palliative Care Organization (n.d.a). *Key hospice messages.* www.nhpco.org/press-room/key-hospice-messages.

National Hospice and Palliative Care Organization (n.d.b). *History of hospice care.* www.nhpco.org/history-hospice-care.

Oken, M.M., Creech, R.H., Tormey, D.C., Horton, J., Davis, T.E., McFadden, E.T., & Carbone, P.P.: Toxicity And response criteria of the Eastern Cooperative Oncology Group. *American Journal of Clinical Oncology, 5,* 649–655.

Philip, J., Gold, M., Milner, A., DiIulio, J., Miller, B., & Spruyt, O. (2006). A randomized, double-blind, crossover trial of the effect of oxygen on dyspnea in patients with advanced cancer. *Journal of Pain and Symptom Management, 32,* 541–550.

Pittelkow, M. R., & Loprinzi, C. L. (2010). Pruritus and sweating in palliative medicine. In G. Hanks, N. I. Cherny, N. A. Christakis, M. Fallon, S. Kaasa, & R. K. Portenoy (Eds.), *Oxford textbook of palliative medicine* (4th ed., pp. 934–951). New York: Oxford University Press.

Rabow, M. W. (2013). What new models exist for ambulatory palliative care? In N. E. Goldstein & R. S. Morrison (Eds.), *Evidence-based practice of palliative medicine* (pp. 468–473). Philadelphia: Elsevier.

Ramchandran, K. J., & von Roenn, J. H. (2013). What is the role for palliative care in patients with advanced cancer? In N. E. Goldstein & R. S. Morrison (Eds.), *Evidence-based practice of palliative medicine* (pp. 276–280). Philadelphia: Elsevier.

Sands, M. B., Dantoc, B. P., Hartshorn, A., Ryan, C. J., & Lujic, S. (2010). Single question in delirium (SQiD): Testing its efficacy against psychiatrist interview, the Confusion Assessment Method and the Memorial Delirium Assessment Scale. *Palliative Medicine, 24,* 561–565. http://dx.doi.org/10.1177/0269216310371556.

Sefcik, J. S., Rao, A., & Ersek, M. (2013). What models exist for delivering palliative care and hospice in nursing homes? In N. E. Goldstein & R. S. Morrison (Eds.), *Evidence-based practice of palliative medicine* (pp. 450–457). Philadelphia: Elsevier.

Smith, L. N., & Jackson, V. A. (2013). How do symptoms change for patients in the last days and hours of life? In N. E. Goldstein & R. S. Morrison (Eds.), *Evidence-based practice of palliative medicine* (pp. 218–226). Philadelphia: Elsevier.

Stiel, S., Bertram, L., Neuhaus, S., Nauck, F., Ostgathe, C., Elsner, F., & Radbruch, L. (2010). Evaluation and comparison of two prognostic scores and the physicians' estimate of survival in terminally ill patients. *Supportive Care in Cancer, 18,*

43–49. http://dx.doi.org/10.1007/s00520-009-0628-0.

Szarpa, K. L., Kerr, C. W., Wright, S. T., Luczkiewicz, D. L., Hand, P. C., & Ball, L. S. (2013). The prodrome to delirium: A grounded theory study. *Journal of Hospice and Palliative Nursing, 6,* 332–337. http://dx.doi.org/10.1097/NJH.0b013e31828fdf56.

Temel, J. S., Greer, J. A., Muzikansky, A., Gallagher, E. R., Admane, S., Jackson, V. A., et al. (2010). Early palliative care for patients with metastatic non-small-cell lung cancer. *New England Journal of Medicine, 363,* 733–742. http://dx.doi.org/10.1056/NEJMoa1000678.

Teuteberg, W. G. (2005). *Opioid-induced hyperalgesia. Fast facts and concepts.* www.eperc.mcw.edu/EPERC/FastFactsIndex/ff_142.htm.

Thai, V., & Damant, R. (2006). *Malignant pleural effusions. Fast facts and concepts.* www.eperc.mcw.edu/EPERC/FastFactsIndex/ff_157.htm.

Waldrop, D., & Kutner, J. S. (2013a). What is prolonged grief disorder and how can its likelihood be reduced? In N. E. Goldstein & R. S. Morrison (Eds.), *Evidence-based practice of palliative medicine* (pp. 436–442). Philadelphia: Elsevier.

Waldrop, D., & Kutner, J. S. (2013b). What is the effect of serious illness on caregivers? In N. E. Goldstein & R. S. Morrison (Eds.), *Evidence-based practice of palliative medicine* (pp. 421–428). Philadelphia: Elsevier.

Waldrop, D., & Kutner, J. S. (2013c). What can be done to improve outcomes for caregivers of patients with serious illness? In N. E. Goldstein & R. S. Morrison (Eds.), *Evidence-based practice of palliative medicine* (pp. 429–435). Philadelphia: Elsevier.

Weckmann, M. T., & Morrison, R. S. (2013a). What is delirium? In N. E. Goldstein & R. S. Morrison (Eds.), *Evidence-based practice of palliative medicine* (pp. 198–204). Philadelphia: Elsevier.

Weckmann, M. T., & Morrison, R. S. (2013b). What pharmacological treatments are effective for delirium? In N. E. Goldstein & R. S. Morrison (Eds.), *Evidence-based practice of palliative medicine* (pp. 205–210). Philadelphia: Elsevier.

Worden, J. W. (2002). *Grief counseling and grief therapy: A handbook for the mental health practitioner* (3rd Ed.). New York: Springer.

World Health Organization (WHO) (n.d.). *WHO definition of palliative care.* www.who.int/cancer/palliative/definition/en.

Zhang, M., Smith, K. L., Cook-Mack, J., Wajnberg, A., DeCherrie, L. B., & Soriano, T. A. (2013). How can palliative care be integrated into home-based primary care programs? In N. E. Goldstein & R. S. Morrison (Eds.), *Evidence-based practice of palliative medicine* (pp. 458–467). Philadelphia: Elsevier.

第 **9** 篇　专业实践

第44章 肿瘤循证护理实践与标准

（一）概述

1. 标准——由肿瘤护理协会和美国护士协会在 1979 年共同制订，1987 年、1996 年、2004 年和 2013 年分别进行了修订，最新版本包含肿瘤全科护士和肿瘤高级实践护士（APN）——开业护士（NP）和临床护理专家（CNS）。

2. 适用于全国各级各类从事肿瘤照护的医疗机构。

3. 强调以下内容的重要性：

(1) 专业内部和专业之间的共同参与的协作。

(2) 伦理实践。

(3) 认识到种族和民族多样性以及需求不同。

(4) 保证癌症照顾的质量。

(5) 合理的资源利用（Brant & Wickham, 2013）。

4. 作为权威指南以确保肿瘤循证护理照护质量。

5. 肿瘤护理学会可以定义和管理肿瘤护理实践质量（Schultz, 2012）。

（二）定义

1. 标准——权威描述所有注册护士按照 ONS 所制订的标准完全执行（RN）(Brant & Wickham, 2013)。

2. 护士有计划的给患者、家庭、团队或社区特定人群的照护服务（Brant & Wickham, 2013）。

（三）标准组成

1. 标准陈述。

2. 基本原理——标准深层原因分析。

3. 衡量标准——用于评价标准相关的可测量指标。

（四）照护标准（框 44-1）

1. 包括专业的护理操作和由肿瘤护士所执行的工作内容，有以下内容：

(1) 评估。

(2) 诊断。

(3) 结果识别。

(4) 计划。

(5) 实施。

(6) 评价（Brant & Wickham, 2013）。

2. 解决由肿瘤护士护理的患者 14 个常见问题，高发病率方面包括以下内容：

(1) 健康促进。

(2) 患者和家庭教育。

(3) 应对方式。

(4) 舒适。

(5) 营养。

(6) 补充和替代医学。

(7) 保护机制。

(8) 活动。

(9) 胃肠道功能和排尿障碍。

(10) 性功能。

(11) 心肺功能。

(12) 肿瘤急症。

(13) 姑息和临终关怀。

(14) 生存者（Brant & Wickham, 2013）。

3. 目的

(1) 给肿瘤护士（全科护士和高级专业护士）提供照护标准

框 44-1 照顾标准

标准一：评估

肿瘤护士可持续系统收集关于患者身体、心理、社会、灵性和文化健康状况的数据，包括特定疾病的深层数据和癌症患者的治疗经历

标准二：诊断

肿瘤护士分析评估数据，制订护理诊断计划

标准三：结果识别

肿瘤护士个体化辨识患者、家属或两者的结果

标准四：计划

肿瘤护士针对14个高发因素制订个体化的整体的照顾计划，通过规范的处方干预措施，获得预期目标

标准五：实施

肿瘤护士实施照顾计划以获得期望的结果

标准六：评价

肿瘤护士系统和定期地评价患者对干预的反应以确定达到预期效果的进展

From Brant, J.M. & Wickham, R.S. (Eds.). (2013). Statement on the scope and standards of oncology nursing practice (pp. 21–43). Pittsburgh: Oncology Nursing Society.

1) 作为提供高质量的癌症治疗框架的指南，确保以下护理：

①系统地收集数据，其特点是认知的多样性，连续性，从多途径收集、记录，并和多学科肿瘤护理小组成员进行交流。

②协作诊断来源于已有信息数据，反映患者现存或潜在的健康问题。

③从护理和辅助诊断中确认的结果识别患者的个体化需要。

④依据目前的护理知识、生物、社会、行为、文化、自然科学得出护理计划。

⑤护理计划反映了患者的优先级和护理措施贯穿于健康促进、维护和恢复的整个治疗过程。

⑥保健计划实施应与患者的需要保持一致。

⑦患者积极参与计划、发展、实施和评价的所有方面。

⑧患者的病情发展由护士和患者共同评估。

⑨评估患者的结果，指导护理计划的重新评估和修订。

2) 通过以下促进专业发展：

① 明确护士在基础知识上的差距。

② 确定肿瘤护士实践范围。

(2) 肿瘤护理的照护标准

1) 为工作描述、绩效评估、评估工具和同行审查的发展提供基础。

2) 提供质量评估和质量改进依据。

3) 生成研究问题。

4) 激发研究来验证实践并提供循证实践的基础。

5) 提供项目评价依据。

6) 促进学科内部和多学科的合作。

7) 为组织政策程序协议提供依据。

(3) 接受患者护理标准

1) 参与健康促进、健康维护、癌症预防、癌症治疗、症状管理、幸存者和(或)姑息治疗。

2) 护理质量与现有标准一致。

(五)专业表现标准(框44-2)

发展伦理实践，面对伦理挑战，明智使用资源，在未来开展健康照护时，承担领导角色。为护士胜任肿瘤护士角色提供框架，包括以下：

(1) 伦理。

(2) 教育。

(3) 循证实践和研究。

(4) 实践质量。

(5) 沟通。

(6) 领导。

(7) 协作。

(8) 专业实践评估。

(9) 资源利用。

(10) 环境卫生 (Brant & Wickham, 2013)。

(六)肿瘤护理实践的应用和专业表现标准的示例

1. 应用护理标准三 (结果识别) 以指导实践，针对 14 个常见问题制订具体计划。

为影响高发因素 (如保护机制)，护士可以使用疾控中心指南 (全球发行的，以证据为基础的出版物) 来预防一种血管内导管相关性感染，为携带 CVC 的患者印发健康宣传资料和制订实践程序或指南 (O'Grady et al., 2011) (框 44-3)。

框 44-2

标准七：道德
肿瘤护士使用道德原则作为决策和照护患者的基础

标准八：教育
肿瘤护士获得和扩大个人知识库，反映了目前的以证据为基础的癌症治疗和肿瘤护理及增加能力的协作行为，以及批判性思维能力的状况。肿瘤护士为促进同行、辅助人员和跨专业人员的专业发展做出了自己的贡献

标准九：循证实践与研究
肿瘤护士通过多种选择和研究来促进癌症护理实践的科学基础、教育、管理、质量改进：通过严谨的研究问题、收集数据，批评现有的研究，整合相关临床实践研究来确定恰当的临床困境和难题，以期改善患者的结果

标准十：实践质量
肿瘤护士系统评价所有实践场所和整个诊疗过程中护理实践的质量、安全性和有效性

标准十一：沟通
肿瘤护士之间的互动和跨专业的医疗团队进行有效沟通。在所有实践中，使用各种策略与患者及家属来促进相互尊重，共同决策，以提高临床疗效和患者满意度

标准十二：领导
肿瘤科护士通过在护理专业方面积极认知癌症治疗的动态和不断为发展技术、治疗方式及支持疗法做必要的准备，来保持在护理实践中的领导角色

标准十三：协作
肿瘤护士与患者和家庭及跨专业团队合作，优化社区癌症治疗的资源

标准十四：专业实践评估
肿瘤护士始终以全国肿瘤护理专业标准、指南和国家护士实践行为、相关地区范围的管理要求、工作特性所期望的表现来评价自身的护理实践行为。

标准十五：资源利用
肿瘤护士为患者考虑的因素，包括提供护理方面的相关的安全、效率、有效性和护理计划的成本

标准十六：环境卫生
肿瘤护士需在安全环境下采取健康方式进行实践

2.专业性能五类标准应用(实践质量)作为实践框架来制订质量改进计划

(1)每个标准使用的测量标准是可以被接受的实践的声明。

(2)使用14个常见问题来识别潜在的指标(明确的可衡量的质量维度和适当的患者护理;可以衡量的

框44-3 循证实践资源的应用

多学科团队小组,与其他机构合作,为插入血管内导管(IVCs)的健康照护者、负责医院、门诊和家庭健康护理机构和感染监测和控制的个人制订血管内导管相关感染的预防指南(O'Grady et al., 2011)

他们进行了广泛的系统评价和相关IVCS的临床报告,但在这过程中却出现了该委员会成员之间的潜在的利益冲突的报道

工作组归类他们的建议,方法类似于在评价文献中的证据:类别IA建议强烈推荐,是根据严谨的实验、临床、流行病学研究和实施建议。类别IB也强烈推荐,是基于一些实验数据、临床和流行病学研究,有强大的理论基础(如无菌技术)但有限的证据的支持。类别IC建议是由州或联邦法规要求的规定、规则或标准。类别II建议实施"建议"和暗示支持的临床流行病学研究或理论的基本原则。因证据不足或没有共识,效力有限而未解决问题

总结:建议关注教育和培训、导管类型(只有建议适用于包括癌症患者长期CVCs)、无菌、皮肤准备和敷料。注意,这许多不是1A的推荐

教育、培训和人员配备

1.卫生保健人员应该接受预防导管相关性感染的系列培训,包括IVCS使用指征,正确的插入和维护程序,感染控制措施,预防导管相关性感染(类别IA推荐)

2.知识和指南践行应定期评估在所有插管人员和导管维护人员(类别IA推荐)

3.只有经过培训且考核通过的人员才能提供该服务(IA类推荐)

周围和中心导管

1.导管的选择应根据使用目的、留置时间、导管使用者的个人经验、能够识别感染性和非感染性的并发症(如静脉炎和药物外渗)(类别IB推荐)

2.当使用发泡剂时,应该避免钢针(类别IA推荐)

中心静脉导管(CVC)

1.中央静脉导管的风险和好处(CVC)应该被评估,以防止感染性并发症和机械性并发症(如气胸、血栓形成、空气栓塞和导管异位)(类别IA推荐)

2.为减少造成CVC通路感染的风险,插入的首选位置没有相关建议(没有解决的问题)隧道式CVC的最佳置入位置无相关推荐

3.CVC患者管理重点因素是,应该为患者选用最小管径的CVC(类别IB推荐)

手卫生和无菌技术

1.手部卫生,不管使用肥皂和水洗手或含酒精的手部消毒液(ABHRs),都应该在插入、换药、接触、修复或修整血管内导管这些操作的操作前、后洗手。穿刺部位在消毒后只能采用无菌技术操作(类别IB推荐)

2.血管内导管插入和护理需遵循无菌技术(类别IB推荐)

3.当更换血管内导管敷料时,应清洁或戴无菌手套(类别IC推荐)

备皮

1.在外周静脉导管插入之前,应该用消毒液(70%的酒精、碘酒或酒精氯己定溶液)进行消毒皮肤(类别IB推荐)

2.消毒皮肤需准备>0.5%的氯己定溶液和酒精。如果氯己定是禁忌,可以使用碘酒、含碘消毒剂或70%的酒精(类别IA推荐)

3.皮肤准备时,杀菌剂的选择没有类似于洗必泰和酒精聚维酮碘之间有使用效果的比较(未解决的问题)

4.需在杀菌剂干之前(根据制造商的推荐)确定导管位置(类别IB推荐)。消毒剂待干后进行置管

导管穿刺点敷料的使用方案

1.导管位置应该用无菌纱布或无菌透明敷料覆盖(类别IA推荐)

2.如果患者出汗或导管位置出血或渗出,应该使用纱布敷料(类别II推荐)

3.敷料潮湿、松动或明显的导管穿刺点部位污染时,敷料应该更换(类别IB推荐)

4.局部抗生素软膏或乳霜不应该涂抹在导管插入点,因为这可促进真菌感染和抗生素耐药性(类别IB推荐)

5.导管或导管穿刺点不能浸没在水中,但可以在有效地保护措施下,可以减少微生物引入导管内的可能性时,进行淋浴(如导管和连接设备在不透水敷料的覆盖下淋浴)(类别IB推荐)

6.导管上透明敷料或植入CVC位置改变,每周不应大于一次(除非敷料弄脏或松动),直到穿刺部位恢复(类别II推荐)

7.没有建议表明,愈合良好的长期CVC导管穿刺点需要使用敷料(未解决的问题)

8.导管护理必须与导管材料相匹配(类别IB推荐)

框 44-3　循证实践资源的应用（续）

9.根据患者的临床情况，在更换敷料或通过完整的敷料进行触诊时，导管穿刺点应严密监测。如果患者的穿刺点过敏、无明显原因发热，或其他表现提示局部或血流感染，敷料应被移除，并彻底检查(类别IB推荐)

10.应指导患者报告导管穿刺点的变化与新的不适(类别Ⅱ推荐)

对于长期留置导管或者曾经有过复杂的血流相关性感染的患者，即使使用最大化无菌技术，也需要预防性使用抗生素溶液冲封管(类别Ⅱ推荐)

血管内导管无针系统

1.无针部件更换频率至少应与输液装置同步，少于72小时更换是不被推荐的(类别Ⅱ推荐)

2.无针连接器更换频率不应少于每72小时，或按照制造商的意见更换来减少感染率(类别Ⅱ推荐)

3.必须确保所有系统组件是无缝连接的，以减少渗漏和破裂(类别Ⅱ推荐)

4.为了最大限度地减少污染的风险，接口应使用合适的擦拭消毒(见上)及无菌技术(类别IA推荐)

护理过程、临床事件、并发症或结果）可用于监测肿瘤护理。

(3) 确定一个行动阈值（即一个预先设定的应该达到的执行水平的总和）。

(4) 管理质量数据的收集和肿瘤护理质量的有效性。

(5) 进行数据分析以提高护理水平。

(6) 制订改善患者满意度结果的建议。

(7) 实施建议并评估成效。

3.应用护理标准和专业性能标准的教育

(1) 运用护理标准和专业性能标准构建关于肿瘤全科护理教育、员工发展和继续教育项目的课程大纲。

(2) 使用测量标准作为护士和患者的学习目的，为护士和患者的教育制订使用专业性能标准。

4.应用护理标准和专业表现标准的护理管理和领导力

(1) 使用护理标准和专业表现标准作为框架来研制绩效考核工具。

(2) 使用专业表现性能标准评价和资源利用标准（标准十五：资源利用）来评判需要提供肿瘤护理的资源。

5. 应用专业性能标准（标准九：循证实践与研究），促进应用循证实践及肿瘤护理研究项目的开展。

(1) 循证实践 (EBP) 是循证医学的基础，在 1980 年，首先在加拿大的汉密尔顿的麦克马斯特大学作为临床学习的方法。

(2) 肿瘤护理EBP的主要目标是指导护理干预措施，提高癌症治疗质量和结果 (Mallory, 2010)。

(3)EBP 包括以下定义和组成成分

1) 整合最好的研究证据、临床经验和患者需求 (Por-ter-O'Grady, 2010)。

2) 临床实践中解决问题的方法，回答相关的问题与护士的个人临床经验以及患者的偏好和价值观，包含相关证据收集的系统搜索和批判性评估 (Melnyk, Fine-out-Overholt, 2005)。

3) 一个系统性的实践方法，强调使用最佳证据结合临床经验和患者的偏好和价值观进行护理和治疗(Leufer & Cleary-Holdforth, 2009)。

4) 本质成分——系统回顾和综合研究导致改变的一个系统过程，包括系统和严格的评估、实施和评估结果 (Boucher, Underhill, Roper & Berry, 2013)。

(4) 在 EBP 的标准中肿瘤护士专业已被授权，对于肿瘤全科护士，这些要求是六个标准中的组成成分。

6. 应用专业表现标准（标准九:循证实践与研究）——肿瘤护士通过多种选择和研究来促进癌症护理实践的科学基础、教育、管理、质量改进;通过严谨的研究问题、收集数据，批评现有的研究，整合相关临床实践研究来确定恰当的临床困境和难题，改善患者的结果 (Brant & Wickham, 2013)。

7.肿瘤护理协会中的关于肿瘤护理教育标准的应用:全科肿瘤教育水平。

(1) 标准十五:资源利用——肿瘤护理教育标准提到:"教材是经同行评审的，基于证据的，现有的，可供教学。"

(2) 标准五:实施——肿瘤护理教育标准规定，普通护理专业毕业生应承担护理责任，其中包括:

1) 使用研究证据收集和分析患者相关数据。

2) 建立和评估一个循证护理计划。

3) 通过识别研究问题，转化研究成果，评价干预措施来参与肿瘤护理研究。

（七）EBP 的需求是基于改变医疗实践、经济因素、服务质量的结果和信息，包括以下内容

1. 医学研究所规定:到 2020 年美国 90% 的卫生保健决策将以证据为基础。

2.EBP 促进全面、以结果为导向的卫生保健。

3. 如果没有 EBP，健康状况可能遭受严重危机，并且医疗成本会迅速上升。

4. 支付性能项目，鼓励临床医生遵循循证指南，无需支付增加的可预防事件。

（八）使用证据指导临床实践——多步骤过程，包括以下内容

1. 精确描述患者或临床问题。

2. 识别所需的信息来解决这个问题。

3. 有效的搜索相关文献

（1）对 EBP 数据源，包括但不限于以下内容：

1）基于研究证据：

① 前瞻性随机对照试验。

② 观察研究。

③ 描述性研究。

④ 相关性研究

2）理论依据：

① 基于经验知识的主张。

② 基于非经验知识的主张。

3）非研究的证据：

① 回顾或并发图审查。

② 质量改进和风险数据。

③ 成本效益分析。

④ 对数据进行标杆分析。

⑤ 国际、国家和地方的护理标准。

⑥ 病例报告或临床专业知识。

⑦ 临床病理生理学原理。

⑧ 感染控制数据。

⑨ 监管和法律数据。

4. 评估研究的有效性

案例报告的研究范围可以包括 meta 分析和综合评价，也可以包括定性和定量研究（Fawcett & Garity, 2009）。

5. 识别临床相关性或"信息"。

6. 建立指导患者护理的临床方案。

7. 协议实施方案。

8. 过程和结果的评估或审查。

（九）护士需要培养探究精神，做出承诺并提出合适的问题，以奠定 EBP 基础，发展 EBP 包括以下步骤

1. 步骤一：用 PICOT 询问感兴趣的临床问题。

P- 感兴趣的患者人群。

I- 干预或感兴趣的领域。

C- 比较干预或分组。

O- 结果。

T- 时间。

2. 步骤二：寻找最佳证据。

（1）在电子数据库识别关键词和短语，进行文献检索。

（2）使用过滤（如 Cochrane 综述）和非过滤性（如 PubMed 综述）资源。

3. 步骤三：精准评价出版物或证据来确定哪些是最可靠的有效的相关的，并适用于这个问题。

4. 步骤四：将证据与临床专业知识和患者的偏好和价值观结合起来。

5. 步骤五：根据对变化的正面或负面影响的持续监测，评估实践变化或决策的效果。

6. 步骤六：与同事分享从变化中获得的信息（Melnyk Fineout-Overholt, Stillwell & Williamson, 2010）。

（十）全科肿瘤护士能促进 EBP

1. 通过观察患者人群与质量改进活动来鉴定实践问题，实践问题包括以下内容：

（1）构建和测试一个能改善患者口服化疗依从性模型，其中包括症状管理模型。

（2）制订实施、评估院内标准化的抗生素治疗模式，减少成人发热性中性粒细胞，减少患者初始剂量的给药时间。

2. 参与评估现有的研究或临床证据

（1）使用确认的测量标准大纲来概述护士在肿瘤护理研究的角色和职责。

（2）协助研究高发率相关问题或肿瘤护理重点（Berger, Cochrane, & Mitchell, 2009）。

1）思考促进患者最佳结果的护理干预。

2）确定 14 个高发问题以外需求。

（3）使用标准来确定可能的肿瘤护理相关研究问题：

1）在促进讨论缓和医疗，推进指令时，定义肿瘤护士角色和行为，或患者临终时，与患者的生活护理决策。

2）决定如何制订一个护理方案，主题不止是癌症，更是长期的潜在影响的癌症治疗和应对癌症和癌症治疗的心理，而且要对癌症治疗和因癌症治疗所致心理反应的潜在长期影响。

3. 与其他卫生保健提供者或护士人员针对特定的临床问题实施潜在的解决方案。

4. 在一个合格的研究员的指导下，参与可能导致实践的变化和增加 EBP 的研究活动。

（1）概念化和设计研究

1）建立临床上重要的问题和当前文献存在的差异。

2）评估提出研究的方法和步骤的可行性。

（2）实施护理研究

1）确定和招募患者。

2）实施研究方案。

3）收集研究数据。

4）教育患者配合医护人员和其他医疗团队成员的研究。

5. 肿瘤护士在医疗临床试验中的作用为以下：

（1）癌症预防和筛查癌症、诊断、治疗，支持性护理或生存。

（2）医学临床试验药物需连续四个阶段调查，其中三个要有美国食品和药物管理局的批准：

1) 第一阶段试验——评估药物毒性和确定一种新的化合物的最大耐受剂量。

2) 第二阶段试验——给予特定肿瘤类型的患者新化合物（部分患者 I 期研究可能有反应），并继续监测毒性。

3) 第三阶段试验——为确定以下内容，以一个治疗目的随机分配到两个或两个以上组：

① 与另一个组比较治疗效果。

② 是否新的治疗比标准疗法有更少的毒性（发病率）。

③ 关键的第三阶段试验可能导致 FDA 批准新药。

4) 第四阶段试验——PDA 批准后，评估药物的新适应证或设备，并收集在更大数量的患者使用相关的附加数据。

（十一）评判研究报告 EBP 适用性

1. 批评研究报告步骤如下

(1) 评价结果的可信度。

(2) 决定该研究是否适用于实践环境和患者群体。

(3) 如果合适，确定研究是否可以复制这种做法。

(4) 判断结果与同一主题的其他研究结果是一致的。

(5) 是否可以从研究中获得新知识。

(6) 确定研究结果是否足够成熟或实际执行情况的完整性 (Greenhalgh, 2010)。

2. 评估研究报告的步骤

(1) 整个报告的评估与评价，而不是单独的组成部分。

(2) 仔细审查报告的编排方式（如包含所有必要的组件和逻辑命令）和信息如何设置和表达。

(3) 确认信息是否有临床实践的价值。

(4) 客观识别研究的优缺点 (Fawcett & Garity, 2009)。

3. 根据研究方法的不同，用不同的方法评论指南和具体问题，包括以下内容：

(1) 研究问题或目的

1) 研究目的明确，包括变量和研究人群。

2) 对护理问题有意义吗？

3) 有正式陈述假设或研究问题，以及与研究问题直接相关的问题。

(2) 理论框架（最常见的护理研究；医学研究通常不包括它）

1) 是否确定了一个理论框架吗？

2) 框架是否支持假设、研究声明或问题吗？

(3) 设计或方法

1) 研究设计是否很好地适合研究问题？

① 定性研究是描述或探索现象以获得理解：

A. 特征——关注过程，主观的，而不是普遍的。

B. 类型——描述、结果、现象学、内容分析。

② 定量研究来描述定量之间的关系，分析因果关系，并确定事实：

A. 特征——专注结果、目标、可能普遍。

B. 类型——类型研究、相关性研究、试验性研究。

2) 方法是否足以回答研究问题或现象。

(4) 取样

1) 参与者的入选标准是否明确？

2) 参与者是否适用于研究目的和方法？

3) 样本是否具有代表性？

(5) 数据收集

1) 数据收集标准和程序明确吗？

2) 数据收集工具是否符合研究问题和方法？

3) 工具是否有效可靠，信息清楚吗？

4) 关于受试者的利益（如知情同意、受试者的健康信息）解决清楚了吗？

5) 定性研究的数据描述是否饱和？

(6) 数据的分析不同取决于使用定性或定量方法

1) 定性

① 数据分析方法是否适合研究目的？

② 研究结果呈现的方式，能让读者验证研究结论吗？

③ 结论、意义和建议能否反映研究的结果？

④ 定量的方法会更合适吗？

2) 定量

① 报告是否包含适当的数据？

② 充分表达了统计检验的显著结果和信息吗？

③ 是否可通过定性数据加强研究？

(7) 结果、意义和建议

1) 重要结果是否呈现，解释是否与结果一致？

2) 是否说明研究的局限？

3) 明确意义是否适当，特别是与指定的研究有无局限性？

4) 是否讨论了护理实践的意义？

5) 是否讨论了未来研究的具体建议？

（十二）在研究结果投入护理实践之前需问以下问题

1. 研究结果在临床上都可用吗？

2. 在实践中，由研究者讨论的实践方法可取吗？有无可行性？

3. 是否有机构的支持和充分的资源来实施研究结果吗？

4. 实施研究的结果可以测量吗？

（十三）机构或个体护士实现 EBP 的障碍

1. 轮班没有时间。

2. 实施研究缺乏知识或技能。

3. 缺乏支持。

4. 信息有限。

（十四）护士有很多资源可用来获得知识和帮助实现 EBP，包括以下

1. 护理重点研究信息可由国家统计局和国家护理研究所 (NINR) 提供确定的潜在来源的证据（表 44-1）(Berger et al., 2009; NINR, 2011)。

2. 协作网——http://www.cochrane.org。

3. 护理研究和质量机构 (AHRQ)——http://www.ahcpr.gov/。

4. 国家信息中心的准则——http://www.guideline.gov/。

5. 在线综合护理知识杂志——www.stti.iupui.edu。

6. 循证护理信息——www.mlanet.org。

7.ONS 循证护理实践（提供 20 个循证护理的干预措施的资源，如患者护理和教育、员工发展）——http://www.ons.org/Research/PEP。

表 44-1　护理研究重点

2004 年国家护理研究重点	2009-2013 年肿瘤护理研究议程
• 推进健康科学，促进健康和生活质量，同时控制成本	• 健康促进——开发或测试干预措施能采取或维持健康行为，或增加第一次或间隔癌症筛查(特别是在缺医少药，缺乏人口的研究)
• 促进健康和预防疾病	• 癌症症状在跨文化的种族的儿童及成人中的治疗效果
• 通过更好的管理控制急性和慢性疾病的症状，提高生命质量	• 晚期癌症治疗影响、长期生存问题或测试干预最小化不良结果和风险疾病并存发展
• 推进姑息和临终关怀	• 临终问题——了解临终患者症状的机制和管理知识
• 技术创新，患者、家庭、社区和照顾者需求信息的作用	• 心理和家庭问题——设计或测试干预措施以减少负面影响，收到积极效果
	• 敏感患者结果——评价护理对促进和维持治疗依从性的影响结果
	• 科学诠释——发展实现科学方法和技术以提高临床筛选、评估，提供有效地干预措施能力，优化肿瘤护理质量和成果

Data from　Berger, A.M., Cochrane, B., & Mitchell, S.A. (2009). The 2009-2013 research agenda for oncology nursing. Oncology Nursing Forum, 36, E274–E282; National Institute of Nursing Research. (NINR) (2011). Strategic plan. http://www.ninr.nih.gov/researchandfunding/grant-development-and-management-resources.

（谭慧　译　刘翔宇　校）

参考文献

Berger, A. M., Cochrane, B., & Mitchell, S. A. (2009). The 2009-2013 research agenda for oncology nursing. *Oncology Nursing Forum, 36*, E274–E282.

Best, J. T., Frith, K., Anderson, F., Rapp, C. G., Rioux, L., & Ciccarello, C. (2011). Implementation of an evidence-based order set to impact initial antibiotic time intervals in adult febrile neutropenia. *Oncology Nursing Forum, 38*, 661–668.

Boucher, J., Underhill, M., Roper, K., & Berry, D. (2013). Science and practice aligned within nursing. Structure and process for evidence-based practice. *Journal of Nursing Administration, 43*, 229–234.

Brant, J. M., & Wickham, R. S. (Eds.). (2013). *Statement on the scope and standards of oncology nursing practice* (2nd ed.). Pittsburgh: Oncology Nursing Society.

Burns, N., & Grove, S. K. (2011). *Understanding nursing research* (5th ed.). Philadelphia: Elsevier.

Fawcett, J., & Garity, J. (2009). *Evaluating research for evidence-based nursing practice*. Philadelphia: F.A. Davis.

Green, S., Benedetti, J., Smith, A., & Crowley, J. E. (2012). *Clinical trials in oncology* (3rd ed.). Boca Raton, FL: Chapman & Hall/C.R.C.

Greenhalgh, T. (2010). *How to read a paper. The basics of evidence-based medicine* (4th ed.). Hoboken, NJ: Wiley-Blackwell.

Jacobs, L. A. (Ed.). (2002). *Standards of oncology nursing education: Generalist and advanced practice levels* (3rd ed.). Pittsburgh: Oncology Nursing Society.

Leufer, T., & Cleary-Holdforth, J. (2009). Evidence-based practice: Improving patient outcomes. *Nursing Standard, 23*(32), 35–39.

Mallory, G. A. (2010). Professional nursing societies and evidence-based practice: Strategies to cross the quality chasm. *Nursing Outlook, 58*, 279–286.

Melnyk, B., & Fineout-Overholt, E. (2005). *Evidence-based practice in nursing and healthcare: A guide to best practice*. Philadelphia: Lippincott: Williams and Wilkins.

Melnyk, B. M., Fineout-Overholt, E., Stillwell, S. B., & Williamson, K. M. (2009). Igniting a spirit of inquiry: An essential foundation for evidence-based practice. *American Journal of Nursing, 109*(11), 49–52.

Melnyk, B. M., Fineout-Overholt, E., Stillwell, S. B., & Williamson, K. M. (2010). The seven steps of evidence-based practice. *American Journal of Nursing, 110*(1), 51–53.

Morgan, L. A. (2012). A mentoring model for evidence-based practice in a community hospital. *Journal of Nurses Staff Development, 28*(5), 233–237.

National Institute of Nursing Research (NINR) (2011).

Strategic plan. http://www.ninr.nih.gov/researchandfunding/grant-development-and-management-resources.

O'Grady, N. P., Alexander, M., Burns, L. A., Dellinger, P., Garland, J., & Saint, S. (2011). *Guidelines for the prevention of intravascular catheter-related infections, 2011.* http://stacks.cdc.gov/view/cdc/5916/.

Olsen, L., Aisner, D., & McGinnis, J. M. (2007). *IOM roundtable on evidence-based medicine. The learning healthcare system.* Retrieved June 21, 2013 from, http://www.nap.edu/catalog/11903.html.

Oman, K. S. (2003). Reading, understanding, and critiquing research reports. In K. S. Oman, M. E. Krugman, & R. M. Fink (Eds.), *Nursing research secrets* (pp. 37–45). Philadelphia: Hanley & Belfus.

Porter-O'Grady, T. (2010). Introduction to evidence-based practice in nursing and health care. In K. Malloch, & T. Porter-O'Grady (Eds.). *Quantum leadership: A resource for health care innovation.* (3rd ed., pp. 1–30). Sudbury, MA: Jones and Bartlett.

Schultz, M. (2012). Image of nursing: Influences of the present. In J. Zerwekh, & J. C. Claborn (Eds.), *Nursing today: Transitions and trends* (7th ed., pp. 173–189). St. Louis: Elsevier Saunders.

Spoelstra, S. L., Given, B. A., Given, C. W., Grant, M., Sikorskii, A., & Decker, V. (2013). An intervention to improve adherence and management of symptoms for patients prescribed oral chemotherapy agents. *Cancer Nursing, 36,* 18–28.

第 **45** 章 教育程序

概述

（一）教育理论应该是针对患者、工作人员、护士或社区提供任何正式（和许多非正式）的教育干预基础。理论学习可以在下面列出的临床实践中用于制订教学策略。关于其他理论学习，见 Olson & Hergenhahn (2009)、Santrock (2008)、Slavin (2009)、and Syx (2008)

1. 行为学习理论（操作条件反射、经典条件反射）认为学习是以可观察的行为为基础，通过强化增加行为的强度。行为干预的方法有放松技巧、生物反馈和视觉图像。行为干预通常用来帮助儿童癌症患者应对痛苦的过程；成人癌症患者可以借此来减轻压力、痛苦、焦虑和提高应对能力。

2. 认知学习理论描述了学习方法 (Braungart & Braungart, 2008; Miller & Stoeckel, 2011; Omrod, 2008; Watson & McKinstry, 2009)。它需要关注、思考和推理来获取和应用信息。例如，认知学习可以帮助患者记住那些需要打电话向医生或其他健康保健提供者咨询的症状。患者具备区分系统性和局部治疗的能力证明了认知学习。

3. 社会学习理论即学习发生基于观察和模仿别人。社会学习理论有三个核心概念，包括以下方面：

(1) 个人可以通过观察进行学习。

(2) 这个过程涉及内部心理状态和处理办法。

(3) 学到的知识并不总能导致行为改变。

4. 激励学习理论描述了如何用激励以及为什么激励引导人类行为的过程。动机可以来源于内部线索或驱动器（如:我想和我的孩子们在这里，所以我必须停止抽烟）或环境（外部）暗示（如:因为我工作环境有不抽烟的规定，而我也讨厌偷偷溜出去抽烟，所以我不抽烟）、积极激励行为 (Pinto & Floyd, 2008)。

5. 人本主义学习理论认为，每个人都是独一无二的，也渴望学习并以积极方式成长。这是以学习者为导向的方法，基于自发性，情绪、情感、个人做出选择的权利和人类创造力也同样重要 (Rogers, 1994)。患者表达对死亡的恐惧和需要更好的应对机制，就是人本主义学习理论的案例。

6. 成人学习理论（成人教育学）将成年学习者描述为一个自主、独立和以问题为中心的个体 (Knowles, 1970)。学习基于过去的经验。成人学习理论的例子是独立地在互联网搜索相关的新的癌症诊断信息。

（二）患者教育

1. 需求评估 (Kitchie, 2008; Miller & Stoeckel, 2011; Muma, 2012)

(1) 回答以下问题

1) 患者知道什么？需要患者了解的诊断、检查、治疗、自我照顾需求和随访。

2) 患者想知道什么？这可能与护士认为内容不同。

3) 是否有文化或宗教信仰或行为影响教育或学习过程 (Bastable, 2008; Knoerl,Esper, & Hasenau, 2011; Kulwicki, 2009)？在患者的宗教信仰里，替代疗法是传统方法里重要组成部分，但这些替代疗法可能会干扰化疗药物。

4) 患者用什么语言？如果护士同患者不能讲同一种语言，有什么可以替代教学计划 (Miller & Stoeckel, 2011)？现场翻译是否可用？

5) 是否存在可能会阻碍患者学习的身体障碍（如听觉、视觉障碍，移动不方便、动作不灵活等）或认知障碍(如中风、嗜睡等)？

6) 患者偏向哪种学习风格（如视觉、听觉、动觉)(Inott & Kennedy, 2011) ？

7) 患者的教育背景是什么？

(2) 方法 (Kitchie, 2008)

1) 个人评估，具体问题如下:什么是最重要的事情？你现在想学习吗？化疗期间你能继续正常活动吗？

2) 家人或照顾者评估。你能帮助患者吗？协助过程中，你想了解什么信息？

3) 社区评估前确定目标患者教育项目或材料(Keller, Strohschein & Briske, 2008; Miller & Stoeckel, 2011)。

① 调查和检查表。

② 相关分析。

③ 面试关键知情人。

④ 焦点小组。

(3) 基于评估需求做出护理诊断引导实现教学计划

的目标 (Herdman,2012)。

2. 目的和目标 (也称为结果标准或结果目标)(Heinrich, Molenda, Russell & Smaldino, 2001; Miller & Stoeckel, 2011)

(1) 目的

1)SMART:

S- 特别的。

M- 可测量的。

A- 可达到的。

R- 现实的。

T- 及时的。

2) 提供为达到预期目标所提出的全面意见,如出院后自我保健能力目标。

(2) 目 标 (Bastable & Doody, 2014; Heinrich et al., 2001; Miller & Stoeckel, 2011)

1) 谁会在什么时候做什么事并做到什么程度 (有效目标遵循 ABCD):

A. 学习者 (谁是学习者)。

B. 行为 (学习者做什么)。

C. 环境 (在什么条件下)。

D. 程度 (多少;学习者执行的程度)。

2) 具体评估标准,如阅读有关含铁量高的食物的资料后,能说出含铁量高的四种食品。

3. 教学计划——确定以下内容:

(1) 将由谁主讲 (如医院护士、患者现身说教、患者志愿者) ?

(2) 基于患者偏好,健康素养和可用的替代方法进行教学 (如一对一或小组讨论、示范和反馈示范操作,自我指导活动、视频、电脑网络信息、宣传单或结合以上) ?

(3) 通过教学实践文献准备教学检查 (专业期刊文章或最近的教科书),护理标准和医院程序手册,以及专家咨询 (如高级执业护士、医生)。

(4) 在实际教学前组织和练习教学课程。

(5) 规划教学与教育时机,学习者最有可能接收信息的时期 (如为配合提高公众意识活动,在有人被确诊为肺癌家庭成员中戒烟,感染前自我保健技能,癌症筛查)。

4. 评价

(1) 确定评价学习效果的方法 (如学习者用自己的话复述学习内容,演示,测试,还有行为改变)。

(2) 以文件或护理笔记的形式,在护理计划上记录学习成果 (如患者可以说明药物的副作用,患者可以证明正确的导管护理技术)。

(3) 教与学的重新评估及再强化。

(三) 家庭教育——家庭成员或其他重要人员学习可能相同或不同,如果家庭成员或其他人员是家中患者照顾者,解决这些学习需求特别重要

1. 需求评估,可以与患者一起评估,也可以单独评估。

2. 识别患者和照顾者相同的和不同的学习需求。

3. 获得患者居家教学服务的许可 [健康保险流通和责任法案(HIPAA)]。

4. 当学习者方便时,安排教学课程。

5. 评估学习成效,必要时加强教育。

6. 根据需要和患者的关系确定是否需要评估 (如看护者)。

(四) 员工教育 (Avillion, 2009)

1. 评估员工学习需求分类。

(1) 新进护士的需求。

(2) 所有工作护士的需求,包括个人需求。

(3) 有针对性学习目标的需求,如关键事件、新制订或修订的政策或程序和新治疗的需求。

2. 评估员工学习需求的方法

(1) 常规 (如新员工护士必须了解医院政策;当护理政策或程序变化时,需告知单位护士)。

(2) 自我评价 (如护士根据将提供护理服务的患者类别和护理服务内容以及自己的兴趣评估学习需求)。

(3) 诊断方法 (如在专业领域测试护士的能力;在实践中考察护士)。

(4) 质量分析 (如从质量改进和事件报告中获取信息;分析感染控制数据)。

3. 教学计划

(1) 采取成人学习原则 (Knowles, 1970)

1) 成人必须明白为什么他们要学这些。

2) 成人需要自学。

3) 教学计划应考虑学习基础和经验。

4) 教育者应该创造学习环境和文化。

(2) 确定教学目标 (如护士掌握静脉穿刺技术,护士识别患者入院评估的组成部分)。

(3) 确定教学方法 (如课堂、一对一、打印材料或电脑自学或老师指导、游戏和模拟、大查房和研讨会、案例研究、网络研讨会)。

(4) 建立评估标准 (如测试、观察、对话、学习满意度、质量改进、患者满意度)。

(五) 社区教育

1. 社区护理健康

(1) 社区可以根据地理位置 (如纽约、密苏里州)、种族或宗教团体 (如非裔美国人),还有兴趣或特征(性取向、职业)等划分。

(2) 护士的角色在社区卫生由许多组织定义,包括美国护士协会 (http://www.ana.org)、美国公共卫生协会 (http://www.apha.org) 以及州和地方卫生部门。许多定义使用"人群"一词作为护理的干预目标?

2. 健康人群 (2020 年) 由美国卫生和人类服务部

(DHHS, 2010) 建立, 重点改善健康和减少健康差距。

　　3. 健康教育和促进模式

　　(1) 个人健康行为模式 (Millar & Warner, 2014)

　　1) 健康信念模型, 人们改变行为的基础是知觉疾病受感性知觉疾病威胁, 知觉益处、各觉障碍 (Miller & Stoeckel, 2011)。

　　2) 理性行为理论, 即变量如人口学资料、态度和个性特征影响健康信念和动机 (Miller & Stoeckel, 2011)。

　　3) 社会认知理论 (Bandura, 1977)。

　　(2) 社区健康行为改变模式

　　1) PRECEDE-PROCEED 模式:

　　PRECEDE: 在教育诊断和评估中倾向、强化和促成因素, 概述了诊断计划过程以协助针对性和集中公共卫生项目的发展; PROCEED: 在教育和环境发展中政策、监管和组织结构用于指导用 PRECEDE 设计的项目的实施和评价 (Green & Kreuter, 2005; Tramm, McCarthy, & Yates, 2012; Weir, McLeskey, Brunker, Brooks, & Supiano, 2011)。

　　2) 创新的扩散——确定变化 (意识、兴趣、试验、决定、采用) 阶段, 并将人们置于一个统一体中 (创新者、早期采用者、早期的多数、多数晚期、落伍者)(Dearing, 2009)。技术创新的阶段通常如下:

　　① 知识 (揭示它存在并了解其功能)。

　　② 信念 (形成良好态度)。

　　③ 决定 (采用它的协议保证)。

　　④ 实现 (投入使用)。

　　⑤ 证明 (强化积极成果)。

　　4. 社区评估

　　(1) 识别相关信息

　　1) 数据描述 (如人口、历史、种族、信仰和价值观、物理环境、健康和社会服务)。

　　2) 疾病流行学数据。

　　3) 健康学习需求 (如人类免疫缺陷病毒 (HIV) 和获得性免疫缺陷综合征 (AIDS) 的预防, 青少年抽烟的预防)。

　　(2) 数据分析

　　1) 识别常见健康问题 (如心脏病、结核的高发病率)。

　　2) 社区健康诊断的发展(如由于缺乏公共交通而导致的老年人社会隔离问题)。

　　5. 干预

　　(1) 三级预防。

　　(2) 与社区合作 (如关键人员、负责人、卫生保健社区、学校) 优先考虑和确定干预措施以满足健康需求。

　　(3) 利用社区资源、倡导者和机构实现计划。

　　6. 评价

　　(1) 对健康需求的影响。

　　(2) 随着健康需求的演变, 干预措施需要完善。是否符合成本效益? 持续或不持续干预措施的长期影响是什么?

（林琴　译　刘翔宇　校）

参考文献

Avillion, A. E. (2009). *Learning styles in nursing education: Integrating teaching strategies into staff development.* Marblehead, MA: HCPro.

Bandura, A. (1977). Self-efficacy: Toward a unifying theory of behavioral change. *Psychological Review, 84*(2), 191–215.

Bastable, S. B. (2008). Gender, socioeconomic, and cultural attributes of the learner. In S. Bastable (Ed.), *Nurse as educator: Principles of teaching and learning for nursing practice* (pp. 285–338). Sudbury, MA: Jones and Bartlett.

Bastable, S. B., & Doody, J. A. (2008). Behavioral objectives. In S. Bastable (Ed.), *Nurse as educator: Principles of teaching and learning for nursing practice* (pp. 384–427). Sudbury, MA: Jones and Bartlett.

Braungart, M. M., & Braungart, R. G. (2008). Applying learning theories to healthcare practice. In S. Bastable (Ed.), *Nurse as educator: Principles of teaching and learning for nursing practice* (pp. 51–89). Sudbury, MA: Jones and Bartlett.

Dearing, J. W. (2009). Applying diffusion of innovation theory to intervention development. *Research on Social Work Practice, 19*(5), 503–518. http://dx.doi.org/10.1177/1049731509335569.

Green, L. W., & Kreuter, M. W. (2005). *Health promotion planning: An educational and ecological approach* (4th ed.). New York: McGraw-Hill.

Heinrich, R., Molenda, M., Russell, J., & Smaldino, S. (2001). *Instructional methods and technologies for learning* (7th ed.). Englewood Cliffs, NJ: Prentice Hall.

Herdman, T. H. (Ed.). (2012). *International nursing diagnoses: Definitions and classification, 2012-2014.* Oxford, England: Wiley-Blackwell.

Inott, T., & Kennedy, B. B. (2011). Assessing learning styles: Practical tips for patient education. *Nursing Clinics of North America, 3*(46), 313–320.

Keller, L. O., Strohschein, S., & Briske, L. (2008). Population-based public health nursing practice: The intervention wheel. In M. Stanhope, & J. Lancaster (Eds.), *Public health nursing: Population-centered health care in the community.* (7th ed., pp. 187–214). St. Louis: Mosby Elsevier.

Kitchie, S. (2008). Determinants of learning. In S. Bastable (Ed.), *Nurse as educator: Principles of teaching and learning for nursing practice* (pp. 93–146). Sudbury, MA: Jones and Bartlett.

Knoerl, A. M., Esper, K. W., & Hasenau, S. M. (2011). Cultural sensitivity in patient health education. *Nursing Clinics of North America, 3*(46), 335–340.

Knowles, M. S. (1970). *The modern practice of adult education: From pedagogy to andragogy* (2nd ed.). New York: Adult Education Company.

Kulwicki, A. (2009). Culture and ethnicity. In P. A. Potter, & A. Perry (Eds.), *Fundamentals of nursing.* (7th ed., pp. 106–120). St. Louis: Mosby Elsevier.

Millar, D. J., & Warner, K. D. (2014). Health promotion: Achieving change through education. In J. A. Mender, C. Rector, & K. D. Warner (Eds.), *Community and public health nursing: Promoting the public's health* (8th ed., pp. 349–383). Philadelphia: Lippincott Williams and Wilkins.

Miller, M. A., & Stoeckel, P. A. (2011). *Patient education: Theory and practice.* Sudbury, MA: Jones and Bartlett.

Muma, R. D. (2012). An approach to patient education. In R. D. Muma, & B. A. Lyons (Eds.), *Patient education: A practical approach* (pp. 3–9). Sudbury, MA: Jones and Bartlett.

Olson, M. H., & Hergenhahn, B. R. (2009). *An introduction to theories of learning* (8th ed.). Englewood Cliffs, NJ: Pearson Education.

Omrod, J. E. (2008). *Human learning* (5th ed.). Englewood Cliffs, NJ: Pearson Education.

Pinto, B. M., & Floyd, A. (2008). Theories underlying health promotion interventions among cancer survivors. *Seminars in Oncology Nursing, 24*(3), 153–163. http://dx.doi.org/10.1016/j.soncn.2008.05.003.

Rogers, C. (1994). *Freedom to learn.* New York: Merrill.

Santrock, J. W. (2008). *A topical approach to life-span development* (4th ed.). Boston: McGraw-Hill.

第46章 法律问题

一、概述

（一）护理需要专业知识、技能和独立决策。在提供卫生保健时，如果专业人员准备不充分或没有足够的能力，将对公众构成危害的风险。专业人员都由法律法规所管辖，旨在减少风险 (Russell, 2012)

（二）护理实践监管

1. 国家护理委员会——通过国家护士执业法监督护理实践，保护公众的健康、舒适和安全。

(1) 国家护理委员会通常雇佣（如执行官、律师、行政人员）、任命或选举代表各种护理团体（如注册护士执业、执业护士、高级执业注册护士）。

(2) 会员资格和任命或选举成员期限的长度取决于国家和各州的不同。

(3) 护士可通过参与国家护理委员会影响护理实践和政策（如任命或选举成员、参加公众会议、交流关于癌症护理与肿瘤照护的重要问题）。

2. 护士实践法案——定义护理角色、头衔和实践范围；定义教育计划标准、执照许可和纪律处分。

3. 全国委员会的护理分会 (NCSBN) 研制全国委员会许可注册护士 (NCLEX-RN) 考试，鼓励国家护理委员会之间一致性（如为护士实践行为提供语言模版）。

4. 法律术语

(1) 法律来源——法律管理实践来源多种多样，包括法规。

1) 法规——"以书面形式通过州议会、国会立法机构，总统或州长签署立法"(NOLO, 2013)。

2) 普通法——与立法行为相比，该法基于法院判决和习惯，常用于医疗事故诉讼的依据。

(2) 行政法规或规章——通过政府认可机构的声明（如国家护理委员会）旨在让法律（如护士执业法案）更具体或解释该机构的组织程序。

1) 行政法规涉及具体法规和程序，允许公众意见 (Russell, 2012)。

2) 行政法规一旦付诸实施便具有强制力和影响力。

5. 国家护理委员会护理实践常见处罚案例分类

(1) 操作相关。

(2) 药物相关。

(3) 违规操作。

(4) 不正当性行为。

(5) 药物滥用或成瘾。

(6) 欺骗。

(7) 积极的刑事背景调查。

6. 护理委员会潜在的纪律处分 (Russell, 2012)

(1) 罚款或民事处罚。

(2) 推荐替代纪律程序。

(3) 公众批评或谴责。

(4) 补救、监控和教育的要求。

(5) 限制或约束实践。

(6) 脱离实践（如暂停、吊销执照）。

（三）患者在护理保健的权利法案

1. 国家组织和医疗机构提供的各种文件概述了消费者对医疗环境的期望。

2. 在卫生保健环境中，"平价医疗法案"立法规定了一套新的患者权力 [Department of Health and Human Services（DHHS），2012]。

(1) 在当前情况下提供覆盖美国的保险。

(2) 保护患者选择医生的权利。

(3) 保证覆盖年轻人。

(4) 停止年龄覆盖的限制。

(5) 结束已有的儿童限制情况。

(6) 结束任意的保险取款。

(7) 讨论上涨的保费。

(8) 从差价中帮助消费者获得最大的利益。

(9) 限制保险覆盖的金额。

(10) 清除保险公司紧急服务的障碍。

3. 住院患者有权享受以下内容 (American Hospital Association, 2003)：

(1) 高质量的医院护理。

(2) 干净安全的环境。

(3) 参与自身护理。

(4) 保护他们的隐私。

(5) 帮助康复。

(6) 帮助索赔。

（四）实践标准——概述国家确定的个人或组织实践预期，为护士、雇主和教育工作者提供指导。在合法的情况下，以确定个人或组织接受的是否被认为是标准治疗

1. 护理专业实践标准

(1) 护理——范围和实践标准 [AmericanNurses Association（ANA），2010a]。

(2) 护士道德法规指南——解释和应用 (ANA, 2008)。

(3) 护理社会政策声明——专业本质 (ANA, 2010b)。

2. 肿瘤护理实践标准或职位说明 (表 46-1)

(1) 癌痛管理 [Oncology Nursing Society（ONS），2013a]。

(2) 管理和照护接受化疗和生物疗法的患者的护士需要教育 (ONS,2012)。

(3) 肿瘤科护士终身学习 (ONS, 2013b)。

(4) 肿瘤护士认证 (ONS, 2013c)。

(5) 缓和和姑息照顾 (ONS, 2010)。

(6)2013 年更新的美国临床肿瘤学会 / 肿瘤化疗护理社会管理安全标准，包括安全管理标准和口服化疗标准 (Neuss et al.,2013)。

3. 鉴定和认证机构或医疗机构项目

(1) 联合委员会 (www.jointcommission.org)。

(2) 国家患者安全委员会 (NPSG)(www.jointcommission.org)。

(3) 磁性认证程序 (www.nursecredentialing.org/Magnet)。

(4) 职业安全与健康管理中心 (OSHA) (www.osha.gov)。

(5) 疾控中心与预支 (CDC) (www.cdc.gov)。

(6) 卫生和人类服务 (DHHS) (www.hhs.gov)。

(7) 美国国立卫生院 (NIH) (www.nih.gov)。

(8) 医疗保险和医疗卫生保健中心 (CMS) (www.cms.gov)。

(9) 国家职业安全与健康研究所 (NIOSH) (www.cdc.gov/niosh)。

4. 特殊肿瘤认证和认证机构、程序

(1) 肿瘤护理认证公司 (ONCC)(www.oncc.org)。

(2) 美国肿瘤外科委员会学院 (ACS-COC)(www.facs.org/cancer/)。

(3) 肿瘤学质量实践计划 (QOPI)(www.qopi.asco.org)。

（五）癌症患者法律问题 [癌症法律资源中心（CLRC），2010; Prince, 2011; Retkin, Antoniadis, Pepitone & Duval, 2010; Sandel et al., 2010]

1. 预立遗嘱。

2. 破产——癌症幸存者比公众破产的可能性高两倍 (Ramsey et al.,2013)。

3. 决策能力。

4. 残疾保险。

5. 就业歧视。

6. 遗传歧视。

7. 就医条件 (HACs) (Fife et al., 2010)。

8. 人类学科研究。

9. 知情同意的化疗 (口腔和胃肠外)。

10. 生存欲望。

11. 器官捐献。

12. 隐私保密。

表 46-1 肿瘤护士职位说明

职位说明标题	职位说明描述
癌痛管理(ONS, 2013a)	这一职位说明涉及疼痛的肿瘤护理的本质，包括教育、伦理、法律和疼痛管理的社会经济成分
护理化疗及生物学治疗患者的注册护士的教育	这一职位说明支持护士化疗和生物疗法专业教育管理,包括介绍和年度考评,并概述了肿瘤化疗护理的内容或生物疗法教育和能力评估
职业肿瘤护士终身学习(ONS, 2013b)	本说明中描述为肿瘤科护士进行正式和非正式继续教育的重要性,保持目前肿瘤知识并概述不断发展和传播知识的各种方法,包括获取和维持肿瘤护理认证,使用新颖的教育方法,参加各种学术活动
肿瘤护士认证(ONS, 2013c)	这个职位说明中,描述专业肿瘤护理认证为安全有效的癌症治疗做出的贡献。说明中,描述的建立肿瘤护理认证公司(ONCC)和通过ONCC使用的严格流程展示法律依据。心理测量学的考试,说明鼓励护士在肿瘤学认证和单位鼓励肿瘤学认证
缓和和姑息照顾(ONS, 2010)	这个职位说明中,描述专业肿瘤护理认证为安全有效的癌症治疗做出的贡献。说明中,描述的建立肿瘤护理认证公司(ONCC)和通过ONCC使用的严格流程展示法律依据。心理测量学的考试,说明鼓励护士在肿瘤学认证和单位鼓励肿瘤学认证
2013年,更新的美国临床肿瘤学会/肿瘤化疗护理社会管理安全标准,包括安全管理标准和口服化疗标准 (Neuss et al.,2013)	这份文件描述推荐的安全肠内和肠外化疗内容,包括管理政策和程序,概述了员工培训和继续教育、化疗、化疗管理和患者管理的指导方针

13. 人身保险计划。

14. 休病假 [Family & Medical Leave Act (FMLA)]。

15. 取消治疗——法庭一贯具有确认个人是否具有接收或中断治疗的权利 (McGowan, 2011)。

（六）肿瘤护理法律实施的专业实践问题 (Polovich, Whitford, & Olsen, 2009; Schulmeister, 2011)

1. 药物不良事件。

2. 化疗药物用药错误。

3. 药物（物质）转移。

4. 电子健康档案——ANA 允许护士们参与"产品选择、设计、开发、实施、评价和改进信息系统和电子患者护理设备用于患者护理设置"(ANA, 2009; Madison & Staggers, 2011)。

5. 治疗不当。

6. 强制性的报告（国家规定要求护士和其他卫生保健提供者报告某些条件或事件（如疑似孩童虐待、性虐待、家庭暴力、虐待老人、传染病、死亡)(Black & Hawks, 2008)。

7. 职业和环境危害。

8. 使用脱落标签的药物或设备 (Stafford, 2012)。

9. 风险评估和缓解策略 (REMS)。

10. 实践范围。

11. 社交媒体 [Lambert, Barry, & Stokes, 2012; National Council of State Boards of Nursing (NCSBN), 2011]。

12. 员工的能力（如化疗给药、患者安全、医源性环境预防）。

13. 发疱剂外渗。

14. 扣押和回收社会支持。

15. 工作场所行为和性能问题、外源性暴力、恐吓、口头恐吓。

(1) 从破坏性行为的严重程度判定是否为侵犯。

(2) 目前，尽管没有针对职场工作场所欺凌全国性法规，但一些州的法律还是制订了工作场所欺凌处罚办法 (Matt, 2012)。

(3) 职业安全与健康管理局 (OSHA) 需要雇主提供工作场所免受危害和建议的政策和程序，以反映"对所有来源的任何形式暴力的零容忍"(OSHA, 2004)。

(4) 所有员工需要接受教育和培训，确保清楚地了解在他们的角色的情况下涉及的外源暴力、恐吓和口头恐吓。

（七）影响肿瘤护理政策立法的问题

1. 获得癌症护理。

2. 癌症和癌症护理的差异。

3. 癌症预防和早期发现。

4. 癌症护理的费用支出。

5. 肿瘤药物短缺。

6. 疼痛管理。

7. 风险评估和缓解策略 (REMS)。

8. 烟草制品。

9. 劳动力问题（如劳动力老化、多样性、全方位的教育与培训实践、中学毕业护士人数增加。到 2020 年，本科学历护士占到 80%)。

（八）法律责任条款和定义 (www.law.com)

1. 疏忽——可能在一个特定的情况下，正常人偏离了可接受的标准照护。

2. 治疗不当——偏离专业的护理标准。

3. 责任——患者和提供者之间的照顾关系。

4. 违反义务——未达到可接受的护理照顾标准。

5. 诽谤——向第三人做出虚假陈述而伤害他人声誉的行为。

6. 非法禁锢——未经过同意无理由限制个人自由。

7. 口头诽谤——以一种短暂的形式表达的诽谤，尤其是言论。

8. 直接原因——在事故还没发生之前，直接导致事故发生的原因。

9. 民事或属于私人权利和补救措施，有关所寻求的行动或诉讼，不同于刑事诉讼。

10. 攻击——威胁或使用武力强迫他人，使他人对即将发生有害的或攻击接触有合理的理解。

（九）护士诉讼的常见原因 [Austin, 2010; Canadian Nurses Association （can） Healthpro & Nurses Service Organization, 2011]

1. 执业范围。

2. 患者评估或监测不合理。

3. 治疗或护理不充分或不恰当。

4. 用药管理——漏用或回扣的错误。

5. 营救失败。

6. 不适当的委托——在委派正确的任务、给正确的人、在正确的时间、正确的情况下，以及提供正确的监管各方面缺乏考虑。

7. 文件丢失——导致许多责任索赔。

（十）减少医疗事故或纪律处分风险的策略 (Austin, 2010; Brous, 2012; Palatnik, 2012)

1. 人际沟通技巧发展——与患者和家属建立和谐关系，减少患者家属投诉的可能性。

(1) 在对患者和家庭做健康教育时，表达清楚。

(2) 认真倾听家庭成员的问题和关心的事情。

2. 提升知识和技能

(1) 参加相关的继续教育项目。

(2) 获得专业认证。

(3) 获得高级学位或研究生学位。

(4) 加入相关专业协会（如肿瘤护理学会、安宁和姑息护理协会、美国疼痛管理学会）。

(5) 参与护理专业组织的倡议。

3. 检查工作职责符合国家规定。

4. 维护个人职业责任保险——可以保护一名护士超越单位可能覆盖的政策范围。

5. 维护"工作做好"的文件——保留表扬信、感谢信或从患者和家庭成员、同事和上司获得的卡片。

6. 保持社区服务活动以体现公民意识（如参与癌症筛查活动、教学社区基本生活支持班、领导癌症支持团体）。

7. 与主管单位保持积极联系——表明愿意为专业环境做出贡献（例如在单位或机构委员会任职）。

(1) 演示有效的随访行为（如提供有建设性的反馈、参与工作场所的决策、随访针对工作场所的问题提供创造性的解决方案）。

8 通过国家 BoN 跟上当今的监管和实践问题。

9 与患者保持职业距离。

10 保重身体（如疲劳与轮班、加班）。

（十一）文件在降低法律风险方面的作用

1. 书面文件——"强大的沟通工具"，也"提供护士工作证据"(Jefferies, Johnson & Griffiths, 2010)。

2. 可用于法律纠纷，以确定护理活动是否符合标准。

3. 一项 meta 分析显示护理文件质量有以下七个要点 (Jefferies et al., 2010)：

(1) 患者为中心。

(2) 包含护士的实际工作，如教育和社会心理支持。

(3) 书面反映护士的客观临床判断。

(4) 呈现顺序具有逻辑性。

(5) 事件发生时及时记录。

(6) 反映患者病情变化（如患者的反应或护理干预的变化）。

(7) 符合法律要求。

（十二）资源

1 美国合法护士顾问协会——www.aalnc.org。

2 美国医院协会——www.aha.org。

3. 美国护士协会——www.ana.org。

4. 肿瘤法律资源中心——www.disabilityrightslegalcenter.org/cancer-legal-resource-center。

5. 国家癌症法律服务网——www.nclsn.org。

6. 国家护理委员会理事会——www.ncsbn.org。

7. 肿瘤护理学会——www.ons.org。

8. 肿瘤护理认证公司——www.oncc.org。

9. 质量肿瘤实践倡议——www.qopi.asco.org References。

（林琴　译　刘翔宇　校）

参考文献

American Hospital Association. (2003). *The patient care partnership: Understanding expectations, rights and responsibilities.* Retrieved from the AHA website: http://www.aha.org/content/00-10/pcp_english_030730.pdf.

American Nurses Association. (2008). *Guide to the code of ethics for nurses: Interpretation and application.* Silver Spring, MD: ANA.

American Nurses Association. (2010a). *Nursing: Scope and standards of practice* (2nd ed.). Silver Spring, MD: ANA.

American Nurses Association. (2010b). *Nursing's social policy statement: The essence of the profession.* Silver Spring, MD: ANA.

Austin, S. (2010). Seven legal tips for safe nursing practice. *Nursing Critical Care, 5,* 15–20.

Black, J., & Hawks, J. H. (2008). *Medical-surgical nursing: Clinical management for positive outcomes* (8th ed.). St. Louis, MO: Elsevier Saunders.

Brous, E. (2012). Professional licensure protection strategies. *American Journal of Nursing, 112,* 43–47.

Canadian Nurses Association Healthpro and Nurses Service Organization. (2011). *Understanding Nurse Liability, 2006-2010: A Three-Part Approach.* Retrieved from NSO website: http://www.nso.com/nurseclaimreport2011.

Cancer Legal Resource Center (CLRC). (2010). *The HCP manual: A legal resource guide for oncology health care professionals.* Los Angeles: Cancer Legal Resource Center.

Department of Health and Human Services (DHHS). (2012). *Patient's bill of rights.* Retrieved from U.S. DHHS Healthcare.gov website: http://www.healthcare.gov/law/features/rights/bill-of-rights/.

Fife, C. E., Yankowsky, K. W., Ayello, E. A., Capitulo, K. L., Fowler, E., Krasner, D. L., et al. (2010). Legal issues in the care of pressure ulcer patients: Key concepts for healthcare providers – a paper from the International Expert Wound Care Advisory Panel. *Advances in Skin & Wound Care, 23,* 493–507.

Jefferies, D., Johnson, M., & Griffiths, R. (2010). A meta-study of the essentials of quality nursing documentation. *International Journal of Nursing Practice, 16,* 112–124. http://dx.doi.org/10.1111/j.1440-172X.2009.01815.x.

Lambert, K. M., Barry, P., & Stokes, G. (2012). Risk management and legal issues with the use of social media in the healthcare setting. *Journal of Healthcare Risk Management, 31,* 41–47.

Madison, M. P., & Staggers, N. (2011). Electronic health records and the implications for nursing practice (2011). *Journal of Nursing Regulation, 1,* 54–60.

Matt, S. B. (2012). Ethical and legal issues associated with bullying in the nursing profession. *Journal of Nursing Law, 15*(1), 9–13.

McGowan, C. M. (2011). Legal aspects of end-of-life care. *Critical Care Nurse, 31*(5), 64–69. http://dx.doi.org/10.4037/ccn2011550.

National Academies of Science. (2010). *The future of nursing: Leading change, advancing health. Committee on the Robert Wood Johnson Foundation Initiative on the Future of Nursing, at the Institute of Medicine.* Retrieved from National Academies Press: http://www.nap.edu/catalog.php?record_id=12956.

National Council of State Boards of Nursing (NCSBN). (2011). *White paper: A nurse's guide to the use of social media.* Retrieved from NCSBN website: https://www.ncsbn.org/Social_Media.pdf.

Neuss, M. N., Polovich, M., McNiff, K., Esper, P., Gilmore, T.,

LeFebvre, K. B., et al. (2013). 2013 Updated American Society of Clinical Oncology/Oncology Nursing Society chemotherapy administration safety standards including standards for the safe administration and management of oral chemotherapy. *Oncology Nursing Forum, 40,* 225–233.

NOLO. (2013). *Nolo's plain-English law dictionary.* Retrieved from NOLO website: http://www.nolo.com/dictionary/statute-term.html.

American Nurses Association. (2009). *Electronic health record: ANA position statement.* Retrieved from ANA website: http://nursingworld.org/MainMenuCategories/Policy-Advocacy/Positions-and-Resolutions/ANAPositionStatements/Position-Statements-Alphabetically/Electronic-Health-Record.html.

Oncology Nursing Society. (2010). *Palliative and end-of-life care.* Retrieved from ONS website: http://www.ons.org/Publications/Positions/EndOfLife.

Oncology Nursing Society. (2013a). *Cancer pain management.* Retrieved from ONS website: http://www.ons.org/Publications/Positions/Pain.

Oncology Nursing Society. (2013b). *Lifelong learning for professional oncology nurses.* Retrieved from ONS website: http://www.ons.org/Publications/positions/LifelongLearning.

Oncology Nursing Society. (2013c). *Oncology certification for nurses.* Retrieved from ONS website: http://www.ons.org/Publications/Positions/Certification.

Occupational Safety and Health Administration (OSHA). (2004). *Guidelines for preventing workplace violence for health care & social service workers.* http://www.osha.gov/Publications/OSHA3148/osha3148.html.

Oncology Nursing Society (n.d.). *Legislative action center.* Retrieved from Oncology Nursing Society website: http://www.ons.org/LAC.

Oncology Nursing Society. (2012). *Education of the RN who administers and cares for the individual receiving chemotherapy and biotherapy.* Retrieved from ONS website: http://www.ons.org/Publications/Positions/RNed.

Palatnik, A. M. (2012). Reducing your liability risk. *Nursing Critical Care, 7,* 4.

Polovich, M., Whitford, J. M., & Olsen, M. (Eds.), (2009). *Chemotherapy and biotherapy guidelines and recommendations for practice.* (3rd ed.). Pittsburgh, PA: Oncology Nursing Society.

Prince, A. (2011). The cancer legal resource center: A tool for oncology professionals. *Journal of the Advanced Practitioner in Oncology, 2,* 282–284.

Ramsey, S., Blough, D., Kirchhoff, A., Kreizenbeck, K., Fedorenko, C., Snell, K., et al. (2013). Washington State cancer patients found to be at greater risk for bankruptcy than people without a cancer diagnosis. *Health Affairs.* http://dx.doi.org/10.1377/hlthaff.2012.1263. Advance online publication.

Retkin, R., Antoniadis, D., Pepitone, D. F., & Duval, D. (2010). Legal services: A necessary component of patient navigation. *Seminars in Oncology Nursing, 29,* 149–155.

Robert Wood Johnson Foundation (RWJF). (2013). *Health policy.* Retrieved from Robert Wood Johnson Foundation website: http://www.rwjf.org/en/topics/rwjf-topic-areas/health-policy.html.

Russell, K. A. (2012). Nurse practice acts guide and govern nursing practice. *Journal of Nursing Regulation, 3,* 36–42.

Sandel, M., Hansen, M., Kahn, R., Lawton, E., Paul, E., Parker, V., et al. (2010). Medical-legal partnerships: Transforming primary care by addressing the legal needs of vulnerable populations. *Health Affairs, 29,* 697–1705.

Schulmeister, L. C. (2011). Legal issues. In C. H. Yarbro, D. Wujcik, & B. H. Gobel (Eds.), *Cancer nursing: principles and practice.* (7th ed.). Burlington, MA: Jones and Bartlett.

Stafford, R. S. (2012). Off-label use of drugs and medical devices: A review of policy implications. *Clinical Pharmacology & Therapeutics.* http://dx.doi.org/10.1038/clpt.2012.22. Advance online publication.

第**47**章 伦理问题

（一）临床伦理 (Nelson–Marten & Braaten, 2008; Nelson–Marten & Glover, 2005)

1. 伦理问题经常发生在肿瘤护理实践中，随着科学技术进步，以及资源受限而增加。

2. 了解临床医学伦理在肿瘤护理的重要性，护士可以在护理患者和家庭时运用伦理知识，以提高护理和生活质量。

3. 道德和伦理经常互换使用，但各自有不同的意义。

(1) 道德——源于拉丁词 mores，意思为习俗。

1) 个人价值观或规则，是基于个人的成长、良心、文化和宗教信仰。

2) 作为个人道德选择和行为指南。

(2) 伦理——源自希腊语 ethos，即行为、风俗和品格。

1) 分析道德取向的意向性和评判性研究或实践。

2) 当面对有冲突的选择时，选择一个最佳行动路线决定过程，它涉及引导理性思考和促进对话的原则。

4. 美国护士协会（ANA）解释性陈述护士道德规范为道德护理实践提供了一个框架。最新版本 (ANA, 2001) 可在网上可购买 (www.nursingworld.org)。

(1) ANA 法规使护理的价值观明确，并介绍了法规目的和发展史。

(2) 指导护士的道德规范，其中包括案例指导解释和法规应用，可见 www.nursingworld.org。

(3) 法规中 9 个解释性声明规定如下：

1) 照护中需要同情和尊重。

2) 对患者的主要承诺。

3) 促进健康和安全。

4) 负责个人护理实践。

5) 对他人和自我负有同样责任。

6) 建立和维护医疗保健环境。

7) 通过实践、教育、管理和知识发展推进相关专业。

8) 合作满足健康需求。

9) 负责维护行业。

（二）伦理基础

1. 伦理理论

(1) 伦理理论提供了词汇和组织框架，以帮助评估在特定情况下的道德行为。

(2) 伦理与道德并不相互排斥，相反，虽然它们不一定支离破碎和符合道德意愿，但它们的综合性的部分的贡献是重要的 (Steinbock, London & Arras, 2012)。

2. 两种主要伦理理论的类型

(1) 功利主义——Jeremy Bentham (1748–1832) 和 John Stuart Mills (1806–1873) 推崇该理论。

1) 当行动倾向于幸福，则行动正确；相反，则行动是错误的。

2) 行动或不执行而产生的后果，用因果理论判断行动的适当性。

(2) 道义理论（形式主义）——基于职责的考虑（希腊词职责是 Deon），而不是结果。

1) 假设源自使行动更好或更坏的本身内在属性。

2) 最著名的道义理论家 Immanuel Kant (1724–1804)——结果永远不能作为判断行为对错的方法。你知道，如果一个提议的行动在道德上是允许的，正确的问题不是："什么是可能的后果？"而是"作为一个理性的代理人，我可以在类似的情况下像其他每个人一样采取行动吗？"（类似于普遍的黄金法则）；或者说："这种行为符合以结果对待人，而不是以方法对待人？"

3. 健康保健伦理的许多方法

(1) 原则导向——举例说明 Beauchamp 和 Childress 的生物医学伦理原则 (Beauchamp & Childress, 2012)。

1) 方法涉及分析各种原则，如何适用于特定的情况，并确定如何平衡。

2) 5 个核心伦理原则：

①对人的尊重和自主性的尊重（自主）——尊重患者的信心，实行共同决策，诚实的沟通。

②无害原则（不伤害）——确保预期的治疗益处超过任何预期的危害，只提供潜在的治疗干预。

③慈善（增加善行）——以他人的最大利益行事。

④公正（公平）——公平地分配稀缺资源、遵循制度和保险分配政策。

⑤真实性——有义务说出真相。

(2) 判断是非——基于案例的伦理决策方法，如 *Bioethics: An Introduction to the History, Methods and Practice,* 第 3 版 (Jecker, Jonsen, & Pearlman, 2011)。

(3) 侧重于特殊情况下的实际决策，使用范例进行比较和分析。

(4) 护理伦理——如 Carol Gilligan 和诺丁斯的著作 (Gilligan, 1993; Noddings, 2003)。

1) 强调注重客户的重要性；注重情感承诺和愿意无私地为他人的利益采取行动；强调慰问、爱心、忠诚、洞察力和爱；有爱的伦理根源，最近出现一些关于女性主义者的著作 (Tong, 1993)。

(5) 美德伦理学——如 Aristotle 和 Alistair MacIntyre (2007) 的理论。

强调一种发展美好生活目标的良好个性；强调执行行动的代理，并做出选择；认为道德敏感和精明的人在道德上做出适当的决定；美德论者注重教育与发展中的主体性的决策。

(6) 叙事伦理——如 Sally Gadow (1999) 的著作。

把重点放在了解患者的故事，患者的疾病是讲述一个需要同情和怜悯的故事；叙事伦理可以提高一个"案例"的敏感性和帮助护士了解所涉及的伦理价值。

4. 伦理决策框架 (Scanlon & Glover, 1995)（框 47-1）。

5. 伦理委员会

(1) 大多数医院和许多疗养院、长期护理组织和护理院有一个指定的委员会帮助专业人士、患者和家属解决伦理问题。

联合委员会 (TJC) 包括解决伦理问题所要求的"机制"的标准 (TJC, n.d.)。

(2) 伦理委员会的三项职能 (Hester & Schonfeld, 2012)。

1) 案例咨询。

2) 政策发展。

3) 教育。

(3) 保健伦理咨询的核心能力 [American Society for Bioethics and Humanities（ASBH），n.d.]。

（三）肿瘤护理临床实践问题，需要从道德角度去看待

1. 沟通

(1) 沟通是一个双向过程。护士需要倾听，以及有效的信息沟通。

(2) 护士应密切注意间接交流（肢体语言）。约 80% 的沟通是一种非语言性质的沟通。

框 47-1　伦理决策框架

步骤1——伦理问题，"应该"的问题，如"谁应该决定？""他们该怎么办？"

步骤2——直觉测试，你对这种情况的第一反应是什么？你的直觉告诉你在"情感"的标准做什么

步骤3——什么是已知的临床相关的事实？你需要收集哪些事实

步骤4——有关各方的价值观是什么？什么是价值观？许多人使用术语的价值观和原则互换。我们在这个框架中使用的价值观，以扩大道德的"内容"的范围，包括其他行为或特征，促进良好，好的，或者意味着描述的行动在是正确的。除了四原则(自主，行善，不伤害，和正义的尊重)，其他值得的示例包括准确性(说真话)，忠诚(信守承诺)，尊重生命，隐私，保密性，完整性，家庭关系，同情，善良，医疗保健关系，信任，勇气和慷慨

步骤5——你能做什么？列出所有选项

步骤6——你应该做什么？在步骤5中列出的选项中进行选择，并包括描述如何将实际做到这一步(过程)

步骤7——你的选择是合理的，给予支持你的选择的理由。指步骤4中的价值。预见到反对意见

步骤8——这个伦理问题怎么能被阻止？任何政策，指导方针，或在改变任何系统性问题的做法是有用的

Data from　Scanlon, C., & Glover, J. J. (1995)。一种职业道德规范：在动荡时期提供道德指南针。Oncology Nursing Forum, 22(10), 1515-1521.

(3) 卫生保健专业人员和患者之间共享决策，患者需要开放和持续地进行健康护理各个方面的沟通。

(4) 护士有和患者坦诚交流的义务 [ANA 伦理护理规范的真实原则（ANA, 2001)]。

(5) 告知坏消息 (Buckman, 1992)

1) 定义——任何可能会大幅改变客户对未来看法的消息。

2) Buckman 的 6 步骤：

①步骤 1——首先，选择一个正确的谈话场所，在哪里举行谈话，哪些人适合参与谈话。

②步骤 2——了解客户知道多少。

③步骤 3——了解客户希望知道多少。

④步骤 4——信息共享；调整与教育。

⑤步骤 5——回应客户的感受。

⑥步骤 6——计划并遵循。

(6) 护士在交流中的角色。

1) 在与客户讨论或决定可能会影响客户的健康和福利时，对接收"坏"消息的患者表达同理心和支持。

2) 同时，支持跨学科团队工作，照顾患者，努力促进开放"、诚实的沟通工作（除非患者希望"不知道"或文化客观的存在）。

2. 保密和隐私问题

（1）保密性和隐私性是自主伦理原则的价值体现。两者都扮演重要的角色，为患者提供尊重和自主权。

（2）机密性既包括保护患者在卫生保健方面的至关重要信息，也包括保护在这方面不应该透露的信息。

（3）隐私是指保护患者不需要在医疗保健方面透露的个人信息。隐私还包括患者对别人的观点。

（4）在 1996 年联邦法律——健康保险流通与责任法案（HIPAA，1996）中强调保密性和隐私性的要求。HIPAA 要求保护和保密处理受保护的健康信息（PHI）。

（5）对护理而已，这项法律意味着什么？这意味着患者的健康信息需保密和保护（PHI）；只共享最低限度的以提供照顾患者的适当必要信息。PHI 涉及分享一个人所有形式（电话、书面和口头）的信息（HIPAA，1996）。

3. 文化评估——护士角色

（1）每个患者都有个人独特的文化。医疗保健存在专业文化。

（2）文化在个体价值观、信念和行为中起着重要的作用。这些价值观、信念和行为往往在患者虚弱时体现出来。

（3）作为护士了解如何和什么时候做文化评估很重要。

（4）Arthur Kleinman，一位医生和哈佛大学医学人类学家，研制出一种"疾病解释模型"，引发关于"患者生病的角度"讨论。该模型包括 8 个从文化角度向患者提出关于从疾病中学习、信念、目标问题（Kleinman，1988；Kleinman & Benson，2006）。

（5）另一个术语可能需要被替换为疾病。这 8 个问题如下：

1）你怎么阐述这个问题？

2）你认为是什么引起这个问题？

3）为什么你认为它开始时有问题？

4）你觉得这个病如何？

5）这病有多严重？它有一个短期或长期过程吗？

6）你认为你（患者）应该得到什么样的治疗？你希望得到最重要的结果是什么？

7）引起疾病主要原因是什么？

8）你最害怕的疾病是什么？

（6）护士应如何处理所学的文化知识？护士应通过以下方式将患者的文化评估或知识纳入到患者的要求中：

1）与医疗保健团队沟通。

2）在医疗病历中记录。

3）包括家庭、重要的其他人，纳入到患者的护理或者作为照护的目标。

4）翻译。

5）用患者语言提供教育资料。

（7）提高个人的文化素质是连续的过程（国家中心文化能力 http://nccc.georgetown.edu, n.d.）。

4. 知情同意；道德和法律思考；所有主要的伦理原则，如自主、行善、不伤害、正义和准确，都起重要的作用。

（1）定义——道德和法律概念，要求卫生保健专业人员提供有关患者充分信息和建议，治疗或干预方案，包括效益风险、风险和替代品，使患者能够做出明智的决定接受或拒绝提出建议。

（2）什么是明智的决定——公开解释，由各方面情况所构成的不同的个人价值观、信仰和文化。

1）合理的标准——在患者的立场上披露一般人会考虑决定是否同意该程序或处理。

2）主观标准——特定的患者可能需要或想知道如何做出决定。

（3）知情同意的目的

1）自主选择。

2）促进患者获得良好的服务。

3）保护患者免受伤害。

4）确保负责卫生保健专业人员的行动。

5）避免剥削。

6）鼓励医疗保健专业人员自我审视。

（4）知情同意书

1）决策能力。决策者必须拥有一套自我价值观和目标，并能做到以下：

①了解信息和沟通。

②选择要理性与深思熟虑。

③决策可以由熟悉医疗过程的医疗团队中的一员包括护士来确定。

④决策不是绝对的或永久的。决策往往是具体任务。

⑤决策丧失可能是情境性的，可能与药物使用、麻醉或多种类型的医疗程序有关，也可以通过当前健康状况造成的。

⑥患有抑郁症、其他精神疾病、老年痴呆症或慢性疾病或残疾的患者，可能有决策丧失；能力需求评估需是个人基础上的确定。

2）胜任能力不同于做出决定的能力。决策能力是一种临床判断。判定有无能力由法院完成。

（5）获得知情同意权的障碍

1）没有充分的讨论和决定的时间。

2）不评估患者的理解内容和所需提高的知识。

3）不承认不确定的内容。

4）框架信息使偏见存在或患者被迫决定。

5）语言或文化障碍。

6）患者意识水平的改变——困惑、迷惑，经历了药物的副作用，并影响疾病的过程。

7）未能解决无助，如失去控制的感觉、权力的损失和恐惧或无奈的情况。

(6) 获得知情同意的规定的例外情况

1) 在紧急情况下，如果直接威胁到患者生命或永久性的运作，就意味着在紧急情况下的同意。

2) 同意放弃——患者放弃自身权利公开和授权别人来接收信息。

3) 法律要求，如警方命令对乙醇含量或法定要求进行筛选。

4) 治疗特权（很少，如果有，有理由的）——对可能会给客户提供的可能发生的伤害的信息进行预知。

(7) 肿瘤护士在知情同意书中的作用

1) 披露——医师、高级实践护士 (APN) 或以上两者负责解释医疗程序。

①知道说了什么——加强和澄清信息。

②如果无法验证患者的理解，通知医生或 APN。

③若用药会影响患者的理解，通知医生或 APN。

④确认知情同意书的文件。

2) 倡导——倡导患者和家属知情同意，征询患者意见，尊重患者选择权；评估与程序或治疗相关的焦虑或矛盾心理，并确保患者的保密性；积极处理、有可能违反客户权利的干预行为或政策。

3) 存在——护士必须了解他或她自己的价值体系、信仰和偏见，并在与患者决策、知情同意，或两者兼顾时，考虑这些问题。如果护士的价值观、信仰和偏见阻碍提供优质护理，可能需要解除其照顾患者。

（四）肿瘤护士临床研究中的问题 [Nelson-Marten & Glover, 2005; National Cancer Institute (NCI), 2012]

1. 肿瘤护士可能会发现自己照顾的患者中有的参与研究或临床试验。良好的护理需要了解研究中固有的伦理问题。护士的第一项义务是照顾患者，但他或她也有义务进行研究或临床试验。这些义务可能会导致一个平衡的行为 (NCI, 2012)。

2. 临床试验获取的新知识受益的是未来的患者，因而，在试验中所涉及的客户可能不会得到益处。

(1) 对肿瘤护士的思考

1) 你是否了解这项研究的目的、潜在的副作用和患者的结果？

2) 你是否能自在舒适的回答患者或家人可能有的问题？

3) 患者是否与研究或临床试验的医师或护士会面，你的患者是否了解他或她在试验中的作用和潜在的副作用和结果？

4) 患者签署知情同意书文件了吗？

(2) 临床试验的潜在风险

1) 没有预期的或比标准护理更差的副作用。

2) 新药物或疗法可能不会优于标准的照护。

3) 随机试验和参与者不能选择研究组。

4) 保险公司和药品公司不包括所有有关的费用。

5) 比标准的照顾需要更多的医疗保健访问。

6) 试验是"最后的治疗选择"，如果研究或试验不能提供一个潜在的益处，参与者可能面临需要决定的是姑息治疗还是临终关怀。

(3) 临床试验的潜在益处

1) 一种新的药物或治疗方法可能只在研究或临床试验中获得。

2) 新的药物或治疗可能比标准治疗更有效。

3) 参与者可能会受益于药物或治疗。

4) 参与者可以得到比标准照顾所提供的更多健康照顾。

3. 肿瘤护士在协助研究或临床试验中的作用

(1) 提倡与客户和家庭有关的研究或实验并参与。

(2) 确保获得知情同意并记录在案。

(3) 维持目前治疗和干预的知识。

(4) 评估和记录患者对治疗或干预的反应。

(5) 协助患者管理症状。

(6) 提供需要的身体、心理和精神的照顾。

(7) 确保保密性和匿名性。

(8) 为患者和家人提供支持，需沟通关于研究或试验和（或）个人对研究或试验的反应的思想或感情。

4. 研究或临床试验中的伦理思考

(1) Belmont Report (n.d.)——概述了研究中的人类受试者的伦理原则和指导方针。该报告描述了这些原则，以及如何保护研究参与者。本报告导致联邦政府的授权机构审查委员会 (IRB) 会议和研究或临床试验前进行知情同意原则 (http://www.hhs.gov/ohrp/archive/irb/irb_introduction.htm)。联邦政府依据这份报告下达指示：在进行研究或临床试验之前，将 IRB 和知情同意指导方针作为先决条件。

(2) 三个道德原则：人权尊重、有益和公正。

(3) 肿瘤护士熟悉 Belmont Report——如何将三个伦理原则与患者保护和使用的原则作用相联系。

（五）姑息治疗和临终关怀的伦理问题

1. 区别治疗性照护、姑息治疗和临终关怀是重要的；术语的混淆可能会导致潜在的患者和家庭伦理问题 [Beltran & Coluzzi, 1997; Center to Advance Palliative Care (CAPC), 2013]。

(1) 治疗性照护——美国医疗保健系统通常给出的护理类型

1) 主要目标——逆转疾病的进程，延长生命，尽可能治愈。

2) 次要目标——症状管理。

(2) 姑息护理——"对严重疾病的人进行专门的医疗

服务"，以及"专注为患者提供缓解症状、疼痛和无法诊断的严重疾病的压力"。目标是提高患者和家庭的生活质量 (CAPC, 2013)。

1) 良好的症状管理是姑息治疗的基石。

2) 积极姑息治疗可能包括恢复的目标，而不是治愈 (Beltran & Coluzzi, 1997)。

(3) 临终关怀——临终关怀是"安宁疗护"的类型，有时也被称为姑息治疗；姑息治疗这种方式指的是安宁疗护。

1) 安宁疗护量好通过临终关怀机构施行。

2) 主要目标是症状控制或舒适性及社会心理及精神支持。

3) 第二个目标是为患者提供一个"安乐死"，以及为家人提供支持。

2. 预先指示——自联邦患者自我决定法案通过 (PSDA)，1991 年 12 月 1 号有效，所有的医疗机构收到联邦基金都需要给客户出具书面信息、他们的权利、参加他们自己的医疗保健意愿，并提出决定 (PSDA, 1994)。

(1) 护士的角色

1) 教育患者和家人关于预先指示的使用。

2) 指导患者寻求一个合适的资源发起一个预先指令。

3) 确保医疗保健团队意识到预先指示的存在和内容。

(2) 生前遗嘱

1) 如果患者是末期病或（在一些国家）无永久性意识，签署指导他或她的医师中止或撤回干预措施（如心肺复苏术、肾透析、喂养管、呼吸机）的书面文件。

2) 指示医生只提供那些将缓解疼痛并提供舒适的治疗方法。

3) 对于不同国家的法律，生前遗嘱应是有效的而且其条款是可以接受的。有些国家还要求有关医疗机构提供水分和营养欲望的特殊文件。来自 50 个州的信息和表格可从国家临终关怀与姑息治疗组织获得 (http://www.caringinfo.org)。

(3) 律师的医疗权力

1) 如果他或她无法做出健康护理决定，允许一个人指定另一个人做决定并签署书面文件。

2) 国家特殊规定，在何种情况下，有关律师代表的医疗力量可以行使什么样的决定；可从 50 个国家和安宁缓和医疗机构获取信息和形式 (http://www.caringinfo.org)。

3) 不尝试复苏 (DNAR) 命令

(1) 如果在一个患者的脉搏、呼吸或停止的情况下，医生可不执行心肺复苏术 (CPR) 指令。

(2)DNAR 被一些人认为是一种事前指示，患者必须表明自己的愿望在确定 CPR 是否是必要之前；然而，心肺复苏术是不同的，其是医生的命令，必须由医生根据患者身份或其法定代表所表达的患者价值观和偏好来下达。

(3) 许多州的法律允许出院 DNAR，这是急诊科医疗人士所推崇的。

(4) 与生命走向终结的患者讨论治疗目标十分关键；这一讨论是心肺复苏术的一个重要部分，但不是唯一的一部分，提供所有的治疗方法是遵循患者的价值观、目标和偏好。

4. 维持生命维持治疗的医嘱 (POLST) 格式——在某些州，更广泛的医生医嘱是直接治疗 (http://polst.org, n.d.)。

(1) 这些形式可用于某些患者拥有自己的实际意愿记录在医生的医嘱，它不是针对每个人，只针对需要立相关医嘱的患者，是在卫生保健设置的传输。

(2) 护士在关于 DNAR 和 POLST 形式的作用

1) 确保医生、患者、家庭成员对心肺复苏术和其他治疗范围的明确了解。

2) 提升价值——鼓励患者和家庭成员与医疗保健团队沟通，推动整个治疗决策。

3) 根据制度政策，确保适当的文件和 DNAR 和 POLST 规则的更新程序。

4) 尊重死亡和死亡的文化价值观。

5) 验证患者和家庭成员关于复苏和治疗指令的其他范围的情绪反应。

6) 为患者和家人提供的其他资源（精神关怀、社会工作、其他支持服务）。

7) 作为客户和家庭的倡导者。

（六）伦理和姑息治疗及临终关怀的肿瘤科护士 (ANA, 2001; Nelson-Marten & Glover, 2005)

1. 肿瘤护士在临终关怀时，能意识到潜在的伦理问题，能够权衡利益和特殊治疗的负担，并考虑客户的信念、价值观和偏好。护士需要隔离他或她的信仰，不让他们影响护士提供的护理。

2. 潜在的伦理问题可能会出现以下：

(1) 特殊与普通的照顾——区分道德治疗和基于患者和家属负担的特殊和可选的治疗。

(2) 保留和收回——没有伦理和法律来区别这两者和治疗类别。

(3) 请求缓和镇静——适用于极端的痛苦，这些案例中存在疼痛和其他类型的痛苦。

(4) 要求解除极端痛苦和双重效应的原则

3. ANA 已发表了一些伦理、临终关怀相关的立场声明。当道德问题出现在患者照顾中，肿瘤护士应参考使用这些立场声明为指导。

(1) 安乐死、辅助自杀、死亡援助——2013年4月批准。

(2) 前期的营养及水化——2011年3月修订。

(3) 护理照顾和不复苏的 (DNR) 命令和允许自然死亡判决——2012年3月修订。

(4) 注册护士的角色和责任:在生命的最后提供专家照顾和咨询——在2010年6月批准。

（七）儿童肿瘤的伦理问题

1. 父母通常被视为是他们的婴儿和儿童癌症的合适的决策者 (美国医学院生命伦理学委员会 , 1995)。

(1) 制订适当框架的决策是最佳利益标准。

1) 最大的利益是指促进婴儿和患癌儿童的潜在的危害和好处的平衡的决定。

2) 婴儿或儿童要经过怎样的 (可能的) 风险才可以做一个 (可能发生的) 微积分？

(2) 推定年龄较大的儿童和青少年应该参与决定。

1) 家庭不同程度的差异，年龄较大的儿童和青少年的各种决定导致医疗决策时特别困难。

2) 卫生保健专业人员应与不愿意分享信息的家庭和涉及年龄较大的儿童及想要被通知以及参与的青少年做工作。

3) 卫生保健专业人员应与那些希望将其包括在年龄较大的儿童和青少年中的家庭一起工作。讲述真理和信任是中心价值，应该得到尊重。

(3) 儿科推进护理计划的文献正在兴起 (Hammes, Klevan, Kempf & Williams, 2005)。

(4) 有时候，健康护理专业人士可能认为，家庭成员的决策会伤害他们的婴儿、儿童和青少年。

1) 团队成员之间的冲突或家庭和家庭之间的冲突可能是情绪化的。所有团队成员之间的合作是至关重要的。解决与家人的冲突的决定可能涉及医疗团队的一个或多个成员的部分密集的工作 (如与护士、社会工作者和牧师)。

2) 儿童不仅是属于他们家庭团体中的成员。卫生保健专业人员有独立的义务来促进婴儿、儿童和青少年在他们照顾下的福利。例如，在一个孩子需要输血来得以生存的时候，或者防止进一步恶化时。卫生保健小组认为，应该给予输血时，孩子的父母不应以任何理由拒绝，如宗教信仰。在这个情况下，卫生保健小组有促进儿童最好福利的义务。

3) 在与家人协商处理失败的时候，可以通过法院的程序来寻求国家干预。这是一个最后的手段，只有在下列情况下才应该尝试 (Diekema, 2004)：

①严重危害的重大风险。

②即将发生的伤害。

③父母拒绝，为防止严重伤害而必要的干预。

④父母拒绝被证明有效的干预。

⑤干预所提供的比父母的选择显然更有利。

⑥没有其他的选择，将防止严重的伤害，是不侵入性和家庭更容易接受的选择。

⑦在这种情况下，国家干预可以推广到其他类似的情况。

⑧在这种特殊情况下，大多数家长认可国家干预是合理的。

2. 儿科肿瘤研究

(1) 对于被定义为弱势群体的儿童的研究存在单独的规定。

1) 风险必须是最小的或适度增加最小风险。

2) 最小风险指的是，在研究中，所预期的伤害或不适的概率和幅度，并不比那些在日常生活中或在检查中所遇到的风险更大，如例行身体，心理检查，或测试。

3) 父母或监护人知情同意 (Eder, Yamokoski, Wittmann, & Kodish, 2007)。

4) 有自主决定能力的儿童必须提供知情问题。

(2) 儿童是一个弱势群体，研究的好处应该超过风险，风险应该被最小化。然而，作为一个公正的问题，研究是必要的，因为儿童不是小的成年人，需有独特的治疗需求。

（李旭英 译 刘翔宇 校）

参考文献

American Nurses Association. (2001). *Code of Ethics for nurses with interpretative statements.* http://www.nursingworld.org.

American Society for Bioethics and Humanities (ASBH). (n.d.). *Core competencies for health care ethics consultation.* http://www.asbh.org.

Beauchamp, T. L., & Childress, J. F. (2012). *Principles of biomedical ethics* (7th ed.). New York: Oxford University Press.

Belmont Report. Retrieved from http://www.hhs.gov/ohrp/archive/irb/irb_introduction.htm.

Beltran, J. E., & Coluzzi, P. H. (1997). Medical ethics: A model for comprehensive palliative care. *The Talbert Journal of Health Care, Spring/Summer,* 47–57.

Buckman, R. (1992). *How to break bad news: A guide for healthcare professionals.* Baltimore: John Hopkins University Press.

Center to Advance Palliative Care (CAPC). (2013). *Building a hospital-based palliative care program.* http://www.capc.org/building-a-hospital-based-palliative-care-program/.

Committee on Bioethics, American Academy of Pediatrics. (1995). Informed consent, parental permission, and assent in pediatric practice. *Pediatrics, 95,* 314–317.

Diekema, D. S. (2004). Parental refusals of medical treatment: The harm principle as threshold for state intervention. *Theoretical Medicine and Bioethics, 25*(4), 243–264.

Eder, M. L., Yamokoski, A. D., Wittmann, P. W., & Kodish, E. D. (2007). Improving informed consent: Suggestions from parents of children with leukemia. *Pediatrics, 19,* e849–e859.

Gadow, S. (1999). Relational narrative: The postmodern turn in nursing ethics. *Scholarly Inquiry for Nursing Practice, 13*(1), 57–70.

Gilligan, C. (1993). *In a different voice: Psychological theory and women's development.* Boston: Harvard University Press.

Hammes, B. J., Klevan, J., Kempf, M., & Williams, M. S. (2005). Pediatric advance care planning. *Journal of Palliative Medicine,* 8, 766–773.

Health Insurance Portability and Accountability Act (HIPAA). (1996). Public Law No. 104-191.

Hester, D. M., & Schonfeld, T. (2012). *Guidance for healthcare ethics committees.* Cambridge: Cambridge University Press.

Jecker, N. S., Jonsen, A. R., & Pearlman, R. A. (2011). *Bioethics: An introduction to the history, methods and practice* (3rd ed.). Boston: Jones and Bartlett.

Kleinman, A. (1988). *The illness narratives: Suffering, healing, and the human condition.* New York: Basic Books.

Kleinman, A., & Benson, P. (2006). Anthropology in the clinic: The problem of cultural competency and how to fix it. *PLoS Medicine,* 3(10), 1673–1676.

MacIntyre, A. C. (2007). *After virtue: A study in moral theory* (3rd ed.). Notre Dame, Indiana: University of Notre Dame Press.

National Cancer Institute. (2012). *A balancing act: Nursing and ethics in clinical trials.* http://www.cancer.gov/ncicancerbulletin/072412/page6.

National Center for Cultural Competence. (n.d.). http://nccc.georgetown.edu.

Nelson-Marten, P., & Braaten, J. S. (2008). Advance directives, end-of-life decisions, and ethical dilemmas. In R. A. Gates, & R. M. Fink (Eds.), *Oncology nursing secrets* (3rd ed., pp. 619–630). St. Louis: Mosby/Elsevier.

Nelson-Marten, P., & Glover, J. (2005). Ethical considerations. In M. E. Langhorne, J. S. Fulton, & S. E. Otto (Eds.), *Oncology nursing* (5th ed., pp. 648–658). St. Louis: Mosby/Elsevier.

Noddings, N. (2003). *Caring: A feminine approach to ethics and moral education* (2nd ed.). Berkeley, CA: University of California Press.

Patient Self-Determination Act (PSDA). (1994). Public Law No. 101–508, '4206, 4751 (hereinafter OBRA) 104 Stat. 1388–115 to 117, 1388–204 to 206 (codified at 42 U.S.C.A. '1395 cc(f)(l) & id'.1396a(a) (West Supp. 1994).

Physician orders for life-sustaining treatment (POLST). (n.d.) *More extensive physician order sets to direct treatment in some states.* http://polst.org.

Scanlon, C., & Glover, J. J. (1995). A professional code of ethics: Providing a moral compass in turbulent times. *Oncology Nursing Forum,* 22(10), 1515–1521.

Steinbock, B., London, A. J., & Arras, J. D. (2012). *Ethical issues in modern medicine: Contemporary readings in bioethics* (8th ed.). New York: McGraw-Hill.

The Joint Commission (TJC). (n.d.). http://www.jointcommission.org.

Tong, R. (1993). *Feminine and feminist ethics.* Belmont, CA: Wadsworth.

第**48**章 专业发展

一、质量改进

（一）医疗事故的影响

1. 每年大约有 200 000 人死于因医疗差错导致的院内死亡 (Andel, Davidow, Hollander & Moreno, 2012)。

2. 每年因医疗差错导致的额外照顾、收入损失和残疾费用的总支出费用估计为 195 亿美元。

3. 医疗事故非金融成本，包括卫生保健系统失去信任、医院员工士气低落、健康水平低下。

（二）差错的类型

1. 诊断

(1) 错误或延误诊断。

(2) 未能使用指定的检查。

(3) 使用过时的检查或治疗。

(4) 未能执行监控或检查结果。

2. 治疗

(1) 履行错误操作、程序或检查。

(2) 治疗给药错误。

(3) 药物使用剂量或方法错误。

(4) 可避免的治疗延误或处理已经作废的检测结果。

(5) 护理不当。

3. 预防

(1) 未能提供预防性治疗。

(2) 监视或跟踪后续治疗不充分。

(3) 风险评估不足，如风险下降、自杀、营养缺乏和感染。

4. 其他类型错误

(1) 沟通失败。

(2) 设备故障或不能运转。

（三）由医学研究所 (IOM) 提供的若干改进策略的报告

1. 国家重点关注安全知识的增加

建立患者安全中心，负责制定国家安全目标和跟踪他们的进展情况。

2. 改正错误识别措施。

3. 提高绩效标准和期望。

4. 实施安全系统。

安全是明确的组织目标，形成"安全文化"。

（四)IOM 报告，提供高质量的癌症治疗：建立新的危机系统中的导向 (IOM, 2013)

1. 高品质癌症服务框架系统概念 (图 48-1)

(1) 适用于所有卫生保健行业癌症治疗的要求。

(2) 肿瘤护士质量改进对满足推荐的卫生保健系统变化的重要性。

2. 模型的 6 个关键要素

(1) 患者参与

患者和家庭应该了解有关癌症的信息、预后、治疗、治疗的风险和益处、姑息治疗、心理支持和估算成本 (Ferrell, McCabe & Levit, 2013)。

(2) 人员配备充足、训练有素和有效协调。

1) 协调以团队为基础的癌症治疗，实施患者护理计划，并提供以患者为中心的护理。

2) 所有照顾癌症患者的个体，都应该有适当的核心能力。

(3) 以循证为基础的癌症治疗

1) 研究应该包括患者主诉的结果。

2) 癌症临床试验应包括老年癌症患者和有多种并发症的患者。

(4) 一种癌症治疗的学习型保健信息技术 (IT) 系统

需要开发卫生保健系统满足"有意义的使用"标准，并提供以下内容：

①实时分析患者数据。

②将患者数据迅速报告给医生。

(5) 证据转化为临床实践、质量测量和性能改进

发展国家癌症护理质量报告程序：

①质量指标报告。

②临床医生通过患者数据提供继续治疗方案。

(6) 适宜的、负担起的癌症治疗

1) 减少弱势群体和缺医少药人群获得癌症照顾的差异。

2) 通过改善传统的服务费支付偿还方式，用新的支付模式消除浪费，改善对癌症治疗的负担能力。

3. 肿瘤护士的关键要素 (Ferrell et al., 2013)

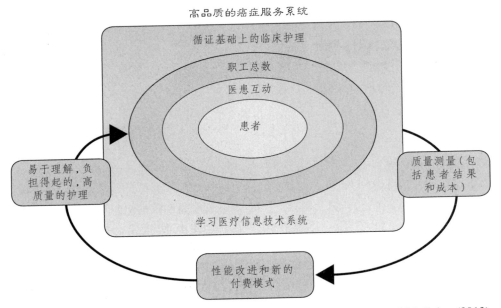

图48-1 概念框架: 高品质的癌症服务系统框架。Data from Institute of Medicine (2013). 高品质的癌症服务: Charting a new course for a system in crisis. Washington, DC: National AcademiesPress.

(1) 在对治疗和医疗费用决策过程中, 肿瘤护士为患者和他们的家属扮演关键的角色, 并提供教育和支持。

(2) 肿瘤科护士在整个癌症治疗过程对患者及其家庭提供心理支持, 包括临终关怀和及时转诊到临床关怀中心。

患者应该接受符合他们需求和价值观、偏好的临终关怀。

(3) 对医生护士进行全面正规的临终关怀沟通交流是必要的。

(4) 在多学科协作和协调护理, 以及初级保健医生和其他专家中, 肿瘤护士扮演者至关重要的角色。

(5) 在肿瘤护理发展过程中, 肿瘤护士需要认证。

(6) 护理研究需包括以患者为中心的结果, 以及老年癌症患者和其他患多个并发症的患者。

（五）质量改进模型

1. Plan-Do-Study-Act(PDSA) 模型 (Langley, Nolan, Nolan, Norman & Provost, 2009)

(1) 在改进提升过程中形成。

(2) 由 2 个主体部分组成 (图 48-2)

1) 3 个基本问题:

①我们的目标是什么？

设定具体时间和可测量目标。

②我们如何知道变化在改进？如何测量结果？

使用定量工具确定变化是否导致了改进。

③我们进行的什么变化可以改善结果。

从员工工作系统中, 从他们同事已完善的系统中, 或者从改变模型或技术获得的想法。

2) PDSA 周期:

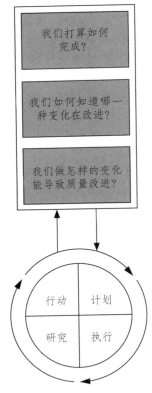

图48-2 质量计划、执行、研究、行动PDSA进模型。Data from Sorensen, R., & Iedema, R., (2008). Managing clinical processes in health services. London: Churchill Livingstone Elsevier.

① 计划。

A 识别需要改进内容。

B. 计划时间、地点、人物、事件。

C. 计划收集什么数据和如何收集。

② 执行:

A. 实施这个计划。

③ 研究:

A. 分析数据。

B. 比较数据和基线信息或预测。

④ 行动:

A. 在结果的基础上, 确定进行什么改变或更改。

B. 继续收集数据, 监控可持续性的变化。

二、多学科合作

(一) 相关专业标准

1. 肿瘤护理协会 (ONS) 的肿瘤护理实践标准范围声明 (Brant & Wickham, 2013), 涉及以下:

(1) 肿瘤护士与患者、家属、跨学科团队、社区资源等方面提供最佳的护理。

1) 理论基础——肿瘤护理的复杂性需要协调, 持续互动, 患者、家庭、跨学科的癌症护理团队和社区, 在协作过程中, 医疗保健提供者使用不同的技能来评估、计划、实施、评估肿瘤护理。

(2) 肿瘤护士与患者, 家属和跨学科的团队制订护理的预期目标、治疗方案、护理质量的评价和与患者护理相关的其他决定。

(3) 肿瘤护士与其他卫生保健提供者协商, 并适当推荐, 包括护理连续性, 如家庭护理、安宁、康复、姑息治疗的规定和以社区为基础的支持团体, 以提高患者照顾能力。

(4) 肿瘤护士协助教育、咨询、管理其他卫生保健提供者和研究工作者。

(二) 合作关系发展的障碍

1. 缺乏对自己职业的认同。

2. 倾向以专业技术为偏见。

3. 责任不当。

4. 在人际关系中感受到歧视。

5. 他人不重视自己的职业。

6. 缺乏统一准备, 工作能力不一致。

7. 缺乏明确界定, 不同领域的影响。

8. 对实践范围认识不足 (Schadewaldt, McInnes, Hiller & Gardner, 2013)。

9. 交叉和不断改变产生竞争的实践领域。

10. 感知自主权的威胁。

11. 缺乏对协作关系的行政支持。

12. 对知识和专业知识的缺乏认识。

13. 在职业或行业之间角色混淆 (角色扩展与角色扩展)。

14. 法律责任 (Schadewaldt et al., 2013)。

(三) 合作机会

1. 潜在的卫生保健提供者和机构与患者和家属之间存在合作。

虽然重点经常放在医生护士的合作, 然而护士也有机会与多学科医疗保健团队的任何成员参与合作关系。

2. 护士合作可能会受到以下角色的影响:

(1) 临床医生、教育工作者、研究人员、管理者, 案例如下:

1) 在鉴定临床问题和评价适用的研究结果时, 临床研究人员之间需要合作, 以解决问题。

2) 在实施和评价工作人员研究生方向合作, 教育工作者和管理者在发展中合作。

3) 患者视力分级系统的开发和测试中, 临床管理人员合作。

(2) 责任领域, 如换班和绩效标准的案例包括以下:

1) 白班、晚班, 夜班护士都要书写交班报告指南。

2) 初级护士和助理护士在护理过程中协作。

(3) 不同专业护士之间的合作。

(4) 精细分科, 不同的专科护士 (如肿瘤学、肿瘤外科、放射治疗、生物治疗在癌症护理) 是患者和家属不同的教育的资源。

(5) 实践设置, 包括急性护理、门诊、家庭护理、住院治疗、门诊癌症治疗中心、社区医院、农村社区。

1) 如护士之间的合作, 从不同的实践设置, 制订一种慢性疼痛协议。

2) 合作关系可能会超出卫生保健提供者的宣传机构和组织, 包括与患者合作的发展和实施的患者和家庭支持小组。

3. 肿瘤护理的未来取决于关键的合作伙伴关系正在形成的临床实践领域, 以及与其他组织的伙伴关系。

三、导航贯穿整个癌症延续照顾中

(一) 患者导航项目的历史

1. 在 1990 年, Harold P. Freeman 在纽约 Harlem Hospital Center 为乳腺癌患者启动患者导航 (Freeman, 2004)。

(1) 患者导航项目, 以解决癌症患者所面临的障碍, 如缺乏健康保险、对医疗制度恐惧和不信任、文化和沟通障碍。

(2) 把导航用来降低医疗准入门槛, 在缺医少药的人群提高筛查率, 减少癌症诊断后治疗的延误, 提高 5 年总体生存率 (Freeman, 2004)。

2. 在 2005 年, 通过了患者的导航推广和慢性疾病预防法案。

立法为患者导航示范项目提供资金。

3. 在 2012 年, 外科医生癌症委员会的美国学院 (ACoSCoC) 开发了一个新的标准, 其已在 2015 年逐步实施。需要癌症研究项目，以实现患者的导航过程，以解决医疗卫生差距和以获得或保持认证癌症治疗障碍 (ACoSCoC, 2012)。

4. 在 2013 年，美国外科医生国家认证程序乳腺中心大学 (ACOS napbc) 包括患者导航作为其认可的乳腺中心的重要组成部分。

（二）癌症连续照护治疗

1. 肿瘤连续护理模型（图 48-3）

(1) 预防和减少风险——包括烟草控制、营养、身体活动管理。

(2) 筛查——包括年龄、性别特异性筛查、基因检测。

(3) 诊断——活检与分期。

(4) 治疗。

(5) 生存期管理——监测复发和继发恶性肿瘤，管理长期影响。

(6) 临终关怀——实施预先护理计划（如提前完成保健指令和遗愿）和临终关怀。

2. 患者引导员——在癌症治疗过程中，协助患者、家人或照顾者获得高质量的癌症护理，发挥了重要作用（从预防和减少风险的临终关怀）。

（三）导航员的类型

1. 肿瘤护士导航员——专业的注册护士 (RN) 与专业培训的人员提供个性化帮助肿瘤患者、家庭和照顾者克服卫生保健系统障碍。

在整个癌症连续照护过程中，能够提供教育和资源，以方便患者决策和获得高质量的健康和心理护理。

2. 非专业导航员——经过培训的非专业或志愿者为患者、家属和医护人员提供个性化的援助，克服卫生保健体制性障碍，促进整个癌症患者连续获得高质量的医疗和心理护理。

（四）肿瘤护士导航员的核心能力 (ONS, 2013)

1. 四大类型能力

(1) 专业角色——展示了工作场所和社区内的专业性，包括以下内容：

1) 促进终身学习和循证实践。

2) 有助于在卫生保健系统和社区对肿瘤护士导航程序的开发、实施和评估。

3) 参与跟踪指标和患者结局，以评估导航程序的效果。

4) 获得或发展肿瘤相关的教育材料。

5) 建立与当地机构和团体，支持患者的照顾和教育需求相关的伙伴关系。

(2) 教育——为患者、家庭和照顾者提供教育，以促进知情决策，包括以下内容：

1) 评估患者的教育需求，同时考虑照顾障碍，如文化、语言、社会经济地位、文化的影响。

2) 提供教育诊断、治疗方案、副作用管理、随访护理和生存。

3) 促进健康生活方式选择和自我保健策略，并适当转介到辅助服务。

4) 促进认识临床试验。

(3) 协调护理——方便快捷提供医疗保健服务，包括

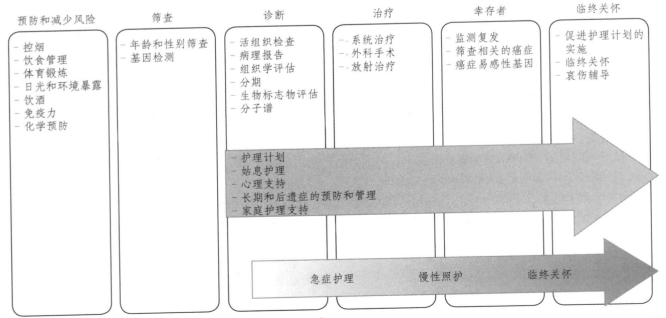

图48-3　癌症连续照护模型。Data from　Institute of Medicine. (2013). Delivering high-quality cancer care: Charting a new course for a system in crisis. Washington, DC: National Academies Press.

以下内容:

1) 确定潜在的和实际的障碍,照顾和提供适当的服务和转介,以满足患者的需求。

2) 有利于及时安排预约,诊断检查、程序和治疗。

3) 参与协调与多学科小组的照顾计划。

4) 使用临床指南。

5) 确保从积极治疗到生存期或临终关怀的平稳过渡。

(4) 交流——展示与患者、家属和同事之间的人际沟通技巧,包括以下内容:

1) 通过有效的沟通和倾听技巧,建立治疗和信任关系。

2) 患者的拥护者。

3) 提供社会心理支持,并做出适当的转介。

4) 确保交流是文化敏感性。

5) 有利于多学科癌症照护团队成员之间的沟通。

四、患者宣传

(一)定义

1. 在广义上,宣传是对特定的事件的支持。

2. 宣传包括道德原则,其中包括以下几个原则:

(1) 有益——有益原则。

(2) 不伤害——无伤害原则。

(3) 功利主义——道德准则行为,重点是对最大数量的人的最大利益原则。

3. 在对患者护理中,宣传有助于人们的社会责任感,特别是当他们不能为自己发言的时候。

4. 肿瘤护士在患者照护的临床一线,对患者宣传发挥关键作用。

5. 宣传是许多专业组织的核心价值,如ONS。

(1)ONS 促进患者宣传

1) 最大限度提高生活质量。

2) 帮助患者获得优质护理。

3) 提倡公共政策,特别是关于健康问题。

(2)ONS 提倡为护士服务

1) 支持和尊重肿瘤科护士。

2) 促进继续教育的机会。

3) 强调安全工作环境和合理补偿。

(二)宣传的类型

1. 简单宣传——一个人为另一个人声援。

2. 家长式宣传——在有利于他人的前提下,未经同意而为他人做某事。

3. 消费者宣传——确保患者获得充分的信息,而自我决定。

4. 以消费者为中心的宣传——提供信息,然后支持患者的决定。

5. 存在主义宣传——认识到健康保健的各种经验,如健康与疾病的定义、疼痛与痛苦和临死的经历都是个性化的,确保患者信仰被接受和支持。

6. 人性化的宣传——作为个人自我延伸,在健康问题和生活中披露自己的观点作为一种手段,更深入地与患者联系。

(三)宣传的风险

1. 护士可能缺乏采取道德行动的自主权。

2. 不同患者的冲突要求可能会造成伦理冲突。

3. 独立的行动可能会受到对公众、雇主和患者的责任相互冲突的限制。

4. 支持另一个人的想法或幸福可能会导致另一个人的困难和牺牲。

5. 肿瘤护士经常要处理这样很难的争议的问题,如疼痛管理、临终关怀、伦理决策。

(四)宣传的途径

1. 在自己的工作环境中

(1) 通过听、说了解患者及其家属所表达的需求,从而允许患者及其家属。

(2) 了解当前的知识和临床试验信息来源,最新的循证治疗,影响健康的立法实践和卫生保健服务,医院价格和可以造福患者和在照顾他们的家属等其他资源。

2. 在自己的社区内

(1) 通过志愿服务或从事少数民族、缺医少药、医学上的弱势或弱势群体,降低癌症,影响健康和幸福。

(2) 通过积极的政治,以确保立法保护他或她的社会、国家和民族的健康。

3. 在专业组织内

(1) 通过积极参与组织立法委员会为护士、癌症护理和患者宣传。

(2) 美国护士协会(ANA)为ONS 提供可供使用的途径,和其他专业组织为国家立法者、国会代表或这两者提供证词或信件,以支持医疗保健和医疗保健的举措和改革。

五、教育和专业发展

(一)摘要

1. 随着美国医疗保健系统的发展,护士的角色必须同时发展。

2. 护士培训方式正在改变,以适应不断变化的患者的需求和期望、技术进步,并越来越专业化。

3.IOM 报告主要建议如下:

(1) 护士应充分发挥其教育和培训的潜能。

(2) 护士通过改进的教育系统实现更高层次的教育和培训。

(3) 护士与医生和医疗保健专业人员进行全面合作关系的重新设计。

(4) 护士通过更好的数据采集和信息基础设施, 制订有效的劳动力规划和策略。

4. 实践障碍

(1) 教育途径不同导致初级护士执照要求变化。

(2) 各国高级实践的 RN 执照要求而变化 (APRNs)。

(3) 跨专业先进认证要求变化。

(二) 教育发展

1. 到 2020 年具有学士学位的护理学学位护士 (BSN) 比例需要 (BSN) 增加到 80%(IOM, 2011)。

(1) 策略以下:

1) RN 到 BSN 或理学硕士护理 (MSN) 学位课程——护士护理学校为拥有副学士学位 (AD) 护士提供获得 BSN 或 MSN 学位的有效桥梁。

2) BSN 社区学院——社区学院为 AD 学生提供精简的自动过渡到大学获得本科学位。

2. 通过当地组织、参与国家教育和专业研讨会、研讨会、讲习班和会议, 以扩大肿瘤学知识, 获得继续教育学分。

3. 研究生教育

(1) 正规化大学或大学教育提高专业知识和技能的深度。

(2) 正规化大学或大学教育, 定向职业道路或完成职业发展计划。

(三) 专业发展

1. 获得肿瘤护理认证

(1) 认证——确保认证的护士在他或她的临床护理领域所需要的知识和资格 (Summers, 2013)。

(2) 由肿瘤护理认证公司提供 (ONCC)。

(3) 6 个专科在肿瘤护理中可获得证书 (ONCC, 2013a)——肿瘤科护士 (OCN)、高级肿瘤科执业护士 (AOCNP)、高级肿瘤科认证的临床护理专家 (AOCNS)、认证的儿科血液肿瘤科护士 (CPHON)、认证的乳房护理护士 (CBCN) 和血液和骨髓移植认证护士 (BMTCN)。

(4) 不再提供已经认证的儿科肿瘤护士初步认证 (CPON) 和高级肿瘤科护士 (AOCN), 但目前护士可持有这些证书更新版。

(5)OCN、CPON、CPHON、CBCN 和 BMTCN 认证要求 (ONCC, 2013b):

1) 目前, 申请和审查 RN 执照的时间不受限制。

2) 在申请的 3 年内, 至少有 1 年作为 RN 经验。

3) 在申请的 2 年半 (30 个月) 内, 至少在认证领域有 1000 小时的实践。

4) 在申请前 3 年 (36 个月) 内, 在认证方面完成了 10 小时的接触时间。

(6) 对于 AOCNS 和 AOCNP 的认证要求 (ONCC, 2013b)。

1) 目前 RN 执照的申请和审查的时间、不受限制。

2) 认证 APRN 程序研究生学位。

3) 实践时间:

①如果毕业于公认的成人肿瘤 NP 或 CNS 项目, 在研究生课程中 (后) 获得 500 小时的成人 CNS 或 NP 监督临床实践。

②如果毕业于公认的 NP 或 CNS 项目而非成人的, 在研究生课程中 (后) 获得 1000 小时的成人 CNS 或 NP 监督临床实践。

A. 一个研究生水平肿瘤课程, 至少有 2 学分或 30 小时的肿瘤继续教育单元。

B. 有会员资格的可参与地方、地区、国家和国际专业组织, 如肿瘤护理学会 (ONS)、美国护士协会 (ANA)、美国临床肿瘤学会 (ASCO)、美国血液学学会 (ASH)。

六、网络资源

卫生保健研究与政策机构 (AHRQ)——www.ahrq.gov。

美国护理学院——www.aannet.org。

美国肿瘤外科委员会学院——www.facs.org/cancer。

美国护士资格认证中心 (ANCC)——www.nursecredentialing.org。

美国护理管理组织——www.aone.org。

美国临床肿瘤学会——www.asco.org。

国家护士委员会——www.ncsbn.org。

美国国立卫生研究院——www.nih.gov。

肿瘤护理认证公司——www.oncc.org。

肿瘤护理学会——www.ons.org。

（李旭英 译 刘翔宇 校）

参考文献

American College of Surgeons Commission on Cancer. (2012). *Cancer program standards 2012: Ensuring patient-centered care*. Chicago: Author.

American College of Surgeons National Accreditation Program for Breast Centers. (2013). *2013 breast center standards manual*. Chicago: Author.

Andel, C., Davidow, S. L., Hollander, M., & Moreno, D. A. (2012). The economics of health care quality and medical errors. *Journal of Health Care Finance*, 39(1), 38–50.

Brant, J. M., & Wickham, R. (Eds.), (2013). *Statement on the scope and standards of oncology nursing practice: Generalist and advanced practice*. Pittsburgh: Oncology Nursing Society.

Ferrell, B., McCabe, M. S., & Levit, L. (2013). The Institute of Medicine report on high-quality cancer care: Implications for oncology nursing. *Oncology Nursing Forum*, 40(6), 603–609.

Freeman, H. P. (2004). A model patient navigation program. *Oncology Issues*, 44–46.

Institute of Medicine. (1999). *To err is human: Building a safer health system*. Washington, DC: National Academies Press.

Institute of Medicine. (2011). *The future of nursing: Leading change, advancing health.* Washington, DC: National Academies Press.

Institute of Medicine. (2013). *Delivering high-quality cancer care: Charting a new course for a system in crisis.* Washington, DC: National Academies Press.

Langley, G. L., Nolan, K. M., Nolan, T. W., Norman, C. L., & Provost, L. P. (2009). *The improvement guide: A practical approach to enhancing organizational performance.* San Francisco: Jossey-Bass.

Oncology Nursing Certification Corporation. (2013a). *General information.* www.oncc.org/TakeTest.

Oncology Nursing Certification Corporation. (2013b). *Eligibility.* www.oncc.org/Eligibility.

Oncology Nursing Society. (2013). *Oncology nurse navigator core competencies.* Pittsburgh: Oncology Nursing Society.

Schadewaldt, V., McInnes, E., Hiller, J. E., & Gardner, A. (2013). Views and experiences of nurse practitioners and medical practitioners with collaborative practice in primary health care—an integrative review. *BMC Family Practice, 14*(1), 132.

Summers, B. L. (2013). Scope of practice. In J. M. Brant & R. Wickham (Eds.), *Statement on the scope and standards of oncology nursing practice: Generalist and advanced practice.* Pittsburgh: Oncology Nursing Society.

附录

第7章　乳腺癌

表7-1　乳腺癌分期

原位癌

TX	原发肿瘤无法评估
T0	无原发肿瘤证据
Tis	原位癌
T1	肿瘤最大直径≤20mm
T1mi	肿瘤最大直径≤1mm
T1a	肿瘤最大直径＞1mm，但≤5mm
T1b	肿瘤最大直径＞5mm，但≤10mm
T1c	肿瘤最大直径＞10mm，但≤20mm
T2	肿瘤最大直径＞20mm，且≤50mm
T3	最大直径＞50mm
T4	不论大小，侵及胸壁和(或)皮肤(溃疡或结节)
T4a	累及胸壁，单纯的胸肌受浸润不在此列
T4b	没有达到炎性乳癌诊断标准的皮肤溃疡和(或)卫星结节和(或)水肿(包括橘皮样变)
T4c	同时有T4a和T4b
T4d	炎性乳癌

区域淋巴结转移(N)

NX	区域淋巴结无法评估
N0	无区域淋巴结
N1	可活动的同侧1/2组淋巴结
N2	融合或固定的同侧1/2组腋淋巴结；或临床发现的内乳淋巴结转移而没有腋淋巴结转移的证据
N2a	同侧淋巴结融合或固定，4~9个腋淋巴结(至少有一个瘤灶＞2mm)
N2b	临床发现的同侧内乳淋巴结转移而没有腋淋巴结转移的证据
N3	同侧锁骨下淋巴结(3组)转移，伴或不伴1.2组淋巴结转移；或临床发现的内乳淋巴结转移，伴临床发现的1.2组腋淋巴结转移；或同侧锁骨上淋巴结转移，伴或不伴腋淋巴结或内乳淋巴结转移
N3a	转移同侧锁骨下淋巴结，转移至10个或更多腋淋巴结(至少有一个瘤灶＞2mm)；或转移至锁骨下淋巴结
N3b	转移至同侧内乳淋巴结和腋淋巴结，转移至临床内乳淋巴结，伴一个或以上腋淋巴结转移，多于3个腋淋巴结转移，伴临床未发现
N3c	转移至同侧锁骨上淋巴结

远处转移

M0	无远处转移的临床或影像学证据
CM0	无转移的症状和体征，也没有转移的临床或影像学证据，但通过分子监测或镜检，在循环血、骨髓或非区域淋巴结发现≤0.2mm的病灶
M1	经典的临床或影像学方法能发现的远处转移灶和(或)组织学证实的大于0.2mm的病灶

临床分期

0	Tis	N0	M0
ⅠA-ⅠB	T1	N0	M0
	T0	N1mi	M0
	T1	N1mi	M0
ⅡA-ⅡB	T0	N1	M0
	T1	N1	M0
	T2	N0	M0
	T2	N1	M0
	T3	N0	M0

表 7-1 乳腺癌分期

ⅢA	T0	N2	M0
	T1	N2	M0
	T2	N2	M0
	T3	N1	M0
	T3	N2	M0
ⅢB	T4	N0	M0
	T4	N1	M0
	T4	N2	M0
C	任何T阶段	N3	M0
Ⅳ	任何T阶段	任何N阶段	M1

Used with permission of the American Joint Committee on Cancer (AJCC), Chicago, Illinois. The original source for this material is the AJCC Cancer Staging Manual, Seventh Edition (2010) published by Springer Science and Business Media LLC, www.springer.com.

第8章 肺癌

表 8-1 肺癌：解剖分期和 TNM 分期

解剖分期

	TX	N0	M0
0	Tis	N0	M0
1A	T1a	N0	M0
	T1b	N0	M0
1B	T2a	N0	M0
2A	T2b	N0	M0
	T1a	N1	M0
	T1b	N1	M0
	T2a	N1	M0
2B	T2b	N1	M0
	T3	N0	M0
3A	T1a	N2	M0
	T1b	N2	M0
	T2a	N2	M0
	T2b	N2	M0
	T3	N1	M0
	T3	N2	M0
	T4	N0	M0
	T4	N1	M0
3B	T1a	N3	M0
	T1b	N3	M0
	T2a	N3	M0
	T2b	N3	M0
	T3	N3	M0
	T4	N2	M0
	T4	N3	M0
4	任何T	任何N	M1a
	任何T	任何N	M1b

T, 原发肿瘤大小；N, 淋巴结；M, 远处转移。
Used with permission of the American Joint Committee on Cancer (AJCC), Chicago, Illinois. The original source for this material is the AJCC Cancer Staging Manual, Seventh Edition (2010) published by Springer Science and Business Media LLC, www.springer.com.

第9章 胃肠道肿瘤

表 9-2 食管癌的分期

分期	描述
原位癌 (T)	
TX	原发肿瘤无法评价
T0	无原发肿瘤的证据
Tis	高度异型增生
T1	肿瘤浸润固有层、黏膜肌层，或黏膜下层
T2	肿瘤浸润固有肌层
T3	肿瘤浸润纤维膜
T4	肿瘤浸润邻近结构
T4a	可切除的肿瘤浸润胸膜、心包或膈肌
T4b	不可切除的肿瘤浸润邻近结构，如主动脉、椎体、气管等
区域淋巴结转移 (N)	
NX	区域淋巴结不能评价
N0	无区域淋巴结转移
N1	1~2个区域淋巴结转移
N2	3~6个区域淋巴结转移
N3	等于或多于7个区域淋巴结转移
远处转移 (M)	
M0	无远处转移
M1	远处转移

表 9-3　胃癌分期

分期	描述
原位癌 (T)	
TX	原发肿瘤不可评估
T0	无原发癌证据Tis: 原位癌
Tis	原位癌: 上皮内肿瘤, 未侵及固有层
T1	肿瘤侵及黏膜固有层或黏膜下层
T2	肿瘤侵及肌层
T3	肿瘤侵及食管纤维膜
T4	肿瘤侵及周围邻近组织
T4a	肿瘤侵犯浆膜
T4b	肿瘤侵犯邻近结构
区域淋巴结转移 (N)	
NX	区域淋巴结无法评估
N0	区域淋巴结无转移
N1	1~2个区域淋巴结有转移
N2	3~6个区域淋巴结有转移
N3	7个或7个以上区域淋巴结有转移
N3a	7~15个区域淋巴结有转移
N3b	16或16个以上个区域淋巴结有转移
远处转移 (M)	
M0	无远处转移
M1	有远处转移

TNM 分期			
0	Tis	N0	M0
IA	T1	N0	M0
IB	T2	N0	M0
IIA	T3	N0	M0
	T2	N1	M0
IIB	T4a	N0	M0
	T3	N2	M0
	T2	N2	M0
	T1	N3	M0
IIIA	T4a	N1	M0
	T3	N2	M0
	T2	N3	M0
IIIB	T4b	N1	M0
	T4a	N2	M0
	T3	N3	M0
IIIC	T4b	N2或N3	M0
	T4a	N3	M0
IV	任何T	任何N	M1

表 9-5 结直肠癌的分期

分期	描述
原发肿瘤 (T)	
TX	原发肿瘤不可评估
T0	无原发癌证据Tis：原位癌
Tis	原位癌：上皮内肿瘤，未侵及固有层
T1	肿瘤侵及黏膜下层
T2	肿瘤侵及固有肌层
T3	肿瘤穿透固有肌层到达浆膜下层，或侵犯无腹膜覆盖的结直肠旁组织
T4a	肿瘤穿透腹膜脏层
T4b	肿瘤直接侵犯或粘连于其他器官或结构区域淋巴结
区域淋巴结 (N)	
NX	区域淋巴结无法评估
N0	区域淋巴结无转移
N1	1~3个区域淋巴结有转移
N2	4个以上区域淋巴结有转移
N2a	4~6个区域淋巴结有转移
N2b	7个以上个区域淋巴结有转移
远处转移 (M)	
M0	无远处转移
M1	有远处转移
M1a	远处转移局限于单个器官或部位(如肝、肺、卵巢、非区域淋巴结)
M1b	远处转移至一个以上的器官/部位，或腹膜转移

TNM 分期

分期			
0	Tis	N0	M0
IA	T1	N0	M0
	T2	N0	M0
IIA	T3	N0	M0
IIB	T4a	N0	M0
IIIA	T1-2	N1	M0
	T1	N2a	M0
IIIB	T3-4a	N1	M0
	T2-3	N2a	M0
	T1-2	N2b	M0
IIIC	T4a	N2a	M0
	T3-4a	N2b	M0
	T4b	任何N	M0
IVA	任何T	任何N	M1a
IVB	任何T	任何N	M1b

表 9-6　肛门癌分期

分期	描述		
原发肿瘤（T）			
TX	原发肿瘤不可评估		
T0	无原发癌证据Tis：原位癌		
Tis	原位癌		
T1	最大直径≤2cm		
T2	最大直径大于2cm，但≤5cm		
T3	最大直径大于5cm		
T4	任意大小的肿瘤累及邻近器官，如阴道、尿道、膀胱等		
区域淋巴结（N）			
NX	区域淋巴结无法评估		
N0	区域淋巴结无转移		
N1	直肠周淋巴结有转移		
N2	单侧的髂内和（或）腹股沟淋巴结		
N3	直肠周和腹股沟淋巴结和（或）双侧髂内和（或）腹股沟淋巴结有转移		
远处转移（M）			
M0	无远处转移		
M1	有远处转移		
TNM 分期			
0	Tis	N0	M0
I	T1	N0	M0
II	T2或T3	N0	M0
IIIA	T1-3	N1	M0
	T4	N0	M0
IIIB	T4	N1	M0
	任何T	N2-3	M0
IV	任何T	任何N	M1

Used with permission of the American Joint Committee on Cancer (AJCC), Chicago, Illinois. The original source for this material is the AJCC Cancer Staging Manual, Seventh Edition (2010) published by Springer Science and Business Media LLC, www.springer.com.

表 9-7 肝癌的分期

分期	描述		
原发肿瘤 (T)			
TX	原发肿瘤不可评估		
T0	无原发癌的证据		
T1	孤立的肿瘤无血管浸润		
T2	孤立的肿瘤浸润血管，或多发肿瘤都不大于5cm		
T3a	多发肿瘤大于5cm		
T3b	单个或多发肿瘤，不论大小，侵及门静脉的主要属支或肝静脉		
T4	直接累及除胆囊外的邻近器官，或穿透腹膜		
区域淋巴结 (N)			
NX	区域淋巴结无法评估		
N0	区域淋巴结无转移		
N1	区域淋巴结有转移		
远处转移 (M)			
M0	无远处转移		
M1	有远处转移		
TNM 分期			
I	T1	N0	M0
II	T2	N0	M0
IIIA	T3a	N0	M0
IIIB	T3b	N0	M0
IIIC	T4	N0	M0
IVA	任何T阶段	N1	M0
IVB	任何T阶段	任何N阶段	M1

表 9-8　胰腺癌的分期

分期	描述		
原发肿瘤（T）			
TX	原发肿瘤不可评估		
T0	无原发癌证据		
Tis	原位癌		
T1	局限于胰腺，最大径小于等于2cm		
T2	局限于胰腺，最大径大于2cm		
T3	超出胰腺，但没有累及腹主动脉或肠系膜上动脉		
T4	累及腹主动脉或肠系膜上动脉(不可切除的原发病灶)		
区域淋巴结（N）			
NX	区域淋巴结无法评估		
N0	区域淋巴结无转移		
N1	区域淋巴结有转移		
远处转移（M）			
M0	无远处转移		
M1	有远处转移		
TNM 分期			
0	Tis	N0	M0
IA	T1	N0	M0
IB	T2	N0	M0
IIA	T3	N0	M0
IIB	T1-3	N1	M0
III	T4	任何N	M0
IVA	任何T	任何N	M1

Used with permission of the American Joint Committee on Cancer (AJCC), Chicago, Illinois. The original source for this material is the AJCC Cancer Staging Manual, Seventh Edition (2010) published by Springer Science and Business Media LLC, www.springer.com.

第11章　泌尿系统肿瘤

表 11-2　美国癌症联合委员会（2010）肾癌分期系统

原发肿瘤（T）

TX	无原发肿瘤
T0	未见原发肿瘤
T1	肿瘤最大径≤7cm，局限在肾内
T1a	肿瘤最大径≤4cm，局限在肾内
T1b	4cm＜肿瘤最大径≤7cm，局限在肾内
T2	肿瘤最大径＞7cm，局限在肾内
T2a	7cm＜肿瘤最大径≤10cm，局限在肾内
T2b	肿瘤最大径10cm，局限在肾内
T3	肿瘤侵犯大血管、肾周组织，但局限在肾周筋膜内
T3a	侵犯到肾静脉及其分支(包括肌肉组织)，肾周及(或)肾窦内脂肪，局限肾周筋膜内
T3b	肿瘤侵犯瓣膜以下腔静脉
T3c	肿瘤侵犯瓣膜以下腔静脉或腔静脉瓣膜壁
T4	侵犯肾周筋膜以外

局部淋巴转移（N）

NX	未检查到邻近淋巴结
N0	无邻近淋巴结转移
NI	有淋巴结转移

远处转移（M）

M0	无远处转移
M1	远处转移

分级

Stage I	T1	N0	M0
Stage II	T2	N0	M0
Stage III	T1	N1	M0
	T2	N1	M0
	T3	N0	M0
	T3	N1	M0
Stage IV	T4	Any N	M0
	Any T	Any N	M1

表 11-3 美国癌症联合委员会（2010）膀胱癌分级

原发肿瘤（T）

TX	无原发肿瘤
T0	未见原发肿瘤
Ta	无浸润乳头状瘤
Tis	原位癌：累及黏膜表层
T1	肿瘤细胞累及黏膜固有层
T2	肿瘤累及肌层
T2a	浅肌层，不到肌层一半
T2b	深肌层，超过肌层一半
T3	肿瘤侵犯膀胱壁
T3a	显微镜下见肿瘤侵犯膀胱壁
T3b	宏观上可见肿瘤侵犯膀胱壁
T4	子宫、阴道、骨盆、腹壁
T4a	子宫、阴道
T4b	骨盆、腹壁

局部淋巴转移（N）

NX	未检查到区域淋巴结
N0	无局部淋巴结转移
NI	单一淋巴结转移在骨盆(下腹部、闭孔神经、髂外、骶骨前)
N2	多发淋巴结转移在骨盆(下腹部、闭孔神经、髂外、骶骨前)
N3	区域淋巴结转移并固定

远处转移（M）

MX	未检测到远处转移
M0	无远处转移
M1	远处转移

分级

0期	Ta	N0	M0
0is期	Tis	N0	M0
Ⅰ期	T1	N0	M0
Ⅱ期	T2a	N0	M0
	T2b	N0	M0
Ⅲ期	T3a	N0	M0
	T3b	N0	M0
	T4a	N0	M0
Ⅳ期	T4b	N0	M0
	任何T阶段	N1-N3	M0
	任何T阶段	任何N阶段	M1

* 局部淋巴结是指在真骨盆内的淋巴结，所有其他淋巴结均为远处淋巴结。

表 11-5 美国癌症联合委员会 (2010) 前列腺癌分级

原位癌 (T)

TX	无原发肿瘤
T0	未见原发肿瘤
T1	临床上成像既不明显也不可见的隐性肿瘤
T1a	切除的组织中肿瘤<5%
T1b	切除的组织中肿瘤>5%
T1c	穿刺活检中鉴别到肿瘤(PSA升高)
T2	肿瘤局限在前列腺内
T2a	肿瘤占一侧前列腺一半或不到一半
T2b	肿瘤超过一侧前列腺的一半,但不到两侧
T2c	肿瘤两侧前列腺都有
T3	穿过前列腺包膜
T3a	肿瘤超出前列腺
T3b	肿瘤累及精囊
T4	肿瘤累及膀胱颈、括约肌、直肠、肠提肌、骨盆壁

病理

PT2	局限器官内
PT2a	单侧,占一侧前列腺一半或不到一半
PT2b	单侧,肿瘤超过一侧前列腺的一半,但不到两侧
PT2c	两侧
PT3	前列腺外扩散
PT3a	前列腺外扩散
PT3b	入侵精囊
PT4	入侵膀胱、直肠

区域淋巴结转移 (N)

NX	未检查到区域淋巴结
N0	无局部淋巴结转移
NI	局部淋巴结转移

远处转移 (M)

MX	没有发现远处转移
M0	无远处转移
M1	远处转移
M1a	无区域淋巴结转移
M1b	骨转移
M1c	别的转移点或无骨疾病症状

组织学分型

GX	不能确定分型
G1	高分化的(轻微间变)
G2	中分化(中度间变)
G3-4	低分化(明显间变)

分期

I 期	T1a	N0	M0	G1
II 期	T1a	N0	M0	G2,3-4
	T1b	N0	M0	Any G
	T1c	N0	M0	Any G
	T1	N0	M0	Any G

表11-5 美国癌症联合委员会 (2010) 前列腺癌分级

	T2	N0	M0	Any G
Ⅲ期	T3	N0	M0	Any G
Ⅳ期	T4	N0	M0	Any G
	Any T	N1	M0	Any G
	Any T	Any N	M1	Any G

PSA, 前列腺特异性抗原。

* 穿刺活检中发现一侧或两侧前列腺有肿块, 但成像不明显或不确定的定为T1c。

† 侵入前列腺顶部 (但不超出) 或前列腺囊的分级为T2而不是T3。

‡ 没有病理T1分类。

¶ 根据R1受体的情况确定手术切缘 (微小残留病灶)。

Used with permission of the American Joint Committee on Cancer (AJCC), Chicago, Illinois. The original source for this material is the AJCC Cancer Staging Manual, Seventh Edition (2010) published by Springer.Science and Business Media LLC, www.springer.com.

第12章　皮肤癌

表12-4 黑色素瘤分期标准 (美国癌症联合委员许可使用)

临床分期 *				病理分期 †			
0期	Tis	N0	M0	0	Tis	N0	M0
ⅠA期	T1a	N0	M0	ⅠA	T1a	N0	M0
ⅠB期	T1b	N0	M0	ⅠB	T1b	N0	M0
	T2a	N0	M0		T2a	N0	M0
ⅡA期	T2b	N0	M0	ⅡA	T2b	N0	M0
	T3b	N0	M0		T3a	N0	M0
	T4a	N0	M0			N0	M0
ⅡB期	T3b	N0	M0	ⅡB	T3b	N0	M0
	T4a	N0	M0		T4a	N0	M0
ⅡC期	T4b	N0	M0	ⅡC	T4b	N0	M0
Ⅲ期	任何T	N1	M0	ⅢA	T1-4a	N1a	M0
					T1-4a	N2a	M0
				ⅢB	T1-4b	N1a	M0
					T1-4b	N2a	M0
					T1-4a	N2b	M0
					T1-4a	N2c	M0
				ⅢC	T1-4b	N1b	M0
					T1-4b	N2b	M0
					T1-4B	N2c	M0
					任何T	N3	M0
Ⅳ期	任何T	任何N	M1	Ⅳ	任何T	任何N	M1

* 包括原发性黑色素瘤的镜下分期以及转移的临床或影像学评估。按照惯例, 临床评估为区域或远处转移的原发性黑色素瘤切除后应使用。

† 包括原发性黑色素瘤的镜下分期及区域淋巴结部分或完整切除术后的病理信息。病理阶段0或IA患者例外, 不需要对淋巴结进行病理评估。

Data from Used with permission of the American Joint Committee on Cancer (AJCC), Chicago, Illinois.The original source for this material is the AJCC Cancer Staging Manual, Seventh Edition (2010) published by Springer Science and Business Media LLC, www. springer.com.

第13章 头颈部肿瘤

表13-2 头颈肿瘤 TNM 分期

分期	
原发肿瘤(T)	
一般适合所有的部位	
TX	不确定是否有肿瘤
T0	未见肿瘤
Tis	原发肿瘤
口腔、口咽	
T1	原发肿瘤最大直径≤2cm
T2	2cm＞或≤4cm
T3	＞4cm
T4a或T4b	中期或晚期局部疾病,深部浸润到邻近组织
下咽	
T1	肿瘤局限在下咽的一侧,最大直径≤2cm
T2	肿瘤侵犯下咽两侧或周围组织,或者2cm＞,≤4cm
T3	肿瘤＞4cm或侵犯食管
T4a或T4b	中期或晚期局部疾病,侵犯周围组织(如软骨或颈部软组织)
鼻咽	
T1	局限在鼻咽或蔓延到口咽,和(或)鼻腔,但咽旁没有
T2	肿瘤蔓延到咽旁
T3	包括颅底的颅骨和(或)鼻窦
T4a或T4b	侵犯颅骨和(或)颅神经
喉	
声门	
T1	局限在声门,声带正常活动
T2	声门上或声门下扩展,活动正常或受损
T3	局限在喉,声带固定
T4a或T4b	中到晚期局部肿瘤,喉软骨破坏,扩展到邻近结构
声门上	
T1	局限在声门上,声带正常活动
T2	扩展到声带或声带周围组织,声带活动正常或受损
T3	局限在喉,声带固定,和(或)蔓延到下咽
T4a或T4b	中到晚期局部肿瘤,喉软骨破坏,扩展到邻近结构,和(或)蔓延过喉
声门下	
T1	局限在声门下
T2	扩展到声带,声带活动正常或受损
T3	局限在喉,声带固定
T4a或T4b	中到晚期局部肿瘤,喉软骨破坏,扩展到邻近结构,和(或)蔓延过喉
区域淋巴结(N)	
NX	区域淋巴结情况无法评估
N0	无区域淋巴结转移
N1	单一、单侧淋巴结受累,≤3cm
N2A	单一、单侧淋巴结受累,＞3cm或≤6cm
N2B	多发、单侧淋巴结受累,所有≤6cm
N2C	双侧或对侧淋巴结受累,≤6cm
N3	淋巴结转移直径＞6cm

表 13-2 头颈肿瘤 TNM 分期

远处转移(M)

M0	无远处转移
M1	有远处转移

TNM 分期

Stage 0	Tis, N0, M0
Stage Ⅰ	T1, N0, M0
Stage Ⅱ	T2, N0, M0
Stage Ⅲ	T3, N0, M0;T1, T2,或T3, N1, M0
Stage ⅣA	T4a 或T4b , N0或N1, M0
	T1,T2或T3, T4a, N2, MO
Stage ⅣB	T4b, 任何N,M0, 任何 N, N3, M0
Stage ⅣC	任何T, 任何N,M1

T4a: 可切除的 ; T4b: 不可切除的。

Used with permission of the American Joint Committee on Cancer (AJCC), Chicago, Illinois. The original source for this material is the AJCC Cancer Staging Manual, Seventh Edition (2010) published by Springer Science and Business Media LLC, www.springer.com.

第16章　淋巴瘤和多发性骨髓瘤

框 16-2　Ann Arbor 分期系统

Ⅰ 期
- 侵犯单个淋巴结(I)或
- 局部侵犯淋巴结以外的单个器官或组织(Ie)

Ⅱ 期
- 侵犯2个或多个淋巴结区域, 但均在膈肌的同侧 (Ⅱ)或
- 局部侵犯一个结外器官或组织和区域淋巴结, 伴或不伴有膈肌同侧其他淋巴结受累 (Ⅱe)

Ⅲ 期
- 膈肌上下淋巴结区域均有侵犯 (Ⅲ), 同时可伴有:
  - 局部侵犯一个结外器官或组织(Ⅲe)或
  - 侵犯脾脏 (IIIs), 或
  - 两者均侵犯 (IIIe + IIIs)

Ⅳ 期
- 一个或多个结外器官或组织广泛侵犯, 伴或不伴有相关淋巴结侵犯;或侵犯单个结外器官或组织, 伴有远处淋巴结侵犯

各期患者根据有无B症状分为A、B类。B症状包括发热、盗汗或体重下降>10%。若患者具有B症状, 则分为B类, 若患者无B症状, 则为A类

Used with permission of the American Joint Committee on Cancer (AJCC), Chicago, Illinois. The original source for this material is the AJCC Cancer Staging Manual, Seventh Edition (2010) published by Springer Science and Business Media LLC, www.springer.com.

第17章 骨与软组织肿瘤

表17-4 肉瘤分期系统

原发肿瘤(T)

TX	未发现原发性肿瘤
T0	没有原发性肿瘤的表现
T1	肿瘤最大范围≤5cm
T2	肿瘤最大范围＞5cm
T2a	表浅肿瘤-靠近皮肤表面
T2b	深部肿瘤-深达肋骨或腹部

组织学分期

G1	看起来像正常组织;生长缓慢
G2	看起不像正常组织;生长较快
G3	仅仅有点像正常组织;生长较快
G4	一点都不像正常组织;生长较快

区域淋巴结(N)

N0	没有区域淋巴结转移
N1	区域淋巴结转移

远处转移(M)

M0	没有远处转移
M1	有远处转移

解剖学分期

分期 I	G1-G2	T1a-T1b	N0	M0
分期 I	G1-G2	T2a	N0	M0
分期 II	G1-G2	T2b	N0	M0
分期 II	G3-G4	T1a或T1b	N0	M0
分期 II	G3-G4	T2a	N0	M0
分期 III	G3-G4	T2b	N0	M0
分期 IV	任何G级别	任何T级别	N1	M0
分期 IV	任何G级别	任何T级别	任何N级别	M1

为了明确癌症分期,需对肿瘤、级别、淋巴结和转移相关信息进行综合分析,这个过程为分期过程。肿瘤分期使用罗马数字 I 到 IV 和字母 A 或 B 进行描述。

索引